TRAITÉ CLINIQUE

DES

MALADIES DU SYSTÈME NERVEUX

PAR

M. ROSENTHAL

PROFESSEUR DE PATHOLOGIE NERVEUSE A L'UNIVERSITÉ DE VIENNE

TRADUIT DE L'ALLEMAND SUR LA SECONDE ÉDITION

PAR LE Dr LUBANSKI

Médecin-major

TRADUCTION REVUE ET AUGMENTÉE PAR L'AUTEUR

AVEC UNE PRÉFACE

PAR M. LE PROFESSEUR CHARCOT

PARIS

G. MASSON, ÉDITEUR

LIBRAIRE DE L'ACADÉMIE DE MÉDECINE

BOULEVARD SAINT-GERMAIN, EN FACE DE L'ÉCOLE DE MÉDECINE

M DCCC LXXVIII

TRAITÉ CLINIQUE

DES

MALADIES DU SYSTÈME NERVEUX

PARIS. — TYPOGRAPHIE LAHURE

Rue de Fleurus, 9

TRAITÉ CLINIQUE

DES

MALADIES DU SYSTÈME NERVEUX

PAR

M. ROSENTHAL

PROFESSEUR DE PATHOLOGIE NERVEUSE A L'UNIVERSITÉ DE VIENNE

TRADUIT DE L'ALLEMAND SUR LA SECONDE ÉDITION

PAR LE Dr LUBANSKÌ

Médecin-major

TRADUCTION REVUE ET AUGMENTÉE PAR L'AUTEUR

AVEC UNE PRÉFACE

PAR M. LE PROFESSEUR CHARCOT

———

PARIS

G. MASSON, ÉDITEUR

LIBRAIRE DE L'ACADÉMIE DE MÉDECINE

BOULEVARD SAINT-GERMAIN, EN FACE DE L'ÉCOLE DE MÉDECINE

M DCCC LXXVIII

PRÉFACE

Je connaissais le présent traité bien avant qu'il fût question d'en publier une traduction française, et j'ai accepté avec plaisir la mission de le présenter à ses nouveaux lecteurs, en souvenir des services qu'il m'a rendus dans mon enseignement.

Dans un livre de date récente et où il s'agit de la pathologie du système nerveux, on pourrait s'attendre à voir, suivant un penchant aujourd'hui très-répandu, les spéculations relatives au mécanisme physiologique prédominer souvent sur la partie descriptive et se développer même, aux dépens de l'exposé des faits d'observation clinique et anatomo-pathologique, ces véritables fondements de toute construction durable en pareille matière. Mais ce n'est pas à l'école de Vienne qu'on peut adresser le reproche d'avoir trop sacrifié à ces tendances ; et pour ce qui concerne particulièrement l'ouvrage du docteur Rosenthal, il nous paraît justifier, en grande partie au moins, son titre de *Traité clinique*. Très-certainement c'est dans une

longue carrière consacrée à l'étude du malade que l'auteur a
puisé surtout les matériaux qu'il met en œuvre et l'esprit
même de son livre ; le soin minutieux qu'il apporte aux descriptions symptomatiques en témoignerait, à lui seul, suffisamment. Sans doute on ne serait pas en peine de voir ailleurs les
sujets se composer plus harmonieusement et les tableaux pathologiques se revêtir de couleurs plus vives, plus saisissantes ;
mais il serait difficile de pousser plus loin que dans ce livre
la préoccupation constante de tout regarder pour tout voir.

Ce n'est pas, tant s'en faut, s'écarter de l'esprit clinique que
de faire appel aux informations fournies par l'expérimentation sur les animaux, dans la mesure, bien entendu, où elles
sont légitimement applicables au domaine de l'homme ; ou
encore, d'invoquer à chaque pas les révélations de l'anatomie
pathologique. On ne s'étonnera pas que ces dernières soient
l'objet d'une sorte de prédilection, d'un culte particulier,
dans un ouvrage écrit à Vienne, et que l'auteur dédie au professeur Rokitansky.

L'érudition, dans le traité du docteur Rosenthal, ne reconnaît pas de frontières ; mais il était naturel que l'auteur mît
surtout à contribution les travaux de ses compatriotes. C'est là
d'ailleurs, peut-être, ce que beaucoup demanderont surtout à
son livre, et c'est par ce côté que moi-même j'ai eu tout d'a-
bord l'occasion d'en tirer parti. On trouvera dans ce livre, où
ne manquent pas les observations originales, un exposé sommaire, mais substantiel, des importantes recherches de
L. Türck, de MM. Benedikt, Meynert, et autres personnalités
de l'école de Vienne, sur divers points de la pathologie nerveuse. Je me bornerai à signaler, parmi les travaux de ce
genre dont la connaissance est, je crois, encore peu répandue
chez nous, ceux qui concernent les lésions anatomiques des

centres nerveux dans la rage, les lésions des vaisseaux artériels, dans la syphilis cérébrale, et enfin les observations qui
établissent, d'après le docteur Voigt, les rapports des anesthésies et des hyperesthésies cutanées avec les territoires nerveux du tégument externe.

La lecture des ouvrages écrits à l'étranger sur les maladies
nerveuses m'a souvent fait songer à certaines études de pathologie comparative, qui s'appliqueraient à rechercher cu-
rieusement les altérations que les types morbides de cette
classe peuvent éprouver, sans rien perdre cependant de leur
autonomie, suivant les climats, les nationalités, les races, etc.
Le plus souvent on n'aurait à relever, dans une étude de ce
genre, que des nuances délicates ; mais la déviation peut aller
parfois jusqu'à s'accuser par des modifications plus ou moins
profondes, alors même qu'il s'agit seulement de pays limitro-
phes et placés sous des latitudes très-comparables. Ainsi — pour
ne citer qu'un exemple que j'avais encore tout dernièrement
sous les yeux et c'est là un sujet que je me réserve de développer quelque jour, — la névrose hystérique, en Angleterre,
diffère assurément de ce qu'elle est en France, par des traits
symptomatiques souvent très-accentués. L'hémianesthésie totale, entre autres particularités dignes d'être relevées, et aussi
le grand mal hystéro-épileptique, ces phénomènes qui, dans
l'espèce, sont, on peut le dire, vulgaires chez nous, ne s'observent que très-rarement de l'autre côté du détroit; tandis que
les contractures permanentes des membres et bien d'autres
symptômes du même ordre, désignés quelquefois par nos
voisins sous le mon d'*hystérie locale*, y sont au contraire chose
commune. Il ne semble pas que la même remarque puisse
s'appliquer, dans le cas particulier, à la pathologie viennoise,
car l'histoire de l'hystérie dans l'ouvrage du docteur Rosen-

thal est, à peu de chose près, celle que nous retrouvons tous les jours sous nos yeux. Sur d'autres points les dissemblances de terroir s'accusent peut-être davantage. Est-ce en raison de ces particularités locales que l'auteur est amené à restreindre le rôle des excès sexuels dans l'étiologie de l'ataxie locomotrice, pour accuser surtout le refroidissement; et à donner comme relativement favorable, presque bénin, le pronostic de la méningite cérébro-spinale épidémique, assertion qui ne pourra pas manquer de causer quelque surprise aux épidémiologistes de notre pays?

La partie *thérapeutique* ne sera pas la moins intéressante à consulter. L'auteur est depuis longtemps connu pour s'être appliqué d'une façon toute spéciale aux études d'électricité médicale, et dans cette catégorie, d'utiles emprunts pourront être faits à son livre, soit pour le diagnostic, soit pour le traitement, même dans le pays qui compte Duchenne de Boulogne parmi ses illustrations. Mais on remarquera surtout les préceptes formulés relativement à l'emploi des procédés hydrothérapiques. Telle que nous la présente le docteur Rosenthal, c'est-à-dire dégagée des actions perturbatrices qui ont suscité contre elle tant de préventions, et réduite, conformément d'ailleurs aux principes depuis longtemps proclamés en France par L. Fleury, par le docteur Lubanski père et quelques autres, à des pratiques simples, toujours mitigées, l'hydrothérapie doit entrer de plus en plus chaque jour dans le traitement des maladies chroniques du système nerveux, où elle compte déjà parmi nos ressources les plus puissantes.

Je crois en avoir dit assez pour montrer que l'ouvrage du docteur Rosenthal s'offre à notre appréciation avec des titres fort recommandables. Il est appelé d'ailleurs à remplir une lacune de notre littérature; car bien que les travaux originaux relatifs aux maladies du système nerveux se soient, depuis quelques années, rapidement succédé en France, nous ne sommes pas encore, à l'heure qu'il est, en possession d'un ouvrage spécial où les connaissances nouvellement acquises sur les divers sujets qui composent ce grand chapitre de la pathologie se trouvent rassemblées sous une forme didactique.

Pour ce qui est de la traduction à laquelle le docteur Lubanski a consacré ses labeurs, je me bornerai à relever, parmi les qualités qui la distinguent, l'exactitude poussée jusqu'au scrupule. C'est là un mérite qu'apprécieront ceux qui savent combien il est difficile de faire traverser à la phrase germanique, sans qu'elle subisse au passage de graves altérations, les étroites filières de notre langue.

Paris, le 15 septembre 1877.

J. M. CHARCOT.

TRAITÉ CLINIQUE

DES

MALADIES DU SYSTÈME NERVEUX

CARACTÈRES GÉNÉRAUX DES AFFECTIONS CÉRÉBRALES

Aucune méthode d'investigation ne saurait embrasser, dans toute leur richesse, les secrets de l'activité normale du cerveau ; nous ne pouvons que les deviner pièce par pièce avec les moyens d'exploraration imparfaits dont nous disposons. L'expérimentation cherche à interpréter les troubles qu'elle apporte dans la vie en s'attaquant artificiellement à l'intégrité du cerveau ; cette interprétation n'est pas toujours sans danger, des lésions impossibles à contrôler venant souvent compliquer la scène et en aggraver les phases ; il faut surtout une grande prudence lorsqu'on veut appliquer le résultat des expériences sur les animaux à l'organisation plus élevée du cerveau humain.

D'autre part, la clinique et l'anatomie pathologique recueillent aussi des observations, auxquelles la physiologie apporte après coup ses éclaircissements et donne ainsi une consécration scientifique. L'expérimentation appliquée au cerveau des mammifères, d'une organisation si inférieure, laisse sans réponse bien des questions relatives au cerveau de l'homme. Aussi, pour les perturbations des facultés psychiques supérieures propres à l'homme, pour les troubles de la parole, de la sensibilité et des organes des sens, devra-t-on se guider sur un nombre considérable d'observations pathologiques recueillies avec soin, en s'aidant des acquisitions les plus récentes de l'histologie. C'est ainsi que, depuis quelques années, l'étude clinique des maladies nerveuses a pu combler bien des lacunes dans cette partie de nos connaissances en physiologie.

Les lésions centrales se révèlent par des symptômes où l'observateur reconnaît tous les signes d'une perturbation survenue dans les fonctions essentielles du cerveau. C'est ici que se place le groupe considérable de ce qu'on nomme les symptômes céphaliques, savoir les troubles dans la sphère de différents nerfs crâniens, ceux du mouvement et de la sensibilité dans la moitié opposée du corps, ceux enfin, de la plupart des actes organiques.

La série des *symptômes cérébraux* propres aux maladies du cerveau ou de ses enveloppes s'ouvre ordinairement par la *céphalalgie;* celle-ci peut augmenter progressivement, être diffuse ou circonscrite, comme dans les processus fébriles, ou bien affecter la forme d'une douleur fixe, intermittente ou seulement rémittente, comme dans les tumeurs. La céphalalgie s'accompagne souvent de *vertiges*, de bourdonnements d'oreilles, de photophobie, de nausées, de vomissements. La *connaissance* n'est que troublée, amoindrie, dans les cas légers; dans les cas graves, elle est complétement perdue. Les *facultés intellectuelles* reçoivent dans les différentes maladies du cerveau les atteintes les plus variées; on y rencontre tous les degrés des troubles de l'intelligence, depuis la simple excitation, l'incohérence, les hallucinations, la mélancolie, jusqu'à l'état de manie et aux formes dépressives de l'apathie, de l'idiotisme et de l'imbécillité.

La *faculté du langage* est souvent compromise dans les affections cérébrales. Les troubles de la parole peuvent avoir une origine motrice, lorsque la lésion porte sur le faisceau des racines de l'hypoglosse (comme dans les affections de la protubérance; c'est alors l'*alalie* ou *anathrie* de Leyden), ou sur le trajet des faisceaux ascendants, comme dans les lésions en foyer avoisinant les ganglions centraux. Dans d'autres cas, le langage est altéré, avec conservation des mouvements de la langue, et de l'intelligence, comme dans l'*aphasie*; ainsi qu'on le verra à propos de l'embolie cérébrale, c'est surtout lorsqu'on trouve des lésions anatomiques superficielles ou profondes dans l'organe central du langage articulé, dans la région de l'insula et dans les parties qui l'unissent au lobe frontal et aux circonvolutions centrales et pariétales.

Ici se placent encore les *troubles des organes des sens*, qui constituent, dans les lésions centrales, des complications d'une fréquence et d'une importance égales. Il faut citer en première ligne les altérations de l'œil, qui, dans l'embolie cérébrale, et surtout dans les tumeurs du cerveau, peuvent être constatées par l'examen ophthalmoscopique, et fournir des points d'appui solides au diagnostic. Les modifications de la rétine dépendant de la névrite optique amènent l'affaiblissement (amblyopie) ou la perte totale de la vision (amau-rose). Nous y reviendrons plus longuement en traitant des tumeurs du cerveau. Les sens de l'ouïe, de l'odorat et du goût sont atteints dans les inflammations chroniques et dans les lésions de certains points de l'encéphale (notamment de la base, de la protubérance, du cervelet et de ses pédoncules.)

Quand l'*irritation* porte sur les *fonctions motrices*, elle se manifeste par de la raideur ou des spasmes dans les muscles de la face ou des membres, et dans un état plus grave, par des convulsions toniques, cloniques ou choréiformes (avec désordre de la coordination), ou même par le tremblement d'un membre ou d'une moitié du corps. Il n'est pas rare de voir survenir des contractures, des convulsions généralisées, et tous les caractères funestes des attaques épileptiformes.

Le groupe caractéristique des *paralysies cérébrales* est moins souvent produit par l'hypérémie ou l'anémie de certaines régions, que par les lésions en foyer à marche chronique (l'hémorrhagie, l'encephalite et leurs conséquences, la sclérose, les tumeurs, etc.) Tantôt il s'agit d'altérations de texture primitives, amenant la destruction du siége de l'impulsion motrice et de ses voies de transmission; tantôt ce sont aux mêmes points des lésions secondaires, consécutives à des affections des os du crâne ou des enveloppes du cerveau, à l'accroissement de néoplasmes, à l'hydrocéphale chronique, à l'anémie suite d'embolie artérielle, toutes causes qui aboutissent à des paralysies.

L'*hémiplégie* type, du côté opposé à la lésion cérébrale, a son centre dans les ganglions moteurs (corps trié et noyau lenticulaire), ou provient d'affections en foyer des lobes cérébraux, atteignant les pédoncules ou la protubérance. La paralysie d'une moitié du corps frappe généralement les muscles des membres, surtout les extenseurs, et souvent avec contracture de leurs antagonistes. Quand il existe une hémiplégie du même côté que la lésion cérébrale, on trouve ordinairement un foyer dans les ganglions moteurs du côté opposé, avec une altération des lobes cérébraux de ce côté, et le ramollissement ou l'œdème gagnant la substance cérébrale de l'autre hémisphère. Les muscles du côté de l'hémiplégie ne subissent d'habitude aucune modification notable dans leur sensibilité au courant électrique. Au début des paralysies, suites d'inflammation ou d'apoplexie cérébrales, la réaction farado-musculaire, aussi bien que l'excitabilité galvanique des nerfs, peuvent être augmentées.

Les *hémiplégies cérébrales* s'accompagnent presque toujours de *paralysies des nerfs crâniens*, dont les différents caractèrcs peuvent fournir des indications précieuses sur le siége de la lésion cérébrale. Si la lésion se trouve au niveau du système de fibres intermédiaire aux ganglions cérébraux et aux noyaux inféricurs du cenṭre gris (*Hirnstamm*) et au niveau des ganglions moteurs, il y a, du même côté que l'hémiplégic, paralysie de cette portion dcs fibres du facial qui monte par le pied du pédoncule cérébral, c'est-à-dire parésie seulement des muscles inférieurs ou respiratoires de la face. Dans les foyers d'hémorrhagie ou d'encéphalite, la parésie des muscles de l'œil s'accompagne de déviation du globe oculaire, avec rolation de la tête du côté opposé à l'hémiplégiè. Dans les foyers isolés du pédoncule cérébral, il y a du même côté une paralysie incomplète de l'oculo-moteur, qui est croisée avec l'hémiplégic et avec des paralysies incomplètes de la face et de la langue.

Dans les lésions dont le foyer atteint la protubérance, on observe presque toujours l'*hémiplégie alterne*, c'est-à-dire la paralysie faciale d'un côté et la paralysie des membres du côlé opposé. D'après Brown-Séquard, quand la lésion est située au-dessus de l'cntrecroisement des fibres du facial, la paralysie faciale s'obscrve du même côté que l'hémiplégie ; elle est alterne, au contraire, quand la lésion est située au-dessous de l'entre-croisement. Comme nous le démontrerons plus loin à propos des tumeurs de la protubérance, il est plus rationncl d'admettre, qu'une lésion située au-dessus du noyau faisant suite à l'entre-croisement du facial, produit une paralysie faciale alterne ; que la compression des racines du facial la produit du même côté ; qu'enfin une lésion du noyau inférieur du facial produit une paralysie faciale incomplète du côté opposé. La paralysie faciale alterne est ordinairement complète, et comme dans les hémiplégics faciales périphériques, on trouve abolition de la contractilité faradique des muscles et des nerfs, accroissement de la contractilité galvano-musculaire et diminution ou perte de la réaction galvanique des nerfs. Outre le nerf facial, les foyers de la protubérance peuvent entraîner des paralysies du mouvement et de la sensibilité dans la sphère du trijumeau, des paralysies des muscles de l'œil et de la langue, du nerf acoustique et du nerf optique.

Les *paraplégies cérébrales* résultent ordinairement de la coexistencc de deux hémiplégics distinctes, et surviennent quand il y a des foyers morbides symétriques dans les ganglions ou dans les pédoncules cérébraux, des lésions circonscrites à la partie médiane de la protubérance, des anévrysmes de la base, ou des affections plus étendues de la protubérance et de la moelle allongée. L'association de ces paraplégies avec des paralysies multiples des nerfs crâniens en est un symptôme caractéristique. Les *troubles de la coordination*, avec les caractères de l'*ataxie*, s'observent dans les affections de la protubérance et du cervelet.

Les premiers *troubles de la sensibilité* qu'entraînent les maladies cérébrales sont des douleurs vagues, des fourmillements ou un engourdissement dans les membres du côté atteint, des névralgies du trijumeau, surtout dans les tumeurs, et une augmentation de l'excitabilité réflexe. A un degré plus avancé, par le fait de l'hémorrhagie, du ramollissement ou des tumeurs, il se produit, du côté opposé à la lésion, des troubles plus ou moins graves, des interruptions dans les voies conductrices de la sensibilité, dont les terminaisons centrales sont situées dans la substance médullaire, en arrière du noyau lenticulaire, jusqu'au lobe occipital, ainsi que nous en donnerons la démonstration histologique à propos de l'apoplexie cérébrale ; il survient également des altérations de la sensibilité lorsque la lésion porte sur les points intermédiaires de la route suivie par les impressions sensitives, sur la partie externe du pied du pédoncule cérébral, sur le pont de Varole et la moelle allongée. Dans les tumeurs de la protubérance, il y a souvent des désordres de la sensibilité croisés avec la paralysie motrice. Il faudra poursuivre attentivement et vérifier par l'histologie, sur une longue suite d'affections cérébrales, cette topographie des lésions de la sensibilité ; il y a plus de profit à tirer de là pour la pathologie humaine, que des recherches toujours moins dignes de confiance et moins exactes, faites sur les animaux, comme celles instituées par Veyssière dans ces derniers temps. (*Arch. de Physiol.* 1874).

Parmi les *complications éloignées* des maladies cérébrales, il faut citer le *strabisme*, le *rétrécissement irritatif* des pupilles, leur *dilatation* ultime, leur insensibilité, et les *désordres dans le fonctionnement du cœur et dans les mouvements respiratoires*. D'après les résultats concordants de l'expérimentation et de la pathologie, l'exagération de la compression cérébrale entraîne d'abord le ralentissement, puis l'accélération excessive du pouls (d'abord excitation, puis paralysie des origines du nerf vague). La respiration suit aussi l'augmentation de la pression cérébrale; elle est d'abord fréquente et irrégulière, puis avec le coma, elle devient lente et profonde.

Cette revue de la symptomatologie des affections cérébrales peut se terminer par les *troubles vaso-moteurs* et les *lésions trophiques*. Les grandes maladies aiguës du cerveau (méningite, encéphalite, apoplexie) se reconnaissent en général à l'*élévation* fébrile, précoce, *de la température.* Que la température se maintienne à une élévation considérable (41° C. et jusqu'à 42° C. dans la méningite) ou qu'après un abaissement de courte durée elle se relève rapidement (comme l'a signalé Bourneville dans les formes apoplectiques), ce sont là ordinairement les signes d'une terminaison fatale. Dans les hémiplégies anciennes, avec ralentissement chronique de la circulation et hypérémie passive, il y a abaissement de la température.

Parmi les *troubles trophiques*, nous mentionnerons : les lésions de decubitus (*decubitus acutus*) se déclarant dans les premiers jours après l'apoplexie et après d'autres maladies cérébrales, du côté paralysé, et les *arthropathies* des membres supérieur ou inférieur dans les hémiplégies de cause apoplectique; les altérations de nutrition des muscles peuvent manquer ou être insignifiantes dans les paralysies cérébrales durant depuis plusieurs années; les centres trophiques des muscles ne sont certainement pas dans le cerveau. Charcot a observé un cas d'*atrophie musculaire progressive* (avec perte de la contractilité électrique) dans une hémiplégie gauche apoplectique où, dès le début, les membres avaient été contracturés ; à l'autopsie, on trouva une sclérose descendante du cordon latéral gauche, se propageant jusqu'à la corne grise antérieure correspondante, avec des points d'atrophie des cellules nerveuses. Sur la peau des extrémités paralysées, la plus légère pression suffisait à provoquer des éruptions bulleuses, qui se tranformaient promptement en eschares.

Des cas pathologiques très-variés peuvent faire participer la *moelle épinière* aux maladies du cerveau, effaçant ainsi les lignes de démarcation que nous traçons théoriquement entre les centres nerveux. Dans plusieurs formes de méningite de la base, des productions tuberculeuses peuvent se développer sur les méninges du cerveau et de la moelle, ou bien les exsudats inflammatoires et le pus s'étendent à travers le trou occipital du cerveau à la moelle, comme dans la méningite cérébro-spinale. Dans la sclérose multiple des centres nerveux, c'est le cerveau aussi bien que la moelle allongée et la moelle spinale qui subissent par places la transformation fibrillaire. La périencéphalite, ou, suivant d'autres, les lésions chroniques interstitielles, de la paralysie générale progressive, se compliquent souvent de dégénérescence grise de la moelle.

Il n'est pas rare que les foyers morbides du cerveau soient le point de départ de *lésions de nutrition secondaires dans les voies de transmission de la moelle.* Comme Türck l'a démontré le premier, les foyers d'apoplexie dans les *ganglions* cérébraux et leur voisinage, peuvent amener la dégénérescence atrophique des cordons antéro-latéraux. Les troubles graves de la sensibilité qu'on trouve dans les membres frappés d'hémiplégie, comme dans l'apoplexie, doivent être rapportés à des altérations anatomiques des organes conducteurs correspondants, depuis la couche médullaire des ganglions cérébraux jusqu'aux fibres du cordon postérieur de la moelle ; nous en donnerons la démonstration en traitant de l'apoplexie cérébrale. La compression de la moelle allongée par des tumeurs de la protubérance ou du cervelet, et cette dégénérescence secondaire, trop peu étudiée jusqu'ici, des voies spinales en cas de tumeur, peuvent occasionner de la paraplégie et des troubles de la sensibilité ; le fait est bien plus rare dans la syphilis du cerveau ou de la moelle. Enfin les embolies cérébrales doubles, ainsi que la thrombose des vaisseaux de la protubérance, que Duret fait venir du tronc basilaire, peuvent frapper de paralysie toutes les extrémités.

Le *diagnostic* des maladies du cerveau a fait des progrès considérables, dans ces derniers temps, grâce aux conquêtes importantes de la physiologie, de la clinique et de l'anatomie pathologique. L'examen plus sévère du complexus symptomatique propre aux affections en foyer ; le groupement plus rationnel des phénomènes révélant le siége de la lésion ; l'étude plus parfaite, surtout des hémiplégies, de leurs rapports avec les paralysies des nerfs crâniens, des troubles des facultés psychiques et des organes des sens, des lésions rétiniennes précoces, reconnaissables à l'ophthalmoscope, des désordres caractéristiques de la parole, des anomalies de la sensibilité réflexe et de la sensibilité au courant électrique ; telles sont les données qui ont contribué puissamment à faire la lumière sur certains phénomènes obscurs de la vie, et à rapporter à leur véritable siége des symptômes de nature très-diverse.

L'étude clinique des tumeurs, de l'encéphalite, de l'embolie cérébrale, de la sclérose cérébro-spinale, etc., n'a été poursuivie avec succès que dans ces dernières années. Que les embarras considérables que nous éprouvons encore dans la localisation des symptômes, par suite de la multiplicité et de la confusion des processus, puissent être aplanis peu à peu par l'étude plus approfondie des fonctions cérébrales à l'état normal et dans les maladies, ainsi que par les efforts combinés de l'expérimentation et de l'observation clinique !

CLASSE I

I. — MALADIES DES MÉNINGES CRANIENNES.

CHAPITRE PREMIER

Par leur situation et par leurs rapports, les membranes qui enveloppent le cerveau, sont fréquemment exposées aux maladies. Elles peuvent participer aux lésions de la boîte crânienne; une liaison intime leur fait subir le contre-coup de tous les états morbides du cerveau; enfin, elles sont très-souvent le point de départ d'affections propres. Suivant l'ordre anatomique, nous ferons d'abord l'histoire clinique des maladies des méninges, et ensuite des maladies de la substance cérébrale elle-même.

A. MALADIES DE LA DURE-MÈRE.

L'*hypérémie de la dure-mère*, qui accompagne généralement la congestion des méninges sous-jacentes, n'offre qu'un intérêt anatomique. On ne considère, en clinique, que les altérations plus marquées qui appartiennent à l'*inflammation de la dure-mère*, à la *péri* ou *pachy-méningite*. A l'exemple de Virchow, on distingue deux formes d'inflammation, celle de la face externe et celle de la face interne de la dure-mère. Les deux faces sont parfois atteintes simultanément.

a. Pachyméningite externe.

L'inflammation de la couche externe de la dure-mère est ordinairement consécutive aux lésions traumatiques du crâne, aux maladies des os, à la carie et à la suppuration des vertèbres et des ligaments voisins.

Les *lésions anatomiques*, dans les cas aigus et légers, sont caractérisées par le développement de réseaux vasculaires sur la face externe de la dure-mère, qui est rouge, ramollie, et couverte de fines couches d'exsudat. Dans les cas plus graves, on trouve, sur les parties malades, des ecchymoses de la dure-mère ; celle-ci est épaissie par les exsudats, ou bien infiltrée de pus et friable. Les parties superficielles de la dure-mère, surtout lorsqu'elles sont à nu (comme au niveau des couronnes de trépan) arrivent promptement à la suppuration et fournissent en abondance des bourgeons charnus qui font saillie à travers la perte de substance. Dans les affections graves des os, dans la carie, le pus s'accumule entre le crâne et la dure-mère, celle-ci se détache peu à peu, et l'os est menacé de nécrose. Le processus inflammatoire peut gagner aussi la paroi des sinus ; elle s'épaissit alors, sa face interne devient rugueuse, et dans la cavité des sinus on trouve des thrombus, et du pus ou de l'ichor. Toutes ces lésions restent quelquefois limitées à la dure-mère ; si elles s'étendent aux enveloppes plus profondément situées, il en résulte une méningite généralisée.

Dans les *formes chroniques* de la pachyméningite externe, la dure-mère acquiert une épaisseur considérable, elle est adhérente au crâne, et les fausses membranes de nouvelle formation se transforment en plaques ou en lamelles osseuses.

Pathogénie. L'inflammation de la face externe de la dure-mère, évoluant comme une périostite, est rarement produite par les affections syphilitiques ou arthritiques du péricrâne, ou par l'érysipèle du cuir chevelu. La pachyméningite succède plus souvent à la thrombose avec suppuration des sinus de la dure-mère, surtout des sinus transverse et pétreux. Förster a trouvé souvent dans les maladies mentales la dure-mère épaissie, de consistance cartilagineuse, exsangue et parfois pigmentée. Le plus ordinairement, la pachyméningite succède comme affection secondaire aux traumatismes du crâne, avec ou sans fracture, à la carie de l'oreille interne, de la lame criblée, de l'ethmoïde et des premières vertèbres cervicales.

Symptômes et Marche. Les symptômes de la pachyméningite ne sont pas toujours assez nets pour permettre, sur le vivant, le diagnostic des altérations morbides ; il y a pourtant des conditions étiologiques, telles que les traumatismes, l'otite interne, la carie des vertèbres cervicales supérieures, d'où l'on peut conclure, dès qu'apparaissent des symptômes d'inflammation, à quels désordres sont exposées les méninges superficielles et profondes. La céphalalgie intense et circonscrite, les vertiges, les nausées, les vomissements, les convulsions passagères viennent en premier lieu donner l'alarme ; malgré eux, la guérison est encore possible, comme le prouve la rencontre d'épaississements partiels et de cicatrices de la dure-mère. L'augmentation de la céphalalgie, en étendue et en intensité, ainsi que de la somnolence, l'immobilité de la face, l'inégalité des pupilles et l'accélération fébrile du pouls, témoignent d'une aggravation du mal ; le ralentissement ultérieur du pouls, le coma, les frissons irréguliers, les paralysies sont d'un fâcheux augure, et indiquent la suppuration, et la compression du cerveau.

Traitement. Dès les premiers signes d'inflammation, il faut prescrire un repos absolu, une diète sévère et des antiphlogistiques puissants. Les compresses froides sur la tête et à la nuque, l'application de sangsues aux apophyses mastoïdes, les dérivations énergiques sur l'intestin, sont les moyens les plus efficaces. Dans les fractures comminutives du crâne avec compression, la trépanation peut, suivant les cas, être promptement suivie de succès. Quand l'affection dépendra d'une otite interne avec otorrhée, on emploiera les injections tièdes, les cataplasmes, les émissions sanguines locales, et les narcotiques, mais ceux-ci seulement tant qu'il n'y aura pas de symptômes de compression cérébrale.

b. Pachyméningite interne.

L'inflammation de la face interne de la dure-mère et ses conséquences n'étaient pas inconnues de nos prédécesseurs (Baillarger, Prus, Œsterlen, etc.). Les épanchements sanguins et les fausses membranes que l'on trouve, dans ces cas, entre la dure-mère et l'arachnoïde, étaient pourtant mal interprétés au point de vue de leurs relations pathogéniques, et c'est Virchow le premier qui en a bien tracé les caractères anatomiques (Würzb. Verh. Bd. VII, 1857).

Anatomie pathologique. La face interne de la dure-mère est recouverte d'un exsudat jaunâtre et feutré, avec des points d'extravasation sanguine ; ou bien c'est une couche mince de fibrine concrète, qu'avec des précautions on peut séparer de la membrane sous-jacente. Plus tard, il se forme aux mêmes points une membrane fibreuse très-mince, abondamment pourvue de vaisseaux capillaires, et que l'on trouve d'un seul côté ou des deux côtés de la dure-mère, surtout à la convexité des hémisphères. En raison de la durée et de l'intensité du processus inflammatoire, de nombreuses couches s'ajoutent à cette fausse membrane (on peut en compter de dix à vingt) ; il s'y développe des réseaux vasculaires à larges mailles et d'une structure délicate, qui se déchirent souvent et donnent lieu à des épanchements sanguins, soit entre les diverses couches de néo-membranes, soit entre celles-ci et la dure-mère (*pachyméningite hémorrhagique de Virchow*).

Ces épanchements sanguins, d'un volume variable, plus abondants au centre, amincis sur les bords, se réunissent en foyers circonscrits, simples ou multiloculaires, qui adhèrent plus ou moins aux parties contiguës de la dure-mère et de l'arachnoïde et constituent l'*hématome de la dure-mère* de Virchow. Ces kystes arrondis contiennent du sang ou de la sérosité, en proportions variables, et se trouvent surtout à la convexité des hémisphères; plus souvent dans les régions anté-rieures et moyennes qu'en arrière, quelquefois aussi sur la dure-mère des fosses cérébrales. L'hématome occupe tantôt un seul, tantôt les deux côtés, il comprime le cerveau et cette compression prolongée amène des atrophies partielles, le ramollissement et la décoloration de la substance corticale, tandis que les méninges s'altèrent et s'é-paississent.

Étiologie. La pachyméningite est presque toujours chronique et se rencontre surtout chez les vieillards ; le sexe masculin, en tout état de cause, y est plus exposé que le sexe féminin. Comme l'ont montré Kremiansky (Virch. Arch., t. XLII, p. 129-321, 1868), et après lui E. A. Neumann dans leurs expériences sur les chiens, on produit artificiellement la pachyméningite par l'empoisonnement chronique par l'alcool, en raison de la congestion prolongée et de la dilatation des artères. Chez l'homme c'est aussi l'alcoolisme chronique qui fournit le plus de cas de pachyméningite spontanée, et d'après Kre-miansky son siége le plus fréquent serait au niveau du bregma.

Les traumatismes de la dure-mère, les caries ou les dégénérescen-ces des parties voisines, sont aussi des causes de pachyméningite se-condaire. Elle peut compliquer la fièvre récurrente (Kremiansky), les typhus abdominal et exanthématique, la pleuropneumonie (surtout pendant la grossesse), le rhumatisme articulaire aigu, les exanthèmes fébriles, les maladies puerpérales. Elle survient enfin à la dernière période des maladies chroniques, tuberculose, affections organiques du cœur, maladies du cœur, maladies du cerveau chez l'enfant, pa-ralysie générale des aliénés.

Symptômes et marche. Les symptômes initiaux de la *période aiguë, inflammatoire*, simulent ordinairement la méningite. Tels sont : la céphalalgie périodique limitée à une moitié de la tête, comme la mi-graine, atteignant par degrés une violence extrême ; l'affaiblissement de la mémoire, l'apathie, la somnolence, le délire, le ralentissement du pouls, la perte complète de l'appétit, la constipation avec météorisme considérable, et la tendance instinctive du patient à porter la main au côté malade de la tête.

Dans les *formes chroniques*, qui peuvent durer des semaines et des mois, les symptômes apparaissent lentement et sont interrompus par des rémissions qui induisent facilement en erreur. Une céphalalgie sourde, l'affaiblissement des facultés intellectuelles, la lassitude dans les membres, la démarche incertaine, la parole embarrassée et incohérente, l'altération visible de la nutrition, démontrent la marche latente de l'inflammation encéphalique.

Aux deux périodes aiguë et chronique de la maladie, la guérison est possible, surtout dans les collections séreuses; le fait est démontré par un grand nombre d'observations cliniques positives, ainsi que par les autopsies où l'on a trouvé accidentellement les lésions de la pachyméningite, plusieurs années après la guérison de celle-ci, et lorsqu'une nouvelle affection aiguë avait causé la mort. Dans un cas de Cruveilhier la guérison avait été complète, ainsi que chez un malade de Goschler (Allg. Wien. méd. Zeit. n°s 6 et 7, 1865), qui succomba six ans plus tard à une péritonite tuberculeuse avec ascite et attaques éclamptiques. Souvent l'hématome s'enkyste (*hygroma de la dure-mère* de Virchow) ou le contenu subit la transformation crétacée (Rokitansky et Förster).

Quand la maladie prend une tournure favorable, les symptômes d'irritation encéphalique s'amendent, la connaissance revient, et peu à peu la guérison s'affirme; d'autres fois, la vie n'est plus menacée, mais le malade reste frappé d'une imbécillité incurable (comme dans le cas de Schuberg). La terminaison fatale s'annonce par la déchéance progressive des facultés psychiques et des forces physiques, la perte de connaissance, la difficulté de la déglutition et de la respiration. D'autres fois les accidents ultimes prennent la forme apoplectique; des convulsions ou des contractures partielles précèdent l'invasion de la paralysie. La marche progressive, les améliorations passagères suivies de rechutes brusques, sont le propre des hémorrhagies de l'hématome. Suivant Pons, la pachyméningite interne chronique s'annonce au début par la céphalalgie, l'embarras de la parole, l'absence du délire des grandeurs et par le développement sur une moitié du corps des symptômes de la paralysie générale des aliénés.

Le *traitement*, dans la forme aiguë, sera surtout antiphlogistique et dérivatif; dans les cas à marche lente, on s'attachera à favoriser la résorption et à remonter l'état général.

Dans les accidents apoplectiformes, à pronostic grave, le traitement sera celui des hémorrhagies cérébrales dont nous parlerons plus loin.

c. Inflammation et thrombose des sinus de la dure-mère.

Nous compléterons l'étude des processus inflammatoires de la dure-mère, en exposant les affections des canaux sanguins renfermés dans cette membrane. Les réservoirs veineux connus sous le nom de *sinus*, qui reçoivent le sang des méninges, des veines du cerveau, du diploé des os du crâne et en partie des organes des sens, sont exposés fréquemment par leur situation et leurs rapports, à des affections dont l'étude clinique est intéressante à plusieurs points de vue.

Anatomie pathologique. L'inflammation des sinus de la dure-mère est rarement primitive, plus souvent consécutive à des lésions du crâne, et présente les symptômes et la marche d'une phlébite suppurée ou adhésive. Ordinairement l'inflammation des sinus consécutive aux suppurations osseuses, a lieu par l'infiltration du pus dans leur paroi, qui se nécrose ; un épanchement purulent remplit la cavité du sinus et provoque la formation de caillots obturateurs et de thromboses dans les veines correspondantes.

L'inflammation du sinus transverse peut succéder à l'inflammation des cellules de l'apophyse mastoïde (Tröltsch) ; ou à une perforation du sinus avec épanchement sanguin mortel dans le crâne et hémorrhagie par le conduit auditif externe (Wreden) ; la phlébite du sinus pétreux supérieur peut tenir au passage du pus dans la veine du canal pétreux mastoïdien, avec pachyméningite et abcès du cerveau consécutifs (Tröltsch) ; la suppuration des sinus peut amener des collections à la base entre l'arachnoïde et la pie-mère, et se propager jusqu'à la veine jugulaire (Lebert). Dans un cas de ce genre observé par ce dernier, le cerveau était décoloré et ramolli à la base, la dure-mère adhérente, les sinus entourés d'un tissu cellulaire pigmenté, avec destruction des osselets de l'ouïe. Dans un cas de Stokes (ostéite de l'apophyse mastoïde et otite interne), on trouva de la phlébite du sinus pétreux et du sinus caverneux, avec méningite de la base et ramollissement superficiel des parties antérieure et inférieure de l'hémisphère droit du cervelet. La propagation d'une thrombose du sinus longitudinal supérieur peut aboutir à l'inflammation des veines de la pie-mère à la convéxité du cerveau, et souvent à l'hémorrhagie cérébrale (Rokitansky).

Etiologie. Les causes les plus fréquentes de la phlébite des sinus sont les inflammations et les fontes purulentes dans la profondeur des parties osseuses de l'oreille. Sur 40 cas de phlébite réunis par Lebert, il y a 9 cas de suppuration des sinus. Dans 5 cas, l'affection des sinus avait pour point de départ une otite interne avec carie du rocher. On connaît cependant des cas où, sans affection des os, ni de la caisse du tympan, les sinus sont devenus malades par suite du voisinage d'autres organes. Une inflammation peut se propager par contiguïté jusqu'à la dure-mère, grâce aux nombreux canalicules qui traversent le rocher.

On voit survenir l'inflammation des sinus dans les traumatismes du crâne lorsqu'il y a contusion de la dure-mère à proximité de ces canaux sanguins, lorsque celle-ci est arrachée ou que des esquilles viennent déchirer les sinus. L'inflammation spontanée des sinus avec suppuration et pyohémie a été observée par Castelnau et Ducrest, ainsi que par Förster, dans l'état puerpéral. Dans les phlegmons ou les anthrax de la face, comme j'en ai vu un cas, l'infiltration purulente du tissu cellulaire des joues peut se propager, par inflammation des veines faciales et de la veine ophthalmique, jusqu'aux sinus transverse et caverneux. Les thromboses cachectiques des sinus (surtout des sinus longitudinal et transverse) s'observent chez les vieillards, dans les cachexies chroniques et dans le choléra infantile. Dans les maladies mentales, il survient quelquefois, d'après Güntz, des affections des sinus, qui ont leur cause, soit dans l'état général, soit dans la lésion locale du cerveau.

Symptômes et marche. Les symptômes de l'inflammation des sinus sont de **nature typhoïde.** Les malades se plaignent d'une céphalalgie **intermittente; la région temporale,** du côté malade, est douloureuse, spontanément ou à la pression ; dans le cas d'otite interne, il y a des battements douloureux dans les parties profondes de l'oreille, des bourdonnements pénibles, de l'otorrhée avec écoulement souvent mélangé de sang, et un affaiblissement de l'ouïe ; quelquefois il y a formation d'un abcès aux environs de l'apophyse mastoïde. Sur deux cas d'inflammation des sinus, Lebert a vu une fois se former un abcès de l'orbite, avec douleur périorbitaire violente, et un froncement presque continuel des régions frontale et palpébrale ; dans l'autre cas, il se produisit du côté malade une kératite ulcéreuse, comme après la section du trijumeau.

A une période plus avancée, les malades ont une forte fièvre, du délire, ou de l'assoupissement, avec des vomissements, des tremblements musculaires, des convulsions partielles et des soubresauts des tendons. Malgré l'existence de symptômes typhoïdes chez ces malades, ils manquent cependant, d'après Lebert, des signes caractéristiques de la fièvre typhoïde. Malgré un état de stupeur bien marqué, on peut les réveiller et en obtenir de bonnes réponses ; la perte évidente de l'ouïe, l'écoulement par l'oreille, la lésion du tympan, avec les autres symptômes que nous avons mentionnés, permettront de diagnostiquer la maladie sur le vivant.

Quand la situation s'aggrave, un délire intense alterne avec le coma; il survient des convulsions, de la paralysie d'une moitié du corps, de l'inégalité des pupilles (qui sont d'abord contractées, puis dilatées), et de la dysphagie; finalement, la fièvre et la perte de connaissance augmentent encore pour faire place aux frissons et au collapsus mortel. Lorsqu'il y a une otite interne, et que les crampes et les paralysies indiquent une atteinte grave du cerveau, la guérison est très-rare. Quelques observations en ont pourtant été publiées par Wilde, Lallemand, Canstatt et Griesinger. La terminaison fatale survient ordinairement faute de pouvoir soustraire les organes contenus dans la cavité crânienne à l'influence de la lésion osseuse et au contact du pus.

La *thrombose des sinus* accompagne fréquemment les affections cérébrales consécutives aux maladies de l'oreille interne. Outre les convulsions et les symptômes d'une lésion en foyer (comme les paralysies faciales, les paralysies oculaires, le ptosis), les phénomènes caractéristiques ici sont ceux d'un *arrêt circulatoire localisé dans le crâne,* les cyanoses limitées, les ectasies veineuses partielles à marche aiguë. Dans la thrombose du sinus transverse, la plus fréquente, qui gagne par l'apophyse mastoïde jusqu'aux veines auriculaires postérieures, on peut observer quelquefois, d'après Griesinger (Arch. f. Heilk. 1862), comme signes importants pour le diagnostic, un œdème douloureux circonscrit derrière l'oreille, et une phlegmasia alba dolens limitée. Dans l'inflammation du sinus caverneux et la thrombose de la veine ophthalmique et des veines faciales, il y a congestion veineuse du fond de l'œil, ecchymose de la conjonctive, projection du globe oculaire en avant, œdème des paupières et de la région orbitaire, ou pseudo-erysipèle de la peau de la face. Le changement ou la disparition de ces symptômes de compression et d'arrêt circulatoire caractérisent la thrombose, d'après Wreden, tandis que leur persistance appartient plutôt à la phlébite. D'après Gerhardt et Huguenin, dans la thrombose cachectique des sinus chez les enfants, la veine jugulaire externe du côté malade est souvent moins remplie; dans beaucoup de cas pourtant ce symptôme manque, surtout lorsque les canaux sanguins sont obstrués des deux côtés, ou que l'écoulement du sang par les jugulaires se fait encore en moindre quantité, mais régulièrement.

D'après Wreden (Petersb. Zsch. Bd. XVII et suiv.), qui a réuni

151 cas d'affections des sinus, les symptômes cliniques s'accordent avec les résultats expérimentaux de Panum, Billroth et O. Weber, et permettent de distinguer la thrombose de la phlébite des sinus. Dans la *thrombose* (avec intégrité de la paroi du sinus, et tendance du thrombus à s'organiser, ou à se fragmenter et se déplacer), la fièvre manque ; il y a des stases considérables dans les vaisseaux afférents ; souvent des hémorrhagies ; les inflammations du cerveau et des méninges sont rares, il n'y a pas de pyohémie. La *phlébite* des sinus, au contraire (avec infiltration purulente de la paroi et tendance à l'ulcération et à la perforation) s'accompagne d'une forte fièvre ; il y a peu de symptômes de stase sanguine ; l'inflammation gagne souvent le cerveau et les méninges ; les abcès métastatiques sont fréquents, et les caractères de la maladie sont ordinairement ceux de la septicémie et de la pyohémie.

La thrombose du sinus transverse, suite de maladies de l'oreille, marche souvent vers la guérison, qui se confirme par le développement précoce de la circulation collatérale (Griesinger, *loc. cit.*) ; pourtant dans la plupart des cas on observe comme terminaison des apoplexies capillaires ou de la méningite. Dans la thrombose cachectique des sinus, le pronostic est absolument fatal.

Traitement. Dans la thrombose des sinus liée à une otite interne, on prescrira au début un repos absolu, des antiphlogistiques, des dérivatifs intestinaux ; l'otorrhée sera traitée par des injections tièdes, et on fera de bonne heure la trépanation de l'apophyse mastoïde. Il faut éviter, surtout chez les enfants, les opiacés et les émissions sanguines ; dans les premières périodes de la maladie, les stimulants sont plutôt indiqués.

d. Néoplasmes de la dure-mère.

Les tumeurs épithéliales, les productions de consistance variable résultant d'une pachyméningite chronique, le psammome et l'ostéome de Virchow, n'ont d'intérêt qu'au point de vue de l'anatomie pathologique. Les syphilomes de la dure-mère (Wagner), s'accompagnent ordinairement de gommes du péricrâne, ou de lésions analogues dans la substance cérébrale ou dans les nerfs. Dans quelques cas, le cancer, qui se développe assez facilement sur la dure-mère, peut être reconnu sur le vivant.

J'ai vu, dans le service chirurgical d'Ulrich, une femme de soixante-dix ans, opérée de cancer du sein gauche ; neuf mois après elle eut des maux de tête violents, des vertiges, une sensation de compression dans le crâne, avec sensibilité vive du cuir chevelu. En l'absence de tout symptôme d'irritation ou de paralysie, on pouvait croire à des productions carcinomateuses de la dure-mère et du crâne. La malade succomba au bout de deux mois avec de l'ictère et du délire. A l'autopsie, on trouva du côté gauche les os du crâne épaissis, creusés de lacunes et infiltrés de matière encéphaloïde; au niveau du sinus longitudinal supérieur, la dure-mère épaissie et indurée, et parsemée à gauche de nodosités qui laissaient suinter un liquide trouble; les mêmes tumeurs existaient à la face interne de la fosse cérébrale moyenne. Le cerveau était sain; dans le foie, un noyau cancéreux de la grosseur d'une noix.

B. MALADIES DE L'ARACHNOÏDE.

L'*opacité* et l'*épaississement* de l'arachnoïde consécutifs aux congestions répétées du cerveau et de ses enveloppes, se rencontrent presque toujours chez des vieillards. Dans des autopsies assez nombreuses de suicidés faites à Vienne, au point de vue médico-légal, on a constaté ce fait intéressant d'une hypertrophie notable de l'arachnoïde et des méninges contiguës. Les sujets, qui appartenaient aux classes intelligentes de la société ou même aux professions savantes, avaient présenté de leur vivant des congestions fréquentes de l'encéphale, de l'insomnie périodique et rebelle, de la mélancolie, des idées fixes et la défiance de soi-même.

L'*inflammation de l'arachnoïde* ou *arachnitis* ne se révèle qu'à l'autopsie, par des épaississements, la présence de fausses membranes ou de plaques osseuses sur l'arachnoïde et son adhérence à la dure-mère. L. Meyer (*Virchow. Arch.*, 17 Bd., p. 209) a trouvé des productions épithéliales à la face supérieure de l'arachnoïde, dans des cas d'irritation cérébrale chronique; parfois les granulations de Pacchioni se transforment en proliférations conjonctives répandues le long de la faux du cerveau et jusque dans les dépressions de la face interne du crâne; ce sont là autant de conséquences des hyperémies répétées et des poussées inflammatoires, qui sont le fait des buveurs, des épileptiques, des déments avec excitation, etc. Une arachnitis diffuse pariétale peut se rencontrer dans la carie de l'oreille interne, L'arachnitis est toujours accompagnée d'inflammation de la pie-mère (méningite); de sorte qu'il est impossible de distinguer cliniquement ces deux affections.

Les *hémorrhagies* dans la cavité de l'arachnoïde proviennent surtout, comme nous l'avons indiqué plus haut, des exsudats et des néo-membranes inflammatoires de la dure-mère. Dans beaucoup de cas, cependant, et nous y reviendrons à propos de l'hémorrhagie cérébrale, des hémorrhagies méningées peuvent se produire indépendamment de toute fausse membrane préexistante. Chez les nouveau-nés et les enfants à la mamelle, les hémorrhagies de la pie-mère ou du cerveau entraînent une imbibition sanguine de l'arachnoïde.

Les *néoplasmes* (tubercules, cancer, syphilome) ne prennent pas naissance sur l'arachnoïde, mais viennent de la pie-mère ou de la dure-mère.

C. MALADIES DE LA PIE-MÈRE.

. L'*hypérémie* de la pie-mère, qui accompagne ordinairement l'hypérémie cérébrale, se rencontre dans les maladies mentales aiguës et dans plusieurs maladies des enfants, surtout les exanthèmes. Ces sortes d'hypérémies peuvent devenir mortelles quand il se fait un épanchement de sérosité dans l'espace sous-arachnoïdien, ou une hémorrhagie dans le tissu de la pie-mère. L'hypérémie répétée entraîne l'épaississement de la pie-mère et de l'arachnoïde, de l'œdème et l'hypertrophie des granulations de Pacchioni ; chez les vieillards, on trouve souvent de l'épaississement avec pigmentation de la pie-mère, et une adhérence de ses replis, comme conséquence d'hémorrhagies antérieures.

Les *inflammations de la pie-mère*, les *méningites*, sont de la plus haute importance clinique. Les rapports intimes de la pie-mère avec le cerveau, et la complication fréquente d'exsudats dans ses maladies, donnent une gravité toute particulière aux affections de la pie-mère, dont la connaissance a fait de grands progrès depuis un certain nombre d'années.

La division la plus usitée dans l'étude des méningites repose sur les qualités dominantes de l'exsudat, et sur son siége principal. D'après Rokitansky, la méningite pseudo-membraneuse purulente peut envahir différents points de l'encéphale, notamment la convexité des hémisphères ; par contre, la méningite tuberculeuse, avec ses granulations, se limite à la base. Pourtant cette distinction ne saurait être rigoureuse. La méningite tuberculeuse s'étend parfois à la scissure de Sylvius et à la convexité des hémisphères ; d'autre part, les méningites graves et de longue durée descendent de la convexité, en suivant les circonvolutions et leurs intervalles, vers la base, et même jusqu'à la protubérance et au cervelet. Les différentes formes d'exsudat peuvent aussi se trouver combinées, avec prédominance de l'une ou de l'autre.

Au point de vue clinique, il est préférable de distinguer trois formes dans la méningite cérébrale. Ce sont : 1° la méningite primitive simple ; 2° la méningite affectant de préférence la base du cerveau ;

3° une forme apparaissant souvent à l'état épidémique, où l'exsudat est généralisé, et s'étend depuis l'encéphale jusqu'au canal rachidien.

1. MÉNINGITE SIMPLE

ANATOMIE PATHOLOGIQUE ET RECHERCHES EXPÉRIMENTALES.

Dans la *forme aiguë*, la pie-mère est vivement injectée et infiltrée d'un exsudat purulent, qui se montre surtout à la convexité des hémisphères cérébraux, et intéresse particulièrement leur partie interne; dans d'autres cas, il est limité aux lobes antérieurs, à la scissure de Sylvius, ou à la scissure médiane, entre les deux hémisphères. Cet exsudat jaunâtre, épais, formé de corpuscules purulents et de fibrine à granulations fines, remplit l'espace sous-arachnoïdien (où, suivant Klob, le pus est fourni par l'épithélium de la face inférieure de l'arachnoïde); souvent il se dépose en plus grande abondance le long des vaisseaux. Dans les cas plus intenses, les produits inflammatoires suivent les scissures et atteignent la base, se répandant en avant ou en arrière; d'après Bednar, chez les très-jeunes enfants, la pie-mère du cervelet peut elle-même être atteinte.

Souvent aussi l'arachnoïde est louche, et tapissée de pus. La substance corticale est d'ordinaire ramollie, décolorée, infiltrée de globules purulents; très-souvent elle est parsemée d'hémorrhagies capillaires, et adhère si intimement avec les exsudats formés à la face interne de la pie-mère, qu'il est parfois impossible de les détacher sans entamer le cerveau.

Dans la *méningite chronique*, comme elle existe dans l'idiotie, la paralysie générale progressive, l'épilepsie et la syphilis, on trouve de l'épaississement et une transformation fibreuse de l'arachnoïde et de la pie-mère; en certains points, elles sont soudées à la substance corticale, qui est rouge; d'après L. Meyer (*Centralbl. f. d. méd. Wiss.* Nos 8 et 9, 1867), celle-ci, dans la paralysie progressive, est riche en vaisseaux de nouvelle formation, avec prolifération endogène des noyaux, qui existerait aussi dans la substance medullaire; on trouverait même ces lésions, d'après Westphal, dans les méninges spinales et dans la substance de la moelle. Dans ces mêmes cas où le processus inflammatoire a une marche chronique, il entraîne l'atrophie de la substance corticale, et quelquefois du cerveau tout entier; les ventricules sont dilatés et remplis de sérosité. Förster a observé la dégénérescence caséeuse de l'exsudat formé dans les sillons, et son enkystement dans du tissu conjonctif.

Les *données expérimentales* obtenues dans ces derniers temps sur les signes de l'*augmentation de la compression cérébrale* doivent être prises en considération dans la pathologie des méninges. D'après les recherches manométriques de Leyden sur des animaux trépanés (*Arch. de Virch.*, 37 Bd., p. 519), et d'après les expériences de Pagenstecher (Heidelberg, 1871) et de Jolly (Würzbourg, 1871) sur la compression cérébrale, on doit tenir grand compte de l'intensité de la pression que subit le cerveau, rapportée à la quantité de matière injectée qui exerce cette compression. Lors même que les expériences sur les animaux ne présentent pas cette diversité des symptômes, qui est le propre des états morbides de l'homme, les signes fournis chez les animaux par l'augmentation de la compression cérébrale n'en sont pas moins instructifs. Ici encore c'est la *douleur* qui apparaît en premier lieu, et se manifeste par des gémissements, des cris et de l'agitation. La *perte de connaissance* se traduit par la stupeur, la somnolence et le coma complet; les *crampes* expriment l'irritation des parties motrices. Du côté des *organes des sens*, on trouve des spasmes des muscles de l'œil, l'*inégalité*, et dans les cas graves la *dilatation des pupilles*. Comme *phénomènes circulatoires*, l'augmentation de la compression cérébrale produit d'abord le *ralentissement*, ensuite une *grande accélération du pouls* (irritation et paralysie du nerf vague, Leyden). La *respiration* subit aussi l'influence de l'augmentation de pression; elle est d'abord irrégulière et plus fréquente; plus tard, surtout dans le coma, elle est ralentie et profonde. La température, dans les cas graves, s'abaisse d'une manière continue jusqu'à la mort.

Comme le montrent les symptômes de compression que nous étudierons plus loin dans la méningite et dans d'autres affections cérébrales, l'observation clinique est ici en parfait accord avec les résultats de l'expérimentation.

Étiologie.

La méningite primitive simple (leptoméningite ou méningite de la convexité, de plusieurs auteurs) n'est pas une maladie fréquente, si l'on excepte les exacerbations épidémiques de certaines années. L'inflammation des méninges peut survenir à tous les âges. D'après Bierbaum (*Die Meningitis simplex*, Leipzig, 1866), elle attaque de préférence les enfants à la mamelle et ceux qui n'ont pas atteint deux ans, et se présente surtout avec la forme convulsive vers le milieu plutôt qu'à la fin de la première enfance. Dans la seconde enfance, la

méningite simple est beaucoup plus rare, et diminue encore de fréquence aux approches de la puberté. Dans l'adolescence et l'âge
adulte, sa fréquence augmente de nouveau. A un âge plus avancé, les
cas aigus s'observent rarement, tandis que la forme chronique, surtout en faisant entrer en ligne de compte l'aliénation mentale, est
beaucoup plus commune. La proportion est plus forte pour le sexe
masculin que pour le féminin.

La méningite simple *primitive* survient après l'irritation et la commotion cérébrales. Il faut placer ici les blessures de la tête, l'action
du froid ou des rayons solaires, les efforts intellectuels et toute surexcitation violente. Suivant J. Rosenthal, la méningite de la base, que
l'on observe après les blessures par coup de feu de la colonne vertébrale, serait due à l'écoulement du liquide céphalo-rachidien, et à
l'ébranlement propagé jusqu'à la base du cerveau; pour Fischer, la
méningite traumatique dans la commotion cérébrale tiendrait à l'irritation du cerveau et de ses méninges par des esquilles osseuses. La
méningite *secondaire* se montre comme lésion de voisinage dans la
pachyméningite, la syphilis cérébrale (Griesinger), l'inflammation
et la thrombose des sinus, la carie des os du crâne, l'otite interne et
le *chémosis* du globe oculaire (Leyden et Förster). La méningite constitue parfois une complication d'autres affections inflammatoires,
comme de la bronchite, de la pneumonie, de la pleurésie, de la péricardite, des exanthèmes aigus, de l'érysipèle et du rhumatisme articulaire aigu. Enfin, la méningite peut se montrer aussi à la suite de
la maladie de Bright, dans la pyohémie, l'endocardite, les affections
puerpérales, la phlébite, la fièvre typhoïde, la dysenterie, et chez les
carcinomateux.

Symptomatologie.

L'invasion de la méningite s'annonce ordinairement par de la
fièvre et des symptômes du côté de l'encéphale. Le malade accuse
surtout de la lourdeur de tête et une *céphalalgie* violente. Souvent le
mal de tête, qu'il soit diffus ou circonscrit, est intermittent et se
développe si lentement, que le patient peut encore pendant un certain temps vaquer à ses occupations, jusqu'à ce que l'apparition de
la fièvre, de la faiblesse, des vomissements, et la plus grande violence de la céphalalgie démontrent l'approche d'une maladie grave.
Dans beaucoup de cas la céphalalgie augmente très-rapidement, sous
forme d'élancements passagers; le malade perd connaissance et
porte souvent les mains à sa tête; chez les enfants, il y a des cris

aigus, fréquents et subits. Parmi les plus communs des symptômes d'irritation au début, il faut mentionner aussi les bourdonnements d'oreilles, la photopsie, la photophobie et l'hypéresthésie de l'ouïe.

A ces symptômes initiaux vient bientôt s'ajouter la *fièvre*. Elle est assez souvent précédée dè frissons, qui pourtant peuvent manquer complétement. Le pouls et la température atteignent promptement une augmentation considérable, et pendant longtemps (d'après Wunderlich, Rosenstein, et mes propres observations) se maintiennent à des chiffres très-élevés (le pouls, de 120 à 130 et au delà ; la température, de 40 à 41° C.). La respiration peut s'accélérer jusqu'à 30 ou 40. D'après l'observation clinique et d'après le résultat des autopsies, *la fièvre est en rapport avec l'intensité et l'extension du processus exsudatif*, et les variations du pouls concordent avec des variations analogues de la température et de la respiration. La *connaissance* et les *facultés intellectuelles* sont plus ou moins troublées dès le début de la maladie ; une inquiétude maladive, l'irritabilité, la lenteur des idées, l'embarras de la parole, la tendance à l'apathie, à la somnolence et au délire, précèdent la perte de connaissance. Du côté de l'œil, il n'est pas rare d'observer du strabisme, et une rotation particulière du globe oculaire. Les *pupilles*, dans la plupart des cas, sont rétrécies au début, ou bien elles sont inégales, avec de fréquents changements d'un côté à l'autre ; plus tard, dans les cas graves, à terminaison fatale, elles restent constamment dilatées et deviennent insensibles. Souvent ces symptômes caractéristiques du côté des pupilles n'existent pas.

Comme *troubles de la sensibilité*, il faut citer, outre la céphalalgie, dont il a déjà été question, une *hypéresthésie cutanée caractéristique*. Chez les malades qui sont déjà dans la coma, on note, en passant la main sur la peau des membres ou du tronc, une impression douloureuse et une *augmentation de l'excitabilité réflexe*. D'après Trousseau, en effleurant légèrement la peau chez les enfants atteints de méningite, on produit des *taches érythémateuses*. Du côté de la *motilité*, les symptômes d'irritation sont les suivants : la contracture des muscles de la nuque, des mouvements convulsifs des membres supérieurs ou inférieurs ; plus rarement, des convulsions générales (sauf chez les enfants), des spasmes toniques ou cloniques des muscles des mâchoires (mâchonnement, grincements des dents, trismus, surtout chez les enfants) ; enfin, des soubresauts de tendons et du tremblement des mains. Chez les jeunes enfants, dont les fontanelles encore ouvertes sont distendues par un exsudat abondant, une pression exercée sur les fontanelles peut provoquer des convulsions. Avec l'augmentation de la compression cérébrale apparaissent des paralysies ; elles sont ordinairement localisées et atteignent de préférence les muscles de la face, plus rarement ceux des extrémités. Les hémiplégies bien distinctes et complètes ; la paralysie des sphincters, précédée de rétention d'urine (et souvent d'un haut degré d'*albuminurie*, suivant Rosenstein), constituent des symptômes rares, qui se montrent surtout quand l'exsudation se complique d'œdème de la substance cérébrale. Aux stades ultimes appartient l'augmentation des symptômes de paralysie et du coma.

Le *pouls*, que nous avons dit être plein et rapide au début, devient par la suite irrégulier et mou ; par l'augmentation de la compression cérébrale, il se ralentit considérablement, puis il se relève et redevient fréquent ; dans la dernière période, il est très précipité (140 pulsations et plus). La *respiration* est également très-fréquente (60 et plus).

La *durée* de la méningite simple présente de grandes inégalités. Dans les cas légers, dont le diagnostic, d'ailleurs, reste toujours douteux, les symptômes graves peuvent s'amender de bonne heure et la maladie marcher vers la guérison. Mais le plus souvent, quand la maladie se termine par la mort, sa durée est courte. Chez les adultes, tout peut se terminer dans le cours ou à la fin de la première semaine, chez les enfants, dans l'espace de quelques jours ; dans certains cas, la mort n'arrive qu'après deux ou trois septénaires, et même au bout de plusieurs mois, quand la méningite passe à l'état chronique.

Diagnostic et Pronostic.

En l'absence de symptômes initiaux bien caractérisés, il n'est guère possible d'arriver au diagnostic ; par contre, l'apparition de symptômes cérébraux bien nets, au milieu du meilleur état de santé, leur aggravation rapide et leur violence, permettront souvent de reconnaître de bonne heure l'existence d'une méningite simple. Il en est de même de la méningite provoquée par l'irritation ou par la commotion cérébrales, ainsi que de la forme secondaire qui succède quelquefois à la carie des os du crâne ou à l'otorrhée. Dans ces derniers cas pourtant, l'expérience nous apprend que des états inflammatoires des méningites, même graves en apparence, peuvent rétrocéder promptement. On confondra difficilement la méningite avec une violente irritation gastro-intestinale, avec une broncho-pneumonie ou avec le début d'un exanthème aigu. La fièvre typhoïde se reconnaît à l'aspect caractéristique de la langue, à la régularité du pouls et de la respiration, et à la diminution de la sensibilité cutanée. Le diagnostic devient très-difficile, pour ne pas dire impossible, dans les cas, comme ceux de Löschner et de Steiner, où une méningite se développe en pleine évolution de la fièvre typhoïde.

L'hypérémie cérébrale se distingue de la méningite par l'absence des symptômes prémonitoires du côté des facultés intellectuelles ; on n'y trouve pas non plus l'augmentation rapide de la fièvre dont l'invasion est souvent marquée par des frissons, ni les mouvements convulsifs tendant à se généraliser, ni la pâleur remarquable de la face, ni la distorsion des traits qui existent chez les malades atteints de méningite. Le diagnostic différentiel entre la méningite simple et la méningite tuberculeuse sera discuté quand nous traiterons de cette dernière affection. La forme méningée du rhumatisme cérébral manque ordinairement de vomissements et de convulsions ; elle se reconnaît aussi à la coexistence des inflammations poly-articulaires, et à leur disparition lorsque éclatent les symptômes cérébraux ; plus tard elle présente quelquefois des troubles psychiques, et surtout de la mélancolie. Dans un cas publié par moi (in *Wochenbl. d. Ges. d. Aerzte*, n°ˢ 17 et 18, 1865) un état complet de mélancolie s'était développé dans le cours d'un rhumatisme articulaire aigu ; à la suite de cet état, j'observai aux membres inférieurs une *abolition complète de la contractilité et de la sensibilité électro-musculaires*, qui ne reparurent que plus tard, pendant la convalescence, après la résorption des exsudats intra-crâniens ou la disparition de l'œdème cérébral.

L'éclampsie des enfants diffère de la méningite convulsive, qui en est chez eux la forme la plus fréquente, par la durée ordinairement plus courte des convulsions (un quart d'heure, une demi-heure), par les rémissions plus fréquentes dans la journée (si la maladie, ce qui est rare, se prolonge au delà d'un jour), et par la marche habituellement très-rapide de l'éclampsie ; souvent on trouve, comme éléments du diagnostic, l'existence de quelque cause occasionnelle, d'une disposition héréditaire, ou de retours périodiques de l'affection. L'encéphalopathie urémique se distingue de la méningite simple par les hydropisies qui devancent de loin les accidents cérébraux, par la présence de sang et d'albumine dans les urines ; la marche est plus rapide, il n'y a pas de mouvements de fièvre, ni d'accélération du pouls. D'après Voltolini (*Monatsschrift. f. Ohrenheilkunde*, n° 1, 1867), l'inflammation aiguë du labyrinthe chez les enfants peut prendre les caractères d'une méningite. En effet, l'inflammation du labyrinthe s'accompagne de symptômes cérébraux violents, de perte de connaissance, de vomissements (obtenus expérimentalement par Czermak dans les lésions du labyrinthe), de délire et de mouvements fébriles. Dans ces cas, on sera guidé pour le diagnostic par la marche rapide et la violence inusitée des symptômes, par l'absence de paralysies, par la perte de l'ouïe, coïncidant avec l'intégrité de l'oreille externe et de la caisse du tympan, et entraînant à sa suite la perte de la parole et la surdi-mutité.

Le *pronostic* de la méningite s'établit d'après les caractères et le degré d'intensité de l'affection. La méningite simple primitive se termine dans un nombre très-restreint de cas par la guérison, comme le démontrent les traces d'inflammation, que l'on trouve sur les méninges au bout de plusieurs années. La proportion des guérisons est plus élevée chez les adultes que chez les nourrissons et les jeunes enfants ; elles sont notablement plus fréquentes dans la période d'irritation, qu'après la formation des exsudats. Les complications aggravent le pronostic. Dans les formes secondaires, il est défavorable, sauf de rares exceptions.

La terminaison heureuse s'annonce par le prompt abaissement du pouls et de la température fébriles, par un sommeil plus calme, et par le retour de la connaissance. La violence et la continuité du délire, la persistance d'un coma profond, l'élévation soutenue de la température jusqu'à l'extrême limite de 41° C, la progression des symptômes de paralysie doivent faire porter un prónostic fort grave. Vers la fin de la vie, lorsque commence la paralysie du centre vague, la fréquence du pouls augmente, la température atteint le degré le plus élevé qu'on ait observé sur le vivant (jusqu'à 42°, 8 C., d'après Rosenstein), et après la mort, elle peut monter encore au-dessus de 43° C. La terminaison fatale est entraînée par les inflammations concomitantes de l'écorce du cerveau, par l'hydropisie des ventricules, par les progrès de l'exsudat, et plus rarement par des épanchements entre les méninges.

Comme suites plus éloignées de la méningite, mentionnons l'épaississement fibreux de la pie-mère et de l'arachnoïde, l'adhérence de celle-ci avec les circonvolutions cérébrales atrophiées, avec la pie-mère et même avec le crâne. Ces lésions inflammatoires, qu'on rapporte ordinairement à la *méningite chronique*, se trouvent à l'autopsie chez les épileptiques, dans les cas d'imbécillité acquise et de paralysie générale progressive. D'après les élévations périodiques de la température observées dans cette maladie par L. Meyer, et d'après l'encéphalite corticale fréquemment constatée par Meschede et par Mettenheimer, il est infiniment probable que les lésions anatomiques attribuées à la méningite chronique sont sous la dépendance d'un processus inflammatoire presque toujours latent, à exacerbations fébriles éloignées et par suite souvent méconnu. Au stade d'irritation appartiennent la céphalée, le vertige, les convulsions, les hallucinations et l'excitation cérébrale ; au stade de dépression, l'abaissement des facultés intellectuelles, les troubles de la parole, et toutes les altérations de la sensibilité et du mouvement. Quand la maladie dure plusieurs années, des lésions secondaires vont atteindre la moelle ; d'après Westphal, dans beaucoup de cas, la lésion spinale serait primitive.

Traitement.

Au début de la maladie, le médecin devra mettre en œuvre tous les moyens dont il dispose pour abaisser la pression sanguine dans le système vasculaire. Le malade est transporté immédiatement dans un lieu frais, obscur, éloigné de tout bruit ; la tête est maintenue aussi élevée que possible, et soumise aux *applications froides*, de préférence sous forme de vessies remplies de glace. Dans les premiers jours, les **émissions sanguines locales** sont aussi indiquées (sangsues aux tempes **ou aux apophyses** mastoïdes) ; on réglera l'écoulement du sang sur **la constitution** et les forces du malade. Souvent, après les émissions **sanguines,** on met des compresses froides, que l'on interrompt quelque temps, s'il survient des signes de syncope.

Les *lotions et les affusions fraîches* sont surtout recommandées par Trousseau, Barthez et Rilliet. L'*affusion fraîche dans un bain tiède*, le *bain frais* seul, ou mieux encore après l'enveloppement dans le drap mouillé répété plusieurs fois par jour, abaissent la température fébrile de 1° à 2° C. ; mais elle remonte au bout de quelques heures, et il faut répéter les pratiques hydriatiques au début de l'exacerbation, pendant longtemps et méthodiquement. Elles ont souvent une heureuse influence sur le mouvement fébrile, mais ne réussissent guère à conjurer la terminaison fatale dans les formes graves.

Le *mercure* jouait autrefois un grand rôle dans le traitement de la méningite, et il trouve encore de temps en temps son emploi dans la thérapeutique infantile. On faisait des frictions mercurielles à la nuque, ou dans la région sous-maxillaire, à l'intérieur on donnait le calomel à doses massives. Le calomel devait produire une forte dérivation sur l'intestin et sur l'appareil biliaire, diminuer la masse sanguine affluant au cerveau et empêcher les exsudats ; les enfants, disait-on aussi, supportent mieux le calomel que les adultes. Outre que ces considérations ne reposent sur aucune base positive et scientifique, il faut encore rejeter les fortes doses de calomel, parce qu'elles provoquent, soit une forte salivation avec des ulcérations étendues sur la muqueuse de la bouche et du pharynx, soit des évacuations abondantes suivies d'entérite, et tout cela sans diminuer l'afflux sanguin au cerveau. Il y aurait moins à dire contre des doses modérées (de 0,020 à 0,05 toutes les 3 heures), mais on ne peut leur reconnaître aucune action certaine dans la méningite.

La *médication dérivative* est bien plus importante. Dans la période d'excitation, on applique des sinapismes ou des vésicatoires sur le tronc ou sur les extrémités ; l'application de pommade stibiée sur la tête des enfants presque toujours voués à la mort, ne fait qu'augmenter leur martyre. On provoque une dérivation énergique sur la muqueuse intestinale par des lavements irritants, des purgatifs ; il faut éviter les vomitifs et les drastiques.

On doit réserver les *narcotiques* dans la méningite pour les cas où l'agitation et les convulsions tourmentent gravement les malades, où il survient du délire à forme maniaque, où les symptômes graves ont résisté aux applications froides, aux émissions sanguines et aux dérivatifs. Dans ces cas, de petites doses d'opium ou de morphine (quelques-uns préfèrent pour les enfants l'aconit et la belladone), peuvent apaiser les symptômes graves d'excitation et leur imprimer une marche favorable. (D'après les expériences de Gscheidlen et de Mendel, les opiacés, chez les animaux, abaissent la température de la tête.) Il va sans dire que l'assoupissement, le coma et le collapsus sont autant de contre-indications à l'emploi des opiacés.

Si l'on constate une tendance à la syncope, on aura recours à des stimulants énergiques tels que des affusions froides sur la tête pendant un bain de siége chaud, l'esprit de corne de cerf ambré ou anisé et le camphre. Lorsqu'après un bain avec affusion le malade ne revient pas promptement à lui, on peut tenter de recommencer l'opération, mais alors les chances de succès sont réduites à leur minimum.

Dans la *méningite chronique*, on se trouvera bien des toniques, de l'iodure de fer, d'un long séjour à la campagne et d'un régime approprié. Les frictions avec le drap mouillé et les bains frais contribueront au retour des forces ; s'il restait des paralysies on appliquerait le courant électrique.

2. MÉNINGITE DE LA BASE.

Les méningites siégeant à la base du cerveau présentent, dans leur invasion comme dans leur marche, des caractères distinctifs qu'il importe d'observer avec soin pour discerner des états pathologiques dont les symptômes se touchent de très-près. Au point de vue clinique, le meilleur plan serait d'étudier séparément; d'une part, les formes de méningite simple de la base, tantôt circonscrites, tantôt diffuses, avec leurs symptômes et leurs lésions anatomiques propres; d'autre part les formes tuberculeuses comprenant la méningite tuberculeuse de la base proprement dite et la tuberculose méningée aiguë à caractère hydrocéphalique.

a. Méningite simple de la base.

La méningite peut faire naître à la base du cerveau des *produits inflammatoires localisés*. Dans deux observations de ce genre que j'ai recueillies, on voyait des traces de méningite chronique limitée à la base, des adhérences des méninges, et une compression de l'oculo-moteur, qui sur l'un des sujets était, d'un côté, décoloré et atrophié. Pendant la vie, il y avait eu de la céphalalgie chronique, des vertiges, du ptosis, des paralysies des muscles de l'œil, des parésies dans le domaine du facial, et dans un cas une parésie du membre inférieur gauche. L'irrégularité des paralysies oculaires, leur disparition spontanée ou à la suite de la galvanisation, les atteintes légères du facial ou du trijumeau, l'intégrité plus ou moins complète de la motilité des membres, sont autant de points de repère pour le diagnostic des processus inflammatoires localisés de la base du cerceau.

Lorsqu'au contraire la méningite de la base occupe une plus grande surface et touche à plusieurs nerfs cérébraux, et lorsqu'il y a des troubles considérables dans la motilité des membres, il n'est plus guère possible de distinguer la méningite d'une tumeur de la base du cerveau. Dans un cas de Benedikt, où l'on trouva des adhérences des méninges depuis la selle turcique jusqu'au trou occipital, et plusieurs nerfs de la base entourés d'un tissu conjonctif rétractile, l'affection avait présenté pendant la vie les apparences trompeuses de la paralysie labio-glosso-pharyngée. Dans un cas analogue de Gräfe (paralysies des oculo-moteurs communs et externes, et des pathétiques, sans douleur ni fièvre, et à la fin dysphagie et dyspnée), Virchow et Klebs trouvèrent à l'autopsie une ostéo-périostite de la base du crâne.

Le plus souvent *la méningite simple de la base est généralisée, diffuse.* La base du cerveau est alors recouverte en grande partie ou même entièrement, d'un exsudat purulent, qui remplit l'espace sous-arachnoïdien depuis le chiasma des nerfs optiques jusqu'à la protubérance et à la moelle allongée. Les fosses cérébrales contiennent aussi une grande quantité de liquide; les ventricules sont considérablement distendus par un épanchement louche, floconneux, purulent ou pseudo-membraneux, qui s'y accumule jusqu'à 100-150 gr. L'épendyme est épaissi ou ramolli ; les plexus choroïdes sont infiltrés d'exsudat, ou fortement congestionnés, la substance cérébrale environnante et les commissures sont imbibées de sérosité et ramollies. L'écorce du cerveau en contact avec l'exsudat est parfois décolorée, souvent rouge et parsemée de petites hémorrhagies. La convexité du cerveau est ordinairement exempte d'exsudat; quand l'hydropisie ventriculaire atteint un haut degré, les circonvolutions sont aplaties et pressées les unes contre les autres. On trouve çà et là la trace d'inflammations éteintes sous forme de fausses membranes, d'épaississement et d'adhérences des méninges.

La méningite de la base dont nous venons de nous occuper peut exister comme maladie essentielle. Il est plus fréquent de l'observer à la suite d'autres affections cérébrales, telles que les lésions de la boîte crânienne, les fissures de la base du crâne, la phlébite des sinus, les néoplasmes, les inflammations en foyer, les abcès et le ramollissement du cerveau. Souvent l'affection primitive masque les symptômes de la méningite secondaire ; celle-ci se révélera dans quelques cas par le mal de tête violent, la roideur de la nuque, la rétraction de l'abdomen, l'évolution lente de la maladie avec fièvre et chaleur modérées, et par l'apparition de parésies disséminées de plusieurs nerfs cérébraux s'ajoutant aux autres signes de méningite.

b. Formes tuberculeuses de la méningite de la base.

L'observation clinique n'est pas à même, jusqu'à présent, de tirer parti de la distinction établie, au point de vue anatomique, entre la méningite tuberculeuse de la base et la tuberculose miliaire de la pie-mère, qui en est très-voisine. D'après les *lésions anatomiques*, la méningite tuberculeuse de la base se développe au milieu d'un processus inflammatoire ; dans l'exsudat gélatineux ou jaunâtre qui occupe l'espace sous-arachnoïdien de la base du cerveau, on trouve par places sur les méninges des granulations tuberculeuses, qui s'étendent parfois vers la convexité et la scissure de Sylvius ; dans leur voisinage, la substance cérébrale est ramollie et décolorée. Cet exsudat manque dans la tuberculose miliaire aiguë de la pie-mère ; le tubercule apparaît sous forme de petites granulations grisâtres, que souvent on ne découvre qu'à une inspection minutieuse de la pie-mère de la base, qu'il faut alors regarder à contre-jour après l'avoir détachée du cerveau. Des granulations semblables peuvent aussi se montrer dans les scissures, à la convexité, entre les circonvolutions cérébrales, et sur la toile choroïdienne. D'après les recherches de Weisbach (*Med. Jahrb*, t. XVI, 1868), la *proportion d'eau* contenue dans le cerveau est très-augmentée dans les méningites tuberculeuse et simple ; l'augmentation est, pour la substance grise centrale et les circonvolutions, de plus de 1 p. 100, pour la substance médullaire, de 0,5 p. 100, pour le cervelet et la protubérance, de 0,7 p. 100 ; l'inflammation des méninges accroît la quantité d'eau de la masse cérébrale de la même façon que l'élévation en âge. La moelle allongée seule voit diminuer sa proportion d'eau. D'après les dernières recherches de Bastian (*Edinb. med. Journ*, avril 1868), les granulations dans la méningite tuberculeuse viendraient d'une prolifération des noyaux épithéliaux contenus dans la paroi des vaisseaux hyalins de la pie-mère. Dans un cas de Magnan (*Gaz. med.*, n° 15, 1870), où l'on avait noté des attaques épileptiformes, des contractions musculaires irrégulières et des spasmes fibrillaires, on constata à l'autopsie une affection tuberculeuse commune aux méninges cérébrales et spinales. Liouville a rencontré le même fait dans des cas de méningite tuberculeuse chez des enfants.

Les transitions nombreuses qui existent entre les deux formes de tuberculisation des méninges, leur passage de la base à d'autres parties du cerveau, la tuberculisation d'autres organes qui survient dans les deux formes, leur retentissement analogue sur les ventricules, ne permettent pas de tracer cliniquement sur le vivant une ligne de démarcation entre elles, et nous obligent à comprendre leurs symptômes pathognomoniques dans une seule description. Nous préférons le nom de *méningite tuberculeuse* au terme fréquemment employé d'*hydrocéphale aiguë*, parce que celle-ci ne comprend qu'une partie du tableau symptomatique de la méningite, et que d'ailleurs elle peut exister dans beaucoup d'affections complétement étrangères à la tuberculose.

Étiologie.

La méningite tuberculeuse, d'après les observations concordantes de Bennett, Barthez et Rilliet, est rare dans les premières années de la vie ; sa plus grande fréquence est de deux à sept ans ; elle diminue ensuite, pour se montrer très-exceptionnellement après dix ans. Chez les adultes, la période de vingt à quarante ans donne la plus forte proportion ; les cas sont plus nombreux pour le sexe masculin. Les grandes villes, avec leur population compacte, donnent une mortalité plus élevée pour la méningite tuberculeuse, que les petites villes et la campagne. La maladie est plus fréquente dans les mauvaises saisons de l'année ; elle n'apparaît jamais sous forme d'épidémie.

L'hérédité existe dans beaucoup de cas ; mais la diathèse tuberculeuse peut être acquise ; les conditions hygiéniques mauvaises en favorisent le développement. Que les enfants soient privés des bienfaits de l'allaitement maternel, et reçoivent à la place une nourriture défectueuse ou insuffisante ; qu'on les élève dans des logements humides, étroits, manquant d'air et de soleil, on les voit souffrir de ces influences délétères, ils restent maigres, chétifs, ont souvent des engorgements ganglionnaires, et portent en eux les germes de l'affection tuberculeuse, lors même que tout d'abord leur état général ne laisse soupçonner aucun danger.

Quand l'affection constitutionnelle s'est ainsi développée à l'état latent, les symptômes cérébraux peuvent faire subitement explosion. Cette explosion peut être provoquée par des causes légères, un mal de dent, un refroidissement, une émotion, dont les enfants bien portants se remettent promptement. Il en est de même de certaines maladies débilitantes, la coqueluche, la diarrhée, la rougeole, la scarlatine, qui donnent un coup de fouet à la prolifération des germes tuberculeux déposés dans le cerveau. Les exanthèmes chroniques du cuir chevelu et des téguments, les otorrhées, dont la disparition subite est regardée comme une cause de la méningite, sont plutôt les premières manifestations de la dyscrasie. Chez les adultes, il y a encore d'autres causes d'affaiblissement : les travaux intellectuels précoces ou exagérés, les fatigues physiques, les chagrins prolongés, les soucis matériels de la vie, qui peuvent amener de l'hydrémie, des troubles de la circulation cérébrale, et un état congestif des plexus veineux, suivi d'épanchement de sérosité. Les mêmes phénomènes et les mêmes transformations de l'exsudat surviennent dans d'autres organes, dans les poumons et sur les séreuses, comme les autopsies en fournissent la preuve.

Symptomatologie.

Les signes cliniques de la méningite tuberculeuse présentent de nombreuses variétés, qui dépendent de l'âge du malade, de sa constitution antérieure et du mode de développement de l'exsudation. Le tableau symptomatique est tout différent, suivant qu'il s'agit d'un cerveau jusqu'alors intact, ou d'un organe déjà éprouvé antérieurement par des congestions ou des épanchements. L'exsudation peut suivre une marche très-différente, faire invasion soudainement, ou s'accumuler graduellement ; on en comprend l'importance au point de vue des lésions que l'exsudat ou l'épanchement séreux occasionnera dans la substance cérébrale par l'irritation inflammatoire, par la compression mécanique ou par le ramollissement consécutif. Les mêmes circonstances influent puissamment sur les complications de la maladie, qui ne se prêtent pas à une description simple et abrégée.

La maladie peut quelquefois débuter brusquement, surtout chez les adultes, par la fièvre et l'excitation cérébrale. Pourtant, dans la plupart des cas, le cortége redoutable des symptômes cérébraux est précédé d'assez loin par un état de malaise, un sentiment de constriction de la tête, des troubles de la digestion, du sommeil et de la nutrition générale ; ces phénomènes s'expliquent probablement par la marche plus lente de l'exsudation méningée.

Les symptômes pathognomoniques n'apparaissent dans toute leur clarté que lorsque la maladie s'établit à l'état aigu. La *céphalalgie* du début est vive, exacerbante, et présente des intermittences ; elle siége de préférence dans la région frontale ; souvent elle est accompagnée de vertiges, que le malade éprouve, non-seulement lorsqu'il peut encore essayer de marcher, mais même dans son lit. Les traits du visage sont altérés, le front plissé, le regard fixe, surtout chez les enfants, et l'expression chagrine, les pupilles plutôt rétrécies que dilatées. La parole est visiblement embarrassée et lente, et témoigne du trouble de l'intelligence et de la tendance au sommeil. Parmi les symptômes du début, il faut encore citer les *vomissements*, qui se montrent déjà plus ou moins fréquents dès les premiers jours ; l'*hyperesthésie très-vive* de la peau et des sens (sensibilité insolite à la lumière et au bruit) ; la constipation opiniâtre, avec gonflement et sensibilité du ventre ; la rareté des urines.

La *fièvre* est tout d'abord modérée. Le pouls est légèrement accéléré ; pourtant chez les adultes on peut le trouver ralenti au début avec des intermittences ; chez les enfants, d'après Rilliet, le pouls est quelquefois vibrant. La température oscille ordinairement entre 38°,5 et 39°,5 C. ; mais dans la méningite tuberculeuse aiguë, on la voit s'élever promptement à 40° ou 41° C., et s'y maintenir assez longtemps. La respiration est remarquablement lente et superficielle chez les enfants, souvent irrégulière et entrecoupée de profonds soupirs.

Cependant la maladie continue d'évoluer lentement et sans régularité, en faisant naître souvent des espérances trompeuses de guérison ; les *facultés psychiques* s'altèrent de plus en plus, la somnolence et le délire avec mussitation deviennent plus fréquents et

alternent avec des grincements de dents et du strabisme ; les paupières sont à demi closes, les yeux convulsés en dedans et en haut ;
le malade, par suite des crampes toniques de la nuque, enfonce sa
tête dans l'oreiller, et pousse des cris répétés. Le cri hydrocéphalique
de Coindet donné comme caractéristique de la méningite tuberculeuse
des enfants s'observe aussi chez eux dans d'autres maladies aiguës :
il a une plus grande valeur diagnostique lorsqu'il est précédé de
spasmes ou suivi de convulsions.

Les *pupilles*, à ce moment, sont plutôt dilatées que rétrécies ;
comme l'ont montré Cohnheim, et après lui Bouchut, on peut reconnaître alors à l'ophthalmoscope des varicosités des veines de la
rétine, des hémorrhagies rétiniennes, et une infiltration séreuse
péripapillaire (signes d'une gêne circulatoire au niveau du chiasma),
ainsi que des granulations blanches miliaires sur la choroïde et sur
la rétine. Il est certain que dans beaucoup de cas, en présence d'une
affection cérébrale ou pulmonaire de nature douteuse, la constatation
de tubercules de la choroïde assurera le diagnostic. Mais l'absence
de tubercules de la choroïde et de lésions de la rétine n'infirme pas
l'existence d'une affection tuberculeuse des méninges ; d'après Galezowski (*Union médic.* 1867), les troubles oculaires manquent dans la
méningite tuberculeuse, s'il n'y a pas de granulations au niveau du
chiasma, et qu'elles siégent en d'autres points de la base du cerveau.

La *digestion* est languissante ; l'appétit disparaît ordinairement dès
la deuxième semaine de la maladie ; la soif est vive, la langue et la
muqueuse buccale sont sèches et fendillées, le ventre rétracté en ba-
teau (contraction des intestins, par suite de l'irritation des centres de
l'innervation intestinale, Traube). Le *pouls*, d'abord peu fréquent ou
irrégulier, se ralentit ensuite sensiblement (irritation du centre des
nerfs cardiaques régulateurs) ; on compte de 40 à 45 pulsations chez
les adultes, de 60 à 65 chez les enfants. La *respiration* devient plus
lente, irrégulière et superficielle. La peau est fraîche et se couvre par
places d'une sueur froide.

Dans la dernière période ou *stade de paralysie*, les paralysies
d'abord limitées et passagères des muscles de la face, de l'œil et des
extrémités, deviennent plus complètes et plus persistantes ; certains
muscles, comme ceux de la mâchoire et de la nuque, présentent
même de la contracture. La *sensibilité cutanée* et la *sensibilité réflexe*,
qui étaient d'abord augmentées, sont complétement éteintes. Le pouls,
petit et mou, est très-accéléré (comme dans la section des nerfs
vagues, Traube) ; le ventre est météorisé ; les urines et les selles

sont involontaires ; la déglutition est impossible ; la peau, froide et décolorée, se couvre d'une sueur visqueuse ; les malades tombent dans le coma, entremêlé souvent de convulsions chez les enfants.

La *durée* de la maladie doit se compter depuis l'apparition des premiers symptômes cérébraux bien nets ; les prodromes incertains ne sauraient être compris dans l'évolution des symptômes. La durée moyenne de la maladie est de deux à trois semaines. Si elle vient s'ajouter à la tuberculose généralisée, elle se termine alors dans le premier septénaire, rarement dans le second. Si, par contre, la méningite tuberculeuse attaque des sujets ayant eu jusque-là les apparences de la santé, elle peut se prolonger pendant plusieurs semaines, quelquefois pendant deux ou trois mois, ou bien ne pas durer plus de quelques jours.

Diagnostic et Pronostic.

Des prodromes vagues et fugitifs consistant en un malaise général, sans altérations notables des fonctions cérébrales, ne nous fournissent aucune donnée pour soupçonner l'invasion d'une affection cérébrale tuberculeuse, surtout lorsqu'il s'agit d'individus paraissant jouir d'une bonne santé, et chez lesquels on ne constate aucune lésion tuberculeuse dans d'autres organes. En pareil cas, on ne pourra formuler un diagnostic qu'après une plus longue observation, ou à l'apparition de symptômes cérébraux graves ou de troubles généraux, comme une céphalalgie persistante, des vomissements, la fixité du regard, la somnolence et la constipation opiniâtre.

Les affections aiguës des poumons et des bronches seront reconnues par l'exploration physique attentive et répétée des organes de la respiration ; le diagnostic différentiel offrirait d'assez grandes difficultés, dans un cas d'infiltration tuberculeuse simultanée des poumons et des méninges, et il faudrait s'aider, surtout chez les enfants, par la recherche de cas analogues observés chez les parents ou chez des collatéraux décédés antérieurement. Les symptômes d'excitation cérébrale qui précèdent l'éruption des exanthèmes aigus, ou qui, surtout chez les enfants, se lient aux accidents gastriques ou à la présence des helminthes, ne causent plus aucun doute au bout de quelques jours, lorsque l'éruption se montre à la peau, ou bien ils disparaissent rapidement après l'emploi des moyens appropriés.

La distinction entre la fièvre typhoïde et la méningite tuberculeuse présente ordinairement peu de difficultés. Dans le processus typhique, la fièvre se caractérise dès le début par sa marche croissante et ses exacerbations, et par l'accélération du pouls ; le délire grave est plus rare et ne se montre que plus tard ; le bas-ventre est ordinairement ballonné, météorisé ; la diarrhée presque constante ; s'il y a de la constipation, les laxatifs en triomphent facilement ; dans le coma de la fièvre typhoïde, le malade est insensible aux impressions de la peau et des sens. Dans la méningite tuberculeuse, au contraire, la fièvre est d'ordinaire modérée, la température peu élevée, le pouls et la respiration peu fréquents : le délire furieux apparaît quelquefois dès le deuxième septénaire ; bien d'autres signes caractéristiques sont fournis encore par la rétraction du ventre en cuvette, la constipation résistant aux purgatifs, l'éloignement que témoigne le malade pour toutes les impressions extérieures, et le ralentissement secondaire du pouls et de la respiration.

Le diagnostic différentiel entre la méningite simple et la méningite tuberculeuse repose sur l'ensemble des symptômes. La méningite simple attaque les adultes et les enfants en pleine santé, presque sans prodromes, ou vient compliquer d'autres affections, mais sans aucun signe de tuberculose ; elle débute par une fièvre intense, avec élévation rapide de la température, accélération du pouls et de la respiration ; la somnolence, le délire et les convulsions ne se font pas longtemps attendre ; la constipation est modérée, le ventre sans modification particulière ; le danger n'est bientôt plus douteux ; la situation s'aggrave de plus en plus, et la scène se termine en quelques jours ou en une semaine. La méningite tuberculeuse frappe ordinairement des adultes présentant déjà des signes de tuberculose, ou des enfants chétifs en proie à la diathèse scrofuleuse ou tuberculeuse, héréditaire ou acquise ; l'affection méningée, avec des troubles prémonitoires assez longs de l'état général, commence par une fièvre modérée, une température peu élevée, une accélération légère du pouls et de la respiration ; la somnolence et le délire ne se montrent qu'à une période avancée de la maladie, et les convulsions à la fin. Le constipation est opiniâtre ; le ventre est rétracté en cuvette. La maladie paraît d'abord sans gravité, et se traîne pendant plusieurs semaines, avec des signes trompeurs d'amélioration.

Le *pronostic* de la méningite tuberculeuse est très-grave. Dans quelques cas où l'épanchement est peu abondant, il peut se résorber, et les granulations miliaires des méninges peuvent disparaître, comme on l'observe pour les exsudations tuberculeuses d'autres organes ; mais cette heureuse terminaison constitue la grande exception, et ne suffit pas à atténuer la gravité inexorable du pronostic. La proportion considérable de guérisons citée par d'anciens observateurs (Formey et Gölis) permet de douter de l'exactitude du diagnostic. Des auteurs plus modernes, Hahn, Rilliet et Barthez, ont vu, au bout de plusieurs septénaires de maladie, les symptômes convulsifs disparaître, le pouls reprendre de la force, et le sommeil revenir après une transpiration générale et des évacuations alvines. Pourtant ces observations ne peuvent nous faire croire à une guérison solide et durable ; on reconnaît qu'après ces heureuses rémissions il y a eu des rechutes graves ; et cette tendance aux récidives, entretenue par l'influence persistante de la dyscrasie et probablement par les restes des premiers exsudats, ne montre-t-elle pas clairement l'irrémissible gravité de la méningite tuberculeuse ?

Le professeur Politzer, n'a vu au bout de vingt-quatre ans d'exercice qu'*un seul cas* de guérison de méningite de la base (Jahrb. f. Kinderheilk. VI, 1863); l'enfant, resté très-maigre, succomba trois ans après à une récidive. A l'*autopsie*, on trouva une méningite récente de la base, et un ancien exsudat concrété sur le pont de Varole.

La terminaison ordinaire de la méningite tuberculeuse est la mort, qui a pour cortége l'irrégularité des battements cardiaques et de la respiration, et d'habitude les convulsions et le coma. L'idiotie, l'épilepsie et l'hydrocéphale chronique peuvent être les suites d'une méningite tuberculeuse du jeune âge.

Traitement.

Le peu de chances favorables qui reste à l'intervention thérapeutique quand l'invasion de la méningite tuberculeuse est un fait accompli, montre assez que les résultats les plus certains ne peuvent s'obtenir qu'en s'attaquant de bonne heure aux premières manifestations de la dyscrasie. Un *traitement prophylactique*, rationnel, institué à temps, dans de bonnes conditions, et méthodiquement conduit, peut réussir, dans bon nombre de cas, à étouffer les germes de la scrofule et de la tuberculose, et à prévenir l'explosion de la méningite. Les enfants chez qui l'on soupçonne une disposition héréditaire seront pourvus d'une bonne nourrice, et élevés pendant longtemps à la campagne. Il est bon d'habituer de bonne heure les enfants aux bains frais ; on les couvrira suffisamment, sans amollir le corps ; ils habiteront des chambres spacieuses, gaies et pas trop chaudes ; on leur évitera les émotions, s'ils sont impressionnables ; on se gardera de faire travailler trop vite leur intelligence ; toutes ces précautions, en y joignant l'usage rationnel des ferrugineux ou de l'huile de foie de morue, donnent dans beaucoup de cas des résultats positifs. Mais

les bonnes intentions du médecin se heurtent souvent contre les résistances inintelligentes des intéressés, ou contre les rigueurs de certaines conditions sociales.

Quand la méningite a déjà révélé son existence, il ne peut plus être
question que d'un traitement symptomatique. En raison de la nature
dyscrasique de l'affection, la médication antiphlogistique doit être
maniée avec prudence. Ce précepte s'applique surtout aux émissions
sanguines, dont l'emploi prolongé ou répété pourrait favoriser l'hydrémie et les transsudations séreuses. Les applications locales de
glace ou les affusions froides ne sont pas indiquées chez les tuberculeux, et des compresses froides fréquemment renouvelées satisfe-
ront à toutes les nécessités. Des révulsifs cutanés énergiques seront
appliqués sur la nuque et sur les extrémités ; c'est une cruauté inutile de raser la tête des enfants pour l'envelopper d'un vésicatoire ou
la recouvrir de pommade stibiée.

On établira une dérivation sur le tube digestif par des lavements
irritants, des purgatifs salins, mais en évitant l'action débilitante de
la diarrhée. Nous renvoyons à ce que nous avons dit du calomel, et
des moyens analogues, à propos du traitement de la méningite simple.
L'usage de l'iodure de potassium et de l'iodure de fer est plus ré-
pandu ; Niemeyer surtout dit avoir obtenu des guérisons lentes par
l'administration longtemps continuée de l'iodure de potassium, jusqu'à effet toxique. D'autres observateurs sont moins affirmatifs.

Lorsque apparaissent les premiers signes du collapsus et du coma,
on essayera les stimulants et les toniques que nous avons indiqués
dans la méningite ; mais la stimulation légère que l'on peut espérer
disparaît bien vite. Si la maladie se prolonge, on maintiendra le malade dans un repos absolu; l'air de la chambre sera fréquemment
renouvelé; on donnera une alimentation fortifiante, mais facile à
digérer, et un peu de vin avec précaution.

5. MÉNINGITE CÉRÉBRO-SPINALE ÉPIDÉMIQUE.

Nous plaçons ici, comme une dernière forme de méningite, celle
qui a pour siége de prédilection la pie-mère du cerveau et de la
moelle. Cette affection a parcouru déjà une partie de l'Europe il y a
plusieurs dizaines d'années (comme Hirsch de Berlin l'a positivement
démontré), et a provoqué, par ses retours épidémiques récents, des
observations et des recherches multipliées.

Sans tenir compte des relations obscures du seizième siècle, et des faits douteux observés à Genève et à Niedfield (Amérique du Nord) en 1805, c'est aux apparitions de la méningite épidémique dans différentes parties de la France, de 1837 à 1842, que remontent l'historique précis et les descriptions exactes de cette maladie. Partie du sud, l'épidémie gagna les frontières de l'Est et de l'Ouest, épargnant le plateau central et la plupart des plaines de l'intérieur, et, plus tard, remonta de la Méditerranée vers le bassin du Rhône. Jusqu'à la disparition complète de l'affection, en 1849, on peut compter en France (d'après Hirsch) 57 épidémies. ·

De la France, l'épidémie gagna le royaume de Naples, Gibraltar, Alger, le Danemark et l'Irlande (1839-1847). A cette époque, elle s'éteignit en Europe pour se montrer plusieurs fois dans les États-Unis d'Amérique (surtout au nord et au sud-ouest), pendant la période de 1842-59, et pour sévir plus tard sur les troupes pendant la guerre de sécession (1862-63). En même temps, l'épidémie reparaissait avec plus de force dans le nord de l'Europe, en Suède, en Norvége, en Russie (1854-56). Elle franchit toutes les latitudes, poussant jusqu'aux sables du Sahara et remontant au nord jusqu'au 60e degré. En Allemagne, la méningite cérébro-spinale se montra sous forme de cas sporadiques à Wurzbourg seulement en 1851, et reprit son caractère épidémique en 1863, d'abord en Prusse, et dans les années suivantes en Bavière, dans le grand-duché de Bade, en Saxe, dans la Hesse, le Hanovre, le Brunswick, etc. ; quelques cas légers se déclarèrent à Vienne et dans les campagnes environnantes. Toutes les épidémies présentaient entre elles de grandes différences au point de vue de l'intensité, du nombre et de la durée des cas.

Anatomie Pathologique.

Examinons d'abord les altérations des deux organes centraux du système nerveux. On trouve ordinairement les méninges et les sinus fortement congestionnés ; l'arachnoïde est sèche, injectée, rarement imbibée de serosité, et plus rarement encore recouverte d'un exudat plastique l'unissant à la dure-mère. *Le véritable siége de la méningite purulente est la pie-mère.* Dans les cas tout à fait récents, celle-ci est seulement injectée ; plus tard elle est trouble, dépolie, et recouverte d'un exsudat gélatineux, transparent, quelquefois d'un aspect laiteux, et teinté de sang (Hirsch). Thiersch a trouvé du pus fétide dans les méninges. L'abondance de l'exsudat est quelquefois si grande, que l'arachnoïde est complétement détachée. Tandis que Niemeyer ne reconnaît d'autre origine au pus que les gaînes vasculaires, d'après

Buhl on trouverait aussi la substance cérébrale ramollie, infiltrée de corps granuleux et de corpuscules amyloïdes. Merkel à Nüremberg, a trouvé dans l'ependyme, dans les parties contiguës du cerveau, sur les coupes transversales des méninges et de la substance corticale, *une prolifération nucléaire dans les vaisseaux, s'étendant depuis les méninges cérébrales jusqu'à la moelle.*

Le cerveau (de même que la moelle) subit dans quelques cas une augmentation de volume, qui fait paraître les circonvolutions effacées et comme desséchées. Quelquefois, les parties du cerveau en contact avec l'exsudat sont ramollies (ramollissement mécanique de quelques médecins français). Il est rare de trouver du pus dans les ventricules cérébraux. Klebs suppose que le pus peut s'introduire dans les ventricules par la toile choroïdienne en suivant le prolongement des plexus, ou par les plexus choroïdes cérébelleux. (*Virch. Archiv.* XXXIV, Bd. 3, Heft. 1866.)

Le pus est surtout abondant à la base, dans les espaces sous-arachnoïdiens entre l'infundibulum et la protubérance, autour du chiasma des nerfs optiques, de la moelle allongée, et dans la région pariétale; il est plus clair-semé à la convexité. Dans les points où le pus n'est pas accumulé en quantité notable, mais où la pie-mère présente un aspect louche et dépoli, on trouve encore, d'après Klebs, une prolifération cellulaire plus ou moins abondante. Pour lui, l'affection primitive est celle de la base du cerveau; celle de la moelle serait tout au plus contemporaine, mais resterait silencieuse jusqu'au moment où le pus envahit l'arachnoïde spinale.

La face postérieure de la moelle est la plus compromise. Souvent même ici la dure-mère participe à la maladie, ce qui est exceptionnel dans le cerveau. Au début, on trouve sur la dure-mère des fausses membranes récentes et ténues; plus tard, ce sont, par places, des adhérences assez molles de la dure-mère et de la pie-mère. Ces adhérences se rencontrent surtout à la face postérieure des régions cervicale et dorsale. Dans les cas aigus, d'après Klebs, les exsudats des espaces sous-arachnoïdiens sont visqueux, fibrineux, jaunes ou verdâtres; on y trouve entassées des cellules rondes, granuleuses, à un seul noyau; ils contiennent de la mucine et de l'albuminate de soude.

Les plus graves altérations existent à la partie inférieure de la région cervicale et à la région lombaire. Les couches de pus sont parfois irrégulières et comme réticulées; d'après Klebs, elles doivent se répartir, surtout à la moelle, suivant les lois de la pesanteur; aussi trouve-t-on la plus grande quantité de pus dans les points les plus déclives, et au-dessus des obstacles qui lui barrent le passage. Il faut ici tenir compte du mouvement spontané des globules purulents démontré par Recklinghausen, et de leur pénétration à travers la paroi intacte des capillaires établie par Cohnheim. La grande mobilité de certaines parties de la colonne vertébrale empêche d'ailleurs le pus d'y séjourner en quantité considérable,

Klebs signale dans la méningite purulente aiguë deux sortes d'altérations : celles de l'encéphalite purulente proprement dite, et celles des ramollissements consécutifs. Les premières sont fréquentes dans la substance blanche du cerveau ; ce sont de petits extravasats occupant de préférence les gaînes des artères, avec ramollissement blanc ou jaune des parties voisines. L'autre variété de ramollissement est constituée par un œdème de la substance blanche de la moelle, qui est plus prononcé dans les cordons postérieurs, et surtout dans les points où le pus a séjourné en plus grande quantité. Ce ramollissement jouerait le principal rôle dans les manifestations symptomatiques de la maladie. Dans un cas cité par Klebs (encéphalite granuleuse), le pus était disséminé ; et comme il existait en même temps une endocardite mitrale, on pouvait croire à des foyers d'encéphalite d'origine embolique.

Souvent d'autres organes sont altérés dans la méningite épidédémique. On trouve dans les poumons des foyers de bronchopneumonie (Klebs) ; la complication de bronchite, d'œdème aigu, de pleurésie et de péricardite est plus rare ; dans le cœur, Buhl a constaté parfois une dégénérescence graisseuse commençante. La rate est ordinairement petite ; dans quelques cas, au début, elle présentait un gonflement aigu. Dans le foie et dans les reins, Klebs a trouvé constamment de légères altérations, telles qu'une dégénérescence granuleuse albuminoïde ou graisseuse, affectant de préférence les éléments sécréteurs. Tous ces viscères sont rarement augmentés de volume, mais presque toujours ramollis. On constate, du côté de la muqueuse intestinale, un épaississement catarrhal, avec gonflement des glandes agminées, qui font saillie comme des grains de millet à la surface de la muqueuse, et présentent en quelques points des exulcérations. On note presque toujours une coloration rougeâtre des ganglions lymphatiques.

Les muscles sont secs, ramollis, bruns-rougeâtres et fortement émaciés. Dans les cas récents, on trouve des granulations fines dans les fibres musculaires. Le muscle cardiaque offre les mêmes altérations que les autres muscles. Klebs a trouvé l'état du sang trèsvariable. Dans les cas terminés promptement par la mort, le sang était fluide, les caillots mous et peu nombreux. Le sang contenu dans les vaisseaux était foncé comme dans la fièvre typhoïde et le typhus. Le liquide des ventricules renfermait du chlorure de sodium, du phosphate de soude et d'ammoniaque, et une forte proportion d'oxalate d'urée (Meschede). Sur le tégument externe, on remarque souvent des pétéchies et des exanthèmes rubéoliques.

Étiologie

Certaines conditions hygiéniques défectueuses ont exercé une influence incontestable sur la naissance et le développement de la maladie. Sur 47 épidémies observées en France, Hirsch en attribue 46 à la population militaire. Ses plus grands ravages portèrent aussi sur l'armée, dans les Pays-Bas, en Russie et en Espagne ; les soldats étaient bien plus éprouvés que les officiers et les sous-officiers. L'encombrement des casernes, l'accumulation et le mélange de déjections animales et de détritus végétaux provoquaient l'explosion des miasmes, que l'on peut considérer, d'après les recherches les plus récentes sur le choléra, comme des organismes végétaux inférieurs, et qui déterminaient l'apparition et la rapide extension de l'épidémie. Dans les faits observés en Suède, la plus forte mortalité appartenait aux quartiers habités par la population pauvre, avec leurs maisons sales et encombrées, leurs rues étroites et leur aération insuffisante. Dans les prisons, dans les maisons d'ouvriers (surtout en Irlande), les mêmes conditions défectueuses ont entraîné la même propagation de la maladie. Les classes élevées de la population jouissaient, dans presque tous les pays, d'une immunité remarquable. La mortalité des enfants, dans certaines épidémies, doit tenir à d'autres causes occasionnelles, peut-être à l'action délétère des émanations miasmatiques sur l'organisme impressionnable des enfants. L'hiver, où toutes les circonstances antihygiéniques sont à leur maximum, et le printemps, où les décompositions organiques ont leur plus grande activité, ont fourni le plus grand nombre des cas de méningite cérébrospinale (environ 7/8 du nombre total).

L'évacuation des casernes était presque toujours suivi de la disparition de la maladie régnante. Une ventilation plus attentive, le nettoyage et l'évacuation, au moins partielle, des logements encombrés de la classe pauvre, la fermeture des écoles, ont promptement atténué ou enrayé la marche épidémique de l'affection. Tous les faits rapportés confirment l'importance des mesures hygiéniques et prophylactiques, et prouvent qu'il s'agit là d'une maladie infectieuse, dont les causes déterminantes et adjuvantes sont bien celles que nous lui avons assignées. Les avis sont très-partagés quant à son pouvoir contagieux. Quelques médecins, s'appuyant sur des séries de faits, soutiennent énergiquement la contagion ; d'autres en doutent fortement. Comme il faudra sans doute longtemps encore avant que nous possédions des données claires et positives sur la nature du principe contagieux des maladies, il est prudent d'attendre avant de trancher la question pour la méningite cérébro-spinale.

Au point de vue de l'âge, l'enfance et l'âge moyen de la vie ont fourni le plus grand nombre des cas. Au dire de Rudnew et Burzew (*Virch. Arch.*, XXXXI, 1 Heft., 1867), on a vu souvent, en Russie, des individus de cinquante à soixante ans atteints de méningite. Ces derniers faits prouvent encore avec évidence que l'influence de la race et de la nationalité est aussi négative que celle du sexe. C'est par le seur fait du hasard que les populations de langue slave ont moins souffert que celles d'origine latine et germanique. En Afrique, les Arabes et les Français ont payé un égal tribut. La mortalité plus élevée observée parmi les nègres par quelques médecins américains résulte moins d'une prédisposition que de conditions hygiéniques plus défavorables. Certaines épidémies semblent se complaire à renverser toutes nos vues théoriques.

Symptomatologie.

La *méningite cérébro-spinale épidémique*, appelée aussi *typhus apoplectique* ou *cérébral*, *méningite encéphalo-rachidienne*, *cérébro-spinite* (Chaussard), *crampe épidémique de la nuque*, présente, comme on peut le penser d'après les détails qui précèdent, une grande diversité dans ses formes symptomatiques. L'état qui constitue pour la plupart des auteurs le *stade prodromique* laisse apercevoir déjà quelques troubles morbides dans le système cérébro-spinal. Les malades se plaignent de céphalalgie, de vertiges, d'engourdissement des membres, d'une tension et d'une roideur pénibles de la nuque et des extrémités ; il s'y joint des frissons erratiques et des bouffées de chaleur passagère. Ces premiers symptômes peuvent être assez peu caractérisés pour échapper à l'observation, ou d'une durée si courte, si éphémère, qu'ils se confondent presque avec l'établissement complet de la maladie.

Elle débute ordinairement pendant la nuit, par une fièvre intense, un violent frisson suivi d'une chaleur brûlante, une forte céphalalgie et des vomissements. Ce sont d'abord les symptômes fébriles ordinaires de l'hypérémie cérébrale (congestion, hallucinations, délire, strabisme, tremblement des membres, etc.); il y a en outre une élévation considérable de la température, et des *crampes tétaniques des muscles de la nuque et du dos* (de là le nom populaire de *maladie de la nuque*, Nackenkrankheit; en Suède, Nacksjuga). Souvent les malades se plaignent de douleurs s'irradiant depuis le dos jusqu'aux extrémités. Les crampes tétaniques, variant d'intensité et de siége, apparaissent sous la forme de pleurosthotonos ou d'opisthotonos, de contractures tétaniques des membres ou de convulsions; il peut survenir du trismus et, à une période plus avancée, des paralysies (qui d'ordinaire ne persistent pas). Comme phénomènes douloureux, il existe souvent une *hypéresthésie générale*, qui rend tous les mouvements et tous les contacts insupportables; lorsqu'elle est portée à un haut degré, elle peut, dans l'état d'engourdissement où se trouvent les malades, provoquer des convulsions. S'il y a un commencement d'amélioration, la peau, encore froide un [instant auparavant, se réchauffe peu à peu et devient même brûlante; la face, qui était pâle, se colore; les yeux reprennent leur éclat. La température varie de 39° à 41° C. Lorsqu'elle s'élève au-dessus de 42° C, la terminaison fatale est la règle. Le pouls, dans cette période, est ordinairement petit; l'urine contient souvent de l'albumine, est pauvre en chlorures, riche en urates; les évacuations alvines restent suspendues pendant longtemps. La polyurie et la melliturie (observées par Ziemssen, Mannkopff et Hasse) sont des exceptions.

Cet état peut ne durer que douze ou vingt-quatre heures; dans des cas plus rares, il dure trois jours. Il est suivi du *stade de dépression* pendant lequel le malade reste endormi dans le décubitus dorsal, quelquefois avec du tremblement des extrémités; le pouls est plus lent, la face pâle; les pupilles tantôt rétrécies, tantôt dilatées. A la roideur persistante de la nuque s'ajoute assez souvent, à cette période, un exanthème qui est tantôt rubéolique, tantôt scarlatiniforme, tantôt herpétique, et qui s'étend en haut aux yeux et aux oreilles; en bas, au menton et au cou. Les suffusions sanguines, les pétéchies, sont des phénomènes plus rares (on les a rencontrées aussi *post mortem* sur les séreuses). Dans les cas mortels, le coma augmente rapidement, et se complique de symptômes paralytiques, ptosis, strabisme, parésie des extrémités; la peau est froide, couverte d'une sueur profuse; le pouls et la respiration deviennent irréguliers, intermittents; d'après Hirsch, la peau est quelquefois cyanosée, comme dans l'asphyxie cholérique; les malades ne tardent pas à succomber. La mort, parfois, survient dès le commencement du deuxième stade (méningite foudroyante); d'autres fois, à la fin du deuxième ou pendant le troisième.

Quand le malade échappe au stade de dépression, la maladie se termine par la *convalescence*, qui est ordinairement fort longue; ce qui tient évidemment aux secousses violentes que viennent d'éprouver les centres nerveux. La guérison est la terminaison la plus fréquente; elle peut se déclarer dès le premier stade; c'est alors la forme abortive de la méningite; ou bien après l'évolution complète de tous les stades. Le type de l'affection, tel que nous l'avons dépeint par ses traits caractéristiques, est sujet à des modalités pathologiques très-nombreuses. Ces différences résultent de la rapidité avec laquelle se forme l'exsudat, de son abondance, du siége qu'il occupe, enfin, de l'apparition plus ou moins prompte et de l'action délétère du pus. La durée moyenne de la maladie est de 2 à 3 semaines. Le chiffre de la mortalité varie, suivant les épidémies, de 50 à 80 pour 100.

Comme affections secondaires, les observateurs mentionnent: le catarrhe intestinal, la pleurésie, la pneumonie, la bronchite, la péricardite, la parotidite, l'irido-choroïdite suppurée avec décollement de la rétine. Il faut citer encore parmi les complications: la fièvre paludéenne, la fièvre typhoïde, quelquefois aussi la rougeole, la scarlatine, et (dans deux cas de Botkin) la fièvre récurrente; celle-ci ne fut diagnostiquée qu'à l'autopsie.

Diagnostic et Pronostic.

S'il est vrai que le diagnostic est facile lorsque la maladie est épidémique, par contre on a dû assez souvent, dans les cas sporadiques, la confondre avec d'autres affections miasmatiques ou contagieuses à symptômes analogues; de même que celles-ci ont pu prendre les allures de la méningite cérébro-spinale épidémique. L'opinion de Boudin, que la forme épidémique existe seule, est positivement contredite par Hasse et par d'autres observateurs, qui ont constaté des cas sporadiques.

La fièvre intermittente pernicieuse, avec ses manifestations foudroyantes; les maladies typhoïdes, où existent souvent des douleurs de la nuque; la fièvre scarlatine, lorsqu'elle débute par de violents symptômes d'irritation des centres nerveux; les affections cérébrales, qui, chez les enfants, se compliquent souvent d'hyperesthésie et de douleurs à la nuque; enfin, la forme aiguë de la méningite spinale, ont beaucoup de symptômes pathognomoniques communs avec la maladie qui nous occupe, et faits pour induire en erreur. On peut donner cependant, comme signes caractéristiques de la méningite cérébro-spinale, l'invasion brusque et fébrile, la céphalée, les vomissements, les troubles de la sensibilité, la constipation, la petitesse du pouls, les contractions tétaniques, affectant surtout les muscles de la nuque, et quelquefois ceux du thorax et de l'abdomen, jusqu'à l'opisthotonos complet. Pourtant, dans la plupart des cas, on ne pourra se prononcer sur la nature de la maladie qu'après une observation prolongée, attentive, et par voie d'exclusion ; on y arrivera ordinairement quand la maladie aura duré quelques jours. Comme Hirsch l'a particulièrement signalé, souvent on se croyait en présence des premiers signes d'une véritable méningite épidémique, tandis qu'avec un traitement approprié, la guérison s'établissait après le retour de la chaleur et une transpiration abondante. Cela rappelle les faits du même genre qu'on a observés souvent dans le choléra.

L'expérience démontre que pour un grand nombre de cas, le *pronostic* n'est pas défavorable. Lorsque la maladie se termine par la guérison, Buhl croit pouvoir admettre qu'il y a eu seulement un exsudat séro-fibrineux. La formation rapide et l'abondance de l'exsudat entraînent des symptômes d'irritation centrale, suivis d'une forte dépression, d'un coma profond avec petitesse du pouls, qui constituent des signes alarmants ; pourtant le danger peut être conjuré quand cet état ne dure pas trop longtemps. Comme nous l'avons dit plus haut, l'amélioration peut s'annoncer dès le premier stade, ou seulement après les autres périodes. On peut espérer la guérison lorsque la chaleur succède au refroidissement de la peau, lorsque la face reprend des couleurs, que les yeux retrouvent leur éclat, que le pouls se relève et que les crampes tétaniques disparaissent. Par contre, l'apparition de pétéchies ou de suffusions sanguines étendues, l'assoupissement et le coma profond et prolongé, les paralysies des nerfs crâniens déjà mentionnées, l'élévation de la température jusqu'à 42° C., les sueurs profuses avec lividité de la peau, les intermittences du pouls et de la respiration, sont des symptômes terminaux et présagent une mort prochaine.

Traitement.

Comme il nous est impossible de triompher du processus inflammatoire ou purulent, qui a envahi le système nerveux central, notre intervention thérapeutique doit se borner aux points suivants : soutenir le système nerveux dans sa lutte, diminuer la violence de la fièvre, calmer les douleurs, et, aux premiers signes de dépression, réagir par des stimulants.

Les *saignées multiples* pratiquées par les médecins français lors des premières apparitions de l'épidémie, ont une action nuisible et doivent être proscrites. Les saignées modérées, récemment préconisées par Hanuschke et Rémy, n'ont pas donné non plus des résultats satisfaisants. L'école de Vienne, qui veut, on le sait, que la thérapeutique soit très-sobre d'émissions sanguines, n'a pas eu ici à se départir de cè principe. Hirsch, Mannkopff, Dotzauer, d'après leur expérience personnelle, rejettent aussi les saignées générales. Les *émissions sanguines locales*, l'application de sangsues derrière les oreilles, de ventouses scarifiées à la nuque ou sur la colonne vertébrale sont plus utiles et remplissent mieux les indications; elles diminuent ou font disparaître la rachialgie, et n'influent pas d'une manière notable sur la terminaison dans les formes graves de la maladie.

Les *applications froides* sont particulièrement recommandées par la plupart des observateurs. Les compresses froides sur la tête diminuent la violence de la céphalalgie, et sont réclamées par les malades qui n'ont pas perdu connaissance. Ziemssen aurait obtenu des effets plus ou moins favorables par les applications froides sur la nuque, et par l'éther ou le chloroforme versé goutte à goutte sur l'occiput (production de froid par l'évaporation). Les applications froides sur la colonne vertébrale seraient, d'après Wunderlich, plutôt désagréables aux malades qu'utiles. Dans certaines épidémies plus récentes, *l'hydrothérapie méthodique* aurait donné de bons résultats (surtout dans les services cliniques et dans les hôpitaux militaires).

Ziemssen, Hirsch, Griesinger, Mannkopff, se sont bien trouvés de la *quinine*, tant au début de la maladie que dans les périodes plus avancées avec phénomènes d'intermittence. Pendant la convalescence, elle convient encore comme tonique, unie à de petites doses de fer.

Le *calomel* se donne à la dose de 0,15 à 0,20, toutes les deux ou trois heures (Frentzel, Niemeyer, Dotzauer, etc.), tantôt seul, tantôt avec des frictions de pommade mercurielle, ou bien avec des purgatifs. Le calomel, d'après les uns, agirait par dérivation intestinale; pour d'autres, il est antiphlogistique, par absorption du mercure. Pourtant la plupart des auteurs reconnaissent que la guérison ne coïncide pas toujours avec l'apparition des selles provoquées par le calomel; c'est une observation peu en faveur de ce médicament, qui d'ailleurs doit toujours être administré avec prudence.

L'*iodure de potassium* a été employé par Wunderlich, Rollet,

Pfeiffer, Rummel, etc., en vue d'obtenir la résorption des produits inflammatoires. Il vaut mieux, en tout cas, que les badigeonnages de teinture d'iode sur la colonne vertébrale (Rémy). Convient-il réellement de soumettre un organisme déjà épuisé à l'usage prolongé de l'iodure? Ne peut-on espérer la guérison par des moyens moins énergiques? Il faudra encore, pour en décider, de nouvelles et sincères observations.

Les *narcotiques* sont recommandés par la plupart des médecins. Ils ont au moins l'avantage de procurer un repos momentané au malade (et même au médecin). Lorsqu'il y a une constipation opiniâtre, l'opium, ce remède favori des médecins français, serait avantageusement remplacé par ses dérivés. L'extrait de *cannabis indica* (de 0,10 à 0,20) est indiqué par Mannkopff, Rummel, Hirsch, etc., comme un sédatif et un palliatif utile contre le délire nocturne violent, la jactation, l'opisthotonos et l'insomnie. Les injections souscutanées de morphine (de 0,12 à 0,15, plusieurs jours de suite, dans la soirée), réussissent contre l'insomnie, la céphalée ou la rachialgie violentes, et les convulsions. On serait plus circonspect dans l'usage hypodermique de l'atropine; nous en dirons autant de l'emploi de la belladone et du chloroforme, que Wunderlich recommande en inhalations.

. La digitale administrée par Rummel, l'oxyde de zinc par Kirchhof et Heuschkel, le bromure de potassium vanté par des médecins de la Prusse rhénane, peuvent être prescrits pour combattre certains symptômes; mais ne constituent pas une médication suffisante, surtout dans les cas graves. On sait, comme nous l'avons déjà dit, que s'il se manifeste des signes de dépression, il ne faut pas tarder de recourir aux *excitants* et aux *affusions froides* (répétées même plusieurs fois par jour).

II. — MALADIES DU PARENCHYME CÉRÉBRAL.

Il faut bien se garder, dans l'étude des maladies du système nerveux, de faire entrer de force les faits dans un cadre tracé à l'avance ; on n'arriverait ainsi qu'à entraver le développement rationnel des doctrines ; pourtant on reconnaîtra qu'une description d'ensemble des différentes formes morbides, suivant un certain ordre, ne peut que faciliter les observations cliniques. C'est en partant de ce point de vue que nous avons adopté, pour l'exposé des modalités symptomatiques de la pathologie cérébrale, la division suivante. Nous traiterons d'abord des maladies produites par des désordres localisés ou généraux de la circulation ; telles sont l'hypérémie cérébrale, l'apoplexie cérébrale, les exsudations séreuses du cerveau (œdème et hydrocéphale), et l'anémie cérébrale ; ensuite viendront les désordres liés à l'inflammation du cerveau et à l'oblitération de ses vaisseaux (ramollissement et abcès), et l'atrophie cérébrale consécutive à ces différents troubles de nutrition. Au sujet de la prolifération de la substance cérébrale et des productions accidentelles qui peuvent s'y développer, nous passerons en revue l'hypertrophie, la sclérose, les tumeurs et les parasites du cerveau. En dernier lieu viendront enfin les affections constitutionnelles, tuberculose, carcinome et syphilis du cerveau.

CHAPITRE II

HYPÉRÉMIE CÉRÉBRALE

A la fin du siècle dernier et au commencement de celui-ci, Monroë, Kellié et Abercrombie soutenaient que le crâne, chez l'adulte, renferme une quantité de sang invariable ; cette assertion fut sérieusement mise en défaut plus tard par les observations de Burrows, et surtout par celles de Donders et Berlin. Ce dernier, après la trépanation du crâne, et l'écartement de la dure-mère, vit à travers un verre de montre la pie-mère se colorer vivement en rouge quand on arrêtait la respiration en fermant le nez et la bouche de l'animal (Nederl. Lanzet, mars, avril 1850).

Les recherches expérimentales plus récentes ont confirmé et démontré la variabilité de la circulation cérébrale. La rétine constitue en quelque sorte une lucarne ouverte sur le cerveau, et nous permet, grâce à l'ophthalmoscopie, de saisir sur le vif la circulation cérébrale, et d'estimer le contenu des vaisseaux du cerveau et des méninges par le contenu des capillaires de la rétine. Tandis que certains nervins, comme la belladone, l'ergotine d'après Niccol, Mossop, etc., produisent chez l'homme la *pâleur du fond de l'œil* par irritation du centre nerveux vasculaire, l'alcool au contraire, par la paralysie du même centre, produit l'*hypérémie de la rétine*; la quinine entraîne l'anémie, ou bien l'hypérémie, s'il y a nausées et irritation gastrique. Dans beaucoup d'affections en foyer, les lésions initiales du nerf optique et les amblyopies périodiques ont leur source dans l'hypérémie cérébrale.

Ces variations dans la quantité de sang qui arrose le cerveau coïncident, d'après les dernières recherches de Mendel (Virch. Arch., 50 Bd., 1 H.), avec des *modifications locales de la température*. Le chloroforme et la morphine abaissent plus rapidement la température de la cavité crânienne que celle du rectum (anémie cérébrale par action sur les nerfs vaso-moteurs, probablement avec ralentissement simultané des échanges nutritifs) ; l'alcool, par une action contraire sur les centres, élève la température de la cavité crânienne, plus que celle du rectum. Casper a constaté chez l'homme dans l'alcoolisme aigu, une forte congestion du cerveau et des méninges. Les épaississements des méninges qu'on trouve dans l'alcoolisme chronique n'ont pas d'autre cause que des congestions fréquemment répété s.

Les alternatives que peut subir la masse du sang dans la cavité crânienne ont en outre une *influence considérable sur l'état de la circulation lymphatique*. D'après Ludwig (Lehrb. der Physiologie II), si l'on provoque artificiellement sur un animal l'hypérémie cérébrale, par la section du sympathique cervical, on voit augmenter la vitesse de l'écoulement de la lymphe par les troncs lymphatiques du cou. Gaethgens a fait plus récemment des recherches sur le même sujet

(Ueber Circulation in der Schädelhöhle, Diss. inaug. Dorpat, 1872) ;
il injecta, sous une forte pression, du sang chaud et défibriné dans la
carotide des chevaux, recueillit la lymphe et en mesura la quantité ;
or il fut évident qu'une augmentation considérable de la pression dans
le cerveau chasse promptement la lymphe contenue dans la cavité
crânienne.

 Golgi a donné il y a quelques années (Riv. clin. IX, 1870), la démonstration anatomique de la compression des vaisseaux lymphatiques dans l'hypérémie cérébrale, et de l'accélération du cours de la
lymphe. L'afflux du sang au cerveau, et la dilatation consécutive
des vaisseaux sont compensés par le retrécissement des espaces lymphatiques périvasculaires et le départ de la lymphe.
La possibilité de ce fait repose, comme Golgi l'a démontré
par des injections de bleu de Prusse, sur les rapports directs des espaces lymphatiques péri-vasculaires avec les vaisseaux lymphatiques
de la pie-mère, et sur les communications de ces derniers avec les
espaces sous-arachnoïdiens. Ces rapports anatomiques font comprendre que l'équilibre puisse s'établir rapidement dans la cavité
crânienne, malgré une augmentation soudaine de la pression sanguine.

Anatomie pathologique.

L'hypérémie du cerveau et des méninges, surtout de la pie-mère,
est essentiellement variable comme intensité. Dans l'*hypérémie aiguë
généralisée*, celle qui succède d'ordinaire aux troubles mécaniques de
la circulation, on trouve déjà une réplétion sanguine considérable
dans les couches superficielles du crâne (cuir chevelu, diploë). Quand
on a détaché la dure-mère, on la trouve par transparence d'une teinte
bleuâtre ; les vaisseaux et les sinus dilatés contiennent en partie du
sang liquide, qui s'écoule goutte à goutte au niveau des incisions, et
en partie des caillots mous, surtout dans les régions postérieures ;
les vaisseaux de la pie-mère sont également gorgés de sang, principalement au niveau des circonvolutions cérébrales les plus compri-
mées ; les plexus sont distendus par le sang. Le cerveau est gonflé et
souvent aplati à sa surface ; la substance médullaire sur les coupes
est criblée d'un pointillé sanguin, et peut même, dans l'hypérémie
intense des nouveau-nés, prendre une teinte rougeâtre ou rouge foncé.
La substance grise, par la réplétion de ses vaisseaux, est d'une couleur plus sombre, et peut même présenter de petites hémorrhagies.

Les *hypérémies partielles* sont plus rares et plus difficiles à reconnaître à l'autopsie ; on les aperçoit cependant sous la forme de taches isolées et persistantes. Ainsi on trouve parfois une hypérémie de la substance corticale, tandis que la substance médullaire est normale ou même anémiée ; dans les troubles limités de la circulation cérébrale, l'hypérémie est circonscrite à certaines parties du cerveau ; à la suite des apoplexies, avec altérations incomplètes du mouvement et de la sensibilité, on trouve (nous y reviendrons plus longuement dans le chapitre suivant) des hypérémies circonscrites et des hémorrhagies capillaires dans certains ganglions centraux et leurs divisions.

Pour évaluer la proportion relative du sang dans le cerveau il faut tenir compte, non-seulement de la masse totale du sang répandue dans tous les organes, mais encore de l'âge des sujets, et de la réplétion sanguine propre à certaines parties du cerveau, soit pendant la vie, soit après la mort. En général, le cerveau contient plus de sang chez les jeunes sujets et les enfants, que dans un âge plus avancé. Les parties postérieures de l'encéphale l'emportent sur les parties antérieures, par la stase sanguine que détermine la position des cadavres. Les méninges cérébelleuses contiennent plus de sang que les méninges cérébrales ; le pont de Varole, le corps calleux, la voûte en renferment d'ordinaire assez peu. Il y a en a plus dans la substance corticale que dans la substance médullaire.

L'*hypérémie chronique* est souvent la conséquence des congestions fréquentes et prolongées du cerveau et des méninges. On la reconnaît à l'opacité et à l'épaississement des méninges, ainsi qu'à la dilatation des capillaires et des petits vaisseaux ; d'après les mesures d'Ekker, ils dépassent quelquefois le diamètre normal de plus du double ; suivant Golgi, les vaisseaux sanguins atteignent leur maximum de dilatation, tandis que les espaces lymphatiques sont notablement rétrécis. Comme Schröder Van der Kolk l'a démontré, les hypérémies chroniques de la substance corticale sont assez fréquentes dans les maladies mentales ; on la trouve alors brunâtre, pigmentée ; d'après des recherches récentes, dans les maladies psychiques à marche aiguë, il y a des proliférations nucléaires dans les parois vasculaires et dans le réseau fibrillaire de la substance corticale, et des altérations pathologiques des cellules ganglionnaires, ou de la substance conjonctive de l'écorce.

Étiologie.

Les formes et les degrés différents de l'hypérémie cérébrale ont leurs causes tantôt dans des lésions de l'encéphale, tantôt dans des troubles de circulation. Parmi les *hypérémies particulières à la cavité crânienne*, il faut compter, d'après les recherches que nous avons déjà citées, ces états congestifs de l'alcoolisme chronique ou des mangeurs d'opium, et ceux qui succèdent aux émotions violentes et aux efforts intellectuels, par suite de la paralysie des centres vaso-moteurs. Le grand froid ou la grande chaleur et l'insolation agissent sur le cerveau par le même mécanisme. La disposition congestive du cerveau (souvent avec vertige) qui accompagne quelquefois les lésions des organes digestifs, s'explique aussi par une irritation vaso-motrice et l'augmentation de la pression intra-cérébrale ; cette manière de voir est confirmée par les dernières expériences de S. Mayer et Pribram (*Sitzb. der Wien. Acad.* 1872), dans lesquelles l'irritation électrique ou mécanique des parois de l'estomac produisit une augmentation réflexe de la pression sanguine et un ralentissement considérable du pouls.

Les *causes de l'hypérémie cérébrale* résident bien plus souvent *hors de la cavité crânienne* ; telles sont d'abord les lésions des organes de la circulation et de la respiration. Les plus actives de ces causes sont les *maladies organiques du cœur* (lésions valvulaires) et les *désordres de la circulation pulmonaire* (emphysème, bronchite chronique, sclérose du poumon) qui entraînent la stase du sang dans l'oreillette droite et dans la veine cave supérieure ; de là un obstacle pour la circulation en retour du cerveau ; de son côté, l'afflux du sang peut aussi y être augmenté, lorsqu'il y a une hypertrophie cardiaque notable ; d'où, en résumé, une augmentation de la pression sanguine dans le système vasculaire, qui s'accompagne toujours, d'après les recherches de Jolly, d'une augmentation de la pression intra-cérébrale. Il en est de même des *stases sanguines* dans la *veine cave inférieure*, des affections du foie ou d'autres viscères abdominaux, de l'engorgement avec dilatation des veines hémorrhoïdales, de la suspension des règles, toutes causes conduisant à une augmentation de la pression intra-cérébrale. Les *obstacles à l'écoulement du sang en retour* produisent aussi des hypérémies passives du cerveau, comme dans la compression des veines jugulaires (tumeurs, engorgements ganglionnaires, strangulation) ; on voit augmenter la pression cérébrale dans les expériences, lorsqu'on exerce simultanément une compression sur les carotides et sur les veines jugulaires.

Les *altérations du système artériel* fournissent aussi des causes fréquentes d'hypérémie cérébrale. Les artères, dans leur structure normale, opposent à une simple augmentation de l'afflux sanguin, ou autrement dit à la congestion, une résistance suffisante. Il en est tout autrement, quand les vaisseaux afférents ont leurs parois compromises par l'athérome (comme dans la vieillesse) ; ou quand ils présentent, comme dans certaines maladies générales, une fragilité insolite ou une légère dégénérescence graisseuse (*hypoplasie* de l'appareil vasculaire décrite par Virchow dans la chlorose). Que la proportion du sang augmente dans ces cas, la pression sera augmentée dans le système aortique, et suivie d'augmentation de la pression cérébrale, par le défaut de résistance des vaisseaux ; de là des hypérémies plus ou moins fortes et fréquentes. On peut rencontrer alors une irritabilité particulière des centres nerveux, qui les fasse réagir même à de légères excitations ou à des augmentations peu considérables de la pression sanguine. Le public, et même les médecins, confondent souvent cette tendance à l'hypérémie, qui existe même chez les sujets faibles, avec la véritable pléthore sanguine.

Symptômes.

A la multiplicité des causes pathogéniques correspond la variabilité des symptômes de l'hypérémie cérébrale ; ceux-ci diffèrent en outre suivant l'intensité, l'étendue, la marche et la durée de la maladie.

En règle générale, l'hypérémie cérébrale débute par des symptômes d'excitation, suivis quelquefois de symptômes de dépression. Aux *symptômes d'excitation* appartiennent la céphalalgie avec sentiment de constriction, de chaleur ou de pesanteur ; la rougeur vive de la face et des conjonctives (avec élévation de température dans le conduit auditif externe) ; le développement des carotides, le renforcement de l'action du cœur, la plénitude et la force du pouls ; il peut s'y joindre des éblouissements, des bourdonnements d'oreilles, du vertige et de l'incertitude dans la marche.

Dans les cas plus graves, il y a des nausées, des vomissements, de l'hyperesthésie de la vue et de l'ouïe ; du trouble dans les idées, ou même des hallucinations, de l'exaltation, du vertige et de l'abattement ; le malade demande du repos, mais s'endort difficilement, ou d'un sommeil inquiet et interrompu. Au réveil, les symptômes peuvent avoir disparu pour la plupart, ou ne disparaître que lentement après plusieurs retours.

Étudions de plus près quelques-uns de ces symptômes. Le *mal de tête* peut s'expliquer par l'afflux du sang en certains points du cerveau et par la pression que subissent en ces points la dure-mère et la pie-mère, douées d'une vive sensibilité. C'est pour la même cause que dans les tumeurs et les abcès, le mal de tête est quelquefois circonscrit à certaines régions du crâne. Le *vertige* est un symptôme fréquent, aussi bien dans l'hypérémie que dans l'anémie cérébrale, l'une et l'autre aboutissant à un état d'irritation pathologique du cerveau. C'est l'hypérémie qui cause le vertige dans un grand nombre d'affections cérébrales, dans les émotions, à la suite des excès alcooliques ou des efforts intellectuels, dans les maladies du cœur, les congestions abdominales, les professions qui exigent un travail forcé, la tête basse, etc. Il y a alors perte du sentiment de l'équilibre, qui paraît avoir sa source dans la réaction centripète non interrompue des impressions sensorielles et du sens musculaire. Comment l'irritation liée à l'hypérémie influence-t-elle l'activité musculaire? Est-ce en agissant sur le siége de la coordination qu'elle produit cette hallucination des sens et du sens musculaire qui constitue le vertige? On ne peut jusqu'ici former là-dessus que des hypothèses.

Parmi les symptômes de l'hypérémie cérébrale chronique, on observe quelquefois une terreur particulière dans certains lieux (*agoraphobie*). J'ai recueilli deux cas où elle était consécutive à des efforts intellectuels exagérés. Cet état désigné par Griesinger, Westphal, etc., sous le nom de *Platzangst* consiste dans un sentiment d'angoisse très-prononcé, qui s'empare des malades lorsqu'ils traversent des rues ou des places vides, dans les rues étroites, ou bien encore au milieu de la foule. A cette sorte d'angoisse se joignent des tremblements et des bouffées de chaleur. Cet état pathologique peut se montrer dans toutes les irritations morbides du cerveau (hypérémie ou anémie) et de la moelle, ainsi que dans l'hystérie; d'après Cordes, il existerait aussi dans les troubles gastriques prolongés; il est alors provoqué d'une manière générale par les influences extérieures.

Dans les formes chroniques d'hypérémie cérébrale, l'augmentation et la persistance de la pression entraînent secondairement des *symptômes de dépression*. Comme troubles psychiques, on observe la mélancolie, l'anxiété, l'affaiblissement de la mémoire, du jugement et de la volonté, quelquefois du délire, et l'insomnie. Il y a aussi des troubles de la sensibilité et du mouvement. La sensibilité des extrémités est émoussée; l'un des membres est légèrement parétique, les mouvements de la langue sont embarrassés, la parole confuse. L'état de dépression qui succède à des irritations répétées, à l'afflux du sang vers la tête (coup de sang des Français) avec obscurcissement passager de la vue, est déjà très-voisin de l'apoplexie, et tient ordinairement à des transsudations séreuses ou à des hémorrhagies capillaires, qui peuvent disparaître assez promptement, en même temps que cessent tous les symptômes que nous venons d'énumérer.

Ajoutons encore ici que dans les expériences de Kussmaul et Tenner, dont nous parlerons plus longuement à propos de l'épilepsie, le rétablissement du courant sanguin après la compression des artères du cou, n'a *jamais provoqué de convulsions*, malgré l'hypérémie considérable qu'on pouvait observer par l'ouverture du trépan ; tandis que dans les expériences de Landois, la *congestion veineuse* du cerveau (et de la moelle) a provoqué des convulsions épileptiformes.

Les hypérémies fréquentes et prolongées chez les enfants peuvent entraîner, d'après Rokitansky, l'hypertrophie du cerveau ou l'hydrocéphale chronique. D'après les recherches concordantes de Herrich et de Popp, l'hypérémie cérébrale simple n'est pas, comme on le croyait autrefois, une cause de mort subite ; c'est la coexistence presque constante de la congestion pulmonaire ; peut-être aussi la mort résulte-t-elle souvent de la paralysie brusque des centres vasomoteurs ou des origines du nerf vague. On trouve fréquemment chez les adultes, à la suite d'hypérémies prolongées, l'opacité et l'épaississement des méninges, avec ectasie vasculaire (nous en avons donné plus haut les symptômes) ; ou bien des lésions inflammatoires de la substance corticale et du tissu conjonctif, après un état d'aliénation mentale aiguë.

Diagnostic et Pronostic.

Le diagnostic de l'hypérémie cérébrale ne peut être assuré que lorsque le médecin, après un examen rigoureux de l'état du malade, et une exploration attentive des organes, aura trouvé la source de l'afflux sanguin vers le cerveau. Il n'y parviendra pas toujours facilement. Il devra rechercher avant tout si l'exagération de la pression sanguine dans le cerveau n'a pas sa cause dans une maladie des appareils circulatoire ou respiratoire. Il examinera le cœur, les poumons, les vaisseaux, puis les viscères abdominaux, et surtout les organes de la digestion, qui méritent une attention particulière ; il s'agit de savoir si l'on est en présence d'une hypérémie active ou d'une congestion passive, dont il faudra déterminer le mécanisme.

Il faut considérer aussi le genre de vie, le tempérament des individus, et rechercher si l'hypérémie ne provient pas, par hérédité, d'une excitabilité anormale des centres nerveux, ou si la chlorose, l'anémie, l'hystérie ne sont pas en jeu avec cette faiblesse et ce défaut de résistance des parois vasculaires qui les accompagnent. L'afflux du sang au cerveau est une indisposition fréquente dans ces maladies. De même que les artères cutanées de la face, qui sont sous la dépendance du grand sympathique, se dilatent par l'action des excitations psychiques sur les centres nerveux vasculaires, les vaisseaux cérébraux peuvent subir aussi la même influence dépressive. En outre, l'hypérémie cérébrale fait partie des symptômes initiaux et obscurs des tumeurs, de l'encéphalite, de la méningite tuberculeuse, et d'autres affections intra-crâniennes, où la nature de la maladie ne se révèle que par sa marche ultérieure, ou par le secours de l'ophthalmoscope. L'hypérémie cérébrale survient comme complication dans l'hystérie, dans l'irritation spinale, dans beaucoup d'affections convulsives de cause centrale, dans l'épuisement par les pertes séminales ou par l'onanisme, etc. La cause première devra être avant tout recherchée avec soin.

L'invasion de l'hypérémie cérébrale aiguë est marquée d'ordinaire par les symptômes d'irritation que nous avons déjà discutés longuement, la céphalalgie violente, le vertige, la rougeur et la chaleur de la face, la force des battements cardiaques, du pouls carotidien et radial, les hallucinations, l'excitation cérébrale. Les convulsions et les paralysies n'appartiennent pas en propre aux symptômes de l'hypérémie cérébrale, mais constituent des désordres plus avancés (voy. plus haut) ; les altérations dépressives du mouvement et de la sensibilité liées à l'hypérémie cérébrale guérissent ordinairement, sauf les cas où l'hypérémie n'est que l'avant-coureur de l'apoplexie. Le diagnostic différentiel entre l'hypérémie cérébrale et la méningite au début a été traité à propos de cette dernière affection.

Le *pronostic* est basé sur la nature et la durée des cas. Les hypérémies entretenues par l'action dépressive des centres vaso-moteurs (voy. plus haut l'étiologie), par un vice dans la crase sanguine, par une excitabilité anormale du cerveau, ou par des affections du tube digestif, pourront guérir ; celles, au contraire, qui tiennent à des lésions organiques du système vasculaire, des poumons, à des désordres physiques incurables, et ces hypérémies qui accompagnent les lésions en foyer, ou d'autres altérations profondes des centres nerveux, sont, par leur origine même, au-dessus des ressources de l'art. Ce sont surtout les affections de l'appareil circulatoire qui entraînent des hypérémies à récidives, avec toutes leurs graves conséquences.

En général, les hypérémies artérielles ont une marche plus prompte et une terminaison plus favorable que les hypérémies par stase veineuse ; l'hypérémie est plus grave chez les enfants que chez les adultes; parmi ceux-ci, les sujets obèses et pléthoriques sont plus menacés que les individus grands et maigres. La violence de l'hypérémie a moins d'importance pour le pronostic que l'apparition des symptômes de dépression.

Traitement.

Le traitement de l'hypérémie cérébrale doit être institué d'après les indications individuelles. Si l'invasion est brusque, il faut sans doute aller au plus pressé ; le calme une fois rétabli, on s'efforcera de rechercher et de combattre la cause de l'hypérémie, ou tout au moins de l'atténuer dans la mesure du possible. Aussi le traitement devra-t-il varier suivant qu'il s'agit d'une hypérémie artérielle active, ou d'une stase passive, d'une combinaison de ces deux états, ou d'une excitabilité anormale des centres vaso-moteurs. Les formes aiguës exigent un autre traitement que les formes chroniques ; même différence entre les symptômes d'irritation et les symptômes de dépression,

Pour les hypérémies actives, de cause intra-cérébrale, que nous avons signalées à propos de l'étiologie, on se bornera dans les cas légers, à des lotions matin et soir avec de l'eau fraîche, à l'application de compresses mouillées autour des mollets, à des lavements froids peu abondants (en cas de constipation, on y ajouterait du sulfate de soude ou de magnésie, ou de l'huile de ricin); dans les cas graves, il faudra prescrire le repos et l'isolement, appliquer des vessies de glace sur le vertex ou l'occiput, des sangsues aux apophyses mastoïdes; plus tard, on conseillera une eau minérale purgative, une cure méthodique de lait ou de petit-lait, et des ablutions avec de l'eau fraîche.

Dans les hypérémies passives, on évitera toute constriction par les vêtements, et on provoquera sans tarder une dérivation sur le tube digestif (lavements vinaigrés ou salins); on fera des révulsions énergiques sur la peau, on modérera l'activité du cœur par de la digitale, avec un peu de quinine ou de nitre, on diminuera les sécrétions pulmonaires par l'ipéca, le lobélia, etc. Si des hémorrhoïdes ont cessé de couler, on appliquera des sangsues à l'anus; si les règles se sont arrêtées brusquement, on les rappellera par l'application du pinceau électrique sur les cuisses, par des douches sur les lombes et e périnée. Dans les engorgements de la veine porte, ou se trouvera en des eaux minérales alcalines et salines (en laissant d'abord se dégager l'acide carbonique), des cures de lait, de petit-lait et de raisins, de bains de siége frais, et de douches sur le ventre.

Dans les hypérémies entretenues par l'excitabilité exagérée des centres vaso-moteurs, et par les altérations du sang, on devra compter sur le séjour à la campagne, dans les montagnes, sur l'usage des eaux ferrugineuses faibles; l'hydrothérapie méthodique surtout sera efficace contre cette exaltation de l'irritabilité réflexe. Mais il faut s'abstenir chez ces malades ordinairement très-impressionnables, de procédés excitants (tels que bains froids, douches, enveloppements humides), et on obtiendra mieux le calme et le retour des forces par des bains de siége d'eau peu froide, par des affusions légères sur le dos et sur la tête, en abaissant graduellement la température de l'eau. Dans les hypérémies liées aux maladies organiques du cœur, dans l'athérome artériel avancé, dans les fortes hypérémies passives, le traitement hydriatique n'est pas indiqué.

La médication antiphlogistique légère que nous avons indiquée suffira quand les symptômes d'irritation seront modérés. L'aggravation du mal, l'apparition des symptômes de dépression ou de stase, exigeront aussitôt des émissions sanguines abondantes; on fera une saignée, si le malade atteint d'une forte hypérémie est robuste et sanguin, si les battements du cœur sont énergiques, si le pouls est plein et dur; chez les vieillards à nutrition languissante, quand les battements du cœur sont faibles, le pouls mou et irrégulier, l'ouverture de la veine est contre-indiquée, et on s'en tiendra dans ces cas aux dérivatifs et aux révulsifs. Dans l'insolation, on aura de bons effets des affusions froides, après une émission sanguine locale préalable.

Dans les *hypérémies cérébrales chroniques* avec tendance aux récidives, les indications thérapeutiques sont fournies par la maladie primitive. Dans les affections organiques incurables, on emploiera les sédatifs, les calmants; dans l'alcoolisme chronique, dans les hypérémies causées par les émotions morales, par la fatigue intellectuelle, par les troubles de la digestion, l'hygiène et le genre de vie seront surveillés; on conseillera le repos et le séjour à la campagne, l'hydrothérapie prudemment administrée et les bains de mer.

L'insomnie est très-fréquente, mais on sait qu'elle ne cède pas toujours aux narcotiques. Lorsqu'elle n'est compliquée d'aucune maladie organique, je me suis bien trouvé de demi-bains pris le soir (en abaissant la température de 20° à 18° ou 16° C.), avec affusions sur le dos et la tête et suivis d'un souper léger. Les angoisses observées quelquefois disparaissent par l'hydrothérapie, comme le prouvent les derniers travaux de Cordes.

CHAPITRE III

APOPLEXIE CÉRÉBRALE

Nous laisserons de côté l'apoplexie séreuse, qui consiste en une transsudation aiguë, et dont nous parlerons plus tard ; nous négligerons ces cas obscurs et très-rares de mort subite désignés par le *terminus ignorantiæ* d'apoplexie nerveuse, pour nous occuper seulement dans ce qui va suivre de l'apoplexie cérébrale sanguine ou coup de sang, si fréquente, et dont les formes anatomiques et cliniques ont été depuis quelque temps l'objet d'études approfondies. On ne saurait y apporter trop d'attention, d'abord en raison de l'importance pratique de cette affection, et ensuite parce qu'à l'aide de ces recherches nous arrivons à la solution de questions du plus grand intérêt, comme celles qui touchent à la localisation centrale de la parole, du mouvement et de la sensibilité.

ANATOMIE ET PHYSIOLOGIE PATHOLOGIQUE.

Les épanchements de sang dans la substance cérébrale constituent, suivant leur importance, des *apoplexies capillaires* ou des *hémorrhagies en foyer*. Les apoplexies capillaires se montrent sous la forme de petits points, à peu près du volume d'un grain de millet, plus ou moins rapprochés les uns des autres, et occupant ordinairement la substance grise des circonvolutions ou des parties centrales. Les parties environnantes sont ramollies, rougeâtres, imbibées de sang, les fibres nerveuses sont dissociées, les capillaires ramollis, friables, infiltrés d'une matière granulo-graisseuse. Souvent, comme l'a montré Virchow, l'apoplexie capillaire détermine des infarctus hémorrhagiques par suite d'embolies capillaires ou un commencement de ramollissement rougeâtre, ou enfin des ectasies capillaires. D'après Rokitansky, des hémorragies capillaires en se réunissant peuvent constituer un vaste foyer.

Les *foyers hémorrhagiques* nés de la sorte, ou d'un épanchement sanguin considérable par rupture des vaisseaux artériels, forment des cavités arrondies ou allongées dans le sens des fibres ; leur forme et leurs dimensions présentent les plus grandes variétés, car la lésion peut porter sur une partie limitée du cerveau ou sur un hémisphère entier, ou pénétrer par voisinage jusque dans un ventricule, ou franchir la substance corticale et la pie-mère pour arriver dans les espaces sous-arachnoïdiens, ou enfin se faire jour vers la surface extérieure du cerveau. Les grandes hémorrhagies peuvent arriver dans le ventricule latéral et le troisième ventricule par le trou de Monro ou par la destruction des parties intermédiaires, ou bien par la scissure de Sylvius, dans le quatrième ventricule et à la base.

Le foyer hémorrhagique contient rarement moins de 3 à 4 grammes de sang ; le plus souvent la quantité varie de 20 à 60 grammes ; dans les fortes hémorrhagies, elle peut être de 200 à 550 grammes. Avec le sang et les débris de matière cérébrale, on trouve dans les foyers récents les restes des petits vaisseaux qui présentent des inflexions et des altérations notables de leurs parois ; nous y reviendrons plus longuement à propos de l'étiologie.

Siége de l'extravasat sanguin. L'apoplexie est superficielle, périphérique, quand la lésion porte sur les circonvolutions ou sur la substance voisine, comme dans la thrombose des sinus et des veines méningées, ou par la proximité d'affections en foyer ; l'apoplexie est au contraire profonde, centrale, quand elle attaque les principaux centres d'activité des fonctions cérébrales. La littérature médicale ancienne nous offre une riche collection d'observations et d'autopsies de ce genre ; mais les données positives résultent des travaux modernes qui ont posé les bases de la localisation des fonctions cérébrales.

Dans la statistique connue d'Andral, comprenant trois cent quatre-vingt-six cas d'apoplexie, la couche optique et le corps strié, et les parties voisines, étaient le siége de la lésion dans trois cent un cas. Ces chiffres ont été répétés depuis dans tous les livres, mais ils sont aujourd'hui sujets à révision. D'abord, on indique les lésions du corps strié d'une manière trop générale (les Français le divisaient jusqu'à ces derniers temps en intra et extra-ventriculaire) ; on attache en outre beaucoup trop d'importance au chiffre élevé des hémorrhagies de la couche optique ; enfin le noyau lenticulaire (ou noyau extra-ventriculaire du corps strié) était évidemment peu regardé et se trouve à peine mentionné.

Des recherches histologiques et expérimentales récentes, que nous citerons plus loin, font douter de plus en plus de l'action motrice de la couche optique, tandis que l'influence du noyau lenticulaire sur le mouvement volontaire est démontrée par un nombre considérable d'autopsies d'apoplexie. Partant de ces données nouvelles, l'observation relève des faits qui s'écartent beaucoup des lois admises jusqu'ici; c'est ce qui résulte du relevé de cent cinq autopsies, pratiquées à l'hôpital général de Vienne, et recueillies d'après des documents officiels et en partie d'après des notes personnelles.

Dans ces autopsies, comprenant une période de cinq ans (1868-1872), l'hémorrhagie ou le kyste apolectique siégeait :

Dans le corps strié seul.. . . . . · · . . . . · · · .	32 fois
— . noyau lenticulaire seul. . . . . · · . .	20
Dans ces deux glanglions ensemble. . . . . · · .	8
— le corps strié et la couche optique.	7
— le noyau lenticulaire et d'autres parties (centre semi-ovalaire, lòbe occipital, insula, protubérance et cervelet). . . . . · . .	6
Dans la couche optique seule . . . . · . .	20
Dans la couche optique et le corps strié des deux côtés (hé-morrhagies récentes et cicatrices anciennes) . . .	2
Dans la couche optique et le noyau lenticulaire des deux côtés.	3
— le centre semi-ovalaire. . . . . · . . . . . · . .	3
— le lobe pariétal seul. . . . . · . .	2
Total.	105

On voit dans ce tableau que *le corps strié et le noyau lenticulaire*, seuls, ou avec d'autres parties, étaient le *siége de l'hémorrhagie dans plus des deux tiers des cas.* Souvent elle est localisée dans certains points du corps strié ou du noyau lenticulaire, qui sont nourris par des petits vaisseaux se détachant de plusieurs artères à des hauteurs différentes (artères du corps calleux, de la scissure de Sylvius, ou branches de la communicante postérieure) (Heubner et Duret). Le chiffre, qui semblera encore considérable, des apoplexies de la couche optique seule, a été relevé en grande partie pendant l'année 1868, alors que son voisin le noyau lenticulaire n'était pas encore connu à sa juste valeur; depuis, ces cas isolés ne se retrouvent presque plus. Une femme qui avait eu une hémiplégie du côté gauche quatre mois auparavant, et qui, depuis, se plaignait de céphalalgie occipitale et de vertige, mourut subitement après des attaques épileptiformes. A l'autopsie, on trouva des kystes hémorrhagiques dans le lobe frontal droit, dans le noyau lenticulaire droit, dans la protubérance et le cervelet; à gauche, encéphalite et apoplexie du lobe pariétal; il y avait en outre une maladie de Bright.

La valeur des faits anatomiques que nous venons de produire est encore rehaussée par les découvertes récentes de l'histologie et de l'expérimentation sur l'origine et les fonctions des ganglions cérébraux. D'après les recherches microscopiques, le corps strié et le noyau lenticulaire servent d'origine centrale aux faisceaux qui émanent du pied du pédoncule cérébral, et sont par conséquent en rapport avec le prolongement des pyramides ; et comme, en outre, les deux ganglions cérébraux contiennent la partie périphérique de la couronne rayonnante qui a son origine dans la substance corticale du cerveau, ils constituent aussi la voie de transmission des incitations motrices de l'écorce cérébrale aux racines antérieures. D'après les mesures de Huschke, le noyau lenticulaire, chez les adultes et chez l'homme en général, est le plus gros et le plus important des ganglions centraux. D'après Meynert, les lobes cérébraux et le pied du pédoncule cérébral avec ses ganglions, sont les organes les plus développés chez l'homme; et le noyau lenticulaire présente un développement d'autant plus considérable, que le corps strié dépend d'une partie du cerveau arrêtée dans son développement, le lobe olfactif. Par contre, les ganglions de la calotte du pédoncule cérébral, c'est-à-dire la couche optique et les tubercules quadrijumeaux, qui servent d'origine aux racines spinales postérieures, ont été beaucoup moins avantagés dans le cerveau humain.

Les données anatomiques que nous venons d'énumérer s'accordent avec les recherches les plus récentes de l'expérimentation sur les fonctions des différentes parties du cerveau. D'après les recherches de Nothnagel (*Virch. Arch.* LVII, Bd. 2 H. 1873), qui a injecté de petites quantités d'acide chromique en différents points de l'écorce du cerveau, le noyau lenticulaire des lapins est surtout un organe de transmission du mouvement ; quand l'injection portait sur sa partie antérieure ou sa partie moyenne, on observait une déviation des extrémités et de la colonne vertébrale. La lésion de certaines parties du corps strié produisait des troubles moteurs analogues. L'opinion ancienne de Schiff, que les corps striés n'ont aucune influence sur le mouvement, n'est plus admissible. Les expériences de Ferrier (*Lond. med. record.* 18, 1873) sur le singe et sur d'autres animaux, démontrent que les corps striés agissent sur les muscles du côté opposé du corps ; dans les fortes excitations, l'action des fléchisseurs l'emporte sur celle des extenseurs. La couche optique, d'après Ferrier, ne joue aucun rôle dans le mouvement.

, Après ces considérations théoriques et cliniques sur les lésions des ganglions centraux, occupons-nous de la marche et des suites de l'apoplexie. La guérison des foyers hémorrhagiques se fait ordinairement par la formation de fausses membranes, et par la sécrétion d'un liquide séreux, qui dissout les caillots sanguins et les débris de substance cérébrale, et qui, par son mélange avec des dérivés de l'hématine, prend une coloration jaune ou brune. Les cavités ainsi constituées, de forme irrégulière ou arrondie, variant de la grosseur d'un noyau de cerise à celle d'un marron, sont traversées par des tractus conjonctifs vasculaires pigmentés, contenant un liquide jaunâtre. Ces cavités s'établissent dans les deux ou trois mois qui suivent l'hémorrhagie cérébrale, et constituent ce qu'on appelle le *kyste apoplectique*; il reste dans cet état quand l'abondance du foyer sanguin ou l'existence d'un caillot fibrineux au centre empêchent la cavité de disparaître; dans les cas favorables, le tissu conjonctif se rétracte, les parois se rapprochent et s'unissent, les capillaires s'oblitèrent, et l'on a la cicatrice apoplectique radiée. Les hémorrhagies de la substance corticale guérissent en suivant la même marche; la substance cérébrale, parsemée de noyaux ocreux, durcit et se déprime, la pie-mère épaissie, riche en vaisseaux, devient adhérente, et forme avec l'arachnoïde, qui passe au-dessus d'elle, une cavité remplie de sérosité (*plaques pigmentées de Durand-Fardel*).

Des phénomènes d'une grande importance sont les *lésions secondaires de nutrition* qui se produisent comme conséquence de l'apoplexie dans les voies de transmission du mouvement et de la sensibilité; leur étude est de nature à jeter une vive lumière sur la physiologie de ces organes. Au point de vue des *voies de transmission du mouvement*, Türck a démontré le premier (*Sitzb. der Wiener Acad. d. Wiss.*, VI Bd., 1851) que, s'il existe un foyer d'apoplexie ou d'encéphalite dans la couche optique, le corps strié et le noyau lenticulaire, il se produit une dégénérescence atrophique dans le cordon latéral de la pyramide, depuis le trajet longitudinal du pédoncule cérébral jusqu'à la partie correspondante de la protubérance, à la pyramide et à la moitié postérieure du cordon latéral du côté opposé; elle atteint aussi partiellement le cordon antérieur du même côté, mais seulement dans sa portion interne, attenant au sillon antérieur. D'après Bouchard (*Archiv. gén. de méd.*, 1866), ces dégénérations secondaires ne se produisent pas à la suite des foyers du corps strié, de la couche optique, du troisième segment du noyau lenticulaire, ni à la suite des lésions superficielles de la substance corticale. Par contre, elles existent certainement dans les lésions en foyer des deux tiers antérieurs de la capsule interne, du premier et du deuxième segment du noyau lenticulaire, et dans les lésions profondes de la substance corticale dont le siége correspond aux centres psycho-moteurs du cerveau (Charcot).

C'est aussi à Türck que l'on doit les premières notions sur les *alté-*

rations anatomiques des voies de transmission de la sensibilité
(*Sitzber. d. kais. Acad. d. Wiss.*, XXXVI Bd, 1859). Dans quatre cas
d'anesthésie persistante des membres frappés d'hémiplégie, l'autopsie
et l'examen microscopique démontrèrent l'existence de foyers d'apoplexie et de ramollissement (infiltration cellulaire), qui siégeaient à
la périphérie externe des couches optiques et mesuraient d'avant en
arrière, suivant l'axe longitudinal du cerveau, de huit lignes à un
pouce, et deux pouces dans la substance médullaire. Les parties
atteintes étaient : la partie supérieure et externe de la couche optique,
la troisième partie du noyau lenticulaire, la portion postérieure de
la capsule interne, la portion du pied de la couronne rayonnante qui
passe en ce point, et la partie avoisinante de la substance médullaire du lobe supérieur. Le développement secondaire de corps granuleux sur quelques points des cordons de la moelle n'avait aucune
influence sur la production de l'anesthésie. D'après les recherches de
Meissner sur les fibres nerveuses des corpuscules tactiles dans les anesthésies centrales, l'atrophie peut porter aussi sur le système nerveux périphérique.

Comme complément aux faits découverts par Türck sur les lésions des voies de la sensibilité, mais peu étudiés par lui au point
de vue histologique, j'ai fait connaître (*Wochenbl. ges. d. Aerzte,*
n° 15, 1870) le résultat de sept autopsies, auxquelles il faut ajouter un huitième cas que j'ai observé depuis, et dans lequel l'hémiplégie et l'hémianesthésie gauches étaient causées par deux kystes
apoplectiques dans le noyau lenticulaire droit, avec un foyer de
ramollissement de la grosseur d'une amande dans la partie externe
de la couche optique, (avec des amas de corps granuleux s'étendant
jusqu'aux lobes postérieurs).

Dans les faits dont il vient d'être question, les anesthésies apoplectiques persistantes étaient produites par des lésions irréparables des
voies de transmission; des foyers de ramollissement, de la grosseur
d'une fève ou d'une amande, formés par des débris de tubes nerveux
et des agglomérations de noyaux, existaient dans la substance
blanche entre les ganglions cérébraux, particulièrement entre la
couche optique et le noyau lenticulaire, et dans la substance qui
l'unit aux lobes cérébraux. Dans les anesthésies légères et incomplètes, il y avait, comme lésions anatomiques, de l'œdème dans les
mêmes points (surtout au segment postérieur du noyau lenticulaire),
ainsi qu'une forte hypérémie ou de l'apoplexie capillaire. L'examen
microscopique des coupes du cerveau démontre que les parties que
nous venons de citer sont des expansions des cordons postérieurs qui,

d'après Luys et Meynert, sortent en s'entre-croisant de la moelle allongée, et se dirigent à travers la protubérance et la partie externe du pied du pédoncule cérébral, vers la substance blanche intermédiaire à la couche optique et au noyau lenticulaire (capsule interne).

Le rôle sensitif de ces fibres nerveuses est confirmé encore par les troubles de la sensibilité qu'on observe dans les lésions des points intermédiaires de leur trajet. C'est ainsi qu'Andral et Friedreich, dans des cas de tumeurs voisines de la couche optique, et plus récemment, Charcot, dans l'hémorrhagie ou le ramollissement siégeant à la région postérieure de la couche optique, et des parties adjacentes de l'hémisphère (avec tremblement hémiplégique), ont vu des troubles de la sensibilité du côté opposé au foyer. Après des désordres de la sensibilité observés dans le cours de la paralysie générale progressive, Westphal trouva une lésion à la partie externe du pied du pédoncule cérébral. Dans les néoplasmes des pédoncules, la sensibilité est atteinte du côté opposé, comme le prouvent nos observations et d'autres dont nous parlerons à propos des tumeurs du cerveau, ainsi que les expériences sur les animaux de Afanasieff. Dans les tumeurs du pont de Varole et de la moelle allongée, on constate souvent une diminution de la sensibilité du côté opposé.

D'après ce qui précède, les fibres conductrices de la sensibilité partent en s'entre-croisant de la moelle allongée, passent par la partie postérieure de la protubérance, par le faisceau externe du pied du pédoncule cérébral, et aboutissent à la substance comprise dans l'intervalle des ganglions cérébraux, à la partie postéro-externe de la couche optique, à ses connexions avec le lobe occipital et peut-être avec le lobe temporal. Les faits pathologiques observés jusqu'ici concourent à démontrer que des lésions graves siégeant en divers points du parcours suivi par la sensibilité, peuvent donner naissance à l'hémianesthésie apoplectique; ils serviront à résoudre la question du siége central de la sensibilité dans le cerveau, question sur laquelle la physiologie expérimentale fut moins heureuse. Ainsi les faits d'hémianesthésie observés par Veyssière (*Arch. de physiol.*, 1874, p. 288) sur des chiens, après lésion de la capsule interne, sont bien moins satisfaisants, sous le rapport de la précision et de la clarté, que les résultats indiqués ci-dessus de la pathologie humaine. D'après les dernières recherches de Carville et Duret, les lésions de la partie antérieure de la capsule interne (qui se trouve au-dessous de la surface ventriculaire du noyau lenticulaire) produisent une hémiplégie complète; les lésions de la partie postérieure de la capsule interne (entre la couche optique et le noyau lenticulaire) produisent l'hémianesthésie du côté opposé.

Étiologie.

Les lésions du système vasculaire jouent le principal rôle dans la pathogénie des hémorrhagies cérébrales spontanées. L'épanchement se produit par la rupture des artérioles du cerveau. Cette rupture peut dépendre de la dégénérescence et de la fragilité des parois vasculaires, d'une augmentation de pression dans le système circulatoire, et souvent de la coexistence de ces deux causes ; ou bien la rupture des vaisseaux tient à l'action débilitante de certaines maladies sur le tissu vasculaire, ou enfin à une dégénérescence de la substance cérébrale qui finit par atteindre aussi les vaisseaux.

La cause la plus fréquente et la plus considérable des hémorrhagies cérébrales réside dans les *dégénérescences des parois vasculaires*. Depuis Morgagni jusqu'à une époque peu éloignée, on attribua la disposition à l'hémorrhagie cérébrale spontanée à l'athérome des grosses artères du cerveau, à cette friabilité des parois vasculaires qui accompagne la sénilité et s'explique par la dégénérescence graisseuse ou calcaire des parois, et surtout de la tunique interne, sans parler des changements de calibre des artères.

Il y a une vingtaine d'années, Paget (*Lond. med. gaz.*, février 1850) a le premier appelé l'attention sur la fréquence de la dégénérescence graisseuse des petites artères du cerveau dans les cas d'apoplexie. Presque en même temps, Kölliker (*Zeitschr. f. wiss. Zool.* t. I), et Pestalozzi (*Ueber aneurysmata spuria. d. kleinen Hirnart. bei Apoplexie*, 1849) trouvèrent sur des artères de 0,05 à 0,009 l. de diamètre, des extravasats sanguins logés, après déchirure des tuniques interne et moyenne, entre celles-ci et la tunique adventice distendue en forme d'ampoule. Peu de temps après, Wedl publia des faits analogues, avec prolifération cellulaire obstruant les vaisseaux (*Grundzüge d. pathol. Histol.*, Vienne, 1852). Virchow, dans ses Archives (III, *Bd.*, p. 444.), a signalé aussi dans l'apoplexie cérébrale, les dilatations des petites artères du cerveau, et leur a donné le nom d'ectasie disséquante. A l'exemple de Virchow, Brummerstädt et Moosherr (*Ueber d. pathol. Verhalten d. klein. Hirngefässe*, Wurzbourg 1854) ont décrit avec détails la dégénérescence graisseuse observée dans vingt et un cas sur les fines artères du cerveau, et qui affectait de préférence la tunique moyenne, plus rarement la tunique interne. Moosherr a démontré, en outre, que cette altération existe aussi bien chez les vieillards que chez les enfants cachectiques.

Ces ectasies des artérioles du cerveau, que l'on connaissait ainsi au point de vue anatomique, ont reçu plus récemment de Charcot et Bouchard (*Archiv. de physiol.* 1868, p. 110) leur véritable interprétation dans la pathogénie de l'hémorrhagie cérébrale spontanée. Les anévrysmes miliaires rencontrés par ces observateurs dans soixante cas, sur les plus petites artères du cerveau, apparaissent comme de petites nodosités, de la grosseur d'un grain de millet ou d'une tête d'épingle, tantôt isolées, tantôt disséminées en grand nombre dans tout le cerveau ; ils peuvent exister sans sclérose simultanée des artères de la base du cerveau. Dans les anévrysmes miliaires consécutifs à l'inflammation des gaînes lymphatiques des artérioles et à l'atrophie des éléments musculaires, les tuniques internes peuvent d'abord se rompre et la tunique adventice distendue se prêter à une hémorrhagie disséquante. Cet état peut durer longtemps, à moins que tout ne disparaisse, laissant à sa suite un petit noyau de pigment, ou qu'à son tour la tunique adventice se déchire et qu'alors la véritable hémorrhagie cérébrale se produise. Cette lésion vasculaire augmente de fréquence depuis l'âge de 50 ans ; elle est assez rare avant cette époque, on peut cependant par exception la trouver dès l'âge de 20 ans.

Les dernières communications de Zenker sur cette question (45ᵉ congrès des naturalistes et des médecins allemands) confirment ce que nous avons dit plus haut des anévrysmes miliaires; il en résulte, en outre, que si l'on examine au microscope ces ectasies des petits vaisseaux, et les ramuscules artériels qui en sont atteints, on reconnaît dans la tunique interne la même tendance à la sclérose (épaississement, quelquefois infiltration graisseuse) qu'on avait constatée depuis longtemps sur les grandes artères. Les anévrysmes miliaires seraient ainsi la conséquence de l'altériosclérose parvenue à son plus grand développement et atteignant jusqu'aux dernières ramifications vasculaires.

On peut donc établir, avec Zenker, une analogie parfaite entre l'apoplexie et les hémorrhagies extra-cérébrales de la base, qui résultent ordinairement, comme on sait, de la rupture d'anévrysmes des artères de la face inférieure du cerveau. On voit disparaître ainsi cette contradiction singulière qui résidait dans ce fait, que nulle part, excepté dans le cerveau, il ne se produisait de rupture des artères sclérosées sans formation préalable d'anévrysmes, ce que l'on croyait le cas ordinaire pour le cerveau.

Il convient de mentionner encore ici ce que j'ai constaté moi-même, que parmi les artères du cerveau, la dilatation et l'athérome vasculaires atteignent leur plus haut degré dans le corps strié et le noyau lenticulaire, et jusque dans la couche optique, et en général dans les parties du cerveau qui sont le plus communément le siége des hémorrhagies. On peut reconnaître aussi dans les épanchements sanguins des ganglions moteurs du cerveau, une dilatation considérable des vaisseaux.

Il n'est pas rare que la lésion vasculaire existe pendant longtemps sans complications ; mais elle acquiert tout son danger et devient cause d'apoplexie *lorsqu'à l'artério-sclérose cérébrale s'ajoute une augmentation de pression dans le système vasculaire.* Tout en renvoyant à ce que nous avons **dit dans le chapitre précédent** des causes et des effets de cette augmentation de pression, nous ferons remarquer encore, au sujet de l'imminence de l'hémorrhagie cérébrale, qu'elle peut avoir sa source et dans une exagération de la pression artérielle, et dans des stases veineuses, et enfin, dans une tension et une dilatation anormales des capillaires. Ces différents états, qui aboutissent à l'augmentation de la pression intra-cérébrale et à l'hémorrhagie, ont pour facteurs, soit des lésions propres du cerveau, soit des affections périphériques.

Aux premières appartiennent les hypérémies artérielles entretenues par une élévation persistante de la pression dans le système aortique, par des excitations psychiques ou toxiques ; les arrêts de circulation liés à des spasmes vasculaires dans l'épilepsie et l'éclampsie ; les congestions passives consécutives à la thrombose des sinus ou des veines de la pie-mère ; la dilatation et la rupture des capillaires par l'embolie pigmentaire de Virchow, par l'accumulation des globules blancs dans la pyémie (Rokitansky) et dans la leucémie (Ollivier et Ranvier). Il faut ranger dans la même classe les hémorrhagies cérébrales considérables qui se produisent quelquefois chez le fœtus, et qui peuvent être guéries au moment de la naissance (Rokitansky).

Dans les hémorrhagies développées dans la sphère de certaines artères cérébrales, on devra examiner soigneusement l'état des vaisseaux nourriciers, suivant les indications topographiques données par Heubner (*Centralb. f. med. Wiss. n° 72, 1872*). Ce fait s'applique surtout au cercle artériel de Willis et aux gros troncs de la base, qui nourrissent les ganglions moteurs et la partie correspondante du lobe moyen. Comme Heubner l'a démontré le premier, ces rameaux vasculaires ne s'anastomosent pas entre eux, et se distribuent à des régions parfaitement distinctes (comme de véritables artères terminales, d'après Conheim) ; ainsi que nous l'avons déjà signalé, l'apoplexie peut atteindre isolément les parties de la couche optique, du corps strié, du noyau lenticulaire et de la substance blanche environnante, qui sont nourries par des branches artérielles nées des troncs principaux à des hauteurs différentes. Les vaisseaux de la substance corticale, qui communiquent entre eux, dans le tissu de la pie-mère, par des réseaux anastomotiques, sont rarement le siége de l'hémorrhagie.

Parmi les causes périphériques de l'hémorrhagie cérébrale, nous citerons : le rétrécissement des orifices veineux, les lésions valvulaires, l'hypertrophie consécutive du cœur gauche, dont l'action compensatrice n'est pas de longue durée, et qui provoque secondairement, d'après Traube, l'artériosclérose, la thrombose et la rupture des artères cérébrales. Pourtant la diminution de l'élasticité des artères, et la faiblesse des capillaires peuvent certainement entraîner aussi une élévation de la tension dans le système vasculaire, et une hypertrophie cardiaque consécutive. L'hypertrophie du cœur peut favoriser la production d'hémorrhagies cérébrales dans les cas d'obstacles périphériques à la circulation (emphysème pulmonaire, atrophie des reins, artériosclérose diffuse, compression des veines jugulaires ou de la veine cave supérieure, etc.). Des causes externes peuvent dans beaucoup de circonstances provoquer des hémorrhagies cérébrales traumatiques.

On a longtemps admis que dans l'apoplexie, il y avait *une altération du sang ;* d'après les recherches modernes, il faut en placer la véritable cause dans les altérations des parois vasculaires ou de la substance cérébrale. C'est ainsi qu'on rencontre souvent chez les enfants cachectiques, une dégénérescence graisseuse des petits vaisseaux du cerveau. La chlorose favorise quelquefois l'apparition précoce de l'apoplexie ; Virchow a décrit dernièrement dans cette affection ce qu'il nomme l'hypoplasie du système vasculaire (*Intelligenzbl.* n° 29, 1872) et dont les caractères sont la diminution du calibre des artères, l'amincissement des parois, les saillies ondulées ou réticulées de la tunique interne ; celle-ci montre une tendance très-prononcée à la dégénérescence graisseuse, non pas comme dans l'athérome, sur sa face interne, mais dans ses couches externes. Les altérations de la tunique moyenne des vaisseaux et du muscle cardiaque sont plus rares dans la chlorose, tandis qu'elles sont fréquentes dans l'état puerpéral. Meynert a vu dans le scorbut (*Wochenbl. d. Ges. d. Aerzte,* juillet 1864) des anévrysmes capillaires de la protubérance et du pédoncule cérébral. Dans les affections cérébrales syphilitiques, avec attaques apoplectiformes, Virchow, Passavant et Heubner ont trouvé des exsudations autour des artères de la base et dans les parois des petits vaisseaux du cerveau. L'alcoolisme chronique est aussi une cause fréquente de la dégénérescence graisseuse des capillaires céré-braux.

Il est très-douteux que des *altérations de la substance cérébrale* puissent être, par elles-mêmes, une cause d'apoplexie. Les lésions plus ou moins circonscrites du parenchyme cérébral, avec épanchement, qu'on observe dans les tumeurs, dans le ramollissement, etc., sont évidemment produites par des arrêts de la circulation collatérale, par des lésions secondaires des vaisseaux afférents, ou par l'infiltration granulo-graisseuse des parois capillaires, toutes conditions qui peuvent donner lieu à des ruptures vasculaires. Rien ne prouve que dans l'atrophie cérébrale primitive il se produise des hémorrhagies uniquement par le fait de l'*horror vacui*, et de l'augmentation de l'impulsion sanguine, par suite de la diminution de la masse cérébrale. La marche de l'affection dans ces cas est assez lente et donne tout le temps, suivant la remarque de Hasse, pour que le vide soit comblé par un apport nutritif et par des exsudations cérébrales. Si l'on tient compte de l'âge avancé des malades en pareils cas, il est bien plus rationnel de voir la cause des hémorrhagies dans des troubles circulatoires et des altérations du système vasculaire. Quant aux extravasations sanguines de la fièvre typhoïde, de la pyémie et de l'état puerpéral, on en trouverait souvent les conditions pathogéniques dans des lésions de nutrition des parois vasculaires, dans des thromboses des petits vaisseaux qu'on ne recherche pas d'ordinaire avec soin.

Le *tempérament* et la *constitution* étaient comptés autrefois parmi les *causes prédisposantes de l'apoplexie*. Une observation rigoureuse montre pourtant que les gens maigres sont aussi exposés à l'apoplexie que les individus d'une forte corpulence, étant données les conditions que nous avons énumérées plus haut ; le tempérament sanguin n'offre pas en général une prédisposition plus marquée que les tempéraments plus calmes. Il faut faire peu de cas et de ces soi-disant dispositions morbides, et de ces *causes occasionnelles* qu'on se plaisait autrefois à mettre en avant ; le mauvais régime, les efforts intellectuels ou physiques, la constipation, le vomissement, les excès, les mouvements d'expiration forcée (tels que la toux, le rire, le chant), etc. Toutes ces causes ne sauraient avoir qu'une importance secondaire et seraient incapables de conduire à l'hémorrhagie cérébrale, quand l'appareil vasculaire du cerveau est intact, ou quand des désordres fonctionnels autres n'ouvrent pas la porte à l'hémorrhagie. Dans beaucoup de cas l'*hérédité* est une cause prédisposante de l'apoplexie.

Les *conditions d'âge* sont d'une influence bien plus certaine et bien plus fréquente sur la disposition à l'apoplexie. D'après des chiffres déjà anciens de Burrows, les cas d'apoplexie sont dans la proportion de 5,3 pour mille de 20 à 30 ans, de 12 pour 1000 de 30 à 40 ans, de 22,2 pour 1000 de 40 à 50 ans, de 31,3 pour 1000 de 50 à 60 ans, de 54 pour 1000 de 60 à 70 ans, et de 60 pour 1000 de 70 à 80 ans. Dans la statistique établie par Sormani (*Riv. clin.*, 2e série, déc. 1872) et portant sur 5678 cas d'apoplexie foudroyante survenus dans le royaume d'Italie pendant les années 1866-67, entre 4 et 22 ans, l'hémorrhagie cérébrale est rare et bénigne ; de 22 à 50 ans, la mortalité s'élève en raison de l'âge, et augmente encore après la 50me année. Chez les enfants, et surtout dans la première enfance, la mortalité de l'apoplexie est assez forte. D'après Ledell (*A treatise on apoplexy*, 1873), pendant les années 1867-69, il est mort d'hémorrhagie cérébrale, à New-York, 68 enfants, sur lesquels 43 n'étaient pas encore arrivés à la fin de la première année. Il est évident que le plus grand nombre de ces cas appartient à l'apoplexie méningée, car chez nous l'hémorrhagie cérébrale proprement dite ne s'observe chez les enfants que dans les maladies du cœur ou des vaisseaux, dans les affections cérébrales (gliomes, tumeurs), dans l'éclampsie, la coqueluche et les exanthèmes aigus.

D'après les recherches statistiques considérables de Sormani et de Mandillon, l'apoplexie est plus fréquente dans les saisons froides que dans les saisons chaudes, ce qui s'accorde en partie, mais non entièrement avec ce qu'on observe à Vienne. Relativement à l'influence des heures de la journée, les nombreux documents recueillis par Sormani montrent qu'il existe deux maxima dans les vingt-quatre heures, l'un de 3 à 5 heures de l'après-midi, l'autre de 2 à 4 heures du matin ; on doit sans aucun doute voir en cela l'effet des fatigues de la journée, des heures des repas et de l'usage des spiritueux. Enfin il est prouvé qu'en moyenne le sexe masculin est le plus exposé à l'apoplexie, ce qui s'explique par le genre de vie plus fatigant des hommes, et par la plus grande fréquence chez eux des maladies du cœur et des vaisseaux.

Symptomatologie.

Si l'on excepte un nombre réellement peu considérable de cas dans lesquels les prodromes manquent ou passent inaperçus pour les malades, l'attaque d'apoplexie s'annonce par des *phénomènes précurseurs d'irritation cérébrale*. Tels sont : la céphalalgie ou un sentiment de constriction de la tête, le vertige, la rougeur ou la pâleur de la face, les tintements d'oreilles, les nausées, l'affaiblissement de la mémoire, une impressionnabilité plus vive, des tremblements ou des douleurs névralgiques disséminés, une sensation de pesanteur ou de raideur dans les membres, l'embarras de la parole et l'irrégularité du cœur ; le pouls est ordinairement ralenti, rarement accéléré.

Après la période des signes prémonitoires plus ou moins accentués que nous venons d'énumérer, l'*attaque d'apoplexie* éclate ordinairement avec une certaine brusquerie, ou bien se complète peu à peu dans ses manifestations symptomatiques. La division des attaques en plusieurs formes distinctes, établie par Abercrombie et d'autres, n'est pas conforme à la réalité des faits. Il nous semble plus pratique et plus rationnel d'admettre des cas légers, moyens et graves. Les cas légers sont ceux dans lesquels la connaissance est conservée ou troublée pendant peu de temps, où il ne persiste que des altérations peu profondes de la sensibilité, des parésies musculaires limitées de la face, de la langue ou d'une extrémité, qui disparaissent bientôt d'elles-mêmes.

Dans les formes moyennes, après une perte de connaissance plus ou moins complète, il reste de l'hémiplégie du mouvement et de la sensibilité, et de l'embarras de la parole ; alors la connaissance ne revient souvent qu'au bout de plusieurs heures, mais déjà, malgré la résolution musculaire générale, on reconnaît le côté de l'hémiplégie lorsqu'on soulève un membre et qu'il retombe inerte ; il y a hémiplégie faciale ; dans ces cas, l'excitabilité réflexe est ordinairement abolie, la respiration est notablement difficile et irrégulière, la face est tuméfiée et cyanosée par suite de la stase veineuse, le pouls est plein et fréquent, la déglutition reste possible. Le retour des mouvements réflexes précède ordinairement le réveil de la connaissance ; les facultés psychiques se rétablissent peu à peu, le malade est encore étourdi quand il regarde autour de lui, la mémoire est confuse, la parole difficile, la langue tirée au dehors est déviée d'un côté, les membres paralysés n'exécutent pas de mouvements actifs. Plus tard l'hémiplégie s'améliore (rarement elle guérit); les malades peuvent rester plusieurs années dans cet état, ou bien ils subissent d'autres attaques qui viennent aggraver la paralysie et l'état général.

Dans les formes graves de l'apoplexie (abstraction faite des cas immédiatement mortels d'apoplexie foudroyante), les désordres étendus survenus dans le cerveau, la participation des ventricules latéraux, et l'augmentation de la pression peuvent donner la mort dans l'espace de quelques heures ou de quelques jours. Un coma profond, le ralentissement du pouls et de la respiration, la résolution de tous les membres, le relâchement des sphincters, l'absence de mouvements réflexes, l'immobilité des pupilles sont de très-mauvais signes qui témoignent que la vie est menacée. Si le coma reste aussi profond jusque dans la seconde moitié du jour qui suit l'attaque, si la température s'abaisse considérablement (jusqu'à 35°,5 C.) pour remonter ensuite au-dessus de 42° C. (Bourneville), si tous les symptômes de dépression que nous avons décrits persistent sans changement, avec une impossibilité absolue de la déglutition, alors on doit redouter une mort prochaine, qui surviendra avec les signes de la paralysie des centres respiratoires et circulatoires. A un degré moins avancé, le retour graduel de la sensibilité des pupilles et de la contractilité réflexe indique que la pression intra-cérébrale diminue, ce qui se confirme plus encore lorsque la connaissance reparaît.

Il va sans dire que l'intensité et l'extension de tous ces symptômes est le plus sûr criterium pour juger de la gravité de l'hémorrhagie. Dans les cas même où tout semble marcher favorablement, de nouveaux dangers peuvent surgir par la *réaction inflammatoire* qui se développe autour de l'hémorrhagie. Quelquefois cette réaction est si peu de chose, qu'elle n'entrave pas sensiblement la guérison. Dans la plupart des cas, quelques jours après l'attaque, apparaissent des symptômes inflammatoires; le malade devient anxieux, est pris de céphalalgie ou de lourdeur de tête, de délire, de contractions dans les membres paralysés, atteignant surtout les fléchisseurs. La rougeur congestive de la face, l'élévation de la température, le ralentissement du pouls et de la respiration, et les troubles intellectuels démontrent l'existence d'un processus inflammatoire dans le cerveau; cet état disparaît, dans les cas favorables, au bout de quelques jours, au plus tard au bout d'une semaine; dans les cas graves, lorsque l'inflammation s'étend au loin autour du foyer apoplectique, lorsqu'il y a de l'œdème collatéral de la substance cérébrale, la mort arrive d'ordinaire promptement au milieu du coma, avec ralentissement du pouls et de là respiration, et élévation de la température (jusqu'à 41' et 42°, 8 C. d'après Bourneville); il est beaucoup plus rare que la maladie aboutisse à l'anémie cérébrale et se prolonge.

Une fois franchi le stade aigu de l'hémorrhagie cérébrale (comprenant l'attaque proprement dite et la réaction inflammatoire consécutive), on se trouve en présence des *suites chroniques de l'apoplexie cérébrale*. Parmi celles-ci, il faut citer en première ligne les *troubles de la motilité* qui sont les plus incommodes et les plus évidents. Ce sont des paralysies ou des parésies affectant les muscles d'un œil, une moitié de la face et de la langue, et les membres d'un seul côté du corps.

Du côté des *muscles oculaires*, le droit interne est plus souvent pris que le droit externe. D'après Prévost, la déviation conjuguée de l'œil et la rotation de la tête du côté de l'hémisphère cérébral qui est le siége de l'hémorrhagie ou du ramollissement, se produisent surtout dans les attaques brusques, et d'autant plus que la lésion est plus rapprochée du corps strié et des expansions du pédoncule cérébral. Ces parésies des muscles oculaires durent d'ordinaire peu de temps.

A la *face*, l'apoplexie s'attaque de préférence aux releveurs de l'aile du nez et de la commissure labiale, quelquefois au buccinateur, et aux filets respiratoires du facial, dont le centre est dans les ganglions cérébraux. D'après des expériences sur les animaux, les irritations du corps strié ou de la couche optique doivent produire des contractions dans les muscles du côté opposé de la face (*Eckhard, Experim. Physiol. des Nervensystems*, 1867, *p.* 157). S'il y a une lésion de l'anse pédonculaire à la base du noyau lenticulaire, il peut se produire, d'après Huguenin, une paralysie isolée de l'orbiculaire des paupières. Dans les cas rares, où l'apoplexie frappe de paralysie le domaine entier du facial, elle peut porter aussi sur les branches qui s'avancent dans la couche corticale du lobe antérieur, et dont le centre se trouve situé d'après Hitzig et Fritsch, à la limite des tiers inférieur et moyen de la circonvolution centrale antérieure; quelquefois aussi le lobe temporal est atteint (comme dans un cas de Chvostek). Duplay a observé dans des foyers circonscrits, une fois dans la couche optique, une autre fois dans le corps strié, le fait très-rare de paralysies complétement isolées de certains muscles de la face. (*Union méd.* 1857, *n°* 100-102). Si l'hémorrhagie occupe le noyau lenticulaire, la paralysie frappe ordinairement la face et les membres du même côté.

Dans la *paralysie de la langue*, celle-ci ne sort de la bouche qu'avec difficulté et se dévie du côté paralysé. Ce symptôme, qui se rencontre aussi bien dans la section expérimentale de l'un des hypoglosses, que dans la paralysie unilatérale de la langue chez l'homme, doit être attribué, selon Schiff, à la prédominance du génioglosse du côté sain, dont les fibres tirent la pointe de la langue vers le côté opposé. Vient-on à ramener la langue en arrière, elle se dévie alors du côté sain par l'action du styloglosse.

La *paralysie des extrémités* affecte ordinairement la moitié du corps opposée au siége de l'épanchement; elle est en général plus prononcée au membre supérieur qu'au membre inférieur, et notamment aux extenseurs des doigts et de la main. D'après Schiff, l'ablation de la voûte de la couche optique (sans doute par suite de la lésion des fibres du pédoncule cérébral) entraîne une paralysie des extenseurs des doigts, du côté opposé, les animaux ont alors les doigts dans la flexion et marchent sur leur face dorsale. Quand la paralysie atteint les extenseurs de la cuisse, les malades ne peuvent se servir pendant la marche de la jambe paralysée qu'en faisant agir les muscles du tronc et du bassin : le membre décrit alors de petites oscillations en dehors et en avant. Ordinairement, le membre inférieur paralysé guérit plus vite et mieux que le bras ; pourtant on observe quelquefois le contraire. Quand la paralysie des extenseurs se prolonge et se complique d'atrophie musculaire, il survient de la contracture des fléchisseurs du bras et des doigts.

Quand l'*hémiplégie siége du même côté que l'hémorrhagie cérébrale*, il n'arrive jamais qu'on ne trouve qu'un foyer seulement dans le corps strié ou le noyau lenticulaire d'un seul côté ; il en existe aussi dans le lobe cérébral correspondant, et du ramollissement ou de l'œdème concomitant de la substance cérébrale se montrent également dans l'hémisphère opposé.

Quant à leurs *réactions électriques*, les muscles du côté paralysé n'offrent pas de différences bien notables avec les muscles du côté sain. La contractilité électro-musculaire n'est pas sensiblement altérée dans l'hémiplégie des enfants datant de plusieurs années (avec attaques éclamptiques préalables et idiotie) lorsque les membres sont bien nourris et normalement conformés ; ces cas diffèrent en cela de la paralysie spinale des enfants. C'est seulement dans les paralysies anciennes et complètes des adultes, que l'on peut observer dans les muscles des extrémités contracturées une diminution de l'excitabilité faradique, qui doit tenir à l'atrophie et à la dégénérescence des muscles. L'excitabilité galvanique des nerfs est accrue au début de l'apoplexie.

Une deuxième classe d'altérations consécutives à l'apoplexie, aussi fréquentes, mais moins étudiées que les précédentes, est constituée par les *troubles de la sensibilité*. Les médecins d'autrefois savaient déjà qu'après l'apoplexie, la sensibilité peut disparaître quelquefois dans les membres, avec le mouvement volontaire. Des observations de ce genre furent publiées dans les Mémoires de l'Académie royale des sciences, 1748 ; dans les act. Helvet, T. VI. de Berdotus ; dans les Instit. méd. pract. V. III, de Burserius, et plus tard par Abercrombie, Andral, et Romberg, dans leurs ouvrages spéciaux. Parmi les auteurs modernes, Hasse, Leubuscher, E. H. Weber, Mosler et Türck ont constaté l'anesthésie cutanée dans l'apoplexie. Nous avons apprécié déjà les découvertes anatomiques de ce dernier.

On considérait jusqu'à une époque peu éloignée, l'altération de la sensibilité comme une complication relativement rare ; on ne peut plus aujourd'hui la maintenir au rang d'exception. D'après mes recherches, citées à propos de l'anatomie pathologique, sur les altérations de la substance médullaire située derrière le noyau lenticulaire et sur leur signification histologique, il me semblait peu probable à priori que dans une hémorrhagie des centres moteurs, les voies de transmission de la sensibilité qui y confinent ne fussent pas plus ou moins compromises à leur tour. La démonstration clinique en a été donnée par l'examen attentif d'un nombre considérable d'hémiplégies, suites d'hémorrhagies cérébrales (50 environ) ; il en résulte d'une manière positive que presque toutes les paralysies apoplectiques sont accompagnées, au bout d'un temps variable, de troubles de la sensibilité, qui se manifestent par la diminution ou l'abolition de la sensibilité électro-cutanée, et de la sensibilité électro-musculaire. Les hélices d'un appareil d'induction à traîneau, muni sur le côté d'une échelle millimétrique doivent, avec le courant de la deuxième hélice, être très-rapprochées l'une de l'autre pour que la sensation soit perçue et les mouvements reflexes obtenus comme du côté sain. La sensibilité affaiblie par suite de troubles secondaires de la circulation au niveau des ganglions moteurs, peut se rétablir, dans les cas légers, d'assez bonne heure, ou dans le courant de la première semaine. Dans certaines lésions profondes dont nous avons parlé, avec ces formes rares et graves de paralysie, l'anesthésie frappe la peau, les muscles, et jusqu'aux petites articulations ; les mouvements passifs, les contractions électriques ne sont pas perçus par les malades, tandis que des mouvements volontaires peuvent encore se produire dans les parties paralysées. Quelquefois le plexus brachial et certains troncs nerveux participent aussi à l'anesthésie, qui s'étend sur la moitié paralysée du corps et de la face jusqu'à la ligne médiane ; elle épargne ordinairement à la face les régions parotidienne et massetérine, innervées par le troisième nerf cervical, les points où s'implante la barbe chez l'homme, et enfin la région où se distribue l'anastomose des nerfs auriculo-temporal et occipital.

Dans la plupart des apoplexies, la paralysie de la sensibilité disparaît plus tôt que celle du mouvement. Le retour de la sensibilité peut être complet ; quelquefois pourtant les fonctions des nerfs sensitifs restent altérées pour toujours (sensation d'une étoffe sur la peau ou fourmillements), de même que souvent les troubles de la motilité ne se réparent que dans une certaine mesure. Les cas sont rares où la motilité est redevenue normale, avec abolition persistante de la sensibilité. La *guérison* des grandes anesthésies de cause apoplectique suit, d'après mes observations, une marche centrifuge, et va de la racine des nerfs et des plexus au réseau nerveux périphérique. Quand l'anesthésie disparaît, elle fait place immédiatement à de l'hyperesthésie; celle-ci peut se montrer déjà dans les parties supérieures, tandis que l'anesthésie dure encore dans les parties inférieures. Les couches profondes recouvrent plus tôt leur sensibilité qué les couches superficielles, les nerfs plus tôt que les muscles et la peau; la sensibilité électrique reparaît d'ordinaire avant la sensibilité aux excitations mécaniques et à la température, et avant la sensibilité réflexe.

Les *différentes formes de la sensibilité* peuvent être plus ou moins compromises dans l'apoplexie. Ainsi dans un cas de Spring, et dans un cas de Landois et Mosler, il y avait analgésie et perte de la sensibilité à la température (thermoanesthésie), tandis que la sensibilité tactile et la localisation étaient normalement perçues. Les cas où l'insensibilité à la température existe seule sont particulièrement intéressants. Dans une de mes observations, où l'hémiplégie occupait la moitié gauche du corps, la motilité était revenue, la sensibilité à la pression et la localisation étaient normales, ainsi que la sensibilité cutanée générale, mais la sensibilité à la température était complétement abolie. L'application de la glace, l'immersion des extrémités dans l'eau froide donnaient une sensation de contact; une brûlure, le contact de l'eau chaude étaient ressentis comme une piqûre légère. Une nouvelle attaque d'apoplexie fut suivie d'une paralysie motrice complète, et anéantit les sensibilités qui avaient été conservées jusque-là. Le malade mourut peu de temps après, mais on ne put pratiquer l'autopsie. Berger a fait connaître également un cas du même genre d'insensibilité isolée à la température (avec aphasie). Ces observations viennent à l'appui de l'hypothèse de centres distincts pour les différents genres de sensibilité. L'excitabilité réflexe est ordinairement augmentée. Les excitations tactiles sont suivies de mouvements involontaires dans les membres paralysés, et même du côté sain. Le réflexe tendineux, décrit par Erb et Westphal (*Archiv. f. Psychiatrie und Nerven-Krankheiten*, t. I), qui s'observe surtout en frappant légèrement sur le ligament rotulien, est facilement réalisable sur le côté hémiplégique; il est suivi d'une contraction rapide et manifeste du triceps, avec extension de la jambe d'abord fléchie; j'ai même vu apparaître quelquefois une forte secousse de la partie supérieure du corps, tandis que la percussion du tendon du triceps du côté sain ne provoquait aucune ou de très-légères secousses musculaires.

On cherche ordinairement à expliquer cette augmentation de l'irritabilité réflexe par le trouble fonctionnel des centres d'arrêt; on donne la même raison de la tendance aux mouvements sympathiques chez les hémiplégiques. Ils apparaissent dans les membres paralysés à la suite d'excitations psychiques, dans la toux, le bâillement, l'éternument, la miction, la défécation, pendant les mouvements énergiques des membres sains; ce phénomène est surtout prononcé, d'après Westphal, dans les hémiplégies avec contracture datant de la jeunesse.

Les *organes des sens* sont plus ou moins éprouvés dans l'apoplexie. Dans la plupart des cas, ceux qui ont souffert recouvrent promptement leurs fonctions; les altérations persistantes de la vue et de l'ouïe s'expliquent par l'augmentation de la pression intra-crânienne et par les stases consécutives; en effet, pour l'œil, Schmidt (*Arch. f. Anat. und Physiol.*, 1869, p. 152) a démontré expérimentalement la communication de la cavité de l'arachnoïde avec la lamina cribrosa, et E. Weber (*Monatsbl. f. Ohrenheilk.*, n° 8, 1869) a découvert pour l'oreille, au moyen d'injections, une communication analogue entre la cavité de l'arachnoïde et le labyrinthe. Les amauroses qu'on observe quelquefois comme précédant ou accompagnant les paralysies apoplectiques, peuvent avoir leur source dans une embolie de l'artère centrale de la rétine, dans un épanchement dans la gaîne du nerf optique, dans une hémorrhagie des corps genouillés ou des tubercules quadrijumeaux. Les altérations de l'odorat et du goût seraient le fait d'hémorrhagies à la base du cerveau; mais on a peu de données là-dessus.

Les *troubles de l'intelligence* précèdent ou suivent l'hémorrhagie cérébrale. Il a déjà été question plus haut de ceux qui précèdent l'apoplexie : quant aux troubles des facultés psychiques consécutifs à l'apoplexie, l'expérience démontre qu'ils dépendent moins du siége que de l'abondance de l'épanchement sanguin. Tout dépend ici (d'après Heubner) de la pression que supporte le large réseau que forment dans la pie-mère les artères du cerveau, ainsi que les rameaux vasculaires de la substance corticale qui se détachent des premières à angle droit. Dans les désordres circulatoires légers de la substance corticale, l'intelligence demeure intacte ou n'est altérée que d'une manière passagère; dans les hémiplégies de ce genre, la stupeur et l'incohérence du langage disparaissent bientôt. Dans les foyers sanguins considérables, ainsi que dans les hémorrhagies de la substance corticale, il y a perte de connaissance complète, le coma est profond et persistant, et si le malade échappe à la mort, il lui reste des altérations plus ou moins graves des facultés psychiques, qui se manifestent par l'affaiblissement de l'intelligence et de la mémoire, par de l'apathie, des idées enfantines, des envies de pleurer, plus rarement par une envie de rire irrésistible survenant dans les circonstances les moins risibles. Les maladies mentales proprement dites sont des exceptions. Nous traiterons plus longuement, à propos de l'embolie cérébrale, des *troubles de la parole* et de l'aphasie, qui sont ordinairement d'origine embolique.

Il faut citer enfin les *altérations vaso-motrices et trophiques* qui surviennent dans les membres frappés d'hémiplégie. Dans la plupart des cas, on trouve au début une *élévation de température* qui, d'après Folet et d'autres, varie de 0,3° à 0,9° C., mais ne va jamais jusqu'à 1° dans le creux de l'aisselle ; Charcot aurait trouvé aux mains une élévation de 3°, de 4° et même de 9° ; il ne faut pas oublier, à ce propos, que si la gêne de la circulation diminue la production de la chaleur, il y a cependant un apport de calorique plus considérable. A une époque plus avancée de la paralysie, la température s'égalise de nouveau ; quand l'affection se prolonge, avec atrophie paralytique progressive, elle s'abaisse au-dessous de la normale. Dans beaucoup de cas, Charcot a vu le sang du bras paralysé plus rouge que celui qui sortait des veines du côté sain ; le même fait s'observerait, d'après Bricquebec, dans la section expérimentale du plexus brachial chez les animaux. Eulenburg (*Berl. klin. Wschr.*, 1868) a démontré par l'exploration sphygmographique de la radiale et de la pédieuse, l'abaissement du tonus artériel dans les membres paralysés. L'élévation initiale de la température et son abaissement consécutif s'expliquent par la paralysie des nerfs vaso-moteurs compris dans le trajet du pédoncule cérébral, par le ralentissement chronique de la circulation et par les hypérémies passives.

Il faudrait encore considérer comme des troubles trophiques, d'après Charcot (*Leçons sur les maladies du système nerveux*, p. 68-106), les escharres et les gonflements articulaires qui se montrent dans beaucoup d'hémiplégies. Le *décubitus aigu* apparaît (dans les hémorrhagies et d'autres affections cérébrales) du côté paralysé du deuxième au quatrième jour de la maladie, sous forme de plaques érythémateuses (vers le centre de la région fessière) ; il s'y développe promptement une bulle centrale, qui s'ouvre et laisse à nu le derme parsemé de taches d'un violet foncé ; l'excoriation se fait rapidement, et à son centre il se forme, au bout de peu de jours, une croûte sèche et brune de 6 à 7 centimètres de diamètre. La mort survient ordinairement avant que cette eschare commence à se détacher sur les bords.

La formation d'eschares reste bornée au côté paralysé, ou bien s'étend aussi à l'autre côté, mais plus lentement et à un degré moindre; il est rare que les deux côtés soient aussi gravement atteints. Il est encore impossible de décider si ces lésions trophiques dépendent d'une hypérémie par paralysie nerveuse, ou bien, suivant l'opinion de Charcot, si elles résultent de l'irritation de certaines parties du cerveau présidant à la nutrition de points déterminés du tégument externe. Dans le même ordre de faits se range la gangrène de l'oreille observée par Brown-Séquard chez des cochons d'Inde après la section du corps restiforme.

L'arthropathie dans les hémiplégies de cause apoplectique a été bien étudiée par Scott Alison, par Brown-Séquard et surtout par Charcot; elle se montre le plus souvent à l'épaule, plus rarement aux articulations du genou, du coude ou du poignet. L'articulation est tuméfiée (sans être œdemateuse), chaude et humide, douloureuse pendant les mouvements et quelquefois spontanément. A l'autopsie, on trouve du gonflement, des villosités et de l'injection de la synoviale, une prolifération cellulaire et conjonctive et un développement des vaisseaux capillaires, quelquefois une accumulation de sérosité; dans deux cas le nerf médian était épaissi et injecté. Hitzig a publié des cas analogues (*Virch. Arch.* 48, Bd. 1869), avec abaissement de la tête de l'humérus, probablement consécutif à la paralysie des muscles qui entourent l'articulation. J'ai publié un cas d'hémiplégie droite chez une dame de 68 ans; deux mois après la dernière attaque, la moitié du corps était frappée d'anesthésie et d'analgésie, le genou était considérablement tuméfié et très-douloureux dans les mouvements communiqués, il y avait un léger œdème de la main et du pied, et pendant la nuit, le côté paralysé était le siège d'une transpiration abondante. La contractilité électro-musculaire était normale au membre supérieur, légèrement diminuée à la jambe; la sensibilité électro-musculaire était abolie. Un repos de plusieurs semaines et des enveloppements humides du membre inférieur firent disparaître l'affection articulaire. Brown-Séquard et Charcot considèrent ces arthropathies hémiplégiques comme de nature nevro-paralytique.

Symptômes particuliers dépendant du siége de l'hémorrhagie.

Après avoir considéré dans leur ensemble les symptômes et les suites de l'hémorrhagie cérébrale, cherchons à préciser davantage les diverses manifestations correspondant aux siéges différents de l'épanchement. De nombreux et sérieux obstacles empêchent souvent de poursuivre rigoureusement ces divisions. Dans les apoplexies anciennes, des complications tardives viennent apporter encore leur contingent de désordres dans le cerveau, et nous induisent facilement en erreur. Dans les cas récents, les conséquences éloignées de la compression cérébrale, l'hypérémie ou l'anémie de certaines régions, l'œdème collatéral, le ramollissement, les processus inflammatoires, et la multiplicité des foyers introduisent la plus grande complication dans le tableau symptomatique. En raison de toutes ces difficultés, il est souvent impossible de diagnostiquer le siége exact des lésions cérébrales produites par l'hémorrhagie. Dans beaucoup de cas cependant, grâce à un groupement plus heureux des symptômes, et par l'étude des découvertes récentes de la clinique et de l'anatomie pathologique, on parviendra à une localisation satis-faisante de la lésion cérébrale.

Apoplexie de la substance corticale. Dans les hémorrhagies de la substance corticale, les troubles psychiques jouent le principal rôle. Les épanchements limités aux circonvolutions cérébrales se manifestent au début par la perte de connaissance, par des convulsions, des spasmes musculaires de la face, des troubles des organes des sens.

D'après mes propres observations, celles de Hughlings-Jackson et d'autres auteurs, les épanchements sanguins occupant l'écorce des lobes sphénoïdal et occipital n'ont pas d'influence sur le mouvement volontaire. Comme le démontrent exactement les nouvelles recherches de Charcot et Pitres (*Revue Mensuelle*, janv. 1877) le lobe pariétal inférieur, le pli courbe, le lobule de l'insula, les lobules cunéiformes, carrés, orbitaires, et la partie antérieure des première, deuxième et troisième circonvolutions frontales peuvent être détruits par l'hémorrhagie et le ramollissement, sans aucun trouble des phénomènes moteurs. Les lésions destructives des parties de l'écorce que nous venons de mentionner ne donnent pas lieu aux dégénérations secondaires de la moelle épinière.

Quand un extravasat abondant envahit la pie-mère et se porte vers les parties antérieures ou vers la profondeur, on observe des paralysies précédées de convulsions. La mort arrive au milieu du coma, quelquefois dans les 24 heures, ou bien au bout de quelques jours; la respiration est ralentie plus souvent que le pouls. Si le malade échappe à la mort, il reste un dérangement des facultés intellectuelles qui peut le conduire jusqu'à l'imbécillité ou l'idiotie.

Apoplexie du lobe antérieur. Les affections du lobe antérieur pénétrant dans la profondeur sont caractérisées par l'aphasie, jointe à l'hémiplégie avec paralysie faciale incomplète. Nous nous réservons d'examiner plus complétement les circonstances où se montre l'aphasie, quand nous traiterons de l'embolie cérébrale; citons cependant les recherches anatomiques récentes de Heubner (l. c.) qui permettent de comprendre les désordres de la motilité et de la parole consécutifs aux lésions des parties antérieures du cerveau ; il ressort de ces recherches que l'artère sylvienne, qui dans sa partie supérieure fournit les rameaux vasculaires des ganglions moteurs, nourrit non-seulement, pendant son passage sur l'insula, cette dernière partie, mais encore se divise au même moment en quatre ou cinq branches, dont les premières nourrissent les deuxième et troisième circonvolutions frontales. D'après ces données topographiques, on comprend comment les hémorrhagies dans le territoire de l'artère sylvienne produisent des désordres dans les centres moteurs, aussi bien que dans l'organe du langage, celui-ci étant compris dans le lobe de l'insula et dans les parties qui l'unissent au lobe antérieur. Les recherches déjà citées de Fritsch et Hitzig ont fait voir qu'il existe dans le lobe antérieur (qui contient les expansions du pied du pédoncule cérébral) des centres moteurs pour les muscles de la nuque, des extrémités et de la face.

Apoplexie du lobe moyen et du lobe postérieur. Deux fois j'ai observé, dans des hémorrhagies du lobe moyen avec intégrité des ganglions, de la céphalée, des vertiges et des nausées passagères, et de l'amblyopie, sans atteinte de la motilité, de la sensibilité, ni des facultés psychiques. Dans des cas analogues de Hughlings-Jackson, les signes d'amaurose s'accompagnaient de congestion des veines rétiniennes, et d'injection des papilles qui présentaient au centre des taches blanches. Les extravasats du lobe postérieur s'annoncent par une altération plus persistante de la connaissance, par l'absence de l'hémiplégie et des troubles de sensibilité ; s'il survient de l'aphasie dans les lésions des lobes moyen et postérieur, c'est que le siége du langage que nous avons indiqué plus haut, est compromis aussi par quelque complication.

Apoplexie des ganglions moteurs. Dans l'hémorrhagie des ganglions cérébraux, on observe des troubles de l'intelligence et des sens qui durent peu, de l'hémiplégie (elle est plus complète dans les hémorrhagies du noyau lenticulaire que dans celles du corps strié), une paralysie faciale incomplète, des parésies non persistantes des muscles oculaires, et une diminution de la sensibilité dans les membres paralysés. Des troubles de la sensibilité plus graves ou plus persistants, joints aux autres symptômes que nous venons d'énumérer,

indiquent que la lésion englobe aussi les expansions des faisceaux externes du pied du pédoncule cérébral au niveau de la substance blanche
située derrière le noyau lenticulaire ; la présence de l'aphasie indique
une lésion simultanée du siége central de la parole.

Apoplexie du pédoncule cérébral. Dans les hémorrhagies du pédoncule, l'intelligence et les organes des sens sont épargnés ; il y a de
l'hémiplégie avec diminution considérable de la sensibilité cutanée ;
en outre, une paralysie faciale alterne, incomplète et ordinairement
passagère et une paralysie plus ou moins étendue de l'oculo-moteur
(Ptosis, mydriase, strabisme divergent). Dans une observation d'Andral (*Clin. med.* T. V, p. 326.) le kyste apoplectique, de la grosseur
d'un pois, occupait le centre du pédoncule, et en raison de son éloignement des origines de la troisième paire, il n'y avait pas de paralysie de l'oculo-moteur.

Apoplexie du pont de Varole. Quand une partie considérable de la
protubérance est subitement détruite par une hémorrhagie, la mort
ne se fait ordinairement pas attendre. Il y a perte subite de connaissance et de la parole, paralysie de la motilité et de la sensibilité dans
une moitié du corps (quelquefois après des contractions passagères);
dans les cas de foyers limités à la partie médiane de la protubérance
on observe une paraplégie incomplète, une paralysie faciale alterne,
le rétrécissement et l'insensibilité des pupilles, et des troubles des
sens, comme du goût, de l'odorat et de l'ouïe. Dans une observation
de Potain (*gaz. des hôpit.* n° 93, 1862), outre une hémorrhagie considérable de la protubérance, à droite de la ligne médiane, on trouva
un petit foyer sanguin un peu au-dessus du nerf acoustique. Dans
quelques cas, comme dans une observation récente de Jüdell (*Berl.
klin. Woch.* n° 24, 1871), tous les signes caractéristiques font
défaut.

Apoplexie du cervelet. La connaissance exacte des symptômes
propres à l'apoplexie du cervelet est rendue très-difficile par la propagation fréquente de la lésion ou de ses conséquences aux parties
voisines, comme la protubérance, les pédoncules cérébelleux, la
moelle allongée. Les foyers sanguins considérables des lobes latéraux
du cervelet se manifestent par une céphalalgie opiniâtre, du vertige,
des vomissements, de l'amblyopie, de l'amaurose, de la dilatation
des pupilles, de l'hémiplégie de la moitié opposée du corps, et de
l'embarras de la parole. Lorsque l'hémorrhagie gagne les parties voisines, il peut survenir de la faiblesse générale et de l'incertitude
des mouvements, des troubles de la coordination, une paralysie
généralisée des membres, des convulsions, des contractures, des

mouvements de rotation, du strabisme et des difficultés de la déglutition et de la respiration.

Les *paraplégies apoplectiques* résultent ordinairement de la réunion de deux hémiplégies distinctes, et se différencient des paraplégies spinales par leur combinaison avec des paralysies motrices des nerfs crâniens. La double paralysie d'origine cérébrale résulte d'hémorrhagies symétriques (les unes anciennes, les autres récentes) dans les centres moteurs du cerveau, de foyers circonscrits à la partie médiane de la protubérance, d'anévrysmes de la base ; elle se produit aussi dans les cas où l'épanchement se fait jour dans les ventricules latéraux ou vers la base. Mais dans ces dernières formes, à des symptomes d'excitation de courte durée (spasmes, contractures) succède une paralysie générale et le malade s'éteint dans un coma profond.

Apoplexie méningée. A l'étude clinique des hémorrhagies intra-cérébrales, nous joindrons celle des apoplexies méningées qui ont des symptômes communs avec les premières. Comme nous l'avons montré dans les premiers chapitres, les anciens pathologistes professaient cette opinion, que les collections sanguines, qui sont plus souvent intra que sous-arachnoïdiennes, n'aboutissent que secondairement à la formation de fausses membranes et à l'enkystement. Mais il est prouvé depuis les recherches de Virchow, que les apoplexies dites intra-arachnoïdiennes ne sont pour la plupart que le résultat de l'inflammation de la face interne de la dure-mère (pachyméningite interne), et que les pseudo-membranes inflammatoires de nouvelle formation donnent lieu à des suffusions sanguines secondaires entre leurs différentes couches, par des ruptures du riche réseau capillaire qui les traverse.

Si l'explication donnée par Virchow, et généralement admise après lui, convient à la plupart des cas de collection sanguine intra-méningée, il faut dire cependant que dans certains cas peu fréquents des hémorrhagies primitives peuvent aussi se produire dans ou entre les méninges cérébrales. Dans les hémorrhagies de cette dernière catégorie, on ne découvre au microscope ni vascularisation, ni productions pseudo-membraneuses, et il n'y a pas d'enkystement ; l'absence de tous ces signes distingue ces épanchements spontanés de l'hématome de la dure-mère de Virchow.

Le sang librement épanché se trouve dans la cavité de l'arachnoïde et dans le tissu de la pie-mère, et peut de là envahir et imbiber différentes parties du cerveau ou du cervelet, ou bien se répandre dans les ventricules, à la base du crâne, et même jusque dans la cavité de l'arachnoïde spinale.

Le sang est ordinairement coagulé et peu abondant; s'il y a rupture
de gros vaisseaux ou d'anévrysmes de la base, l'épanchement peut
aller jusqu'à une livre. On peut trouver comme lésions secondaires,
de l'œdème, un aplatissement des circonvolutions et du ramollissement.

Comme *conditions pathogéniques* mentionnons les traumatismes du
crâne, la déchirure des sinus de la dure-mère, la rupture de gros
vaisseaux dégénérés (dans un cas de Morgagni, rupture de la carotide interne et mort au neuvième jour), la rupture d'anévrysmes qui
est un cas fréquent, et l'apoplexie des nouveau-nés. Parmi les maladies des vaisseaux viennent en première ligne les anévrysmes des
artères cérébrales; d'après Lebert (*Berl., klin., Wschr.*, 1866), dans
les 3/5 des cas la rupture et l'hémorrhagie entre les méninges se
produisent par des anévrysmes du système carotidien, surtout de
l'artère sylvienne, et l'épanchement peut pénétrer jusque dans la
substance cérébrale et dans les ventricules, avec des symptômes
apoplectiques.

Les *apoplexies méningées des nouveau-nés* résultent dans les accouchements laborieux de troubles mécaniques de la respiration et de
la circulation, et dans les délivrances faciles de blessures des vaisseaux par le chevauchement des os du crâne (F. Weber). D'après les
faits observés à Vienne, les hémorrhagies méningées sont aussi assez
fréquentes chez les enfants dont la mère succombe à des affections
pyoémiques. Les enfants sont souvent morts en venant au monde, ou
bien tellement asphyxiés qu'ils ne tardent pas à périr. La proportion
considérable de ces apoplexies a été déjà indiquée à propos de l'étiologie. Dans la plupart des cas on observe de la somnolence, une résolution musculaire générale, souvent aussi des spasmes et du trismus. Dans neuf cas d'Elsässer (*Württemb. med. corr.-bl.*; déc. 1844),
la mort n'était survenue qu'au bout d'un ou de trois septénaires, après
l'apparition subite de vomissements, de convulsions, de dyspnée et
de somnolence; les enfants avaient succombé évidemment aux hémorrhagies secondaires, à l'inflammation cérébrale ou au ramollissement. Les cas d'amélioration ou de guérison sont de rares exceptions, on en possède pourtant les preuves anatomiques.

Les *apoplexies méningées des adultes* offrent suivant le siége, l'é-
tendue et l'origine de l'épanchement, une telle diversité dans leurs
symptômes, que l'interprétation exacte n'en est possible que dans un
petit nombre de cas.

Les apoplexies méningées présentent souvent, au début, des symp
tomes d'irritation des méninges, comme de la céphalalgie, de la

somnolence, du délire, de l'excitation psychique, des spasmes ou même des attaques épileptiformes à caractère intermittent ; à cet état succèdent bientôt des symptômes de dépression, le coma, la paralysie des membres (sans apparence d'hémiplégie) ; la mort arrive promptement, il est rare qu'elle tarde quelques jours. Dans les formes liées à la blessure des sinus, on voit se produire les symptômes de la phlébite des sinus que nous avons décrits dans les premiers chapitres.

Dans les hémorrhagies méningées produites par la rupture d'anévrysmes de la base (soit un tiers de tous les cas d'anévrysme, Lebert), on observe, d'après Lebert et Griesinger (loc. cit.) des douleurs à l'occiput et à la nuque, des troubles de l'ouïe, de la déglutition et de la respiration ; il y a hémiplégie alterne ou affaiblissement paraplégique, et rigidité des artères. Dans les hémorrhagies par rupture d'anévrysme dans les dépendances de l'artère sylvienne (soit 2/3 des cas de rupture d'anévrysmes d'après Lebert), les principaux caractères sont la marche lente et insidieuse des symptômes cérébraux, les convulsions épileptiformes, et le jeune âge des sujets (sur 17 cas, six étaient au-dessous de trente ans). Dans la rupture d'anévrysmes de l'artère communicante postérieure, l'hémorrhagie est précédée, d'après Gougouenhcim (Des tumeurs anévrysmales des artères du cerveau, 1866), par des symptômes de compression de la troisième, de la sixième ou même de la cinquième paire (quand l'anévrysme comprend aussi la branche ophthalmique). Les hémorrhagies cérébrales de cause anévrysmale sont donc caractérisées par des symptômes de tumeur d'une durée assez longue, et par l'apparition subite de l'apoplexie. La guérison spontanée est tout à fait exceptionnelle.

Diagnostic et Pronostic.

Qu'un malade sur lequel on n'a aucun renseignement anamnestique présente depuis peu de temps de la perte de connaissance et une résolution générale des membres, on éprouvera la plus grande peine à formuler immédiatement un diagnostic. En pareil cas, l'âge avancé du malade, une rigidité manifeste des artères, l'existence d'une affection du cœur ou des poumons, quelques traces d'inertie d'un membre dans les mouvements communiqués, donneront quelque raison d'admettre l'apoplexie. Est-on, au contraire, en présence d'une forme aiguë où l'on constate de l'hémiplégie, de l'insensibilité, une paralysie partielle de la face ; est-on éclairé par les commémoratifs ou par l'amélioration du malade, alors on est bien plus fondé à se prononcer pour l'apoplexie. Ce n'est là d'ailleurs qu'une ébauche du diagnostic, il sera discuté et motivé plus longuement dans ce qui suit.

L'hypérémie cérébrale avec ses symptômes d'irritation et de dépression légère cède ordinairement assez vite. La méningite se distingue de l'apoplexie par le frisson initial, le développement rapide de la fièvre, l'apparition des convulsions, l'hyperesthésie cutanée vive et l'irritabilité réflexe jointes au coma, ainsi que par les paralysies incomplètes qui apparaissent lentement sous l'influence de l'augmentation de la pression intracérébrale. Le diagnostic différentiel entre l'apoplexie et l'embolie cérébrale sera traité à propos de cette dernière affection. Dans les tumeurs cérébrales, la céphalalgie est intermittente et augmente peu à peu ; il y a des névralgies, des crampes, souvent de la névrorétinite ; ces symptômes précèdent ordinairement les attaques apoplectiformes, qui sont rares, et subsistent après elles. Les signes caractéristiques de la rupture des anévrysmes du cerveau sont, à l'encontre de ce qui a lieu dans les hémorrhagies ordinaires, le développement chronique de paralysies multiples des nerfs crâniens et de symptômes convulsifs, suivis d'attaques d'apoplexie subites et ordinairement mortelles.

L'hémiplégie apoplectique à laquelle s'ajoute quelquefois, comme on l'a vu plus haut, de l'anesthésie des couches profondes, offre alors une grande ressemblance avec ces formes d'hémiplégie hystérique qui surviennent après de fortes émotions, avec perte de connaissance. Comme dans ces cas, ainsi que je l'ai montré précédemment, il y a conservation de la contractilité farado-musculaire, et diminution considérable ou perte complète de la sensibilité électro-cutanée et électro-musculaire, ces signes que Duchenne, surtout, a indiqués comme caractéristiques des paralysies hystériques, ne sont d'aucun secours pour le diagnostic différentiel ; il faut en chercher les éléments dans des faits plus positifs.

Dans l'hémiplégie apoplectique, la ligne médiane forme la limite de l'anesthésie et de l'analgésie ; dans l'hémiplégie hystérique, on trouve souvent des anomalies de la sensibilité aussi sur l'autre côté du corps. On observe dans les hémiplégies, suites d'hémorrhagie, des paralysies des filets respirateurs du facial, des muscles de la langue, et souvent de l'aphasie, phénomènes qui ne se rencontrent pas dans les hémiplégies hystériques. Dans les hémiplégies apoplectiques, la jambe malade se balance pendant la marche, en dehors et en avant ; les contractures n'apparaissent aux extrémités qu'après les paralysies d'ancienne date, elles ont une durée plus égale, la contractilité électro-musculaire est conservée. Dans l'hémiplégie hystérique, la malade traîne sa jambe en marchant comme une masse inerte : les contractures apparaissent et se développent plus vite ; quand elles durent plus longtemps, la contractilité électro-musculaire est diminuée. Enfin, on constate après l'hémiplégie hystérique des troubles de la menstruation, des irritations de l'utérus ou des ovaires ; des attaques caractéristiques s'étaient montrées auparavant ou apparaissent alors, avec du hoquet, de la tympanite, de la rétention d'urine, une sensibilité anormale de la colonne vertébrale, etc.; par contre, aucun de ces symptômes extraordinaires n'appartient à l'hémiplégie apoplectique.

Dans l'hémiplégie spinale consécutive à une affection de l'une des moitiés latérales de la moelle épinière, un des côtés du corps est paralysé, mais conserve sa sensibilité ; la contractilité électro-musculaire est diminuée, et l'excitabilité réflexe augmentée : du côté opposé, la sensibilité est perdue, la motilité et la contractilité électro-musculaire sont intactes. Les hémiplégies que l'on signale dans le cours des maladies aiguës sont produites par des transsudations ou de légères extravasations dans le cerveau. L'hémiplégie saturnine est caractérisée par la diminution ou la perte de la contractilité électrique et de la motilité dans les muscles extenseurs (suivant un ordre déterminé).

Le *pronostic* de l'apoplexie nous expose à toute une série de doutes et d'écueils. Outre le siége de l'épanchement, qui est, comme nous l'avons montré dans la symptomatologie, une source de dangers multiples, il faut tenir grand compte, dans les cas récents, de l'abondance de l'hémorrhagie. L'augmentation de pression incompatible avec la vie correspond, d'après Leyden (loc. cit.), à la tension vasculaire ; elle est de 180 milligrammes de mercure et même davantage. D'après les recherches de Leyden, l'augmentation de la compression cérébrale peut aboutir aussi à la paralysie des centres respirateurs, tandis que le cœur continue encore à fonctionner pendant peu de temps.

Si la pression intra-cérébrale s'abaisse bientôt et que la circulation se régularise, on verra l'amélioration se dessiner par le retour prochain de la connaissance et de la parole, par le calme des battements du cœur et de la respiration, par le rétablissement de la déglutition, de la motilité et de la sensibilité, ainsi que par l'élévation modérée de la température. Au contraire, on augurera très-mal de la persistance du coma pendant trente-six ou quarante-huit heures, de la perte complète de l'excitabilité réflexe, d'une respiration irrégulière et ronflante, d'un pouls petit et intermittent, de la résolution générale des membres, du relâchement des sphincters, et de la dilatation des pupilles d'abord rétrécies. Parmi les *signes précoces de la terminaison fatale*, il faut compter, d'après Bourneville, l'*abaissement de la température* (jusqu'à 36° et 35°, 4 C.), persistant pendant plusieurs heures après l'attaque apoplectique, ainsi que l'*élévation de la température* jusqu'à 41° et 42°, 8 C après une courte période stationnaire, et enfin (d'après Charcot), l'apparition des *lésions de décubitus* pendant les premiers jours. Dans une de mes observations d'apoplexie dans les ganglions du côté droit et à la base du cerveau, la température descendue au début à 36°, 5 C, était remontée au bout de deux jours à 40, 4 ; malgré une saignée de 350 gr. pratiquée à ce moment, la température monta encore jusqu'à 41, 8, et le malade mourut le cinquième jour.

Même quand on est quitte avec les suites immédiates de l'hémorrhagie, dans les périodes suivantes (et surtout au commencement du deuxième septénaire), l'apparition de l'*inflammation cérébrale* peut tout remettre en question. Les malades se plaignent alors d'une constriction de la tête, de vertiges, bientôt surviennent du délire, des troubles des sens, de l'engourdissement, des spasmes ou des contractures dans les membres paralysés. La mort arrive ordinairement dans la troisième ou la quatrième semaine.

Le pronostic de l'apoplexie est encore embarrassant chez les malades âgés et affaiblis, atteints d'affections cardiaques ou d'emphysème pulmonaire, à cause du marasme où ils ne tardent pas à tomber, et qui entraîne des diarrhées incoercibles, des pneumonies hypostatiques, de la cystite, des lésions de décubitus, etc. En outre, pendant la convalescence, l'atrophie cérébrale peut survenir et conduire lentement le malade à l'imbécillité. Enfin, il faut songer chez les apoplectiques à la possibilité des rechutes. Leur existence se révèle par une nouvelle accélération du pouls, par l'énergie des battements du cœur, la plénitude des carotides, la distension des veines jugulaires, la rougeur de la face et des conjonctives, par des névralgies de la tête et par des troubles des facultés intellectuelles.

Le pronostic des paralysies qui persistent après l'attaque n'est guère favorable. Dans les cas assez rares d'épanchements peu étendus, situés loin des ganglions moteurs, ou altérant très-légèrement leurs fibres, et chez les personnes ayant joui d'une bonne santé antérieure, l'hémiplégie et l'hémiparésie peuvent guérir complétement, ou bien les membres conservent, avec toutes les apparences d'une motilité normale, un certain degré d'affaiblissement. Chez les sujets affaiblis, cachectiques, après des hémorrhagies répétées ; dans les hémiplégies anciennes avec atrophie musculaire progressive des extrémités, avec des contractures multiples et un abaissement de température, il ne saurait même être question d'une amélioration quelque peu sérieuse et durable.

Traitement.

Le traitement de l'apoplexie cérébrale comme de l'apoplexie méningée et de leurs conséquences, exige une étude attentive des symptômes et de l'état du malade. En présence des signes que nous avons assignés aux attaques légères, on se contentera, comme premières prescriptions, d'appliquer sur la tête des compresses froides fréquemment renouvelées, de maintenir la tête élevée pour favoriser le départ du sang ; on évitera tout excès de chaleur dans le lit et dans la chambre, on défendra toute nourriture et on donnera seulement des boissons acidules, rafraîchissantes. L'attaque survient-elle après un repas copieux, pendant la plénitude de l'estomac, on peut alors, si les vomissemeuts ne surviennent pas spontanément, les provoquer par l'introduction d'un doigt dans la bouche. S'il y a eu constipation prolongée, on administrera des lavements purgatifs avec du vinaigre, du sulfate de soude ou une infusion de séné.

Si l'on voit survenir après l'attaque les signes inquiétants d'une augmentation de la tension dans le système vasculaire, qui vont toujours de pair, comme l'on sait, avec l'augmentation de la compression cérébrale ; s'il apparaît de la turgescence et une rougeur intense de la face, une injection considérable de la conjonctive, si la carotide et le pouls battent avec force, si la température s'élève, la *saignée* sera immédiatement indiquée chez les individus forts, bien nourris, dans le but d'abaisser la tension vasculaire en diminuant la masse du sang et l'énergie cardiaque. Il en sera de même si l'on constate les signes indiqués plus haut comme annonçant la production d'une seconde hémorrhagie. Comme on l'a vu par une observation déjà citée, dans les apoplexies à symptômes graves, où la température s'abaisse d'abord pour s'élever ensuite, la saignée n'a pas d'influence appréciable sur l'élévation ultime de la température et n'empêche pas une mort prochaine. Chez les malades affaiblis, cachectiques ou anémiques, qui ont la figure pâle, la peau froide et le pouls petit, il faut, en présence de violents symptômes d'irritation, remplacer la saignée par des sangsues et des applications froides. Les *révulsifs cutanés* sont superflus dans les cas légers, inutiles dans les cas graves. L'*hémospasie* n'a pas une action durable ; dans les états comateux, la ligature à la partie supérieure de la botte peut avoir des conséquences fâcheuses. Aux signes de dépression, on oppose les moyens *stimulants* que nous avons souvent indiqués, mais sans raviver les chances plus que douteuses de l'amélioration.

Dans la *réaction inflammatoire*, qui se développe bientôt autour de l'hémorrhagie, la violence des symptômes d'irritation, les convulsions peuvent indiquer la saignée. Ordinairement, les émissions sanguines répétées par des sangsues aux apophyses mastoïdes, l'application de compresses froides ou d'une vessie de glace sur la tête seront suffisantes. En général, les dérivations modórées sur les intestins sont d'un meilleur effet que les révulsifs cutanés. Dans les états violents d'excitation et dans l'insomnie, on se trouve bien des lotions fraîches et de petites doses d'opium. Cette médication a pour elle les résultats de l'observation clinique et la démonstration expérimentale que nous avons fait connaître, de l'abaissement de la température du crâne sous l'influence des opiacés.

Les états d'*affaiblissement chronique* consécutifs à l'apoplexie exigent une vie calme, un règlement sévère du régime, une alimentátion légère, mais bonne ; on peut y joindre, chez les malades débilités ou âgés, un peu de vin, et l'on surveillera les fonctions de l'intestin, de la vessie, et des organes respiratoires. Les complications qui pourraient survenir seront traitées par les moyens appropriés. En été, on recommandera le séjour à la campagne, des demi-bains modérément froids, des frictions avec un drap mouillé tordu, un exercice modéré.

La *paralysie* se comporte avant tout suivant le siége et l'étendue de la lésion cérébrale. Des désordres considérables des centres moteurs et sensibles ne guérissent pas, comme l'on sait, ou ne s'améliorent que très-peu par la marche naturelle des choses ; l'intervention thérapeutique n'a guère mieux à espérer. Dans les formes chroniques, les troubles secondaires de nutrition consécutifs à une suspension prolongée de l'action nerveuse, résistent à tous les traitements. Dans les lésions peu considérables du cerveau, quand la résorption et la cicatrisation marchent bien, les paralysies incomplètes et passagères sont au moins susceptibles d'amélioration ; on pourra prescrire des bains tièdes (de 24° à 26° C.), seulement quand tous les symptômes d'irritation auront disparu depuis longtemps (environ six mois), et que de nouvelles poussées congestives n'auront pas reparu. Aux malades qui présentent de la rigidité des artères ou des affections organiques du cœur, et qui ressentent facilement l'action excitante de la chaleur, on défendra les bains chauds, qui pourraient les exposer à une nouvelle hémorrhagie. Les pédiluves chauds doivent être rejetés également, car ils élèvent facilement la température générale.

Le *traitement hydrothérapique* exerce chez un grand nombre d'apoplectiques une influence favorable sur l'état général des forces. Mais il faut éviter les procédés trop excitants et l'action des températures extrêmes. Les personnes disposées aux congestions sont facilement excitables par les frictions humides et froides ; on emploiera alors des demi-bains de courte durée, pas trop froids, et en abaissant graduellement la température. Chez les sujets moins impressionnables on se trouvera bien de frictions humides et pas trop froides, et des demi-bains. Dans tous les cas on doit s'abstenir des douches froides, des grands bains et des enveloppements.

Le *traitement électrique* des paralysies peut, d'après mes observations, être commencé dans les formes légères déjà au bout de deux mois ; dans les cas plus graves et d'une plus longue durée, l'électricité ne devra intervenir qu'après la disparition de tous les symptômes d'irritation, soit de quatre à six mois après l'apoplexie. Pour se mettre en cela à l'abri du danger, on ne devra pas perdre de vue que dans l'excitation des gros troncs nerveux mixtes, les fibres sensitives centripètes peuvent être atteintes, et l'on évitera les courants faradiques trop forts ; les courants continus à plusieurs éléments, dont on connaît l'action plus irritante sur les centres et sur les organes des sens, ne seront appliqués qu'avec précaution à la tête ou dans les régions voisines.

Le courant faradique est employé de préférence dans les paralysies des extenseurs, avec prédominance des fléchisseurs ; dans les troubles anciens de la sensibilité, on se sert du pinceau électrique. La faradisation peut donner de bons résultats dans l'atrophie musculaire peu avancée et dans la contracture des fléchisseurs. Quant au traitement galvanique, des courants descendants seront dirigés de la colonne dorsale sur les nerfs des muscles paralysés ou contracturés. Le courant doit produire des secousses modérées ; on augmentera graduellement son intensité, et l'on fera ensuite trois ou quatre séances par semaine de cinq à huit minutes. On pourra essayer empiriquement dans quelques cas de la galvanisation des centres nerveux, que l'on pratique à la tête plus souvent que de raison, sous forme de courants transversaux ou longitudinaux. L'usage prudent des courants (de huit à douze éléments pendant trois à cinq minutes), en réglant leur force à l'aide d'un rhéostat, peut être sans inconvénients, même chez des sujets facilement excitables.

Dans les formes graves de paralysie, on pourra obtenir une amélioration en alternant la galvanisation des centres avec la faradisation des extrémités, d'autres fois en combinant le traitement hydrothérapique avec l'électricité. Malgré tout, la proportion des guérisons reste très-faible ; un tiers des cas à peine est susceptible d'amélioration, les formes incurables fournissent le plus fort contingent. Quant à la *prophylaxie*, nous renvoyons à ce qui en a été dit à propos de l'hypérémie cérébrale.

CHAPITRE IV

EXSUDATIONS SÉREUSES DE L'ENCÉPHALE

Après les épanchements sanguins intra-méningés et intra-cérébraux, viennent immédiatement les exsudations séreuses qui se font entre les méninges ou dans la substance cérébrale. Leur place est marquée ici, et par leurs relations anatomiques avec l'hypérémie et avec d'autres désordres circulatoires de l'encéphale, et par quelques-uns de leurs symptômes cliniques. Nous allons examiner d'abord l'infiltration séreuse du parenchyme cérébral, c'est-à-dire l'œdème cérébral, en raison de ses rapports avec l'apoplexie ; nous étudierons ensuite les épanchements de sérosité dans les méninges (hydrocéphale externe) et dans les ventricules (hydrocéphale interne).

1. ŒDÈME CÉRÉBRAL.

L'infiltration séreuse du parenchyme cérébral, décrite sous le nom d'œdème cérébral, se rencontre dans différentes affections encéphaliques à un degré peu élevé et sous forme limitée. Les surfaces de section de la substance blanche montrent alors une humidité et un brillant inaccoutumés, avec un changement imperceptible de consistance. Quand l'œdème est plus prononcé et plus généralisé, la substance médullaire est imprégnée de liquide, molle comme de la pâte, et d'un blanc mat éclatant ; dans les infiltrations aiguës très-intenses des espaces sous-arachnoïdiens, des ventricules, et dans les lésions en foyer, la substance cérébrale est réduite en bouillie et presque liquéfiée, baignée dans la sérosité, et tantôt de couleur blanche, tantôt, dans le voisinage des foyers d'apoplexie ou d'encéphalite, colorée en jaune par résorption des éléments du sang.

L'œdème cérébral à marche chronique peut entraîner peu à peu une véritable macération du cerveau, comme on l'observe dans certains cas de sénilité et d'idiotie, avec tous les signes de la décrépitude morale et physique. L'œdème cérébral à marche aiguë peut causer la mort subite, par l'augmentation rapide de la compression et du volume du cerveau. Bon nombre des morts subites considérées par les anciens comme de l'*apoplexie séreuse*, appartiennent à ces cas, dont on n'a pas distingué, d'ailleurs, avec une attention suffisante, les exsudations aiguës causées par l'encéphalie, les tumeurs, etc.

C'est un fait d'expérience que dans les maladies du cœur et des reins, dans la bronchite et la tuberculose chronique, on peut voir éclater tout d'un coup des accidents promptement mortels de compression cérébrale, et qu'à l'autopsie on ne découvre autre chose que des infiltrations séreuses considérables du cerveau, quelquefois aussi de l'hypérémie des méninges. Les malades perdent subitement connaissance, tombent, les membres sont dans la résolution, les sphincters relâchés, l'irritabilité réflexe considérablement affaiblie, les pupilles contractées réagissent peu ou point ; le délire apparaît ordinairement, la respiration et la déglutition deviennent de plus en plus irrégulières et difficiles, la mort arrive dans le coma au bout de quelques heures ou de quelques jours. Dans un cas de Bamberger (avec œdème cérébral partiel), il y eut une hémiplégie complète.

Ces manifestations apoplectiformes constitueront dans quelques cas, lorsqu'on pourra éliminer avec certitude les affections organiques de l'encéphale, des données anamnestiques suffisantes pour reconnaître sur le vivant une exsudation séreuse aiguë du cerveau. Le diagnostic sera toujours bien incertain ; car les anatomistes euxmêmes (Rokitansky, *Lehrb. d. pathol. Anat.* II Bd. p. 452-54) n'admettent la réalité des apoplexies séreuses sur le cadavre qu'avec beaucoup de réserves.

2. AFFECTIONS HYDROCÉPHALIQUES.

La délimitation récente de la méningite tuberculeuse de la base et de la tuberculose méningée aiguë qui lui tient de près (voy. p. 29-37), donne quelque simplicité et quelque clarté à l'étude jusqu'ici confuse des affections hydrocéphaliques. On a appris à connaître un grand nombre de cas, dans lesquels les symptômes cliniques et l'anatomie pathologique démontrent une simple accumulation de sérosité dans la cavité crânienne. L'étude distincte de ces formes exsudatives est commandée par la lésion grave des différentes fonctions organiques, et par leur base étiologique commune.

Dans l'évaluation de la *quantité de liquide* contenue dans l'encéphale, il ne faut pas perdre de vue qu'elle peut varier suivant certaines conditions physiologiques, telles que l'âge et le sexe. D'après les dernières recherches de Weisbach (*Med. Jahrb*. XVI Bd. 1868), la proportion d'eau diminue à partir de la naissance, époque à laquelle elle est le plus élevée, jusqu'à la vingtième année, puis s'élève ensuite en raison de l'âge, et est plus forte dans toutes les parties pour le sexe masculin. La substance grise est la plus riche en eau chez les adultes ; la substance blanche la plus pauvre ; le rapport est inverse chez les nouveau-nés.

La proportion d'eau contenue dans le cerveau subit de grandes modifications dans les maladies. Les maladies aiguës produisent en général une augmentation de la quantité d'eau, surtout dans le cerveau ; elle est plutôt diminuée dans les maladies chroniques, chez les hommes dans le cerveau et chez les femmes dans le cervelet ; elle atteint son maximum dans la méningite et l'hydrocéphale chronique.

Parmi les maladies avec hydropisie, l'*hydrocéphale externe*, ou accumulation de sérosité dans la cavité de l'arachnoïde, et l'*œdème de la pie-mère*, ou infiltration de cette membrane, surtout à la convexité des hémisphères, n'offrent qu'un intérêt anatomique. On ne doit considérer, au point de vue clinique, que l'accumulation de liquide dans les cavités du cerveau, qui constitue l'*hydrocéphale interne*, et qui se divise, au point de vue des lésions anatomiques et de la marche, en hydrocéphale aiguë, chronique et congénitale.

a. Hydrocéphale aiguë.

L'épanchement de sérosité dans les cavités cérébrales modérément distendues, varie de 15 à 70 grammes ; dans les infiltrations plus considérables, l'épendyme est ramolli, macéré, les parties cérébrales voisines, surtout le septum et la voûte, tombent en deliquium, le parenchyme est souvent hypérémié et criblé de petites hémorrhagies ; si le liquide est encore plus abondant, le cerveau est gonflé et ramolli, la substance médullaire pâle et anémiée, les circonvolutions sont aplaties.

L'hydrocéphale aiguë est une affection très-fréquente de la première enfance. Avec la forte proportion d'eau contenue dans le cerveau des enfants à la mamelle, les hypérémies fréquentes, qui peuvent avoir leur source dans des affections tuberculeuses, dans la scrofule et le rachitisme, deviennent facilement la cause de transsudations séreuses brusques ou progressives (subaiguës). De plus, la méningite tuberculeuse, les tumeurs cérébrales et la phthisie pulmonaire peuvent se compliquer d'hydrocéphale aiguë. Les affections pulmonaires aiguës semblent, d'après Weisbach, influer de préférence sur la proportion d'eau de la substance médullaire et du cervelet.

Dans les formes peu intenses, qui ne vont pas jusqu'à des désordres de la substance cérébrale, la résorption de l'épanchement est possible; mais il reste ordinairement de la sérosité accumulée dans les cavités cérébrales agrandies, d'où peuvent résulter les formes chroniques de l'hydrocéphale. Le diagnostic des épanchements de sérosité primitifs aigus, dans la cavité crânienne, est plein de difficultés et d'incertitude. Les signes de l'apoplexie séreuse, qui rentre aussi dans ces cas, ont été donnés précédemment. Pour le diagnostic différentiel, dont les règles ne sont pas faciles à établir, nous renverrons à ce qui a été dit des signes caractéristiques de la méningite de la base et de la tuberculose méningée aiguë.

Le *traitement*, si les symptômes d'irritation prédominent, consistera en applications froides ou en émissions sanguines, celles-ci à la condition qu'il n'y ait pas d'indices d'anémie. La saignée ne serait indiquée que si l'on soupçonnait des stases veineuses considérables. En outre, on emploiera les dérivatifs, les révulsifs cutanés, de petites doses d'iodure de potassium ou d'iodure de fer. S'il survient du coma, tous les stimulants sont sans efficacité.

b. Hydrocéphale chronique.

Ici la transsudation séreuse est plus abondante (de 200 à 400 gr.); la dilatation symétrique ou asymétrique des cavités cérébrales plus considérable; il y a épaississement de l'épendyme, condensation de la substance cérébrale environnante, aplatissement de la couche optique et du corps strié, et enfoncement de la paroi supérieure des ventricules latéraux. Dans l'hydrocéphale chronique, il se produit, d'après Weisbach (*loc. cit.*), chez les vieillards une augmentation de la quantité d'eau dans tout le cerveau, chez les vieilles femmes dans presque toutes ses parties (à l'exception de la protubérance et du cervelet), et dans ces cas l'eau s'élève à la plus forte proportion qu'elle atteigne jamais. Pour les deux sexes, l'influence de l'hydrocéphale chronique se fait surtout sentir dans le cerveau.

La forme chronique de l'hydrocéphale succède ordinairement chez les enfants, comme nous l'avons vu, à l'hydrocéphale aiguë. Dans les âges moyens de la vie, on l'a vue causée par les hypérémies mécaniques, la pression exercée par des tumeurs (sur le sinus droit, Barrier), l'occlusion d'un ou des deux sinus latéraux, des productions tuberculeuses dans les deux moitiés du cervelet (Dickinson), la compression des veines de Galien (Murray), du ventricule moyen et de son voisinage (Förster, Zenker, Wallmann, *Virch. Archv.* Bd. XII et XIII) et les affections chroniques avec hydropisie. Celles-ci, d'après Weisbach, augmentent chez les malades jeunes la quantité d'eau dans presque toutes les parties du cerveau, chez les gens âgés dans quelques-unes seulement, et la diminuent dans les autres parties, surtout dans la substance blanche du cerveau. Chez les vieillards, l'hydrocéphale vient à la suite de l'atrophie cérébrale, après la terminaison d'apoplexies ou d'encéphalites. Les maladies mentales, surtout la démence, se compliquent souvent d'hydrocéphale chronique. D'après les dernières recherches d'Adam Addison (*Journ. of ment. science*, LVIII Bd., juillet 1866) et celles de Lassaigne et Bibra (Gorup-Besanez, *Lehrb. d. phys. Chemie*, p. 628), dans l'idiotie et la folie le cerveau contient dans toutes ses parties une très-forte proportion d'eau.

Comme *conditions étiologiques*, il faut citer, chez les enfants, surtout le rachitisme, quelquefois la syphilis congénitale, avec conformation vicieuse des os du crâne, d'où résistance moindre contre les augmentations de la pression intérieure. Dans les âges plus avancés, interviennent les anciennes hyperémies cérébrales chroniques, telles qu'elles se produisent dans l'alcoolisme, dans la surexcitation prolongée des facultés psychiques, et à la suite de la méningite. La cause peut être aussi dans les troubles de circulation liés aux maladies du cœur ou des poumons, à la maladie de Bright et à la tuberculose chronique, ainsi que dans les altérations du sang, la leucémie et l'hydrémie. Nous avons déjà mentionné les hyperémies mécaniques consécutives aux lésions traumatiques de l'encéphale, ou à la compression exercée sur les sinus par des tumeurs de la base du cerveau ou du crâne. Sur vingt-six cas de Dickinson (*Lect. on chronic hydrocephalus*, Lancet, mai-août 1870), quatre débutèrent dès la naissance, seize dans le courant des six premiers mois de la vie, et six avant la deuxième année.

La *symptomatologie* offre de grandes différences, suivant la rapidité ou la lenteur du développement de l'exsudation, suivant son siège principal, et suivant la nature des parties atteintes dans le cerveau. Dans la période initiale, on observe des symptômes indécis d'irritation cérébrale, qui peu à peu, en se prolongeant et avec des hauts et des bas, prennent les caractères de la dépression. Les sens et les facultés intellectuelles s'émoussent de plus en plus, la tête de plus en plus envahie devient lourde et tombante, l'expression du visage, d'abord plus animée, devient apathique; il survient des parésies dans le territoire du facial, du ptosis, de l'inégalité des pupilles, de l'embarras de la parole; la marche est incertaine, lourde et chancelante.

Un grand nombre des malades ainsi frappés arrivent, dans un état de stupeur toujours croissant, à tous les signes de l'idiotie avec paralysie; quelquefois il survient aussi des attaques épileptiformes, qui, d'après les récits du malade ou de son entourage, n'avaient jamais été observées auparavant, et qui sont intéressantes à rapprocher du tableau symptomatique que nous avons tracé plus haut. Bouchut a trouvé dans l'hydrocéphale chronique, chez les enfants, de l'atrophie du nerf optique (avec aplatissement de ces nerfs et du chiasma); mais dans les cas observés par Bouchut (*Gaz. des Hopit.* 1872), le diagnostic ne présentait aucune difficulté, même sans le secours de l'ophthalmoscope. En dernier lieu, les malades s'affaissent de plus en plus, perdent complétement connaissance; le mouvement, la sensibilité et l'excitabilité réflexe n'existent plus (une amélioration passagère et trompeuse pourrait coïncider avec une diminution passagère aussi de la compression cérébrale); ou bien, s'il se forme des épanchements aigus, il y a perte subite de connaissance, et en même temps de violents maux de tête, de la paresse intellectuelle, de l'inégalité des pupilles, du strabisme; le pouls est ralenti et irrégulier; il y a une hémiplégie complète ou incomplète (par la compression des ganglions moteurs attenant au ventricule envahi). Comme on sait par expérience qu'il n'y a pas à espérer un arrêt durable de la maladie, il ne s'agit, chez ces hydrocéphales, que de la durée plus ou moins longue d'un état incurable, durée qui peut être de quelques mois, rarement de plusieurs années. La mort arrive au milieu d'une déchéance physique et morale complète, par la compression cérébrale ou la paralysie générale, par des complications de méningite, de pneumonie, de cystite, de décubitus, ou par une nouvelle exsudation mortelle. Le *traitement* de l'hydrocéphale chronique sera donné dans le paragraphe suivant.

c. Hydrocéphale congénitale.

L'épanchement congénital de sérosité dans la cavité de l'arachnoïde, ou *hydrocéphale externe*, et les affections qui en dépendent, se rencontrent très-rarement et présentent, ainsi que la *saillie de kystes hydropiques à travers les fontanelles* (hernie hydrocéphalique des méninges, méningocèle, etc.), plus d'intérêt pour l'anatomie pathologique que pour la pathologie nerveuse. Il en est de même de l'*anencéphalie*, de l'*hémicéphalie*, de l'*hydrencéphalocèle*, qui proviennent en partie d'hydropisies fœtales du cerveau, de lésions intra-utérines de l'encéphale et du crâne, et auxquelles nous ne nous arrêterons pas plus longtemps.

Dans sa forme que l'on désigne ordinairement comme congénitale, l'*hydrocéphale chronique* existe déjà au moment de la naissance, ou se développe bientôt après avec la plus grande intensité. Le crâne est alors augmenté de volume, parfois au point de constituer une difformité (rarement il est diminué de volume, comme dans la consolidation précoce des sutures, chez les crétins) ; les os de la voûte du crâne sont élargis et amincis ; les sutures jouent librement, les fontanelles sont béantes et leurs membranes (dans les formes avancées) sont parsemées d'aiguilles osseuses, présentant les dispositions les plus bizarres. La boîte osseuse est partout distendue, le frontal, la région sourcilière, l'écaille du temporal et l'occipital sont fortement projetés en dehors.

Les méninges sont notablement molles et amincies ; les hémisphères cérébraux sont pressés l'un contre l'autre par suite de la distension des ventricules, et leur masse se réduit jusqu'à n'avoir plus, surtout au niveau du vertex, que l'épaisseur d'une feuille de papier ; les circonvolutions sont à peine indiquées, la substance blanche et la substance grise ne se distinguent plus l'une de l'autre. La couche optique, le corps strié et le noyau lenticulaire sont déprimés, les pédoncules s'écartent, le chiasma et les nerfs optiques sont aplatis, la protubérance et les tubercules quadrijumeaux sont étirés, le troisième ventricule est agrandi (comme les ventricules latéraux), la voûte et ses commissures, le corps calleux et le septum sont amincis, distendus ou déchirés. La partie supérieure du cervelet est aplatie, ainsi que les nerfs de la base du cerveau. Le liquide des ventricules contient de l'albumine et du chlorure de sodium, et peut aller jusqu'à deux ou quatre kilog. et au-dessus.

Le *tableau symptomatique de l'hydrocéphale congénitale* comprend des troubles variés, suivant les degrés d'altération du cerveau. Les formes légères, où la déformation du crâne est à peine perceptible, peuvent exister longtemps sans se révéler par aucun signe. Dans les cas plus graves, avec distension et déformation considérables du crâne, l'hydrocéphale se reconnaît surtout par le contraste frappant entre l'augmentation de volume du crâne et les petites dimensions de la face ; la tête difforme et vacillante, les yeux abaissés, enfoncés, et se fermant difficilement, la disproportion du corps et le peu de développement des membres donnent au malade un aspect caractéristique. L'exploration du crâne fait voir en outre que les fontanelles restent béantes, que les sutures sont disjointes ; plus tard, on observe des saillies, des proéminences spéciales, ou des altérations dissemblables des os du crâne et un développement asymétrique de la tête. Bright, Watson et d'autres ont vu le crâne transparent.

Il est rare que les *fonctions cérébrales* ne soient que peu atteintes. Ordinairement, l'état intellectuel correspond à l'infériorité physique ; les enfants apprennent mal et avec peine, ils peuvent montrer une certaine habileté, mais n'ont pas de pensées ni d'activité propres, et même quand ils ont grandi, ils ont la parole difficile, l'intelligence et la mémoire faibles ; ils sont sans volonté, sans énergie, leur esprit peu ouvert et sensible à l'excès conserve les attributs de l'enfance. Dans les cas plus graves, ils sont frappés de bonne heure d'hébétude ou d'imbécillité complète ; le mouvement persiste plus ou moins ; ils font entendre des cris inarticulés, ils rient sans motif, etc.

Les *fonctions des organes des sens* sont, dans les formes graves, complétement abolies. Les enfants semblent se développer normalement ; quand on les examine de plus près, on trouve qu'ils sont privés de la vue et de l'ouïe, les pupilles sont dilatées et réagissent lentement sous l'influence de la lumière. Dans les cas moins graves, il y a seulement de la myopie, de l'asthénopie, du strabisme ; l'ouïe et le goût sont indemnes ou légèrement atteints, de même pour le sens du toucher ; pourtant beaucoup d'hydrocéphaliques avalent avec gloutonnerie même des substances désagréables. La céphalalgie survient ordinairement par accès, elle est plus forte quand il y a ossification et épaississement du crâne (Rilliet et Barthez), et surtout après les excitations morales ou physiques ; on peut la rapporter à une augmentation de la compression cérébrale.

Il y a souvent aussi des désordres de la *motilité*. Les enfants se tiennent difficilement sur leurs jambes, et tombent à la renverse quand on les met debout ; la plupart n'apprennent à marcher qu'après plusieurs années, leur démarche reste chancelante et incertaine ; ils ont la plus grande peine à tenir la tête droite, ils trébuchent ou perdent l'équilibre à chaque pas. Dans certaines formes graves, ils ne peuvent ni marcher, ni se tenir debout, ni se servir des membres supérieurs, et quand ils ne peuvent même pas rester dans la station assise, force leur est de garder constamment la position horizontale. Très-souvent, il y a seulement de l'hémiparésie, ou des parésies de certains membres, ou bien les jambes sont faibles et arquées par suite de la complication fréquente d'hydrorachis; dans les cas que j'ai observés, la contractilité électro-musculaire n'était pas sensiblement altérée. Comme troubles moteurs de cause irritative, on trouve : du strabisme, des contractures, des spasmes de la face ou des membres, du tremblement, des convulsions, et des attaques épileptiformes.

Les organes thoraciques sont d'ordinaire exempts d'altérations. La digestion se fait bien, même dans les cas de gloutonnerie ; les vomissements n'apparaissent qu'après les ébranlements violents de la tête, ou après de la surexcitation ; il y a un peu de constipation. En général, la nutrition demeure très-imparfaite ; les enfants hydrocéphales sont pâles, boursouflés, le ventre est gonflé, les bras et les jambes sont fusiformes, la peau sèche, les muscles flétris.

La *pathogénie* de l'hydrocéphale congénitale est encore obscure sur beaucoup de points. Pendant la vie intra-utérine, les congestions de l'épendyme, qui, d'après Rokitansky, tiennent souvent à des hyperémies des plexus choroïdes, de la pie-mère, et de la substance cérébrale dans le voisinage des ventricules, peuvent donner lieu à une exagération de la sécrétion séreuse dans les ventricules, ainsi qu'à des altérations de l'épendyme et des régions attenantes du cerveau. Le rôle étiologique d'une disposition morbide intra-utérine est appuyé par ce fait, que la même mère peut donner naissance à plusieurs enfants hydrocéphaliques, et que l'ivrognerie chez le père peut être une cause d'hydrocéphale congénitale. Pendant la vie extra-utérine, et même après l'ossification des sutures, l'irritation inflammatoire des parois ventriculaires pourrait provoquer une transsudation séreuse, ce qui s'accorderait avec les réseaux vasculaires, les épaississements et les fausses membranes que montre souvent l'épendyme.

L'hydrocéphale congénitale a une *marche* chronique. Le volume de la tête peut s'accroître d'une manière continue à partir de la naissance ; ou bien il reste stationnaire au même point pendant assez longtemps ; il peut enfin se faire une résorption partielle du liquide, le plus souvent après ossification du crâne déformé. La durée de l'affection est très-variable. Le plus grand nombre des hydrocéphales congénitales emportent les enfants à la naissance ou dans les premières années ; très-peu se prolongent jusqu'à la puberté et très-rarement jusqu'à l'âge mûr.

La mort peut survenir dans les premières années par suite de la compression cérébrale, de la cachexie, par l'inflammation de l'épendyme, des méninges, ou par des maladies fébriles intercurrentes (bronchite, pneumonie, tuberculose, affections intestinales). Rokitansky a observé la terminaison de l'hydrocéphale par perforation du cerveau et de la dure-mère, et issue de la sérosité des ventricules sous le péricrâne et l'aponévrose épicrânienne. D'après lui, les hémorrhagies dans le sac arachnoïdien et dans les ventricules seraient aussi une terminaison fréquente. Elles auraient pour cause le tiraillement des vaisseaux de la dure-mère et de l'épendyme par suite de la distension des ventricules, et les ruptures vasculaires consécutives. Dans la plupart des cas, la mort arrive dans le coma, précédée de convulsions.

Le *diagnostic*, éclairé par l'ensemble caractéristique des symptômes, sera ordinairement sans difficulté. Le rachitisme simple du crâne ne cause pas une déchéance physique et intellectuelle aussi accusée que l'hydrocéphale congénitale ; chez les adultes, il faudra songer à des altérations cérébrales différentes pouvant produire l'hydrocéphale. L'hypertrophie cérébrale avec augmentation de volume du crâne sera presque fatalement confondue avec l'hydrocéphale, surtout chez les adultes, et après l'ossification du crâne. L'absence de rachitisme, le peu de trouble des facultés intellectuelles et de la nutrition, l'apparition précoce de convulsions et d'attaques épileptiformes, parlent en pareil cas plus en faveur de l'hypertrophie cérébrale que de l'hydrocéphale.

Le *pronostic*, d'après tout ce qui précède, ne saurait être favorable. Les guérisons par résorption complète d'épanchements séreux peu considérables, ou par une issue du liquide à travers une perforation des téguments, constituent de très-grandes raretés. Même en cas de résorption partielle, la disposition aux récidives, à de nouvelles hyperémies, laisse subsister tout le danger. Dans sa forme chronique, l'affection n'est que le triste précurseur d'une déchéance physique et morale inévitable.

Le *traitement* se bornera, en général, à suivre les indications rationnelles, en parant aux incommodités les plus gênantes. Les dérivatifs intestinaux, les diurétiques, les absorbants, les révulsifs cutanés énergiques, seraient plus nuisibles qu'utiles, à cause de la nécessité d'en prolonger l'emploi outre mesure. La compression méthodique de la tête, que recommandent Engelmann et d'autres, au moyen de bandes ou de bandelettes agglutinatives, n'a donné aucun résultat ; les bandages trop serrés peuvent même produire des ulcérations. La ponction, conseillée par Conquest et d'autres, se pratique avec un trocart fin, sur le bord de la fontanelle antérieure, dans la suture coronale ; Laugenbeck préfère passer derrière la paupière supérieure, à travers la paroi supérieure de l'orbite, et arriver dans la corne antérieure du ventricule latéral. Mais le plus souvent, les complications inflammatoires de ces opérations en rendraient l'utilité palliative bien illusoire. S'il survient de la méningite après la ponction, le liquide hydrocéphalique devient riche en albumine (Dickinson).

CHAPITRE V

ANÉMIE CÉRÉBRALE

Depuis que Marshall Hall (*Medical Essays*, 1825) a appelé le premier l'attention sur l'anémie cérébrale des enfants, sur cette affection qu'il a nommée *hydrocéphaloïde* (à cause de son analogie symptomatique avec l'hydrocéphale aiguë), et ensuite sur les troubles cérébraux survenant chez les adultes après les pertes de sang considérables, les médecins ont été amenés à considérer de plus près les divers formes et degrés de l'anémie cérébrale. Les données récentes de la pathologie expérimentale, les rétrécissements artificiels des vaisseaux cérébraux, l'excitabilité démontrée du centre vaso-moteur, ont éclairé l'histoire de l'anémie cérébrale, et de certains états passagers ou périodiques d'irritation de l'encéphale.

ANATOMIE PATHOLOGIQUE ET RECHERCHES EXPÉRIMENTALES.

Dans l'anémie cérébrale, les vaisseaux des méninges eux-mêmes sont d'ordinaire vides et sensiblement affaissés; seuls les canaux sanguins de la dure-mère et les gros troncs veineux paraissent plus remplis. Dans quelques cas, l'hyperémie des méninges va avec l'anémie du cerveau. La pie-mère est souvent amincie et transparente, et son tissu contient une quantité notable de sérosité, ainsi que les ventricules. La substance médullaire est d'un blanc mat, et présente sur la coupe peu ou presque pas de points sanguins; la substance grise est d'une blancheur insolite et mal délimitée; le parenchyme cérébral est ordinairement sec et dur, rarement humide et ramolli.

Cet état se rencontre, en règle générale, dans ces cas où l'anémie cérébrale n'est qu'une des manifestations d'une anémie générale. L'anémie cérébrale partielle s'observe dans les lésions en foyer, dans les tumeurs, dans les foyers volumineux d'apoplexie ou d'encéphalite, et dans l'oblitération de certains territoires vasculaires du cerveau, par suite de thrombose ou d'embolie (ischémie). Dans tous ces cas, c'est la compression locale, où les troubles circulatoires limités, qui entraînent l'anémie cérébrale partielle, et souvent celle-ci est compensée par de l'hyperémie dans d'autres parties du cerveau.

Au point de vue expérimental, les dernières recherches de Kussmaul et Tenner ont montré clairement que, si l'on comprime les artères carotides et vertébrales des deux côtés, on peut observer, à travers le crâne trépané, une anémie cérébrale intense par irritation du centre d'innervation vasculaire, avec attaques épileptiformes. L'action toxique de certaines substances, belladone, morphine, chloroforme, ergotine, nicotine, etc., produit aussi, comme nous l'avons dit, la pâleur du fond de l'œil et l'abaissement de la température du crâne, ainsi que l'anémie du cerveau, par irritation du centre vaso-moteur, laquelle s'accompagne, d'après Jolly (*l. c.*), d'augmentation de la pression intra-cérébrale. Enfin, la faradisation du sympathique cervical (Kussmaul), l'excitation de nerfs périphériques (Loven et Nothnagel) et l'irritation électrique ou mécanique des parois de l'estomac (S. Mayer et Pribram), peuvent produire aussi le rétrécissement réflexe des artères et l'anémie cérébrale.

Étiologie.

Comme nous l'avons dit en commençant, c'est Marshall Hall qui a appelé l'attention sur l'anémie cérébrale qui se manifeste chez les enfants par des symptômes graves. On l'observe chez des enfants âgés de quelques mois ou de deux à trois ans, et elle est provoquée par une alimentation vicieuse, insuffisante (enfants sans nourrice), par des diarrhées débilitantes, par des hémorrhagies (circoncision mal faite, médication antiphlogistique intempestive). L'anémie cérébrale n'est alors qu'une dépendance de la déperdition sanguine générale, et tire sa gravité de la faiblesse et de l'irritabilité spéciales du cerveau de l'enfant, et du peu de force de résistance de ces jeunes organismes.

A un âge plus avancé, des états morbides très-divers peuvent causer l'anémie cérébrale. Ce sont, en première ligne, les hémorrhagies abondantes (des poumons, de l'utérus, des intestins, de l'estomac, etc.); on ne sait pas encore au juste si c'est alors le sang raréfié et moins chargé d'oxygène qui devient incapable d'entretenir l'activité normale du cerveau, ou si la pauvreté du sang agit comme cause d'irritation sur le centre vaso-moteur. Outre les hémorrhagies artérielles, l'anémie cérébrale peut être causée par cet état d'épuisement qui succède à la fièvre typhoïde, à la dysenterie, aux affections puerpérales, etc.; par les secrétions abondantes, comme dans l'allaitement répété ou prolongé; par les anomalies ou l'insuffisance de l'hématopoïèse, comme dans la leucémie, la chlorose, la tuberculose, la cachexie paludéenne, etc.

Les fortes irritations du centre de l'innervation vasculaire entraînent aussi, comme nous l'avons vu, un resserrement des artères cérébrales, et l'irritation, comme d'ailleurs dans la plupart des circonstances où les conditions normales de la circulation cérébrale sont troublées, peut se propager jusqu'aux centres voisins, dans la moelle allongée. Ces irritations cérébrales vaso-motrices offrent cette particularité de durer en général fort peu ; il est rare qu'elles se prolongent pendant quelque temps. Comme l'action des nerfs vaso-moteurs s'épuise facilement, l'excitation et l'anémie sont bientôt remplacées par la dépression et l'hyperémie. Pourtant, en raison des retours périodiques du spasme vasculaire, l'anémie peut avoir le dessus pendant un certain temps. Ce qui précède s'applique surtout à l'hystérie, où l'on observe si souvent des signes d'excitation des nerfs vaso-moteurs. Les émotions fortes et soudaines, les causes morales prolongées et dépressives, présentent aussi la même alternative de symptômes (pâleur, vertige, insensibilité des sens, affaiblissement de l'action du cœur, suivis des signes opposés de l'hyperémie). Enfin, comme nous l'avons dit, l'action toxique de certaines substances, l'usage de cigares forts (riches en nicotine), peuvent amener l'excitation du centre vaso-moteur et les signes de l'anémie cérébrale.

Il peut de même se produire, par voie réflexe, des troubles vaso-moteurs et de l'anémie cérébrale passagère, avec des attaques syncopales. Dans la commotion cérébrale, dont nous traiterons plus loin, et dans le *shok*, le traumatisme influence par action réflexe les nerfs vasculaires et entraîne consécutivement l'anémie du cerveau, ainsi que du tégument externe. Dans les affections catarrhales chroniques de l'estomac et des intestins, dans la constipation, on observe quelquefois, surtout chez les individus impressionnables, des symptômes d'irritation des centres vaso-moteurs. C'est ainsi que le *vertige stomacal, vertigo a stomacho læso*, tel que l'ont décrit Trousseau, Brück, Gallicier, Niemeyer, et plus récemment Bradbury (*On vertigo or dizziness*, 1871) et Basch (*Wien. med. Presse*, 1875), se présente avec tous les signes de l'anémie cérébrale. D'après les travaux déjà cités de S. Mayer et Pribram, l'irritation des parois de l'estomac et sa distension forcée par des quantités considérables de liquide produisent une augmentation notable de la tension sanguine et un ralentissement du pouls ; il en serait de même, d'après Bernstein, de l'électrisation des filets terminaux du sympathique dans la région abdominale.

Comme dernière classe d'anémie cérébrale réflexe, je rappellerai ici la pâleur subite, les vertiges, les nausées, le ralentissement du pouls, et les symptômes ultérieurs d'hyperémie que j'ai eu l'occasion d'observer chez des femmes très-nerveuses, par l'application de courants électriques forts, et surtout de courants galvaniques, sur les vertèbres cervicales, et.chez des malades présentant des signes d'irritation spinale, après l'impression douloureuse du courant galvanique sur la peau du dos ou d'autres régions. Circonstances dignes de remarque, surtout pour les nouveau-venus dans l'électricité médicale, qui aiment beaucoup les courants forts.

Symptomatologie.

Les symptômes de l'anémie cérébrale constituent, *chez les enfants*, un état morbide qui rappelle beaucoup l'hydrocéphale aiguë. Dans les formes auxquelles il a donné le nom d'*hydrocéphaloïde*, Marshall Hall distingue un stade d'irritabilité et un stade de torpeur. Dans le premier stade se manifestent des symptômes d'excitation fébrile ; la tête est chaude, la face rouge, la température du corps notablement élevée ; le pouls et la respiration sont ralentis ; il y a une vive agitation, de l'impressionnabilité, une sensibilité exagérée de l'ouïe et de la vue ; le sommeil est court, fréquemment interrompu par des gémissements, des cris, des soubresauts ; le ventre est ballonné ; les selles sont muqueuses et irrégulières. Chez les enfants plus agés, on observe aussi du délire à cette période.

Dans le stade de torpeur, on voit reparaître au premier rang les symptômes propres de l'anémie cérébrale. Les traits sont relâchés, la face remarquablement pâle et froide, les paupières restent à moitié fermées, même si l'on touche les cils ou le globe oculaire ; les pupilles ne réagissent plus ; les organes des sens sont insensibles ; la voix est éraillée ; les fontanelles, chez les jeunes enfants, sont affaissées. Quand le coma se déclare, la respiration devient irrégulière et rare, le pouls fréquent et petit avec des intermittences ; les pupilles se dilatent. La mort arrive après un abaissement progressif de la température de la peau ; la respiration est râlante et de plus en plus ralentie.

Chez les sujets plus âgés, le tableau symptomatique diffère beaucoup, suivant que l'anémie cérébrale est aiguë ou chronique, suivant que des départemenis vasculaires plus ou moins considérables du cerveau sont atteints de spasme ou de paralysie. Dans les anémies cérébrales qui s'établissent rapidement, comme après les hémorrhagies abondantes, après les émotions brusques et violentes, ou par suite des irritations vaso-motrices des hystériques, les traits sont relâchés, la face pâle et froide ; on observe du vertige, des nausées, de l'obscurcissement de la vue, de la perte de connaissance, le relâchement des membres, des soubresauts, de la faiblesse des mouvements respiratoires et des battements du cœur. Ce complexus symptomatique est semblable aux phénomènes observés dans les expériences sur les animaux par Cooper et Kussmaul, et par celui-ci sur l'homme, à la suite de la compression des carotides.

Dans les *anémies par défaut de nutrition*, qui d'ordinaire se développent lentement, on constate, dans les cas légers, des maux de tête fréquents, en forme de migraine, du vertige, des bourdonnements d'oreilles, des éblouissements, de l'affaiblissement des idées, l'horreur du travail intellectuel, une sensibilité exagérée aux impressions extérieures, de la faiblesse musculaire, et du tremblement après les mouvements ; la peau et les muqueuses sont décolorées, l'appétit insignifiant, le sommeil agité et interrompu. Dans les formes plus intenses et plus graves d'anémie cérébrale, il survient des syncopes et des convulsions ; les pupilles sont dilatées et ne réagissent plus ; la respiration et les mouvements du cœur sont ralentis. L'augmentation de l'assoupissement est un signe des plus fâcheux dans l'anémie cérébrale.

Dans quelques cas, les symptômes que nous venons d'énumérer alternent avec ceux qui appartiennent à l'hyperémie. On voit survenir alors une rougeur passagère de la face, des bouffées de chaleur, et le cœur bat avec plus de force. Cela résulte de l'alternance entre le spasme et le relâchement vasculaires, comme on l'observe quelquefois dans le cours des anémies anciennes et intenses.

Citons encore ici la *commotion cérébrale* et le *shok*, dont les symptômes complètent le tableau de l'anémie cérébrale.

La *commotion cérébrale* de cause traumatique s'accompagne de perte de connaissance, d'insensibilité des organes des sens ; les pupilles sont dilatées et réagissent lentement ; les muscles volontaires sont paralysés ; la respiration est lente, profonde ; le pouls irrégulier, avec des retards ; il y a enfin des vomissements. La connaissance peut être recouvrée au bout de quelques heures, rarement après plusieurs jours seulement ; les fonctions des organes des sens, le mouvement et la sensibilité reviennent à l'état normal, et à moins de complications aggravantes, il ne reste plus, et pendant peu de temps, que des symptômes légers, comme de la céphalée et une rougeur de la face modérées, une faible accélération du pouls, et de l'abattement.

L'hypothèse de l'ébranlement traumatique des molécules cérébrales, et l'opinion de Stromeyer que l'anémie cérébrale résulte d'une compression mécanique, ne permettent pas d'expliquer d'une manière satisfaisante les commotions qui durent pendant plusieurs jours. On s'en rend mieux compte, si l'on admet, d'après le résultat des recherches de Nothnagel, que l'irritation mécanique produit un spasme réflexe des artères cérébrales et une augmentation de la pression intra-cérébrale par excitation du centre vaso-moteur. D'après Fischer (*Sammlung klininischer Vorträge* de *Volkmann*), les symptômes de la commotion cérébrale seraient dus à une paralysie réflexe des vaisseaux du cerveau, de la même manière que dans les expériences de Goltz l'irritation mécanique des viscères abdominaux produit le ralentissement et même l'arrêt du cœur, par suite d'une paralysie réflexe des vaisseaux.

L'urine, dans la commotion cérébrale, contient souvent du sucre. Sur 13 cas, Fischer a trouvé 6 fois de la glycosurie; il a observé aussi du diabète insipide; dans des cas plus rares on trouve de l'albumine en abondance, sans éléments figurés dans l'urine. Ces phénomènes ont été éclaircis par les recherches de Cl. Bernard. Quand par la piqûre on produisait une lésion entre les origines du nerf vague et du nerf acoustique (où les travaux de Schiff placent le centre de l'innervation vasculaire du foie), l'urine était abondante et contenait du sucre; si la lésion était située plus haut, l'urine était en petite quantité, et contenait peu de sucre, mais beaucoup d'albumine.

Sous le nom de *shok*, on désigne, d'après Savory, l'influence paralysante d'une lésion nerveuse subite et grave sur l'activité cardiaque. Fischer (*loc. cit.*) en distingue deux formes, une forme éréthique se manifestant avec les symptômes du délire furieux (*Prostration with excitement*, d'après Travers), et une forme torpide caractérisée par l'état syncopal propre à l'anémie cérébrale. La forme éréthique peut passer à la forme torpide, et réciproquement.

Les individus faibles, impressionnables, sont facilement exposés au shok. Les hémorrhagies abondantes en favorisent l'apparition. Les contusions du thorax, de l'abdomen, des testicules et des doigts; la réduction et l'opération des hernies; la cystotomie, etc., y prédisposent particulièrement.

D'après les expériences de Goltz, que nous avons déjà citées, sur la contusion des viscères abdominaux, et les recherches de Bernstein et de Asp, qui virent à la suite de l'irritation des terminaisons centrales du nerf trisplanchnique un ralentissement du pouls et une élévation de la tension sanguine, on est autorisé à admettre que le shok résulte d'une paralysie réflexe des nerfs vasculaires, surtout des nerfs splanchniques (d'après Fischer), consécutive à la commotion traumatique. La stase sanguine considérable dans les veines abdominales et dans leurs anastomoses, l'arrivée d'une grande partie de la masse totale du sang dans les canaux dilatés du tube digestif, par suite de la paralysie reflexe des nerfs vaso-moteurs intestinaux, donnent lieu à l'anémie du cerveau, de la peau, des muscles, et à tous les graves symptômes du *shok*.

Diagnostic et Pronostic.

Chez les jeunes enfants, on peut arriver fatalement à confondre l'anémie avec la congestion cérébrale et avec l'hydrocéphale aiguë ; cette erreur diagnostique entraîne l'emploi des émissions sanguines, des compresses froides sur la tête, des purgatifs et surtout du calomel, et on ne fait ainsi qu'augmenter la gravité de la situation. Le médecin, reconnaissant chez un enfant les symptômes que nous avons énumérés, devra porter spécialement son attention sur les conditions débilitantes antérieures (alimentation vicieuse, insuffisante ; diarrhée persistante et non soignée). On s'informera avec soin des commémoratifs. Si les joues et les membres sont pâles et refroidis, si les paupières sont à moitié fermées et ne répondent pas aux excitations, si les pupilles sont dilatées et réagissent à peine ; s'il n'y a ni strabisme ni symptômes véritablement fébriles ; si la tête est lourde et douloureuse ; s'il y a de la somnolence, de la raucité de la voix, et de temps en temps une toux sèche et déchirante, l'ensemble de tous ces symptômes et l'analyse judicieuse des conditions anamnestiques permettront au médecin prudent d'éviter une erreur diagnostique préjudiciable.

Chez les adultes, les hémorrhagies antérieures, les exsudations ou les sécrétions débilitantes, l'hématopoïèse anormale ou insuffisante, les influences psychiques nuisibles, les intoxications, la pauvreté générale du sang, éclaireront et faciliteront le diagnostic de l'anémie cérébrale. Les troubles gastriques et intestinaux, les commotions traumatiques, seront facilement reconnus, s'il y a lieu, pour les véritables causes de l'anémie cérébrale.

Quant au *pronostic*, dans l'anémie cérébrale des enfants, la diminution de la fréquence du pouls ; le retour d'une respiration plus régulière, de la sensibilité des pupilles à la lumière, de la sensibilité réflexe des paupières, de la chaleur à la peau ; l'observation plus attentive des objets environnants ; l'occlusion plus franche des paupières; l'expression plus animée de la face, seront considérés comme autant de signes de la marche favorable de l'affection ; les mouvements volontaires, la flexion des genoux, les changements de position reparaîtront bientôt après. Mais si, par contre, la somnolence passe au coma ; si la peau se refroidit davantage ; si les yeux s'enfoncent ; si le pouls est rapide, mou, ondulant, si les pupilles sont dilatées et immobiles ; si l'excitabilité réflexe est abolie; si la respiration est irrégulière, intermittente et enfin râlante, on aura tout lieu de craindre une terminaison fatale.

Chez les adultes, le pronostic sera favorable aussitôt qu'on sera en mesure de supprimer les causes de l'anémie cérébrale ; on le pourra dans la plupart des cas. Si l'on se voit dans l'impossibilité d'y parvenir, les chances de salut diminueront beaucoup. En général, l'anémie par défaut de nutrition est plus lente à paraître, mais plus persistante dans ses effets ; par contre, l'anémie provoquée par une irritation nerveuse surgit promptement et disparaît de même. Le pronostic de la commotion cérébrale proprement dite n'est pas le même. Celle-ci peut être promptement mortelle, ou bien (d'après Pirogoff) durer plusieurs semaines. Dans beaucoup de cas, il reste pendant quelque temps de la faiblesse et de la paresse intellectuelle.

Traitement.

Quand on sera fixé sur les causes de la maladie, on devra instituer contre elles, et pour soutenir le système nerveux menacé, un traitement vigilant et énergique. Dans le stade d'excitation, les bains chauds sont très-utiles ; contre les convulsions anémiques, de petites doses d'hydrate de chloral rendent des services ; chez les enfants à la mamelle, on en donne de 0,20 à 0,40 par jour dans un peu de lait de la nourrice ; chez les enfants plus âgés on augmente les doses en raison de l'âge. S'il y a des signes de dépérissement, on fera des applications chaudes sur le ventre, on prescrira une bonne aération ; s'il y a de la diarrhée, on la combattra par la teinture d'opium ; on donnera des stimulants énergiques, un peu de vin rouge, quelques gouttes de cognac ou d'esprit ammoniacal aromatisé avec une gorgée de lait (M. Hall), toutes les deux ou trois heures, et on continuera ces moyens jusqu'à ce que l'amélioration se montre d'une manière positive. Chez les enfants à la mamelle, le lait d'une nourrice jeune et bien portante est une ressource capitale. Les symptômes cérébraux cèdent souvent à ce seul traitement d'une manière surprenante.

Dans l'anémie cérébrale consécutive à de fortes hémorrhagies, on arrêtera la perte de sang et on l'empêchera de se renouveler ; dans beaucoup de cas, on obtiendra un rétablissement rapide en rendant au malade un sang de bonne qualité au moyen de la transfusion. Le plus souvent il est nécessaire de remonter l'activité chancelante du cerveau par des stimulants ; parmi ceux-ci se recommandent les vins forts, le thé chaud, du café fort additionné de rhum, de l'éther acétique sur un morceau de sucre, les préparations ammoniacales et le musc. Dans la syncope prolongée et dans le *shok*, on aura souvent de bons effets de l'excitation faradique du nerf phrénique, quand la respiration est suspendue et que les mouvements du cœur persistent. Il va sans dire que les activités vitales abolies ne sauraient être rappelées par aucune sorte de stimulation. Leur action se borne à exciter artificiellement les centres circulatoires et respiratoires, jusqu'à ce que le cerveau rentre en fonctions et que le sang lui ramène son incitation normale. Dans la commotion cérébrale, il faut éviter les moyens violents (émissions sanguines, applications de glace) ; il suffit ordinairement de stimulants modérés ; Pirogoff emploie le musc.

Dans les formes chroniques, où l'anémie cérébrale n'est qu'un des effets de la pauvreté générale du sang, on s'attaquera à celle-ci. Dans les cas de cette espèce, les moyens corroborants, une nourriture animale, les eaux ferrugineuses, le séjour dans l'air salubre de la campagne, dans les montagnes ; plus tard, l'usage de moyens hydrothérapiques modérés et des bains de mer, donnent de bons résultats. Aux individus très-impressionnables ou débilités, qui ne supportent même pas les sels de fer les plus doux, on donne le fer dialysé, de l'eau ferrugineuse par cuillerées dans la journée ; ou bien on introduit dans les repas une petite quantité de citrate de fer ; le fer se digère le mieux de cette façon.

CHAPITRE VI

INFLAMMATION CÉRÉBRALE, ENCÉPHALITE

Les notions obscures et confuses de l'ancienne pathologie sur l'inflammation du cerveau ont été remplacées à notre époque par des données anatomiques plus rigoureuses, plus positives. Les médecins attribuaient autrefois à l'encéphalite des symptômes d'une grande violence s'abattant sur l'encéphale tout entier, et la confondaient, sous les noms de fièvre cérébrale, de phrénésie, etc., avec l'inflammation des méninges ; on ne l'a distinguée de ces dernières affections qu'au commencement de ce siècle. Un grand nombre d'affections cérébrales, qu'on reconnut plus tard comme inflammatoires ou comme du ramollissement, avaient pour base des troubles locaux de la circulation, ou des oblitérations artérielles. Il fallut longtemps pour qu'on se décidât à rejeter le ramollissement cérébral comme espèce morbide distincte.

Lallemand (*Recherches anat.-path. sur l'encéphale*, 1824) avait constaté l'existence de l'encéphalite primitive dans des observations d'inflammation cérébrale traumatique. Quant aux altérations histologiques de ces processus inflammatoires, Leidesdorf et Stricker (*Zschr. der wien. Ges. d. Aerzte*, nov. 1865) instituèrent plus récemment des expériences, en blessant la substance corticale du cerveau sur des poules ; ils virent apparaître promptement des cellules granuleuses, des fibres en partie de nouvelle formation, remplies de granulations, et des capillaires à parois bosselées et avec tendance à la formation de petites nodosités. Dans les lésions expérimentales de l'écorce du cerveau pratiquées par Tigges (*All. Zschr. f. Psych.*, t. XX, p. 313) sur des lapins, il trouva une prolifération nucléaire dans les cellules nerveuses altérées. Bouchard et Poumeau ont démontré (*Du rôle de l'inflammation dans le ramollissement cérébral*, thèse de Paris, 1866) que l'irritation mécanique du cerveau détermine une prolifération des éléments du tissu conjonctif. Depuis, Hayem (*Études sur les diverses formes d'encéphalite*, Paris, 1868) a tracé un tableau très-satisfaisant de l'encéphalite d'après des expériences sur les animaux et d'après un nombre considérable d'observations cliniques.

L'inflammation cérébrale primitive, dans sa conception actuelle, doit une grande part de progrès aux recherches de Virchow sur l'encéphalite et la myélite congénitales (*Rapport au Congrès des naturalistes à Hanovre*, 1865, et Original *in Virch. Arch.*, t. XXXVIII, janvier 1867, et t. XXXXIV, 4ᵉ partie, 1869). Il résulte de ces travaux que dans le cours de certaines formes d'encéphalite l'irritation du tissu conjonctif interstitiel est le point de départ de l'inflammation, de la prolifération et de la dégénérescence graisseuse des cellules de la névroglie, avec ou sans participation des vaisseaux. La forme parenchymateuse proprement dite de l'encéphalite primitive, c'est-à-dire l'irritation inflammatoire des éléments nerveux du cerveau, a besoin encore d'être étudiée de plus près.

Anatomie pathologique.

L'inflammation du cerveau n'est jamais généralisée ; elle existe toujours sous forme de foyers circonscrits, qui occupent tantôt les couches superficielles, tantôt les parties profondes du cerveau (cérébrite) ou du cervelet (cérébellite). Les foyers, de nombre et de dimensions variables, siégent dans la substance blanche, ou le plus souvent dans la substance grise de l'écorce et des ganglions cérébraux. Si les foyers sont considérables, la substance cérébrale y est imprégnée de liquide, ramollie, tuméfiée, parsemée de taches rouges et d'hémorrhagies capillaires, les circonvolutions sont aplaties, le parenchyme cérébral environnant et les méninges secs et exsangues.

Dans l'*encéphalite congénitale*, qui date quelquefois de la vie intra-utérine, mais qu'on reconnaît seulement plusieurs semaines ou plusieurs mois après la naissance, la lésion consiste, d'après Virchow (*loc. cit.*), dans une métamorphose graisseuse des cellules de la névroglie. Les cellules dilatées et remplies de granulations graisseuses se trouvent surtout dans la substance blanche des hémisphères cérébraux et des cordons de la moelle. Souvent alors le parenchyme n'est pas sensiblement altéré ; dans les cas seulement d'accumulations considérables de globules de graisse, et dans les points les plus malades, on voit à l'œil nu des taches d'un gris-blanchâtre mat, et opaques. La substance blanche est d'un gris-rouge par suite de la réplétion des capillaires ; la substance grise, au contraire, est plus blanche, ce qui est caractéristique. La consistance n'est modifiée que s'il y a altération simultanée de la substance nerveuse, surtout sous forme de ramollissement, et d'ordinaire rien que dans les formes graves de la maladie. On évitera de prendre ces taches pour des produits de la putréfaction *post mortem*, en reconnaissant au microscope les cellules à granulations graisseuses.

Les gaînes vasculaires et les parois capillaires présentent souvent de la dégénérescence graisseuse ; les vaisseaux sont alors d'ordinaire inégalement dilatés, et quelquefois obstrués jusque dans leurs plus petites divisions. Pour Hayem, la transformation graisseuse des cellules de la névroglie n'est inflammatoire que s'il existe en même temps une vascularisation extrême et des cellules à granulations; Virchow prétend, en opposition avec Hayem, que les proliférations vasculaires sont un signe anatomo-pathologique important, si elles existent, mais que leur absence sur le cadavre ne prouve rien contre la nature inflammatoire du processus pendant la vie. L'augmentation de volume, la division nucléaire et même la prolifération cellulaire qui précèdent la métamorphose graisseuse des cellules de la névroglie ; les altérations inflammatoires concomitantes du parenchyme d'autres organes, comme les reins ; la production fréquente du ramollissement cérébral sous l'influence de maladies inflammatoires, comme la variole, la scarlatine, la syphilis : toutes ces circonstances nous portent à considérer l'affection qui nous occupe comme de nature inflammatoire.

Indépendamment du caractère inflammatoire des foyers blancs-grisâtres ou jaunes, on y trouve encore, d'après Virchow, une forme toute spéciale de ramollissement. Il existe notamment dans ces foyers de ramollissement une espèce particulière de corpuscules fusiformes, que l'on peut découvrir aussi par une observation attentive, au milieu de la myéline, dans l'intérieur des tubes nerveux qui n'ont pas été détruits ; ils constituent cette *hypertrophie variqueuse du cylindre d'axe*, telle que Heinrich Müller l'a reconnue le premier sur la rétine dans la néphrite albumineuse. Remarquons encore ici que plus tard H. Müller (*Würzb. med. Zschr*, t. V. p. 75), chez un alcoolique de trente ans, mort de pneumonie avec délire violent, a trouvé, par une observation attentive, outre les lésions déjà mentionnées de la rétine, une dégénérescence graisseuse très-étendue de l'épithélium vasculaire dans la protubérance et le cervelet. Il est incontestable que ces altérations étendues de l'épithélium des artères cérébrales, ainsi que les dilatations et la dégénérescence colloïde des troncs artériels et des capillaires décrits par Wedl autour des foyers d'encéphalites (*Beitr. zur Pathol. d. Blutgefässe*, 2ᵉ partie, 1865), conduisent à des troubles de nutrition, tantôt immédiatement menaçants, tantôt à marche chronique.

D'après Hayem (*loc. cit.*), l'irritation des éléments conjonctifs est également une cause d'inflammation cérébrale ; il survient alors ultérieurement une exsudation dans les éléments irrités du tissu conjonctif (gonflement louche de Virchow), avec propagation aux noyaux, au réticulum amorphe de la névroglie et aux capillaires. Dans un cas d'encéphalite spontanée (*Gaz. méd. de Paris*, nº 7, 1867), Hayem trouva, outre des foyers inflammatoires dans le corps strié et la couche optique, une quantité considérable d'éléments cellulaires ou nucléaires dans le tissu conjonctif interstitiel, et toutes les formes de transition jusqu'aux granulations graisseuses, avec infiltration graisseuse des parois vasculaires. Les exsudats à forte proportion de liquide peuvent présenter les apparences de l'œdème ; les extravasations passagères, avec leurs transformations ultérieures, peuvent offrir des colorations diverses. Hayem distingue en outre dans l'encéphalite interstitielle *une forme suppurée*, celle où l'on trouve des globules purulents et qui est ordinairement aiguë, rarement chronique; *une forme hyperplasique*, qui donne naissance à des éléments indifférents et a le plus souvent une marche subaiguë ; enfin une *forme sclérotique*, où la névroglie se transforme en tissu conjonctif, et qui est presque toujours chronique. Chacune de ces formes peut être limitée à un seul point, ou disséminée, circonscrite ou diffuse, attaquer la substance cérébrale *comme affection primitive*, ou succéder *secondairement* à des altérations des parties voisines.

Les processus inflammatoires d'encéphalite interstitielle que nous venons d'exposer, et leur influence sur les altérations pathologiques de la substance médullaire et de l'écorce, se rencontrent aussi dans plusieurs formes de maladies mentales, et dans les encéphalites des vieillards. C'est ainsi que C. K. Hoffmann (*Viertelj. Schr. f. Psych.*, 1869, 3ᵉ et 4ᵉ parties), chez un individu atteint depuis sa jeunesse d'imbécillité et d'épilepsie périodique, a trouvé la substance grise des lobes frontaux de consistance cartilagineuse, sans trace de cellules nerveuses; dans toute la substance médullaire étaient disséminées des productions d'un rouge clair, dures et luisantes, formées d'un tissu conjonctif serré et rétractile, traversé de nombreux vaisseaux sanguins. Dans l'encéphalite qui se développe à la suite des hypérémies collatérales de l'embolie, et dans l'œdème des régions voisines, Meschede, Meynert et Hoffmann ont montré l'existence d'une hypertrophie considérable avec prolifération du tissu conjonctif dans les substances blanche et grise du cerveau, ainsi que différents degrés d'altération des cellules nerveuses. Toutes les altérations du tissu conjonctif dont nous avons parlé sont évidemment des restes d'encéphalite ancienne.

Aux processus inflammatoires énumérés jusqu'ici succèdent ensuite, plus ou moins rapidement, la division et la résorption de l'exsudat, les métamorphoses régressives et la sclérose, ou bien la suppuration. *Les phénomènes présidant à la résorption* consistent, d'après Virchow, dans la réplétion des cellules préexistantes de la névroglie et des cellules de nouvelle formation par des molécules graisseuses (globules inflammatoires de Gluge); ce processus n'appartient pas en propre à l'inflammation, mais a été vu aussi par Türck dans l'encéphalite avec dégénérescence atrophique du système nerveux central (voy. p. 63). Outre ces corpuscules cellulaires granuleux, on voit souvent aussi des masses plus ou moins arrondies de granulations graisseuses, qui résultent d'une transformation des premiers éléments, ou bien d'une agrégation, sous forme de cellules, de granulations graisseuses isolées. Des productions semblables dérivent aussi des cellules altérées de l'écorce. A mesure que le tissu cérébral et les éléments de l'exsudat dégénèrent davantage, il se forme un ramollissement gris-jaunâtre, pâteux, ou bien des foyers, résultant de la dégénérescence graisseuse des vaisseaux cérébraux, des produits de décomposition d'aspect trouble et laiteux ; c'est l'*infiltration cellulaire de Durand-Fardel*. Cet état est quelquefois indiqué à tort comme de l'*encéphalite chronique*.

Dans le passage de l'inflammation à la *sclérose*, la prolifération des éléments de la névroglie donne naissance à du tissu conjonctif, avec des corpuscules étoilés et fusiformes et des fibrilles. Il en résulte tantôt la formation de membranes d'enkystement, tantôt d'un tissu conjonctif aréolaire, grenu, ou d'épaississements fibreux. La sclérose envahit plus souvent les parties superficielles que les parties profondes du cerveau ; elle atteint, comme nous l'avons montré plus haut, la substance blanche aussi bien que la substance grise, et dans celle-ci elle détermine finalement une atrophie des cellules nerveuses.

Quand l'inflammation cérébrale aboutit à la *suppuration*, le pus se forme de préférence dans la substance médullaire, surtout dans celle des hémisphères cérébraux, et d'après Lebert. (*Virch. Arch.*, t. X), plus souvent à gauche qu'à droite. La substance cérébrale environnante est ramollie, et de plus œdématiée; la partie du cerveau atteinte est gonflée et anémique. Quand le pus arrive jusqu'à la surface du cerveau, la substance corticale est entamée à son tour. Le cervelet, richement pourvu de substance grise, serait, d'après Gintrac (*Journ. de méd. de Bordeaux*, 1867), très-sujet aux abcès. La cavité de l'abcès est arrondie, remplie ordinairement d'un pus épais, verdâtre, inodore, quelquefois fétide, et de débris du parenchyme ; la quantité varie de quelques grammes à 200 grammes et plus ; le volume, de la grosseur d'une fève à celle d'une pomme ; dans des cas rares on trouve un hémisphère entier transformé en une collection purulente. Le foyer purulent est ordinairement unique, quelquefois pourtant il y en a plusieurs. Quand des abcès sont accolés l'un à l'autre, ils restent séparés en général par une cloison de substance médullaire, ou bien ils se réunissent en une cavité irrégulière, à plusieurs loges.

L'abcès diffus du cerveau est en contact immédiat avec la substance cérébrale ambiante qui est ramollie; dans la plupart des cas il s'étend au loin, se fait jour au dehors en provoquant une inflammation des sinus, des méninges; il peut, mais rarement, paraître à l'extérieur à travers la boîte crânienne, ou se déverser, après destruction des parties intermédiaires, dans la caisse du tympan ou dans les fosses nasales ; bien plus souvent l'ouverture se fait dans le sens de la moindre résistance, vers les ventricules cérébraux, et l'issue fatale ne se fait pas attendre.

Dans la plupart des cas (la moitié et même les trois quarts des observations réunies par Lebert, Meyer et Schott) on trouve les abcès du cerveau enkystés. La paroi du kyste est formée d'une membrane très-vasculaire, d'abord mince et molle ; du trentième au soixantième jour, elle devient (d'après Gintrac) beaucoup plus épaisse et résistante, et présente deux ou trois couches ; les plus externes ont une structure cellulo-fibreuse ; les plus internes sont blanches, d'apparence muqueuse. Dans des cas très-rares, la guérison peut s'opérer par la résorption et la calcification partielles de la masse purulente, avec rétraction et disparition de la membrane kystique ; très-souvent la récidive de l'inflammation amène la mort. Quelquefois la membrane, fortement distendue et comprimant les parties voisines, se perfore et le pus fait irruption au dehors ou dans la profondeur.

Étiologie.

Le parenchyme cérébral peut s'enflammer par suite d'influences morbides venues de l'extérieur, ou par des causes d'irritation propres à la cavité crânienne. Dans le premier ordre de causes, on trouve fréquemment : les lésions traumatiques et les commotions du crâne (l'otite a été notée dans un quart des cas d'abcès du cerveau), l'érysipèle suppuré de la face et du cuir chevelu, l'action des températures élevées (insolation), etc. La cérébrite est tantôt primitive, tantôt secondaire ; dans ces dernières formes les méninges participent presque toujours à l'affection.

Parmi les causes internes si fréquentes de l'inflammation cérébrale, le système vasculaire a, directement ou indirectement, une part considérable. Ici se placent les dégénérescences graisseuses et calcaires des vaisseaux cérébraux, les altérations épithéliales étendues des artères cérébrales (H. Müller), les oblitérations par des caillots migrateurs, le transport de molécules septiques, infectieuses (comme dans la pyoémie, la fièvre typhoïde, les affections puerpérales, la morve), l'action toxique de certains métaux (mercure et plomb). Les inflammations cérébrales liées aux extravasations, aux néoplasmes, sont aussi produites par des désordres circulatoires et des troubles de nutrition. Il faut citer encore, d'après Virchow, parmi les causes internes d'irritation conduisant à l'encephalite interstitielle et à la métamorphose graisseuse des cellules de la névroglie, les processus inflammatoires qui surviennent chez les enfants nés de parents syphilitiques ou varioleux. Mentionnons enfin les altérations conjonctives interstitielles qu'on trouve dans les maladies mentales, et dont il a déjà été question.

L'encéphalite s'observe à tous les âges. On la rencontre dans les premiers temps de la vie : dans l'adolescence et dans l'âge mûr, l'otite et les causes infectieuses, contagieuses et toxiques que nous avons énumérées sont la source la plus ordinaire de l'encéphalite et de ses conséquences ; dans la vieillesse, ce sont les maladies du système vasculaire qui en donnent le plus fort contingent. Ces affections, ainsi que les lésions traumatiques du crâne, étant plus fréquentes chez les hommes, on s'explique la prédilection de l'inflammation cérébrale et des abcès pour le sexe masculin. Il n'est pas rare de rencontrer plusieurs foyers (les uns anciens, les autres récents), ce qui montre la disposition de l'encéphalite aux récidives.

Symptomatologie.

L'inflammation cérébrale présente dans ses symptômes, dans sa marche, les aspects les plus divers. L'invasion, le siége, l'extension de la maladie, l'hypérémie ou l'anémie cérébrale concomitante, les gonflements œdémateux autour du foyer principal, les particularités individuelles provenant de l'excitabilité des centres nerveux, de l'âge, de la constitution, l'existence de complications, toutes ces circonstances font que l'expression symptomatique de l'encéphalite affecte les formes les plus variées.

Cette variabilité dans la succession et dans l'intensité des symptômes a fait adopter certains types qui correspondent aux formes les plus importantes de l'encéphalite, sans exclure un grand nombre de variétés. Telles sont la *forme méningée*, caractérisée par des symptômes d'excitation fébrile avec dépression consécutive ; la *forme comateuse*, caractérisée par la prompte apparition et la persistance de l'assoupissement, l'immobilité et la dilatation des pupilles, les convulsions, l'abolition précoce de l'activité musculaire, et la terminaison fatale ; la *forme paralytique*, qui se manifeste, dans les foyers circonscrits, par l'extension des paralysies aux extrémités, à une moitié du corps, par les troubles de la marche, de la parole, de l'intelligence, sans phénomènes graves d'irritation ; la *forme apoplectique*, le plus souvent mortelle après une marche foudroyante, avec perte de connaissance et paralysie subites ; enfin la *forme épileptique*, qui débute, surtout chez les enfants et les femmes, par des convulsions, des attaques éclamptiques, et aboutit, après des retours passagers de la connaissance, à la généralisation des paralysies. Toutes ces formes ne représentent en réalité que la persistance et l'aggravation des différents stades de l'encéphalite, avec prédominance de certains symptômes d'irritation et de dépression ; elles sont, au surplus, d'un intérêt scientifique moindre que les expressions symptomatiques, qui permettent la localisation de l'affection dans des parties déterminées du cerveau, et que nous indiquerons plus loin.

L'étude des *signes pathognomoniques spéciaux* comprend des troubles fonctionnels graves et profonds du système nerveux. La *céphalée* est un symptôme initial très-fréquent, mais non constant, de l'encéphalite ; elle est quelquefois particulièrement violente dans les formes consécutives à des lésions traumatiques ou à l'otite, sans toutefois fournir aucune indication précise quant au siége du foyer. Les *troubles des facultés psychiques* varient beaucoup suivant la marche et les formes de la maladie. Dans les formes aiguës, on observe surtout une altération précoce de la connaissance, du délire et de la sommolence ; à la dernière période survient ordinairement un coma profond. Les encéphalites à marche chronique laissent très-rarement les facultés intellectuelles intactes ; dans la plupart des cas il y a une atteinte progressive de l'intelligence, avec les états les plus divers, depuis la perte de la mémoire jusqu'à l'imbécillité complète. Les troubles de la parole sont tantôt le signe d'une paralysie de la langue, tantôt de nature aphasique, dans certains foyers circonscrits.

Les *troubles de la motilité* affectent également une très-grande variété de formes. Au début, il y a ordinairement prédominance de symptômes partiels d'irritation ; des spasmes cloniques (tremblement) ou toniques dans les muscles d'une moitié du corps, d'une extrémité, d'une moitié de la face, du strabisme convulsif, bien plus rarement des convulsions générales (surtout dans la formation d'abcès du cerveau). La fréquence et l'intensité des symptômes convulsifs témoignent du caractère de gravité de l'affection. Les troubles paralytiques qui viennent ensuite sont souvent entremêlés aux troubles convulsifs. Les paralysies se montrent en général d'assez bonne heure, marchent ordinairement des extrémités vers le tronc, peuvent être complètes ou incomplètes, et affectent souvent la forme de l'hémiplégie. Avec un peu d'attention, on distinguera facilement la contracture de la paralysie des muscles de la face ; dans les lésions du facial dans l'aqueduc de Fallope, par suite d'otite, ces symptômes sont d'origine périphérique.

La *sensibilité* est souvent augmentée au début. Outre la céphalalgie que nous avons déjà mentionnée, on observe des douleurs névralgiques dans les membres, et de l'hyperesthésie cutanée sur quelques points. Il y a très-souvent une sensation de froid, des démangeaisons, des fourmillements, de l'engourdissement des extrémités. Plus tard on constate des anesthésies plus ou moins complètes, ordinairement combinées avec des paralysies du mouvement. Les anesthésies complètes et persistantes dépendent des foyers d'encéphalite et des dégénérescences atrophiques secondaires de certaines régions du cerveau, comme nous l'avons montré plus amplement à propos des symptômes analogues de l'aploplexie cérébrale.

Ces différents états s'accompagnent d'un *mouvement fébrile* plus ou moins intense. L'accélération du pouls et de la respiration, l'élévation de la température, sont en raison de l'intensité du processus inflammatoire, ou bien, s'il y a augmentation de la compression cérébrale, on observe un abaissement au-dessous de la normale. Les nausées, les *vomissements* violents que l'on voit au début, disparaissent par la suite; la langue est chargée, l'appétit perdu, comme en général dans toutes les maladies fébriles. La déglutition peut être entravée au début par le spasme des muscles du pharynx, et plus tard complétement abolie par suite de leur paralysie. Il y a très-souvent une constipation opiniâtre, rarément de l'incontinence des matières fécales ; du côté de la vessie, on observe de la rétention ou de l'incontinence d'urine. Le relâchement des sphincters, les lésions du décubitus, l'asphyxie, font également partie des symptômes ultimes du dépérissement général.

Conformément aux formes principales que nous avons signalées plus haut, les symptômes de l'encéphalite peuvent offrir encore d'autres dissemblances. Dans l'*encéphalite spontanée*, les signes de l'état de congestion du cerveau, tels que la céphalée, les vertiges, la somnolence, le délire, les soubresauts légers, les nausées, etc., peuvent traîner en longueur, jusqu'à ce qu'un embarras sensible de la parole, le strabisme, les crampes des muscles de la face et des extrémités, l'aggravation du coma, l'apparition de convulsions, la perte de connaissance et les lésions hémiplégiques persistantes témoignent de l'atteinte sérieuse du cerveau. Dans l'*encéphalite traumatique*, les symptômes portent le plus souvent le cachet de la méningite. D'après Bruns (*Handb. d. prakt. Chir.*, t. I, 1854), c'est la méningite qui domine dans les cas aigus, fébriles, avec violents symptômes d'irritation; c'est l'encéphalite, au contraire, dans les formes chroniques, à peu près apyrétiques, avec des symptômes latents ou passagers.

Dans beaucoup de cas, des symptômes qui faisaient croire à une lésion cérébrale légère, aboutissent au bout d'un temps assez long à une explosion subite et mortelle des désordres cérébraux.

L'encéphalite consécutive à une otite est précédée des caractères significatifs de l'affection locale. La douleur d'oreille, l'otorrhée purulente, l'inflammation du conduit auditif externe, les lésions du tympan, la perte de l'ouïe, devancent les symptômes de l'inflammation encéphalique, qui a d'ordinaire une marche insidieuse, et dans laquelle, outre la substance cérébrale, il y a souvent participation des méninges et des canaux sanguins. Un mal de tête violent, les vomissements, le délire, la fièvre avec frissons, les soubresauts, et plus souvent les crampes et les paralysies des muscles de la face ou même des extrémités, l'hémiplégie, se prolongent pendant un temps plus ou moins long ; puis surviennent le coma et la mort. L'existence *d'abcès au cerveau* a été constatée par Rud. Meyer (*Zur Pathologie des Hirnabscesses*, diss. inaug., Zurich, 1867), 28 fois sur 86 cas de carie du rocher ; d'après lui, ils se forment beaucoup plus fréquemment du côté droit, et de préférence dans le cerveau. Quant à la relation entre le siége de la lésion osseuse et celui du foyer de suppuration, Toynbee a montré le premier que le conduit auditif externe tient sous sa dépendance le sinus latéral et le cervelet, la caisse du tympan le cerveau, et le labyrinthe la moelle allongée ; pourtant il y a des exceptions à ces règles.

Les *abcès du cerveau* consécutifs à l'inflammation chronique des muqueuses de l'appareil auditif ou des fosses nasales, aux lésions du crâne, aux commotions cérébrales violentes ou aux foyers de suppuration de différents organes, s'annoncent par une céphalalgie intense, correspondant au siége de l'affection, par un fort mouvement fébrile, par des convulsions fortes et fréquentes, ordinairement avec perte de connaissance ; viennent ensuite l'assoupissement et des symptômes d'une lésion en foyer du côté de la motilité. D'après R. Meyer, les abcès, dans les cas typhoïdes à marche chronique, présentent au début un stade d'acuité (durant de huit à quatorze jours), une période latente plus longue, et un dernier stade ordinairement court, correspondant à l'accroissement du foyer. On n'a pas observé chez l'homme de guérison spontanée des abcès du cerveau ; elle ne pourrait avoir lieu que par une opération chirurgicale donnant issue au pus vers l'extérieur. Par conséquent, la résorption complète et la cicatrisation en cinquante jours des foyers purulents, obtenues expérimentalement par Flourens, sont sans valeur pour la pathologie cérébrale.

Quant au siége de l'encéphalite et aux symptômes correspondants, voici ce qui résulte des observations les plus récentes. *Dans l'encéphalite ou les abcès des lobes antérieurs* (par suite de traumatisme, d'ozène) la céphalalgie frontale est fréquente; il y a des troubles de la connaissance et des facultés intellectuelles, des convulsions, des parésies des extrémités du côté opposé, quelquefois de l'aphasie. *Dans l'encéphalite des parois de la scissure de Sylvius* et de leurs voies de communication avec les régions frontale et pariétale, l'aphasie est le symptôme le plus saillant. *L'encéphalite des ganglions moteurs* se manifeste par des troubles de l'intelligence et des contractures, et ensuite par des symptômes de paralysie d'une moitié de la face et du corps. *Dans l'encéphalite des tubercules quadrijumeaux,* l'amaurose survient de bonne heure (l'examen ophthalmoscopique, d'après Galezowski, est d'abord négatif, et montre ensuite une atrophie des nerfs optiques); dans un cas d'inflammation du nerf optique, Türck trouva de l'encéphalite des corps genouillés.

L'*encéphalite du pédoncule cérébral* donne une paralysie de l'oculo-moteur du même côté, des altérations du mouvement et de la sensibilité dans les extrémités du côté opposé, et des troubles de la vue par les lésions concomitantes des racines du nerf optique. L'*encéphalite de la protubérance* est très-rarement de nature inflammatoire; le ramollissement y résulte ordinairement de l'athérome et de l'oblitération de l'artère basilaire, et produit une hémiplégie du mouvement et de la sensibilité de forme apoplectique ou à invasion progressive, avec des troubles des sens, de la dilatation des pupilles, de l'embarras de la parole et de la respiration. Forget et Meynert ont décrit des abcès de la protubérance. La sclérose avec hypertrophie de la protubérance s'observe d'après Larcher (*Essai sur la pathol. de la protubér. annulaire*, Paris, 1867) plus souvent chez les sujets jeunes, la sclérose avec atrophie, plus souvent chez les vieillards. Elle cause une diminution de l'intelligence, allant jusqu'à l'imbécillité, et un affaiblissement de la motilité, mais jamais de paralysie. L'*encéphalite du cervelet* se traduit par une céphalalgie occipitale violente, des vomissements, de l'incertitude des mouvements, des convulsions générales et du tétanos des muscles de la nuque; ces derniers symptômes, joints à l'absence de signes d'une lésion en foyer, indiquent un abcès du cervelet.

Parmi les *terminaisons de l'encéphalite,* la *guérison* complète est de la plus grande rareté. La cicatrisation constatée dans quelques cas à l'autopsie s'accompagne naturellement d'une rétraction du parenchyme, dont l'évolution entraîne à son tour la perte des activités cérébrales. La plupart des cas d'amélioration ne conduisent qu'à un rétablissement très-relatif. La guérison spontanée n'étant pas prouvée chez l'homme, les abcès du cerveau ne pourront être guéris exceptionnellement que par l'ouverture et l'écoulement du pus au dehors. Dans un cas de mort rapporté par J. Russel (*Med. Times*, nov. 1870), et dans un cas de guérison de Scholz (*Berl. klin. Wschr.* n° 42, 1872), l'encéphalite, après une hémiplégie du même côté et de l'aphasie, s'était terminée par l'écoulement du pus à travers une perforation de la voûte du crâne.

La terminaison ordinaire de l'inflammation cérébrale est la mort. Celle-ci est causée par l'extension des lésions cérébrales, par la compression et l'anémie consécutives au gonflement œdémateux, ou par des complications, telles que la méningite, l'hémorrhagie, les épanchements de sérosité, l'ouverture de l'abcès dans les ventricules ou dans la cavité de l'arachnoïde, l'hypostase, les gangrènes de décubitus, etc., circonstances qui viennent provoquer ou précipiter le dénoûment fatal. La mort arrive, suivant les cas, de la première à la quatrième semaine. L'*encéphalite chronique* consiste, comme nous l'avons dit, dans la marche lente de l'affection, avec les troubles connus des facultés intellectuelles et de la motilité.

Diagnostic et Pronostic.

La période latente, souvent assez longue, des symptômes initiaux, la multiplicité des formes, l'absence de symptômes caractéristiques, peuvent apporter les plus grandes difficultés dans le diagnostic de l'encéphalite. Une observation suivie et l'apparition de troubles plus accentués des activités cérébrales aideront à distinguer l'encéphalite des affections à symptômes analogues. L'hypérémie cérébrale, la fièvre typhoïde débutant sans diarrhée, se reconnaîtront facilement, l'une à son développement et à sa disparition rapides, l'autre à la marche de la température et aux circonstances ultérieures. La question est surtout de distinguer les formes aiguës de l'encéphalite d'avec la méningite et l'apoplexie, et les formes chroniques d'avec les abcès et les tumeurs du cerveau.

La méningite est d'autant plus difficile à différencier de l'encéphalite que les deux affections sont souvent réunies, et offrent une assez grande analogie dans leurs symptômes. A la méningite appartiennent la fièvre et les symptômes d'irritation violents du début, l'excitation des fonctions sensoriales, l'atteinte ordinairement égale des deux moitiés du corps, ainsi que les paralysies plus rares et différées jusqu'à 'la dernière période de la maladie; dans l'encéphalite rentrent, au contraire, l'importance moindre du mouvement fébrile, l'apparition précoce de convulsions partielles, ordinairement limitées à une moitié du corps, de contractures et de paralysies. L'hémorrhagie cérébrale est très-difficile à distinguer de la forme apoplectique de l'encéphalite. Mentionnons comme signes diagnostics d'une valeur relative, que dans l'hémorrhagie les symptômes atteignent leur maximum dès le début, pour s'amender peu à peu ; tandis que le contraire arrive dans l'encéphalite (Rostan); que dans celle-ci la perte de connaissance est moins complète, les convulsions et les contractures d'un côté du corps sont beaucoup plus fréquentes et plus graves, les paralysies moins accentuées et moins persistantes. De plus, dans l'inflammation cérébrale, le pouls est d'ordinaire, dans les premiers jours, très-fréquent et irrégulier, et il peut y avoir de l'hyperesthésie cutanée, signes qui manquent dans l'apoplexie.

Les abcès du cerveau ont en commun avec les tumeurs les symptômes de compression cérébrale et d'inflammation autour du foyer. Ici le diagnostic devra s'appuyer sur l'étiologie et sur la marche de la maladie. Lorsque après des traumatismes (fractures du crâne, dénudations ou lésions du périoste), et de fortes commotions cérébrales, il survient au bout de peu de jours des troubles de la connaissance et de la motilité, aboutissant, après des rémissions plus ou moins longues, à des convulsions et à des paralysies localisées, on est en droit de conclure à un abcès du cerveau. (R. Meyer, *loc. cit.*). Les inflammations chroniques du rocher, de l'écaille du temporal, de la muqueuse nasale, les inflammations aiguës de la face, l'existence de foyers de suppuration dans l'abdomen ou dans les poumons ou d'affections du système vasculaire, enfin l'apparition d'une forte fièvre et de frissons, seraient, d'après Meyer, plutôt en faveur d'un abcès que d'une tumeur. Si dans une affection de l'appareil auditif il survient des symptômes de foyer, se terminant par la mort au bout de trois à quatre septenaires, on a toute raison d'admettre un abcès du cerveau du côté de l'affection auditive.

La gravité du *pronostic* ressort de l'exposition que nous avons faite des formes et des terminaisons de l'encéphalite. Les cas qui rentrent dans les formes méningée, comateuse ou apoplectique peuvent se terminer promptement par la mort, en raison de l'intensité de la lésion cérébrale ou par suite de complications. Dans les circonstances rares où les malades survivent, la grande tendance aux récidives reste pour eux une menace incessante. On a vu l'encéphalite traumatique guérir dans plusieurs cas, sans doute parce qu'il s'agissait de cerveaux jusqu'alors indemnes. La méningo-encéphalite consécutive à l'otite se termine d'ordinaire promptement par la mort ; et même quand une augmentation de l'otorrhée atténue les symptômes cérébraux, il reste à l'état latent une lésion qui peut provoquer par la suite des exacerbations fatales. D'une manière générale, le pronostic est moins défavorable chez les sujets jeunes et robustes que chez les gens âgés.

Traitement.

Après avoir passé en revue les diverses formes et terminaisons de l'encéphalite, il est inutile de s'étendre longuement sur le rôle minime qui revient à la thérapeutique. Contre les symptômes initiaux du processus inflammatoire, dans l'encéphalite traumatique, dans les formes méningée ou apoplectique, une médication antiphlogistique active trouvera son emploi. On aura recours aux applications froides, aux émissions sanguines, aux dérivations intestinales, mais on s'abstiendra de la saignée.

S'il y a des signes d'encéphalite consécutive à une otite, outre les cataplasmes et les injections tièdes non irritantes, on prescrira des laxatifs légers, et s'il y [a de violentes douleurs et de l'insomnie, des narcotiques à petite dose. Ceux-ci sont contre-indiqués s'il y a des signes de compression cérébrale ; de même pour les émissions sanguines, quand il s'agit de sujets débilités, tuberculeux ou scrofuleux. Dans les états diathétiques, on a obtenu à plusieurs reprises de bons effets de l'iodure de fer ; il n'en peut être ainsi que dans des cas où le processus inflammatoire est peu avancé. S'il y a des menaces de dépression, on essayera des affusions froides. Dans les abcès traumatiques du cerveau, lorsque toutefois on peut les diagnostiquer et songer à une intervention chirurgicale, on n'a que des résultats bien insuffisants pour proposer l'opération. L'intervention chirurgicale peut être assez bien supportée si le cerveau était sain auparavant, surtout chez les individus jeunes et robustes ; d'ailleurs, l'existence d'un abcès enfermé dans le crâne comporte des dangers tout aussi grands ; mais d'autre part, vu la grande difficulté de préciser le siège de l'affection, on n'admettra la trépanation qu'en présence de certains symptômes graves, tels que l'aphasie, ou s'il y a de l'irritation par enfoncement du crâne. Dans un cas d'abcès traumatique du cerveau (Tübingue, 1867) Renz a obtenu la guérison par l'aspiration du pus au moyen d'un trocart fin.

CHAPITRE VII

EMBOLIE ET THROMBOSE CÉRÉBRALES.

A la suite de l'encéphalite et de ses conséquences, il faut placer l'étude de ces états pathologiques qui procèdent de l'obstruction des vaisseaux cérébraux, et n'ont rien des inflammations essentielles, mais consistent seulement dans des altérations de texture mécaniques et nutritives, et qui pourtant, par leur marche et par leurs conséquences, ont beaucoup de points de contact avec l'encéphalite proprement dite. S'il est vrai que depuis Galien on sait que l'obturation des vaisseaux sanguins a les plus graves conséquences pour les organes intéressés, et peut même causer subitement la mort, il était réservé cependant aux recherches cliniques et expérimentales de notre époque de démontrer toute l'importance de l'oblitération des vaisseaux cérébraux, qui se présente, en raison de l'organisation élevée du cerveau humain, avec une grande multiplicité de symptômes, ceux-ci subissant l'influence évidente et du mode de développement et du siége de l'oblitération vasculaire.

ANATOMIE PATHOLOGIQUE ET RECHERCHES EXPÉRIMENTALES.

Dans l'embolie cérébrale, formée ordinairement par un caillot venu du cœur ou des grosses artères, il se produit d'abord de l'anémie (ischémie) sur le parcours des rameaux issus du tronc oblitéré ; cette anémie peut être masquée en partie par la stase veineuse concomitante. Le renforcement du courant sanguin dans les autres vaisseaux peut aboutir promptement, dans les cas favorables, à une circulation collatérale suffisante ; ou bien, par la persistance de l'ischémie et l'augmentation de la pression sanguine collatérale, il se fait une hypérémie compensatrice des régions voisines, des transsudations séreuses, des extravasations plus ou moins appréciables, des hémorrhagies capillaires.

C'est du centre de la région ischémiée que se développe ordinairement la nécrobiose de la substance cérébrale. Le parenchyme est ramolli et l'on y trouve déjà, au bout de quelques jours, des amas considérables de corps granuleux et de cellules granuleuses. La métamorphose régressive des tubes et des cellules nerveuses présente,

suivant les proportions de la matière colorante du sang et des corpuscules graisseux interposés, une teinte rouge, jaune ou blanche.
Le foyer embolique peut en outre provoquer des processus inflam-
toires périphériques, qui, de même que l'encéphalite primitive,
comptent parmi leurs terminaisons le ramollissement du parenchyme, l'enkystement, les abcès ou la sclérose. Lorsque ces états
inflammatoires secondaires ont une certaine intensité et une certaine
durée, il arrive parfois que les vaisseaux oblitérés succombent aussi
à l'inflammation, ou bien, au contraire, qu'ils redeviennent perméables ; et si l'on ne trouve pas alors dans d'autres organes des lésions
capables de nous éclairer, on ne saurait faire avec certitude le diagnostic différentiel avec l'inflammation cérébrale primitive (voy.
Bamberger, *Würzb. Verh.*, t. VI, 1856).

Dans les embolies très-fréquentes de l'artère sylvienne, qui fournit
pour la plus grande partie aux ganglions centraux et à la substance
médullaire ambiante, les foyers de ramollissement de ce département vasculaire produisent non-seulement des lésions des centres
moteurs, mais aussi de la substance médullaire située derrière le
noyau lenticulaire, et qui sert à la transmission de la sensibilité. Si
les troubles secondaires de la circulation sont peu graves, ils entraînent dans cette région des désordres moins profonds et d'une
guérison plus facile. On trouvera sur ce sujet de plus amples détails
dans les questions analogues que soulève l'apoplexie (voy. p. 64).

Dans les accidents locaux, ou *thrombose autochthone de la carotide
et des artères cérébrales*, consécutive aux altérations inflammatoires
ou spécifiques des tuniques vasculaires, aux affections cachectiques
ou diathésiques ou à des compressions locales, un thrombus obstruant complétement la lumière du vaisseau et l'accès de ses branches peut provoquer des foyers de ramollissement. De même, l'oblitération des veines cérébrales, la thrombose des tissus, peuvent être
suivies de l'inflammation ou du ramollissement du cerveau ; nous
en avons traité plus longuement dans ce qui précède (voy. p. 15-16).

Des recherches expérimentales sur l'embolie cérébrale ont été faites
surtout par Magendie (*Leçons sur les phénom. physiques de la vie*,
1857), Virchow (*Gesammte Abhandlungen*, 1856), Panum (*Virch.
Arch.*, 1862), Cohn (*Klinik d. emb. Gefäss-Krankh.* 1860), Prévost
et Cotard (*Études physiol.*, etc., Paris, 1866), Leidesdorf et Stricker
(*Vierteljschr., f. Psych.* 1867) ; suivant la quantité et la nature de la
substance injectée, il y a eu une attaque apoplectiforme promptement
mortelle, des convulsions et des crampes tétaniques avec dépression
consécutive, de la difficulté et de la lenteur de la respiration, des

spasmes des muscles respirateurs, de l'insensibilité de la conjonctive avec conservation de la sensibilité de la cornée ; tels sont, en résumé, les symptômes caractéristiques que l'on a considérés ensuite comme les signes d'une interruption brusque de l'afflux artériel et d'une stase capillaire dans une moitié du cerveau, comme les accidents pathologiques qui en résultent chez l'homme et qui rattachent l'embolie au ramollissement cérébral.

Étiologie.

La source la plus commune de l'oblitération des artères cérébrales par des bouchons emboliques est dans les *maladies de l'endocarde* et des valvules. De même que les lésions artificielles de la paroi interne du cœur et des vaisseaux amènent des coagulations, comme dans les expériences de Virchow, Notta et Meinel, de même les processus inflammatoires ou athéromateux de l'endocarde ou des valvules cardiaques provoquent des caillots fibrineux qui peuvent, ainsi que des fragments de la valvule ramollie ou des concrétions calcaires, être projetés jusque dans les fines artères du cerveau. Sur 65 cas d'embolie cérébrale rassemblés par Gerhardt (*Jenaische Zschr.* I, 1864), 53 provenaient d'une endocardite gauche, dont 42 des valvules du cœur gauche, et 11 des parois du ventricule ou de l'oreillette. D'après Sperling (*Centralbl.* n° 57, 1872), sur 500 cas d'endocardite observés à l'institut pathologique de Berlin, il n'y avait qu'un seul cas d'endocardite exclusivement pariétale, toujours la valvule était prise en même temps. La proportion des lésions était pour les valvules droites 10 p. 100 ; pour les valvules gauches 90 p. 100 ; pour la valvule mitrale seule 52 p. 100 ; et avec d'autres lésions 85 p. 100 ; pour l'aorte seule 15 p. 100, et avec d'autres lésions 43 p. 100 ; pour la valvule mitrale et l'aorte ensemble 23,6 p. 100. La fréquence de l'embolie comme complication fut de 29 p. 100 dans les cas observés (3 p. 100 provenant du cœur droit, 26 p. 100 du cœur gauche). Après les reins et la rate, c'est le cerveau qui est le siége le plus fréquent de l'embolie (20 p. 100).

Après les oblitérations provenant de l'endocardite, les autres causes de l'embolie cérébrale sont : des *granulations graisseuses* émanant de foyers de suppuration (E. Wagner) ou d'artères atteintes de dégénérescence graisseuse dans la maladie de Bright (H. Müller), l'obstruction des plus petites artères cérébrales par l'*accumulation des globules blancs* dans la pyémie (Rokitansky), dans la leucémie (Ranvier et Thudichum), ou par du pigment dans la fièvre intermittente (Virchow, H. Meckel, etc.). En outre, l'embolie peut être formée par différents *corps étrangers* introduits dans le système vasculaire, tels que des parcelles de matière cancéreuse, tuberculeuse, puriforme, gangréneuse, ou celles qui proviennent de la myocardite perforante, des vésicules d'échinocoques, de tumeurs syphilitiques débouchant dans les cavités cardiaques (Oppolzer) etc.

La *thrombose artérielle*, qui prédispose à la formation d'embolies, peut être produite elle-même par l'athérome sénile des artères, qui, avec l'affaiblissement général du courant sanguin, favorise le dépôt de concrétions sur les parois vasculaires. Les troubles de nutrition des parois vasculaires, la dégénérescence graisseuse des artères cérébrales dans la pyémie, dans les affections puerpérales, le scorbut, l'alcoolisme chronique, les exsudats d'origine syphilitique de la carotide (*Virchow, Bristowe*), des artères de la base et des artérioles du cerveau, peuvent également donner lieu à la formation de thrombus, et à la projection de particules ou de corpuscules graisseux formant embolie.

Dans l'inflammation et la suppuration de la paroi interne des veines par suite de phlébite et de pyémie, ou bien lorsque l'inflammation et l'exsudation se propagent de la tunique adventice à la tunique interne, ou encore dans certains états diathésiques ou certains traumatismes, on observe une *thrombose veineuse* qui peut conduire à l'embolie par la séparation et le transport de particules de différente nature.

En dehors des causes d'embolie que nous venons d'énumérer, *certains vaisseaux* sont particulièrement prédisposés, *par leur situation anatomique*, à recevoir des caillots obturateurs. Parmi les gros vaisseaux de la tête, la carotide gauche, en raison de son long parcours et de son trajet rectiligne (Buhl), et de la direction oblique à gauche et en arrière qu'elle affecte en quittant la crosse de l'aorte Hyrtl), est très-exposée aux embolies. Parmi les artères cérébrales, la plus grande fréquence, d'après Erlenmeyer (*die Embolie der Hirnarterien*, 1867), est pour l'artère sylvienne (45, 7 pour 100); viennent ensuite la carotide interne (25, 7 pour 100 avec prédominance marquée pour le côté gauche), puis les artères cérébrale profonde, basilaire, vertébrale, très-rarement l'artère du corps calleux.

Il résulte d'observations récentes et attentives *que les rapports anatomiques de l'artère lésée avec les vaisseaux voisins* ont une influence considérable sur les accidents de l'embolie. D'après Cohnheim (*Untersuchungen uber die embolischen Processe*, Berlin; 1872), s'il existe une anastomose artérielle, celle-ci se chargera de ramener le sang dans les capillaires dépendant de l'artère oblitérée, et fera ainsi compensation. Mais si l'embolie atteint une artère terminale, éloignée de toute anastomose, le sang reste stagnant dans le parcours ultérieur de cette artère, dans les capillaires et les veines qui en dépendent, jusqu'au moment où le sang, parti des veines où la circulation est restée libre, revient dans les veines interceptées et remonte de là dans les capillaires et dans la partie de l'artère située au delà de l'embolus. Par l'action prolongée de la stase sanguine sur la paroi vasculaire, celle-ci devient apte à se laisser traverser par les éléments solides du sang. Ainsi, dans le département d'une artère terminale atteinte d'embolie, il se fera non-seulement une nécrose, mais aussi un épanchement rapide et abondant de globules sanguins hors des vaisseaux, et de là des infarctus hémorrhagiques.

En raison du mode de distribution des vaisseaux dans le cerveau, il arrive que l'obstruction d'une artère a des conséquences différentes, suivant que des artères terminales y sont ou n'y sont pas comprises. Heubner (*Berlin. Centralbl. f. med. Wiss.* n° 52, 1872) a déterminé, par de nombreuses injections, les départements à la nutrition desquels préside chacune des artères cérébrales ; il en résulte que la ceinture vasculaire formée à la base par le cercle artériel de Willis et les principaux troncs du cerveau envoie aux ganglions centraux et à la partie contiguë du mésocéphale des branches qui se distribuent, comme de véritables artères terminales, et *sans aucune anastomose*, *à des régions parfaitement distinctes*. L'enceinte vasculaire de l'écorce est formée au contraire de branches des artères cérébrales qui, dans le réseau qu'elles dessinent dans la pie-mère, communiquent encore fréquemment entre elles, et qui nourrissent l'ensemble de l'écorce cérébrale et de la substance médullaire voisine par des ramuscules qui se détachent à angle droit. Ces dispositions anatomiques différentes expliquent la rareté des embolies et des ramollissements de l'écorce, comparés aux mêmes affections dans les centres moteurs ; elles font comprendre aussi la prédominance des embolies dans le département de l'artère sylvienne, qui nourrit les ganglions centraux, la substance médullaire adjacente, les lobes frontal et pariétal ; elles expliquent enfin pourquoi il y a si souvent en pareil cas des troubles du mouvement, de la sensibilité, et des troubles de la parole, dont nous nous occuperons bientôt.

Comme *causes accidentelles* de la déchirure des thrombus et des oblitérations vasculaires subites, il faut citer les excitations psychiques, et surtout les secousses physiques et les efforts qui peuvent se produire chez beaucoup de malades dans les changements de position, dans la défécation, dans la toux, etc. Quant à l'influence du sexe, il y a une plus grande prédisposition du sexe masculin ; elle trouve sa source dans la plus grande fréquence de l'endocardite, des affections du cœur et des vaisseaux chez les hommes, ainsi que dans leur genre de vie plus fatigant. L'embolie cérébrale s'observe rarement avant l'âge de vingt ans ; c'est dans la période de vingt à quarante ans qu'on en observe le plus grand nombre de cas; de là jusqu'à soixante ans sa fréquence va toujours en diminuant.

Symptomatologie.

L'embolie des artères cérébrales se manifeste ordinairement d'une manière brusque ; les symptômes prémonitoires tels que le mal de tête, le vertige, la dyspnée, appartiennent plutôt à la maladie primitive. Le malade s'affaisse subitement, souvent au milieu de convulsions ; la face et la tête sont pâles et froides ; la connaissance est partiellement ou complétement perdue, mais elle revient ensuite au bout de peu de temps, ou seulement de quelques heures. Après le retour de la connaissance, les troubles du mouvement, de la sensibilité, des organes des sens et de la parole, apparaissent plus nettement. Il y a une *hémiplégie* du côté opposé à l'embolie, par conséquent beaucoup plus souvent à droite qu'à gauche, hémiplégie ordinairement incomplète, accompagnée de parésies des muscles respirateurs de la face, de *troubles* plus ou moins considérables *de la sensibilité* (pour plus de détails, voy. p. 75 à 77), avec intégrité des mouvements de la langue. Dans un cas relaté par Joffe (*Vierteljschr f. Psychiat. I. H.* 1867) de maladie mentale, suite d'embolie des artérioles du cerveau, avec insuffisance mitrale, il y eut pendant la vie une analgésie très-nette, avec dégénérescence amyloïde des grandes cellules des cornes antérieures.

Parmi les *troubles des sens*, l'hémiopie et l'amaurose unilatérale avec hémiplégie alterne sont des signes caractéristiques. Elles sont produites par des extravasats dans le nerf optique et par l'embolie de l'artère centrale de la rétine du côté correspondant ; on constate à l'ophthalmoscope la pâleur de la pupille et l'absence de pulsations dans les artères de la rétine. Celles-ci sont minces, les veines plus épaisses à la périphérie, la macula entourée de petites hémorrhagies. L'amaurose embolique peut précéder de plusieurs jours l'embolie cérébrale (comme chez un malade de Landesberg, *Gräfe's Archiv.*, t. XV, 1869; chez un malade de Jackson (*Ophthal. hosp. reports*, IV, 1865) atteint d'affection cardiaque, une hémiplégie gauche subite apparut seulement deux ans après une amaurose embolique de l'œil droit. Dans un cas de Peltzer (*Berl. klin. Wschr.*, n° 17, 1872), l'amaurose subite (sans attaque apoplectiforme et avec des résultats négatifs à l'examen ophthalmoscopique) tenait à un embolus qui avait été projeté d'une caverne gangréneuse dans l'artère basilaire, et avait provoqué ultérieurement des foyers de ramollissement dans la couche optique et les tubercules quadrijumeaux.

Un autre phénomène caractéristique de l'embolie cérébrale est l'*aphasie*, cette lésion particulière de la faculté du langage, ordinairement avec conservation de l'intelligence et des mouvements de la langue, qui a donné lieu à tant de discussions depuis quelques années. La question du siége central de la formation du langage est d'un haut intérêt clinique, car c'est seulement dans un nombre considérable d'observations pathologiques minutieuses et d'autopsies qu'on peut trouver les matériaux capables de faire la lumière dans l'obscurité de nos connaissances physiologiques sur ce point, ce qu'on ne saurait attendre de l'expérimentation.

Comme le démontre une revue de la littérature ancienne (en prenant pour guide les *Præcepta* de J. Frank), les troubles du langage désignés sous le nom d'*alalie* étaient déjà connus des médecins aux dix-septième et dix-huitième siècles, et l'on savait alors parfaitement distinguer la perte de la parole de la perte de la voix (aphonie). Ce que plus tard, au commencement de ce siècle, Gall avait vaguement pressenti, Bouillaud le premier (*Arch. génér.*, 1825) le formula en termes scientifiques, lorsqu'il plaça le siége de la faculté du langage dans les lobes cérébraux antérieurs. Andral, Gratiolet et d'autres rejetèrent cette localisation ; Dax père la retint pour l'hémisphère gauche ; Broca enfin, ainsi que Charcot, entreprirent sur la nature de l'aphasie de nouvelles recherches, pour lesquelles un vaste champ leur était ouvert dans les hôpitaux de Paris. Le résultat de ses études sur cette question a été formulé par Broca dans ces termes : que l'aphasie réside dans une lésion du lobe frontal gauche, et de la partie postérieure de la troisième circonvolution frontale.

Notre époque a fourni un appoint considérable à l'étude clinique et anatomique de l'aphasie. Au point de vue clinique, on a mieux apprécié les différentes formes et les nuances de l'aphasie, sa liaison avec l'hémiplégie du mouvement et de la sensibilité, et son apparition par suite d'embolie, de ramollissement ou d'autres lésions du cerveau, dans la fièvre typhoïde, les exanthèmes aigus, l'érysipèle, la maladie de Bright, le diabète, l'hystérie, la catalepsie, l'épilepsie, etc. Il n'est pas rare que l'affection se montre d'une manière passagère dans le cours des maladies cérébrales, et passe alors inaperçue. D'autres fois l'aphasie est un symptôme intermittent, mais plus souvent elle persiste.

Suivant les différents degrés d'intensité de l'aphasie, les malades perdent la faculté de désigner avec justesse les objets environnants, de dire exactement leur nom ou celui de leurs connaissances ; ils altèrent les mots, intervertissent les syllabes, ou répondent à toutes les questions par certaines phrases stéréotypées, ou par des fragments de mots, tandis que d'eux-mêmes ils répètent machinalement des vers ou une prière appris autrefois. Dans d'autres cas, les aphasiques intervertissent les syllabes même en lisant, ainsi qu'en écrivant sous la dictée, tandis qu'ils peuvent transcrire exactement, après les avoir bien considérés, les mots écrits qu'on leur met sous les yeux. Tantôt c'est l'adaptation de mots ou de caractères aux idées qui est perdue ; tantôt, au contraire, c'est l'adaptation des idées aux mots ou aux caractères. Dans les formes graves, les troubles de l'entendement, ainsi que le désaccord entre les idées et les sensations objectives témoignent du désordre des facultés intellectuelles.

Les lésions des circonvolutions frontales dans l'aphasie ont été démontrées depuis quelques années par un grand nombre d'autopsies. La valeur anatomique de ces faits n'est infirmée ni par la conservation du langage après des lésions traumatiques ou pathologiques bien constatées des lobes antérieurs, ni par le cas de Cruveilhier qui trouva chez une idiote de douze ans, parlant distinctement, une atrophie congénitale des lobes antérieurs. Dans les premiers de ces cas, on n'a jamais reconnu au microscope la destruction complète de toutes les parties actives des lobes antérieurs ; dans le cas de Cruveilhier, il y avait conservation de la moitié postérieure et transversale de la troisième circonvolution frontale gauche, ainsi que d'une partie considérable du lobe antérieur droit.

Outre les lésions du lobe frontal et des parties voisines du lobe pariétal, on trouve parmi les observations amassées dans la littérature médicale un nombre considérable de cas où l'insula et ses environs étaient, à eux seuls, ou en même temps que le lobe antérieur, le siége d'un foyer d'apoplexie ou d'encéphalite avec aphasie. Sur les cinquante cas d'aphasie recueillis par Lohmeyer (*Langenb, Arch.*, t. XIII, 1872) la troisième circonvolution frontale étant atteinte trente-quatre fois, et dans les seize autres cas l'insula, les lobes médian ou postérieur étaient seuls malades. La plupart des cas tenaient à une embolie de l'artère sylvienne gauche ; on trouve des affections de l'hémisphère droit dans les cas anciens de Peter, Abercrombie et Bateman, ainsi que dans les observations plus récentes de Voisin, dans les miennes et celles de Finkelnburg.

Un examen critique des observations et des autopsies d'aphasie, recueillies par les auteurs, ainsi que des miennes, démontre que les lésions rencontrées dans les parties du cerveau dont il s'agit s'accordent parfaitement avec les notions topographiques précises qu'on a acquises récemment sur la distribution des artères cérébrales. Comme l'a démontré Heubner (*loc. cit.*), l'artère sylvienne, dans les premiers centimètres de son parcours, alimente pour la plus grande partie les ganglions centraux et la substance médullaire voisine ; la même artère fournit ensuite à l'insula qu'elle traverse, et se divise alors en plusieurs branches qui portent le sang artériel : les deux premières, aux deuxième et troisième circonvolutions frontales ; la troisième et la quatrième, aux circonvolutions centrales et pariétales dirigées vers la convexité du cerveau, ainsi qu'aux circonvolutions temporales voisines.

Par conséquent l'arrivée de plusieurs embolus, ou d'un embolus se divisant en plusieurs fragments, se compliquera de lésions dans les **différents** territoires ressortissant à l'artère sylvienne ; c'est ce qu'on trouve en effet dans les formes les plus graves (avec lésions des ganglions cérébraux et des parties de substance médullaire indiquées avec plus de détails p. 65) ; ce sont alors des hémiplégies du mouvement et de la sensibilité, jointes à une aphasie prononcée (par suite de la lésion concomitante du lobe de l'insula ou de ses connexions avec les lobes antérieur et moyen). Dans les formes plus légères, quand l'embolie est d'une intensité et d'une étendue moindres, les centres du mouvement et de la sensibilité restent indemnes, et l'aphasie se produit seule par suite des lésions emboliques de l'insula, ou lorsque celle-ci est touchée par des tumeurs des lobes antérieur et moyen.

Les résultats concordants des recherches anatomiques et cliniques démontrent que *chez l'homme la formation du langage a pour siége central la région comprenant le lobe de l'insula et ses connexions avec le lobe frontal et les circonvolutions centrales et pariétales.* Dans les formes et les degrés divers de l'aphasie, la lésion peut porter sur les parties profondes ou les parties superficielles du siége du langage ; l'affection peut occuper la région de l'insula, le lobe frontal, ou ces deux points à la fois ; ou bien ceux-ci sont intacts, et le trouble du langage peut provenir, comme l'ont montré les autopsies, d'une lésion de la partie corticale des circonvolutions centrales et pariétales.

Popham et Ogle ont distingué une *aphasie amnestique*, par oubli des mots comme symbole de la pensée, et une *aphasie ataxique*, par perte de là coordination dans les muscles qui président à l'articulation du langage ; c'est là une division trop artificielle pour être admise dans tous les cas. Il est plus vraisemblable et plus rationnel de supposer qu'une fonction aussi complexe que celle du langage a sa source dans l'action combinée de parties importantes du cerveau ; l'abolition ou l'affaiblissement de leurs manifestations fonctionnelles agiraient sur la formation du langage dans le cerveau, comme agit du côté de la moelle l'interruption de la transmission des excitations sensitives et motrices dans des portions lésées plus ou moins considérables de la substance grise.

La prédominance des lésions de l'hémisphère cérébral gauche dans l'aphasie doit être rapportée, d'après Leyden, à l'arrivée plus facile du sang dans la carotide gauche ; d'après Gratiolet, à la formation embryonnaire antérieure de l'hémisphère gauche (ce que conteste Carl Vogt) et de la musculature du côté droit du corps. Sur huit cents cerveaux, Boyd (*Philos. transact.*, V, 151, 1861) trouva presque sans exception l'hémisphère gauche plus lourd que le droit (environ 1/8 d'once) ; le poids spécifique de la substance grise, d'après Bastian, est plus élevé dans l'hémisphère gauche que dans l'hémisphère droit.

L'aphasie par suite de lésion primitive de l'hémisphère droit s'observerait, d'après Ogle (*Med. chir. transact.*, V, 54, 1871), chez les gauchers. Sur 100 cas d'hémiplégie avec troubles du langage, trois fois la paralysie siégeait du côté gauche, et ces trois malades étaient gauchers. On a trouvé aussi, d'après Broadbent et Ogle, dans les cerveaux de deux gauchers, les circonvolutions plus développées du côté droit (une fois dans les lobes frontal et pariétal seulement, l'autre fois dans tout l'hémisphère), tandis que dans la règle ce sont les circonvolutions du côté gauche qui affectent la plus grande complication. D'autres circonstances sont encore à considérer ici, comme le prouve un cas de Finkelnburg, où l'hémiplégie gauche compliquée d'aphasie avait pour cause une influence nocive partie du côté gauche, un effort exagéré de la main gauche. D'après toutes les données acquises jusqu'à présent, on doit accorder à l'hémisphère gauche la part plus importante, mais non pas un rôle exclusif, comme organe central de la formation du langage.

Après cette longue discussion, justifiée par l'importance exceptionnelle du langage et de ses altérations pathologiques, nous allons examiner les complications et les terminaisons de l'embolie cérébrale.

Parmi les *complications*, on compte l'embolie bilatérale et la coexistence de l'embolie cérébrale avec des embolies d'autres artères. Dans
les observations que renferme la littérature moderne d'embolie cérébrale bilatérale (se produisant rarement d'emblée, mais presque toujours en plusieurs attaques), on a noté des attaques épileptiformes,
une perte passagère de la parole, une paralysie d'une moitié et rarement des deux moitiés du corps, la respiration précipitée et convulsive, une anesthésie unilatérale de la conjonctive avec sensibilité
normale de la cornée (observations de Gerhardt, d'accord avec les
faits expérimentaux de Panum). Dans un cas d'Erlenmeyer (*loc.
cit.*) l'embolie cérébrale double avait présenté toutes les apparences
de la paralysie générale progressive.

La complication d'embolies dans d'autres artères se révèle par les
symptômes propres aux différents cas, mais qui n'existent pas toujours. L'*embolie de la crurale* se manifeste par l'absence de pulsations et la paralysie subite du membre inférieur (surtout des extenseurs de la cuisse, avec perte de la contractilité électro-musculaire),
ainsi que par la gangrène, qui succède ordinairement à l'arrêt du
courant sanguin ; l'*embolie de l'artère splénique*, par la tuméfaction
subite et douloureuse de la rate ; l'*embolie de l'artère rénale*, par
l'hématurie et l'albuminurie; l'*embolie de l'artère mésentérique*,
diagnostiquée pour la première fois par Oppolzer, par l'hémorrhagie
intestinale subite et la douleur abdominale. L'*embolie des capillaires
de la peau*, sous forme de taches de roséole isolées ou groupées, disparaissant incomplétement à la pression, peut survenir aussi à la
suite de l'embolie cérébrale (comme dans un cas que j'ai décrit dans
la livraison de novembre du *Wien. Rundschau*, 1863).

La *terminaison* des troubles morbides de l'embolie cérébrale dépend de l'intensité et du siége des lésions. Quand l'extravasat se
résorbe promptement et que le bouchon artériel disparaît par fragmentation, avant que le cerveau n'ait subi des atteintes profondes ;
quand les grosses artères seules ont été obstruées, et que le cercle
artériel de Willis a pu rétablir promptement la circulation collatérale; quand l'anémie des parties du cerveau atteintes n'a pas été
portée trop loin, alors les désordres dépendant de la lésion cérébrale
et les troubles du langage pourront rétrocéder. Dans l'embolie de la
carotide interne (qui se manifeste par la perte de connaissance, l'hémiplégie du côté opposé, souvent par de fortes attaques convulsives
ou épileptiformes, par des symptômes d'anémie, du collapsus, avec
ralentissement du cœur et de la respiration), les signes d'hypérémie
passive et de gonflement du parenchyme peuvent ne pas se montrer,

quand le rétablissement de la circulation collatérale ne tarde pas au delà de 24 à 28 heures.

La marche est moins favorable dans l'embolie siégeant au delà du cercle artériel de Willis (on n'y observe des crampes épileptiques que dans l'obstruction de plusieurs vaisseaux, comme dans les expériences de Panum) ; ici la circulation collatérale ne se rétablit pas aussi facilement, il y a presque toujours formation de foyers de ramollissement. Dans les cas les plus favorables, il se forme un kyste ou une cicatrice, avec paralysie persistante du mouvement et de la sensibilité, et trouble de la parole et des facultés psychiques.

Diagnostic et Pronostic.

Le diagnostic de l'embolie cérébrale et sa distinction des affections cérébrales à symptômes analogues offrent quelquefois de grandes difficultés ; le diagnostic différentiel peut échouer complétement, par suite de cette circonstance particulière, qu'on ne peut préciser nettement les conditions pathogéniques. Ainsi, dans l'hémorrhagie cérébrale, les déchirures affectent les branches de l'artère sylvienne qui se distribuent aux ganglions centraux, et les mêmes ramifications vasculaires sont aussi le siége de prédilection des embolies ; l'athérome, qui aboutit si souvent à l'hémorrhagie cérébrale, n'est pas non plus sans donner lieu à des bouchons migrateurs.

De même, parmi les signes cliniques, un petit nombre seulement a une valeur diagnostique. L'apparition préalable de l'hémiopie ou ultérieure d'une amaurose embolique subite, avec hémiplégie alterne ; la persistance de l'aphasie dans ses différentes formes après une attaque apoplectiforme ou convulsive, ainsi que la combinaison de l'aphasie avec une hémiplégie du mouvement et de la sensibilité frappant ordinairement le côté droit ; la paralysie des deux moitiés du corps après plusieurs attaques d'apoplexie, et l'apparition de l'aphasie lorsque la paralysie vient à se manifester du côté droit : tous ces symptômes appartiennent à l'embolie cérébrale, et non à l'apoplexie ordinaire. Le diagnostic de l'embolie cérébrale arrive à une grande probabilité, quand les attaques apoplectiformes, en l'absence des prodromes et des signes propres à l'hypérémie cérébrale, apparaissent chez des sujets jeunes ou adultes, chez lesquels on reconnaît avec certitude la préexistence d'affections rhumatismales de l'endocarde ; ou aussi, d'après Gerhardt, quand des attaques épileptiformes se montrent chez des cardiaques (surtout après plusieurs affections emboliques), avec paralysie d'une ou des deux moitiés du corps, la respiration précipitée, des crampes étendues, à siége variable, et avec persistance plus longue de la sensibilité sur la cornée que sur la conjonctive.

Les affections emboliques d'autres organes contribuent peu à nous éclairer dans la recherche de l'embolie cérébrale. L'embolie des artères splénique ou rénale peut exister sans symptômes physiques caractéristiques, ou s'observer comme conséquence de troubles de la circulation ou d'altérations profondes du sang. L'obstruction des artères des extrémités ne facilite pas toujours le diagnostic, lorsque plus tard apparaissent des symptômes apoplectiformes. Ainsi, dans un cas que j'ai observé (*Ueber Embolie als Folge von Herzerkrankungen, Wien. med. Halle*, n° 16-23, 1862), chez un homme de trente-cinq ans atteint d'affection cardiaque, il était survenu à la suite d'un effort une embolie de l'artère brachiale gauche (absence du pouls à la radiale gauche, aspect cadavérique du membre supérieur gauche, sensation d'un cordon dur, allongé, très-douloureux près du creux de l'aisselle, battements nets au-dessus de ce point) ; le malade était en voie d'amélioration quand il succomba environ deux mois après, à une attaque d'apoplexie. A l'autopsie on trouva, outre des végétations de la mitrale et des valvules aortiques, des embolies de l'artère brachiales gauche, de l'artère sphénique et de l'artère rénale droite ; mais comme cause de la mort, au lieu de l'embolie cérébrale que l'on s'attendait à voir, ce fut une vaste apoplexie intra-méningée.

L'embolie pigmentaire des capillaires cérébraux (fièvre intermittente apoplectique) se reconnaîtra à l'apparition d'accidents comateux et convulsifs, au gonflement de la rate, et à l'existence antérieure d'accès pernicieux de fièvre intermittente.

Le pronostic de l'embolie cérébrale est grave. Dans l'embolie des grosses artères, la circulation collatérale peut, il est vrai, se rétablir promptement, l'embolus se résorber, le vaisseau redevenir perméable, et les paralysies elles-mêmes peuvent guérir. Mais la maladie primitive qui a donné lieu à la formation et à la migration de l'embolus laisse subsister pendant la convalescence le danger de nouvelles embolies. Souvent aussi, par suite des altérations du parenchyme cérébral qui ont eu le temps de se produire, il reste des troubles de la motilité et des facultés intellectuelles.

Traitement.

En raison de l'état des organes de la circulation, un traitement corroborant sera en général indiqué. Dans les attaques légères, on se contentera de prescrire le repos, des compresses froides sur la tête, et une boisson rafraîchissante. S'il se manifeste des symptômes d'irritation, de stase veineuse, on emploiera la glace, à l'intérieur de la digitale et des dérivatifs intestinaux; chez les sujets jeunes et forts, on pourra même appliquer des sangsues. S'il y a menace de collapsus, on pourra pendant peu de temps faire usage des stimulants.

Quand l'amélioration fait des progrès, on peut aider à la guérison progressive de l'aphasie et de l'amnésie en faisant apprendre avec persévérance au malade des mots courts et usuels, et par des exercices d'écriture. J'ai montré sur deux cas, en 1862 (*loc. cit.*), les bons effets des courants d'induction bien modérés sur les membres paralysés par suite d'embolie; Gerhardt recommande aussi la faradisation dans les paralysies du même genre. Dans les lésions traumatiques du crâne, l'aphasie peut d'après Lohmeyer (*loc. cit.*) céder à la trépanation. Dans un cas de Sayre (*Hammond, Treatise on diseases of the nerv. syst.* 1872), chez un individu devenu aphasique à la suite d'un coup sur la région temporale gauche, la trépanation et l'enlèvement d'une esquille portant sur la partie postérieure de la circonvolution frontale (laquelle?) avaient été suivis du retour de la parole.

CHAPITRE VIII

ATROPHIE CÉRÉBRALE

Les troubles de nutrition, succédant dans le cerveau aux processus destructifs que nous venons d'étudier, apoplexie, encéphalite, embolie, œdème, méningite, exercent sur le parenchyme cérébral une influence délétère, et en provoquent l'atrophie. Ces formes secondaires de l'atrophie ne sont en réalité que les terminaisons d'états morbides antérieurs, localisés dans l'encéphale. Les lésions sont beaucoup plus graves et plus étendues quand l'atrophie cérébrale procède de causes générales, ce qui se rencontre surtout dans les affections congénitales, héréditaires et constitutionnelles.

Anatomie pathologique.

L'atrophie cérébrale présente dans ses formes et ses degrés des différences notables, suivant l'âge des sujets, le développement de la maladie et les états morbides qui lui ont donné naissance. *L'atrophie cérébrale infantile* peut dater de la vie intra-utérine, ou constituer une atrophie de développement (agénésie cérébrale de Cazauvielh) remontant à l'époque où s'effectue le développement du cerveau et du reste de l'organisme. On trouve ici, comme lésion caractéristique, l'obliquité du crâne, qui présente un côté rétréci, déformé et épaissi par la soudure précoce des os (Virchow), l'atrophie de l'hémisphère cérébral correspondant, avec dépérissement des circonvolutions. L'atrophie s'étend aussi ordinairement aux ganglions centraux, et plus ou moins aux pédoncules, aux pyramides et aux cordons antéro-latéraux. Les parties cérébrales atrophiées paraissent ordinairement plus dures, rarement plus molles, les substances corticale et médullaire sont décolorées et parsemées de petites collections aqueuses.

A l'extrémité opposée du groupe des atrophies il faut placer *l'atrophie cérébrale sénile.* A un âge avancé, il se produit, comme phénomène physiologique, une diminution du volume du cerveau, par suite d'une disparition partielle du tissu conjonctif interstitiel, avec une diminution moins prononcée des éléments propres du parenchyme, une pigmentation abondante des cellules corticales, une dégénérescence graisseuse et pigmentaire des parois vasculaires, et l'apparition de corpuscules amyloïdes. Cette dégénérescence sénile se manifeste par l'atrophie centrale des ganglions cérébraux et des fibres nerveuses attenantes. Après l'hémorrhagie, l'encéphalite, etc., la substance cérébrale est atteinte ordinairement de sclérose en foyers.

L'atrophie cérébrale qui se produit aux différents âges de la vie, à la suite de plusieurs *affections primitives à processus destructif*, est tantôt partielle, limitée à un seul côté, tantôt complète, générale. L'atrophie cérébrale partielle atteint une partie de la substance médullaire du cerveau, avec une rétraction cicatricielle du parenchyme, qui s'étend plus loin vers la périphérie; ou bien l'atrophie, partie de son foyer primitif, suit le trajet anatomique des fibres à travers les pédoncules, la protubérance, les pyramides, jusqu'au côté opposé de la moelle épinière; ou bien encore on trouve une lésion croisée dans les parties supérieures, comme une atrophie d'un des hémisphères du cerveau et de l'autre hémisphère du cervelet.

Dans l'*atrophie généralisée*, la partie la plus compromise est ordinairement la substance médullaire des deux hémisphères cérébraux. Les circonvolutions des lobes frontaux sont inégalement amincies, les sillons plus profonds et plus larges, la substance médullaire, d'un gris-jaunâtre, est plus dure et plus compacte, l'écorce est amincie, d'une teinte gris-pâle, les cellules corticales sont gonflées et atteintes de dégénérescence amyloïde. La consistance de la masse cérébrale est sensiblement accrue, surtout au voisinage des ventricules ; ceux-ci sont dilatés, plus riches en sérosité, l'épendyme est granuleux, recouvert de productions verruqueuses de tissu conjonctif. Dans les formes les plus avancées, la substance cérébrale, par suite de la prolifération du tissu conjonctif interstitiel, présente la dureté du cuir, et, par suite de la rétraction des produits développés dans les circonvolutions, on note sur les coupes un aspect froncé. Les canaux vasculaires sont dilatés, en raison de l'hypérémie et de la rétraction du tissu ambiant, et par suite la substance médullaire et le corps strié sont parsemés de petits trous (*état criblé* de Parchappe et Durand-Fardel).

L'intérêt pathologique est plus grand pour l'atrophie cérébrale qui accompagne les maladies mentales, et notamment la *folie paralytique*. C'est dans celle-ci qu'on trouve, d'après les pesées de Parchappe et Meynert, comme dans la forme la plus intense des maladies psychiques, la *perte de poids la plus considérable* pour le cerveau. L'atrophie affecte principalement les lobes frontaux, où la perte de poids est le plus marquée dans les deux sexes ; le cervelet alors reste indemne, tandis que c'est l'épilepsie qui s'accompagne de la plus forte diminution de poids pour le cervelet. Dans les cas d'imbécillité avec paralysie, où Rokitansky avait déjà découvert l'hypérémie avec prolifération du tissu conjonctif dans l'écorce cérébrale, Wedl montra (*Sitzb. der. Wien. Acad. de Wiss*, 1859) dans les vaisseaux de l'écorce une prolifération nucléaire et une hypertrophie de la tunique adventice, avec lésions des veines et des capillaires correspondants ; phénomènes plus fréquents et plus admissibles que les multiplications vasculaires indiquées plus tard par L. Meyer. Les troubles secondaires de la circulation et de la nutrition expliquent également les altérations pathologiques des cellules de l'écorce observées par Tigges, Meschede, etc. (prolifération nucléaire, gonflement, dégénérescence ou sclérose). Dernièrement, Lubimoff (*Virch. Arch.* t. LVII) a trouvé aussi des altérations dans les ganglions, ainsi qu'autour des noyaux du facial et de l'hypoglosse.

Étiologie.

Parmi les causes qui amènent le plus fréquemment des troubles graves de nutrition avec atrophie consécutive de la substance cérébrale, il faut citer les *affections locales à processus destructif*. Un grand nombre des atrophies infantiles que l'on désigne comme de l'agénésie, doivent être considérées comme résultant d'affections intra-utérines, hémorrhagie, encéphalite, hydrocéphale externe et interne, ce que semblent prouver les désordres que l'on rencontre dans les ganglions et dans les ventricules. Des secousses physiques ou des émotions violentes pendant la grossesse sont, dans quelques cas, la cause première des maladies du fœtus. Chez les enfants âgés de quelques années (comme dans une observation de Virchow), une chute peut déterminer une compression d'un côté du crâne, suivie de convulsions et d'atrophie d'un hémisphère. L'atrophie cérébrale chez les vieillards faibles d'esprit peut avoir aussi pour point de départ, comme nous l'avons démontré plus haut, les lésions destructives qui succèdent ordinairement, à un degré plus ou moins prononcé, à l'apoplexie, à l'encéphalite, etc.

Les atrophies cérébrales qu'on rencontre aux différents âges de la vie ont très-souvent pour causes des inflammations de la pie-mère (en raison de l'atteinte grave des réseaux vasculaires destinés à l'écorce cérébrale), des foyers d'hémorrhagie, d'encéphalite, des troubles de nutrition consécutifs à la thrombose et à l'embolie, des hydrocéphales chroniques, des tumeurs volumineuses. L'*atrophie cérébrale* qui s'observe quelquefois *sous l'influence de plusieurs causes altérant la nutrition générale* (alcool, opium, plomb, syphilis) devrait être rapportée aux lésions des petites artères du cerveau dont nous avons déjà parlé souvent, et aux troubles de nutrition qui en sont la conséquence. Les *lésions des nerfs périphériques* entraînent souvent aussi une atrophie consécutive des parties centrales correspondantes. C'est ainsi que Gudden a trouvé sur des animaux, après excision préalable des circonvolutions cérébrales antérieures, une atrophie des pyramides correspondantes. On a montré chez l'homme, dans les affections de la rétine et du nerf optique, une atrophie des tubercules quadrijumeaux, et dans les affections de la moelle, une dégénérescence des fibres nerveuses jusque dans le cerveau.

Il faut enfin comprendre dans l'étiologie l'*atrophie cérébrale qui survient dans les maladies mentales*, surtout dans la paralysie progressive des aliénés. D'après Rokitansky, c'est à l'hypérémie et aux proliférations consécutives du tissu conjonctif que sont dues les altérations morbides de l'écorce cérébrale, ce que confirment aussi les infiltrations cellulaires trouvées par Wedl et Lockhart-Clarke dans les vaisseaux du cerveau et de la moelle; mais d'un autre côté, l'affection dont il s'agit consiste, suivant les médecins aliénistes français, dans une inflammation de l'écorce cérébrale (périencéphalite diffuse chronique); suivant L. Meyer, dans une inflammation cérébrale chronique

interstitielle ; suivant d'autres enfin, l'atrophie cérébrale et l'état
mental auraient leur source dans la septoméningite et l'épendymite
avec transsudation séreuse. Nous traiterons plus loin d'une complication fréquente, la dégénérescence grise de la moelle (Westphal).

Symptomatologie.

Selon Bichat, toute inégalité de poids et de volume entre les deux
hémisphères devait altérer l'intégrité des facultés intellectuelles.
Par une singulière coïncidence, on trouva précisément chez Bichat,
qui était mort jeune après une brillante carrière, ce défaut de conformation très-prononcé, puisqu'un de ses hémisphères cérébraux
pesait beaucoup moins que l'autre. Il est plus rationnel d'admettre
avec Cruveilhier que des différences considérables dans le développement des deux moitiés du cerveau influent seules sur les facultés
intellectuelles. L'atrophie cérébrale se manifestera par des symptômes en rapport avec l'âge et avec l'organisation cérébrale individuelle. Dans l'*atrophie congénitale* ou dans celle qui se produit
pendant les premières années, l'arrêt de développement précoce
d'une moitié du cerveau s'accompagne ordinairement de troubles
considérables du développement intellectuel. Dans l'atrophie cérébrale très-prononcée, on observe de la faiblesse d'esprit, l'abolition
des fonctions des organes des sens, la surdi-mutité et l'imperfection
de la sensibilité dans les membres frappés d'hémiplégie. Dans les
cas où la maladie apparaît seulement dans la seconde enfance, avec
des convulsions, les désordres psychiques sont ordinairement moins
graves.

Les formes d'atrophie croisée et unilatérale indiquées par Virchow
sont caractérisées, outre l'obliquité et l'asymétrie du crâne, par la
paralysie et l'atrophie de la moitié opposée du corps. Les membres
sont plus ou moins paralysés (presque jamais complétement) et dé-
formés par des contractures, qui produisent ordinairement le pied bot
ou la main bot. Dans deux cas que j'ai observés, la contractilité
électro-musculaire n'était pas sensiblement affectée. Dans beaucoup
de cas, il y a des parésies des muscles de la face ou des yeux, du
strabisme, du ptosis. La parole est en général peu altérée ; souvent
les malades ne peuvent ni marcher, ni manger seuls, et restent toute
leur vie impotents et estropiés. L'atrophie s'annonce le plus souvent
par des *convulsions épileptiformes* ou des tremblements choréiques,
qui disparaissent ensuite, ou qui persistent jusqu'à la mort avec une
violence inégale.

Comme l'ont démontré les autopsies pratiquées par J. Weber, Schröder Van der Kolk, Charcot et Turner, Virchow, on rencontre souvent l'atrophie d'une des moitiés du bassin, ainsi qu'une atrophie notable des os, des muscles, des nerfs, de la moelle épinière du même côté que l'hémisphère cérébelleux atrophié, et du côté opposé à l'hémisphère cérébral atteint. Dans un cas plus récent de Wicke (*Deutsche Klinik* 1868), il y avait, outre l'atrophie de l'hémisphère cérébral droit et de l'hémisphère cérébelleux gauche, une scoliose du crâne ; la base du crâne, ainsi que la convexité, étaient projetées de côté, la fosse cérébrale destinée aux lobes occipitaux n'existait pas.

Dans l'*atrophie cérébrale sénile*, on observe une altération progressive des facultés psychiques, sur laquelle peuvent se greffer passagèrement des états d'excitation (causés par des récidives d'hypérémie). Les vieillards perdent alors la mémoire et l'entendement, ils sont distraits, puis tombent en enfance avec de l'apathie et de la somnolence. Les sens s'émoussent de plus en plus, la motilité se perd graduellement, l'incertitude des mouvements et le tremblement s'aggravent sans cesse, les malades enfin sont forcés de s'aliter et succombent avec du relâchement des sphincters, de l'irrégularité du cœur et de la respiration, de la paralysie de la déglutition (paralysie des centres médullaires), ou avec de l'hypostase, des lésions de décubitus, de la bronchite, de l'œdème pulmonaire aigu, etc.

Dans l'*atrophie cérébrale partielle des premiers âges de la vie*, qui succède aux affections cérébrales propres que nous avons mentionnées plus haut, le tableau des troubles fonctionnels diffère suivant le siége et le mode de développement de la maladie primitive. En général, il y a des troubles partiels ou unilatéraux de la motilité, ainsi que de la sensibilité, les organes des sens peuvent rester indemnes, les facultés psychiques sont plus ou moins altérées. Chez les individus jeunes, il n'est pas rare, surtout après des lésions traumatiques du cerveau, que les symptômes de paralysie guérissent complétement, tandis que les troubles psychiques s'accentuent davantage. Dans d'autres cas, le développement ultérieur d'une atrophie secondaire vient affecter plus gravement l'activité cérébrale, tandis que les hémiplégies ou les hémiparésies restent stationnaires. L'*atrophie cérébrale généralisée*, qui succède aux méningites graves ou aux troubles de la nutrition générale que nous avons cités plus haut, est caractérisée par l'extension progressive des paralysies aux deux côtés du corps, ainsi que par la déchéance graduelle des facultés psychiques jusqu'à l'imbécillité.

Il faut mentionner encore ici l'*atrophie cérébrale des maladies mentales*, comme on la trouve à son plus haut point dans la paralysie progressive des aliénés, dont nous avons fait connaître précédemment les conditions étiologiques et les lésions anatomiques. Tout en renvoyant aux traités des maladies mentales pour une étude plus approfondie de cette intéressante affection, nous en retiendrons cependant ici ce qui intéresse particulièrement la pathologie nerveuse. Suivant que l'affection a son point de départ dans le cerveau ou dans la moelle, suivant que le processus morbide a son maximum d'intensité dans l'un ou l'autre des centres nerveux, et affecte inégalement la sphère des fonctions cérébrales ou des fonctions médullaires, la paralysie générale se présente avec des manifestations symptomatiques différentes.

En général, la paralysie progressive des aliénés s'annonce par des symptômes d'irritation (cérébrale ou spinale). Tels sont les maux de tête congestifs, les mouvements fébriles qui existent de temps à autre à l'état latent, les hallucinations, le délire des grandeurs, le délire furieux, l'inégalité des pupilles, les névralgies, les hyperesthésies circonscrites, l'excitation anormale du sens génésique, et l'augmentation de l'excitabilité galvanique des nerfs. Tôt ou tard, aux symptômes d'irritation succèdent des signes de dépression, comme des parésies des muscles de la face, de l'embarras dans les mouvements de la langue et dans la parole, du tremblement des membres, de l'incertitude des mouvements, de l'augmentation de la déchéance intellectuelle, un affaiblissement de la vue. Dans le stade ultime de paralysie, la parole est abolie, les malades ne font plus que balbutier, leur démarche est chancelante, incertaine, jusqu'à ce qu'ils ne puissent plus se tenir debout; puis le jugement se perd, et l'on arrive à l'imbécillité avec apathie. Les attaques apoplectiques ou épileptiformes qui surviennent quelquefois au début, ou seulement plus tard, peuvent être causées par l'hyperémie et le gonflement du cerveau, ou par des hémorrhagies méningées. Des attaques de ce genre survenant dans les maladies mentales indiquent le début d'une paralysie générale progressive, et entraînent ordinairement une aggravation de l'état mental.

Diagnostic et Pronostic.

Le diagnostic des formes particulières d'atrophie cérébrale, appartenant aux différentes époques de la vie, n'offre généralement pas de grandes difficultés. Dans les formes remontant à la vie intra-utérine, on reconnaîtra l'affection, aussitôt après la naissance, aux attaques de paralysies ou d'accidents spasmodiques. Dans les formes qui apparaissent pendant les premières années de la vie, la déformation visible du crâne, l'hémiplégie croisée, avec atrophie et contracture des membres, les attaques convulsives, épileptiformes et les troubles psychiques assurent le diagnostic.

L'atrophie cérébrale sénile se reconnaît à l'abaissement progressif des facultés intellectuelles, à l'état d'esprit enfantin ou apathique, à la somnolence continuelle des malades, ainsi qu'à l'affaiblissement de la motilité et des fonctions de nutrition. Dans les atrophies cérébrales partielles qui peuvent survenir aux différents âges de la vie, l'existence antérieure d'affections locales à processus destructifs, ou de lésions chroniques par intoxication, les troubles limités ou hémiplégiques du mouvement et de la sensibilité, ainsi que l'affaiblissement intellectuel accompagnant l'atrophie secondaire, fourniront des points de repère suffisants pour le diagnostic. L'atrophie cérébrale qui survient dans les maladies mentales, dans la paralysie progressive des aliénés, est caractérisée par les signes initiaux d'irritation dont nous avons parlé, par le délire des grandeurs, le tremblement des lèvres, la gêne du côté de la langue, des membres, des articulations, les attaques apoplectiques ou épileptiformes intercurrentes, et par l'affaiblissement incessant de la motilité et des facultés psychiques.

Le *pronostic* de l'atrophie cérébrale dépend essentiellement de l'époque à laquelle elle se développe, de sa nature et de ses causes. La dégénérescence atrophique du cerveau, qui commence pendant la vie intra-utérine ou peu de temps après la naissance, est reconnue pour avoir sur le développement physique et surtout sur le développement intellectuel une influence beaucoup plus délétère que l'atrophie survenant chez un enfant âgé déjà de quelques années et rencontrant un cerveau d'une organisation plus avancée, et plus capable de résistance. On a souvent observé, dans ce dernier cas, une amélioration des facultés intellectuelles, qui témoigne d'une compensation fonctionnelle par les parties correspondantes de l'hémisphère cérébral indemne.

Le pronostic le plus défavorable appartient à l'atrophie cérébrale sénile, car en présence de la dégénérescence sénile de tout l'organisme et des désordres qu'elle cause de toute part, on ne peut espérer aucune tendance même partielle à la régénération des parties malades. Quand l'atrophie cérébrale partielle survient chez des indi-

vidus jeunes, il se peut dans beaucoup de cas que l'affection destructive locale disparaisse, surtout dans les lésions cérébrales de cause
traumatique, et que les malades, grâce à leur âge et à leur bonne
santé antérieure, recouvrent l'accomplissement régulier de la motilité et des fonctions de nutrition, tandis que les facultés psychiques
s'en tirent ordinairement d'une manière beaucoup moins heureuse.
Si l'observateur voit se produire sous ses yeux un surcroît d'affaiblissement dans l'activité cérébrale, il conclura de là au développement
d'une atrophie secondaire.

L'atrophie cérébrale, qui survient dans la paralysie générale progressive, comporte un pronostic critique. Dans la période d'irritation, on
aura lieu d'observer quelquefois des temps d'arrêt dans la marche de
l'affection, et une amélioration permettant au malade de reprendre
ses occupations antérieures, avec un trouble plus ou moins marqué
de l'intelligence. Seulement les faits de ce genre appartiennent le
plus souvent à la syphilis cérébrale, souvent aussi le malade n'a pas
été observé assez longtemps pour qu'on ait tenu compte des rechutes avec leurs suites fâcheuses. Il y a des rémissions qui se rencontrent moins rarement, et dans lesquelles l'amélioration porte
tantôt sur les phénomènes paralytiques, tantôt sur les troubles psychiques. Une fois la période d'irritation passée, la maladie reprend,
avec plus ou moins de rapidité, sa marche fatale. La durée de l'affection est variable ; la mort peut survenir dès avant la fin de la
première année, ou seulement au bout de deux ou trois ans ; rarement elle tarde jusqu'à six ou dix ans.

Traitement.

Le traitement des formes morbides avec atrophie cérébrale n'aura
jamais qu'une action palliative, car nous sommes absolument sans
ressources pour remédier aux dégénérescences du processus atrophique. Dans l'atrophie cérébrale infantile, les symptômes d'irritation une fois passés, l'application de l'électricité sur les membres
paralysés et contracturés pourra amener une amélioration, quand la
déformation ne sera pas trop ancienne. Un traitement par l'orthopédie et la gymnastique peut aussi être utile, de même qu'un traitement pédagogique circonspect et persévérant pourra réussir à développer et à affermir les facultés intellectuelles, lorsqu'une partie
d'entre elles sera restée intacte.

Dans l'atrophie sénile, il est évident qu'il ne peut être question
que de prodiguer des soins au vieillard et de prolonger son existence.

Quand l'atrophie cérébrale survient à un âge moins avancé, par suite de désordres toxiques ou diathésiques de la nutrition, comme dans l'alcoolisme chronique, le saturnisme, la syphilis cérébrale, on pourra souvent, à moins qu'il ne soit déjà trop tard, obtenir une amélioration en traitant ces différents états par les moyens appropriés. Dans l'atrophie partielle consécutive aux processus destructifs locaux, on prescrira des moyens généraux fortifiants et calmants, et l'on réservera la médication antiphlogistique, dans ses procédés les plus doux pour le cas où se montreraient incidemment des signes d'irritation.

En présence des symptômes de l'atrophie dans la paralysie générale progressive, on devra éviter les influences et les médications excitantes. Le courant électrique ne m'a pas donné de bons résultats, et peut être nuisible, vu l'état de faiblesse irritable des malades. L'hydrothérapie n'est permise que dans ses pratiques les plus inoffensives. On doit éviter les bains froids, les douches et même l'enveloppement humide qui ne font qu'augmenter l'excitation, tandis que les lotions tièdes, les demi-bains tempérés, les bains tièdes prolongés, agiront comme calmants et comme fortifiants, à moins que leur emploi ne soit trop pénible pour le malade. Contre les symptômes d'irritation, on pourra user, mais pendant peu de temps, des injections sous-cutanées d'opium, ou de l'hydrate de chloral à l'intérieur.

CHAPITRE IX

HYPERTROPHIE CÉRÉBRALE

Après avoir passé en revue, dans les précédents chapitres, les processus morbides qui aboutissent à la destruction locale et finalement à l'atrophie de la substance cérébrale, nous allons examiner dans ce qui va suivre les formes pathologiques caractérisées par la prolifération de la substance du cerveau, ou le développement de néoplasmes dans son parenchyme. Ici il faut placer en première ligne l'hypertrophie cérébrale, ou hyperplasie interstitielle diffuse (*Virchow, ges. Abhand. und Krankh. Geschwülste*), qui consiste en une production morbide de cellules et de substance intercellulaire, ainsi que dans une prolifération de la névroglie, avec augmentation du volume et du poids du cerveau.

Anatomie pathologique.

Quand il y a accroissement anormal de la masse et du volume du cerveau, après avoir enlevé la voûte du crâne et incisé les méninges, que l'on trouve amincies, on voit le cerveau s'échapper hors du crâne, où l'on a quelque peine à le réintégrer; on constate en outre sur les coupes horizontales des hémisphères un développement insolite de la substance médullaire. C'est surtout le cerveau qui est remarquable par la netteté et les dimensions de ses différentes parties. Le centre semi-ovale, la corne d'Ammon située au fond du ventricule latéral qui est vide et rétréci, l'ergot de Morand, présentent un développement anormal. La substance médullaire est d'une couleur blanche presque osseuse, et d'une consistance beaucoup plus grande que ne le comporte l'âge des malades. Ces hypertrophies s'observent sur un hémisphère entier, ou sur certaines parties du cerveau, comme la couche optique, la protubérance, la moelle allongée. On trouve chez les jeunes enfants une ampliation du crâne, comme dans l'hydrocéphale; quand les sutures sont consolidées, l'hypertrophie cérébrale peut conduire, d'après Rokitansky, a la résorption de la table interne des os du crâne au niveau de la convexité et de la base, ou à la formation de lacunes dans les parois des sinus frontaux et sphénoïdaux. La disjonction des sutures se produit rarement, lorsque la maladie se développe très-rapidement.

Quant à l'*hyperplasie des éléments du tissu nerveux cérébral*, il faudrait citer (quoique n'intéressant pas directement l'étude clinique de l'hypertrophie cérébrale) les *néoplasmes de la substance grise du cerveau* (hétérotopie de la substance grise de Virchow); d'après cet auteur, on les trouverait surtout dans l'imbécillité congénitale, et d'après Virchow et Lambl, on devrait les considérer comme un transport, un déplacement de la substance grise, ce que paraît confirmer le trajet des vaisseaux. Rokitansky, Tüngel, Wagner, Meschede, Klob, etc. ont fait connaître aussi, parmi les faits du même genre, de petites tumeurs arrondies partant ordinairement de la paroi des ventricules. D'après ces derniers observateurs, l'hétérotopie peut être confondue avec les formes multiples de l'encéphalite, dans laquelle la substance blanche paraît également parsemée d'un piqueté abondant, dont on ne peut faire la différence que par un examen microscopique minutieux.

Étiologie.

L'hypertrophie cérébrale est surtout une maladie de l'enfance. Elle est quelquefois congénitale; il y a alors arrêt simultané du développement du crâne, et la conformation du corps est celle des nains. D'après Betz (*Memorabilien*, 1865), l'hypertrophie cérébrale dans les premières années de la vie se montre vers le sixième mois, alors que les fontanelles sont fermées ou presque fermées, et se manifeste surtout par des convulsions; Bednar a fait la même remarque. Dans une observation de Betz, plusieurs frères et sœurs paraissaient atteints d'hypertrophie cérébrale, et l'on notait aussi chez les parents des dimensions anormales de la tête. Quand l'affection se développe plus tard pendant l'enfance, on trouve en même temps du gonflement des ganglions lymphatiques et du thymus, ainsi que des signes de rachitisme sur le squelette. L'affection est beaucoup plus rare à l'époque de la puberté.

Aux âges plus avancés de la vie, les causes de l'hypertrophie cérébrale seraient l'abus des spiritueux, l'intoxication saturnine (Bright et Papavoine), l'épilepsie habituelle et la folie (Pinel). Elle existe aussi, comme lésion secondaire, dans les néoplasmes du cerveau (cancer, tubercules). L'hypertrophie cérébrale déjà mentionnée par Laennec (*Revue méd.*, déc. 1828) fut attribuée par Andral le premier aux hyperémies répétées et aggravées; on considéra aussi la réplétion sanguine qui accompagne les convulsions comme favorisant l'hypertrophie cérébrale. Aujourd'hui encore nous ne savons rien de plus précis ni de plus satisfaisant sur l'hyperplasie du tissu conjonctif dans le cerveau et sur son étiologie.

Symptomatologie.

Quand la disproportion entre la capacité du crâne et le volume du cerveau s'établit lentement, il peut se passer plusieurs années avant que les signes pathognomoniques de l'hypertrophie cérébrale fassent leur apparition. Ainsi, dans une observation de Scoutetten (*Arch. génér.*, t. VII, 1827), chez un garçon de 5 ans, on ne notait autre chose qu'une grosseur exagérée de la tête qui penchait constamment en avant jusqu'à faire tomber le malade. Vers la fin de la vie seulement, après l'apparition d'une entérite aiguë, il y eut de la stupeur et un collapsus mortel. Dans de pareilles circonstances, on ne remarque pas non plus de troubles cérébraux caractéristiques, mais Canstatt et d'autres ont observé bien plus souvent un développement précoce de l'intelligence.

Quand il se fait une prolifération rapide de la névroglie et que le cerveau reste en retard, avec lésion prédominante de certains centres fonctionnels, il y a une augmentation de la pression intra-cérébrale, qui se manifeste au début par des signes d'excitation, ensuite par des signes de dépression. Dans la sphère de la motilité, on observe de la faiblesse, du tremblement, de l'incertitude dans la marche; les enfants portent difficilement la tête, trébuchent et tombent fréquemment; il survient aussi quelquefois des contractures et des parésies dans les membres. Des mouvements convulsifs limités se montrent aux muscles de l'œil ou des membres supérieurs et se terminent assez souvent par des paralysies avec strabisme.

C'est aux phénomènes convulsifs qu'appartiennent les *spasmes périodiques du larynx*, déjà décrits par Münchmeyer (*Hannov. Annal.* III Bd) sous le nom d'asthme thymique, et observés souvent après lui par West, Fr. Mayr et d'autres dans le cours de l'hypertrophie cérébrale. Les *convulsions générales* sont un phénomène beaucoup plus fréquent et plus caractéristique, dont Leubuscher le premier a montré la nature ordinairement épileptiforme. Les attaques sont le plus souvent courtes, quelquefois cependant elles durent un certain temps, et peuvent présenter l'aspect de l'éclampsie (Betz) ou de la raideur tétanique (Steiner et Neureutter). L'hypertrophie céré·brale ne peut pas être considérée comme la cause des convulsions, car elle peut avoir existé déjà pendant longtemps sans que les convulsions aient apparu. D'après les observations que nous avons citées précédemment, les attaques épileptiformes tiendraient plutôt à d s exagérations périodiques de l'anémie cébrébrale.

On constate peu de désordres du côté de la *sensibilité*. Il est remarquable que les enfants affectés d'hypertrophie cérébrale se plaignent rarement de maux de tête. Pourtant ils sont en général extraordinairement craintifs et s'effrayent du moindre bruit. La diminution de la sensibilité et des fonctions des sens, observée dans beaucoup de cas, était sans doute la conséquence des attaques antérieures. *Les troubles de l'intelligence* appartiennent ordinairement aux périodes plus avancées de l'hypertrophie cérébrale. Dans les premiers temps de la maladie il y a même, comme nous l'avons dit, une précocité de l'intelligence et des symptômes passagers d'excitation. Plus tard les facultés psychiques peuvent aller en décroissant jusqu'à l'imbécillité complète. La fréquence et la violence des attaques épileptiformes ont, sur ce point, une influence considérable.

Il faut citer encore, comme manifestations fréquentes de l'hypertrophie cérébrale : *les lésions rachitiques du squelette*, aussi bien du crâne que des membres inférieurs ; *la difficulté de tenir la tête droite*, et sa tendance à tomber en avant ; *la succion de la langue* (Münchmeyer, etc.) qui tombe ordinairement contre les dents ou hors de la bouche, et que l'on a trouvée dans quelques cas notablement augmentée de volume. L'augmentation de la pression intra-cérébrale produit des vomissements, des troubles de la connaissance, le ralentissement au début, et à la fin l'accélération du pouls et de la respiration, les alternatives de rétrécissement et de dilatation des pupilles, et le coma ultime. La mort survient ordinairement au milieu de symptômes de compression cérébrale, ou d'une attaque de convulsions, plus rarement par suite de complications.

Diagnostic et Pronostic.

Les signes cliniques de l'hypertrophie cérébrale sont, dans un grand nombre de cas, trop obscurs et trop vagues pour conduire à un diagnostic exact de l'affection. Dans les cas seulement où l'on parviendra, par une observation prolongée, à éliminer les affections qui présentent des symptômes analogues, notamment l'hydrocéphale, on sera fondé à admettre une hyperplasie de la substance cérébrale.

Beaucoup d'auteurs ont signalé, pour le diagnostic différentiel, une forme caractéristique du crâne, qui serait anguleux, avec des bosses proéminentes au niveau du frontal, des pariétaux et de l'occipital ; mais Betz a démontré que ces signes n'ont de valeur, pour le diagnostic de l'hypertrophie cérébrale, que s'ils coexistent avec les autres signes pathognomoniques que nous avons mentionnés. L'ampliation de la tête, d'après F. Mayr, se produit dans l'hypertrophie cérébrale d'une manière lente et à peine perceptible, tandis que dans l'hydrocéphale chronique elle atteint des proportions considérables en l'espace de quelques mois, et rend très-manifeste cette disproportion bien connue entre le crâne et la face.

Il y a encore dans l'hypertrophie cébrébrale, d'après Mayr, un élargissement notable des grandes fontanelles, et on y constate des pulsations plus fortes, en raison de la proximité de la substance cérébrale et des pulsations qui s'y produisent ; par contre, dans l'hydrocéphale chronique, les fontanelles sont élargies et proéminentes à un haut degré, mais ne laissent percevoir aucune pulsation, ou des pulsations très-faibles, parce qu'il y a au-dessous soit une collection liquide abondante, soit une couche très-mince de substance cérébrale. De même que pour les pulsations, on ne percevrait, d'après Rilliet, le souffle cérébral que dans l'hypertrophie, et non dans l'hydrocéphale chronique.

Bien que tous les signes que nous venons d'énumérer soient en faveur d'une hypertrophie cérébrale, il y a cependant quelques observations contradictoires de Hennig, d'après lesquelles ces signes n'auraient qu'une valeur relative et ne permettraient de formuler un diagnostic qu'avec l'aide d'autres symptômes concomitants. On trouverait ainsi, dans l'hydrocéphale chronique, les fontanelles anguleuses et dilatées, et les os du crâne laisseraient entre eux des espaces occupés par une membrane (*Mayr*) ; par contre, dans l'hypertrophie cérébrale, les fontanelles seraient plus arrondies et se fermeraient plus vite, les sutures du crâne resteraient intactes ou du moins sans écartement notable ; mais tous ces signes ne sont pas par eux-mêmes suffisamment caractéristiques.

Dans des cas assez rares, dont nous avons déjà parlé, le développement rapide et considérable de l'hypertrophie cérébrale produit l'écartement des sutures, avec suffusion rougeâtre de leurs cartilages. C'est seulement la dilatation et la saillie anormales des fontanelles qui feront reconnaître, avec l'aide de la palpation, l'existence de l'hydrocéphale, et permettront d'exclure l'hypertrophie cérébrale. D'après West, il faudrait encore considérer ici que les symptômes de l'hydrocéphale chronique apparaissent beaucoup plus tôt que ceux de l'hyperplasie cérébrale.

Quand les fontanelles se sont fermées de bonne heure et qu'il survient des attaques de convulsions, d'abord partielles et de peu de durée, et prenant ensuite de plus en plus un caractère épileptiforme, on est alors en droit de diagnostiquer l'hypertrophie cérébrale et d'exclure d'une manière positive l'hydrocéphale chronique. Le spasme laryngé à retours périodiques et accompagné d'accès d'asphyxie, la difficulté de porter la tête droite, la démarche incertaine, titubante, les chutes fréquentes sur la tête, ainsi que le claquement ou la succion de la langue, seront autant de données pour établir le diagnostic de l'hypertrophie cérébrale.

Le *pronostic* est grave. Plus les symptômes cérébraux apparaissent de bonne heure chez les enfants, plus les attaques convulsives sont fréquentes et violentes, plus les spasmes laryngés se répètent, plus grave aussi est l'hyperplasie cérébrale et l'augmentation de pression qu'elle cause dans le cerveau. La mort peut arriver subitement pendant un paroxysme épileptiforme, ou dans un spasme du larynx, par suite d'asphyxie ; ou bien la maladie se prolonge et ne devient mortelle qu'à une période plus avancée de la vie. Des hypertrophies peu considérables, limitées à certaines parties du cerveau, pourraient se terminer heureusement en cas d'arrêt du processus ; c'est ainsi qu'une inégalité modérée dans le poids et le volume des deux hémisphères cérébraux peut exister sans désordre appréciable des facultés physiques et psychiques.

Traitement.

Comme les accidents de l'hyperplasie cérébrale ne sont influencés ni par les révulsifs, ni par les dérivatifs, il faut écarter aussi, comme des désagréments inutiles, les sétons, la pommade stibiée, les moxas, les révulsifs cutanés, etc. Le traitement donnera de meilleurs résultats si l'on se contente de régler le régime, et de conjurer les dangers résultant des complications intercurrentes.

Au point de vue du régime, on fera prendre avec précaution aux enfants une nourriture fortifiante et facile à digérer, des œufs, du lait, de la viande hachée, sans surcharger l'estomac. On recommandera en outre un long séjour à la campagne, des lotions fraîches et rapides ; on tiendra la tête élevée et à l'abri de la chaleur, on évitera les émotions, les fatigues physiques et intellectuelles. Pendant les convulsions épileptiformes, on appliquera des compresses froides sur la tête, on débarrassera la bouche des mucosités qui s'y accumulent, on facilitera la respiration en abaissant et en attirant en avant la base de la langue. Pour le traitement des attaques convulsives légères, nous renvoyons au traitement des convulsions dans l'anémie.

CHAPITRE X

SCLÉROSE DU CERVEAU ET DE LA MOELLE.

L'induration du parenchyme cérébral, comme terminaison inflammatoire de différentes affections en foyer, était déjà connue de Pinel, Abercrombie, Marshall Hall, Gluge, etc. ; mais la sclérose en foyers multiples des centres nerveux a été bien appréciée pour la première fois par Cruveilhier (*Atlas d'anatomie pathologique*, 22ᵉ et 23ᵉ livraisons). Les premières bases cliniques pour le diagnostic de cette affection ont été posées par Frerichs (*Hœser's Archiv*. Bd. X) et, après lui par Valentiner (*Deutsche Klinik*, n° 14, 1856). Mais c'est à Charcot, par les recherches et les observations faites en commun avec Vulpian (*Leçons sur les maladies du système nerveux*, recueillies et publiées par Bourneville), que revient le mérite d'avoir plus exactement séparé la sclérose en plaques disséminées des affections voisines, et d'en avoir rendu le diagnostic possible.

Anatomie Pathologique.

La sclérose établit son siége dans les parties les plus diverses des centres nerveux. Il est rare que le cerveau ou la moelle en soient atteints isolément ; en général, elle se montre dans l'un et l'autre en même temps. Dans le cerveau, la lésion porte de préférence sur la substance médullaire ; il est beaucoup plus rare d'en trouver aussi quelques foyers dans la substance corticale. On les aperçoit, sur les coupes du cerveau, en plus ou moins grand nombre ; ils varient, comme grosseur, depuis un grain de chènevis jusqu'à une noisette, et forment des taches d'un gris pâle, transparentes, dures, isolées ou confluentes, nettement circonscrites et arrondies, ou dentelées sur les bords ; quelques-uns de ces points sont d'un gris rougeâtre et d'une consistance plus molle.

Dans l'encéphale, on trouve ces foyers disséminés dans la substance blanche des hémisphères, dans les parois des ventricules, dans le corps calleux, le centre ovale, le septum lucidum, la corne d'Ammon, la couche optique et le corps strié, le noyau lenticulaire, les pédoncules, dans les différentes parties de la protubérance et ses dépendances, dans la substance médullaire et le corps rhomboïdal du cervelet. La sclérose s'accompagne quelquefois d'une atrophie unilatérale des différentes parties du cerveau, comme dans un cas de Schüle (*Arch. f. klin. Med.*, 8 Bd., 1871), ainsi que dans une de mes observations ; on trouve très-rarement, à côté de la sclérose de la substance médullaire, une hétérotopie de la substance grise (*voy.* le cas de Meschede, *Virch. Arch.*, 50 Bd., 1870). *Dans la moelle allongée*, la sclérose atteint les olives, les pyramides, les différents cordons, ainsi que le plancher du quatrième ventricule avec les noyaux d'origine des nerfs crâniens. *Dans la moelle*, les foyers de sclérose peuvent se montrer à toutes les hauteurs et sur les différents cordons, soit d'un seul côté, soit des deux côtés à la fois ; ils peuvent former quelquefois en certains points isolés de petites nodosités (comme dans un cas que je rapporterai plus loin), et atteindre également la substance blanche et la substance grise.

La sclérose disséminée a été vue *sur les racines spinales*, aussi bien les antérieures que les postérieures. Parmi les *nerfs crâniens*, ceux qui présentent le plus souvent des foyers sont le nerf optique, le nerf olfactif et le trijumeau ; ils sont beaucoup plus rares sur les nerfs moteurs de l'œil, sur le facial (Vulpian et Liouville), sur les racines de l'hypoglosse, du nerf vague et du glosso-pharyngien (Cruveilhier).

Les recherches microscopiques de Frommann, Rindfleisch, Vulpian, et surtout de Charcot, ont donné les résultats suivants ; dans la zone périphérique des foyers de sclérose, on observe une prolifération nucléaire dans les trabécules du réticulum, qui est d'abord notablement épaissi, puis de plus en plus indistinct, et remplacé enfin par des fibrilles conjonctives ; quelques éléments cellulaires plus grêles ; une atrophie et une disparition particlle des tubes nerveux avec conservation des cylindres d'axe, parfois très-hypertrophiés. Dans les parties centrales des plaques de sclérose, le réticulum est complétement remplacé par les fibrilles de nouvelle formation, contenant beaucoup de corpuscules amyloïdes ; les trabécules, les éléments cellulaires, ainsi que les tubes nerveux, ont disparu, sauf un certain nombre de cylindre-axes très-atrophiés.

Dans les parois des vaisseaux qui traversent les foyers, on observe un épaississement considérable avec multiplication des noyaux.

La moelle épinière, en raison des mêmes influences morbides, est parsemée de tractus de tissu conjonctif qui contiennent, outre les éléments cellulaires, un nombre considérable de corpuscules amyloïdes ; les cellules nerveuses sont atteintes de dégénération jaune (Charcot) et d'atrophie, tantôt dans les cornes antérieures (Schüle), tantôt dans les cornes postérieures (comme dans une de mes observations), tantôt dans les noyaux des nerfs bulbaires (Joffroy).

Étiologie.

La sclérose des centres nerveux atteint le plus souvent des individus de vingt à trente ans ; elle est beaucoup plus rare à un âge plus avancé. Le sexe, d'après les faits observés jusqu'à présent, ne paraît pas avoir d'influence notable sur le développement de la maladie. Comme causes, on cite les refroidissements violents, les émotions prolongées, les travaux intellectuels exagérés ; Guérard dit avoir vu aussi la maladie se développer après une grossesse.

Le système vasculaire a une part considérable dans la genèse des lésions de la sclérose, ainsi que l'avait déjà indiqué Rindfleisch

(*Virch. Arch.*, 16 Bd., 1863). Les recherches et les observations parues
depuis cette époque en rendent compte d'une manière plus précise.
La dilatation et l'épaississement des vaisseaux, que l'on constate
dans les foyers de sclérose, et même dans les parties contiguës du
parenchyme demeuré sain ; la prédilection de la sclérose pour les
parties du cerveau, comme la substance médullaire et les ganglions,
auxquelles les vaisseaux de la base fournissent des branches terminales, tandis que la sclérose est rare dans la substance corticale,
qui est pourvue de réseaux anostomotiques par lesquels l'équilibre
se rétablit facilement dans la circulation ; la prédominance des proliférations de la névroglie dans le voisinage des vaisseaux ; enfin ce fait
d'observation, que l'on trouve comme causes occasionnelles de la
sclérose des centres nerveux des états d'excitation du système vasculaire, tels que les émotions, les efforts physiques et intellectuels, le
refroidissement ; toutes ces circonstances tendent à prouver que le
système vasculaire a primitivement une part active dans la marche
de la sclérose, que les proliférations nucléaires, l'hyperplasie des
réseaux de la névroglie et l'atrophie des éléments nerveux sont des
phénomènes secondaires. Les hyperémies de certaines régions, traînant en longueur et à récidives, pourraient aussi, en vertu d'une
disposition particulière, aboutir à la formation de foyers d'hyperplasie disséminés dans les centres nerveux, de même que depuis
Andral et Rokitansky on considère cette hyperplasie comme la cause
de l'hypertrophie cérébrale.

Symptomatologie.

Dans la sclérose multiple des centres nerveux, les premières manifestations symptomatiques de la lésion peuvent se faire tantôt du
côté du cerveau, tantôt du côté de la moelle. Dans les formes céphaliques (Charcot), la maladie commence par des nausées, du mal de
tête, des vertiges, des syncopes et des attaques apoplectiformes suivies de diplopie, amblyopie, nystagmus et troubles de l'intelligence
et de la parole ; dans les formes spinales, les malades à l'origine se
fatiguent vite, accusent des douleurs périodiques, une sensation de
froid ; la parésie des jambes ne permet qu'une démarche lourde et
tremblante ; souvent aussi il y a de l'inégalité des pupilles. Le plus
souvent les symptômes ont un caractère mixte (cérébro-spinal), où
dominent soit les troubles cérébraux, soit les troubles médullaires.
Pour faire mieux saisir la disposition caractéristique des symptômes, je donnerai ici une observation que j'ai recueillie, qui n'a pas

encore été publiée et qui est instructive à plusieurs points de vue.

Une paysanne de vingt-trois ans, reçue dans la deuxième division de l'hôpital général, était tombée malade, disait-elle, trois mois auparavant à la suite de fatigues
et de refroidissements, et avait ressenti alors des maux de tête, des vertiges, de la
faiblesse et des crampes fréquentes dans les membres inférieurs. L'examen de la
malade ne révéla rien d'anormal dans les organes thoraciques et abdominaux ;
quand elle essayait de marcher ou de se tenir debout, elle avait des tremblements
dans les jambes et une grande fatigue au bout de quelques minutes. Même après
un repos prolongé au lit, quand on faisait lever la malade elle avait un balance-
ment particulier de la tête et des tremblements dans les membres, qui se produi-
sirent même dans la position horizontale quand on lui adressait brusquement la
parole à haute voix, ou à la suite d'émotions. Le regard était fixe, les pupilles fortement dilatées, la parole lente, mais intelligible.

Bientôt il survint en outre des attaques (de deux à trois minutes de durée) avec
occlusion convulsive de paupières, rétrécissement de la bouche, extension tétanique des membres inférieurs, et contracture des membres supérieurs au niveau du
coude et du poignet ; la connaissance était intacte ; plus tard seulement, par la
répétition et la prolongation des attaques, le sensorium fut atteint passagèrement.
Dans les mois qui suivirent, la parole devint de plus en plus embarrassée et inintelligible ; par moments la malade ne parlait plus du tout, ou seulement d'une
voix faible et par monosyllabes. On ne constata aucun trouble du côté de la mémoire et de l'intelligence. L'emploi prolongé du bromure de potassium, du nitrate
d'argent et de l'électricité fut sans influence sur la marche de la maladie.

Au début, l'excitabilité réflexe était augmentée et la sensibilité diminuée dans
la moitié inférieure du corps ; vers la fin de la première année de la maladie, la
sensibilité de cette partie était devenue beaucoup plus obtuse. L'excitabilité galvanique des troncs nerveux des membres inférieurs, ainsi que l'excitabilité faradique
des extenseurs de la jambe, étaient considérablement diminuées. Trois mois après
survint, pendant plusieurs jours, un mouvement fébrile (pouls 100-104, tempér.
38,5 — 39,8), à la suite duquel la motilité resta complétement abolie dans les
membres inférieurs.

Au dix-huitième mois de la maladie, il y eut du spasme vésical et de la strangu-
rie, et une semaine après, une paralysie des sphincters de la vessie et de l'anus.
Les extrémités inférieures frappées de paraplégie, atrophiées et légèrement œdé-
matiées avaient perdu leur sensibilité, ainsi que la contractilité électro-musculaire ; l'affaiblissement de la sensibilité remontait en avant jusqu'à la sixième côte,
en arrière jusqu'à la deuxième vertèbre lombaire. Vers la fin du dix-neuvième
mois de la maladie, la déglutition des liquides restait seule possible ; la mort arriva
à cette époque, après augmentation des lésions de decubitus et de la somnolence.

Autopsie. — Cerveau exsangue, hyperémie limitée à l'écorce des lobes antérieurs ; atrophie des deux lobes postérieurs, avec amincissement de leurs circonvolutions ; la substance blanche est parsemée de foyers, variant de la grosseur d'un
grain de chènevis à celle d'une amande, durs, résistant sous le couteau, d'un gris
pâle, et transparents. On trouve des plaques semblables dans le corps calleux, le
centre ovale, la couche optique et le corps strié, dans les tubercules quadrijumeaux antérieurs, la glande pinéale, dans l'intérieur du cervelet qui est atrophié,
à la face antérieure de la protubérance et dans la moelle allongée. La moelle épinière est atrophiée et d'une dureté remarquable ; on constate, à la région dorsale,
des nodosités, de même que sur les coupes transversales ; de nombreux foyers, du
même aspect que les premiers, se voient à la partie inférieure de la région lombaire, aussi bien dans les cordons latéraux que dans les cordons postérieurs. La

substance grise, surtout à la région lombaire, est d'un rouge pâle, et s'affaisse sensiblement au-dessous du niveau de la coupe transversale.

A l'*examen microscopique* des foyers de sclérose du cerveau et de la moelle, on constate un réseau serré de fibres conjonctives ondulées, avec des cellules plus ou moins disséminées; les gaînes vasculaires sont épaissies, et infiltrées de proliférations nucléaires. La moelle, à la partie antérieure et plus encore à la partie postérieure, est farcie de tractus de tissu conjonctif et de corpuscules amyloïdes, circonscrivant de petits îlots de tissu sain. Les grandes cellules nerveuses des cornes antérieures offrent peu d'altérations.; *par contre, celles des cornes postérieures, surtout à la région lombaire, sont très-rares, atrophiées, opaques, sans prolongements, et infiltrées par places d'un pigment jaunâtre.*

Comme la plupart des lésions centrales, la sclérose en plaques débute aussi par des *symptômes d'irritation* qui attirent à-peine l'attention : du mal de tête, des vertiges, une irritabilité nerveuse, la migraine, des douleurs névralgiques dans les membres, des convulsions partielles, etc. Il s'y ajoute bientôt *un affaiblissement de la motilité et une paralysie* d'un des membres supérieurs ou inférieurs ; rarement ces symptômes apparaissent sous forme d'hémiplégie à la suite d'attaques épileptiformes (Zenker, Léo, Hirsch) ; le plus souvent les membres inférieurs sont atteints graduellement. Plus tard leurs mouvements ne s'exécutent qu'avec une difficulté manifeste, et s'accompagnent d'hésitation et de tremblements ; ce dernier symptôme peut se produire dans les mouvements volontaires, dans les mouvements communiqués, et à la suite d'émotions. Ce *tremblement paralytique tout particulier* manque rarement, et paraît tenir à des foyers de sclérose dans les ganglions moteurs, dans la protubérance et les parties voisines.

La paralysie de la motilité atteint assez souvent les muscles de la face et des yeux, et très-souvent aussi la langue ; il en résulte de la *lenteur de la parole*, qui est quelquefois scandée ; l'*articulation des sons* peut être complétement abolie ; dans l'observation que j'ai citée plus haut, il y avait perte intermittente de la parole. Si la sclérose atteint les noyaux bulbaires des nerfs et les racines nerveuses qui y prennent naissance, il peut survenir une paralysie multiple de ces noyaux (paralysie labio-glosso-pharyngée) ; celle-ci a été observée plusieurs fois par Leube et Schüle (*D. Arch. f. klin Med.*, 8 Bd., 1870), expliquée par Joffroy (*Gaz. méd. de Paris*, n⁰ˢ 23 et 24, 1870), par la démonstration microscopique de lésions au niveau des noyaux de l'hypoglosse et du facial. Si le processus atteint les cornes antérieures de la moelle, on voit survenir aussi de l'atrophie musculaire.

On observe d'une façon moins constante, dans le cours ultérieur de la maladie, des *symptômes d'irritation du côté de la motilité,* comme des spasmes des muscles de la face, des crampes cloniques des muscles oculaires (nystagmus), des contractures persistantes et une raideur périodique des membres qui atteignent tantôt une moitié du corps, tantôt d'une manière plus marquée les membres supérieurs ou inférieurs, avec ou sans troubles de la connaissance.

Les *troubles de la sensibilité* ne comptent pas parmi les symptômes fréquents de la sclérose diffuse des centres nerveux, mais l'absence des troubles de la sensibilité n'en est pas, comme plusieurs auteurs le soutiennent encore, un signe caractéristique. D'ailleurs on comprendrait difficilement qu'en présence des altérations si fréquentes du parenchyme de la moelle, la sensibilité ne fût pas troublée. Les troubles de la sensibilité varient suivant les degrés d'étendue et d'intensité de la sclérose médullaire. S'il s'agit de lésions peu considérables de la partie postérieure de la moelle et de la substance grise, la sensibilité est modérément atteinte ; par contre, si les cordons postérieurs sont gravement altérés, ainsi que les parties voisines (comme dans la sclérose en plaques et la sclérose rubanée de Bourneville et Guérard), on constate une diminution considérable et jusqu'à une abolition complète de la sensibilité.

La *perte la plus complète de la sensibilité* appartient à ces formes où (comme dans l'observation précédente) la sclérose et l'atrophie s'attaquent de préférence, suivant le sens transversal, aux cordons et aux cornes postérieurs. Chez un malade de Hirsch (*Deutsche Klinik*, n°s 33-38, 1870), qui avait de l'insensibilité des membres inférieurs, on trouva les lésions les plus considérables dans les segments postérieurs de la substance blanche de la moelle. Il faut remarquer encore ici que, dans l'observation rapportée plus haut, l'anesthésie s'est étendue et s'est limitée suivant la distribution indiquée par Voigt pour les nerfs cutanés ; j'ai démontré depuis plusieurs années l'existence de ce phénomène dans différentes affections de la moelle.

Les *symptômes d'irritation du côté de la sensibilité* se montrent ordinairement au début, quelquefois aussi dans le cours ultérieur de la sclérose diffuse des centres nerveux. Tels sont les douleurs névralgiques à la périphérie, les fourmillements, l'augmentation de l'excitabilité réflexe qui donne lieu à des contractions exagérées sous l'influence des excitations mécaniques ou électriques. Chez ma malade, la faradisation des extrémités produisait au début des secousses musculaires violentes ; quand on augmentait l'intensité du courant il se produisait du tremblement des membres, qui s'étendait aussi à une grande partie du tronc du côté opposé.

La *réaction électrique* n'est pas sensiblement altérée quand la sclérose est peu considérable dans la moelle, comme dans un cas de Bärwinkel (*Arch. d. Heilk*, 6, H., 1869), où les cordons de la moelle ne contenaient que de petits foyers, sous forme d'îlots. Quand le processus inflammatoire compromet plus gravement le parenchyme et se dissémine sur différentes parties de la moelle épinière, il y a (comme le montre mon observation) diminution de la contractilité électro-musculaire, ainsi que de l'excitabilité galvanique des nerfs, et l'une et l'autre peuvent s'affaiblir de plus en plus vers la fin de la maladie.

Les *organes des sens* participent également aux désordres considérables des centres nerveux. L'acuité visuelle diminue quelquefois par suite de l'atrophie précoce des nerfs optiques; la dégénération grise du nerf optique jusqu'au chiasma peut entraîner de l'amaurose et de l'amblyopie de l'un ou des deux yeux. On a constaté aussi, chez quelques malades, de la surdité d'une oreille, une abolition complète du sens du goût sur une moitié de la langue (Hirsch), des perversions du goût et de l'odorat (Liouville et Melicher). Ces troubles des organes des sens s'expliquent par les lésions anatomiques des racines des nerfs spéciaux.

Les *fonctions psychiques* offrent dans la plupart des cas, au début, des signes d'exaltation, plus tard des signes de dépression. On observe chez beaucoup de ces malades de l'affaiblissement de la mémoire et de l'entendement, un état d'enfance, de l'irritabilité, des rires ou des pleurs sans motifs. Dans d'autres cas, il y a de la mélancolie et de l'excitation; à une période plus avancée, il peut survenir une faiblesse d'esprit et une indolence complètes. La *parole* est ordinairement difficile, lente; souvent les mots sont prononcés en plusieurs syllabes; la voix devient faible et monotone.

A mesure que l'affection fait des progrès, tous les symptômes s'aggravent; cette aggravation se fait souvent par sauts, et le malade tombe de plus en plus dans un état de dépression. Les mouvements deviennent beaucoup plus faibles et plus mal coordonnés; la sensibilité et les fonctions des sens s'émoussent de plus en plus. Les troubles psychiques et l'embarras de la parole s'aggravent considérablement; la mastication et la déglutition deviennent difficiles, les sphincters cessent de fonctionner, et la nutrition générale est visiblement en souffrance.

Dans la période ultime de la maladie, la paralysie, qui a ordinairement son maximum aux extrémités inférieures, aboutit à des contractures, avec perte de l'excitabilité réflexe; plus tard, il survient aussi d'autres paralysies dans la sphère des muscles volontaires et involontaires; de la fièvre apparaît, continue ou intermittente, liée dans beaucoup de cas, à des affections aiguës intercurrentes; chez d'autres malades, au contraire, on n'en découvre pas la cause organique; l'embarras de la parole, la dyspnée, l'augmentation de l'aphonie et de la dysphagie, le ralentissement et la faiblesse du pouls, et l'élévation de la température témoignent de l'envahissement progressif des noyaux bulbaires et des centres vaso-moteurs par la sclérose. Le malade est emporté par un collapsus mortel, ordinairement avec perte de connaissance.

Diagnostic et Pronostic.

Au début de l'affection, tant qu'il n'y a que des symptômes isolés et passagers d'irritation cérébrale ou spinale, le diagnostic de la sclérose est encore impossible; il ne peut être justifié qu'après une longue observation, et après l'apparition de signes morbides plus caractéristiques. Le diagnostic différentiel doit se faire surtout, en raison de la similitude des symptômes, avec la paralysie agitante, le ramollissement cérébral, les tumeurs cérébrales et l'ataxie.

La paralysie agitante est caractérisée par la trémulation rhythmique, qui se propage sur une moitié du corps du membre supérieur au membre inférieur, et qui est seulement augmentée par les émotions ou les efforts. Pendant la marche, le malade s'incline du côté paralysé, et penche en avant jusqu'à tomber; la rigidité musculaire entraîne une déformation particulière des doigts et des orteils; il n'y a pas de troubles dans l'articulation de la parole, pas de nystagmus, pas d'augmentation de l'excitabilité réflexe, ni d'incoordination des mouvements; voilà autant de signes qui permettront difficilement de confondre la paralysie agitante avec la sclérose diffuse des centres nerveux.

Les foyers de ramollissement du cerveau s'accompagnent d'une abolition précoce et subite des facultés psychiques, de perte de la parole ou d'aphasie, de paralysies et de contractures unilatérales, et surviennent en général chez des sujets âgés. Dans l'intervalle des attaques d'apoplexie répétées résultant de l'encéphalite, les malades se remettent assez promptement, et ne conservent ensuite qu'un affaiblissement partiel de la motilité à un membre; les attaques apoplectiformes sont beaucoup plus rares dans la sclérose (Léo, Hirsch), et produisent, outre l'hémiplégie, de l'anesthésie ou de la paralysie de l'une ou l'autre extrémité du côté opposé; de plus, le tremblement, la perte de la parole, les névralgies fréquentes des membres inférieurs sont caractéristiques.

Les tumeurs cérébrales se distinguent de la sclérose par les maux de tête périodiques et les vertiges, par les symptômes d'irritation limités et les convulsions, le développement graduel de l'hémiplégie et de la névro-rétinite, ainsi que par l'absence du tremblement des membres, des troubles particuliers de la parole. Pour distinguer la sclérose de l'ataxie, on sait que dans celle-ci les symptômes cérébraux manquent ou apparaissent tardivement, que, par contre, on y observe fréquemment des paralysies intermittentes des muscles oculaires avec diplopie; on a de plus les douleurs fulgurantes, lancinantes dans le nerf sciatique ou dans les bras, les douleurs en ceinture, l'excitation des organes génitaux, la vive excitabilité galvanique des nerfs, ainsi que les troubles ultérieurs du mouvement de nature ataxique.

Quant au *pronostic*, tous les observateurs impartiaux s'accordent à dire que la terminaison fatale est la règle dans la sclérose diffuse des centres nerveux. Même quand la maladie présente par moments des temps d'arrêt, qui peuvent en imposer pour la guérison, il survient ordinairement par la suite une aggravation qui conduit à la mort. Celle-ci est causée le plus souvent par des affections intercurrentes, pneumonie, pleurésie, tuberculose ou lésions de décubitus. La sclérose peut être mortelle dans l'espace de deux ou trois ans ; sa durée moyenne est de six à huit ans ; quelques cas seulement se prolongent au delà de ce terme.

Traitement.

Si nous sommes impuissants à arrêter la marche de processus inflammatoires moins graves, limités à certaines régions du cerveau ou de la moelle, à plus forte raison le sommes-nous aussi quand les proliférations inflammatoires portent leurs ravages dans la substance du cerveau et de la moelle sous forme de foyers multiples. Le début de l'affection, où l'on pourrait espérer quelque résultat du traitement, échappe au diagnostic ; tandis que les formes plus avancées, avec des lésions multiples des centres nerveux, peuvent être parfaitement reconnues, mais restent inaccessibles à la thérapeutique.

Le chlorure d'or, recommandé par Vulpian, a aussi peu réussi dans la sclérose que le phosphure de zinc vanté par d'autres. Le nitrate d'argent et la strychnine ont pu, dans beaucoup de cas, modérer les tremblements et la faiblesse des mouvements, mais leur action est sans durée. La galvanisation (centrale et périphérique) et l'hydrothérapie ont atténué la gravité des symptômes dans des cas favorables, mais sans imposer un arrêt durable à la diffusion ultérieure de la sclérose dans les centres nerveux. La faradisation doit être regardée comme nuisible, à cause de son action excitante qui peut augmenter les tremblements; on s'en abstiendra dans tous les cas de sclérose manifeste.

CHAPITRE XI

TUMEURS CÉRÉBRALES

Les symptômes obscurs des tumeurs cérébrales ont été rendues, depuis quelques années et de plusieurs côtés, plus accessibles à l'interprétation clinique. On a appris à déduire des symptômes observés sur le vivant, le siége de la lésion ; les rapports anatomiques des tumeurs ont fourni des signes diagnostiques plus sûrs ; on a tiré des signes morbides de ces affections beaucoup de données utiles pour la physiologie expérimentale. Le soin apporté aux études cliniques et anatomiques a conduit à une interprétation plus exacte de beaucoup de résultats fournis par l'expérimentation sur les animaux; dans les cas enfin où l'expérimentation restait muette, la coïncidence de la lésion avec la perte de certaines fonctions a fait la lumière sur l'origine de certaines activités spécialement dévolues au cerveau de l'homme.

Caractères anatomiques.

Parmi les tumeurs cérébrales, nous citerons en premier lieu celles qui résultent d'une hyperplasie de la substance conjonctive répanduc dans les centres nerveux, la névroglie de Virchow, tumeurs auxquelles ce dernier a donné le nom de *gliome* (*Krankh. Geschwülste*, Berlin, 1863-67). On les trouve isolées dans la substance cérébrale, et variant depuis la grosseur de la moitié d'un noyau de cerise jusqu'au volume du poing ; elles adhèrent souvent aux méninges, et constituent des masses analogues à la substance corticale du cerveau ; tantôt blanches, tantôt fortement vascularisées, d'un gris rougeâtre, hyperémiées. Les gliomes du cerveau, comme ceux de la moelle, procèdent le plus souvent de la substance blanche ; leur siége de prédilection est dans les hémisphères cérébraux.

Au microscope, on y trouve soit seulement une substance granuleuse avec des noyaux, soit des cellules de dimensions diverses, de forme arrondie ou plus ou moins ovale, à contenu finement granuleux, avec un ou deux noyaux; ou bien par places, des collections de cellules fusiformes et étoilées, avec un ou deux prolongements. Le tissu fondamental est formé de minces fibrilles ramifiées. La substance intercellulaire est tantôt molle et presque liquide, tantôt plus compacte et plus dure. Dans les *gliomes mous*, la substance intercellulaire est plus rare et contient plus ou moins de tissu fibrillaire, qui, dans les gliomes muqueux, prend un aspect finement réticulé. Quand les cellules étoilées forment un réseau à mailles plus larges, avec augmentation du tissu muqueux, on arrive au *myxome* et aux différentes formes mixtes. L'exagération des productions cellulaires et le rétrécissement des mailles de leur réseau conduisent au *gliosarcome*.

Dans les *gliomes durs*, la substance fondamentale se compose de fibrilles très-fines, disposées parallèlement ou s'entre-croisant; ou bien c'est un tissu serré de faisceaux ou de lamelles, renfermant par places des cellules à noyaux (*fibro-gliome*).

La tendance des gliomes du cerveau et de la moelle aux hémorrhagies, comme l'a montré Virchow, tient à leur riche vascularisation; le sang se coagule et forme des noyaux blanc-jaunâtres, ou rouges, d'une consistance très-dure, offrant de l'analogie avec les concrétions fibrineuses de la rate, avec les tubercules et les gommes. En général, les gliomes se développent lentement, avec des symptômes inappréciables. Si leur accroissement est plus rapide, ou qu'ils soient d'une vascularité particulière, il peut se produire des congestions, voire même des hémorrhagies ; si la tumeur a un volume considérable, il peut survenir de l'irritation, de la compression cérébrale, de l'hydropisie des ventricules (voy. *die Krankhaften Geschwülste de Virchow*, II Bd, 1. h.).

D'autre part, dans les tumeurs gliomateuses, présentant des parties jaunâtres ou rougeâtres, il peut se produire un tissu fibreux, résistant, un épaississement de la tunique adventice des vaisseaux, des tractus conjonctifs denses, entrelacés, une atrophie des cellules, un dépôt de pigment rouge-brun, et des signes d'atrophie. Dans le voisinage de la tumeur on peut trouver (d'après E. Wagner), avec de la rougeur et du ramollissement, des granulations graisseuses, des cristaux de cholestérine, des noyaux de la névroglie, et des débris de cylindre-axes, comme reliquats du tissu nerveux mortifié. Dans la métamorphose graisseuse, avec écoulement de la substance intercellulaire, il se forme des cavités, de la même manière que dans le ramollissement cérébral ; ces cavités se distinguent pourtant des véritables kystes par leurs parois tapissées de villosités et mal circonscrites, et par la persistance de quelques vaisseaux perméables.

Le *sarcome* et ses différentes formes récemment élucidées par Virchow (gliosarcome, myxosarcome, etc.) siégent ordinairement dans les hémisphères cérébraux, les lobes antérieurs, la couche optique, les processus cerebelli ad pontem (d'après Virchow et Friedreich), ainsi que dans les pédoncules cérébraux. D'après ce qui précède, leur consistance est plus ou moins dure ou molle, l'intérieur est plus compacte, la périphérie souvent rugueuse, la surface bosselée. Ils adhèrent souvent aux méninges, et menacent le cerveau soit de compression, soit par le ramollissement ou l'inflammation qu'ils provoquent dans leur voisinage.

Le *cholesteatome* (tumeur perlée de Virchow) dérive ordinairement de l'arachnoïde (Rokitansky), plus souvent de la pie-mère que de la dure-mère ou de la profondeur de la masse cérébrale ; il ne faut pas le confondre avec les amas de cholestérine qu'on rencontre souvent dans les plexus choroïdes. Les tumeurs perlées forment des masses **cristallines** ayant, à l'état d'isolement, la grosseur d'une graine de **moutarde** et atteignant par leur réunion le volume d'un œuf d'oie ; elles sont entourées d'une membrane mince, d'une structure fibreuse peu distincte ; leur forme est irrégulière, leur surface ondulée est d'un bel éclat nacré. Ces tumeurs, dépourvues de vaisseaux, montrent à la coupe des couches concentriques de cellules épidermiques, atteintes en partie de dégénération cornée, en partie de dégénération graisseuse. Elles se développent lentement et par suite restent le plus souvent latentes ; plus tard seulement elles provoquent des désordres inflammatoires dans les parties voisines. Dans un cas de tumeur perlée du rocher, Virchow vit se former un abcès dans la partie contiguë du cerveau ; dans un autre cas, où il y avait eu pendant la vie carie du rocher et otorrhée, on trouva toutes les lésions de la thrombose dans le sinus transverse, et jusque dans la veine jugulaire.

Les *tubercules du cerveau* varient comme dimensions de la grosseur d'un pois à celle d'un œuf d'oie, et se trouvent le plus souvent dans les hémisphères cérébraux, dans le cervelet, moins souvent dans le corps strié et la couche optique, dans les pédoncules, la protubérance, l'épendyme ventriculaire (Förster), très-rarement dans la voûte et la moelle allongée. Chez les enfants, ce sont les premiers de ces siéges qui sont les plus fréquents. Abstraction faite des formes discrètes du tubercule dans la pie-mère et l'écorce cérébrale, le tubercule consiste ordinairement dans une agglomération de plusieurs nodosités, où l'on trouve au microscope des éléments cellulaires arrondis, atteints partiellement d'atrophie et de dégénération graisseuse, enchâssés dans un réseau délicat, avec la prolifération nucléaire des vaisseaux découverte par Wedl.

Le *cancer du cerveau* compte parmi les tumeurs intra-crâniennes assez fréquentes. Il est ordinairement primitif et en général reste longtemps isolé. Sur quarante-huit cas donnés par Lebert, quarante-cinq fois il était primitif; sur celles-ci il y avait treize fois carcinose simultanée d'autres organes. Dans la substance cérébrale le cancer primitif est presque toujours isolé ; quand il y en a plusieurs, on a noté le fait intéressant de leur développement symétrique dans des parties homonymes du cerveau (Rokitansky). Dans les formes qui gagnent secondairement le cerveau, on trouve ordinairement plusieurs tumeurs, mais qui restent petites. Les carcinomes les plus volumineux sont ceux qui traversent le crâne ou les squirrhes qui s'étendent autour des orbites, de même que ceux qui occupent le centre d'un hémisphère cérébral ; ceux de la protubérance, de la base du cerveau et de la moelle allongée sont les plus petits. On trouve assez rarement le cancer du cerveau dans la moelle allongée, dans le corps calleux et dans les tubercules quadrijumeaux ; il est beaucoup plus fréquent dans la couche optique et le corps strié, ainsi que dans le cervelet.

Les formes primitives peuvent acquérir jusqu'à la grosseur du poing. Leur accroissement est d'autant plus rapide que leur tissu est plus riche en cellules et en vaisseaux. La forme ordinaire du cancer cérébral est le cancer médullaire ; les fibro-carcinomes sont plus rares ; le cancer mélanique est généralement secondaire, et peut, d'après Rokitansky, entraîner la mort par le développement multiple et précipité des productions cancéreuses dans le cerveau. Les carcinomes du cerveau exercent une influence nuisible sur les parties voisines, en raison de la compression, de l'atrophie du parenchyme, de l'ischémie secondaire ou des stases hyperémiques, des hémorrhagies, de l'inflammation, de l'œdème, du ramollissement et même des abcès dont ils peuvent être la cause. Beaucoup de carcinomes, surtout ceux qui sont en rapport avec les os, présentent assez souvent une ossification de leur stroma ; les formes médullaires subissent souvent une dégénérescence tuberculeuse, ce qui peut donner matière à confusion entre le cancer et les tubercules du cerveau. D'après Rokitansky, une transformation partielle en cancer succulent peut offrir de l'analogie avec des foyers d'encéphalite.

Les *syphilomes* du cerveau sont rares ; ils prennent naissance ordinairement dans les méninges épaissies et dégénérées, et forment des nodosités de la grosseur d'un pois ou d'une noisette, jaunes, lardacées et dures, nettement séparées des parties voisines. On découvre en général à l'autopsie d'autres manifestations de la diathèse syphilitique. Nous en parlerons plus longuement dans le chapitre de la syphilis cérébrale.

Les *tumeurs osseuses intra-crâniennes* se rencontrent rarement, si l'on excepte l'ossification partielle des productions cancéreuses, et les enchondromes. On trouve plus souvent des exostoses syphilitiques, qui d'ordinaire partent de la face externe de la voûte du crâne, mais quelquefois siégent sur sa face interne, et donnent lieu, par leur développement, à des symptômes de compression cérébrale, comme il appartient aux autres tumeurs de même siége. On a observé aussi, à la suite de traumatismes, ou de processus inflammatoires spontanés des os du crâne ou de la substance cérébrale, des productions ostéoïdes, sous forme de tumeurs volumineuses, dentelées, semblables à des apophyses, globuleuses, tantôt compactes, tantôt poreuses. On rencontre très-rarement les *ostéomes* du cervelet, composés de véritable tissu osseux avec des cavités médullaires, tels que Virchow les a trouvés comme suite d'une encéphalite circonscrite chez de jeunes sujets. Mentionnons encore ici la *transformation calcaire* des tubercules, et des enveloppes de cysticerques.

Les *productions kystiques*, les *tumeurs muqueuses* situées sur le dos de la selle turcique, ainsi que les *psammomes* de Virchow, formés par des amas de granulations cristallines contenus dans une masse blanche, constituent des néoplasmes peu volumineux, d'une consistance molle, rarement observés, et ne donnant lieu ordinairement pendant la vie à aucun symptôme particulier.

Symptomatologie générale.

Les premières phases du développement des tumeurs dans le cerveau demeurent le plus souvent obscures. Un petit nombre seulement de tumeurs cérébrales est complétement dépourvu de manifestations symptomatiques sur le vivant. Il est démontré que, dans ces cas, le néoplasme n'occupe qu'une très-petite étendue ; il se développe lentement en refoulant peu à peu, mais sans altérer gravement le parenchyme attenant, sans produire d'interruption manifeste dans les fibres conductrices ; une tumeur molle ou pauvre en vaisseaux n'est pas sujette à des changements de volume considérables ;

enfin le siége de la tumeur est ici particulièrement important, car des tumeurs même volumineuses, enclavées dans les hémisphères, ne provoquent souvent aucun symptôme, tandis que d'autres productions beaucoup plus petites peuvent entraîner des désordres fonctionnels considérables dans l'activité du cerveau, des lésions d'irritation dans les parties voisines (même des formes de névrite descendante), ou provoquer des troubles de nutrition dans des parties lointaines du cerveau, par suite de la compression des vaisseaux qui traversent la tumeur.

Des tumeurs volumineuses peuvent même échapper pendant long-temps à une observation attentive. Le mal passe inaperçu pour le malade, qui est souvent dans toute la force de l'âge, et pour le médecin, auquel tout d'abord aucun symptôme grave ne vient donner l'alarme; le germe fatal poursuit ses ravages dans le cerveau, jusqu'à ce que le danger se révèle par des symptômes d'une gravité évidente.

La série des symptômes que Wunderlich désigne comme les symptômes généraux et initiaux s'ouvre ordinairement par le *mal de tête* (que les malades accusent soit dans la région frontale ou temporale, soit plutôt dans la région occipitale, sans qu'il y ait toujours corrélation avec le siége de la tumeur). Ladame (*Symptomat und Diagn. d. Hirngeschwülste*, 1865) a trouvé la céphalalgie chez les deux tiers des malades. Ce mal de tête est d'abord intermittent; plus tard, il se montre sous la forme de paroxysmes; il est rémittent, quelquefois continu, rebelle à tous les moyens; il serait dû à des hyperémies localisées et à la compression exercée sur certaines parties du cerveau, ou sur la pie-mère, avec sa vive sensibilité. A ce mal de tête névralgique viennent se joindre dans la plupart des cas des vertiges; la cause en serait, d'après les dernières expériences de Goltz, Breuer, etc., dans une affection des ampoules, représentant l'appareil terminal du sentiment de l'équilibre, et dans une perception sensorielle due à une déviation du courant lymphatique de ces canaux. Plus l'organe contenu dans le rocher est irrité, comme par la pression d'une tumeur voisine, plus le vertige est intense; il en est de même par suite des lésions des fibres des cordons postérieurs dans le cervelet.

Les maux de tête et les vertiges survenant par attaques peuvent être pendant des mois les seuls symptômes incommodes au malade, qui, d'ailleurs, se sent bien portant; il en résulte que, dans la plupart des cas, la situation n'inspire au médecin traitant aucune appréhension sérieuse. En général, il survient aussi bientôt des *troubles de la sensibilité et de la motilité*, que l'on doit regarder au début comme des signes d'irritation, plus tard comme des signes de dépression; il n'est pas rare d'observer, à côté d'une paralysie dans quelque département, des symptômes d'irritation dans les départements voisins, qui doivent tenir à l'hyperémie collatérale ou à l'œdème, tandis que, dans d'autres régions, la conductibilité est déjà détruite.

Les symptômes d'irritation du côté de la sensibilité apparaissent souvent comme les précurseurs des troubles du mouvement. Ce sont des tiraillements douloureux, des fourmillements, de l'engourdissement dans les extrémités (souvent accompagnés de crampes réflexes); dans certaines tumeurs cérébrales, ce sont des névralgies du trijumeau; souvent on note d'un côté une augmentation de la sensibilité et de l'action réflexe; cet excès de sensibilité dure peu en général, et fait place à une anesthésie plus durable. L'anesthésie douloureuse dans les membres paralysés est un phénomène exceptionnel. Ladame a constaté l'anesthésie cutanée dans un septième de ses observations. La fréquence des troubles de la sensibilité dépend des lésions des voies de transmission à leurs différents points intermédiaires jusqu'à leur terminaison centrale; nous en avons parlé pages 64-65. Quelquefois il y a de l'hémianesthésie alterne.

Les premiers *troubles de la motilité* consistent dans une sensation de raideur, un relâchement d'un membre et dans des crampes de diverses parties du corps. Les crampes peuvent s'aggraver, depuis des secousses légères des muscles de la face, jusqu'à des spasmes musculaires toniques, cloniques ou choréiformes (avec troubles de la coordination, Duchek), ou jusqu'au tremblement d'une extrémité ou d'une moitié du corps. Quelquefois il se fait des contractures dans les muscles de la nuque, de la mâchoire ou des extrémités. Dans quelques cas, les parties paralysées sont atteintes de convulsions. Les paroxysmes convulsifs affectent souvent les apparences d'attaques épileptiformes. Dans une de mes observations (céphalalgie chronique avec amaurose totale et paralysie faciale gauche), il survenait de temps en temps une perte de connaissance durant de 10 à 15 minutes, avec mouvements convulsifs dans les membres supérieurs et extension des membres inférieurs; en outre, la face était décolorée, le malade restait couché sur le côté correspondant à la tumeur, le pouls descendait jusqu'à 44 ou 40 pulsations par minute. Les attaques de ce genre peuvent avoir leur source dans un gonflement hyperémique de la tumeur et une augmentation rapide de la compression, entraînant une crampe réflexe des artères cérébrales et une anémie consécutive du cerveau.

Après une durée plus ou moins longue des symptômes d'irritation de la motilité que nous venons d'énumérer, il s'établit graduellement une *abolition du pouvoir moteur*, sous forme de *parésie* ou d'*hémiparésie*, de *paralysie partielle*, d'*hémiplégie* ou de *paraplégie*. La paralysie marche ordinairement de haut en bas ; il est beaucoup plus rare qu'elle marche en sens inverse. La forme de paralysie la plus fréquente (Ladame l'a trouvée dans un tiers des cas) est l'hémiplégie. Elle apparaît aussi bien dans la sphère des nerfs crâniens que dans celle des nerfs spinaux, et le plus souvent du même côté, la lésion cérébrale étant située dans l'hémisphère opposé au côté paralysé ; assez rarement la lésion siége du même côté que l'hémiplégie. La forme croisée de l'hémiplégie consiste dans une paralysie des membres d'un côté, avec paralysie des nerfs crâniens du côté opposé (hémiplégie alterne de Gubler) ; ces paralysies alternes ont une importance particulière pour le diagnostic de certaines tumeurs cérébrales.

Certains symptômes complexes des tumeurs cérébrales, comme la paralysie des extrémités et des nerfs crâniens du même côté, seront examinés à propos des tumeurs de la protubérance.

Comme conséquences de l'irritation des hémisphères ou d'autres parties du cerveau par les tumeurs, il survient, suivant Benedikt, une *réaction d'épuisement*, c'est-à-dire une diminution rapide de la réaction dans les excitations faradiques de courte durée ; d'autres fois, c'est une *forme convulsive de réaction*, comme une augmentation brusque et anormale de la contractilité électro-musculaire ; de la même manière, on trouve au courant galvanique, d'après Brenner, une augmentation ou une diminution de l'excitabilité galvanique secondaire, ou bien on passe de la première de ces réactions à la seconde. Après une compression prolongée des racines des nerfs périphériques, par des tumeurs de la protubérance ou de la base, il se fait, comme je l'ai démontré, surtout à la moitié paralysée de la face, une abolition graduelle de la contractilité faradique névro-musculaire, avec augmentation de la contractilité galvanique idio-musculaire, tandis que les paralysies qui ont leur origine dans les hémisphères ou dans les ganglions laissent intacte ou quelquefois augmentent légèrement la contractilité électrique des muscles.

Parmi les *troubles des organes des sens*, il faut citer en première ligne, en raison de leur fréquence et de leur intensité, les *troubles de la vue*. L'amblyopie s'observe, d'après Calmeil, dans deux cinquièmes environ des cas, et l'amaurose, d'après Ladame, dans un cinquième des cas de tumeur cérébrale. On reconnaît à l'ophthalmoscope, comme affections de l'épanouissement intra-oculaire du nerf optique, de la névrite optique et de l'atrophie. L'*inflammation du nerf optique* peut se présenter sous forme de *stase papillaire* et de *névrite descendante*. Dans la première de ces formes, on reconnaît le véritable siége de l'inflammation à l'aspect trouble, au gonflement considérable de la papille et à l'agrandissement insolite de ses contours; dans les formes élevées on voit, d'après Leber, sur des coupes transversales du nerf optique, un épaississement et un œdème de la gaîne interne, ainsi que du tissu lamelleux compris entre la gaîne interne et la gaîne externe, avec hyperplasie de ce tissu; les fibres nerveuses de la papille sont, d'après Schweigger, augmentées de 4 à 6 fois leur diamètre normal. Dans la *névrite descendante*, l'inflammation porte moins sur la papille, qui est légèrement tuméfiée, que sur les parties avoisinantes de la rétine. Quand la névrite se prolonge, il survient ordinairement une *atrophie consécutive du nerf optique;* la papille est alors déprimée et d'un blanc mat. D'après les recherches microscopiques de Schweigger, Sœmisch, etc., on trouve, outre une prolifération du tissu conjonctif de la papille, une atrophie des fibres nerveuses et des cellules ganglionnaires de la rétine, une dégénérescence graisseuse et un épaississement des tuniques adventices. Quelquefois il se forme une atrophie simple du nerf optique (avec papille d'un blanc éclatant), sans signes d'inflammation.

Les altérations de la rétine consécutives à ces processus de névrite peuvent quelquefois se produire *sans troubles subjectifs appréciables de la vue;* il y a beaucoup plus rarement une diminution de l'acuité visuelle (amblyopie), avec peu de signes ophthalmoscopiques. *Dans la plupart des cas, en présence de symptômes de tumeur, on obtiendra par l'examen ophthalmoscopique des données importantes pour le diagnostic.* A une période plus avancée, l'amblyopie se transforme ordinairement en une cécité complète des deux yeux, en *amaurose.* Dans un cas, j'ai observé, chez un médecin, un rétrécissement progressif du champ visuel de la périphérie vers la papille, ce qui tenait à une dégénération graisseuse s'avançant graduellement des deux côtés vers le centre du nerf optique; on rencontre un processus analogue dans l'atrophie du nerf facial, par suite de compression, de tumeurs ou de carie du rocher.

Le développement *de la névrite optique et de l'atrophie secondaire du nerf optique* est sous la dépendance de différentes causes. Les fibres centrales du nerf optique peuvent être l'origine de la névrite et de l'atrophie descendante, par suite de tumeurs comprimant les corps genouillés, les tubercules quadrijumeaux, les pédoncules cérébraux, la protubérance ou le cervelet. Les néoplasmes ou les processus inflammatoires de la base du cerveau peuvent produire, entre autres accidents, la névrite optique; enfin, depuis Graefe, on a rappelé les lésions du nerf optique (surtout la stase papillaire) à la compression du sinus caverneux et à l'obstacle apporté au retour du sang par l'anneau inextensible de la sclérotique. Mais Sesemann a prouvé depuis (*Arch. f. Ophth.*, XII Bd) que la compression du sinus caverneux n'est pas suivie d'une stase veineuse notable dans la rétine, aussi longtemps que les anastomoses avec la veine faciale restent perméables; il faut donc chercher une explication plus juste pour les symptômes névritiques dont il s'agit. Il importe ici de tenir compte des recherches de H. Schmidt (*Arch. f. Anat. u. Phys.*, 1869), qui a démontré par des injections *la communication de la cavité de l'arachnoïde avec la lamina cribrosa;* celle-ci est affectée d'œdème, quand le liquide est chassé de la cavité de l'arachnoïde par une augmentation de la pression cérébrale, et il en résulte des stases et de l'inflammation par l'étranglement de la portion terminale intra-oculaire du nerf optique.

Les *troubles de l'ouïe* sont un symptôme fréquent des tumeurs cérébrales. Calmeil les a rencontrés dans un neuvième de ses cas. Souvent il y a seulement un affaiblissement de l'ouïe ou des bourdonnements d'oreilles; dans 17 cas on a constaté une surdité complète, qui une fois ne fut que passagère. Comme il existe, d'après les injections de E. Weber (*Monatbl. f. Ohrenheilk*, 1869), une communication entre l'espace arachnoïdien et le labyrinthe au moyen de l'aqueduc du limaçon, on comprend facilement qu'un excès de pression dans le cerveau retentisse sur l'appareil auditif, comme nous l'avons montré précédemment pour l'œil, d'après les expériences de Schmidt. En outre, les troubles de l'ouïe peuvent être consécutifs à la compression du tronc du nerf acoutisque, ainsi qu'à celle des fibres qui passent sous le floccule, le pédoncule cérébelleux médian et la protubérance. Dans un cas de fibro-sarcôme récemment observé par Boettcher à Dorpat (*Arch. f. Augen und Ohrenheilk*, II Bd, 1872), la tumeur siégeait à gauche, près de la protubérance, allant jusqu'au *pòrus acusticus;* on trouva, outre une atrophie du chiasma et des lésions de la rétine, une atrophie de la lame criblée spiroïde de la base du limaçon; dans l'axe du limaçon, des tractus de tissu conjonctif riches en noyaux, sans vestige de nerfs; la membrane de Corti était fortement striée, les cellules auditives internes et externes remplacées par de petites cellules rondes.

L'*odorat* est beaucoup plus rarement affecté dans les tumeurs cérébrales. Pourtant les chiffres qu'on trouve à ce sujet dans la littérature médicale sont évidemment trop faibles, parce que le malade est souvent dans un état de prostration où la perte de l'odorat l'incommode peu, et parce que dans la plupart des cas le médecin lui-même néglige de porter son attention sur l'état du sens olfactif.

J'ai trouvé, dans deux cas de tumeurs de la base, l'odorat notablement altéré : les tumeurs siégeaient l'une à la moitié antérieure gauche de la protubérance, et l'autre au pédoncule cérébelleux gauche. Dans l'un de ces cas, le malade distinguait beaucoup plus difficilement ét plus confusément les odeurs avec la narine gauche qu'avec la narine droite. Dans l'autre cas, il y avait une anosmie complète de la narine gauche. En fermant hermétiquement la narine droite, le malade ne reconnaissait pas, du côté gauche, l'alcool, l'éther, la créosote, l'hydrogène sulfuré (la bouche étant fermée), l'asa fœtida, etc. Quand on plaçait un flacon d'ammoniaque sous la narine gauche, le malade disait ressentir une brûlure, ce qui provenait évidemment de l'action produite sur les filets du trijumeau à la face interne des narines. Dans la narine droite, l'odorat n'était du reste pas très-fin, pourtant le malade était en état de reconnaître suffisamment la plupart des substances que nous avons nommées.

Comme le nerf olfactif, d'après nos connaissances actuelles, est le seul nerf crânien qui n'abandonne pas les hémisphères, il reste sous leur dépendance, et notamment sous la dépendance des lobes antérieurs (suivant Meynert au contraire, des lobes temporaux) ; les lésions graves de ces lobes, surtout à la base, où le champ olfactif est situé au-dessus de la lame perforée antérieure, doivent entraîner un trouble plus ou moins profond de l'odorat.

Nous n'avons également sur l'état du *sens du goût* dans les tumeurs cérébrales que des données incomplètes ; pourtant des recherches attentives dirigées dans ce sens seraient importantes pour la physiologie des fonctions gustatives. Chez les deux malades que j'ai cités plus haut, le sens du goût était aussi altéré.

Le premier malade (qui avait une sensibilité olfactive incomplète du côté gauche) ne percevait pas le goût d'une solution saline concentrée, mise en contact avec la moitié gauche de la langue. Chez le second malade (qui avait une anosmie incomplète du côté gauche) les explorations pratiquées avec les précautions nécessaires sur la pointe, les côtés et la base de la langue, et sur le voile du palais (badigeonnage avec des solutions étendues d'acides, de chloroforme, de sulfate de quinine), ne révélèrent nulle part une perception normale du goût. En badigeonnant longuement la région des papilles caliciformes, ou la partie postérieure de la langue étant appliquée contre le palais, le malade dit à plusieurs reprises, suivant qu'on s'était servi de quinine ou de cannelle, sentir un goût amer ou âcre.

Cette expérience est intéressante au point de vue physiologique, parce qu'elle démontre que *c'est surtout la base de la langue et la partie correspondante de la voûte palatine, ainsi que l'isthme du gosier, qui servent à la perception des sensations gustatives les plus fines (notamment celles d'amertume et d'âcreté)*, ce qui tient peut-être à la structure certainement plus délicate et au grand nombre des fibres nerveuses fournies par le glosso-pharyngien aux papilles caliciformes (Kölliker). Dans l'observation de Boettcher mentionnée plus haut, le malade se plaignit aussi d'une brûlure dans la bouche et d'une sensation d'amertume. A l'autopsie, on trouva les nerfs glosso-pharyngien et pneumo-gastrique comprimés par la tumeur, et atteints de dégénérescence graisseuse.

Des désordres plus ou moins considérables des fonctions organiques peuvent s'observer aussi chez les malades en question. Les céphalalgies violentes peuvent troubler les malades dans le repos de la nuit, et l'*insomnie* devenue chronique influera d'une manière fâcheuse sur l'état général. Les *vomissements* peuvent survenir à la fin des violents paroxysmes de céphalalgie, ou même sans que le mal de tête ait augmenté, avec ou sans régularité, et par leur répétition ils compromettront la nutrition. On note encore des signes d'irritation du côté des nerfs vagues, comme de *l'irrégularité du cœur et des retards dans le pouls*, ainsi qu'on les observe quelquefois dans le cours des attaques convulsives ; nous avons cité en commençant un cas de ce genre. Le *rhythme respiratoire* est quelquefois altéré ; il peut être accéléré dans l'irritation cérébrale, ralenti dans la compression du cerveau. Dans les recherches de Vierordt et Hegelmaier, faites sur des lapins, par l'inscription des mouvements respiratoires de la partie supérieure de l'abdomen sur le tambour du kymographe, on vit une compression artificielle modérée du cerveau diminuer la respiration jusqu'à la moitié du chiffre normal, tandis qu'au contraire une compression plus forte l'accélérait. Dans le premier cas, les inspirations devenaient plus rares, et les expirations plus longues. La *polyphagie* existe seulement chez quelques malades ; en général, elle est sans influence favorable sur l'abaissement de la nutrition. Dans une de mes observations que je rapporterai plus loin, *la polyphagie était accompagnée de polyurie et de glycosurie.*

Les *troubles de nutrition* ne marchent pas parallèlement à la gravité des symptômes cérébraux. En général, les symptômes de dépérissement se montrent plus vite quand il s'agit de tumeurs d'origine cachectique. Dans quelques cas cependant, des cancers peuvent poursuivre leurs ravages assez longtemps, le malade conservant les apparences de la santé. Des malades atteints de sarcome peuvent même présenter une certaine obésité. Dans la plupart des cas, il y a une *constipation* opiniâtre. Dans deux cas que j'ai pu étudier de près, le *coït* ne pouvait s'accomplir qu'avec effort, et était suivi d'un abattement général de longue durée. Dans les tumeurs du cervelet, Wunderlich a observé l'impuissance, et Friedreich a noté une fois du priapisme.

Les *troubles psychiques* ne sont pas rares dans les tumeurs cérébrales. Quant à la fréquence des lésions psychiques, les appréciations des auteurs diffèrent assez notablement. Friedreich donne la proportion de 43 p. 100 ; Calmeil les a trouvées dans la moitié, Lebert, Ladame, dans un tiers des cas ; Andral et Durand-Fardel, beaucoup plus rarement. Ici encore, ce sont des symptômes soit d'excitation, soit de dépression. Les premiers consistent dans de l'irritabilité, de l'agitation, de la distraction, des visions, de la mélancolie ; dans les formes graves, il y a même des accès de manie. Les symptômes de dépression sont la somnolence, l'apathie, l'idiotie, l'embarras de la parole et l'imbécillité. Les troubles psychiques apparaissent ordinairement à une période avancée de l'affection cérébrale ; il n'est pas rare qu'ils éprouvent des rémissions manifestes. On les explique par l'atrophie et la décoloration de certains points de l'écorce cérébrale, par suite de la compression exercée par la tumeur ; on peut les attribuer, d'autre part, aux interruptions survenues entre les fibres de la couronne rayonnante qui prennent racine dans les ganglions et les départements cellulaires correspondants de l'écorce cérébrale.

La *parole* est plus ou moins gravement atteinte dans les tumeurs cérébrales. Tantôt elle est sensiblement embarrassée, confuse et inintelligible ; tantôt l'articulation des sons est gênée par le bredouillement ; dans quelques cas, il y a perte partielle de la parole avec conservation de l'intelligence (aphasie) ; plus rarement on observe, comme nous le dirons plus loin, une perte intermittente de la parole. Les troubles de la parole résultant d'une affection cérébrale n'ont rien de commun avec le bégaiement proprement dit ; car ici, même dans les formes les plus tranchées et les plus rebelles, la langue a conservé toute la liberté de ses mouvements. Ladame a cité 45 cas de troubles de la parole où la tumeur occupait les régions les plus diverses du cerveau. Comme cela résulte d'un très-grand nombre d'observations, les tumeurs des ganglions et de la protubérance sont celles qui s'accompagnent le plus souvent de troubles de la parole, tandis que, d'après Ladame, ce sont les tumeurs de la convexité, de la région pituitaire et du cervelet qui en donnent le moins. D'après ce qui précède, il faudrait considérer les troubles de la parole comme une paralysie de la langue (alalie), ou, d'après Leyden, dans les lésions des olives et de la protubérance, comme de l'anarthrie. Les *troubles aphasiques* de la parole se voient seulement dans les tumeurs occupant le lobe de l'insula et les parties qui l'unissent avec le lobe frontal et les circonvolutions centrales et pariétales. Nous citerons des cas de ce genre à propos des tumeurs des lobes antérieurs du cerveau.

Suivant le siége et l'accroissement de la tumeur, à tous les symptômes que nous venons d'énumérer succèdent, après un temps plus ou moins long, des symptômes ultimes (Wunderlich), avec perte du mouvement volontaire, des excitations automatiques et des activités psychiques ; le malade tombe dans le coma et meurt bientôt après.

Diagnostic différentiel.

La formation de tumeurs dans le cerveau peut être quelquefois confondue avec d'autres affections cérébrales à symptômes analogues. Dans la plupart des cas, en tenant bien compte des conditions étiologiques et des principaux signes pathognomoniques, on ne restera pas longtemps dans l'erreur pour le diagnostic.

La *tuberculose cérébrale* (surtout dans ses formes chroniques), se distingue des tumeurs par sa prédilection pour les jeunes sujets, surtout les enfants ; ceux-ci, à part l'hydrocéphale chronique et plus rarement l'hypertrophie cérébrale, ne sont guère exposés à d'autres affections cérébrales chroniques ; on s'appuiera en outre sur la coexistence d'affections tuberculeuses des os du crâne, du rocher (avec symptômes de carie, fistules, ulcérations et otorrhée) ; sur l'influence souvent évidente de l'hérédité, sur la rapidité de la marche, qui est en général de trois à neuf mois, et très-rarement de plusieurs années. Des productions tuberculeuses primitives, rarement limitées à certaines parties du cerveau (protubérance, cervelet), se manifestent pendant la vie par les symptômes des tumeurs ; celles-ci chez les enfants sont le plus souvent de nature tuberculeuse.

L'*hydrocéphale chronique* peut résulter des troubles de circulation dépendant d'une tumeur, et quand ses symptômes ne sont pas prédominants, on les distinguera difficilement des autres symptômes propres à la tumeur. L'hydrocéphale chronique s'accompagne souvent, chez les enfants, de tuberculose cérébrale ; chez les adultes, la coexistence d'affections du cœur, des reins ou de la rate est en faveur de l'hydrocéphale ; ici, l'imbécillité est plus fréquente et plus manifeste que dans les tumeurs, auxquelles appartiennent plutôt les désordres chroniques de la sensibilité et de la motilité que nous avons énumérés.

L'*apoplexie cérébrale* survient à la suite d'affections du cœur et les vaisseaux, ou de désordres de la circulation pulmonaire, et ordinairement à un âge assez avancé ; elle se distingue en outre des tumeurs par son apparition subite, ou précédée de signes précurseurs peu apparents ; le malade se rétablit promptement dans les cas favorables, en conservant une paralysie d'une moitié du corps. Dans les tumeurs, les symptômes cérébraux sont en général de date plus ancienne : on note une aggravation progressive de la céphalalgie, des vertiges, des névralgies et des crampes ; ces phénomènes précèdent les attaques apoplectiformes qui sont rares, ou bien ils persistent après elles comme symptômes consécutifs d'excitation ou de dépression ; la névrite optique ordinairement double appartient aux tumeurs cérébrales, mais non pas l'amaurose embolique unilatérale qui est plus rare.

Le *ramollissement cérébral chronique*, survenant dans le cours d'une encéphalite latente, diffère par plusieurs points des néoplasmes du cerveau, comme l'a surtout fait ressortir Durand-Fardel dans son Traité des maladies des vieillards, Nous allons en indiquer seulement les principaux signes critiques. Les paroxysmes de céphalalgie sont moins fréquents et moins violents dans le ramollissement cérébral chronique que dans les tumeurs ; les troubles des organes des sens, les amblyopies et les amauroses, les anesthésies dans le domaine des nerfs crâniens, s'observent beaucoup plus fréquemment dans les tumeurs que dans l'encéphalomalacie ; par contre on note plus souvent dans le ramollissement, l'affaiblissement des facultés psychiques, l'apparition de contractures, d'hémiplégies brusques et complètes, de troubles de la parole sous forme d'aphasie (le plus souvent de cause embolique). Les paralysies alternes ainsi que les paralysies doubles existent, d'après Hasse, de préférence dans les tumeurs, très-rarement dans le ramollissement. Nous avons parlé en détail, à propos de l'inflammation cérébrale, p. 123-124, de la distinction entre les tumeurs et les abcès du cerveau.

L'*atrophie cérébrale* (dans sa forme acquise) se distingue presque toujours facilement des tumeurs. Elle se manifeste par l'abaissement précoce des facultés intellectuelles, avec passage progressif à l'imbécillité ; les tremblements des lèvres, de la langue et des membres constituent des signes précurseurs des paralysies, quand l'atrophie se propage vers l'axe spinal. On trouvera les bases nécessaires au diagnostic dans l'ensemble des phénomènes suivants ; les paroxysmes de céphalalgie, les troubles des organes des sens, les attaques convulsives manquent, mais non les attaques épileptiformes (Erlenmeyer) ; la durée de l'affection est relativement courte (de un à trois ans) ; bientôt s'ajoute ordinairement à la déchéance des facultés intellectuelles, une hémiplégie ou une paraplégie; la nutrition des muscles s'altère promptement. Quand l'atrophie cérébrale n'est que l'une des conséquences d'une tumeur, les signes caractéristiques de celles-ci demeurent le plus en évidence.

L'*hypertrophie cérébrale* des enfants a quelques analogies avec les tumeurs cérébrales par sa longue durée, ses maux de tête et ses attaques épileptiformes. Toutefois, la rareté de cette affection, l'élargissement et les fortes pulsations des grandes fontanelles (Mayr), la dilatation progressive du crâne, la présence d'un bruit de souffle, les traces manifestes de rachitisme sur le squelette, la mollesse des os du crâne et des jambes (Betz), les spasmes laryngés et l'état d'asphyxie qui les accompagne ordinairement, tous ces phénomènes permettront difficilement de confondre chez les enfants la maladie en question avec une tumeur cérébrale ou une hydrocéphale chronique.

Les *cysticerques* du cerveau et leurs caractères distinctifs seront traités en détail dans le chapitre des parasites du cerveau. Quant aux symptômes, assez difficiles à distinguer en général, des anévrysmes des artères de la base et des tumeurs de la base du crâne, nous en avons dit ce qui était important à connaître à propos de l'apoplexie méningée.

La *syphilis du cerveau* a d'ordinaire plusieurs troubles cérébraux communs avec les tumeurs. La certitude du diagnostic a précisément dans cette affection une importance particulière, au point de vue du pronostic et du traitement. Les commémoratifs, l'existence de manifestations évidentes de la diathèse, les douleurs particulières dans les os et les nerfs, les attaques épileptiformes survenant dans l'âge viril, après des symptômes d'irritation préalables, leur disparition sous l'influence du traitement spécifique, sont autant d'arguments qui, joints à une observation soutenue et attentive, assureront le diagnostic. Nous y reviendrons plus longuement dans le chapitre de la syphilis cérébrale.

Le diagnostic différentiel entre les *formes initiales de l'ataxie et certaines tumeurs cérébrales* (du pédoncule ou du cervelet) sera discuté plus longuement en temps utile.

Diagnostic du siége des tumeurs.

Nous allons entreprendre maintenant l'étude particulière des tumeurs cérébrales quant à leur siége, et pour cela nous rassemblerons et les résultats des derniers travaux sur la matière, et ceux de nos observations personnelles (dont le nombre s'élève à 15). Les éléments diagnostiques que nous avons puisés dans un exposé sommaire des symptômes, ressortiront mieux encore d'une classification méthodique. Les autopsies, les conquêtes modernes de l'histologie et celles de la physiologie expérimentale nous serviront à éclaircir bien des points obscurs.

Nous donnons ici tout d'abord la division des tumeurs cérébrales que nous suivrons pour en faciliter l'étude.

I. Tumeurs de la convexité du cerveau.
II.   —   des lobes antérieurs.
III.   —   des lobes moyens.
IV.   —   des lobes postérieurs.
V.   —   des ganglions moteurs du cerveau.
VI.   —   de la couche optique et des tubercules quadrijumeaux.
VII.   —   de la fosse cérébrale moyenne, et de la région du ganglion de Gasser.
VIII.   —   de la région pituitaire.
IX.   —   des pédoncules cérébraux.
X.   —   du pont de Varole.
XI.   —   des pédoncules cérébelleux.
XII.   —   du cervelet.

1. TUMEURS DE LA CONVEXITÉ DU CERVEAU.

L'intensité des symptômes dépend ici de la profondeur à laquelle pénètrent les tumeurs, et du degré d'irritation auquel sont exposées directement ou indirectement certaines parties profondes du cerveau. Chez les animaux on peut enlever une grande partie des hémisphères du cerveau et du cervelet, sans que l'on voie se manifester le moindre signe d'irritation ; les grenouilles, les oiseaux, les lapins mêmes supportent l'ablation des lobes cérébraux sans présenter de symptômes de paralysie, le chien par contre tombe frappé de paralysie. Chez des hommes qui ont subi l'opération du trépan, on peut enlever avec la curette des portions d'hémisphère sans qu'ils en aient conscience ; des abcès et des tumeurs, surtout de consistance molle, peuvent exister dans le cerveau, sans provoquer des désordres notables. Dans un cas que j'ai observé à l'hôpital général de Vienne, chez un sujet tuberculeux, on trouva une production tuberculeuse plus grosse qu'une noisette à la convexité du cerveau du côté droit, sans qu'on ait constaté pendant la vie aucun symptôme particulier.

D'après les nouvelles recherches déjà mentionnées de Charcot et

Pîtres (*l. c.*), des tumeurs et des lésions limitées aux parties antérieures de la convexité de l'écorce cérébrale, aussi bien que celles
des lobes sphénoïdal, occipital, etc., ne déterminent pas de paralysie
persistante.

De même qu'à la moelle épinière, les destructions parallèles aux principales di-
rections des fibres dans les hémisphères cérébraux sont généralement moins graves (d'après Valentin) que les lésions perpendiculaires au trajet des fibres. Si
néanmoins l'activité première, autant que la chose demeure possible, se rétablit
au bout de quelque temps, cela ne peut avoir lieu que par des voies collatérales,
car à la suite des sections chez les animaux on n'observe pas de régénération.
Quand après l'excision de parties considérables des deux hémisphères cérébraux,
les animaux réagissent contre les excitations dé la peau par des cris ou par dès
mouvements pour s'y soustraire, ou quand les oiseaux atteignent encore assez
exactement avec leur bec les points où ils sentent la présence d'un parasite, ces
mouvements ne se font plus sous l'influence du cerveau, mais sont bien plutôt
commandés par les amas ganglionnaires et leurs fibres unissantes dans la moelle
allongée et la moelle spinale. Ces mouvements de réaction disparaissent seulement
quand on a enlevé la moelle allongée. D'après Flourens (*Recherches expérimentales
sur les propriétés et les fonctions du système nerveux dans les animaux vertébrés*,
Paris, 1824, p. 100), l'excision successive des hémisphères cérébraux par couches
de plus en plus profondes, entraîne l'abolition des différentes sensations de l'animal ; plus tard encore la destruction du cerveau est suivie de surdité. Les sensations reparaissent au bout de quelque temps, et se manifestent soudainement pour
les influences les plus diverses.

Parmi les symptômes morbides des tumeurs de la convexité, la
céphalalgie est un des plus fréquents. Elle siége tantôt à la région
frontale, tantôt à la région occipitale, ou bien sur un côté de la tête,
et dans ce cas la tumeur est souvent du même côté. Les troubles de la
sensibilité sont très-rares. Dans un cas de Finger (*Prag. Vierteljschr.*,
57 Bd, 1860), le mal de tête était accompagné de sensations douloureuses et de fourmillements dans le bras droit ; ces symptômes, ayant
disparu ensuite, furent remplacés par de l'anesthésie du membre. A
l'autopsie, on découvrit l'existence d'une tumeur tuberculeuse de la
grosseur d'une noix, insérée sur la convexité de l'hémisphère gauche
du cerveau ; les altérations pathologiques s'étaient étendues aux parties profondes du cerveau, dont nous avons vu les lésions s'accompagner d'anesthésie des membres. Les troubles de la motilité sont
beaucoup plus fréquents et plus caractéristiques, et constituent ordinairement des signes d'excitation. Lebert les a trouvés onze fois sur
treize cas, Ladame, dans son relevé, douze fois sur dix-sept cas. Ce
sont des attaques épileptiformes, des secousses d'une moitié du corps
ou seulement d'un membre. Les paralysies de forme hémiplégique
sont assez rares, et doivent tenir à un ramollissement ayant gagné
en profondeur les voies motrices.

Chez un malade de vingt-six ans, atteint de gibbosité, observé à l'hôpital général de Vienne, il y avait de temps en temps depuis un an des crampes dans les membres du côté droit. La connaissance n'était pas altérée, mais sous l'influence de crampes plus fortes et plus généralisées, le malade perdait la parole. Plus tard, les attaques se reproduisant à quelques jours d'intervalle, furent sensiblement modérées et retardées par l'atropine. Au bout de plusieurs mois, il se développa une tumeur blanche du genou droit, puis des troubles des facultés intellectuelles, de l'affaiblissement de la mémoire, de la confusion dans les idées, et un dépérissement rapide de la nutrition. A l'autopsie, on trouva, *à la convexité de l'hémisphère cérébral gauche, plusieurs tumeurs tuberculeuses de la grosseur d'une noix*, et de plus des tubercules du rein droit et de la prostate, celle-ci communiquant avec la vessie également atteinte de tubercules ; à la jambe droite, une arthrite chronique du genou avec luxation.

Les troubles des organes des sens sont en très-petit nombre dans les tumeurs de la convexité. Lebert et Ladame ont noté dans quelques cas l'amblyopie, l'amaurose ; dans un cas de Fischer, l'otite interne unie depuis trois ans à la dureté de l'ouïe avait amené Traube à diagnostiquer un abcès du cerveau. L'intelligence présente quelquefois aussi des symptômes d'excitation (manie des grandeurs, délire furieux, etc.). Les vomissements sont un symptôme moins constant que la constipation. Les mouvements de fièvre qu'on a observés quelquefois, ainsi que le strabisme, doivent tenir à de la méningite intercurrente.

On peut donner, comme *signes caractéristiques des tumeurs de la convexité*, la céphalalgie, la fréquence des convulsions et des attaques épileptiformes, la grande rareté des paralysies et des troubles des sens, les symptômes d'excitation du côté de l'intelligence.

II. TUMEURS DES LOBES ANTÉRIEURS DU CERVEAU.

Le rôle considérable de la partie antérieure des hémisphères, dans la production des mouvements volontaires, n'a été bien prouvé que par des travaux récents. Les recherches histologiques ont montré que le pied du pédoncule cérébral, qui se compose surtout de fibres du cordon antéro-latéral, va se jeter en rayonnant principalement dans les lobes antérieurs ; les expériences d'irritation galvanique de Fritsch et Hitzig ont prouvé qu'il existe, sur les parties latérales du lobe frontal chez les chiens, des centres moteurs pour la musculature de la moitié opposée du corps. Le plus antérieur est le centre des muscles de la nuque ; plus en dehors se trouve le centre des fléchisseurs et des rotateurs du membre antérieur, plus en dedans le centre des extenseurs et des abducteurs ; en dedans et en bas, celui des mouvements du membre postérieur, et à la limite des tiers inférieur et moyen de la circonvolution centrale antérieure, le centre des muscles de la face. D'après les recherches les plus récentes, le centre des muscles oculaires est situé en dedans du centre des muscles innervés par le facial et disposés autour de l'œil. Ces centres sont reliés entre eux et avec les ganglions du cerveau.

Ce rôle une fois connu de la partie antérieure des hémisphères dans les mouvements volontaires, faits que l'on ne peut appliquer à l'homme sans restrictions, en raison de l'entre-croisement imparfait des fibres chez les animaux, il faut citer encore la part que les régions frontale et temporale du cerveau, par leurs connexions avec le lobe de l'insula, prennent à la formation centrale du langage (voy. p. 132-133); dans le cas de tumeurs des lobes antérieurs relevés par Ladame, les troubles de la parole étaient dans la proportion de 19 p. 100. De nouveaux relevés plus étendus élèveront notablement ce chiffre. Meynert et moi, nous avons observé à Vienne deux cas d'aphasie, avec tumeurs des lobes antérieurs; je les relate ici dans leurs traits principaux.

1. L'observation de Meynert se rapporte à une femme idiote de soixante-cinq ans, atteinte de paralysie de la moitié droite de la face et de la langue et du membre inférieur, et aphasique au point de ne pouvoir même dire son nom.

A l'autopsie on trouva une encéphalite avec ramollissement de la corne inférieure gauche; *au point où ce lobe inférieur pénètre dans le tronc du cerveau (Hirnstamm) s'insère une tumeur dure, vascularisée, d'un blanc rougeâtre, encapsulée dans une callosité d'encéphalite; son volume est celui d'un œuf de poule et dans sa moitié postérieure elle est atteinte de dégénérescence caséeuse. Cette tumeur est englobée entre l'insula et la partie inférieure et externe du noyau lenticulaire gauche;* elle repousse irrégulièrement en dehors l'insula qui est atteinte d'encéphalite, et qui adhère par sa pie-mère avec le lobe temporal, avec l'opercule et avec la partie postérieure de l'opercule. La capsule externe, l'avant-mur et la substance blanche de l'insula, ainsi que le troisième segment du noyau lenticulaire, sont en très-grande partie remplacés par la tumeur; la partie postérieure du noyau lenticulaire, la couche optique, la capsule interne et la circonférence du centre de Vieussiens sont gonflés, diffluents et œdématiés. (Poids du cerveau 1378 gram.)

2. Dans le cas que j'ai observé, il s'agissait d'un homme de quarante et un ans, qui avait depuis plusieurs années des maux de tête sous forme de paroxysmes violents, des vertiges, des crampes musculaires intermittentes, de la diminution de la mémoire et de l'apathie. Le malade primitivement robuste prenait peu de nourriture, et dans les derniers mois, à toutes les questions il répondait, après une longue réflexion et avec des efforts manifestes, par oui ou non. Aucun autre mot ne pouvait être prononcé par ce malade. Les pupilles étaient modérément dilatées, la langue très-chargée, le pouls à 72. Six jours après l'entrée à l'hôpital, il survint une paralysie de la moitié droite du corps et une dilatation de la pupille droite, le pouls s'éleva à 102; les bruits du cœur étaient normaux.

Le malade mourut deux semaines après; à l'autopsie, on trouva *un sarcome de la grosseur d'un œuf de poule sur la partie frontale de l'opercule gauche; sur le bourrelet gauche de celui-ci, un deuxième sarcome de la grosseur d'une fève; l'opercule était adhérent à l'insula par la pie-mère enflammée; son parenchyme était ramolli, et on voyait dans le voisinage plusieurs petites hémorrhagies récentes. L'hémiplégie droite résultait donc dans ce cas de la destruction des irradiations dans le noyau lenticulaire. Les ganglions cérébraux étaient intacts.*

Parmi les indices des tumeurs des lobes antérieurs du cerveau, le mal de tête est un des plus fréquents ; il est tantôt général, tantôt limité à la région frontale. Des troubles des facultés psychiques s'observent dans le plus grand nombre de ces tumeurs, et comprennent tous les degrés des troubles de l'intelligence, depuis l'affaiblissement de la mémoire et des conceptions, l'hypochondrie, jusqu'à l'idiotie. Ces désordres des facultés intellectuelles peuvent dépendre de la pression exercée par les tumeurs, et des ramollissements, des inflammations qui en sont la conséquence, ou bien de l'atrophie et de la décoloration de certains points de l'écorce cérébrale dont nous avons parlé précédemment ; ces différentes circonstances affectent d'une part les systèmes convergents qui président à l'association des idées, d'autre part il peut se produire des lésions de conduction dans les parties intermédiaires aux fibres radiées qui transmettent les impressions des sens, et des lésions aux points correspondants de l'écorce du cerveau dans le domaine de la formation des idées. Chez un malade de Broca (*Gaz. des Hôp.*, n° 148, 1862) qui avait perdu connaissance, on trouva un ramollissement étendu de la substance grise des lobes antérieurs; dans deux autres cas publiés par Duchek, de mélancolie et de faiblesse des idées, on trouva des abcès allant jusqu'à l'écorce cérébrale.

Dans un cas publié par Meschede (in *Virch. Arch.*, XXXV Bd 3 Heft, 1866), il s'agit d'un sujet de trente ans, atteint d'épilepsie depuis son enfance, et consécutivement d'imbécillité, de kleptomanie et de penchants érotiques, enfin d'attaques intercurrentes de délire furieux. A l'autopsie on trouva *dans les lobes de l'hémisphère cérébral gauche, en avant et en bas, un ostéome long d'un pouce et demi, large d'un pouce un quart, et épais presque d'un pouce* (on reconnut sa nature au microscope, il était entouré d'un tissu muqueux mou). Il y avait de plus dans la corne d'Ammon, à gauche, une cavité grande comme la moitié d'une fève, en forme de fente, communiquant avec le ventricule latéral gauche, contenant un tissu riche en vaisseaux, et paraissant tenir à un arrêt de développement (?). Dans un cas de Stewart (*Quart. Journ. of the Calcutta med. and phys. Society*, 1857), une tumeur osseuse située dans le sinus frontal avait causé des maux de tête pendant plusieurs années, de l'hypochondrie, de la somnolence, puis un coma qui dura plusieurs semaines.

Les troubles de la motilité qui s'observent fréquemment dans les tumeurs des lobes antérieurs (vingt-trois fois sur vingt-sept cas de Ladame) sont tantôt de nature irritative, comme des attaques épileptiformes, tantôt des hémiplégies d'une moitié du corps, rarement d'une

moitié de la face. En général, il s'agit de tumeurs pénétrant profondément et provoquant une irritation secondaire, un gonflement œdémateux ou un ramollissement des ganglions cérébraux et des parties
voisines. Dans un cas de Mesnet, on trouva dans les lobes antérieur
et moyen du côté droit une tumeur dure, noirâtre, grosse comme une
bille de billard, qui avait donné comme symptômes pendant la vie
une tendance à dévier à droite dans la marche. Parmi les troubles de
la sensibilité, qui sont assez rares, il faut citer les névralgies des membres (comme dans une observation d'Andral), ou l'anesthésie (comme
chez les malades de Bouillaud et Meissner); dans le premier cas, il y
avait perte de sensibilité du côté opposé, et dans le second cas, du
côté correspondant au siége de la tumeur; là, il existait manifestement des complications, dont les circonstances ont été indiquées
dans des chapitres antérieurs.

Les organes des sens sont atteints dans quelques cas seulement. On
trouve indiquées par-ci par-là des altérations de l'odorat et du goût,
sans qu'on ait procédé à une exploration minutieuse. Dans cinq cas
rapportés par Ladame, il y eut de l'amblyopie (qui dans un cas était
alternante), ou une amaurose complète. Si on examine de plus près
les observations publiées, on découvre que dans le cas de Plater, avec
amblyopie envahissant successivement le côté gauche et le côté droit,
il y avait dans l'hémisphère cérébral gauche une tumeur de la grosseur d'un œuf de poule qui avait aplati les nerfs optiques ; il en eût
peut-être été de même dans le cas de Jentzen, où l'on constata, avec
une tumeur ayant le même siége, un ramollissement des parties voisines. Dans les trois autres cas, la partie antérieure et inférieure des
lobes antérieurs était affectée de tumeur, avec compression consécutive du chiasma. Dans un cas d'Eisenschitz, une petite fille de six ans
présenta de la cécité avec gonflement considérable de l'œil gauche,
des maux de tête violents du même côté du front, des vomissements
fréquents, plus tard de la perte de connaissance, des crampes légères, de la dilatation avec paralysie de la pupille du côté droit. A l'autopsie, on trouva *un gliome de la rétine à gauche, et une seconde tumeur de même nature, de la grosseur d'un œuf d'oie, sur la voûte de
la cavité orbitaire gauche;* elle adhérait fortement en haut avec la
dure-mère, et en dedans avec la gaîne du nerf optique; plus en arrière il y avait une extravasation considérable dans le ventricule latéral gauche.

D'après ce qui précède, on peut donner comme *principaux signes
caractéristiques des tumeurs des lobes antérieurs :* la céphalalgie générale ou frontale, les symptômes d'excitation ou de dépression des

facultés psychiques, les convulsions, les attaques épileptiformes, l'hémiplégie, la fréquence des troubles de la parole, affectant de préférence les caractères de l'aphasie; la rareté des troubles de la sensibilité et des organes des sens.

III. TUMEURS DES LOBES MOYENS.

Dans les tumeurs de cette région, la céphalalgie se montre ordinairement sur une moitié de la tête, du même côté que la tumeur; rarement elle est frontale. Les troubles de la motilité sont très-fréquents; dans la moitié des cas rassemblés par Ladame, ils existaient sous forme d'hémiplégie; dans plusieurs cas, il y avait eu des convulsions et des attaques épileptiformes. Dans la plupart des cas de ce genre, les ganglions ont dû subir aussi les atteintes de la maladie; dans les observations de Cruveilhier, Wegeler, Green, Vanroosbroeck et Lebert, le corps strié et la couche optique étaient plus ou moins gravement atteints.

Des troubles de la sensibilité existaient dix fois sur les vingt-sept cas de Ladame; quatre fois c'était de l'anesthésie d'une moitié du corps, du côté opposé à la tumeur; deux fois seulement c'était de l'anesthésie dans le domaine du trijumeau, une fois du même côté que la tumeur, une fois du côté opposé; les mêmes circonstances se rencontrèrent dans deux cas d'anesthésie du membre inférieur. L'anesthésie cutanée des membres tenait évidemment à des lésions des fibres sensitives partant du pied du pédoncule cérébral dont nous avons souvent parlé, et l'anesthésie du trijumeau à la compression exercée sur le trajet du nerf. Comme symptômes d'irritation du côté de la sensibilité, on trouve dans un cas de Deliouse une névralgie de la branche ophthalmique, avec inflammation de l'œil du même côté.

Parmi les organes des sens, l'œil est le plus souvent affecté (amblyopie ou amaurose) par suite de la compression du nerf optique; plus rarement, c'est le sens de l'ouïe (épaississement du nerf acoustique dans un cas d'Abercrombie); on a observé quelquefois aussi du strabisme. Les troubles de l'intelligence, qui sont le plus souvent de l'apathie et de l'imbécillité, sont aussi fréquents ici que dans les tumeurs des lobes antérieurs; s'il existe des troubles de la parole, on en trouvera facilement la raison dans ce que nous en avons dit plus haut.

Ainsi, aux *tumeurs des lobes moyens*, comme aux tumeurs des lobes antérieurs, appartiennent des troubles de la motilité et de l'intelligence. Toutefois, les troubles des sens, et notamment de la vue, sont plus fréquents dans les tumeurs des lobes moyens, et plus encore les anesthésies de la peau, sur une extrémité, ou sur une moitié du corps, du côté opposé à la tumeur.

IV. TUMEURS DES LOBES POSTÉRIEURS.

Comme l'ont montré les dernières recherches histologiques, l'union des faisceaux de la couronne radiée du lobe postérieur avec les ganglions moteurs est beaucoup moindre que pour le lobe antérieur; par contre on sait, depuis Gratiolet, que l'écorce du lobe occipital sert d'origine aux faisceaux sensitifs externes du pied du pédoncule cérébral, qui correspondent avec le cordon postérieur, ainsi qu'aux expansions des nerfs optiques. Comme l'ont montré Hitzig et Ferrier, dans leurs recherches sur les excitations électriques, on ne fait disparaître aucun mouvement en enlevant le lobe postérieur chez les animaux, ce qui d'ailleurs, nous l'avons dit, n'est pas complétement applicable à l'homme.

Parmi les signes pathognomoniques des tumeurs des lobes postérieurs, il faut compter l'apparition des troubles psychiques, beaucoup plus fréquente que dans les tumeurs des lobes antérieurs et moyens; les symptômes d'excitation du côté de la motilité, sous forme de convulsions et d'épilepsie; les symptômes de dépression, sous forme d'hémiplégies incomplètes, ou de parésies limitées à certains membres. La céphalalgie est le plus souvent générale, plus rarement circonscrite à la partie postérieure de la tête. Les troubles de la sensibilité n'ont été constatés jusqu'ici que dans un petit nombre de cas; mais avec une exploration attentive on devrait les rencontrer plus souvent. Dans une observation ancienne de Starkey, et une autre plus récente de Meschede, outre les maux de tête, les vertiges, les crampes épileptiformes et l'anesthésie des membres (Starkey), il y avait une amaurose double. Le vertige, qu'Immermann attribue, dans les tumeurs de la fosse cérébrale postérieure, à des oscillations réelles du tronc, pourrait tenir à une irritation de l'appareil où réside le sens de l'équilibre et qui est contenu dans le rocher, c'est-à-dire les canaux semi-circulaires.

Quand les tumeurs occupent simultanément plusieurs lobes, il va sans dire que les distinctions déjà assez confuses que nous venons d'établir, disparaissent complétement; pourtant les symptômes saillants que nous avons donnés, comme les troubles dans la sphère de la motilité et de la sensibilité, ceux des facultés psychiques et des organes des sens, conservent leur valeur dans la plupart des cas et feront penser à des tumeurs cérébrales.

V. TUMEURS DES GANGLIONS MOTEURS DU CERVEAU.
(Corps strié et noyau lenticulaire.)

Les faisceaux du pied du pédoncule cérébral qui ont leur origine central dans le corps strié et le noyau lenticulaire se relient, comme nous l'avons montré p. 62, aux fibres centrifuges de la pyramide, et comme ils reçoivent les faisceaux de la couronne rayonnante provenant de l'écorce cérébrale, ils servent à la transmission des impulsions volontaires aux racines antérieures. D'accord avec l'histologie, les expériences de Nothnagel ont démontré que le noyau lenticulaire chez les animaux renferme surtout des appareils moteurs, et Ferrier, dans ses dernières expériences, a vu naître, par l'irritation électrique de l'un des corps striés, un pleurosthotonos très-prononcé du côté opposé. Les ganglions en question contiennent en outre des fibres des nerfs crâniens moteurs ; la substance médullaire environnante donne aussi passage, comme nous l'avons démontré, à l'appareil central de transmission de la sensibilité vers les régions externes et postérieures·de la couche optique, ainsi qu'aux parties qui unissent celle-ci aux régions postérieure et temporale du cerveau.

La perte de la motilité qui accompagne les tumeurs des ganglions cérébraux est souvent précédée de symptômes d'irritation, comme des crampes musculaires, des tremblements et des troubles de coordination, qui méritent par suite toute notre attention. C'est ainsi que Duchek (*Mediz. Jahrbücher*, I, Heft, 1865), dans un cas de tubercule de la grosseur d'une noisette occupant le corps strié gauche, a vu au début des mouvements choréiques, incoordonnés, des muscles de la face et des extrémités du côté droit ; de même Lind, dans un cas de tumeur de la grosseur d'un œuf de poule ayant pris la place du corps strié gauche, a observé pendant la vie des tremblements des mains. Les symptômes d'excitation dans la sphère de la motilité servent ordinairement de précurseurs aux symptômes de dépression ; l'alternance entre les uns et les autres durera aussi longtemps que la conductibilité ne sera pas complétement abolie, et si cet état se prolonge, on songera plutôt à une tumeur se développant lentement, et repoussant le parenchyme environnant, qu'à un ramollissement.

J'ai observé un musicien âgé de vingt-six ans, qui éprouva dans l'été de 1865 des douleurs périodiques, violentes et s'étendant depuis le vertex jusqu'à la 4e vertèbre cervicale (celle-ci était très-sensible à la pression). Plus tard, son état se compliqua de maux de tête, d'un affaiblissement manifeste de la mémoire, de vomissements fréquents et de pertes de connaissance passagères; il survint ensuite des crampes, des tremblements et de la parésie dans la moitié gauche du corps, et un hoquet fréquent. Du côté des poumons on constatait une expiration rude. On porta le diagnostic de tumeur cérébrale tuberculeuse qui paraissait vraisemblable et qui fut confirmé par l'autopsie. *Sur l'emplacement de la queue du corps strié, ainsi que de la couche optique, du côté droit, on trouva une tumeur plus grosse qu'une noix, bosselée, d'un jaune caséeux, dégénérée dans sa partie centrale et s'étendant jusque dans le 3e ventricule.* Autour du chiasma, de petites nodosités, grosses comme des graines de pavot, déposées dans un exsudat salin; dans les poumons adhérents, des granulations grosses comme des grains de millet.

Un cas de tumeur analogue, un sarcome refoulant en partie le noyau lenticulaire, a été cité à propos des tumeurs des lobes antérieurs.

Les troubles de la motilité consistent le plus souvent dans une hémiplégie de la face et des extrémités du côté opposé; on observe plus rarement des attaques épileptiformes, et plus rarement encore des convulsions. Dans l'observation de Lind, la tumeur qui occupait le corps strié gauche, avait aussi produit des désordres dans l'autre hémisphère, et il y eut une paralysie simultanée des deux membres inférieurs. Quand on aura dorénavant l'occasion d'observer des tumeurs de cette catégorie, on devrait songer à examiner soigneusement la moelle épinière, et à rechercher s'il n'y a pas des dégénérations secondaires dans les cordons antéro-latéraux.

Dans une observation récemment publiée par Schüppel, il y avait dans le corps strié un myxosarcome hémorrhagique, de la grosseur d'une pomme (sarcome avec tissu muqueux intermédiaire), sans qu'il eût existé aucun signe de paralysie des extrémités. Il faut en conclure que si les fibres de transmission de la motilité ne sont pas détruites, mais seulement refoulées sur le côté, la motilité ne présente pas de troubles manifestes. Dans les tumeurs en question, les organes des sens demeurent indemnes. Les troubles de la vue qu'on a mentionnés dans quelques observations tenaient à une destruction du chiasma ou des tubercules quadrijumeaux.

Les troubles de l'intelligence sont fréquents; ce sont le plus souvent des symptômes de dépression. La parole elle-même, sur les seize cas relevés par Ladame, était atteinte sept fois; trois fois c'était de la lenteur de la parole, deux fois une difficulté dans l'articulation des mots, deux fois une perte de la parole. D'après la distinction des troubles de la parole établie dans les chapitres précédents, je pense que dans les tumeurs de cette catégorie il s'agit le plus souvent de troubles moteurs de la langue, ou d'une lenteur de la parole consécutive à l'affaiblissement des idées. Comme nous l'avons dit plus haut, les faisceaux du corps strié et du noyau lenticulaire sont contenus dans la portion centrale de la pyramide, et dans le pied du pédoncule cérébral ; ils émettent des faisceaux qui pénètrent dans le noyau du facial, ainsi que dans la masse d'origine de l'hypoglosse, et qui traversent en s'entre-croisant le plan médian du tronc du cerveau (*Hirnstamm*), comme Meynert l'a démontré directement. Des troubles de la parole de nature aphasique doivent résulter de la lésion des fibres, qui de l'écorce de l'insula pénètrent dans le noyau lenticulaire. On s'explique également par ce qui précède, comment des lésions centrales peuvent diminuer ou anéantir l'influence des idées, et agir de même sur les racines de certains nerfs crâniens moteurs.

Ainsi, on peut donner comme *signes des tumeurs des ganglions moteurs du cerveau* : l'hémiplégie, précédée le plus souvent de symptômes d'excitation du côté de la motilité, les convulsions, les troubles de la parole, surtout de l'articulation des mots, les parésies faciales, les troubles de l'intelligence, et l'intégrité des organes des sens, dont les fonctions ne sont que très-rarement altérées.

VI. TUMEURS DE LA COUCHE OPTIQUE ET DES TUBERCULES QUADRIJUMEAUX.

Ces deux ganglions de la calotte du pédoncule cérébral servent d'origine, d'après Meynert, aux voies spinales postérieures ; les impulsions réflexes sont transmises par l'intermédiaire de la calotte aux racines antérieures ; en outre, la couche optique et les tubercules quadrijumeaux sont en rapport avec la bandelette optique et les corps genouillés. Dans les affections de la couche optique (qui ne fait que donner passage au nerf optique), la vue n'est pas altérée, il survient seulement des troubles particuliers de la motilité. D'après Schiff (*Lehrb. de Physiol. d. Menschen*, p. 343-47), la section de la partie postérieure de la couche optique du côté gauche produit chez les animaux une déviation de la tête à droite, tandis que les deux jambes sont dirigées à gauche, la jambe gauche antérieure en adduction, la droite en abduction ; dans la marche en avant, l'animal décrit un cercle vers la droite. Schiff attribue ces anomalies d'attitude et de mouvement à la paralysie des abducteurs et des adducteurs correspondants. D'après Ferrier (*loc. cit.*), l'excitation électrique de la couche optique est sans influence sur les mouvements.

Outre qu'ils servent d'origine à la calotte du pédoncule cérébral, les tubercules quadrijumeaux donnent encore naissance (dans leur paire supérieure, d'après Gratiolet) aux racines du nerf optique, dont les fibres, traversant le corps genouillé interne, rayonnent en arrière jusque dans l'écorce du lobe occipital, tandis que le corps genouillé externe, d'après Meynert, fournit la racine externe de l'irradiation optique, et est en rapport avec la couronne rayonnante ainsi qu'avec la base du tubercule postérieur de la couche optique. Le nerf optique est, par conséquent, en rapport avec l'écorce cérébrale, directement par les corps genouillés, indirectement par les deux ganglions réflecteurs, savoir la couche optique et les tubercules quadrijumeaux. La réaction de la pupille à la lumière dépend donc de la continuité des rapports entre la rétine et les tubercules quadrijumeaux au moyen du nerf optique; les rapports se continuent de là par réflexion jusqu'à l'oculo-moteur et ses ramifications ciliaires. La destruction des tubercules quadrijumeaux d'un côté entraîne, d'après Flourens, chez les animaux, la cécité de l'œil du côté opposé; l'abolition de la faculté visuelle d'un œil provoque, d'après Magendie, l'atrophie des tubercules quadrijumeaux du côté opposé. D'après les recherches plus récentes d'Adamück, l'innervation motrice commune aux deux yeux part des tubercules quadrijumeaux antérieurs. Le tubercule quadrijumeau antérieur droit régit les mouvements des deux yeux vers la gauche, le gauche les mouvements vers la droite. Par une irritation prolongée, la tête se tourne aussi du même côté que les yeux. Si par une incision profonde on sépare les deux tubercules, le mouvement se manifeste seulement au côté que l'on irrite. L'irritation de la surface libre des tubercules produit un mouvement des deux yeux vers le côté opposé; le mouvement est plus marqué en même temps en haut et en dedans, ou en bas et en dehors.

Les expériences anciennes de Flourens sur la cécité et la paralysie de l'iris produites d'un côté par la destruction de l'un des tubercules quadrijumeaux ont été plus récemment rectifiées par Knoll, en ce sens que ce n'est pas à la destruction du tubercule, mais bien à celle de la bandelette optique, que sont dus ces phénomènes. D'après Knoll, l'excitation du tubercule quadrijumeau est suivie de la dilatation des deux pupilles, surtout de la pupille du côté irrité. D'après les dernières expériences de Ferrier, l'irritation électrique des tubercules quadrijumeaux produit un fort opisthotonos, du trismus, de la dilatation des pupilles; les quatre membres sont raides et dans l'extension; ces phénomènes sont surtout prononcés du côté opposé à l'irritation.

Les *tumeurs de la couche optique* ont été rattachées aux hémiplégies jusque dans ces derniers temps, où le rôle moteur du thalamus a été fortement mis en doute. Une observation récente de Meynert s'élève contre les assertions émises jusqu'ici. Elle est relative à un jeune garçon de quatre ans, atteint de maux de tête, de vertiges, de symptômes de paralysie du côté de l'oculo-moteur et du grand oblique, d'une parésie croisée avec tremblement des membres à gauche, et qui pendant longtemps eut l'habitude, mais non d'une façon continuelle, d'incliner la tête à gauche, le bras gauche étant dans la flexion et le bras droit dans l'extension. On diagnostiqua une tumeur tuberculeuse dans le pédoncule droit, avec extension à travers la calotte jusque dans la couche optique. *A l'autopsie, on trouva un tubercule plus gros qu'un œuf de pigeon à la base du cerveau sur la lame perforée antérieure; la tumeur refoulait le pied du pédoncule cérébral, la bandelette optique, et la paroi du troisième ventricule du côté droit, distendait la couche optique, et repoussait aussi en dehors son tubercule postérieur.*

Les attitudes anormales du malade, qui se rapportent aux recherches expérimentales de Schiff, citées en commençant, et qui contribuèrent au diagnostic d'une affection de la couche optique, sont attribuées par Meynert, non pas à une paralysie, mais à une perversion du sens musculaire; en effet, quand on détournait l'attention du malade, la position pathognomonique des bras disparaissait. Il me semble plus simple d'admettre que ces mouvements pathologiques étaient causés et entretenus par l'irritation des centres réflexes de la flexion et de l'extension des deux bras, qui se trouvent l'un à côté de l'autre dans la couche optique.

Les tumeurs des *tubercules quadrijumeaux* sont de la plus grande rareté. Dans le livre de Ladame, on n'en trouve que deux exemples, observés l'un et l'autre chez des enfants de quinze mois et trois ans, et constituant une tuberculisation isolée des tubercules quadrijumeaux. Dans l'observation d'Henoch, il y avait une hémiplégie droite, une paralysie du facial droit dans ses rameaux palpébral et labial, un strabisme interne de l'œil droit, un rétrécissement de la pupille droite, et en outre des secousses intermittentes et dans les membres sains et dans les membres paralysés; la vue était intacte. A l'autopsie, outre la tuberculose du poumon gauche, des ganglions bronchiques et mésentériques et de la rate, on trouva des granulations dans la scissure de Sylvius et dans les plexus choroïdes des ventricules, et *un tubercule gros comme la moitié d'une fève dans le tubercule quadrijumeau postérieur gauche (Berl. klin. Wochenschr.,* 1864, n° 13). Dans le cas de Steffen (*eod. loc.,* n° 20, 1864), il y avait eu pendant la vie des maux de tête, du ptosis double, des attaques éclamptiques (généralisées à tout le corps, mais de courte durée), de l'obtusion des facultés sensorielles, mais sans troubles de la vue; il y avait, en outre, des symptômes de tuberculose pulmonaire. A l'autopsie, on trouva de la tuberculose des poumons, des ganglions bronchiques et mésentériques; les *tubercules quadrijumeaux étaient transformés en une masse tuberculeuse arrondie, crevassée et jaunâtre.*

A ces deux cas de tumeurs des tubercules quadrijumeaux concernant seulement des enfants, j'ajouterai un cas de tumeur médullaire des tubercules quadrijumeaux, que j'ai eu l'occasion d'observer chez un adulte à l'hôpital général de Vienne.

Un tisserand âgé de trente ans, se plaignait à son entrée de maux de tête violents, ayant apparu il y a un an, mais continuels depuis deux mois seulement; d'un affaiblissement de la mémoire, d'un obscurcissement de la vue des deux côtés, et d'un sentiment de lassitude extrême. Le malade a un aspect cachectique, ses réponses sont manifestement difficiles, le regard fixe, les pupiles fortement dilatées et réagissant lentement; le malade dit que tous les objets environnants lui paraissent troubles (l'examen ophthalmoscopique avait été différé, si bien qu'il devint impossible à pratiquer). La démarche est languissante, la fatigue survient promptement, la main serre assez faiblement; il y a en outre de la somnolence, des spasmes intermittents des membres, et de la toux, sans cause objective appréciable; le cœur fonctionne normalement, le pouls est à 66; il y a de la constipation. Au bout de quelques jours seulement le malade tomba dans un état soporeux, dont il devint de plus en plus difficile de le tirer, et il mourut sept semaines après son entrée à l'hôpital avec une paralysie généralisée.

A l'*autopsie* on trouva les méninges profondes infiltrées de sérosité, les circonvolutions cérébrales aplaties, la *voûte* fortement repoussée en haut, les ventricules distendus comme des sacs. *Au niveau des tubercules quadrijumeaux, une tumeur médullaire à peu près de la grosseur d'une noix, s'étendant jusqu'à la commissure moyenne, écartant les deux couches optiques l'une de l'autre, et arrivant dans le quatrième ventricule par un petit prolongement conique.* Transsudation séreuse dans les poumons; pas autre chose d'ailleurs que des organes exsangues.

Si nous cherchons à tirer des faits d'observation assez pauvres que nous avons signalés, quelques signes caractéristiques des tumeurs des tubercules quadrijumeaux, nous nous trouvons encouragés par cette remarque, que la pathologie peut s'accorder (quoique d'une manière incomplète) avec les recherches anatomiques et physiologiques que nous avons mentionnées plus haut. Les symptômes d'excitation du côté de la motilité, les troubles ultérieurs dans les voies de transmission du mouvement, la dilatation pupillaire du côté opposé notée, dans l'observation d'Henoch, et les paralysies provoquées par la pression de la tumeur (avec lésion des fibres) dans la sphère de l'oculomoteur, tous ces phénomènes s'expliquent naturellement par les données précitées. Mais nous ne sommes pas disposé à attribuer une importance décisive aux symptômes de paralysie dans la sphère de la troisième paire, même quand ils ont une marche progressive (contrairement à l'opinion d'Henoch et de Steffen); car nous verrons par la suite que des symptômes analogues s'observent également dans les tumeurs du pédoncule.

Quant à la cécité produite chez les animaux (d'après Flourens) par l'extirpation des tubercules quadrijumeaux, rien de semblable ne s'est présenté dans les deux premiers cas que nous avons cités. Malgré des désordres considérables des tubercules quadrijumeaux, la acuité visuelle n'était pas altérée. Mais si l'on considère que, dans ces deux cas, les fibres du nerf optique ont pu n'être pas complétement détruites, mais seulement repoussées en partie de côté par la tumeur, et que, d'après Knoll, ce n'est pas la destruction des tubercules quadrijumeaux, mais bien les lésions de la bandelette optique qui sont le point important ; si l'on réfléchit en outre que, même après la destruction des tubercules quadrijumeaux, on peut admettre que la communication est entretenue avec l'écorce cérébrale par le corps genouillé, et que la perception visuelle reste possible, on pourra, pour une raison ou pour l'autre, s'expliquer d'une manière satisfaisante le peu d'altérations de la faculté visuelle, qui, d'ailleurs, n'a pas subi le contrôle de l'examen ophthalmoscopique.

A l'appui de la cécité observée dans les recherches physiologiques, vient encore l'obscurcissement de la vue noté dans mon observation et indiqué par le malade lui-même ; je citerai aussi à ce propos un cas de Friedreich, qui trouva les tubercules quadrijumeaux comprimés par un sarcome de la grosseur d'un œuf de poule occupant la couche optique droite ; pendant la vie, on avait constaté une parésie des extrémités du côté gauche, du strabisme de l'œil gauche, de la lagophthalmie, de l'amblyopie et des alternatives de dilatation et de rétrécissement des pupilles. La moitié gauche de la face présentait de la paralysie, et quelquefois des spasmes, ce qui existait aussi partiellement chez le malade d'Henoch.

Le *diagnostic d'une affection des tubercules quadrijumeaux* est loin d'être exempt d'obscurité ; tout ce que l'on peut dire, d'après les quelques cas que nous avons cités, c'est que les signes les plus apparents consistent dans des spasmes convulsifs, des paralysies des extrémités et de l'oculo-moteur, des altérations pupillaires, des parésies de la face, et souvent dans des troubles de la vue.

VII. TUMEURS DE LA FOSSE CÉRÉBRALE MOYENNE, ET DE LA RÉGION DU GANGLION DE GASSER.

Passant maintenant à la base du cerveau, nous allons étudier avec quelques détails les tumeurs de la fosse cérébrale moyenne, qui sont par plusieurs points accessibles au diagnostic. Les tumeurs ainsi placées peuvent, d'après leur volume et le sens dans lequel elles se développent, porter leurs ravages sur les ganglions de Gasser et les filets qui en émanent, sur les racines des nerfs olfactifs, la glande pituitaire, le chiasma, les nerfs oculaires, le facial et l'acoustique, et même sur la protubérance et les pédoncules cérébelleux, et envoyer des prolongements dans le trou ovale et le trou rond et dans l'oreille interne. Le tableau symptomatique peut donc être des plus complexes, et le diagnostic offrir de grandes difficultés.

Pourtant, à cette classe de tumeurs appartiennent certains indices caractéristiques, qui souvent permettront d'interpréter et de localiser exactement la lésion pendant la vie. Tels sont les affections du trijumeau, du facial, et les troubles de nutrition de l'œil du côté malade. L'atteinte du trijumeau se manifeste d'abord par des symptômes d'irritation, sous forme de prosopalgie, à laquelle succède, par suite de la destruction des fibres, une *anesthésie limitée à une moitié de la face*, quelquefois une anesthésie douloureuse. La paralysie du trijumeau s'étend ordinairement aux branches externes et internes et produit alors, outre la paralysie du masséter, une insensibilité de la peau et des muqueuses, un affaiblissement des sensations olfactives et gustatives, dans la narine et la moitié de la langue correspondantes. Comme conséquence de l'aggravation des lésions du trijumeau, on observe une *inflammation destructive de l'œil*. De la même manière qu'après la section expérimentale du trijumeau, on voit survenir une rougeur inflammatoire de la conjonctive et de l'iris, une opacité, une infiltration purulente et une ulcération centrale de la cornée, l'ouverture et l'atrophie de l'œil. Nous reviendrons en détail sur les causes et la nature de cette ophthalmie commandée par le trijumeau, quand nous traiterons spécialement des maladies des nerfs crâniens et notamment de la cinquième paire.

Dans un cas de Beveridge (*Med. Times and gaz.*, n° 921, 1868) on constatait une perte complète de la sensibilité à la moitié gauche de la face, depuis le sourcil jusqu'au menton, y compris la conjonctive, la cornée, la narine gauche et la moitié gauche de la langue, et un affaiblissement de l'ouïe du même côté. Peu à peu la vue commença à s'affaiblir du côté gauche, puis il se forma enfin un hypopion et l'œil s'ouvrit. Le côté s'amaigrit considérablement; il y eut une parésie de ce côté et une paralysie du masséter gauche et le malade mourut. A *l'autopsie on trouva une tumeur conique, dure, longue d'un pouce située entre la protubérance et le rocher*. Le trijumeau était plus compacte et plus dur qu'à l'état normal, et après son passage sous la tente du cervelet pénétrait dans le ganglion de Gasser, qu était considérablement hypertrophié, entremêlé de tissu fibreux et recouvert par la dure-mère fortement adhérente. Cette masse n'englobait pas seulement le ganglion de Gasser, mais aussi la branche ophthalmique, l'origine du nerf maxillaire supérieur, et une partie de l'inférieur.

Dans un cas plus récent de Borland (*Bost. med. Journ.*, *vol.* VII, 1872), on avait observé pendant la vie des lésions ulcéreuses de l'œil droit, du ptosis, une paralysie faciale droite avec salivation, puis un affaiblissement de l'ouïe et une paralysie de la jambe gauche; à l'autopsie on trouva à gauche sous la tente du cervelet un gliome d'un pouce et demi de diamètre, une sclérose de la racine sensitive droite du trijumeau, une infiltration de cellules pigmentaires et de corpuscules amyloïdes dans le ganglion de Gasser droit; la protubérance, le pédoncule cérébelleux et le bulbe étaient comprimés.

En appelant l'attention sur les réactions caractéristiques des *muscles de la face* aux deux électricités, dans les paralysies suites de tumeurs à la base du cerveau (in *Klinische. Beitr. zur Symptomal. und Diagnose d. Tumoren der Hirnbasis und des Pedunculus*, Med. Jahrb., XXI Bd, 1870), j'ai démontré par l'exploration électrique une *abolition de l'excitabilité faradique des muscles de la face et des branches du facial, avec accroissement de la réaction galvano-musculaire* (par rapport au côté sain), tandis que les branches isolées du facial présentaient une diminution de l'excitabilité galvanique. Je donne ici un cas de ce genre, remarquable par la nature intracrânienne, mais extra-cérébrale des lésions.

Un commissionnaire, âgé de cinquante ans, est reçu dans la deuxième division de médecine de l'hôpital général de Vienne; il dit souffrir de plus en plus depuis le mois de novembre 1868, de vertiges, de céphalée frontale, de diplopie et d'une raideur dans le côté droit de la face. A son entrée, au commencement de mai 1869, je trouve une *paralysie complète de la moitié droite de la face* qui est tombante (avec lagophthalmie et salivation), une paralysie de tous les muscles oculaires à droite, à l'exception du droit supérieur; de plus, un ramollissement de la cornée (kératomalacie), et une anesthésie du trijumeau (à l'extérieur, suivant une ligne oblique allant de la commissure labiale à l'arcade zygomatique et à l'occiput; à l'intérieur, sur la muqueuse de la joue et de la cavité buccale du côté droit). Il y avait aussi à droite *abolition de l'excitabilité faradique des muscles de la face et des rameaux du facial*, avec *augmentation de la réaction musculaire au courant continu* (par rapport au côté sain). Les glandes cervicales sus-claviculaires et latérales, jusque vers la parotide, étaient infiltrées et dures; la jambe gauche se fatiguait quand la marche se prolongeait; les deux mains serraient avec une égale force. *La joue anesthésiée était par moments le siége de vives douleurs;* pendant une de ces attaques je notai *autour de l'oreille droite une rougeur notable;* la température prise dans le conduit auditif externe était à droite de 36°,2, à gauche de 35° C. seulement. L'ensemble des symptômes, les effets caractéristiques de l'électricité sur le côté paralysé de la face, joints à l'engorgement des glandes cervicales, me portèrent (la syphilis, la scrofule et la tuberculose devant d'ailleurs être écartées) à diagnostiquer un *carcinome siégeant à la base du cerveau, aux environs du ganglion de Gasser.* En l'absence de troubles de la motilité du côté des membres, je conclus que la tumeur n'allait pas jusqu'aux organes de conduction de la motilité (protubérance et pédoncule cérébral).

Le malade mourut dans l'assoupissement vers la fin du mois; à l'*autopsie* on trouva, *à la périphérie interne de la fosse cérébrale moyenne du côté droit, une tumeur plus grande qu'une pièce de cinq francs*, laissant écouler à la coupe un suc médullaire; elle pénétrait par le sinus caverneux jusqu'aux parois orbitaires, et par le trou rond et le trou ovale dilatés elle envoyait des prolongements dans l'aqueduc de Fallope. Le trijumeau, sauf une petite portion qui était conservée dans le ganglion de Gasser; l'oculo-moteur commun, le pathétique, l'oculo-moteur externe, le nerf grand pétreux superficiel étaient englobés par la tumeur (au microscope, on la trouva composée d'un stratum de tissu conjonctif, avec des cellules peu nombreuses). Les glandes cervicales et un petit noyau trouvé dans le foie offraient les mêmes altérations.

D'après ce qui précède, les *signes diagnostiques des tumeurs siégeant dans la fosse cérébrale moyenne et auprès du ganglion de Gasser*, sont les suivants : symptômes chroniques du côté de la tête, névralgie faciale se transformant souvent en anesthésie, l'une et l'autre limitées à une moitié de la face ; paralysie simultanée des nerfs moteurs voisins, ou des nerfs sensitifs antérieurs ; réactions électriques particulières du côté paralysé de la face ; enfin, inflammation et suppuration du globe oculaire. L'apparition d'hémiplégies du mouvement et de la sensibilité dans les membres, avec paralysie alterne des nerfs crâniens ; de troubles dans l'articulation de la parole, de dysphagie, de rotation partielle de la tête ou du tronc vers un côté, signaleront l'extension de la tumeur à la protubérance, et suivant les cas au pédoncule cérébelleux. On trouvera plus loin une observation de ce genre à propos des tumeurs de la protubérance.

VIII. TUMEURS DE LA RÉGION PITUITAIRE.

Les tumeurs de la glande pituitaire occupent ordinairement une étendue considérable, et peuvent par leur volume, leur accroissement et leur développement latéral, compromettre les différents organes juxtaposés ou superposés à la base du cerveau. L'espace perforé antérieur avec la région olfactive, le chiasma, les racines des nerfs optiques, les corps mamillaires, la lame perforée postérieure, les pédoncules cérébraux, voire même la protubérance et les parties adjacentes du cervelet, peuvent se trouver aplatis ou détruits. Le sinus caverneux, la fente sphénoïdale et les nerfs auxquels elle donne passage, les ventricules, sont assez souvent compromis par la pression qu'exerce la tumeur ou par les prolongements qu'elle envoie ; d'autres dangers surgissent encore par le fait du ramollissement des parties adjacentes à la tumeur, lequel peut s'étendre (comme dans un cas de Biermer) jusqu'aux ganglions cérébraux et au centre ovale de Vieussens. Les ravages des tumeurs de la glande pituitaire peuvent retentir, comme nous en donnerons bientôt un exemple, jusque sur le quatrième ventricule et donner naissance au diabète.

Parmi les symptômes initiaux des tumeurs, de cette région, il faut citer les maux de tête périodiques, qui occupent surtout les régions frontale et temporale, et qui peuvent s'étendre jusqu'à la région sus-orbitaire, et jusqu'au globe oculaire de l'un ou de l'autre côté. Les troubles de la vue comptent également parmi les symptômes graves du début, et se montrent sous forme d'amblyopie et d'amaurose soit d'un seul, plus souvent des deux yeux (atrophie des nerfs optiques). Les irritations du côté de la sensibilité sont rares et passagères; les symptômes d'irritation et de dépression du côté de la motilité (convulsions, contractures, hémiplégie ou paraplégie) ne se montrent qu'isolés, et sont peu caractéristiques dans ce groupe de tumeurs. Des troubles se manifestent dans les organes des sens, qu'on pourrait considérer souvent comme des symptômes d'irritation hyperémique ; tels sont : les bourdonnements d'oreilles, les sensations d'étincelles devant les yeux, les hallucinations de la vue. L'affaiblissement de l'odorat observé quelquefois pourrait dépendre de la lésion de certaines parties voisines de la tumeur; en effet, la région olfactive (avec les fibres entre-croisées des racines du lobe olfactif) est située au-dessus de la lame perforée antérieure, et en outre la corne d'Ammon, ainsi que certaines parties de la commissure antérieure émanent des racines situées dans la région olfactive. Comme troubles des facultés psychiques, il faut citer l'affaiblissement de la mémoire et l'apathie ; du côté de la parole, on ne constate aucun désordre notable. Les tumeurs de la glande pituitaire pourraient être confondues dans quelques cas avec les *tumeurs de l'orbite*, qui entraînent aussi l'amaurose et l'exophthalmie. Dans les tumeurs intra-crâniennes (d'après Michel), l'amaurose précède l'exophthalmie, l'inverse arrive dans les tumeurs de l'orbite ; en outre dans celles-ci, qui siégent le plus souvent sur les côtés du globe oculaire, l'exophthalmie est ordinairement accompagnée de strabisme.

A propos de la symptomatologie des tumeurs de la glande pituitaire, je vais rapporter ici un cas qui me paraît d'un grand intérêt, parce que l'observation en a été prise sur un confrère intelligent, et surtout parce qu'on y trouve *la complication non décrite jusqu'ici d'un diabète sucré intense.*

Au mois de juin 1859, avant la fin de la campagne d'Italie, le médecin militaire docteur W., âgé de trente-quatre ans, est forcé de revenir à Vienne, à cause de maux de tête et d'une faiblesse de la vue qui allaient en augmentant. Le trouble visuel consiste dans un rétrécissement progressif du champ visuel, partant de la périphérie, d'abord, à l'œil droit, ensuite à l'œil gauche, au point que les objets placés en face des pupilles sont seuls vus et reconnus; l'année suivante, le peu qui restait de la faculté visuelle se perd aussi. L'examen ophthalmoscopique, pratiqué par le professeur Jäger, montre une coloration bleue des nerfs optiques. En mai 1861, le malade se plaint d'une augmentation de faiblesse dans les jambes; pourtant il pouvait encore descendre un étage. Dans les mois suivants, la motilité décline rapidement et le malade est réduit à garder la chambre. Comme symptômes nouveaux et inattendus, il survient de la *polyphagie* et de la *polyurie;* malgré un appétit très-vif, l'amaigrissement va toujours en augmentant. L'urine est claire et pâle, la quantité émise de 3 à 4 kilogrammes par jour, la densité de 1038 à 1040. L'essai par les réactifs de Trommer et de Böttcher (avec du nitrate de bismuth) donne un précipité abondant. Le sensorium est indemne. En octobre 1861 le malade n'est plus en état de quitter son lit; les membres inférieurs sont parésiés, rien aux membres supérieurs. Vers la fin de l'année, à tous les symptômes déjà énumérés viennent s'ajouter des *névralgies ciliaires* très-rebelles: les opiacés, les injections sous-cutanées de morphine y apportent peu d'adoucissement; les inhalations de chloroforme réussissent mieux; le malade, les jours où il souffrait le plus, en usait de 60 à 90 grammes. La triste situation du malade s'assombrit encore dans les premiers mois de 1862, par suite d'un état de consomption extrême. Trois jours avant la mort du patient (au commencement de mai) le pouls s'accélère, et il survient des changements dans l'urine, quant à la quantité et à la couleur; *dans ces derniers jours on n'y trouva pas de traces de sucre.*

A l'autopsie pratiquée par le médecin assistant docteur Scheuthauer on trouva *au niveau de l'hypophyse, une tumeur dure (sarcome) plus grosse qu'une noisette;* la selle turcique était rongée, l'*ephippium* avait disparu sauf une très-petite partie, qui adhérait encore à l'apophyse clinoïde postérieure; un prolongement de la tumeur pénétrait dans la fente sphénoïdale. Dans les nerfs optiques on constata une dégénérescence graisseuse avancée; à l'œil nu, on n'apercevait rien de particulier au quatrième ventricule; il ne fut pas possible de pratiquer l'examen histologique. *Les reins et le foie étaient considérablement hyperémiés.*

Essayons d'analyser les *symptômes caractéristiques* observés dans ce cas. La céphalée frontale, l'amblyopie et l'amaurose progressant de la périphérie au centre, d'abord d'un seul côté, bientôt après dans les deux yeux; la névralgie ciliaire, causée par la pénétration du tissu morbide dans la fente sphénoïdale; les symptômes de paralysie progressifs des membres inférieurs (tenant peut-être en grande partie à la faiblesse musculaire diabétique) : tous ces symptômes s'accordent complétement avec les tableaux tracés par d'autres observateurs.

La *glycosurie intense* constitue ici une complication nouvelle et intéressante. A défaut des recherches microscopiques qui nous auraient éclairé sur l'état du quatrième ventricule, nous pouvons nous faire une idée des altérations qui ont dû s'y produire. D'après les recherches de Cl. Bernard, dont nous parlerons plus longuement dans le chapitre consacré aux tumeurs de la moelle allongée, les lésions du plancher du quatrième ventricule provoquent l'apparition du sucre dans les urines (par lésion du centre des nerfs vasculaires du foie, d'après Schiff). Des tumeurs de cette région peuvent aussi causer la glycosurie.

Si l'on considère, en outre, que dans le voisinage immédiat et en avant de la glande pituitaire se trouve le tuber cinereum et que l'infundibulum ne représente qu'un prolongement de la substance grise du troisième, et par contiguïté, du quatrième ventricule jusque dans la moelle allongée, on peut admettre, dès lors, que des tumeurs de la région pituitaire produisent, par le retentissement de la compression, une paralysie des centres médullaires de l'innervation hépatique, et une hyperémie consécutive du foie, aboutissant au diabète. Il existe, en faveur de cette interprétation, une observation de Pavy, qui après compression ou lésion du plexus vertébral, qui nourrit les vaisseaux de la région en question, vit apparaître du sucre dans les urines.

IX. TUMEURS DES PÉDONCULES CÉRÉBRAUX.

Pour bien connaître les symptômes liés à la formation de tumeurs dans le pédoncule cérébral, il est nécessaire de bien se rendre compte des rapports anatomiques et de la signification physiologique des parties qui le composent. Le développement considérable des hémisphères cérébraux chez l'homme concorde avec le volume du pied du pédoncule cérébral qui émane des hémisphères ; l'extirpation d'un hémisphère entraîne, suivant Gudden, l'atrophie du pédoncule du même côté. Une partie des faisceaux qui émanent du pédoncule cérébral se dirigent, d'après Broadbent, directement vers l'écorce cérébrale ; la plus grande partie des fibres du pied du pédoncule cérébral ont, comme nous l'avons démontré, leur terminaison centrale dans le corps strié et le noyau lenticulaire ; les fibres *motrices* qui parcourent le noyau lenticulaire, et qui rayonnent vers les lobes antérieurs, proviennent de la partie *interne* du pied du pédoncule cérébral, et se continuent à travers la protubérance dans le cordon antéro-latéral ; les fibres *sensitives* contenues dans la partie *externe* du pied du pédoncule cérébral, qui se dirigent vers le lobe occipital, se continuent plus bas dans le cordon postérieur. Des fibres entrecroisées, partant du cordon du pied du pédoncule cérébral, arrivent aussi aux noyaux moteurs de la moelle allongée.

La section expérimentale de l'un des pédoncules cérébraux produit des mouvements de manége ; la convexité du cercle que l'animal décrit en marchant se trouve du côté de la section. Le mouvement de manége est expliqué par Schiff de la manière suivante : la paralysie des fibres qui agissent d'une manière harmonique dans les mouvements de rotation, force les animaux à diriger leurs mouvements vers le côté opposé, et à décrire un cercle par l'addition des secousses qui frappent inégalement l'avant-train et l'arrière-train. L'incision du pédoncule immédiatement au-devant de la protubérance, fait tomber les animaux sur le côté opposé, avec motilité conservée dans les membres de ce côté. Il a déjà été question de la lésion du tiers postérieur du pédoncule cérébral, à propos des affections de la couche optique. Les recherches récentes d'Afanasieff sur la section du pédoncule cérébral (*Wien. med. Wschr.*, nᵒˢ 9-12, 1870) ont donné en outre une paralysie de l'oculo-moteur du même côté, une paralysie incomplète de la face et des membres du côté opposé, et là aussi une diminution de la sensibilité.

Les dernières recherches expérimentales ont constaté aussi l'influence du pédoncule cérébral sur les mouvements de la vessie et sur les nerfs vasculaires. Comme Budge l'a montré le premier (*in Henle und Pfeufers Zschr.* 21 Bd, p. 14), et confirmé depuis par de nouvelles recherches (*Pflügers Arch.*, II Bd, 1870, p. 511-17), l'irritation du pédoncule est suivie de contractions de la vessie. Comme ces mouvements peuvent s'obtenir encore après ablation du cordon postérieur, mais non après la section des cordons antérieurs au-dessous du point irrité, on en conclut que les fibres nerveuses motrices des muscles de la vessie vont du pédoncule à l'extrémité de l'axe spinal à travers les corps restiformes, la moelle allongée et les cordons antérieurs. Il résulte aussi des recherches plus récentes d'Afanasieff (*loc. cit.*) que la section du pédoncule influe sur les fonctions de la vessie, en augmentant les *résistances qui s'opposent à l'écoulement de l'urine* et en abolissant l'influence de la volonté sur la miction.

Budge a trouvé de son côté (*Centralb. f. d. med. Wiss.*, nᵒ 35, 1854) que l'excitation centrale des nerfs vaso-moteurs procède aussi du pédoncule, et se transmet par les cordons et les racines antérieurs aux branches communiquantes et au sympathique. L'irritation du pédoncule cérébral produit le rétrécissement de toutes les artères du corps. Dans la section des pédoncules, Afanasieff a trouvé récemment : au début, un rétrécissement des artères, comme symptôme d'irritation, ensuite une dilatation artérielle, comme phénomène de relâchement. Le rétrécissement chez les animaux dure de dix à quinze jours, et s'accompagne d'un abaissement simultané de la température (de 1°,5 à 2° C. dans le rectum).

Les symptômes obtenus dans les expériences sur les animaux offrent une grande analogie avec les signes morbides observés chez l'homme dans les tumeurs du pédoncule; on en verra ici un exemple dans une observation qui m'est personnelle (publiée *in Med. Jahrb.*, XIX Bd, 1870).

Une paysanne de trente-neuf ans, reçue dans la 2ᵉ division de médecine, dit avoir, depuis deux ans, des maux de tête, des vertiges, un affaiblissement de la vue et une paralysie des membres du côté droit; à un examen attentif on trouve un ptosis très-prononcé *à gauche; à droite* une paralysie des muscles respiratoires de la face (*avec excitabilité farado-galvanique normale*), une hémiplégie des extrémités, avec *diminution considérable de la sensibilité tactile et de la sensibilité à la douleur sur les moitiés droites de la face et du corps* (aux membres supérieurs, les hélices de l'appareil d'induction à traîneau devaient être rapprochées jusqu'à 20 ou 24 millimètres pour qu'on obtînt des secousses et une sensation aussi prononcées que du côté gauche). La parole est balbutiante, les mouvements de la langue sont sensiblement embarrassés. Quand la malade tire la langue, elle se dévie à droite. A l'ophthalmoscope, on constate à droite une névro-rétinite ancienne, à gauche elle existe actuellement à l'état aigu.

La malade se plaint d'un vertige incommode, qui augmente rapidement quand elle marche ou se fatigue un peu; il se montre aussi avec tant de force quand la malade s'assoit dans son lit, qu'elle est contrainte de garder la position horizontale. La malade ne peut rester couchée que quelques minutes sur le côté gauche, à cause de la violence du vertige. Dans les semaines suivantes on constata chez cette femme qui était enceinte de quatre mois, une amélioration de la parole, les autres symptômes de paralysie restant les mêmes; deux fois il survint pendant quelques minutes des crampes des extenseurs aux membres supérieurs et inférieurs (sans perte de connaissance); il y avait souvent aussi, surtout pendant la nuit, des envies d'uriner, que la malade n'avait jamais remarquées dans ses grossesses antérieures.

Elle avorta d'un fœtus mort, macéré, d'environ six mois; il survint alors des mouvements fébriles et de l'albuminurie, avec des symptômes de pneumonie droite. Vers les derniers temps de la vie, la paralysie gagna l'oculo-moteur du côté sain jusque-là, et nous amena à diagnostiquer une *tumeur du pédoncule*, s'étant étendue d'un côté à l'autre.

Autopsie. Entre les deux pédoncules cérébraux, au-dessous de la bifurcation de l'artère basilaire, et de l'hypophyse, on trouva une *tumeur plus grosse qu'une fève,* entourée d'une zone de ramollissement séreux dans le pédoncule droit. Une exploration minutieuse, pratiquée par Meynert, fit découvrir *dans la partie interne du pédoncule cérébral gauche un kyste de la grosseur d'une fève,* qui avait détruit aussi les racines de l'oculo-moteur gauche dans leur parcours en ce point. La partie la plus interne du pédoncule cérébral droit, et la partie adjacente de la calotte étaient ramollies et vascularisées; de la partie antérieure de la lame perforée postérieure part une tumeur englobant l'oculo-moteur droit, plus grosse qu'une fève, remplaçant les tubercules mamillaires et la partie postérieure du tuber cinereum; elle se compose en avant d'une substance blanche dure (cellules fusiformes et nombreux tractus de tissu conjonctif entre-croisés), en arrière d'un tissu mou, vasculaire (petites cellules à noyaux, rappelant la structure de l'épendyme, ou grandes cellules épithéliales contenant des éléments en voie de prolifération). Cette tumeur pouvait être rangée parmi les glio-sarcomes de Virchow.

De la succession des symptômes, il résulte que le kyste enclavé dans le pédoncule cérébral gauche a causé la paralysie de l'oculo-moteur gauche, l'hémiplégie droite, ainsi que les paralysies partielles de la face et de la langue. La tumeur du côté droit, qui est venue compliquer les symptômes dans la dernière période, a produit la paralysie de l'oculo-moteur droit, survenue peu de temps avant la mort; la compression du chiasma a eu pour conséquence l'amblyopie.

Si l'on considère isolément les symptômes des tumeurs du pédoncule cérébral, on voit que la plupart des malades se plaignent de maux de tête et de vertiges; ceux-ci pourraient bien être sous la dépendance de la diplopie. Il y a, dans toutes les observations, des troubles de la motilité : au début de l'affection, ce sont des symptômes d'excitation de la motilité; plus tard, quand les voies de transmission du mouvement sont atteintes, c'est une parésie ou une paralysie complète des membres du côté opposé. Quand la lésion atteint les fibres d'origine du facial, qui partent de la protubérance dans une direction ascendante, et qui s'entre-croisent en passant seulement en partie par le centre du pied du pédoncule cérébral, il survient alors une paralysie partielle de la face du côté opposé à la lésion. En raison du caractère intra-cérébral de la paralysie faciale, l'exploration électrique révèle une réaction *normale* ou très-peu altérée, *au courant induit et au courant galvanique*. La paralysie de l'oculo-moteur, d'après les témoignages concordants de la plupart des auteurs, est du même côté que la tumeur. Dans les petites tumeurs du pédoncule, la paralysie de la troisième paire peut manquer, comme dans un cas d'Andral, où il existait un kyste de la grosseur d'une fève au centre de la substance du pédoncule cérébral, assez loin par conséquent de l'origine de l'oculo-moteur et du bord du pédoncule; d'après Herrmann Weber, la troisième paire serait prise seulement quand les couches internes et inférieures du tissu nerveux, près de l'origine du nerf, sont atteintes. En l'absence de symptômes de paralysie du côté des nerfs qui animent les muscles de l'œil, il n'y aurait pas de distinction possible avec une tumeur de la couche optique. Quand la paralysie de la troisième paire existe du même côté que l'hémiplégie, il faut admettre, d'après Brown-Séquard, des foyers morbides multiples.

Si la tumeur, en se développant ultérieurement, s'étend jusqu'à l'autre côté, à la paralysie déjà existante de l'un des oculo-moteurs s'ajoute la paralysie du même nerf de l'autre côté; des exemples très-caractéristiques en ont été donnés par Rühle, Weber et Spanton (*Medic. Times and Gazette*, mai 1865) et par moi-même. Il est très-rare de constater chez l'homme les mouvements de manége, qu'on observe expérimentalement après la destruction de l'un des pédoncules cérébraux. On peut considérer comme des vestiges de ce phénomène, la rotation permanente de la tête du côté opposé à la lésion, observée chez un malade de Stiebel, ainsi que la disposition notée chez le malade de Paget à tomber en avant sur la tête. Dans un cas publié par J. Hoffmann (*Diss.*, Breslau, 1860), un tubercule du pédoncule, gros comme un noyau de cerise, avait produit, outre une hémiplégie, une paralysie de l'oculo-moteur et une atrophie du nerf optique du côté correspondant, des mouvements forcés du côté para lysé du corps.

On observe souvent aussi des troubles de la sensibilité dans les tumeurs du pédoncule cérébral ; comme symptômes d'irritation, il y a des fourmillements et des douleurs névralgiques dans les membres ; comme symptômes de dépression, de l'anesthésie. La paralysie de la sensibilité atteint ordinairement les extrémités en même temps que la paralysie motrice (comme chez les malades de Weber, Spanton) ; ordinairement les troubles de la sensibilité guérissent assez facilement, comme Weber l'a démontré au moyen de l'esthésiomètre de Sieveking (*Med. chir. Transact.*, XLVI Bd, p. 121, 1863). Les troubles de la sensibilité se montrent sur la moitié du corps opposée à la tumeur. Ils existent en général sur des moitiés opposées de la face et du corps, et ont leur source dans la lésion anatomique des faisceaux qui, partis des fibres du cordon postérieur, cheminent dans la partie externe du pied du pédoncule cérébral et montent vers la substance médullaire située derrière le noyau lenticulaire.

Quant aux troubles vaso-moteurs, Weber a observé dans un cas (extravasat dans les moitiés inférieures et internes du pédoncule gauche) une élévation de température du côté droit du corps paralysé. Dans un cas publié par Fleischmann (*W. med. Wschr.*, nᵒˢ 6-9, 1871), de ramollissement du pédoncule cérébral gauche causé par un noyau tuberculeux de la couche optique gauche, chez un garçon de deux ans, il y avait eu, outre une paralysie de l'oculo-moteur gauche, et une hémiplégie droite de la face et des membres, des oscillations anormales quotidiennes de la température (de 1° à 1°,2 C. en douze heures).

Quant au *diagnostic différentiel*, nous ferons remarquer seulement que certaines affections à symptômes analogues pourraient être facilement confondues avec des tumeurs des pédoncules. Telles seraient les *méningites circonscrites de la base*, dont nous avons parlé plus longuement page 28. En pareil cas, l'atteinte successive de l'oculo-moteur et du facial des deux côtés; l'apparition de paralysies du pathétique ou de l'oculo-moteur externe, et la diminution ou l'abolition de la contractilité électro-musculaire, contribueront à asseoir le diagnostic. Certaines formes d'ataxie, où le ptosis et les paralysies oculaires sont combinées avec de la céphalalgie, et au début avec de la faiblesse du membre inférieur ou même du membre supérieur d'un côté, ces formes, dis-je, dont je connais des exemples, pourraient être prises pendant quelque temps pour une tumeur cérébrale. Dans ces cas douteux, l'apparition de la rachialgie, de la sciatique, de la brachialgie, de névralgies intercostales, l'augmentation anormale de l'excitabilité galvanique des nerfs, les modifications pathologiques de la loi des contractions, en outre la fatigue survenant promptement surtout dans la station verticale, l'excitation génitale, l'état des sphincters, tous ces symptômes rigoureusement observés permettront de faire un diagnostic exact.

On peut donc établir, comme *signes caractéristiques des tumeurs du pédoncule cérébral*, outre la céphalalgie et le vertige : l'hémiplégie alterne avec troubles de la sensibilité, la paralysie de l'oculo-moteur du même côté que la tumeur, la tendance fréquente de ce nerf à se prendre aussi du côté opposé; la paralysie moins complète de la moitié opposée de la face, la névro-rétinite fréquente, les troubles du côté de la vessie, les anomalies de la température, l'absence de troubles intellectuels.

X. TUMEURS DU PONT DE VAROLE.

La protubérance qui dépend du développement du pied du pédoncule cérébral, atteint chez l'homme une hauteur et un volume plus considérables que chez aucun animal. Parmi les fibres constituant la protubérance, on trouve, à la partie antérieure, les fibres longitudinales destinées au mouvement qui viennent de la moelle épinière et se dirigent en haut (c'est la continuation des pyramides); en dehors de ces *fibres motrices*, la protubérance contient à sa partie postérieure (comme Clarke l'a démontré le premier) des *faisceaux sensitifs* provenant des portions externes du pied du pédoncule cérébral, qui s'entre-croisent dans le cordon postérieur.

Des coupes perpendiculaires montrent, d'après Meynert, les faisceaux longitudinaux comme constituant les moitiés antérieure et postérieure d'une coque, enveloppant le noyau qui contribue à former la voûte de la protubérance, c'est-à-dire les fibres transversales profondes. C'est aussi à travers la protubérance que passent les *nerfs qui se dirigent vers le cerveau, après que leurs fibres se sont entre-croisées pour la plus grande partie au niveau du plan inférieur de la protubérance.* C'est par la protubérance, d'après Schiff, que beaucoup de *nerfs vaso-moteurs* gagnent le pédoncule cérébral et la couche optique ; c'est leur paralysie et ses conséquences secondaires qui finissent par causer la mort des animaux, malgré la disparition de tous les autres désordres résultant de la lésion.

Des coupes transversales à travers les fibres longitudinales de la protubérance (dans les parties les plus antérieures, en avant de l'origine du trijumeau) entraînent, d'après Schiff (*loc. cit.* p. 350), une déviation des membres antérieurs, comme dans la section d'un pédoncule cérébral, avec flexion intense du corps dans le plan horizontal vers le côté opposé, et mouvement très-imparfait du membre postérieur (de l'autre côté). A la suite de cette paralysie il survient, non plus le mouvement de manége, mais une rotation dans un très-petit cercle. Les troubles de la motilité et de la sensibilité se présentent, sur les animaux, en raison de l'entre-croisement incomplet des fibres dans la moelle épinière, autrement que dans les affections de la protubérance chez l'homme. D'après Brown-Séquard (*Lancet*, I, 1871), l'excision ou la lésion de la profubérance, ainsi que des pédoncules cérébraux ou cérébelleux, est suivie d'ecchymoses dans les poumons et les bronches, ou même d'apoplexies considérables, comme je m'en suis assuré auprès de Brown-Séquard ; certains points isolés deviennent exsangues par spasme vasculaire ; les nerfs vaso-moteurs du poumon n'y arrivent donc pas par le pneumo-gastrique, mais par la moelle cervicale et le premier ganglion thoracique du grand sympathique.

Parmi les *symptômes morbides des tumeurs de la protubérance*, considérons d'abord les troubles de la motilité, qui sont les plus caractéristiques. Comme symptômes d'irritation de la motilité, on observe rarement des convulsions générales ; elles pourraient tenir à l'irritation de la surface qui unit le bord inférieur de la protubérance au bord supérieur du tubercule acoustique, et qui représente le centre convulsif de Nôthnagel ; les *paralysies* constituent un symptôme beaucoup plus constant et plus important. Elles se montrent dans la sphère aussi bien des nerfs crâniens que des nerfs spinaux, et présentent ordinairement ce fait caractéristique, que les nerfs crâniens sont paralysés du côté où siége la tumeur, les nerfs spinaux du côté opposé (*hémiplégie alterne* de Gubler ou paralysie dimidiée). Les affections unilatérales de la protubérance s'accompagnent le plus souvent de paralysie du facial, de l'acoustique, de l'oculo-moteur commun, de l'oculo-moteur externe, du trijumeau, de l'hypoglosse, et de lésions du nerf optique. Les hémiplégies complètes ou incomplètes, du côté opposé au siége de la tumeur, sont les plus fréquentes. Sur les 26 cas de Ladame elles existaient 12 fois ; la parésie de l'un des membres supérieurs ou inférieurs, les symptômes de paraplégie sont des phénomènes assez rares. Dans quelques cas seulement on a vu les extrémités exemptes de paralysie, dans les cas sans doute où les fibres longitudinales de la protubérance étaient épargnées par la tumeur et repoussées sur le côté.

En fait d'autres troubles de la motilité, les *mouvements de manége* semblent n'apparaître que lorsque la lésion s'étend au pédoncule cérébelleux moyen, qui est en connexion avec les fibres transversales de la protubérance. Les *mouvements de rotation partiels* sont produits, d'après Schiff, par une lésion partielle des fibres transversales les plus postérieures, qui est suivie chez les animaux d'une rotation de la colonne cervicale (avec la partie latérale de la tête dirigée en bas, le museau dirigé obliquement en haut et de côté). On peut aussi observer chez l'homme des symptômes du même ordre. C'est ainsi que chez un malade de Peyrot (cholesteatome à la partie postérieure de la protubérance et au lobe postérieur du cervelet), la tête était atteinte d'un mouvement de rotation irrésistible. Dans une de mes observations (voy. plus bas) il y avait torsion du cou, et rotation de la tête à gauche et en avant.

1. Chez un malade traité par moi, il y avait depuis un an une paralysie progressive de la totalité des membres, la démarche était incertaine et vacillante ; on notait de plus un affaiblissement considérable des facultés psychiques, la parole était inintelligible, les mots confus et indistincts en raison de bredouillements fréquents, les pupilles dilatées, le regard fixe et sans expression. Autopsie : Le *tiers moyen du segment antérieur de la protubérance, surtout en haut, jusqu'un peu audessus de la limite intérieure de la calotte, est d'une teinte grise, et en partie gélatineux, en partie dur*. Le néoplasme (formé de grandes cellules cancéreuses à prolongements et de tractus de tissu conjonctif) avait proliféré dans la partie interne du pédoncule cérébral, jusque vers la partie antérieure de la couche optique.

Une paraplégie peut survenir aussi par la compression exercée sur la moelle allongée ou par dégénération secondaire de la moelle épinière (comme dans un cas de Luys), à la suite de tumeurs ; phénomène qu'on n'a pas suffisamment étudié jusqu'à présent. Dans une de mes observations que je rapporterai plus loin, il y avait eu de la faiblesse dans la moitié droite, puis dans la moitié gauche du corps ; la tumeur de la protubérance avait comprimé le quatrième ventricule et les olives.

Les *paralysies du facial* s'observent souvent dans les tumeurs de la protubérance. Sur les 26 cas de Ladame, on trouve 11 cas de paralysie faciale, qui existait chez tous les malades du même côté que la tumeur, tandis que la paralysie des membres était du côté opposé (hémiplégie alterne). D'après Brown-Séquard, quand l'affection de la protubérance est située au centre, au-dessus de la décussation du facial, la paralysie faciale est du même côté que l'hémiplégie; quand la lésion est périphérique, au-dessous de l'entre-croisement du facial, la paralysie faciale est alterne par rapport à l'hémiplégie. Il me paraît plus rationnel d'admettre, que s'il y a compression de l'entre-croisement des fibres du facial, qui se fait au-dessus du noyau, il survient une paralysie faciale alterne complète; que si la tumeur comprime les racines du facial, il y a paralysie faciale homo-latérale (j'indiquerai plus bas l'état de la réaction électrique à la périphérie). En cas de lésion du noyau inférieur du facial, la paralysie faciale alterne sera seulement partielle.

Dans un travail sur les signes caractéristiques des tumeurs de la base (*Wien. med. Halle*, 1865, n°ˢ 6-9), j'ai publié la première observation où la *paralysie faciale causée par une affection de la protubérance s'accompagnait de diminution et d'abolition de la contractilité farado-musculaire.* Duchek a décrit de son côté (*Medic. Jahrbücher.*, I, Heft, 1865) un cas de tumeur de la protubérance, où l'on constatait une diminution de la contractilité électro-musculaire dans la moitié paralysée de la face et du corps. L'observation de ce genre qui m'est personnelle mérite une mention spéciale en raison de ses complications.

2. Le malade, âgé de trente-huit ans, se plaint à son entrée de céphalalgie durant depuis cinq mois, occupant les régions temporale et occipitale, et à laquelle s'est ajoutée graduellement une diminution de la motilité et de la faculté visuelle. A l'examen on trouve une amaurose double (atrophie des nerfs optiques); la pupille est dilatée des deux côtés, le facial paralysé à droite, le voile du palais à gauche aminci, plus élevé, et dans la prononciation des voyelles, attiré en haut plus fortement que du côté droit. La conjonctive oculaire, la narine, la voûte et le voile du palais, l'amygdale, la muqueuse de la joue, la gencive, la langue et les dents de la rangée supérieure sont complétement anesthésiés du côté droit; la rangée inférieure des dents et le fond de la cavité buccale ont seuls conservé une sensibilité normale. L'anesthésie de la joue droite est limitée en arrière par une ligne verticale partant de la conque de l'oreille, et s'étend sur le cuir chevelu, sur le front et sur la face jusqu'à la mâchoire inférieure. A l'exploration faradique, on trouve une *abolition de la contractilité électro-musculaire sur la moitié paralysée de la face.* Il y a parésie des membres supérieur et inférieur gauches. Le goût et l'odorat ont disparu du côté droit, l'ouïe et la parole sont conservées. Dans les six mois suivants, il survient une paralysie de l'oculo-moteur externe droit avec amaurose; la moitié gauche du corps reste parésiée, tandis que du côté droit s'établit une hémiplégie complète. Dans les deux dernières semaines, il y eut une

pleurésie droite, et l'abolition de la motilité devint rapidement complète. *Autopsie. Sur la moitié gauche de la protubérance, qui est en partie aplatie et déprimée, existe une tumeur bosselée, plus grosse qu'une noix;* elle contient au centre des fractus fibreux d'un tissu conjonctif dur et de couleur jaune, qui disparaît vers la périphérie; celle-ci est molle, d'un gris rougeâtre; la tumeur s'étend aussi sur le pédoncule cérébelleux, jusque dans l'hémisphère gauche du cervelet, qui est déprimé ainsi que l'olive gauche; le quatrième ventricule est comprimé latéralement; le trijumeau, le facial et l'acoustique sont entourés d'une couche épaisse du tissu de la tumeur.

J'ai appris par des recherches plus récentes, que les phénomènes électriques, tels que nous venons de les décrire dans les paralysies faciales par tumeurs de la protubérance, ne sont qu'à moitié exacts, et qu'ils doivent être complétés par les considérations suivantes : *A la perte de l'excitabilité faradique des muscles et des filets nerveux de la face s'ajoute un accroissement de la contractilité galvano-musculaire, avec diminution ou perte de l'excitabilité galvanique des branches du facial.* L'observation suivante de tumeur de la protubérance est particulièrement intéressante en raison de ses symptômes caractéristiques.

3. Au commencement de juin 1871, entre dans le service du docteur Scholz une femme de quarante-cinq ans, qui dit avoir depuis quatre ans, des maux de tête et des vertiges, et depuis quatre mois, une paralysie de la joue gauche, et des extrémités du côté droit. A l'examen, je trouve à gauche une paralysie faciale complète et une *augmentation de la sensibilité cutanée aux excitants physique et à l'électricité, avec perte de la contractilité farado-musculaire et de l'excitabilité des branches du facial; l'excitabilité galvano-musculaire est notablement augmentée* (à un faible courant, le côté droit ne donne aucune réaction), surtout au courant descendant et pour la rupture du circuit avec le pôle négatif. A gauche il y a, depuis le début de la maladie, perte de l'ouïe (le tympan est normal; il s'agit, suivant Politzer, d'une affection du labyrinthe par compression du nerf acoustique); la langue tirée au dehors se dévie à droite.

L'œil droit est sensible, la conjonctive oculaire vivement injectée, la cornée comme pulvérulente, les *membres sont paralysés du côté droit*, avec diminution de la contractilité électro-musculaire, *la sensibilité électro-cutanée y est notablement plus faible qu'à gauche;* les pointes de l'esthésiomètre doivent être écartées à la paume de la main gauche de $11^{mm},2$; à la main droite de $58,2$; à l'avant-bras gauche de $43,5$; à l'avant-bras droit de $61,5$; à la jambe gauche de $41,7$; à la jambe droite de $59,2$. Ces phénomènes persistèrent sans changements pendant un séjour de trois semaines à l'hôpital; vers la fin du mois, la malade qui ne cessait de pleurnicher, de bavarder et de se lamenter, fut réclamée par sa famille. — Bärwinkel a publié dernièrement (*Arch. f. klin. Med.*, XII, Bd, 1874) un cas de tumeur de la protubérance, où l'exploration électrique donnait les mêmes résultats du côté de la paralysie faciale.

Quand les tumeurs du pont de Varole gagnent les pédoncules cérébelleux moyens, on observe chez l'homme une déviation de la colonne cervicale, de même que dans les expériences de Schiff mentionnées plus haut ; quand la cinquième paire subit une compression prolongée, il survient une ophthalmie par lésion du trijumeau, comme on le voit dans un cas que j'ai publié (*loc. cit.*), et qui offrait les signes d'une affection de la protubérance et des parties voisines.

4. Un aide-chirurgien âgé de trente-quatre ans, présente à son entrée une paralysie des extrémités du côté droit durant depuis huit mois, et une *paralysie faciale gauche*. Plus tard, on constate également de la paralysie et de l'anesthésie dans la *sphère du trijumeau à gauche*, de l'oculo-moteur externe et de l'acoustique. L'œil gauche ne peut pas dépasser la verticale en dehors, la paupière supérieure gauche s'ouvre bien. Il y a en outre paralysie du masséter et du temporal, affaiblissement de l'ouïe et de l'odorat du côté gauche et du goût sur la moitié gauche de la langue. Sur les régions anesthésiées de la joue, il y a de temps en temps une sensation de brûlure ; la parole est balbutiante, *la tête toujours dirigée à gauche et en avant. Dans les membres du côté droit,* de temps en temps des secousses et des douleurs. Quatre jours environ avant la mort du malade, inflammation et tuméfaction de la conjonctive, sécrétion purulente abondante dans l'œil gauche. Le jour suivant, la cornée est d'un blanc mat et se trouble de plus en plus ; elle prend un aspect cadavérique, devient complétement opaque et diffluente, et enfin se ramollit et s'ulcère, donnant issue au cristallin et à l'humeur aqueuse. *A l'autopsie, on trouve un tubercule gros comme une noisette sur la moitié gauche du pont de Varole et le pédoncule cérébelleux gauche.*

Souvent la protubérance est prise secondairement, par l'extension de tumeurs nées dans les parties du cerveau situées au-dessus ; les symptômes sont alors complexes. C'est ainsi que dans une observation de Sarne (*Gaz. des Hôpit.*, n° 196, 1869), un enfant de quatre ans atteint de convulsions épileptiformes présente, comme premiers symptômes morbides, des troubles de la parole et une paralysie de l'oculo-moteur gauche ; plus tard, une paralysie de la face du côté gauche et des extrémités du côté droit ; et vers la fin de la vie, des troubles de la déglutition et une paralysie de l'oculo-moteur droit. A l'autopsie, on trouve un tubercule caséeux, de la grosseur d'une noisette, sur le pont de Varole, occupant le côté gauche tout entier et une partie du côté droit, et s'étendant en avant à travers le pédoncule gauche et jusqu'au centre du pédoncule droit.

Enfin, il faut citer encore parmi les troubles de la motilité dans les tumeurs de la protubérance, les *paralysies du côté des muscles oculaires et de la langue.* Quant aux premières, nous sommes de l'avis de Larcher (*Essai sur la pathologie de la protubérance annulaire;* thèse, Paris, 1867) ; pour lui, le strabisme divergent, qui s'observe rarement, tient à une extension de la lésion au pédoncule cérébral, tandis que le strabisme convergent (par paralysie de l'oculo-moteur externe) appartient beaucoup plus souvent en propre aux néoplasmes de la protubérance. Les troubles de la parole, rencontrés fréquemment par Ladame, Da Venezia et Larcher, portent principalement sur l'articulation des mots. La lésion de la parole est de nature motrice, consécutive à la compression des fibres des racines de l'hypoglosse, et ne doit pas être confondue avec l'aphasie. Leyden appelle *anarthrie* ces troubles portant sur l'articulation des mots, qui succèdent à une lésion de l'un des centres moteurs situés au-dessous des tubercules quadrijumeaux (protubérance et olives). Chez les oiseaux, d'après Leyden et Meissner, la voix persiste assez long-temps, même après l'extirpation des ganglions du cerveau et de la base.

Des *troubles de la sensibilité* existent, d'après Ladame, environ dans un tiers des cas; en observant avec soin, on les trouverait sans doute plus souvent encore par la suite. La plupart des troubles de la sensibilité se manifestent sur la moitié du corps opposée au siége de la tumeur. Je signalerai à ce propos *un phénomène caractéristique, parmi les troubles de la sensibilité dans les tumeurs de la protubérance, et qui n'a pas encore été mis en évidence.* Comme on peut le voir dans l'observation de tumeur de la protubérance que j'ai donnée page 209 (n° 3), *à côté des paralysies alternes de la motilité, il y avait de même des troubles croisés de la sensibilité* (hyperesthésie de la joue gauche, anesthésie des membres à droite, du côté de la paralysie). J'ai rapporté ce signe caractéristique (2ᵉ édition de mon *Traité d'élec-trothérapie*, parue au commencement d'août 1872), et, plus tard, Meynert (*Sitzber. d. W. Gesells. d. Aerzte,* 31 janvier 1873) en a trouvé la confirmation dans un cas d'encéphalite de la protubérance et du pédoncule cérébelleux moyen droit. L'alternance des paralysies de la sensibilité relève, d'après Meynert, d'une lésion de la racine de la cinquième paire dans son trajet central, laquelle, avant son entre-croisement, appartient à la protubérance et à la moelle allongée; tandis que les cordons postérieurs qui se dirigent en haut à travers la partie postérieure de la protubérance, participent à l'entre-croisement des pyramides. Dans mon observation n° 4, déjà ancienne (juin 1863), il y avait aussi des troubles croisés de la sensibilité, avec paralysies alternes de la motilité.

Dans ces cas exceptionnels, où l'anesthésie existait du même côté que la tumeur, celle-ci, comme Ladame l'avait déjà remarqué, com-primait la moelle allongée; dans d'autres cas, la tumeur comprimait directement le trijumeau.

Les *facultés psychiques* sont très-souvent altérées dans les tumeurs de la protubérance (environ dans la moitié des cas de Ladame). On observe le plus fréquemment : perte de la mémoire, apathie, stupeur, obnubilation; ce sont les symptômes de compression cerébrale qui prédominent ordinairement. La céphalalgie est très-fréquente, mais de siéges très-différents et de peu de valeur pour la localisation, tantôt limitée au front ou à l'occiput, tantôt généralisée et diffuse. On note souvent aussi des vomissements, et notamment des *troubles de la déglutition*, parmi les symptômes tardifs des tumeurs de la protubérance.

D'après ce qui précède, on peut donner comme *signes les plus importants et les plus saillants des tumeurs du pont de Varole*, les suivants : absence de convulsions; paralysies du mouvement, souvent aussi de la sensibilité, alternes entre la face et les extrémités; abolition fréquente de la contractilité farado-musculaire, et augmentation de la réaction galvano-musculaire avec paralysie complète d'un côté de la face; troubles des organes des sens (surtout amblyopie ou amaurose), difficulté dans l'articulation de la parole, dysphagie fréquente, strabisme convergent.

XI. TUMEURS DES PÉDONCULES CÉRÉBELLEUX.

Les pédoncules cérébelleux ont des rapports anatomiques intimes aussi bien avec la protubérance qu'avec le cervelet. Les fibres des pédoncules cérébelleux moyens entourent transversalement la protubérance, et sur le côté de celle-ci se dirigent en haut, en s'entrecroisant en très-grande partie vers les couches inférieures des lobes latéraux du cervelet. Il en résulte que les lésions des fibres transversales de la protubérance retentissent aussi sur leur continuation dans les pédoncules cérébelleux moyens, et que, d'autre part, les dégénérations du cervelet provoquent des lésions dans les pédoncules cérébelleux moyens. Les belles recherches de Schiff (*loc. cit.*, p. 353) ont établi d'une manière frappante l'exactitude et l'importance des rapports que nous venons d'indiquer. Si l'on incise les pédoncules cérébelleux moyens du côté de la protubérance, quand les animaux essayent de marcher, ils exécutent un mouvement de rotation dirigé du côté de la lésion; la paralysie se trouve par suite du côté opposé, l'action est donc croisée. Si l'incision est conduite latéralement à travers les lobes cérébelleux, l'animal tourne du côté opposé à la lésion; la paralysie est alors du côté correspondant, l'action est directe. Ainsi serait résolue la contradiction apparente existant entre les opinions de Magendie et d'Hertwig d'une part, celles de Longet et Laffargue d'autre part, relativement au sens de la rotation.

Tout récemment, Curschmann (*Klinisches und Experimentelles zur*

Pathol. d. Kleinhirnschenkel, D. Arch. f. kl. Med., XII, Bd, 1873), en incisant les parties qui unissent les deux pédoncules cérébelleux entre le noyau acoustique et l'hémisphère cérébelleux, a vu se produire, non pas un mouvement forcé, mais un *décubitus latéral* forcé; de telle sorte que l'animal tombait sur le côté où le pédoncule cérébelleux avait été lésé, et conservait cette attitude jusqu'à la mort, qui arrivait au bout de plusieurs heures; il reprenait cette même attitude quand on le mettait sur l'autre côté ou dans une position quelconque, sans le fixer par des liens. Mais dans les lésions du tubercule acoustique (surtout quand on l'extirpait par derrière et des deux côtés), l'animal offrait constamment les *mouvements de rotation les plus prononcés autour de l'axe vertical*, du côté sain vers le côté de la lésion, avec déviation simultanée des yeux; l'œil du côté de la lésion était dirigé en bas et en avant, celui de l'autre côté en arrière et en haut.

Chez une femme phthisique âgée de trente-neuf ans, qui avait eu des maux de tête prolongés, du vertige et des convulsions, qui était toujours couchée en décubitus latéral gauche avec une forte déviation de la tête à droite et en avant, et qui reprenait cette attitude aussitôt qu'on cessait de lui imprimer d'autres mouvements, Curschmann trouva à l'autopsie, dans le pédoncule cérébelleux droit, au point de jonction du pédoncule cérébelleux ad corpora quadrigenima et du pédoncule cérébelleux ad medullam, un foyer de ramollissement, consécutif à une méningite tuberculeuse de la base.

Des recherches physiologiques sont venues à l'appui des faits pathologiques. Là, c'est le mouvement de manége ou la rotation sur l'axe qui se sont montrés dans plusieurs cas d'une manière caractéristique. On ne sait pas encore jusqu'à présent si ces impulsions motrices tiennent à une orientation défectueuse du corps par rapport aux objets extérieurs, ou, comme je le croirais plutôt, à des contractions musculaires involontaires consécutives à la lésion de certains organes centraux (comme dans les recherches que nous avons mentionnées en dernier lieu). J'ai rapporté en détail, à propos des tumeurs de la protubérance, une observation personnelle de rotation partielle autour de l'axe, avec déviation de la tête à gauche (tumeur de la moitié droite de la protubérance étendue au pédoncule cérébelleux gauche). L'ouvrage de Ladame ne cite que deux observations de ce genre (l'une de Friedreich, l'autre qui m'est personnelle); je ne crois donc pas superflu d'ajouter ici quelques faits puisés dans la littérature ancienne et dans les ouvrages modernes, pour en déduire les caractères les plus saillants des affections qui nous occupent.

Dans les *Archiv für Heilkunde* de E. Wagner (2ᵉ année, p. 385 à 432), Friedberg a publié une étude intéressante sur la valeur sémiotique des mouvements de manége involontaires et de la rotation involontaire autour de l'axe vertical du corps; nous donnons ici les observations les plus importantes contenues dans ce travail.

Parmi ces cas, qui se rapportent aussi bien aux tumeurs qu'aux hémorrhagies et aux foyers de ramollissement, il y en a dans lesquels la rotation avait lieu du côté où siégeait l'affection vers le côté opposé. Ainsi, dans le cas de Serres (rotation de droite à gauche autour de l'axe vertical du corps, plus tard attaque d'apoplexie et hémiplégie gauche), il y avait au point de pénétration du pédoncule cérébelleux moyen dans l'hémisphère cérébelleux droit, une cavité remplie de caillots sanguins, avec signes de ramollissement cérébral. La malade de Belhomme avait perdu connaissance, était accroupie, et tournait rapidement autour de l'axe vertical du corps, le plus souvent de gauche à droite. A l'autopsie, on trouva sur les deux pédoncules cérébelleux moyens une dépression (plus prononcée à gauche), produite par deux exostoses du dos de la selle turcique. Un garçon de quatre ans et demi observé par Minchin avait eu d'abord des maux de tête, des convulsions intermittentes, des troubles de la déglutition et de la respiration, puis une rotation de gauche à droite autour de l'axe vertical du corps, et enfin une hémiplégie droite. Dans ce cas (comme dans le cas suivant de Friedberg), ce furent d'abord les vertèbres cervicales, puis les vertèbres dorsales, enfin les vertèbres lombaires qui furent le siége de la rotation. A la base de l'hémisphère cérébelleux gauche on trouva un *tubercule de la grosseur d'une amande* inséré à la surface, avec ramollissement des parties voisines, probablement jusque dans les pédoncules cérébelleux. Dans le cas de Friedberg, il y avait eu un coup sur la partie antérieure de la tête, une fracture avec enfoncement du pariétal droit, avec méningite consécutive; la méningite passée, on vit apparaître, sous forme d'attaques, un mouvement de manége (suivant un cercle à concavité dirigé à droite), et plus tard, des mouvements de rotation de gauche à droite autour de l'axe vertical, de la polyurie et de la glycosurie. *Autopsie :* La dure-mère, ramollie, d'une couleur sale, est poussée contre le lobe inférieur gauche du cervelet par un fragment d'os nécrosé provenant de la table interne de l'occipital. Au même niveau, l'arachnoïde cérébelleuse gauche est louche, la pie-mère vivement injectée, entre les deux est une mince couche d'exsudat fibrineux. L'injection de la pie-mère s'étend aussi sur le pédoncule cérébelleux gauche, surtout à sa partie interne.

Dans l'observation de Krieg, il s'agit de mouvements de rotation de gauche à droite; à l'autopsie, on trouve un épanchement sanguin dans la substance corticale de l'hémisphère cérébelleux droit. Chez le malade de Gustorff, il y a plusieurs fois à la suite d'une chute des mouvements circulaires, avec de violentes attaques de vertige. On trouve, renfermé dans l'hémisphère cérébelleux gauche, un kyste fibreux, gros comme un œuf de poule; dans l'intérieur du kyste, une petite quantité de liquide, et un *corps de la grosseur d'une noix* d'un bleu noirâtre, infiltré de sang, *d'une consistance charnue.*

Dans d'autres cas observés par Petit, Serres et Weidler, on constata des affections des pédoncules cérébelleux et du cervelet, *sans qu'il y ait eu pendant la vie rotation du corps autour de l'axe vertical.* Le malade de Friedreich souffrait de douleurs violentes dans l'œil gauche et de névralgie faciale gauche; il avait, en outre, une hémiplégie droite, un affaiblissement de l'ouïe et de la vue à gauche, avec ophthalmie purulente.. A l'autopsie, on trouva une tumeur grosse comme une noisette dans le pédoncule cérébelleux gauche. Dans une observation que j'ai publiée (*Wien. med. Halle*, 1863, n°ˢ 6-9), la malade atteinte depuis plusieurs années de maux de tête et de vomissements fréquents, fut prise d'hémiplégie gauche, de paralysie faciale, d'amblyopie avec parésie du droit externe du même côté; la motilité des membres, ainsi que la faculté visuelle, étaient moins altérées du côté droit. De temps en temps survenait une perte de la parole (avec conservation de l'intelligence), durant deux ou trois jours, et la malade resta ainsi jusqu'à sa mort, tantôt privée de la parole, tantôt pouvant à peine balbutier quelques mots. Dans le *pédoncule cérébelleux moyen gauche existait une tumeur médullaire bosselée, grosse comme une noix*, avec ramollissement des parties voisines; les nerfs optiques étaient comprimés, aplatis et durs; dans les reins, maladie de Bright.

Il faut mentionner surtout, dans la littérature moderne, un cas de Vigla (*Gaz. des Hôpit.*, n° 72, 1866), où le malade était atteint de céphalalgie frontale violente, de perte de la vue (taches brillantes sur le fond de l'œil à gauche), et de l'ouïe; *la tête, par suite d'une contracture de la nuque, était renversée en arrière; pendant la marche, mouvements involontaires dirigés en arrière et à gauche. Autopsie :* A la face inférieure de l'hémisphère cérébelleux droit, et vers la partie interne, une tumeur dure, grosse comme une noix; du côté droit, atrophie des pédoncules cérébelleux, des olives et des pyramides, des 7ᵉ et 8° paires, ainsi que du chiasma et de la moitié droite des tubercules quadrijumeaux, qui sont d'une couleur jaune; atrophie du nerf optique gauche.

Dans un cas de Bilot (*Correspondenzblatt für Psychiatrie*, n°ˢ 3 et 4, 1867), il y avait une céphalalgie occipitale violente, et une déviation de la commissure labiale gauche. Impossibilité d'ouvrir l'œil gauche plus qu'à moitié, *inclinaison de la tête à gauche et en avant, pendant la marche, inclinaison notable du corps vers la droite,* avec sentiment d'oscillation; plus tard, troubles de la respiration et hyperesthésies, surtout aux extrémités du côté droit. *Autopsie :* Le cervelet surtout à gauche est augmenté de volume et renferme un tubercule long de 5 centimètres, le pédoncule cérébelleux, la moelle allongée sont refoulés à droite et aplatis; à gauche, les olives et les racines du pneumo-gastrique sont atrophiées. — Chez le malade de Krauss, âgé de quatre ans (voy. *Allg. médic. Centralzeitung*, septembre 1867), on constate au début de l'incertitude dans la marche, de la faiblesse et du tremblement des extrémités à gauche, plus tard une impossibilité de marcher, la miction involontaire, du strabisme et de l'amaurose. *Autopsie :* A la base du cerveau, tumeur grosse comme un œuf de poule, occupant la place des deux moitiés de la protubérance, des pédoncules cérébelleux, du cervelet surtout à gauche, détruisant en partie le vermis inferior, les pédoncules cérébelleux ad medullam, remplissant le plancher du quatrième ventricule sans en altérer la paroi, et comprimant fortement aussi la partie postérieure du chiasma.— On m'a amené un garçon de trois ans présentant un développement anormal de la partie antérieure de la tête, faible d'esprit, ne parlant pas, et atteint de crampes périodiques des extenseurs; la tête est constamment tournée vers la gauche et en avant; pendant la marche, qui est vacillante et sautillante, il y a une tendance à tomber sur le côté gauche;

quand l'enfant est debout, il tourne 2 ou 3 fois autour de l'axe vertical du corps. Je diagnostiquai une tumeur du pédoncule cérébelleux, avec hydrocéphale ventriculaire concomitante.

Les différences qu'on a constatées, suivant les cas, dans le sens de la rotation, peuvent tenir, si l'on en juge d'après les recherches de Schiff rapportées plus haut, à la localisation de l'affection des pédoncules cérébelleux, tantôt du côté de la protubérance, tantôt du côté du cervelet. D'après les expériences déjà citées de Curschmann, on devra, dans les cas pathologiques de cette catégorie, examiner avec grand soin les pédoncules cérébelleux et leurs dépendances, et songer aux lésions du tubercule acoustique (noyau acoustique).

Il nous reste encore à écarter l'hypothèse que les rares exemples d'anomalies du mouvement, que nous venons de passer en revue, appartiendraient en propre à des affections du cervelet. Comme le prouvent les recherches de Magendie et de Schiff, ces anomalies du mouvement ne s'observent dans les lésions du cervelet que si les pédoncules cérébelleux moyens sont lésés en même temps. Les observations cliniques viennent aussi à l'appui de cette interprétation. Dans les cas de Gavarret et de Belhomme, il n'est fait mention que de la lésion des pédoncules de la protubérance; dans l'observation récente de Curschmann, citée plus haut, le pédoncule cérébelleux gauche est seul atteint, le cervelet et les pédoncules de la protubérance sont intacts; chez les malades de Serres, Gustorff et Friedberg, le cervelet et les pédoncules de la protubérance sont affectés. Il est vrai que dans les observations publiées par Minchin et Krieg, on parle seulement des lésions des hémisphères cérébelleux; mais dans ces cas, on a négligé d'examiner les pédoncules cérébelleux moyens. Ainsi, les recherches physiologiques comme les faits pathologiques nous montrent les affections des pédoncules cérébelleux comme la source principale des troubles de la motilité dont nous venons de nous occuper.

Des observations précédentes il ressort que les *signes les plus fréquents des tumeurs des pédoncules cérébelleux* sont les suivants : céphalalgie, vertige, troubles du côté des organes des sens, hémiplégie démarche vacillante avec tendance à tomber de côté, rotation partielle autour de l'axe vertical, avec rotation latérale de la tête; les symptômes particulièrement caractéristiques seraient : mouvements de manége involontaires, ou rotation involontaire autour de l'axe vertical du corps.

XII. TUMEURS DU CERVELET.

L'étude du cervelet a occupé, depuis un certain nombre d'années, autant les anatomistes et les physiologistes que les pathologistes; une quantité. considérable de matériaux et d'observations s'offrait à leurs réflexions. De nouvelles recherches histologiques ont démontré que l'écorce du cervelet est en communication croisée, par les pédoncules cérébelleux supérieurs, avec l'écorce du cerveau (notamment avec la couronne rayonnante); le pédoncule cérébelleux moyen contient en partie, outre des fibres commissurales pour les deux moitiés du cervelet, des fibres qui débouchent des ganglions cérébraux avec le pédoncule cérébral (fibres centrifuges); et le pédoncule cérébelleux inférieur émane de la partie motrice et sensitive du corps restiforme. Une partie du cordon postérieur a également son point de départ dans le cervelet. En outre, le pédoncule cérébelleux inférieur est en rapport avec le nerf acoustique (qui se termine dans le cervelet), ainsi qu'avec le nerf optique.

Quant aux fonctions physiologiques du cervelet, on sait depuis Flourens, Carpenter, etc., que le cervelet joue un rôle incontestable dans la coordination des mouvements. Tandis qu'un oiseau privé d'un des hémisphères cérébraux accomplit des mouvements coordonnés quand on le pince, ou quand il cherche à s'échapper, les animaux auxquels on a enlevé le cervelet ont une démarche incertaine, vacillante, et font souvent des faux pas ou des trépignements. Schiff attribue ces mouvements à une paralysie de la colonne vertébrale, qui toutefois serait consécutive à une lésion des pédoncules cérébelleux. D'après Leven et Ollivier, les lésions isolées du cervelet produisent chez les animaux des mouvements de rotation, une faiblesse musculaire générale, du strabisme, quelquefois une hémiplégie incomplète; pourtant les animaux guérissent toujours au bout d'une ou deux semaines. Les lésions du cervelet et de la moelle allongée produisent, outre les symptômes précédents, la chute de l'animal, l'émission involontaire de l'urine et des matières focales, des crampes, des troubles de la déglutition et de la respiration; la mort arrive toujours au bout de vingt-quatre ou quarante-huit heures. D'après Lussana, le cervelet est le centre du sens musculaire, et par suite ses lésions détruisent la certitude des mouvements.

Malgré la divergence des opinions sur les fonctions propres du cervelet, il ressort ce fait que les lésions du cervelet produisent des désordres manifestes de la coordination. Ces troubles doivent être essentiellement variables, suivant la profondeur à laquelle pénètre la lésion dans les hémisphères et dans le vermis, et suivant qu'elle atteint une partie des cordons postérieurs ou des fibres des pédoncules cérébelleux. Dans un cas d'absence du cervelet observé par Cruveilhier (*Anat. pathol.*, vol. I, livr. XV, p. 5) le malade avait de la faiblesse dans les membres, ne pouvait émettre aucun son, et présentait un haut degré d'imbécillité, quoique les fonctions des organes des sens fussent conservées ; le malade de Lussana (atteint d'une atrophie du cervelet) présentait une altération du sens musculaire (*Mi manca la terra sotto i piedi*). Les symptômes mentionnés par d'autres observations, hémiplégie ou paraplégie, paralysies partielles, anomalies diverses dans les mouvements de locomotion, indiquent qu'il y avait souvent des complications dans les dépendances du cervelet.

Parmi les *symptômes morbides des tumeurs du cervelet*, citons en premier lieu la céphalalgie, qui d'après Leven et Ollivier, et d'après Ladame, occupe le plus souvent la région occipitale, et qui, suivant Friedreich, augmente quand on presse sur la nuque. La plupart des auteurs s'accordent à dire que les fonctions psychiques ne sont que rarement troublées. Il en est de même de la parole.

Les symptômes les plus fréquents, et les plus constants sont les troubles de la motilité. Comme symptômes d'irritation du côté de la motilité, on observe assez souvent, d'après les auteurs nommés plus haut, des convulsions générales, que Lussana attribue à une lésion concomitante du bulbe, de la moelle ; Brown-Séquard, au contraire, à une lésion de la substance du cervelet. Comme symptômes de dépression, on trouve une faiblesse musculaire générale, des oscillations et de l'incertitude dans la marche, des tremblements partiels des membres, des paralysies variables de forme et d'intensité. A côté de la faiblesse musculaire générale, on trouve très-souvent, d'après Leven et Ollivier, des paralysies limitées (surtout de l'hémiplégie du côté opposé à la lésion du cervelet) ; la paraplégie est rare. Le mouvement de rotation et le mouvement de manège se trouvent dans un tiers des cas rassemblés par Leven et Ollivier ; mais le plus souvent ils sont incomplets, et consistent dans une torsion du tronc, une inclinaison latérale involontaire, ou dans un renversement de la tête ; dans trois cas on note un mouvement de manège complet. Dans les trois cas cités par Ladame, d'après Mettenheimer, Cazin et Berenius, les symptômes sont les mêmes que ceux obtenus dans les lésions expérimentales des pédoncules cérébelleux. On a observé rarement de véritables troubles de coordination. On a négligé, dans la plupart des cas, d'examiner la moelle épinière, et on a peu songé aux altérations qui pouvaient exister en même temps dans d'autres parties de cerveau. Dans un travail de Türk sur les dégénérations primitives de certains cordons de la moelle (*Sitzber. der Kais. Akad. der Wiss.* XVI, Bd), on trouve un cas de cancer du vermis inferior, gros comme un œuf de poule, chez un garçon de six ans (l'histoire de la maladie n'est pas rapportée), dans lequel on constata une dégénération considérable dans le sens longitudinal des deux cordons postérieurs et des racines postérieures; l'auteur n'en fait pas une altération secondaire consécutive à l'affection cérébrale. Dans une observation publiée récemment par Eisenschitz (*Jahrb. für Kinderheilkunde*), il s'agit d'une petite fille de huit ans, atteinte d'amaurose double, d'attaques épileptiformes fréquentes, d'oscillations pendant la marche, avec intégrité des mouvements dans le décubitus, et attouchements fréquents des parties génitales; on trouva chez cette malade, dans l'hémisphère cérébral antérieur droit, une tumeur grosse comme un œuf, friable, molle, adossée à la faulx du cerveau; en outre, sur l'hémisphère cérébelleux gauche, la substance corticale, sur une couche d'environ 1 millimètre d'épaisseur, était transformée en totalité en une substance dure, friable, d'un jaune verdâtre, et présentant sur des coupes des taches d'un rouge sanguin.

J'ai observé à l'hôpital général de Vienne un malade âgé de quarante-huit ans, qui avait eu antérieurement des céphalalgies, et avait été pris subitement, vingt mois auparavant, d'une impossibilité de marcher et de perte de la parole (sans troubles du côté des sens); bonne santé antérieure. Je trouve à l'examen : ptosis et parésie des muscles inférieurs de la face à gauche, parole balbutiante, langue déviée à gauche avec difficulté des mouvements, troubles de la déglutition, régurgitation fréquente des aliments et des boissons. Les extrémités supérieures sont paralysées et privées de sensibilité, les inférieures seulement parésiées, leur sensibilité est peu altérée; miction et défécation involontaires. Le malade tombe dans une apathie de plus en plus grande et meurt au bout de deux semaines, avec des lésions de décubitus développées très-rapidement, une forte fièvre et de la cyanose de la face. *Autopsie : La base de l'hémisphère cérébelleux droit*, sauf le floccule, la partie interne de la tonsille et le lobe semi-lunaire, *est remplacée par une tumeur grosse comme une pomme, bosselée, dure, laissant écouler peu de liquide sur les coupes*, et d'une couleur uniformément blanche, avec quelques points d'un jaune terne. Au niveau de la circonférence antérieure du trou occipital, sur un point atteignant à peine le diamètre d'une noisette, la tumeur traverse les méninges internes et adhère solidement à la dure-mère. Il y avait en outre de l'hydrocéphale chronique, des tubercules discrets dans le sommet droit, et des lésions brightiques dans le rein gauche.

Dans ce cas, outre la paralysie progressive de la sensibilité et de la motilité dans les membres, il y eut des paralysies du côté du facial, de l'oculo-moteur et de l'hypoglosse. Le caractère particulier des paralysies tenait peut-être à une compression graduelle de la moelle cervicale. Parmi les *troubles des sens*, les plus fréquents sont ceux de la vue et de l'ouïe. La cécité (avec atrophie ultérieure des nerfs optiques, Galezowski) tiendrait à l'extension de l'inflammation jusqu'à la bandelette optique et aux corps genouillés; la surdité, à la compression exercée par la tumeur sur le nerf acoustique, ou à une lésion du noyau de ce nerf. Dans une observation de Gaston Sieffert (tubercule de l'hémisphère cérébelleux droit) on pouvait, par l'ophthalmoscope, constater sur le vivant une granulation tuberculeuse de la choroïde à droite. Dans les cas publiés par Edes (*Boston med. journ.*, 1865) et par Tilling (*Saint-Pétersb. Zeit.*, 1872), il y a aussi de la névrorétinite avec des hémorrhagies rétiniennes, du nystagmus, et des paralysies, les unes directes, les autres croisées par rapport à la lésion cérébelleuse, par suite de la compression exercée par la tumeur sur la moelle allongée.

Les troubles de la déglutition, l'accélération du pouls, les désordres respiratoires qui surviennent dans les tumeurs du cervelet, devraient être attribués à une paralysie des fonctions de la moelle allongée. Les excitations notées dans quelques cas du côté de la sphère génitale procéderaient, d'après Longet, non pas du cervelet, mais de la moelle allongée sous-jacente.

On peut dire enfin, quant au *diagnostic différentiel*, que les affections du cervelet se distinguent de l'ataxie par les maux de tête fréquents, occupant le plus souvent la région occipitale, par les convulsions, et par les troubles de la motilité qu'avec un peu d'attention on pourra différencier facilement. Ceux-ci, d'après Cyon, sont causés par le vertige; le malade a la sensation que les objets tournent autour de lui, et manque de point d'appui sur le sol; tandis que l'ataxique, qui est incapable de se tenir sur ses jambes, est délivré de la peur de tomber quand on le soutient ou quand il est couché. D'après les expériences sur les animaux, les troubles de la motilité apparaissent seulement quand on a excisé les hémisphères cérébelleux et les vermis à une certaine profondeur, ou quand on a enlevé en grande partie les émanations des pédoncules cérébelleux; d'après Schiff et Valentin, ces lésions auraient pour effet d'affaiblir les muscles de la colonne vertébrale.

Je pense que dans les affections du cervelet, l'action centrale qui préside à la fixation de la colonne vertébrale et à la coordination des mouvements du tronc est altérée, et qu'il en résulte des oscillations du tronc assez prononcées pour troubler le sentiment de l'équilibre, et pour aboutir à des vertiges, des oscillations, de l'incertitude dans la marche; à un degré plus élevé, la station verticale et tous les mouvements de locomotion se trouvent compromis. Les mouvements de manége seraient dus, d'après Immermann, à la prédominance des troubles de l'innervation dans une des moitiés du tronc.

La distinction entre les affections cérébelleuses et la sclérose des cordons postérieurs s'établit d'après l'ensemble des symptômes suivants ; dans les affections cérébelleuses, les symptômes hémiplégiques sont très-fréquents ; les formes paraplégiques, rares ; on note des mouvements de rotation ou des mouvements de manége, le plus souvent incomplets ; il n'y a pas de troubles de coordination proprement dits, pas de douleurs fulgurantes bilatérales ; il y a souvent de l'hyperesthésie cutanée ; pas de symptômes d'excitation ou de faiblesse dans la sphère génitale ; enfin pas d'anomalies de l'excitabilité galvanique.

Nous avons, en résumé, comme *principaux signes des tumeurs du cervelet :* céphalalgie occipitale, convulsions de nature épileptiforme, oscillations, incertitude dans la marche, vertige intense, indices de mouvements de rotation, amblyopie ou amaurose, strabisme convergent, absence de troubles psychiques.

CHAPITRE XII

PARASITES DU CERVEAU

Les parasites enkystés du cerveau ne sont connus des médecins que depuis un siècle environ. Rendtorf (*De hydatitid. cerebr. tum. Berol.*, 1822) et Aran (*Arch. gén.*, sept. 1841) ont les premiers distingué entre eux et décrit exactement les vers vésiculaires du cerveau de l'homme. Comme complément à l'étude des tumeurs développées dans les différentes régions du cerveau, nous allons examiner, au point de vue anatomique et clinique, les parasites animaux que l'on rencontre dans la cavité crânienne, savoir le cysticerque (*Cysticercus cellulosæ*), qui est le plus fréquent, et l'échinocoque de l'homme (*Echinoccus hominis*), qui est beaucoup plus rare.

a. Cysticerque du cerveau (cysticercus cellulosæ).

Les cysticerques du cerveau, qui se développent à la suite de l'introduction de leurs embryons (œufs de tœnia), se rencontrent également dans les méninges et dans le parenchyme cérébral. En général, on les y trouve logés dans l'épaisseur des tissus, et exceptionnellement à l'état libre. Sur 88 cas, Küchenmeister (*Zeitschr. f. prakt. Heilk.*, nᵒˢ 3, 27 ; 1866) n'a trouvé que 9 fois des vésicules libres, dont 5 fois dans les ventricules. Quant à leur *siége*, les cysticerques se trouvaient parmi les méninges, le plus souvent dans la pie-mère (23 fois); à la surface des hémisphères cérébraux, 59 fois ; dans la substance blanche du cerveau, 19 fois ; dans la substance corticale, 19 fois ; dans le corps strié et la couche optique et dans les commissures voisines, 32 fois ; dans les ventricules, 18 fois, avec prédominance pour le ventricule latéral droit ; dans le cervelet, 18 fois; dans la protubérance, 4 fois ; dans la moelle allongée, 2 fois.

D'après Küchenmeister et Ferber, ce seraient les ventricules cérébraux qui présenteraient le terrain le plus favorable au développement des cysticerques ; on y trouve des vésicules atteignant le volume du pouce, et jusqu'à celui d'un œuf de pigeon ou de poule : il est très-rare qu'elles s'étendent d'un ventricule à l'autre, ou qu'il y ait plusieurs grosses vésicules juxtaposées. L'espace compris entre les méninges et les circonvolutions paraît favorable aussi au développement des parasites ; la substance blanche du cerveau le cède en cela aux parties corticales.

Il y a donc là un fait anatomique particulier, savoir que les parties les plus riches en vaisseaux, comme les ventricules, les ganglions et leurs commissures, la pie-mère, et la substance corticale, si abondamment pourvue de capillaires, sont le siége de prédilection des cysticerques ; il en résulte, selon moi, qu'on peut admettre que les œufs de ces parasites, introduits du dehors dans les voies digestives, sont entraînés dans le cerveau par le courant sanguin, et *déposés là de préférence dans les parties les plus riches en vaisseaux.* D'ailleurs, un certain nombre de parasites peuvent cheminer, à travers les parois vasculaires et en suivant les traînées du tissu conjonctif, vers d'autres parties du cerveau, ou même vers d'autres parties molles de l'économie. Sur les 88 cas de parasites cérébraux rassemblés par Küchenmeister, il y a 11 fois des cysticerques dans d'autres parties du corps.

Le cysticerque du cerveau est en général renfermé dans une enveloppe sphérique très-molle, dans laquelle on aperçoit l'animal, à l'œil nu, sous forme d'un petit tubercule blanc ; sous le microscope, on voit le parasite, avec son cou et sa couronne de crochets caractéristiques, replié vers l'intérieur. La substance cérébrale qui environne le cysticerque est ordinairement exempte d'altérations ; quelquefois seulement les méninges, au point d'insertion du kyste, sont malades dans une petite étendue, ou bien le parenchyme cérébral adjacent présente, à un faible degré, de la pâleur, de l'œdème, de l'atrophie, du ramollissement, des ecchymoses ou des épanchements sanguins. On trouve rarement une membrane limitante dure, avec épaississement inflammatoire du tissu ambiant.

Dans les cas exceptionnels où les ventricules cérébraux contiennent des vésicules libres, on voit la cavité élargie, l'épendyme épaissi, et une accumulation de sérosité dans les cavités voisines. Chez les animaux, on trouve après la mort, la vésicule ratatinée, ses parois et son contenu troubles et granuleux, et le tout réduit à une masse pâteuse; pour distinguer celle-ci des concrétions calcaires analogues, par lesquelles se terminent les abcès cérébraux enkystés et les productions tuberculeuses ou syphilitiques, il faut qu'on découvre au microscope les crochets caractéristiques; ainsi, dans un cas de Westphal (*Berl. klin. Wschr.*, n° 43; 1865), Conheim trouva dans une masse calcaire du quatrième ventricule des restes de cysticerques, et il y avait en outre des ampoules sans têtes de cysticerques à la base, dans les deux scissures de Sylvius, dans la protubérance, sur les deux côtés de la moelle allongée, entre les origines des nerfs, et à la moelle, surtout au niveau de la queue de cheval.

Le cysticerque du cerveau s'observe assez souvent dans certains pays, rarement dans d'autres; ces variations seraient en rapport avec l'importance de l'élevage des cochons; d'après Cobbold et Manning (*Med. Times*, Jan.-Febr. 1871), la plus grande fréquence serait pour les localités où l'on fait paître les vaches dans des prairies arrosées avec des excréments d'hommes et d'animaux habitant les villes. Les parasites du cerveau se rencontrent sur les individus des classes pauvres et ordinairement malpropres de la société, et là les hommes sont beaucoup plus sujets à l'infection que les femmes. D'après Küchenmeister, le cysticerque s'observe à peine dans les dix premières années de la vie; la plus grande fréquence tombe de 20 à 59 ans. D'après Gräfe (*Arch.*, 12 Bd, 1866, communication orale de Virchow), les cysticerques du cerveau se présentent en Prusse deux fois sur cent autopsies.

Les *symptômes des cysticerques du cerveau* offrent de grandes variétés, suivant le siége, le volume et le nombre des vésicules, et suivant la profondeur à laquelle elles altèrent le parenchyme cérébral. La coexistence de parasites dans plusieurs parties du cerveau complique les symptômes, comme pour les tumeurs. Dans un nombre de cas assez considérable, il ne se manifeste que des symptômes tout à fait insignifiants, et le cysticerque cérébral reste latent, surtout chez les enfants.

Parmi les symptômes fréquents, on peut citer : la céphalalgie, le vertige, les troubles de la motilité et des facultés psychiques; et parmi ces derniers, les symptômes d'irritation prédominent au début, et souvent pendant un certain temps. Griesinger (*Arch. d. Heilk.*, 5. H, 1862) a le premier appelé l'attention sur les symptômes d'irritation particuliers, qui apparaissent du côté de la motilité et des facultés psychiques. Dans la statistique de Küchenmeister, qui comprend 88 cas, on note l'épilepsie 24 fois ; les crampes musculaires simples ou les convulsions, 6 fois ; les affections mentales, 28 fois.

L'*épilepsie* causée par les cysticerques affecte (dans la moitié des cas environ, d'après Griesinger) une marche insolite, rapide, précipitée ; les attaques, d'abord rares ou subaiguës, deviennent ensuite de plus en plus fréquentes et fortes, et conduisent à la mort, après avoir provoqué en dernier lieu des symptômes cérébraux graves, du délire, de l'assoupissement, de la prostration des forces. L'épilepsie causée par les cysticerques est plus fréquente dans le sexe masculin, et arrive, d'après Küchenmeister, quand les deux hémisphères, ou les ventricules, la protubérance et la moelle allongée sont pris ensemble. Il faut mentionner encore ici certains symptômes d'irritation de la motilité qui ont été observés très-rarement ; ainsi, Choulant-Dommer (cysticerques du vermis supérieur et du lobe moyen) et Griesinger (parasites dans le pédoncule cérébelleux moyen et le cervelet) ont vu des *mouvements de rotation spasmodiques du cou et de la tête*, avec vomissements violents.

Les *troubles psychiques* qui surviennent dans les lésions des différentes parties de l'écorce cérébrale se montrent sous la forme de délire, d'attaques de manie, d'illusions des sens, plus tard de mélancolie, de somnolence, de stupeur et de déchéance psychique. On a reçu à l'hôpital général de Vienne un homme âgé de quarante-cinq ans, atteint depuis cinq ans d'épilepsie, avec d'assez longs intervalles où la connaissance demeurait intacte ; pendant la semaine qui précéda sa mort, les attaques avec perte de connaissance se succédèrent rapidement (80 à 100 par jour) ; on trouva à l'autopsie près de soixante cysticerques, plus gros que des pois, dans l'écorce des deux hémisphères cérébraux, et un autre foyer dans le corps strié droit.

Les *paralysies des membres* sont des symptômes rares des cysticerques du cerveau ; sur les 88 cas de Küchenmeister, 17 fois des cysticerques étaient logés dans le corps strié et la commissure antérieure, et pourtant 5 fois seulement on a constaté une hémiplégie bien nette. La paraplégie se montre d'une manière exceptionnelle, et seulement dans les lésions de la base ; les paralysies des muscles des yeux et de la nuque sont rares aussi, tandis que les sphincters sont plus souvent pris (9 fois). De ce qui précède, il résulte que les cysticerques du cerveau se bornent en général à écarter les fibres motrices sans les altérer, ce que l'on devra chercher à démontrer à l'avenir par un examen minutieux du parenchyme. Les vésicules volumineuses peuvent quelquefois altérer directement ou indirectement les fibres motrices ; des paralysies plus ou moins complètes peuvent être causées par des troubles de circulation, à la suite des attaques épileptiformes. Les *troubles de la sensibilité* sont rares, et dépendent des altérations secondaires des fibres sensitives du cerveau ; la *cécité*, qui a été observée dans quelques cas, se lie à des foyers parasitaires occupant le chiasma, la protubérance ou le cervelet.

Quant au *diagnostic*, il y a, d'après Griesinger, des probabilités pour des cysticerques du cerveau, quand, après des maux de tête antérieurs, il survient' des vertiges, des vomissements, de la faiblesse dans les membres, des accès de tremblements musculaires et des attaques épileptiformes, surtout quand celles-ci éclatent vers l'âge de quarante ans, chez des individus jusque-là bien portants, et sans qu'on puisse invoquer ni l'hérédité, ni le traumatisme, ni la syphilis, ni les affections des gros vaisseaux. L'épilepsie causée par les cysticerques est d'abord subaiguë, comme nous l'avons dit ; elle prend ensuite une marche très-rapide, les attaques augmentent de nombre et de violence, surtout à l'approche de la terminaison fatale. Dans un cas de Ferber (*Arch. d. Heilk.*, 6. H, 1862), malgré l'absence d'épilepsie, le diagnostic put être fait pendant la vie d'après les autres symptômes. Si, après les prodromes que nous venons d'énumer, il survient une altération des facultés psychiques, avec des symptômes complexes de dépression (dureté de l'ouïe, affaiblissement de la vue, photophobie, strabisme, anomalies pupillaires, céphalée, vertige, somnolence, douleurs unilatérales dans les membres, tremblements musculaires, crampes légères, démarche incertaine), alors, dit Griesinger, une fois écartée la paralysie générale des aliénés, on devra songer aux cysticerques.

Quelquefois on trouve encore dans les commémoratifs d'autres probabilités pour le diagnostic de parasites cérébraux ; si l'on apprend, par exemple, que les attaques épileptiformes et les troubles psychiques en question ont apparu chez des individus autrefois porteurs de tœnias (les mains peuvent être facilement souillées quand un tœnia est rendu) ; si ces symptômes éclatent chez des charcutiers, des bouchers, etc. ; ou si l'on constate à côté de ces symptômes (comme chez les malades de Bonhomme, Tüngel-Ferber, etc.) des noyaux vésiculaires sous la peau ou dans les muscles, que l'on peut exciser et dont on reconnaîtra au microscope les caractères indubitables.

Dans la plupart des cas, le développement de cysticerques dans le cerveau entraîne la mort, après des convulsions fréquentes et violentes, plus rarement après des symptômes de folie paralytique (Joire) ; la mort peut être causée par l'apoplexie, l'œdème, l'hydropisie des ventricules ou le ramollissement inflammatoire. Dans certains cas, comme on en possède quelques observations, les parasites périssent dans le cerveau sans avoir produit des symptômes notables ; ou alors les désordres qui avaient pu survenir guérissent. Mais nous ignorons jusqu'ici les causes de cette heureuse issue, et la thérapeutique n'est pas en état d'agir le moins du monde dans ce sens.

b. Échinocoque du cerveau.

L'échinocoque se rencontre rarement dans le parenchyme cérébral. Sur 363 cas d'échinocoque rassemblés par Davaine, on trouve ce parasite 20 fois dans le cerveau, et sur les 136 cas de Cobbold, 16 fois. Sur 40 observations complètes réunies par Morgan (*Manchest. Med. and surg. Rep.*, I, 1870), le siége de l'échinocoque était 10 fois dans les lobes cérébraux, 8 fois dans le cervelet (mais 2 fois seulement dans le cervelet seul), 4 fois dans les ventricules, 2 fois dans le corps calleux, 1 fois dans la protubérance, etc. Les kystes à échinocoques constituent (contrairement aux cysticerques) des kystes volumineux ; il n'est pas rare qu'ils atteignent le volume d'une noix ou d'une orange ; dans un cas de Morgan, le kyste gros comme une noix de coco pesait 647 grammes ; dans un cas de Rendtorff (hydatides dans l'hémisphère droit et le ventricule latéral chez un enfant de huit ans), leur poids total s'élevait à 1050 grammes. Les kystes atteignent leur plus grand volume dans les hémisphères cérébraux et dans les ventricules latéraux, surtout chez les enfants, dont le crâne non encore ossifié cède plus facilement à la pression intérieure, et chez qui le parenchyme cérébral supporte mieux des lésions même assez graves.

Les hydatides sont le plus souvent isolées ; on trouve rarement plusieurs kystes ou des agglomérations d'hydatides dans le cerveau. Les kystes se composent d'une membrane externe fibreuse, riche en vaisseaux, qui renferme les parasites, et d'une deuxième enveloppe contiguë, molle, amorphe, transparente ; sa face interne porte des groupes de petits noyaux ou bourgeons, gros comme des grains de millet, dont chacun est pourvu de la couronne de crochets caractéristique. L'échinocoque cérébral avec ses crochets et ses scolex est très-rare ;

lé plus souvent la cavité intérieure du kyste est remplie d'un liquide clair ou dans lequel nagent des débris, et contient des vésicules secondaires; celles-ci sont appelées acéphalocystes, et leurs bourgeons sont dépourvus de crochets. L'enveloppe externe peut aussi manquer quelquefois.

Il y a localement des réactions qui se manifestent par de la congestion, de l'inflammation, du ramollissement et de l'atrophie des parties adjacentes, par suite de la compression qu'elles subissent; on trouve plus rarement des scléroses partielles, des hémorrhagies, mais beaucoup plus souvent de l'hydropisie et de la dilatation des ventricules, de l'anémie et de l'aplatissement du parenchyme cérébral, ou de l'amincissement des os du crâne chez les enfants. Quelquefois aussi les échinocoques périssent dans le cerveau, se ratatinent et subissent la transformation calcaire.

L'échinocoque du cerveau chez l'homme est rare dans certains pays; dans d'autres, au contraire, comme l'Islande, l'Australie, il se rencontre fréquemment; dans ces pays, la transmission fréquente du parasite à l'homme se ferait par les bestiaux et par les chiens de berger. L'affection, d'après Morgan, est plus fréquente chez les hommes que chez les femmes; l'échinocoque est rare dans les 15 premières années de la vie; il augmente de fréquence de 15 à 25 ans, mais redevient ensuite plus rare.

Les *symptômes de l'échinocoque du cerveau* sont, en général, peu caractéristiques. Le symptôme le plus constant est la céphalalgie ; viennent ensuite le vertige, les vomissements, les tremblements, les attaques épileptiformes (19 fois sur 40 cas, d'après Morgan), et les troubles de la vue (dans 27 cas), sous forme de névrite optique ou d'atrophie blanche : l'intelligence paraît rarement altérée. Deux cas ont été observés récemment, où des kystes à échinocoques se sont fait jour de la cavité crânienne vers l'extérieur, et dans lesquels l'attention a été attirée sur quelques autres signes. Dans un cas de Reeb (*Recueil de Mém. de méd. et de chir. milit.*, 27; 1871), il s'agit d'un garçon de cinq ans, atteint de chorée et d'atrophie des nerfs optiques, chez lequel on trouvait au-dessus du pariétal gauche une tumeur fluctuante faisant saillie à travers une fissure de cet os. A l'autopsie, on trouva sur les deux lobes postérieurs et dans les ventricules des vésicules d'échinocoques qui avaient détruit la dure-mère et s'étaient fait jour hors de la cavité crânienne, entre les sutures lambdoïde et sagittale. Dans un second cas plus récent de Westphal (*Berl. klin. Wschr.*, n° 18; 1873), il s'agit d'un jeune homme de dix-sept ans, qui avait eu antérieurement des maux de tête, et qui présenta ensuite des vomissements, de la photophobie, des troubles de la vue, de la cécité et de l'exophthalmie du côté droit, et plus tard une parésie du côté gauche et une saillie de la région pariétale droite. Après un œdème passager des paupières et de la conjonctive du côté droit, on aperçut à la la région frontale deux pertes de substance dans l'os, au niveau desquelles apparurent des tumeurs ; à l'incision, il s'écoula par la plaie, ainsi que par la narine gauche, plus de 90 vésicules variant de la grosseur d'un pois à celle d'un poing d'adulte, avec des bourgeons et des crochets facilement reconnaissables. Ce cas se termina par la guérison.

Le *diagnostic* des échinocoques intra-cérébraux sera difficilement établi avec quelque vraisemblance (comme pour les cysticerques du cerveau). Quand les hydatides sont situées dans la cavité crânienne, le diagnostic pourrait se faire, selon Westphal, d'après les circonstances suivantes : symptômes de tumeur apparaissant et disparaissant alternativement, œdème des paupières, surtout pertes de substance dans les os, apparition de tumeurs circonscrites, ponction exploratrice. La *durée des symptômes*, dans les cas réunis par Morgan, est en moyenne d'un an et demi.

Quant à la *marche* de l'affection, dans presque tous les cas elle s'est terminée par la mort. Il y a eu guérison complète seulement chez un malade de Moulinié, âgé de quinze ans (après trépanation), chez un malade de Fletcher, âgé de vingt-trois ans (après incision frontale), et dans le cas de Westphal cité plus haut. Chez un garçon de dix ans observé par Berncastle, il y eut une amélioration très-sensible après écoulement du liquide par l'oreille. Le *traitement* se déduit de tout ce qui précède. Morgan a fait des expériences heureuses sur des moutons, auxquels il introduisait un trocart à travers l'ethmoïde ou une partie molle du crâne ; d'après cela, il a proposé de trépaner le crâne chez l'homme, et de ponctionner le cerveau avec un trocart explorateur ; mais en raison du peu de certitude des signes pathognomoniques des échinocoques cérébraux, et de l'impossibilité presque absolue d'en reconnaître le véritable siége en palpant et en percutant le crâne préalablement rasé, on ne pourra que très-exceptionnellement prendre en considération et mettre en pratique le conseil de Morgan.

CHAPITRE XIII·

AFFECTIONS DIATHÉSIQUES DU CERVEAU (TUBERCULOSE, CARCINOSE ET SYPHILIS CÉRÉBRALES).

Les affections diathésiques du cerveau, tuberculose, carcinose et syphilis, formeront le dernier chapitre de nos études sur les maladies cérébrales. Quant aux productions syphilitiques, nous aurions pu à la rigueur leur donner une place parmi les tumeurs, en raison de la similitude de leurs symptômes ; mais le grand nombre de leurs caractères propres, et la connaissance plus parfaite que nous en ont donnée des recherches récentes, permettent de consacrer une étude particulière à la syphilis cérébrale.

a. Tuberculose du cerveau.

Nous connaissons déjà les formes aiguës de la tuberculisation des méninges cérébrales (p. 29-37) ; il reste encore à nous occuper de la *tuberculose chronique du cerveau* et des parties environnantes. Le *tubercule du cerveau* se rencontre aussi bien dans la substance blanche que dans la substance grise, plus souvent dans celle-ci. On le trouve sous la forme de masses sphériques, grosses comme un grain de chènevis ou une lentille, isolées ou agglomérées, et atteignant alors le volume d'une petite noix ou même d'un œuf d'oie. Le tubercule cérébral se développe dans les différentes parties du cerveau : dans les hémisphères cérébraux, les ganglions moteurs, les pédoncules, la protubérance, le cervelet, et quelquefois aussi dans la choroïde. Les masses tuberculeuses sont d'une couleur jaunâtre, d'une consistance tantôt dure, tantôt caséeuse ; quand elles forment des agglomérations volumineuses, ce sont des tumeurs bosselées, à plusieurs couches, et riches en vaisseaux. Les tubercules cérébraux sont composés de cellules arrondies, en partie graisseuses et atrophiées, contenues dans un réseau fibreux délicat, avec des proliférations nucléaires dans les vaisseaux.

A une période plus avancée, le tubercule cérébral se ramollit ou se désagrége ; quand la guérison a eu lieu depuis plusieurs années, on trouve, surtout chez les enfants, la tumeur tuberculeuse ratatinée, calcifiée, ou de consistance pâteuse, et enkystée. La substance cérébrale adjacente est quelquefois sans altérations notables. Pourtant, quand la tumeur s'accroît rapidement, elle donne lieu à des phénomènes d'irritation ou de compression : hyperémie, petites hémorrhagies, dégénération ou ramollissement inflammatoires, ou bien atrophie, sclérose partielle ; et comme complication fréquente, accumulation de sérosité dans les ventricules dilatés.

Avec les tubercules cérébraux coïncident fréquemment la tuberculose chronique de la pie-mère, ou la tuberculose des os du crâne ; celles-ci peuvent exister cependant comme affections indépendantes. Dans la *tuberculose chronique de la pie-mère,* on trouve des masses granuleuses, variant depuis la grosseur d'une graine de pavot jusqu'à celle d'une amande, isolées ou réunies en grappes ; elles se développent sur la pie-mère des hémisphères cérébraux, du cervelet, et plus souvent à la base. Ces petites tumeurs adhèrent intimement à la dure-mère ; celle-ci s'amincit, et il en résulte de l'atrophie et des pertes de substance dans les os du crâne contigus. Dans d'autres cas, elles se dirigent vers le cerveau, et l'on ne reconnaît plus leur point de départ qu'aux larges adhérences de la pie-mère.

La *tuberculose des os du crâne* peut être primitive, et provoquer localement de la carie, de la nécrose et des fistules ; ou bien la raréfaction du tissu osseux succède secondairement aux tubercules du cerveau ou des méninges. La tuberculisation a souvent son origine dans le rocher ; elle procède d'une affection tuberculeuse de la caisse du tympan ou de l'oreille interne, et quand elle envahit l'aqueduc de Fallope et atteint le facial, elle cause des paralysies faciales ; la carie de l'apophyse mastoïde peut encore, comme nous l'avons montré dans le chapitre I, donner naissance à une méningite, à une encéphalite, à un abcès du cerveau, ou aux graves symptômes de la thrombose des sinus. Quelquefois la tuberculisation partie du rocher, ou plus rarement des os de la cavité orbitaire ou des fosses nasales, gagne le parenchyme cérébral à travers les méninges, et des productions tuberculeuses se développent en abondance à la base, dans le cervelet, ou dans les lobes cérébraux adjacents.

Les productions tuberculeuses du cerveau s'accompagnent presque toujours, par la suite, de tuberculose des poumons, des ganglions bronchiques et mésentériques, assez souvent de tuberculose de la pie-mère ; la mort peut résulter d'une tuberculose miliaire, d'une méningite tuberculeuse, quelquefois d'un ramollissement inflammatoire dans la substance cérébrale ambiante. D'après Fleischmann (*Jahrb. d. Kinderheilk*, II, Bd, 1872), les tubercules cérébraux chez les enfants s'accompagnent, malgré l'absence de troubles circulatoires, d'hémorrhagies dans l'écorce cérébrale, dans la plèvre, le péricarde, les reins, et de foyers d'emphysème dans les poumons. Les hémorrhagies se font du côté opposé au siége de l'affection dans le cerveau, comme les altérations analogues que Brown-Séquard a observées, dans ses expériences, à la suite de lésions de la protubérance, des pédoncules cérébraux. On comprend facilement que les altérations des différentes fibres nerveuses causées par les affections cérébrales atteignent aussi les nerfs vasculaires qui parcourent avec les autres fibres les organes de la base.

La cause première des tubercules du cerveau est dans la diathèse tuberculeuse. Le tubercule cérébral est beaucoup plus rare chez les adultes que chez les enfants. Ladame l'a trouvé chez les enfants 64 fois sur 87 cas de tumeurs; Rilliet et Barthez, sur 312 autopsies d'enfants tuberculeux, ont rencontré 37 fois des tubercules dans le cerveau. Leur plus grande fréquence est dans les premières années de la vie jusqu'à la seconde dentition, c'est-à-dire dans la période où le développement du cerveau est dans sa plus grande activité; les observateurs ne sont pas d'accord sur l'influence du sexe. A l'époque de la puberté, les cas de tuberculose cérébrale chronique sont assez fréquents, mais ils deviennent rares à partir de 40 ans. La tuberculose cérébrale chez les adultes peut être primitive; elle se développe quelquefois dans plusieurs parties du cerveau ou à la base, sans tuberculose concomitante dans d'autres organes; dans la plupart des cas, notamment chez les individus âgés, le tubercule cérébral survient quand la diathèse s'est déjà manifestée sur d'autres organes. Les traumatismes, les refroidissements semblent favoriser l'éclosion des tubercules cérébraux chez les individus prédisposés.

Les *symptômes du tubercule cérébral* offrent une grande variabilité suivant le siége, le volume et le mode de développement des tumeurs. Des productions tuberculeuses isolées, petites, se développant lentement à la convexité du cerveau ou du cervelet, ou dans le voisinage des ganglions, peuvent rester latentes. Chez un phthisique mort à l'hôpital général de Vienne, on trouva à la convexité de l'hémisphère droit un tubercule plus gros qu'une noisette, qui ne s'était manifesté pendant la vie par aucun symptôme particulier. Le même fait s'observe aussi chez les enfants; on note un changement d'humeur, de légers maux de tête ou des spasmes isolés, et même, si l'on soupçonne la tuberculose, on ne peut guère conclure à des tubercules cérébraux, car ces mêmes symptômes d'irritation sont habituels chez les enfants dans différentes affections.

Des tubercules plus volumineux et occupant certains points du cerveau donnent souvent lieu, en raison de leur isolement, de leur accroissement continu, à des symptômes de tumeur parfaitement clairs. Pour établir leur *symptomatologie spéciale*, on devra s'appuyer principalement sur les signes pathognomoniques que nous avons fait connaître en détail dans le chapitre précédent, à propos des tumeurs de chaque région du cerveau. Notons d'abord les *maux de tête* chroniques, à paroxysmes, et les *troubles psychiques;* chez les adultes, de l'apathie, de la distraction; chez les enfants, une nature tranquille, indolente; en cas d'apparition précoce de productions tuberculeuses avec hydrocéphale, un retard dans le développement intellectuel; de plus, il existe souvent des *troubles des organes des sens*, principalement des troubles de la vue.

A l'ophthalmoscope on reconnaît une névrite optique, assez souvent aussi des *tubercules de la choroïde*, des deux côtés ou d'un seul, dans la région de la papille et de la tache jaune; Manz les a signalés le premier (*Arch. d. Ophth.*, IV, Bd, 1858); plus tard, d'après Gräfe et Leber (*Arch. f. Ophth.*, XIV, Bd, 1868), Conheim les a constatés dans 17 cas de tuberculose miliaire; on les a vus naître sur la choroïde des cochons d'Inde après inoculation de tubercules. Gräfe et Leber ont donné la même description, quant à leur siége, à leur nombre et à leur déviation parallactique, des tubercules de la choroïde dans la méningite tuberculeuse des adultes et des enfants. Dans deux cas publiés par Fraenkel et Leber (*Berl. klin. Wschr.*, n° 4, 1859), les tubercules de la choroïde étaient déjà visibles chez des enfants avant que les malades eussent aucun trouble de la connaissance ni de la vue; dans l'un des cas, le diagnostic fut confirmé par l'autopsie. Il y a peu de temps, Bouchut et Sieffert (*loc. cit.*) ont montré sur le vivant l'existence de tubercules de la choroïde dans des cas de tumeurs tuberculeuses du pédoncule, de la base du cerveau, ainsi que du cervelet.

Les *troubles de la motilité* rentrent encore dans ces cas parmi les phénomènes les plus saillants. Ce sont, comme symptômes d'irritation, les spasmes musculaires, les convulsions unilatérales ou plus étendues, les attaques épileptiformes et les mouvements de rotation observés dans les tubercules du cervelet, et dans les cas de tubercules des pédoncules cérébelleux droits rapportés par Minchin, Bilot et Vulpian; l'observation que j'ai donnée à propos des tumeurs de cette région présente aussi des symptômes du même ordre. Les symptômes de dépression sont représentés ensuite par différentes *paralysies*. L'hémiplégie en est la forme la plus fréquente; de sa combinaison possible avec la paralysie de certains nerfs crâniens, de l'entre-croisement entre les paralysies du mouvement et de la sensibilité à la face et aux membres, des différentes réactions électriques, de l'existence de troubles de la coordination, d'ophthalmie dépendant du trijumeau, de troubles du côté des organes des sens, on tirera les éclaircissements nécessaires pour préciser le siége de la lésion cérébrale (comme le montrent les exemples rapportés dans le chapitre précédent).

Le *diagnostic du tubercule cérébral* est presque toujours entouré de grandes difficultés ; on n'arrive à le reconnaître avec certitude sur le vivant que dans quelques cas, où les symptômes se groupent d'une manière particulièrement favorable. Étant donné un malade qui présente des symptômes cérébraux, on pourra les rapporter à la présence de productions tuberculeuses dans le cerveau ou dans les parties voisines, en raison des circonstances suivantes : affection pulmonaire concomitante, souvent héréditaire ; caries de la voûte du crâne, du rocher (rares) ; ozène tuberculeux (la syphilis étant écartée) avec trajets fistuleux s'ouvrant au dehors ; chez les enfants, signes de tuberculisation dans les poumons, les ganglions bronchiques ou mésentériques ; scrofule, rachitisme, tendance aux exanthèmes humides ; enfin, tubercules de la choroïde reconnus à l'ophthalmoscope.

La *terminaison* de la tuberculose chronique du cerveau est presque toujours fatale ; si l'on rencontre quelquefois dans le cerveau des productions tuberculeuses transformées en matière calcaire, ces cas sont beaucoup trop rares pour atténuer sensiblement la grande sévérité du pronostic. C'est le plus souvent la lésion cérébrale, avec ses conséquences, hydrocéphale, ramollissement inflammatoire, hémorrhagies, méningite de la base, qui entraînent la mort ; quand l'affection cérébrale est moins menaçante, les malades succombent à la tuberculose pulmonaire ; les enfants, souvent aux hémorrhagies internes que nous avons mentionnées plus haut ; ou bien à la pneumonie, la bronchite, l'œdème pulmonaire aigu. Tout ce qui précède fait bien pressentir le peu d'efficacité de la *thérapeutique;* pour les traitements symptomatiques que l'on pourrait essayer, nous renvoyons à ce qui a été dit dans d'autres chapitres.

b. Carcinose du cerveau.

L'encéphale ne compte pas parmi les siéges habituels du cancer. Sur 285 cas de cancers des différents organes réunis par Chambers (*Brit. Review*, July, 1853), l'affection occupait 12 fois l'encéphale. Le cancer peut être primitif et isolé dans le parenchyme cérébral, sans se montrer sur d'autres points de l'organisme ; par contre, le carcinome qui naît de la dure-mère, surtout à la base, ou des os du crâne, coïncide avec des manifestations multiples dans d'autres organes et dans les ganglions lymphatiques voisins. Quand le cancer cérébral est secondaire, il est ordinairement multiple; et il n'est pas rare, d'après Rokitansky, qu'il se développe symétriquement dans des parties homonymes du cerveau.

Le cancer est surtout fréquent, et ordinairement primitif, dans les lobes cérébraux, dans la protubérance (8 fois sur les 96 cas de Lebert), dans le cervelet et dans les ganglions centraux. Les carcinomes proviennent très-souvent de la dure-mère, principalement au niveau de la base et des fosses cérébrales; ou bien ils pénètrent dans le cerveau, partant des cavités orbitaires (plus rarement des fosses nasales), des fosses ptérygoïdes ou des sinus sphénoïdaux. Souvent le néoplasme prend naissance dans le tissu osseux de la selle turcique, du rocher, etc., et de là se répand vers l'intérieur ou vers l'extérieur. Quelquefois les productions carcinomateuses viennent des téguments du crâne et pénètrent dans la cavité à travers les sutures et les orifices, ou à travers le tissu raréfié des os du crâne.

Le cancer médullaire du cerveau, qui est le plus fréquent, se présente sous la forme de tumeurs arrondies, bosselées, à plusieurs lobes, d'une consistance molle, celluleuse, et variant pour la couleur, suivant leur vascularisation, du blanc jaunâtre au rouge brun. Le cancer fibreux est ordinairement plus petit et plus lisse, d'une structure plus dure, plus compacte, et pauvre en vaisseaux. Les tumeurs molles, à l'inverse des squirrhes, adhèrent aux parties sous-jacentes et s'en détachent difficilement.Celles-là provoquent un amincissement ou une hyperplasie dans le tissu osseux adjacent, de l'épaississement des méninges ou de la névroglie, et peuvent donner lieu à un ramollissement inflammatoire ou à des hémorrhagies dans les parties contiguës du cerveau.Suivant leur richesse en cellules et en vaisseaux, les cancers cérébraux contiennent des proportions de sang très-variables; ils peuvent, par une lésion des parois vasculaires, plus souvent par des ruptures, laisser écouler au dehors un liquide ichoreux; ou par suite de l'atrophie, de la dégénération graisseuse de leurs éléments, de la disparition des vaisseaux, ils s'épaississent en partie comme de la matière tuberculeuse.

Les *symptômes de la carcinose cérébrale* varient beaucoup suivant le point de départ, le siége, le volume et l'accroissement des tumeurs. Les symptômes locaux résultant de l'action de la tumeur cancéreuse sur les parties qui l'environnent, sont les plus caractéristiques. Les tumeurs volumineuses, riches en cellules et en vaisseaux, peuvent être le siége de gonflements hyperémiques, entraînant des augmentations périodiques de la compression cérébrale, de l'anémie et des attaques épileptiformes ; les tumeurs molles, riches en cellules, à plusieurs lobes, compromettent les fonctions du cerveau par leur développement rapide ; les tumeurs dures, squirrheuses, par leur consistance. Les malades ne présentent pas toujours pendant la vie les signes de la cachexie cancéreuse. Ceux-ci semblent ne se montrer que dans les carcinomes cérébraux ulcérés, ichoreux, altérant la nutrition locale et générale.

Le *diagnostic de la carcinose cérébrale* n'est possible sur le vivant que dans quelques cas, lorsque des signes de tumeur cérébrale apparaissent en même temps qu'une dégénération cancéreuse évidente dans d'autres organes, au milieu d'un état cachectique, après l'ablation d'un cancer ; de même quand les symptômes de tumeur coïncident avec l'infiltration et la dureté des ganglions lymphatiques, de la parotide, et qu'on peut exclure les lésions diathésiques d'une autre nature. J'ai donné, p. 196-97, un exemple diagnostic d'un carcinome siégeant à la base du cerveau, dans le voisinage du ganglion de Gasser.

Le *pronostic* est toujours très-grave ; la mort est causée par les lésions que détermine le cancer dans le cerveau même, et que nous avons indiquées plus haut ; par la généralisation aux autres organes, et par la multiplication rapide du cancer dans le cerveau (surtout fréquente, d'après Rokitansky, dans le cancer mélanique). Le *traitement* consiste à apaiser les symptômes douloureux par les injections sous-cutanées de morphine, l'hydrate de chloral, etc.

c. Syphilis du cerveau.

La syphilis, qui peut infecter tous les systèmes de l'organisme humain, porte quelquefois aussi ses terribles ravages dans les centres nerveux. Chez les syphilitiques qui présentent des symptômes cérébraux, la lésion spécifique peut siéger dans les os du crâne, les méninges et la dure-mère, comme dans la substance de l'encéphale ; c'est principalement à des épaississements, des tumeurs, des gommes, des foyers de ramollissement, que revient la plus grande part des manifestations cérébrales de la syphilis, avec les tableaux symptomatiques les plus divers. Il n'y a pas longtemps qu'on a réussi à trouver la cause matérielle des perturbations multiples qu'apporte la syphilis dans les fonctions cérébrales.

Anatomie pathologique.

Avant de passer en revue les altérations de texture qui relèvent de la syphilis dans l'intérieur de la cavité crânienne, nous nous arrêterons aux désordres qu'elle produit dans *les os* du crâne. Les affections syphilitiques peuvent se montrer à la face interne de la boîte crânienne sous forme de tophus, ou de cicatrices osseuses caractéristiques, avec des ostéophytes plus ou moins abondants. La carie syphilitique, consécutive à la périostite et à l'ostéite, atteint de préférence les os plats, très-rarement la base du crâne (Hertz), et s'accompagne, d'après Rokitansky, soit d'une sécrétion sanieuse diffuse, soit d'une prolifération active du tissu conjonctif et de sclérose osseuse, avec nécrose partielle. Dans une autre forme également fréquente de carie, la carie sèche ou atrophie inflammatoire de la couche corticale osseuse (*Knochenrinde* de Virchow), forme qui constitue des foyers, avec atrophie centrale et hypertrophie périphérique, il n'y a jamais de suppuration. Les pertes de substance résultant d'une atrophie du tissu osseux sont remplies de productions gommeuses, qui émanent du périoste, ou de la dure-mère épaissie et adhérant aux méninges sous-jacentes. Quelquefois, d'après Breslau, l'amincissement des os plats du crâne n'est que la conséquence d'une atrophie, consécutive à la résorption d'exostoses ou de tophus syphilitiques.

La *syphilis des méninges* consiste dans une inflammation chronique, dans une infiltration avec productions osseuses, ou dans des gommes. L'inflammation de la dure-mère, provoquée ordinairement par une affection syphilitique du péricrâne ou des os du crâne, marche comme une *pachyméningite externe et interne ;* elle entraîne un épaississement calleux de la dure-mère, son adhérence avec le crâne, avec les méninges sous-jacentes, ainsi qu'un empâtement ou une transformation graisseuse des produits inflammatoires, et une ossification des néo-membranes conjonctives (ostéophytes). La pie-mère aussi est souvent prise d'inflammation. Cette *méningite*, ordinairement à marche chronique (Flechsig, *Uber Meningitis luetica*. Inaug. diss. 1870), occupe rarement une grande étendue ; en général, elle est circonscrite, et de préférence à la base, et se traduit par des altérations des méninges, par des exsudats et des productions conjonctives, dont la rétraction aboutit à l'étranglement et à l'atrophie partielle des nerfs crâniens de la base.

Une seconde forme de la syphilis méningée est constituée par les *tumeurs gommeuses, les syphilomes.* Ces néoplasmes syphilitiques proviennent de la dure-mère ou de la pie-mère, quelquefois des os du crâne ; ils apparaissent, d'après E. Wagner (*Arch. f. Heilk, III und IV. Jahrg,* 1862 *und* 1863), comme des infiltrations diffuses, molles, d'un gris rougeâtre, ou comme des nodosités arrondies, quelquefois irrégulières, atteignant jusqu'au volume du poing. ou encore comme des nodosités sous forme d'infiltration diffuse. Le syphilome se compose de noyaux et de cellules abondants, disséminés dans le tissu conjonctif de nouvelle formation, et qui ressemblent aux globules blancs du sang ; plus tard, il s'y creuse des alvéoles réguliers. D'après Rindfleisch, c'est aux dépens des gaînes lympathiques, et le long des vaisseaux, que les syphilomes se développent dans l'encéphale, où ils causent des foyers de ramollissement par compression des vaisseaux et arrêt de la circulation. Comme modes de guérison, le syphilome se dessèche, ou entraîne une perte de substance ou une cavité ; celle-ci contient des débris d'une matière jaune, caséeuse, au milieu d'une sérosité peu abondante.

Les *altérations syphilitiques du parenchyme cérébral* sont de nature diverse. Des inflammations cérébrales circonscrites peuvent accompagner la méningite spécifique, ou succéder secondairement à des tumeurs syphilitiques ; l'inflammation spécifique primitive du parenchyme cérébral n'a pas été vue jusqu'ici chez les adultes ; il n'y aurait que chez les enfants syphilitiques, d'après Virchow, une encéphalite interstitielle congénitale. Dans les mêmes circonstances, on trouve aussi des épaississements de l'épendyme, et de petits foyers de dégénérescence graisseuse dans les ventricules, qui sont élargis et contiennent plus de sérosité. Il est bien rare de rencontrer des syphilomes dans le parenchyme cérébral ; pourtant Virchow, Westphal, Charcot, etc., en ont vu à la surface et dans la substance blanche des hémisphères cérébraux, dans la couche optique, la bandelette optique, la glande pituitaire, le pédoncule cérébral, la protubérance et le cervelet. Ils occasionnent assez souvent une sclérose partielle ou un ramollissement hémorrhagique de la substance cérébrale environnante ; ils peuvent causer des proliférations nucléaires dans les cellules nerveuses de l'écorce cérébrale contiguë, ainsi que des dilatations considérables des cellules de la substance conjonctive. Nous traitons plus bas, à propos de l'étiologie, des altérations spécifiques des vaisseaux cérébraux. Enfin, du côté des nerfs crâniens, le nerf optique peut être pris d'inflammation ; les nerfs de la base, de dégénérescence graisseuse et d'atrophie.

Étiologie.

Les altérations cérébrales dépendant de la syphilis constitutionnelle peuvent quelquefois survenir de bonne heure, dans les premiers mois, ou dans l'année qui suit l'infection; le plus souvent, il se passe plusieurs années avant que la syphilis cérébrale, avec ou sans accompagnement d'autres symptômes spécifiques, entre en scène; sa plus grande fréquence est dans l'âge moyen de la vie. Les lésions congénitales de Virchow sont rares, et ont plusieurs fois été mises en doute depuis quelque temps.

Il y a quelques années seulement que l'attention est éveillée *sur le rôle fréquent et considérable que jouent les altérations spécifiques des vaisseaux dans les affections cérébrales syphilitiques.* Depuis les observations de Passavant (*Virch. Arch.*, XXV, Bd), sur les épaississements syphilitiques de l'artère basilaire, par formation d'exsudats et de thrombose, Clifford Albutt (*Saint George, Hosp. rep.*, III, 1868) a trouvé plusieurs fois dans la syphilis, sur les gros troncs artériels du cerveau, des infiltrations, et de petites ulcérations sur la tunique interne; on a vu des thromboses syphilitiques et des embolies dans la carotide intra-crânienne (Virchow et Bristowe), dans les artères cérébrales antérieures et moyennes (H. Jackson), dans l'artère sylvienne (Gildemeester, Bouchard, Simon), dans la communicante postérieure (Virchow, Lewin), dans la vertébrale (Peacock, H. Jackson). Plus récemment, Heubner a montré l'influence de la syphilis sur les grosses artères de la base du cerveau; il a constaté dans les vaisseaux correspondant aux points d'adhésion des méninges et du cerveau, et même au delà, des infiltrations nucléaires dans la tunique adventice, et des oblitérations provenant de la tunique interne; les mêmes altérations se voyaient sur l'artère centrale de la rétine, avec infiltration du nerf optique. Virchow (*Krankh. Geschw.*, II, Bd, p. 444) a trouvé une inflammation gommeuse des parois de l'aorte, à l'autopsie d'une jeune fille syphilitique âgée de dix-huit ans; Hertz (*Virch. arch.*, 57, Bd, 1873), chez un malade de trente-quatre ans, présentant de la dyspnée, du souffle aortique et une hémiplégie, trouva sur l'aorte ascendante un anévrisme assez volumineux, composé de plusieurs cavités à parois épaisses, formées de plusieurs couches, et remplies en partie d'une matière jaune, caséeuse; il y avait en outre une pneumonie avec induration et une bronchite purulente.

C'est surtout Heubner qui a fait connaître tout récemment (*Die luetische Erkrankung der Hirnarterien*, Leipzig, 1874) l'importance considérable des néoplasies syphilitiques se développant dans l'inté-

rieur des grosses artères de la base du cerveau.. Les artères de la base
sont malades, souvent par suite d'altérations syphilitiques des parties
voisines, quelquefois aussi *par elles-mêmes, d'une manière indépendante*. Au début, les vaisseaux perdent leur transparence et prennent
une couleur d'un gris blanchâtre ; ils sont durs et arrondis, et finissent par acquérir une consistance cartilagineuse. Sur la coupe, la
lumière du vaisseau est diminuée d'un cinquième, ou même d'un tiers
de son calibre normal ; on y distingue des zones juxtaposées, d'abord
semi-lunaires, puis circulaires, d'une substance de nouvelle formation ; celle-ci est d'une couleur grise ou blanchâtre, d'abord
d'une consistance molle ; elle durcit ensuite et devient cartilagineuse. Cette néoplasie se développe entre les lamelles élastiques de
la tunique interne (membrane fenêtrée) et l'endothelium ; elle se
compose, au début, de *cellules endothéliales*, qui se multiplient
d'une manière continue, et se transforment en un tissu compacte,
feutré, formé de cellules fusiformes et étoilées ; dans ce tissu se dépo-
sent des cellules arrondies provenant des *vasa-vasorum*, et constituant une substance granuleuse. Le tissu de nouvelle formation
s'accroît vers le centre de l'artère, et suivant son axe longitudinal, et
rétrécit ainsi peu à peu le calibre de l'artère principale et de ses branches. Plus tard, il s'organise ou subit une sorte de cicatrisation, et
se transforme en tissu fibreux. Par les obstacles qu'il apporte à
l'afflux sanguin, il donne lieu à la *thrombose*, au *ramollissement cérébral*, et aux *inflammations cérébrales syphilitiques*, surtout dans la
carotide, dans les branches qui vont au noyau lenticulaire et au corps
strié, dans l'artère sylvienne et celle du corps calleux.

La dégénérescence des parois des grosses artères et des vaisseaux
cérébraux, qui peut être considérée comme une endartérite syphilitique, devient la cause de thromboses multiples et d'embolies ;
celles-ci proviennent très-rarement de tumeurs gommeuses faisant
saillie dans les cavités cardiaques (Oppolzer). Le développement progressif des dégénérescences vasculaires spécifiques explique la longue
durée des symptômes prodromiques, les altérations et le rétrécissement des artères cérébrales, et les troubles consécutifs de nutrition
et de circulation ; telles sont, dans la syphilis cérébrale, les causes
des foyers de ramollissement circonscrits, des ruptures vasculaires
partielles avec attaques apoplectiformes, et des signes de thrombose
répétés, avec rémissions fréquentes. S'il en est ainsi des grosses
artères du cerveau, les dégénérescences et les oblitérations des petits
vaisseaux, qui passent inaperçues dans les autopsies ; doivent avoir
des conséquences tout aussi graves. Par le fait, dans les observations

de Hertz, citées plus haut, les petits vaisseaux du cerveau, même dans les parties saines et loin des ganglions ramollis, étaient atteints de dégénérescence graisseuse et d'anévrismes microscopiques.

Symptomatologie.

D'après ce qui précède, le début de la syphilis cérébrale s'annonce ordinairement par des *symptômes prodromiques* durant plusieurs mois. Tels sont les maux de tête, les vertiges, l'insomnie, les névralgies des membres, les troubles de l'intelligence et de la mémoire. Ces désordres, d'abord variables et intermittents, s'aggravent d'une façon continue, ou plus rarement présentent des paroxysmes brusques et complexes, et aboutissent à des troubles de la motilité, de la sensibilité et des facultés psychiques ; ou encore, ce qui arrive plus souvent, à ces premiers symptômes, soit qu'ils aillent en s'aggravant, soit qu'ils restent stationnaires, s'ajoutent plus tard seulement des attaques de formes diverses.

Les *troubles de la motilité*, qui sont des plus fréquents, consistent en symptômes d'irritation ou en paralysies. Parmi les premiers, il faut citer particulièrement les attaques apoplectiques, épileptiques, ou à forme maniaque, qui ont leur source dans l'exsudation méningée, dans la compression exercée sur les réseaux vasculaires de l'écorce pendant leur trajet à travers la pie-mère, ou dans les excitations cérébrales vaso-motrices provoquées par des tumeurs. Les attaques initiales violentes, qui s'accompagnent quelquefois de délire et d'illusions des sens, sont en général de peu de durée; les attaques apoplectiformes qui succèdent à des symptômes cérébraux, ou qui arrivent brusquement avec perte de connaissance, s'accompagnent de paralysies, qui se transforment ensuite en hémiplégie, soit graduellement, soit après de nouvelles attaques. Les *convulsions épileptiformes* sont plus fréquentes et plus persistantes; elles se montrent chez les enfants atteints de syphilis congénitale avec d'autres manifestations de la diathèse (ulcérations de la bouche et des fosses nasales, enrouement, périostites); chez les adultes, elles s'installent peu à peu, après des lésions syphilitiques du tégument et des os; elles constituent des spasmes, marchant souvent de la périphérie vers le centre (comme dans un cas de guérison que j'ai observé), limités à une moitié de la face et du corps, avec troubles modérés du sensorium; ou bien elles s'étendent à tout le corps, avec perte complète de connaissance, et par leur fréquence et leur intensité croissantes, affectent plus ou moins la motilité.

Les *paralysies* comptent parmi les effets les plus graves de la syphilis cérébrale. Elles n'étaient pas inconnues des médecins d'autrefois; déjà Ulrich de Hutten (*De Morbo gallico*, 1519) parle de paralysies consécutives à la diathèse syphilitique; d'autres en ont rapporté plus tard des exemples intéressants : tels sont Job. Rhodius (paralysié, suite de carie des os du crâne); Lieutaud (*Anat. pathol.*, hémiplégie avec ostéite des fosses nasales); Bœrhaave (17 et 18, obs. d'amaurose, suite d'exostose au niveau du nerf optique); Salzmann (1750, apoplexie avec exostose syphilitique), etc. Plus récemment, de nombreuses observations de ce genre ont été publiées par Schützenberger, Gros et Lancereaux (*Des affect. nerveuses syphilitiques*, Paris, 1861); Passavant, Tüngel, H. Jackson, etc.

Des relevés tout récents de Braus (*Monographie über Hirnsyphilis*, Berlin, 1873), il résulte que des paralysies se rencontrent 82 fois sur 100 cas de syphilis cérébrale, et dans les proportions suivantes : paralysies des muscles oculaires, 34; paralysies faciales, 27; de la langue, 22; de la vessie, 17; de l'intestin, 15; hémiplégies, 31; paralysies d'un seul membre, 18; paraplégies, 8. D'après ces données, et d'autres semblables, les paralysies des nerfs crâniens : oculo-moteur commun, oculo-moteur externe, pathétique, facial, sont les plus fréquentes dans la syphilis cérébrale; viennent ensuite les paralysies sur une moitié du corps. Les paralysies isolées et asymétriques des extrémités sont beaucoup plus rares. Ces différentes paralysies sont tantôt incomplètes, passagères, variables, tantôt plus complètes et plus fixes ; ces inégalités dépendent en partie de la résorption et de la rétraction des produits d'exsudation; en partie des altérations des parois vasculaires, ainsi que des phases diverses des thromboses et de la circulation collatérale.

Les paralysies multiples des nerfs des yeux, de la face, de certains membres, consécutives à une affection syphilitique, dépendent en général de gommes de la base du crâne, de méningite chronique de la base avec étranglement des nerfs crâniens par la rétraction des exsudats, d'une endartérite syphilitique de la basilaire et de la vertébrale (obs. de Ziemssen, Peacock, Heubner). Dans un de ces cas, rapporté par Ziemssen (*Virch. Arch.*, XIII, Bd, 1858), la contractilité faradique était abolie dans les muscles complétement paralysés, et considérablement diminuée dans les muscles incomplétement paralysés. Pour compléter les caractères de ces paralysies périphériques, j'ajouterai, d'après mes observations, que l'abolition de la réaction faradomusculaire coïncide avec une augmentation de l'excitabilité galvanomusculaire.

_ L'*hémiplégie*, d'après la statistique précédente, se rencontre environ dans un tiers des cas de syphilis cérébrale, et varie dans son développement. Elle peut s'établir lentement, comme dans les cas de tumeurs, avec apparition de contractures, diminution de l'excitabilité électrique des muscles, troubles de la parole (foyers de ramollissement dans les ganglions, par oblitération de l'artère sylvienne). D'autres fois, l'hémiplégie arrive subitement avec des symptômes apoplectiques, ou se combine avec des convulsions épileptiformes qui masquent quelquefois les progrès de la paralysie. Enfin, l'hémiplégie à marche progressive peut apparaître, comme complication, au milieu de troubles psychiques (comme dans l'hémiplégie délirante). Dans des cas rares de lésions syphilitiques du côté de la protubérance, il y a une hémiplégie alterne de la face et des membres. Les *paraplégies* résultent le plus souvent d'hémiplégies doubles incomplètes, dans les lésions symétriques des ganglions centraux, dans les lésions de la partie médiane de la protubérance, dans la compression de la moelle allongée du côté de la base, dans les dégénérescences de la moelle.

La syphilis cérébrale cause aussi quelquefois des *troubles de la sensibilité*. En dehors des maux de tête, qui ne manquent presque jamais, et des douleurs ostéocopes nocturnes, qui sont fréquentes, on observe au début des hyperesthésies circonscrites du côté du trijumeau, et des névralgies dans les membres ; les hémiplégies peuvent se compliquer aussi (comme dans 4 cas de Sonrel) de douleurs violentes et de différentes anomalies des sensations. Plus tard, il y a souvent de l'engourdissement dans les membres paralysés, ou une anesthésie unilatérale du cuir chevelu, de la face, de la langue et de la muqueuse buccale (dans la carie des canaux osseux, dans les syphilomes volumineux d'un hémisphère, *Lancet*, avril 1872); il est plus rare de trouver une abolition complète de la sensibilité sur une moitié du corps (obs. de Simon). Quant aux troubles considérables de la sensibilité que donnent les lésions syphilitiques simultanées du cerveau et de la moelle (comme l'ont montré des autopsies qui me sont personnelles, et d'autres semblables), il en sera plus longuement question à propos de la syphilis de la moelle.

Parmi les *troubles des organes des sens*, ceux de la vue sont les plus fréquents et les plus graves. Quand ils se montrent au début, sous forme d'une faiblesse de la vue, augmentant rapidement, ils peuvent souvent guérir sous l'influence du traitement spécifique; quand leur aggravation progressive tient à une névrite optique, reconnaissable à l'ophthalmoscope, ils conduisent à la cécité. Les alternatives qu'on observe dans la faculté visuelle s'expliquent, d'après Heubner, par les signes d'inflammation que montre l'artère centrale de la rétine; l'amaurose peut être causée par l'extension aux racines du nerf optique des foyers morbides de la protubérance, du pédoncule ou des tubercules quadrijumeaux, ou par l'infiltration spécifique du chiasma et des nerfs optiques. Les sens du goût, de l'odorat et de l'ouïe peuvent être diminués d'un côté par anesthésie dans la sphère du trijumeau.

Les *troubles psychiques* de la syphilis cérébrale, qui sont tantôt passagers, tantôt persistants, ne présentent pas moins d'intérêt; on les trouve 45 fois sur les 100 cas de Braus. Les troubles psychiques s'annoncent presque toujours par un mal de tête violent, qui dure pendant des semaines et des mois, et s'exaspère surtout pendant la nuit. L'affection est caractérisée par un affaiblissement intellectuel, avec ou sans délire des grandeurs, ou par de la mélancolie ou de la manie, dégénérant en imbécillité; souvent on a sous les yeux tous les signes cliniques de la folie paralytique. Sur 45 malades de cette catégorie, Jaksch (*Prag. med. Wschr.*, n°⁵ 1-20, 1864) a trouvé 21 fois une hémiplégie concomitante; quelques nerfs crâniens étaient pris aussi; plus tard, la paralysie s'étendit à la langue, aux muscles de la déglutition et de la respiration. A l'*autopsie*, on trouva des altérations des méninges et de l'écorce; les méninges épaissies adhéraient à la substance corticale; il y avait en outre des foyers de ramollissement dans les parties superficielles et profondes du cerveau, et souvent des altérations spécifiques des os du crâne, et du foie.

On a observé plusieurs fois aussi des troubles de la *parole*, sous forme tantôt d'aphasie, tantôt de paralysie motrice de la langue. Chez une malade de Bouchard (*Gaz. méd.*, n° 45, 1866), atteinte d'hémiplégie et d'aphasie apoplectiformes, on trouva à l'autopsie un ramollissement des deuxième et troisième circonvolutions frontales gauches, avec des tubercules gommeux dans les méninges du lobe pariétal, dans la glande pituitaire, dans le foie et dans les trompes utérines. Dans un cas de Leyden (*Berl. klin. Wschr*, n°⁵ 7-9, 1867), caractérisé par une paralysie subite, avec troubles considérables de l'articulation de la parole, on trouva à l'autopsie des foyers de ramollissement dans le corps strié et la couche optique, et dans la protubérance; des lésions syphilitiques des poumons et du foie, et une dégénérescence amyloïde de la rate.

La marche ultérieure des affections cérébrales syphilitiques est très-variable. Dans les cas favorables, la guérison se fait au bout de quelques semaines ou de quelques mois; la mort peut survenir au bout de trois à cinq ans seulement, rarement plus tard (Todd et Engelshed). La guérison, que l'on croit assurée, est souvent troublée par des rechutes, qui se déclarent même après des intervalles de plusieurs années, et qui peuvent aboutir à la mort, par le développement de nouvelles altérations dans le cerveau, ou par l'extension de la diathèse à d'autres organes.

Comme le montrent les faits rapportés à propos de l'étiologie, les altérations spécifiques du système vasculaire, du cœur, des organes respiratoires, du foie, peuvent être la source de graves complications dans la syphilis cérébrale. Il peut survenir quelquefois des affections des reins, avec hydropisie et albuminurie, ainsi que du diabète. Quand l'infection s'étend ainsi à tout l'organisme, il en résulte en général une aggravation des processus morbides du cerveau, et les malades succombent au milieu des symptômes d'un dépérissement complet, tant physique que psychique.

Diagnostic et Pronostic.

Pour reconnaître l'origine syphilitique d'une affection cérébrale, il faut s'appuyer non-seulement sur la recherche attentive des commémoratifs, mais plus encore sur un examen approfondi du malade. Dans les cas suspects, il ne faut pas se contenter de l'exploration des organes génitaux, de la peau, des ganglions, du crâne et des os longs; il faut chercher la syphilis jusque dans ses retraites les plus cachées, sur les parties postérieures et latérales de la cavité buccale, à la base de la langue, dans l'arrière-gorge et les fosses nasales, sur l'épiglotte, le larynx, et sur le fond de l'œil à l'aide de l'ophthalmoscope; on doit songer à la possibilité d'induration du testicule et de l'épididyme, à l'onyxis, à la dactylite, etc., et explorer le système vasculaire, le cœur et le foie.

Chez les individus jeunes et les adultes, il y a des maux de tête, d'abord intermittents et passagers, ensuite intenses et s'exaspérant surtout pendant la nuit; à ces maux de tête se joignent de l'insommie, du ptosis, des paralysies oculaires, de la dilatation pupillaire ou des troubles visuels; viennent ensuite des crampes unilatérales de la face, des membres, ou des secousses épileptiformes avec des signes de névrite optique; dès ce moment, ou plus tard, apparaît une hémiplégie suspecte.

Les paralysies multiples des nerfs crâniens ne peuvent pas à elles seules, en l'absence d'autres symptômes spécifiques, avancer beaucoup le diagnostic de syphilis cérébrale; nous savons en effet que des méningites circonscrites, et des tumeurs de la base, peuvent produire des paralysies multiples des nerfs crâniens. Mais qu'à ces paralysies s'ajoutent des convulsions épileptiformes, qui manquent ordinairement dans les autres affections ; ou que des attaques apoplectiques surviennent après une amélioration rapide de ces paralysies multiples, ces symptômes pourront être rapportés à la syphilis cérébrale, surtout s'il s'agit d'individus jeunes ou d'un âge moyen (exempts d'ailleurs d'affections organiques du cœur).

Dans les inflammations méningées consécutives à la syphilis cérébrale (avec symptômes céphaliques, contracture de la nuque vomissements, etc.), on trouve, malgré la gravité de ces symptômes, le pouls peu fréquent, et la température à peine augmentée. Le traitement antisyphilitique fait disparaître promptement les accidents cérébraux ; s'il est abandonné trop vite, ils reparaissent bientôt (Poncet). Cet état, qui diffère complétement de la véritable méningite, et la guérison singulièrement rapide des malades après des symptômes aussi graves, ne s'observent que dans les affections cérébrales de nature syphilitique. Le diagnostic des maladies mentales syphilitiques n'est possible qu'en raison de la préexistence d'autres signes de la diathèse, des maux de tête que nous avons décrits plus haut, et en raison des effets du traitement spécifique.

Les *symptômes cérébraux de la syphilis congénitale* se montrent ordinairement sous forme de convulsions épileptiformes, que l'on observe pendant les dix premières années de la vie. On trouve dans ces cas des ulcérations du voile du palais et de la luette, du gonflement des os du nez, des périostites, de l'ozène, de l'enrouement ; une disposition particulière des incisives médianes supérieures (aspect cunéiforme avec bords crénelés), regardée par Hutchinson comme caractéristique ; un gonflement de la rate ; par les commémoratifs, on reconnaît la diathèse chez les parents ; la mère a avorté plusieurs fois, ou a déjà perdu plusieurs enfants ; toutes ces considérations seront utiles pour le diagnostic.

Quant au *pronostic*, l'invasion de la syphilis dans le cerveau doit être considérée en général comme un état grave, et plein de dangers pour les centres nerveux. Les symptômes cérébraux aigus ou d'irritation, sont d'ordinaire moins graves et moins persistants ; par un diagnostic exact et un traitement approprié, on en triomphe plus facilement, que des symptômes de dépression à marche chronique, surtout des paralysies qui sont d'autant plus graves, que leur développement est plus continu et plus régulier. Il s'agit évidemment dans tous ces cas, de guérir par un traitement convenable les altérations spécifiques des vaisseaux et des méninges, avant qu'il y ait des troubles de nutrition et des troubles fonctionnels plus profonds dans le cerveau.

Le pronostic est d'autant plus grave que les centres nerveux sont plus fortement atteints. Sur 21 cas dans lesquels la syphilis avait gagné le cerveau et la moelle, après les os et les tissus fibreux, il y a, d'après les relevés de Gros et Lancereaux (*Des affections nerveuses syphilitiques*, Paris, 1861), 17 morts et 4 guérisons seulement. D'autre part, ces relevés montrent aussi que sur 51 cas dans lesquels le cerveau était le siége principal des altérations syphilitiques, il n'y a eu que 12 morts; mais on fait remarquer avec raison que l'on n'est pas autorisé à considérer les 39 autres cas comme des guérisons définitives, car une partie, et peut-être la plupart d'entre eux, ont pu n'éprouver qu'une amélioration momentanée, avec des rechutes certaines par la suite.

Les troubles psychiques dus à la syphilis offrent de grandes chances de guérison; et certainement, bon nombre de guérisons attribuées à la *folie paralytique* appartiennent aux affections cérébrales syphilitiques. Mais il arrive quelquefois que la syphilis guérit, tandis que la maladie mentale persiste, quoique sous une autre forme. Il peut arriver aussi, comme dans un cas de folie paralytique guérie, publié par Flemming (*Pathologie und Therapie der Psychosen*, 1859), que le malade succombe quatre ou cinq ans plus tard à la syphilis secondaire, sans récidive des troubles psychiques.

D'après Jaksch (*loc. cit.*), sur 45 malades atteints de troubles phsychiques, 25 ont guéri, 3 seulement ont été améliorés, 2 n'ont présenté aucune modification et 14 sont morts. Dans les cas favorables, l'affection mentale a duré ordinairement plusieurs semaines ou plusieurs mois; une fois seulement elle a duré plus de deux ans. Parmi les cas qui se sont terminés par la mort, on note les formes suivantes : folie paralytique, manie, folie mélancolique, folie sans paralysie ni perte de connaissance, avec inanition volontaire.

Le pronostic des affections mentales d'origine syphilitique n'est, en somme, pas défavorable, mais s'aggrave d'autant plus que la maladie dure depuis plus longtemps, qu'elle a récidivé plusieurs fois, qu'il s'y ajoute d'autres symptômes cérébraux, surtout des paralysies, et que la forme de l'affection se rapproche davantage de la folie, ou se complique de paralysies. Les récidives ne sont pas rares.

Ajoutons enfin, au point de vue du pronostic de la syphilis cérébrale, qu'après les paroxysmes apoplectiformes ou épileptiques, quand par leur intensité croissante ils ne mènent pas à la mort, on voit les troubles de la motilité et de la sensibilité marcher vers la guérison. Mais quand on examine avec soin, on découvre un reste de faiblesse dans les mouvements, des changements dans le caractère, de légers troubles de la parole, etc.; le malade reste sous la menace de nouveaux paroxysmes, avec tous leurs dangers. La récidive peut se faire, avec des symptômes apoplectiques et inflammatoires, même après que les symptômes cérébraux avaient disparu depuis plusieurs années ; les malades succombent ordinairement à la cachexie, ou à l'extension des désordres diathésiques. Si donc on s'en rapporte à ce qui précède, le pronostic de la syphilis cérébrale doit être considéré comme très-douteux.

Traitement.

De tout ce que nous avons dit, il ressort qu'on doit avant tout diriger le traitement contre la nature syphilitique de l'affection cérébrale. Dès qu'on a des raisons pour admettre la nature spécifique des symptômes cérébraux d'irritation ou de dépression, il faut sans retard instituer un traitement antisyphilitique méthodique, réglé sur l'état des forces du malade. Si l'on résume les résultats de la thérapeutique, on voit que la plupart des observateurs se prononcent pour l'usage externe et interne du mercure, de préférence aux préparations iodées ; et que le traitement spécifique a souvent des effets véritablement surprenants. Pour rassurer les esprits timorés, qui ne voient dans les symptômes tertiaires que les suites regrettables de l'hydrargyrisme, il convient de remarquer que des symptômes évidents de syphilis cérébrale s'observent chez des malades qui n'ont jamais pris de mercure.

Chez les convalescents qui ont souffert dans leur nutrition et dans leur caractère, par le fait de la maladie et d'un traitement antisyphilitique prolongé, on obtient de très-bons effets d'un traitement hydrothérapique prudent (frictions humides, enveloppements mouillés jusqu'au retour de la chaleur, suivis de demi-bains à une température de plus en plus basse). J'ai publié à ce sujet, dans un journal de Vienne (*Rundschau, Aprilhelft*, 1866), un cas de guérison où aucune récidive n'est survenue depuis huit ans. Contre les paralysies qui peuvent persister encore, on se trouvera bien de l'électricité.

CLASSE II

MALADIES DE LA MOELLE ALLONGÉE

CHAPITRE XIV

MALADIES DE LA MOELLE ALLONGÉE.

La moelle allongée, située entre la partie postérieure de la protubérance et la terminaison inférieure des olives, est en rapports intimes, par sa structure et ses vaisseaux, avec les parties adjacentes du cerveau et avec la moelle spinale, qui lui fait suite. Bien qu'à la rigueur la moelle allongée ne soit qu'une modification de la moelle spinale, je crois cependant intéressant de faire séparément l'étude clinique des maladies de la moelle allongée ; on apprécie mieux ainsi les notions acquises en grand nombre depuis quelques années, sur la pathologie de cet organe, et l'on peut toujours faire la part de l'influence des parties voisines.

Disons d'abord quelques mots des *fonctions spéciales de la moelle allongée*, autant qu'elles ont de l'intérêt pour la pathologie. D'après des recherches récentes qui ont été faites dans notre pays, on ne peut plus admettre, comme autrefois, des centres médullaires circonscrits pour toutes les actions réflexes ; la transmission des actions réflexes se fait par des appareils beaucoup plus vastes, en raison des larges communications qui existent dans le système spinal entre les voies de la sensibilité et celles de la motilité. Même quand on a enlevé soit les centres réflexes de la moelle allongée, soit ceux du cerveau, et qu'on augmente l'excitabilité réflexe par la strychnine, on voit encore par moments se produire des réflexes. C'est ainsi que Prokop Rokitansky (*Med. Jahrb.*, 1, Heft., 1874) a trouvé qu'il y a encore des *centres respiratoires* dans la moelle au-dessous du quatrième ventricule ; Wilh. Schlesinger (*eod. loc.*) a démontré que les *centres des nerfs vasculaires et utérins* vont jusque dans la moelle spinale par le plancher du même ventricule. Le centre des nerfs vasculaires comprend un centre d'excitation et un centre de dépression ; l'un et l'autre sont excitables par voie réflexe et en agissant sur le cerveau, ou directement en agissant sur le sang. C'est aussi dans la moelle allongée que se trouve le *centre d'arrêt du cœur*, qui correspond avec des fibres du nerf vague, et n'est qu'un centre réflecteur ; il en est de même du *centre de ralentissement du cœur*, dont les fibres passent par le sympathique cervical. Le *centre convulsif de Nothnagel* (qui préside à la réflexion des convulsions générales) appartient plutôt à la protubérance qu'à la moelle allongée, d'après des recherches que nous rapporterons à propos de l'épilepsie ; mais vu les rapports intimes du bord inférieur de la protubérance avec la partie contiguë de la moelle allongée, on peut admettre que pendant la vie la moelle allongée participe aux phénomènes convulsifs ; elle contient des fibres d'origine pour les nerfs crâniens sensitifs et des fibres de la calotte interrompues à ce niveau par des cellules, qui doivent servir à la transmission des excitations aux fibres motrices. Enfin la moelle allongée contiendrait encore les *centres de la dilatation pupillaire, des mouvements de déglutition et de mastication*, de la *sécrétion salivaire,* et le *centre des mouvements synergiques du corps ;* ce dernier appartient plutôt à la protubérance et aux tubercules quadrijumeaux.

Après ces notions de physiologie, nous passons à l'étude clinique des troubles pathologiques dépendant de la moelle allongée ; nous étudierons d'abord les troubles de circulation et les processus hyperplasiques ; anémie et hyperémie, apoplexie, inflammation, paralysie labio-glosso-pharyngée ; et ensuite les tumeurs de la moelle allongée.

a. Anémie et hyperémie.

L'observation directe est assez pauvre en matériaux concernant *l'anémie bulbaire ;* tout ce qu'on peut en dire, c'est qu'elle affecte de préférence la substance grise, qui est plus riche en capillaires, et qu'on trouve d'une pâleur manifeste ; les vaisseaux de la pie-mère sont modérément distendus par le sang ; les réseaux nerveux superficiels sont, au contraire, fortement congestionnés. Suivant l'état des vaisseaux, les différentes régions de la moelle allongée pourraient être inégalement atteintes par l'anémie.

L'anémie bulbaire n'est, dans certaines affections diathésiques, qu'un symptôme parallèle à l'anémie cérébrale et spinale ; sous l'influence de causes tout à fait insignifiantes, on observe chez ces malades de la dyspnée, des palpitations, des nausées, des spasmes, de l'abattement, qui s'expliquent par l'excitabilité morbide, par l'épuisement facile des centres bulbaires et spinaux. Des irritations du centre des nerfs vasculaires peuvent résulter de certaines influences toxiques (opium, chloroforme, ergotine, nicotine, etc.), ou d'une surexcitation psychique, comme dans l'hystérie, et provoquer des symptômes d'anémie bulbaire et cérébrale, avec ralentissement du cœur et de la respiration, rétrécissement spasmodique des vaisseaux cutanés, abaissement de la température, perte de connaissance, etc. De même dans l'épilepsie, d'après les faits d'expérimentation et les observations cliniques, on doit considérer la moelle allongée comme le point de départ du spasme vasculaire, comme la cause des anémies passagères du cerveau et de la moelle.

Des anémies partielles de la moelle allongée peuvent être le résultat de la compression de larges zones capillaires par des épanchements, des abcès, des tumeurs, etc. La thrombose et l'embolie peuvent donner lieu, par arrêt de la circulation artérielle, à des anémies limitées, à des paralysies circonscrites. A ce point de vue, les recherches récentes de Duret sur la topographie vasculaire de la moelle allongée (*Sur la distribution des artères nourricières du bulbe rachidien. Arch. de Physiol.*, mars 1873) peuvent fournir des éclaircissements importants à la pathologie.

Le tableau symptomatique varie, comme le montre Duret, suivant le point où siége l'oblitération, les artères nourricières se distribuant sans anastomoses à des départements distincts de la moelle allongée. Si l'embolus occupe une des artères vertébrales, il interrompt la circulation dans l'artère spinale antérieure, et par suite dans les artères médianes qui en proviennent; c'est-à-dire dans les vaisseaux nourriciers des noyaux de l'accessoire, de l'hypoglosse et du fâcial inférieur; alors on voit éclater subitement les symptômes de la paralysie labioglosso-pharyngée, avec les manifestations caractéristiques que nous décrirons dans le chapitre suivant.

Des faits de ce genre ont été observés par Charcot, Joffroy (*Gaz. méd.*, 1872) et Proust (*Compt. rend. de la Soc. de Biol.*, 1869). Dans le dernier de ces cas, très-significatif, il y eut une hémiplégie, une paralysie de la face et de la langue subites, puis une aphonie et une dysphagie complètes, promptement suivies de mort. A l'autopsie, on trouva une oblitération de la moitié supérieure de l'artère vertébrale, une oblitération de l'artère cérébelleuse inférieure, avec ramollissement du lobe cérébelleux correspondant.

La paralysie, d'après Duret, est complète ou incomplète, suivant qu'il naît de la vertébrale oblitérée une seule artère spinale antérieure, médiane et impaire, ou deux artères symétriques ; dans ce dernier cas, la lésion est unilatérale. L'hémiplégie s'explique par l'oblitération de l'une des deux artères qui se rendent aux pyramides ou au corps restiforme. S'il s'agit de la protubérance, dont les vaisseaux afférents viennent du tronc basilaire, l'oblitération peut entraîner une paralysie des quatre membres. Si l'embolus se prolonge du côté du tronc basilaire, l'anémie instantanée du noyau du pneumogastrique peut causer la mort subite.

Si le caillot occupe la partie inférieure du tronc basilaire, il y a oblitération des artères sous-protubérantielles et médio-protubérantielles, qui fournissent aux noyaux du pneumogastrique et du glossopharyngien; il en résulte des symptômes de cyanose rapidement mortels, une respiration stertoreuse, une accélération du pouls et un relâchement de tous les membres. Hayem a fait connaître 5 cas de thrombose; suite d'artérite du tronc basilaire (*Arch. de Physiol.*, mars 1868). Si l'embolus occupe la partie supérieure du tronc basilaire, il y a, d'après Duret, des troubles de la vue, du strabisme, du ptosis, et une paralysie du facial supérieur. Nous manquons encore sur ces points d'observations cliniques probantes.

Quand les troubles emboliques de la moelle allongée rétrogradent promptement, par le rétablissement de la circulation collatérale, ou par la disparition de l'embolus, les symptômes morbides peuvent céder peu à peu, comme l'apprennent des observations récentes. S'il y a des troubles de nutrition persistants, il se forme des foyers de ramollissement du côté du bulbe et de la probubérance ; ils siègent ordinairement sur la ligne médiane, et ont une forme triangulaire, la base dirigée vers le quatrième ventricule suivant le trajet des artères médianes du bulbe. Nous reviendrons encore, à propos du pronostic et du traitement, sur les caractères des anémies générales ou circonscrites de la moelle allongée et des autres centres.

L'*hyperémie de la moelle allongée* n'est connue que par quelques observations cadavériques. On trouve cette hyperémie (avec dilatation considérable des vaisseaux, surtout à la moitié postérieure de la moelle, Schröder V. d. Kolk) dans l'épilepsie, dans l'éclampsie des enfants ou par intoxication, dans l'hydrophobie, le tétanos, etc. ; elle s'accompagne ordinairement d'une forte congestion des méninges et des parties contiguës de la moelle spinale. Lors même qu'une grande partie du sang qu'on trouve après la mort dans les parties supérieures et inférieures de l'axe spinal ne serait que la conséquence de l'hypostase cadavérique, cependant des recherches expérimentales récentes prouvent que, notamment dans les états convulsifs, il y a une hyperémie médullaire considérable. Ainsi, Landois (*Centrbl. f. m. Wiss.*, n° 10, 1867) a trouvé sur des lapins, chez lesquels l'obligation intermittente de la veine cave supérieure avait provoqué des attaques épileptiformes, une hyperémie veineuse considérable répartie entre les tubercules quadrijumeaux, la moelle allongée et la moelle spinale ; Magnan (*Arch. de Physiol.*, mars 1873), sur des chiens rendus épileptiques au moyen de l'absinthe, a vu, outre une forte congestion des méninges, une hyperémie intense de la moelle allongée. Le tissu du cerveau, comme celui de la moelle, montraient sur des coupes fines une coloration rosée générale et une injection vasculaire ; la substance grise, la plus riche en vaisseaux, avait une teinte plus foncée.

L'hyperémie médullaire accompagne fréquemment les processus emboliques, hémorrhagiques et inflammatoires, ainsi que les tumeurs se développant à proximité de la moelle allongée ; on la rencontre aussi à la suite des fièvres typhoïdes graves, des exanthèmes aigus, de la méningite cérébro-spinale, et des formes de chorée terminées par la mort.

On observe sur le vivant des hyperémies temporaires (nous y reviendrons plus longuement à propos de l'hystérie), consécutives à la dépression des centres vaso-moteurs ; dans ces cas, la dilatation faisant suite au spasme des vaisseaux, la rougeur, la chaleur et la transpiration des extrémités, l'hyperesthésie périodique indiquent bien l'origine médullaire des accidents. Certains symptômes passagers d'excitation, qui apparaissent comme les premiers signes des paralysies bulbaires dont nous traitons dans le chapitre suivant, doivent être rapportés à des hyperémies circonscrites (des noyaux ou des racines nerveuses). Enfin, dans un cas de fièvre typhoïde (Hesky, *Med. Presse*, 1869), où l'on avait observé pendant la vie le phénomène respiratoire de Cheyne-Stokes, on trouva une hyperémie et une dureté très-notables de la moelle allongée, surtout sur le plancher du quatrième ventricule, et une hyperémie du névrilemme des deux pneumo-gastriques.

b. Apoplexie de la moelle allongée.

Les anciens médecins connaissaient déjà les hémorrhagies qui se font entre des méninges ou dans l'épaisseur de la moelle allongée ; mais on les a étudiées de plus près à notre époque, et l'expérimentation nous a éclairés sur plusieurs points de leur symptomatologie. Les hémorrhagies médullaires peuvent être *secondaires* à l'extension vers la ligne médiane d'épanchements considérables des ganglions centraux, avec afflux du sang dans les ventricules latéraux, moyen et le quatrième ventricule ; souvent elles succèdent à des apoplexies de la protubérance et du cervelet, qui gagnent la base après destruction de la substance médullaire. Les apoplexies médullaires *primitives* sont causées par des lésions locales, ou des affections de la moelle allongée et de la moelle cervicale.

Parmi les *causes pathogéniques des hémorrhagies spontanées de la moelle allongée*, il faut citer en première ligne les *maladies des vaisseaux afférents*. Dans l'artérite du tronc basilaire, il se forme, comme nous l'avons vu précédemment, des thromboses du côté de certains noyaux bulbaires, et ensuite des foyers de ramollissement et des infarctus hémorrhagiques. Nous savons que les symptômes varient suivant le siége de l'obstruction. Les anévrysmes de l'artère basilaire sont aussi une cause fréquente d'hémorrhagies de la protubérance et de la moelle allongée. D'après Lebert (*Berl. klin. Wschr.*, 1866), sur 51 cas d'anévrysmes de la base, on trouve 17 fois des ruptures vasculaires et des hémorrhagies dans le parenchyme de la protubérance et de la moelle allongée, ayant donné lieu aux symptômes suivants : céphalalgie occipitale, raideur de la nuque, vertiges, nausées, vomissements, bruits d'oreilles, affaiblissement de l'ouïe, troubles de la parole, de la déglutition et de la respiration, hémiplégie ou paraplégie.

Les *lésions traumatiques* de la moelle allongée sont suivies assez souvent d'hémorrhagies abondantes. Un malade de Waters (*Med. chir. transact.* XLVI, 1863), âgé de vingt-trois ans, ayant reçu un coup violent sur le côté gauche de la face et du cou. il y eut d'abord perte de connaissance passagère, puis embarras de la parole, déglutition impossible, hoquet incessant, surdité, hémiplégie droite incomplète avec élévation de la température du côté paralysé, dilatation des pupilles, nystagmus ; pouls à 100. Le malade mourut le deuxième jour. A l'autopsie, on trouva à la partie supérieure de la moelle allongée une hémorrhagie s'étendant à droite sous la pie-mère, et en bas à 32 centimètres ; il y avait au-dessus une fissure transversale comprenant le corps restiforme et une partie du plancher du quatrième ventricule, et une deuxième fissure atteignant la pyramide postérieure et le cordon postérieur, situé en dehors. Ces fissures étaient réunies par une fissure verticale, longeant le côté interne du corps restiforme. Dans un autre cas publié par Leyden (*Virch. Arch.*, Bd, 55), il y eut, après une chute sur la tête, de l'épilepsie, et une parésie des jambes avec lenteur des mouvements ; symptômes indiquant une hémorrhagie de la moelle allongée et de la moelle cervicale.

Des causes beaucoup plus rares de l'hémorrhagie bulbaire sont : *la carie des premières vertèbres cervicales*, avec méningite suppurée et apoplexie de la moelle allongée, comme dans un cas de Fuller (*Lancet*, sept. 1870) ; les *tumeurs* se développant dans le voisinage de la moelle allongée, qui s'accompagnent quelquefois d'hémorrhagies considérables, comme on le voit dans un cas que nous rapportons plus loin. Disons enfin que des *hémorrhagies des parties voisines*, pénétrant jusqu'à la moelle allongée, donnent lieu à quelques symptômes bulbaires. Dans un cas de Desnos (*Union méd.*, n° 20, 1869), le malade est pris subitement, pendant son sommeil, d'une dyspnée extrême, avec râles crépitants dans les deux poumons, il a ensuite des vomissements, de la contraction des pupilles, un relâchement des membres, de l'albumine dans les urines, du coma, et meurt au bout de vingt-quatre heures ; on porte le diagnostic d'urémie. A l'autopsie, on trouve un foyer sanguin gros comme une noisette dans la partie postérieure et supérieure de la protubérance, avec perforation du quatrième ventricule ; les reins sont à l'état normal.

Les *symptômes de l'apoplexie bulbaire* présentent des différences notables suivant l'origine et le siége de l'épanchement. Les extravasats très-abondants qui arrivent des ganglions centraux, des ventricules ou de la base à la moelle allongée, donnent lieu à de violents symptômes d'apoplexie, au coma, et bientôt à la mort. Dans quelques cas seulement, comme dans l'observation rapportée en dernier lieu, certains symptômes ultimes révèlent l'atteinte de la moelle allongée.

Dans beaucoup d'hémorrhagies de la moelle allongée, il survient, après une perte de connaissance passagère, des *crampes épileptiformes*. On en trouve déjà des exemples dans Ollivier (observation de Bouillaud, hémorrhagie dans le tiers postérieur de la moelle allongée) ; d'autres ont été observés depuis par Mesnet, Guéneau de Mussy, etc., dans des hémorrhagies du quatrième ventricule. On trouve la confirmation expérimentale de ces faits dans des recherches récentes de Westphal (*Berl. klin. Wschr.*, n° 38, 1871) ; chez des cochons d'Inde rendus épileptiques par des coups sur la tête, il trouva de petits épanchements irréguliers, disséminés dans la substance blanche et grise de la moelle allongée et de la moelle cervicale, et souvent des collections sanguines dans la cavité de la dure-mère spinale. Dans plusieurs observations d'apoplexie de la moelle allongée, on ne trouve pas mentionnées les convulsions ; leur existence paraît liée à certaines localisations encore mal connues.

On observe encore d'autres troubles de la motilité dans les apoplexies bulbaires, comme des *hémiplégies* plus ou moins complètes, avec *diminution de la sensibilité* (élévation unilatérale de la température dans le cas de Waters, cité plus haut) ; quelquefois la paralysie prend les caractères de la *paraplégie;* ou bien elle s'étend, surtout dans les cas mortels, aux quatre membres. Mentionnons encore ici les troubles des mouvements de la langue, de la parole et de la déglutition, la déviation du voile du palais et de la luette, le hoquet fréquent et ordinairement persistant, enfin les crampes dans les muscles de la face, des yeux et de la nuque, qu'on observe quelquefois.

Outre la dyspnée, on trouve souvent, d'après Mader et d'autres, comme symptôme caractéristique des apoplexies de la moelle allongée, cette *anomalie de la respiration*, qui a été décrite par Cheyne (*Dubl. Hos. rep.*, 1816), puis par Stokes (*Diseases of the heart*, 1854), et a reçu le nom de ces deux observateurs ; ce phénomène consiste en ceci, que les irrégularités de la respiration se produisent suivant un ordre parfaitement régulier. De temps en temps, les inspirations manquent pendant un quart de minute ou une minute entière; elles reprennent alors doucement, puis deviennent de plus en plus lentes et profondes, s'affaiblissent ensuite et se suppriment de nouveau. Dans ses expériences sur les animaux, Schiff a constaté aussi (*Nerven-physiologie*, 1859, p. 324) que la moindre hémorrhagie de la moelle allongée, ou la moindre compression exercée sur elle, rendait la respiration plus rare et plus pénible. Les animaux présentent les mêmes alternatives de diminution et d'augmentation de la respiration, séparées par des arrêts complets.

Le phénomène respiratoire de Cheyne-Stokes, qui peut se produire dans les apoplexies, les épanchements, les tumeurs de la base atteignant la moelle allongée (Traube, Merkel, Mader), aurait pour cause, d'après Traube (*Berl. klin. Wschr.*, 1869 et 1874), l'afflux insuffisant du sang artériel à la moelle allongée; « l'excitabilité du centre respiratoire étant alors affaiblie, les quantités normales d'acide carbonique ne suffisent pas à provoquer des inspirations. Pour qu'elles aient lieu, il faut des quantités considérables d'acide carbonique, et pour donner naissance à celles-ci, des intervalles plus grands qu'à l'état normal. De là les suspensions prolongées de la respiration. L'acide carbonique nécessaire s'accumule d'abord dans la circulation pulmonaire, de là une première excitation du centre respiratoire par les fibres pulmonaires du pneumo-gastrique; plus tard, l'acide carbonique s'accumulant aussi dans la circulation générale, l'activité de la moelle allongée est éveillée aussi par les nerfs sensitifs des autres parties du corps. »

Ajoutons enfin que dans des épanchements considérables allant jusqu'au quatrième ventricule, la polyurie a été observée par Potain (*Gaz. des Hôp.*, 1862), l'albuminurie par Desnos (*loc. cit.*) et Mader (*Med. Wschr.*, 1869). On sait aussi, d'après les recherches de Cl. Bernard, que dans les lésions du quatrième ventricule situées au-dessus du noyau acoustique, l'urine est sécrétée en moindre quantité, mais contient de l'albumine.

Le *diagnostic* d'une apoplexie de la moelle allongée ne peut être établi que dans le cas où une attaque apoplectiforme subite s'accompagne de certains troubles fonctionnels caractéristiques. Tels sont : les attaques épileptiformes survenant soit au début, soit plus tard ; quand la connaissance est revenue, des signes d'hémiplégie ou de paraplégie ordinairement incomplète, avec conservation de la contractilité électro-musculaire, et troubles simultanés de la sensibilité (d'abord hyperesthésie, ensuite anesthésie circonscrite) ; la dysphagie, les vomissements répétés, le hoquet, l'embarras de la parole, la déviation du voile du palais et de la luette ; indépendamment de tous ces signes, on devra tenir compte aussi, pour le diagnostic, de la dyspnée intense (sans cause matérielle), du phénomène respiratoire de Cheyne-Stokes, et de l'albuminurie. Dans les hémorrhagies considérables provenant des ganglions cérébraux ou des ventricules, la mort arrive dans le coma au bout de quelques heures, sans qu'on puisse distinguer nettement les symptômes bulbaires.

L'expérience montre que le *pronostic* est plus favorable dans les cas traumatiques que dans ces cas, surtout fréquents chez les sujets âgés, où la cause de l'hémorrhagie est dans une maladie des vaisseaux du cerveau ou de la base. Le prompt retour de la connaissance, les alternatives des symptômes paralytiques, l'atténuation quotidienne de la gravité des symptômes, permettent d'espérer une amélioration graduelle ; mais des complications inattendues, de nouvelles hémorrhagies, ou des processus inflammatoires peuvent venir remettre tout en question. Même dans les cas favorables où les plus graves symptômes disparaissent, on peut trouver encore, après des semaines et des mois, des paralysies et des atrophies partielles.

Quant au *traitement* des apoplexies bulbaires, les saignées générales seront rarement indiquées (seulement dans les cas de stase sanguine très-accentuée, et chez les personnes robustes) ; on fera plutôt des émissions sanguines locales aux apophyses mastoïdes et à la nuque. On continuera ensuite pendant longtemps les applications de vessies de glace à l'occiput et à la nuque ; on y joindra le repos, la diète, en surveillant les fonctions sécrétoires. Contre les paralysies persistantes, on emploiera les bains frais, l'hydrothérapie et l'électricité.

CHAPITRE XV

INFLAMMATIONS ET TUMEURS DE LA MOELLE ALLONGÉE.

Les inflammations de la moelle allongée peuvent se terminer, comme tous les processus de même nature, par des suppurations diffuses ou des exudations plastiques ; ou bien, par des altérations limitées des origines nerveuses du bulbe, elles donnent lieu à des types morbides spéciaux. Par conséquent, nous allons nous occuper d'abord des processus inflammatoires simples et de leurs différentes terminaisons ; nous chercherons ensuite à faire comprendre cette affection à symptômes caractéristiques, qui se lie à l'inflammation et à la dégénération successives des différents noyaux nerveux du bulbe, et qui a été à notre époque l'objet de recherches importantes.

a. Inflammations, et leurs terminaisons.

Comme le cerveau et la moelle épinière, la moelle allongée est aussi assez souvent le siége de processus inflammatoires, consécutifs au traumatisme, à l'artérite, à la thrombose, aux tumeurs, etc., ou venant des parties voisines. Ainsi, dans un cas d'Abercombie (l. c. obs. 39), il s'agit d'un enfant de seize mois qui aurait fait, trois mois auparavant, une chute sur l'occiput ou sur la nuque, et qui avait du strabisme, une hémiplégie droite, des convulsions intermittentes, le pouls d'abord fréquent et plus tard ralenti, une constipation opiniâtre, avec l'intelligence intacte. A l'autopsie, on trouva dans le parenchyme de la moelle allongée, à son point d'intersection avec la protubérance, un foyer purulent renfermé dans une coque, et ayant l'aspect d'un abcès scrofuleux. Lebert a fait connaître plus récemment un cas d'abcès de la moelle allongée, où il y avait eu pendant la vie du trismus, des alternatives de paralysie du côté droit, des convulsions et des troubles de la défécation. Plusieurs noyaux nerveux étaient atteints par le foyer purulent, et de plus la continuité des cordons moteurs était compromise par places, mais non pas complétement anéantie.

Dans un cas publié par Meynert (*Prakt. Heilk.*, 1863), il s'agit d'une femme de vingt ans, qui après cinq jours de malaise fut prise d'une céphalalgie violente, avec ptosis léger, abaissement de la commissure labiale droite, difficulté dans l'articulation des mots, salivation abondante, pouls d'abord accéléré, ensuite ralenti, sans symptômes paralytiques ni troubles de l'intelligence. La malade mourut au bout de deux jours. A l'autopsie on trouva, outre une méningite suppurée de la base, un abcès de la grosseur d'une noisette dans la moitié gauche de la protubérance, avec perforation du quatrième ventricule au voisinage du noyau du facial et du noyau moteur du trijumeau ; les cordons moteurs qui, partis de la moelle, se dirigent en haut à travers les fibres longitudinales de la protubérance, étaient intacts ; la parésie du releveur de la paupière se rattachait à une suppuration de la lame perforée postérieure, entre les points d'émergence des oculomoteurs communs.

Il faut citer aussi, comme conséquences de l'inflammation, la formation de foyers de ramollissements, tels que nous les avons déjà décrits, ainsi que le développement d'une prolifération conjonctive, qui ordinairement attaque de préférence la substance blanche de la moelle allongée et de la moelle spinale ; tantôt, comme dans le tétanos, il se produit seulement une substance visqueuse, riche en noyaux ; tantôt, comme dans la paralysie labio-glosso-pharyngée, c'est une prolifération de la névroglie avec d'abondantes cellules granuleuses disséminées ; dans la sclérose cérébro-spinale, ce sont des foyers multiples, répandus le long de l'axe cérébro-spinal, et englobant les différents cordons et même les noyaux nerveux de la moelle allongée dans ce processus hyperplasique.

Ces processus inflammatoires, qui s'étendent ordinairement au delà de la moelle allongée, ne peuvent être reconnus, même par leurs suites éloignées, que dans un petit nombre de cas, lorsqu'à côté des convulsions épileptiformes, d'autres troubles fonctionnels, souvent mentionnés déjà, viennent montrer la participation de la moelle allongée à l'affection des centres nerveux.

b. Paralysie labio-glosso-pharyngée. (Paralysie des noyaux bulbaires, *Nervenkernelähmung* de l'auteur.)

Reconnue déjà dans ses traits principaux par Trousseau (1841) et par Duménil (*Gaz. hebdom.*, juin 1856), la maladie en question n'a été réellement décrite que par Duchenne (*Arch. génér.*, sept.-oct. 1860) comme une forme morbide distincte, et désignée cliniquement sous le nom de paralysie labio-glosso-laryngée. Plus tard Wachsmuth, dans la monographie qu'il a consacrée à cette affection (*Ueber progressive Bulbärparalyse und Diplegia facialis*, Dorpat, 1864), est arrivé, par voie d'induction, à en rattacher l'appareil symptomatique à une destruction successive des noyaux nerveux du 4e ventricule, et à la dégénération secondaire des troncs nerveux périphériques. Mais il a fallu encore d'autres travaux plus récents pour nous éclairer pleinement sur les caractères anatomiques de la maladie, et ses rapports avec certaines formes voisines. J'ai proposé de substituer aux dénominations complexes jusqu'ici en usage, le terme plus simple et plus exact de : paralysie des noyaux nerveux ou des noyaux bulbaires.

Anatomie pathologique.

Les lésions les plus apparentes et le plus anciennement connues sont les *atrophies des nerfs crâniens* paralysés pendant la vie. Outre l'atrophie des racines de l'hypoglosse et du facial, déjà indiquée par Trousseau, Duménil et Wachsmuth, on trouva plus tard (Charcot, Leyden, Hun, etc.) les fibres d'origine des nerfs accessoires, glosso-pharyngiens et pneumo-gastriques, amincies, transparentes, grisâtres et atteintes de dégénération conjonctive. De même, les troncs nerveux correspondants présentèrent quelquefois une dégénérescence atrophique à direction centrifuge.

C'est seulement depuis les recherches toutes récentes de Charcot et Joffroy (*Arch. de Physiol.*, 1870), Duchenne (*Arch. génér.*, 1870), Hun (*Améric. journ. of Insanity*, 1871) et Leyden (*Arch. f. Psych. u. Nervenkr.* II u. III Bd. 1870 u. 1872), que l'attention a été appelée sur les *altérations des noyaux d'origine des nerfs bulbaires étagés dans le 4e ventricule.* Parmi les noyaux nerveux disposés comme une mosaïque sur le plancher du ventricule, quand l'affection y débute par la moité inférieure, on trouve la dégénération principalement au *noyau de l'hypoglosse,* situé immédiatement à côté de la ligne médiane; quand l'affection s'étend, elle gagne le *noyau du pneumo-gastrique et de l'accessoire,* situé plus en dehors; le *noyau du glosso-pharyngien,* situé tout à côté, est ordinairement épargné. Si l'affection franchit la limite transversale marquée par les stries médullaires (acoustiques), elle atteint, dans la moitié supérieure du 4e ventricule, le *noyau du facial et de l'oculo-moteur externe;* le *noyau acoustique,* situé plus en dehors, et le *noyau moteur du trijumeau,* caché plus haut dans la fossa cærulea, paraissent ordinairement intacts; ce dernier a été trouvé dégénéré une fois par Duchenne et le *noyau sensitif du trijumeau* une fois par Charcot.

Les cellules ganglionnaires des noyaux nerveux perdent alors leur forme étoilée; elles sont ratatinées, plus petites, d'une couleur sombre, ocreuse, avec des prolongements et des noyaux cellulaires rudimentaires, ou même complétement atrophiés; remplies de pigment et d'une matière granuleuse, avec le noyau et le nucléole d'un aspect vitreux, brillant (dégénération jaune de Charcot), et séparées les unes des autres par de larges espaces; d'après ce dernier auteur, les cellules ganglionnaires sont 10 à 12 fois plus rares que dans les noyaux nerveux à l'état normal. Dans la plupart des cas, on trouve *des dégénérations analogues dans les cellules des cornes antérieures de la moelle*, avec vascularisation intense. Les cornes postérieures ne participent point à ces altérations; sauf un cas de Kussmaul (*Volkmann's Samml. klin. Vorträge*, 1873), où Maier trouva quelques cellules granuleuses dans les cornes postérieures de la moelle cervicale.

L'*hyperplasie du tissu conjonctif,* qu'on trouve déjà au niveau du plancher du 4ᵉ ventricule, gagne plus bas, dans les voies spinales, la partie interne des cordons antérieurs et la partie postérieure des cordons latéraux, comme dans la *dégénérescence atrophique de cause apoplectique* (Türck); elle atteint quelquefois, en haut, les fibres des pyramides et leurs prolongements dans la protubérance et les pédoncules cérébraux (Leyden, Maier); les olives sont plus rarement prises, les cordons postérieurs et les corps restiformes qui en dérivent échappent à la dégénérescence. La névroglie subit une prolifération et renferme des tubes nerveux atrophiés, remplis de granulations graisseuses, avec des cylindres d'axe renflés; ou bien, quand ceux-ci sont atrophiés, on ne trouve plus que des fibres nerveuses pâles, dépourvues de myéline, entremêlées de corpuscules amyloïdes et de grandes cellules étoilées (hypertrophie et infiltration du réticulum de la névroglie). Les parois vasculaires sont épaissies, parsemées de granulations graisseuses et de noyaux brillants, que l'on trouverait aussi, d'après Maier, dans les vaisseaux des masses grises centrales, avec diminution consécutive de la lumière des vaisseaux. Il est rare que l'altération reste bornée aux noyaux moteurs, comme dans les cas de Charcot, Duchenne, Joffroy; dans la plupart des cas, le processus sclérotique et les lésions vasculaires qui l'accompagnent atteignent secondairement la substance et les noyaux nerveux.

Le *tissu musculaire* lui-même est plus ou moins altéré; les muscles ont un aspect blanc-rougeâtre; leurs faisceaux sont tantôt notablement amincis, avec conservation des stries, tantôt atteints de dégénérescence graisseuse ou cireuse; on trouve entre les faisceaux musculaires, notamment à la langue, un tissu graisseux abondant. Dans les muscles émaciés de la langue, du pharynx et du larynx, on trouve, d'après Charcot, outre une infiltration granuleuse des fibres, une prolifération des noyaux du sarcolémme et une multiplication nucléaire abondante dans le tissu interstitiel.

Étiologie.

Comme causes de la *paralysie labio-glosso-pharyngée primitive*, on cite le refroidissement, les émotions violentes, les efforts musculaires exagérés, les commotions traumatiques de la tête et la syphilis (Cheadle et Silver). Le plus grand nombre des observations se rapporte à des sujets de 40 à 70 ans; on trouve peu de cas en deçà ou au delà de ces âges. Le sexe masculin est de beaucoup le plus fréquemment atteint. Comme les conditions étiologiques invoquées peuvent exercer leur influence dans tous les milieux, on comprend que la maladie puisse se rencontrer dans toutes les classes de la société. On n'a démontré jusqu'ici dans aucun cas l'influence de l'hérédité. Dans les *formes secondaires* dont nous parlerons plus loin, c'est l'affection originelle qui domine toute la pathogénie.

Symptomatologie.

On note quelquefois, comme prodromes de la paralysie labio-glosso-pharyngée, des douleurs dans la tête et à la nuque, un sentiment de compression dans la poitrine et dans le cou, surtout en parlant; rarement des attaques apoplectiformes. En général, la marche de l'affection est tout à fait insidieuse; les individus atteints paraissent bien portants; les premiers troubles dans les mouvements de la langue passent inaperçus. Peu à peu cependant le malade éprouve des difficultés de plus en plus grandes pour parler et pour manger. Ces deux fonctions s'accomplissent avec des efforts inusités, et entraînent une fatigue considérable. Le *trouble de la parole* se révèle surtout dans la prononciation des consonnes qui s'obtiennent en chassant l'air expiré au moyen de la partie antérieure de la langue appliquée contre les incisives supérieures ou la partie antérieure de la voûte palatine (*d, t, l, n, s*), ou bien dans la prononciation des consonnes qui s'obtiennent essentiellement par l'adossement des moitiés postérieures de la langue et de la voûte palatine (*k, g,* et les lettres aspirées *ch, j*).

Plus tard, la *paralysie* se montre dans le département du *facial*; les mouvements et l'occlusion des lèvres deviennent difficiles, ainsi que la prononciation des labiales (*b, p, f, v, w, m*), des vocales *o* et *u*; le malade ne peut plus souffler, humer, siffler ni embrasser. Il s'y joint une *paralysie des muscles du voile du palais et du pharynx*, d'où abolition de l'occlusion des fosses nasales, nasonnement de la voix, régurgitation fréquente des liquides, et à un degré plus avancé, *dysphagie*; celle-ci affecte différentes formes, suivant le degré de paralysie de la langue et des muscles inférieurs du pharynx. Au début de la paralysie des constricteurs du pharynx, le malade cherche à s'emparer, par de violents efforts de déglutition, des restes d'aliments arrêtés dans la bouche et le gosier, et l'arrêt de bouchées volumineuses peut le mettre en danger de suffocation. Si la langue, qui préside à la formation et à l'insalivation du bol alimentaire, ne peut plus provoquer par sa racine l'occlusion complète avec abaissement de l'épiglotte, et si le larynx n'est pas encore paralysé, le malade fait encore descendre facilement dans le pharynx les substances molles et liquides. Mais si la paralysie empêche l'occlusion propre du larynx, démontrée par Bruns au moyen du laryngoscope (adossement des aryténoïdes, avec rétrécissement latéral du larynx), alors les aliments solides sont mieux avalés que les liquides ; ceux-ci pénètrent facilement dans le larynx et provoquent une toux violente et des accès de suffocation. Dans quelques cas seulement l'ordre des symptômes est interverti, et on observe une paralysie précoce des muscles du voile du palais et du pharynx, à laquelle ne succèdent que beaucoup plus tard les troubles de la parole et de la respiration (Duchenne, Eulenburg).

Les troubles progressifs de l'articulation des sons, de la déglutition et des mouvements de la mâchoire inférieure s'accompagnent en général d'une *salivation* abondante et des plus incommodes, que la dysphagie seule ne suffit pas à expliquer. L'augmentation de la sécrétion salivaire n'est pas seulement de nature paralytique, comme Cl. Bernard l'a observé après la section expérimentale de la corde du tympan ; il faudrait plutôt l'attribuer, en raison de la nature de l'affection principale, à l'excitation du centre salivaire découvert par Grützner (*Pflüger's Archiv. f. Physiol.* 7 Bd. 1873) dans la moelle allongée, par suite de l'excitation centrale des fibres d'origine de la corde du tympan et du grand sympathique.

Le plus souvent, les troubles paralytiques de la parole et de la déglutition s'accompagnent bientôt de diminution et de *paralysie de la voix*, laquelle aboutit finalement à l'extinction complète de la voix. L'examen laryngoscopique permet de constater une paralysie des cordes vocales (Gerhardt, Fauvel, Ziemssen). Outre cette paralysie j'ai pu constater deux fois la coexistence d'une anesthésie du pharynx et du larynx, qui peut constituer exceptionnellement un des symptômes initiaux. Chez deux malades de Kussmaul, incapables de parler, mais pouvant encore faire entendre des gémissements et des éclats de rire, les vibrations et l'immobilisation des cordes vocales étaient abolies, la glotte apparaissait comme une ouverture béante de forme elliptique: Des hyperémies mécaniques et du catarrhe peuvent résulter de la pénétration du mucus et de débris alimentaires dans le larynx; les bronches et les poumons peuvent même être compromis gravement par les mêmes causes.

Tandis que les troubles paralytiques s'accentuent dans le domaine de l'hypoglosse, du facial et de l'accessoire, l'affection poursuivant sa marche, il survient aussi des *troubles fonctionnels du côté du pneumo-gastrique*. Ce sont des attaques de dyspnée, qui se manifestent après des efforts ou même pendant la nuit, et peuvent être cause de mort subite. Le ralentissement du pouls qui s'observe quelquefois (d'après Duchenne), et l'arrêt subit et mortel du cœur, résultent d'une excitation du pneumo-gastrique; par contre, l'irrégularité ultime et l'accélération excessive du cœur, notées par Mignard, indiquent une paralysie des filets moteurs du pneumo-gastrique.

Parmi les noyaux nerveux étagés dans la moitié supérieure du quatrième ventricule, l'affection s'attaque surtout aux cellules ganglionnaires inférieures du facial, et à celles de la portion motrice du trijumeau. Les noyaux nerveux situés latéralement et plus en avant sont plus rarement pris par la diffusion des lésions; pourtant Eulenburg a observé comme symptômes initiaux une parésie de l'un des oculo-moteurs externes et un affaiblissement progressif de l'ouïe; Hérald a vu deux fois une paralysie unilatérale de l'oculo-moteur commun. Dans certains cas, par suite d'une lésion des cellules supérieures du noyau du facial, la paralysie prédomine dans les branches supérieures du facial, ou bien il y a une diplégie faciale. Si la dégénérescence s'étend en arrière, elle atteint les trajets des pyramides; il en résulte des *paralysies* des membres supérieurs et inférieurs, des muscles du tronc, des sphincters, et même l'impuissance (comme chez un de mes malades). Comme *troubles de la sensibilité*, il y a au début des douleurs au front, à l'occiput ou à la nuque, une diminution de la sensibilité aux mains ou aux jambes, sur la muqueuse de la bouche et du gosier, et jusqu'à une abolition complète de l'excitabilité réflexe. L'*intelligence* et les *fonctions des sens* restent indemnes, ainsi que l'*appétit* et la *digestion*. Il n'y a pas de mouvements fébriles, à moins qu'ils ne soient provoqués par des complications.

L'*excitabilité électrique et réflexe* des muscles paralysés varie en raison de l'intensité des dégénérations nerveuses et musculaires. Dans la plupart des cas observés par Duchenne, Leyden, etc., et par moi-même, la contractilité électro-musculaire était normale; je l'ai trouvée pourtant notablement diminuée; dans quelques cas même elle peut être complétement abolie (Wachsmuth, Benedikt). L'excitation galvanique peut produire par voie réflexe, ou par l'intermédiaire de l'hypoglosse, des mouvements de déglutition; la galvanisation du facial est suivie, d'après Schulz, d'un arrêt de l'hypersécrétion salivaire.

La paralysie labio-glosso-pharyngée peut exister comme *affection propre des noyaux bulbaires*, ou bien elle peut succéder, comme *affection secondaire*, à d'autres dégénérations venant de la moelle cervicale ou de la substance grise de la moelle. Dans la démence paralytique, dans la sclérose cérébro-spinale en foyers, dans les ramollissements de la protubérance et de la moelle cervicale, avec atrophie secondaire de la moelle allongée (cas de Gerhard, après un traumatisme du crâne), on voit quelquefois apparaître, pendant le décours de l'affection primitive, les symptômes de la paralysie labio-glosso-pharyngée.

Dans l'atrophie musculaire progressive, qui a sa source, comme nous le verrons plus tard, dans une dégénération des cellules des cornes antérieures, le processus morbide peut se propager à travers la moelle cervicale, et englober les noyaux nerveux qui occupent le plancher du quatrième ventricule, ou bien l'affection, ayant son foyer primitif dans ces noyaux nerveux, gagne les cornes antérieures, d'où la complication fréquente d'une atrophie musculaire secondaire. Les lésions nerveuses donneront donc lieu, suivant leur diffusion ascendante ou descendante dans les colonnes grises de la moelle (ou, suivant Gerlach, dans le réseau gris des fibres nerveuses), *à toutes les formes symptomatiques d'un seul et même processus morbide*, le groupement et la succession des symptômes dépendant des différents points de départ et des combinaisons des lésions. L'anatomie pathologique et la clinique viennent à l'appui de cette manière de voir.

A une *période plus avancée* de l'affection, la nutrition étant en souffrance et la faim ne pouvant être satisfaite, on voit survenir les symptômes de l'*inanition*, un amaigrissement général et un relâchement musculaire qui rendent tous les mouvements difficiles. Dans la plupart des cas, on constate plus tard des *symptômes médullaires* graves; la rachialgie et les névralgies périodiques des membres sont souvent les avant-coureurs de l'*atrophie* et de la *paralysie*; celles-ci, quand la moelle cervicale est prise d'abord, atteignent les éminences thénar et hypothénar et les interosseux, puis la langue (avec tremblements fibrillaires), les rotateurs et les fléchisseurs de la tête, qui tombe sur la poitrine; les lésions s'étendant ensuite davantage, la paralysie s'empare du diaphragme, des muscles du tronc, des membres supérieurs et inférieurs, où il se produit aussi des contractures.

- Cette association de paralysies bulbaires et de paralysies spinales complète le tableau tragique de la maladie dans sa forme la plus grave. Incapable de parler et de bouger, le malheureux patient est là, obligé d'attendre sa nourriture de mains charitables, et condamné sans retour ; ses yeux seuls lui restent pour exprimer ses souffrances morales. C'est là certainement la plus affreuse décadence de la vie humaine qu'on puisse concevoir. La délivrance survient dans l'espace de 1 à 5 ans. Les malades succombent à un accès de suffocation, ou au marasme, à l'inanition, à l'apnée, à la paralysie du diaphragme ou du cœur, à l'hypostase pulmonaire.

Diagnostic et Pronostic.

La paralysie des noyaux bulbaires débute ordinairement par des symptômes légers et isolés, tels que des douleurs dans la tête ou à la nuque, un peu d'embarras de la parole ou de la déglutition, un sentiment de raideur des lèvres, plus rarement des accès de dyspnée ou des attaques apoplectiformes ; ces signes ne fournissent encore aucune base solide pour diagnostiquer la redoutable affection qui se prépare. C'est seulement l'accroissement continu et la succession particulière des troubles de la langue, des lèvres et de la déglutition qui révèlent au médecin tous les dangers qui menacent son malade.

Comme des troubles de la déglutition, des mouvements de la langue, de la parole, et une forte salivation, peuvent exister dans l'*hystérie*, les *maladies mentales*, la *sclérose en plaques*, et *d'autres lésions en foyer* (par suite d'altération des noyaux et des racines nerveuses), et comme ces états morbides peuvent guérir, on devra se tenir en garde contre tous ces symptômes, et ne pas porter précipitamment le diagnostic de paralysie labio-glosso-pharyngée. Il faudra observer longtemps et avec soin ; l'apparition ultérieure des troubles moteurs et sensitifs propres à l'hystérie, de l'aliénation mentale, de paralysies cérébrales et spinales, de troubles des sens, etc., permettra de reconnaître à quel type morbide on a affaire.

Il peut survenir incidemment, dans l'*irritation de la moelle cervicale*, des symptômes de paralysie labio-glosso-pharyngée. Ainsi, j'ai observé un cas d'ataxie commençante, avec douleurs névralgiques à la nuque, dans les bras, sciatique intermittente, douleurs en ceinture, fatigue rapide ; il y eut en outre, au début, une impossibilité d'avaler les aliments solides (probablement de nature spasmodique), un embarras de la parole, une parésie des muscles inférieurs de la face du côté gauche, et à certains jours une salivation abondante. Cet état dura environ six semaines, sans doute sous l'influence d'une hyperémie persistante de la moelle allongée, et disparut complétement par le traitement électrique et hydriatique dirigé contre l'affection spinale ; celle-ci persista, ses symptômes s'accentuèrent, et elle dure encore aujourd'hui.

L'*embolie de l'une des artères vertébrales* pourrait provoquer également des symptômes de paralysie labio-glosso-pharyngée, par oblitération de l'artère spinale antérieure et des branches médianes aboutissant aux noyaux de l'accessoire, de l'hypoglosse et au noyau inférieur du facial (comme l'a signalé Duret). Dans un cas de ce genre publié par Proust (*Comptes rendus de la Soc. de Biol.*, 1869), on trouva à l'autopsie une oblitération de lá moitié supérieure de l'artère vertébrale et de l'artère cérébelleuse inférieure, avec ramollissement du lobe cérébelleux correspondant. Dans un cas analogue publié par Leyden (*Congrès des naturalistes allemands*, Innsbruck, 1869), on trouva à l'autopsie une hémorrhagie avec ramollissement de la protubérance et de la moelle allongée ; les vaisseaux étaient gravement malades et les éléments nerveux atrophiés remplacés par un tissu fibreux compacte. Le malade de Joffroy (*Gaz. méd.*, 1872) eut la vie sauve. Dans tous ces cas, le diagnostic différentiel reposait sur l'apparition subite (apoplectiforme) des symptômes de la paralysie labio-glosso-pharyngée, sur les hémiplégies, les anesthésies, les variations des paralysies, les troubles concomitants de la vue et de l'ouïe.

Des *néoplasmes* et des *processus inflammatoires circonscrits de la base du cerveau* pourraient aussi, pendant la vie, revêtir les apparences de la paralysie labio-glosso-pharyngée, par suite de la compression de plusieurs racines nerveuses bulbaires. Mais dans les cas de tumeurs, dont nous parlerons plus loin, on a trouvé au début de la névralgie, et plus tard de l'anesthésie du trijumeau, des crampes cloniques des muscles de la face et de la langue, des troubles de l'odorat et de l'ouïe, avec intégrité de la voix, tous symptômes qui ne rentrent pas dans le tableau classique de la paralysie labio-glosso-pharyngée proprement dite. Dans les paralysies multiples des nerfs crâniens, causées par des méningites circonscrites ou par une périostite de la base (comme dans un cas de Gräfe et Virchow), les signes caractéristiques sont la céphalalgie chronique, les vertiges, le ptosis, les modifications des paralysies oculaires, et les troubles ultimes de la déglutition et de la respiration.

Les *maladies de la fosse cérébrale postérieure* ont pour signes principaux, outre les troubles de la déglutition et de l'articulation des sons, de l'affaiblissement de l'ouïe, du nystagmus, une paralysie de l'oculo-moteur externe, une démarche chancelante, et une parésie s'étendant à tous les membres. Dans les formes se rattachant à la syphilis (cas de Cheadle et Silver), les commémoratifs, les troubles hémiplégiques apparaissant de temps en temps, et la cessation rapide de tous les symptômes par l'emploi de l'iodure de potassium, suffiront à faire reconnaître la véritable nature de l'affection. Enfin, la *diplégie faciale bulbaire* se distingue facilement de la double paralysie périphérique de la face. Dans la diplégie faciale bulbaire, limitée aux muscles inférieurs, plus rarement aux muscles supérieurs de la face, on a comme signes caractéristiques l'apparition graduelle de la paralysie, la dissociation des mouvements de la face, la coexistence de paralysies de la langue, des lèvres, du pharynx, de la mâchoire, la salivation abondante, l'aphonie, les symptômes de paralysie du nerf vague, et la difficulté persistante de la déglutition, le nez étant fermé (en raison de l'inertie de la langue). Par contre, la double prosoplégie périphérique est moins grave et se révèle par la paralysie ordinairement complète d'emblée (avec abolition fréquente de la contractilité faradique et augmentation de la contractilité galvanique), par l'immobilité et la raideur des traits, par le peu de difficulté dans la prononciation des labiales, la conservation des mouvements de la langue, l'intégrité du timbre vocal, et enfin par la diminution des troubles de la déglutition quand le nez est fermé (par l'action de l'air renfermé dans les fosses nasales).

Quant au *pronostic*, presque tous les observateurs s'accordent à considérer les lésions centrales de la paralysie labio-glosso-pharyngée comme impossibles à arrêter dans leur marche et conduisant fatalement à la mort. J'en ai observé 12 cas, les uns simples, les autres compliqués d'atrophie musculaire progressive; il y a bien eu parfois, dans les formes peu avancées, un temps d'arrêt, voire même une amélioration durant quelques semaines ou quelques mois; mais l'aggravation ultérieure et la terminaison fatale survinrent, malgré un traitement persévérant par l'électricité et l'hydrothérapie. Pourtant Coppette et Tommasi ont vu quelques cas, et Benedikt un assez bon nombre de cas d'amélioration et même de guérison. Kussmaul (l. c.) a déjà soumis à une critique sévère les observations de ce genre. Il nous est impossible jusqu'à présent de nous expliquer comment peut intervenir, dans ces cas, l'action catalytique et antiphlogistique qu'on attribue au courant galvanique, comment il peut agir sur les désordres survenus dans la trame délicate des éléments nerveux, soit qu'on l'applique sur le grand sympathique (que Charcot et Maier ont trouvé intact et qui est hors de cause dans la maladie en question), soit qu'on l'applique sur les apophyses mastoïdes. Au point où en sont nos connaissances, bornons-nous à déplorer l'inexorable gravité des faits, sans céder à un optimisme trompeur.

Traitement.

Dans les premières semaines ou les premiers mois après l'apparition des symptômes suspects, les moyens indiqués chez les individus robustes sont les émissions sanguines locales à la nuque, aux apophyses mastoïdes, et l'application prolongée de vessies de glace. Ensuite on fera passer des courants galvaniques forts le long des vertèbres cervicales, et de là suivant le trajet de l'hypoglosse (tous les jours pendant des semaines et des mois), et on provoquera de fréquents mouvements de déglutition. Benedikt recommande la galvanisation du grand sympathique à la région cervicale, ainsi qu'au niveau des apophyses mastoïdes, et quand il y a des signes de paralysie du diaphragme, l'excitation du nerf phrénique. L'hypersécrétion salivaire peut être arrêtée par des injections hypodermiques d'atropine, qui produit, d'après Heidenhain, une irritation des cellules secrétoires.

Les médicaments internes (nitrate d'argent, fer, strychnine, phosphore) n'ont donné aucun résultat appréciable. J'ai obtenu au début des effets plus durables et plus positifs d'affusions froides sur la colonne cervicale dans un demi-bain tiède, et de douches sur les parties antérieure et postérieure du cou. Quant au choix des aliments, il faut avoir soin de donner des substances molles et par petites bouchées. Quand la dysphagie est très-prononcée, on n'a plus d'autre ressource que l'alimentation artificielle au moyen de la *sonde œsophagienne.* Dans un cas de Blumenthal, on dut pratiquer la *trachéotomie* en raison d'une dyspnée intense (à caractères laryngés). L'introduction et le maintien de la canule firent cesser les accès de suffocation; la paralysie de la déglutition et de la parole continuèrent leurs progrès.

c. Tumeurs de la moelle allongée.

La moelle allongée peut être comprimée, repoussée sur le côté, et quelquefois devenir le siége d'hémorrhagies ou de foyers de ramollissements par suite de tumeurs, les unes développées dans son tissu, les autres provenant de la base du cerveau ou du cervelet, notamment du lobe moyen. Les cas rassemblés par Ladame (l. c.) n'offrent rien de caractéristique. Ce n'est que dans ces dernières années qu'on a observé quelques exemples de tumeurs assez exactement limitées et se manifestant par des signes assez nets pour que le diagnostic fût possible, et fournissant ainsi des données importantes à la symptomatologie des affections de la moelle allongée.

Dans l'observation d'Érichsen (*Petersb. Zschr.* 2 H. 1870), la maladie se caractérisait par de la céphalalgie, de la dilatation pupillaire, des nausées, des vomissements alimentaires, et un hoquet opiniâtre; plus tard il survint des contractures et une insensibilité passagères au bras droit, une anesthésie persistante de la moitié droite de la face, de l'aphonie (par paralysie des cordes vocales), une parésie de la moitié droite du voile du palais, et enfin une paralysie de la vessie. En raison des affections simultanées et distinctes du pneumo-gastrique, de l'accessoire, du trijumeau et du phrénique, on diagnostiqua une tumeur de la moitié droite du bulbe, ce qui fut confirmé par l'autopsie. On trouva un tubercule plus gros qu'une amande, occupant toute une moitié de la moelle allongée, pénétrant librement dans le quatrième ventricule, et s'étendant de la *substantia ferruginea* à la limite inférieure du calamus scriptorius.

Chez le malade d'Edwards (*Brit. med. Journ.*, février 1870), il y avait du strabisme convergent, de la faiblesse des jambes, des troubles de la déglutition; plus tard, le malade ne pouvait plus que se traîner en rampant, son langage était inintelligible, pendant la nuit on l'entendait pousser des grognements ou des gémissements. Il survint enfin des vomissements, du hoquet, de la dysphagie, de l'alalie, une respiration abdominale, de l'incontinence des matières fécales, une paralysie des jambes et ensuite des bras. A l'autopsie, on découvrit une tumeur occupant le centre de la moelle allongée. Dans un cas de Voisin (*Annal. méd.-psych.*, janvier 1871), la paralysie labio-glosso-pharyngée apparaît subitement, avec salivation, dyspnée, perte du goût et de l'ouïe; on trouve à l'autopsie deux épithéliomas sur les parties antérieure et postérieure des deux hémisphères cérébraux : celui de gauche, gros comme une noisette, pénétrait entre la moelle allongée et le cervelet, et comprimait l'acoustique, le facial, l'hypoglosse, l'accessoire et le glosso-pharyngien; ces nerfs étaient notablement atrophiés. Le malade de Bälz (*Arch. f. Heilk.* XIII Bd. 1872), après une névralgie du trijumeau, des crampes, puis une paralysie de la langue et des commissures labiales, avait présenté les symptômes de la paralysie labio-glosso-pharyngée, sans dyspnée ni aphonie, mais avec diminution de la sensibilité sur les téguments de la tête et de la face; à l'autopsie, on trouva un enchondrome de la base du crâne, avec compression et hémorrhagie de la moelle allongée, qui était repoussée vers le côté droit; la plupart des nerfs bulbaires étaient atteints de dégénérescence graisseuse, les cellules ganglionnaires des noyaux nerveux intactes.

Indépendamment des symptômes bulbaires que nous venons d'énumérer, et de la paralysie labio-glosso-pharyngée, qui se reconnaît dans ces cas à sa marche insolite, à la coexistence de névralgies, de crampes musculaires, d'anesthésies, de troubles des sens, la compression de la moelle allongée par des tumeurs peut encore donner lieu au *phénomène respiratoire de Cheyne-Stokes*, que nous avons étudié plus haut, et à des *modifications de l'urine*. Celles-ci varient, suivant que la lésion atteint tels ou tels centres d'innervation vasculaire dans la moelle. Perroud a publié un cas (*Lyon méd.*, n° 23, 1869) de syphilome du lobe tonsillaire du cervelet, avec compression de la partie supérieure du 4ᵉ ventricule, où il y avait eu pendant la vie de la *polyurie*. Il n'est point rare d'observer de l'*albuminurie* dans les tumeurs du cervelet comprimant la moelle allongée. Dans les *tumeurs du quatrième ventricule*, qui se manifestent par des signes de compression des parties voisines (tubercules quadrijumeaux, cervelet, moelle allongée), le diabète est un symptôme caractéristique.

Dans un cas de Recklinghausen (*Virch. Arch.* XXX Bd.), de tumeur fibreuse dépendant du plexus choroïde du quatrième ventricule, il y avait eu du sucre dans les urines. Mosler a publié plus tard un autre cas (*Virch. Arch.* XXXXIII Bd.) de vertiges, céphalalgie périodique, surtout au niveau de l'occiput, vomissements persistants une année entière et diabète insipide. A l'autopsie, on trouva dans le quatrième ventricule une tumeur dure, de la grosseur d'une noix, s'étendant en avant jusqu'à l'orifice de l'aqueduc de Sylvius, remplissant en arrière ledit ventricule; le cervelet et la moelle allongée à ce niveau étaient bosselés. L'examen microscopique de la tumeur pratiqué par Virchow montra qu'elle avait la structure d'un glio-sarcome à grandes cellules; c'était, en somme, un gliome de la partie supérieure de l'épendyme.

On sait que d'après les recherches de Cl. Bernard, à la suite d'une lésion du plancher du quatrième ventricule, entre les origines du pneumo-gastrique et de l'acoustique, l'urine augmente en quantité et contient du sucre. Si la lésion est produite plus haut, l'urine contient plutôt de l'albumine. Comme Schiff l'a démontré plus tard, la piqûre de Cl. Bernard avait lésé le centre des nerfs vasculaires du foie; ceux-ci se rendent, par la partie supérieure des cordons antérieurs et les rameaux communicants, dans le grand sympathique, les rameaux splanchniques et les nerfs du plexus hépatique; toute lésion d'un point quelconque de ce parcours cause le diabète. D'après les recherches récentes de Cyon et Aladoff (*Bulletin de l'Acad. des scienc. de Saint-Pétersb.*, 1871, tome XVI), les fibres nerveuses qui provoquent le diabète contiennent aussi les fibres qui font contracter les artères hépatiques; le diabète artificiel s'expliquerait alors par la paralysie de ces nerfs et l'augmentation de l'afflux sanguin dans les vaisseaux hépatiques dilatés. L'hydrurie simple indique une lésion du centre médullaire de l'innervation vasculaire des reins.

CLASSE III

CARACTÈRES GÉNÉRAUX DES AFFECTIONS SPINALES

La médecine contemporaine s'est appliquée de toutes ses forces à dissiper la profonde obscurité qui enveloppait autrefois les maladies de la moelle. Les progrès de l'histologie et de l'expérimentation, l'exactitude des recherches cliniques y ont contribué également. A mesure que la lumière se fait, des formes et des types morbides méconnus jusqu'ici nous apparaissent plus clairement, prennent place dans le cadre agrandi de nos observations, et permettent d'espérer que les points encore obscurs auront bientôt le même sort. Les affections spinales, longtemps méconnues et passées sous silence, ont été à notre époque l'objet d'études approfondies, qui ont surtout contribué à perfectionner le diagnostic et le traitement de cette classe de maladies si fréquentes.

Les lésions spinales et leur siége se révèlent à nous par un ensemble de troubles fonctionnels survenus dans les principales voies de transmission du mouvement et de la sensibilité, ainsi que dans la sphère des nerfs trophiques, des nerfs de la vie végétative et du grand sympathique. Dans la plupart des cas, les symptômes d'excitation prédominent au début; plus tard seulement il s'y joint des signes de dépression.

L'*excitation du début* se manifeste *du côté des nerfs sensitifs* par des douleurs névralgiques, des hyperesthésies et des fourmillements. Des *douleurs névralgiques* de plusieurs sortes surviennent dans certaines affections des méninges, de la moelle et des vertèbres. C'est une *douleur névralgique de la tête et de la face*, s'il y a irritation des troncs nerveux naissant de la moelle cervicale où de la moelle allongée; c'est une *rachialgie* occupant les régions cervicale, dorsale ou lombaire, s'il y a irritation des branches postérieures des racines spinales, avec ou sans douleurs à la pression au niveau de certaines vertèbres. Les *douleurs névralgiques des membres* se montrent aux extrémités supérieures ou inférieures dans les irritations vasculaires ou inflammatoires des cordons ou des racines postérieures, ou de leurs prolongements dans la substance grise; ces douleurs, suivant leur intensité et leurs caractères, sont exacerbantes, sourdes, fulgurantes, lancinantes, gravatives, térébrantes; elles atteignent la peau, les muscles ou les os, et dépendent du siège et de la nature de la lésion spinale; la douleur en ceinture est une douleur névralgique qui part de la colonne vertébrale et enserre le tronc. L'*hyperesthésie de la peau ou des muscles* peut accompagner, dans les affections spinales, les paroxysmes névralgiques, ou se montrer indépendamment de ceux-ci. La *dysesthésie* (Charcot), c'est-à-dire les sensations pénibles de vibration succédant à de légères excitations, ne sont qu'une variété d'hyperesthésie. Enfin, les *fourmillements* sont des excitations légères, ordinairement consécutives à la compression des racines nerveuses, se propageant d'une fibre à une autre, et se modifiant instantanément.

Les *signes de dépression* survenant dans les affections spinales *du côté des nerfs sensitifs* sont l'*obtusion générale de la sensibilité*, l'*engourdissement*, et jusqu'à l'*abolition complète de la sensibilité, l'anesthésie*. Celle-ci, comme je l'ai démontré, correspond à la distribution des nerfs cutanés établie par Voigt; on peut en outre, d'après des recherches récentes, constater des *différences objectives dans l'abolition de certaines sensibilités particulières* (comme des *paralysies limitées à la sensibilité tactile*).

Pour reconnaître objectivement les troubles sensitifs d'origine spinale, il faut explorer avec soin les qualités distinctes de la sensibilité, par des procédés scientifiques et rigoureux. Avant de traiter cette question, disons qu'au *point de vue pratique* on peut obtenir des renseignements utiles sur les altérations des différentes sensibilités, sans recourir à des recherches longues ni difficiles. La sensibilité tactile peut s'apprécier en explorant la peau avec le doigt à travers le linge, ou directement au moyen d'un morceau de drap, de toile, ou d'une épingle; la sensibilité à la douleur s'apprécie en pinçant, en piquant la peau, ou en tirant sur les poils de différentes régions; la sensibilité à la température, au moyen d'une cuiller ou d'un thermomètre plongés dans l'eau chaude ou froide et appliqués immédiatement sur la peau.

Des *méthodes d'exploration plus délicates* permettent d'apprécier les troubles partiéls de la sensibilité. La *sensibilité tactile* et la notion de l'*espace* qui sépare deux impressions sont justiciables du compas de Weber ou de l'æsthésiomètre de Sieveking; pour la *sensibilité à la pression*, on dispose des charges formées de poids différents (E. H. Weber), ou on applique un sac en caoutchouc rempli d'eau sur la partie des téguments qu'on veut examiner, et l'on essaie quelles sont les plus faibles secousses imprimées au liquide que perçoit le malade (Goltz); on peut se servir aussi du baresthésiomètre d'Eulenburg; il se compose d'un ressort en spirale, qui presse plus ou moins fort, suivant son degré de tension, sur une plaque de caoutchouc; cette compression se transmet ensuite, au moyen d'une tige et d'une roue dentée, à une aiguille adaptée à un cadran gradué. La *sensibilité à la température* s'apprécie en plongeant alternativement un doigt dans deux vases remplis d'eau à différentes températures (E. H. Weber), ou bien en plaçant sur la peau des cylindres de cuivre remplis d'eau, entourés d'un corps mauvais conducteur, et portant un thermomètre dans leur couvercle (Nothnagel).

La *sensibilité de la peau à la douleur* peut se mesurer au moyen de la faradisation, d'après l'écartement de l'hélice secondaire; la *sensibilité électro-musculaire*, chez les sujets intelligents, se contrôle par le sentiment de contraction ressenti dans les muscles qu'on excite avec le courant primitif. Pour reconnaître l'état du *sens musculaire*, il faut, d'après Weber, faire soulever au malade des poids différents (notion de l'énergie musculaire). Quant à la *sensation de la position des membres* (Leyden), qui est conservée dans les paralysies uniquement motrices, mais non dans les paralysies sensitives, et qui réside dans les nerfs sensitifs de la peau, des muscles et des articulations, on la met en jeu en imprimant des mouvements passifs ou faradiques aux membres et à leurs différentes portions. L'*excitabilité réflexe* s'apprécie au moyen d'excitations mécaniques, et mieux encore par l'électricité.

Les différentes espèces de sensibilité sont inégalement atteintes dans les lésions spinales; ce sont des *paralysies partielles de la sensibilité*, d'une durée variable, plus rarement persistantes. Ainsi, dans la plupart des cas, la sensibilité au chatouillement disparaît la première, ensuite la sensibilité au contact et à la pression, puis à la température et enfin à la douleur. D'après ses recherches expérimentales, Schiff considère la perte de la sensibilité tactile avec conservation de la sensibilité à la douleur comme l'*anesthésie proprement dite*; il la rattache à une lésion limitée aux cordons postérieurs, et attribue l'abolition de la sensibilité à la douleur (*analgésie* ou *anodynie*), à une lésion de la substance grise ; tandis que Brown-Séquard considère la substance grise (et surtout sa partie centrale), comme l'organe de transmission de ces deux sortes de sensibilité. Dans la plupart des affections spinales, les troubles de la sensibilité que nous venons d'étudier ne permettent pas de reconnaître s'il y a une lésion limitée aux cordons postérieurs, ou si la substance grise de la moelle est prise en même temps. Le *retard des perceptions sensitives* dépendrait (d'après Leyden) d'une résistance à la transmission dans la substance grise, et le *retard des impulsions motrices* (avec lenteur manifeste des mouvements), d'un trouble de la coordination.

Du côté des *nerfs moteurs*, les *symptômes d'irritation* sont les suivants : spasmes, tremblements ; raideur musculaire, contractures, attaques tétaniques et épileptiformes. Les *spasmes musculaires* peuvent être des crampes limitées à certains faisceaux et donnant lieu à des contractions fibrillaires (comme dans les traumatismes de la moelle, l'atrophie musculaire progressive) ; où bien ce sont des crampes cloniques plus intenses occupant les membres, le tronc, et représentant le plus souvent des crampes réflexes consécutives à une irritation de la moelle, surtout de la substance grise. Le *tremblement* se compose de contractions musculaires avec oscillations ; on le produit expérimentalement sur des animaux décapités, en excitant la moelle épinière au moyen de courants d'induction à intermittences lentes ; il survient aussi, sous l'influence d'excitations inégales transmises aux fibres motrices affaiblies, dans l'ataxie, la sclérose, la myélite, etc., surtout à la suite des incitations motrices.

La *raideur musculaire* est caractérisée par une rigidité particulière et une lenteur des mouvements volontaires, qui ne peuvent s'accomplir qu'avec de grands efforts, et après lesquels les muscles contractés ne reviennent que graduellement au repos. Les *contractures*, avec les attitudes pathognomoniques qu'elles impriment aux membres, sont tantôt de nature irritative, spasmodique (elles cèdent alors pendant le sommeil et sous l'influence des narcotiques) ; tantôt de cause paralytique (paralysie des muscles antagonistes) ; tantôt enfin elles résultent de lésions spinales circonscrites, comme dans la sclérose des cordons latéraux. Des *symptômes tétaniques* s'observent dans les méningites spinales et les traumatismes de la moelle, dans les empoisonnements et l'hystérie ; ils résultent ordinairement d'une exagération morbide du pouvoir réflexe de la substance grise de la moelle, que Schröder v. d. Kolk a trouvée vivement injectée et parsemée de petites hémorrhagies dans le tétanos provoqué par la strychnine. Enfin, les *attaques épileptiques* qui surviennent dans les affections

spinales (*epilepsia spinalis*), comme la carie vertébrale, les traumatismes, sont directement sous l'influence de la moelle, ou par voie
réflexe sous l'influence de certains nerfs périphériques ; dans ce dernier cas, l'excitation se transmet au centre propre des convulsions
générales (moelle allongée et protubérance). Des lésions expérimentales de la moelle et des *nerfs sciatiques* (Brown-Séquard), mettent
en jeu de la même façon le rôle conducteur de la moelle et aboutissent à l'épilepsie.

Les symptômes de dépression les plus caractéristiqués sont représentés par les formes très-diverses des *paralysies spinales*. La *paraplégie* type, bien connue déjà des anciens, s'attaque principalement
aux extrémités inférieures, avec extension fréquente des symptômes
paralytiques aux nerfs sensitifs et aux sphincters de la vessie et de
l'anus ; la *paraplégie douloureuse* s'observe dans les compressions à
marche lente, dans le cancer des vertèbres (Charcot). Dans les lésions
circonscrites à la moelle cervicale, il peut y avoir seulement paralysie des membres supérieurs, *paraplégie cervicale*. Les *paralysies
spinales unilatérales* sont rares ; comme exemples de *paralysies spinales hémiplégiques*, on peut citer celles qui surviennent dans des
lésions médullaires circonscrites au cordon latéral du côté opposé,
quelquefois aussi dans l'ataxie. Le plus souvent on reconnaît que
l'autre moitié du corps n'est pas complétement épargnée par la maladie. Dans la véritable *hémiplégie spinale* type de Brown-Séquard,
on trouve chez l'homme, de même qu'il l'a constaté dans ses expériences, une paralysie motrice, et en partie vaso-motrice, avec hypéresthésie, du côté correspondant à la lésion, et sur l'autre moitié du corps
une paralysie de la sensibilité avec intégrité des mouvements. L'*hémiparaplégie spinale*, ou paralysie d'une jambe avec anesthésie croisée,
se rencontre dans les lésions unilatérales de la moelle cervicale et de
la moelle lombaire.

La *paralysie spinale alterne*, atteignant le membre supérieur d'un
côté et le membre inférieur du côté opposé, se produit dans les lésions en foyer des pyramides, quand la lésion porte sur les fibres
nerveuses des membres supérieurs avant, sur celles des membres
inférieurs après leur entre-croisement. Les *monoplégies spinales*,
ou paralysies isolées de certains membres ou de certains groupes
musculaires, se rencontrent dans la carie des vertèbres, dans la
paralysie infantile spinale, dans l'atrophie musculaire progressive
au début ; dans ces cas, d'autres signes pathognomoniques indiquent
l'origine spinale de ces paralysies isolées. Citons enfin *la paralysie
spinale généralisée*, s'étendant à tous les membres, mais à des degrés

différents. Elle résulte ordinairement d'altérations progressives du parenchyme médullaire qui, partant de la moitié antérieure de la moelle, comme dans les fractures multiples des vertèbres, les tubercules de la substance grise, gagnent successivement les cornes grises et les cordons postérieurs, en frappant de paralysie les membres supérieurs et inférieurs.

A la suite des paralysies spinales se placent les *troubles trophiques*, qui atteignent principalement les muscles des membres paralysés. Dans la plupart des affections spinales, on constate à l'autopsie, dans les muscles des membres condamnés à l'immobilité, la pâleur et l'amincissement des fibres, et jusqu'à la disparition des stries transversales et à la dégénérescence graisseuse. L'atrophie musculaire est bien plus prononcée encore dans les formes qui attaquent les centres trophiques eux-mêmes, situés dans les cornes antérieures (atrophie musculaire progressive, paralysie infantile spinale, etc.); ou bien quand ces centres ont cessé d'être en communication avec les nerfs périphériques (compression des racines antérieures, méningites et névrites paralytiques). L'émaciation des muscles est alors rapide et considérable, l'atrophie et la paralysie suivent souvent, mais pas toujours, une marche parallèle. On trouve encore comme troubles trophiques dans différentes affections spinales, des hypertrophies de la peau, des muscles et des os, des arthropathies, des éruptions herpétiques, et des formes aiguës de decubitus.

La *réaction électrique des nerfs et des muscles paralysés* est très-variable dans les différentes formes d'affections spinales. Des foyers limités et occupant les parties supérieures, avec simple amaigrissement des muscles, n'amènent pas de changements notables dans leurs réactions électriques. Dans les formes de myélite occupant tout le diamètre transversal de l'axe spinal, l'excitabilité galvanique des nerfs et la contractilité farado-musculaire vont sans cesse en diminuant, et peuvent finir par disparaître entièrement. Dans les affections caractérisées par une lésion des centres trophiques des muscles, les troubles de la nutrition et de l'activité musculaires s'accompagnent fréquemment d'abolition de leur excitabilité électrique; mais les deux phénomènes ne vont pas nécessairement de pair, c'est tantôt l'atrophie, tantôt l'altération de l'excitabilité électro-musculaire qui prédomine; la réaction galvano-musculaire persiste ordinairement plus longtemps que la réaction farado-musculaire. Dans les formes irritatives du tabes, et dans le stade d'ataxie, on constate une augmentation anormale de l'excitabilité galvanique des nerfs avec des courants faibles, et un accroissement de l'excursion des membres dans les applications de courte durée, ou quand on intervertit le courant.

Outre les formes paralytiques que nous venons d'énumérer, il faut citer encore les *troubles de coordination*, les *ataxies*, propres à certaines affections spinales ; il y a alors conservation des mouvements volontaires dans les muscles considérés isolément, mais abolition plus ou moins complète des mouvements complexes produits par l'action synergique de différents groupes musculaires. D'après des recherches récentes, il s'agit là de troubles dans les longues voies de conduction, qui maintiennent en relation constante les centres propres de la coordination situés dans le mésocéphale et le cervelet (protubérance, tubercules quadrijumeaux et cervelet), avec le système des cellules ganglionnaires et les voies de transmission des parties postérieures et antérieures de la moelle. Nous y reviendrons plus longuement à propos de l'ataxie.

Les différents états morbides de la moelle apportent aussi des troubles considérables et funestes dans le *système nerveux de la vie végétative et dans le grand sympathique*. C'est ici non-seulement l'intensité de la lésion spinale, mais aussi la hauteur à laquelle elle siége qui ont une importance décisive. Dans les affections de la moelle cervicale et de la moelle allongée, l'atteinte porte sur *la respiration et l'activité cardiaque*, sur *les nerfs moteurs de l'iris*. Les *centres d'innervation vasculaire* qui s'étendent de la moelle allongée à la moelle spinale, d'après des recherches récentes de Goltz, Vulpian, etc., et les nerfs vaso-moteurs, qui sortent avec les racines antérieures, sont plus ou moins pris dans les différentes affections spinales. C'est ainsi qu'on observe des élévations considérables de température dans les lésions traumatiques de la moelle cervicale, dans les convulsions hystériques, ainsi que dans les paraplégies et hémiplégies spinales à invasion aiguë. Il y a rarement une contraction réflexe des vaisseaux dans les membres paralysés ; mais par contre on y trouve presque constamment des dilatations vasculaires chroniques, des stases veineuses, avec cyanose, refroidissement et œdème.

Dans les affections des portions cervicale et lombaire de la moelle, on observe des *troubles digestifs* avec constipation, météorisme, et plus rarement diarrhée rebelle. Goltz a vu survenir la diarrhée chez les chiens, après écrasement de la moelle lombaire. Les irritations de la moelle cervicale et de la partie supérieure de la moelle dorsale provoquent une *augmentation morbide des désirs sexuels et des facultés viriles* (comme au début de l'ataxie et de la paralysie générale). Les commotions et les lésions de la moelle (comme dans les fractures des vertèbres) peuvent occasionner des érections douloureuses et du priapisme. Dans les affections spinales chroniques, il y a diminution des désirs vénériens et *impuissance*. D'après des recherches récentes de Goltz (*Pflüger's Arch. VIII Bd.*, 1874), le centre réflexe de l'érection se trouverait dans la moelle lombaire.

La portion lombaire de la moelle exerce aussi une influence manifeste sur *les fonctions sensitives et motrices du rectum et de la vessie*. Dans les méningites et l'ataxie, les malades éprouvent quelquefois de vives douleurs névralgiques, un sentiment de constriction et un ténesme intense dans le rectum ou la vessie. Plus tard, la sensibilité s'éteint, entraînant la perte de l'excitabilité réflexe. D'après les dernières recherches de Budge (*Pflüg. Arch. II, Bd.*), on peut produire la paralysie de la vessie par la section des racines antérieures des 3e, 4e et 5e paires sacrées, qui contiennent les fibres motrices destinées aux muscles de la vessie et de l'urèthre, ainsi que par la section des racines postérieures des mêmes nerfs, qui président par voie réflexe au tonus de ces mêmes muscles. Même avec intégrité de la moelle lombaire et des voies réflexes, des lésions des régions cervicale et dorsale peuvent causer des troubles dans les fonctions vésicales, en interrompant l'action des centres moteurs cérébraux (contenus dans le pédoncule), et leurs connexions avec les cordons antérieurs et les nerfs sacrés. Il y a alors rétention d'urine, décomposition de ce liquide, cystite et pyélite consécutives, qui viennent précipiter et aggraver encore la marche de l'affection spinale.

La participation de l'encéphale aux maladies de la moelle épinière survient lorsque des processus morbides s'étendent de la moelle au cerveau, de la moelle cervicale aux noyaux nerveux et à la base, ou inversement; on voit aussi se produire des symptômes céphaliques de mauvais augure comme complication ultime des affections spinales graves. L'extension des processus morbides par voie ascendante de la moelle au cerveau s'observe dans les inflammations des méninges spinales, dans les myélites et les ataxies avec atteinte des nerfs crâniens, dans les troubles psychiques s'ajoutant à des lésions spinales de longue durée, dans les affections centrales diffuses de nature sclérotique et syphilitique. Des dégénérescences secondaires de la moelle se produisent de haut en bas dans l'apoplexie cérébrale et le ramollissement, d'autres s'ajoutent aux symptômes cérébraux de la paralysie générale progressive; la méningite cérébro-spinale, les formes tuberculeuses de la méningite de la base, diverses sortes d'épanchements et de tumeurs se propagent également du cerveau à la moelle.

Les symptômes cérébraux de dépression peuvent, dans les affections de la moelle allongée, se compliquer de convulsions, de troubles de la respiration et de la déglutition ; ou bien ils succèdent à des processus inflammatoires s'étendant de bas en haut (comme dans la méningite, la carie des vertèbres, etc.); quelquefois ils sont de nature pyohémique (comme dans le décubitus, la cystite purulente); d'autres fois ils apparaissent comme phénomènes ultimes avec une forte fièvre, un pouls petit et précipité, une respiration difficile et de la dysphagie, lorsque les centres bulbaires et vaso-moteurs sont envahis par des processus médullaires à marche aiguë. Ces états se terminent promptement par un collapsus mortel, avec délire et coma.

Enfin les *nerfs des organes des sens* peuvent être compromis par l'extension des affections spinales. Le fait le plus fréquent est l'atrophie du nerf optique, après lui les muscles de l'œil et les pupilles sont les premiers atteints. L'acoustique, le trijumeau, le facial entrent rarement en scène, lorsque des dégénérescences se propagent dans le bulbe jusqu'aux noyaux et aux racines de ces nerfs. Les troubles du côté du pneumogastrique et de l'accessoire sont exceptionnels. Les nerfs moteurs de la langue peuvent être pris dans la sclérose diffuse des centres nerveux, dans la paralysie bulbaire, la paralysie générale et l'ataxie.

Le *diagnostic* des affections spinales se fait d'après leur symptomatologie, dont on connaît mieux aujourd'hui l'étendue, et d'après la marche anatomique de certains troubles. Le siége et l'étendue des lésions spinales sont ordinairement plus faciles à déterminer que leurs caractères anatomiques. Nous avons fait, sous ce rapport, des progrès considérables, mais le doute et l'obscurité subsistent encore sur bien des points.

I. — MALADIES DES MÉNINGES SPINALES.

Comme pour l'encéphale., la participation des méninges rachidiennes aux affections spinales est aussi fréquente qu'importante. Les altérations morbides primitives de ces membranes ont entre elles de grandes analogies dans le crâne et dans le canal rachidien ; elles ne diffèrent que par les conditions différentes de la circulation veineuse, ainsi que des stases et des abaissements de la circulation. Les lésions secondaires des méninges qui s'ajoutent à la plupart des affections spinales, sont en quelque sorte accessoires et d'une importance clinique médiocre. L'étude qui va suivre portera principalement sur les formes morbides propres aux méninges spinales et susceptibles d'être distinguées cliniquement.

CHAPITRE XVI

HYPÉRÉMIES ET APOPLEXIES DES MÉNINGES SPINALES.

a. Hypérémie des méninges et de la moelle.

La fréquence des congestions de la moelle (*plethora spinalis*) admise par les anciens médecins et par Ollivier, reposait moins sur des données positives que sur des argumentations théoriques, et déjà Abercrombie combattait cette manière de voir. De nos jours, l'anatomie pathologique est beaucoup plus réservée quant à l'augmentation de la quantité de sang contenue dans les méninges et le parenchyme de la moelle ; on n'est fondé à admettre une hypérémie spinale que si l'on constate une réplétion sanguine notable de la dure-mère et de la pie-mère, et une coloration rouge, foncée, du tissu de la moelle, principalement de la substance grise. La position habituelle des cadavres en decubitus dorsal, la stase du sang dans les plexus veineux de la partie inférieure de la moelle, l'imbibition des tissus par la matière colorante du sang sous l'influence de la putréfaction, toutes ces causes peuvent aboutir à une congestion cadavérique, ne prouvant nullement qu'il y ait eu de la réplétion vasculaire pendant la vie. Par contre, il y a souvent pendant la vie des hypérémies assez actives du système spinal, mais passagères et ne laissant aucune trace sur le cadavre.

Outre la réplétion notable des vaisseaux, surtout ceux de la pie-mère, et la rougeur des coupes de la moelle, reconnaissable à la loupe, on peut voir aussi un piqueté hémorrhagique, et une teinte sombre de la substance grise plus riche en capillaires, qui permettront de conclure à une congestion active, quelquefois même à un commencement d'inflammation de la moelle; ces faits se présentent dans certains cas de méningite cérébro-spinale, de fièvre typhoïde, de maladies puerpérales, d'exanthèmes aigus, etc. A la suite de convulsions, de symptômes choréiques et tétaniques, on trouve des hypérémies veineuses qui doivent être considérées comme des stases d'agonie, et non comme les causes de la mort.

Si pour apprécier les symptômes de l'hypérémie médullaire, nous nous reportons à l'hypérémie cérébrale, dont les signes l'emportent en fréquence et en évidence; si nous opposons la céphalalgie, l'obtusion de la sensibilité, les douleurs diffuses dans les membres, l'affaiblissement de la langue, d'un bras ou d'une jambe, qui s'observent dans l'hypérémie cérébrale, aux douleurs lombaires, à l'engourdissement, aux fourmillements, aux élancements douloureux dans les jambes, à la sensation de lourdeur des membres inférieurs, qui accompagnent l'hypérémie spinale, nous trouvons une analogie complète entre les symptômes de ces deux états morbides, analogie qui est encore plus marquée si l'on considère la similitude de leurs causes, et la prompte guérison par laquelle ils se terminent souvent l'un et l'autre.

Il y a par contre certains signes objectifs de l'hypérémie cérébrale : rougeur de la face et des conjonctives, gonflement des veines jugulaires, battements des carotides, nausées, vomissements, excitation psychique, qui s'observent avec moins de netteté dans l'hypérémie spinale; ajoutons encore que dans celle-ci on trouve quelquefois la respiration difficile, courte et incomplète.

Parmi les *causes* de l'hypérémie spinale, il faut citer en première ligne ces excitations générales du système nerveux, qui entraînent une réplétion sanguine exagérée et du cerveau et de la moelle. Les communications de l'artère basilaire, de la vertébrale, et des artères spinales antérieures et postérieures auxquelles elles donnent naissance, favorisent la diffusion de l'hypérémie dans les territoires correspondants du cerveau et de la moelle. Dans les troubles de la respiration et de la circulation (affections organiques des poumons et du cœur), surtout dans les maladies et les dégénérations des viscères abdominaux, dans les stases du système porte, ce sont surtout les plexus veineux lombaires qui se congestionnent ; leur dilatation variqueuse, et le gonflement et le ramollissement consécutifs du tissu de la moelle peuvent s'accompagner d'hypérémie chronique.

L'hypérémie de la moelle reconnaît souvent pour causes les *excès sexuels* et l'*onanisme*, qui entretiennent à longue échéance des symptômes d'irritation spinale, et qui peuvent même, quand leur influence se prolonge et s'exagère, aboutir à des altérations de texture. A la suite des *efforts* violents et prolongés, des *commotions traumatiques* de la colonne vertébrale, on voit apparaître également des signes de congestion de la moelle. Les *refroidissements intenses*, et la suspension des règles ou de la transpiration qui en est souvent la conséquence, peuvent exercer une action dépressive sur les centres vaso-moteurs, par une influence réflexe du vaste réseau nerveux de la peau, et provoquer une hypérémie spinale et même des altérations de texture, comme Feinberg vient de l'observer expérimentalement sur des animaux enduits de vernis. Dans ces expériences, on trouvait une injection des méninges spinales et de la substance grise, une dilatation des capillaires, et des hémorrhagies microscopiques en nombre considérable ; dans quelques cas il y avait aussi une prolifération de la névroglie. Ajoutons enfin que Magnan (l. c.), sur des animaux empoisonnés par l'absinthe, a pu démontrer sur des coupes minces de la moelle une coloration rose généralisée et une injection vasculaire.

Les douleurs lombaires, les sensations douloureuses et la faiblesse des jambes qui se montrent passagèrement à la suite des maladies fébriles graves, fièvre typhoïde, exanthèmes aigus, maladies puerpérales, etc., doivent être rapportées aussi à une hypérémie de la moelle, bien qu'on n'ait pu en donner la démonstration directe que dans un petit nombre de cas. Dans les formes morbides avec convulsions spinales, tétanos, éclampsie, etc., on trouve une hypérémie intense de la substance grise de la moelle ; celle-ci, comme le prouvent les recherches de Feinberg déjà citées, peut à elle seule provoquer des crampes, d'autant plus qu'elle s'accompagne ordinairement d'extravasations capillaires, qui altèrent en plusieurs points le tissu de la moelle. Quant aux relations de l'*irritation spinale* avec l'hypérémie de la moelle, nous y reviendrons plus longuement par la suite.

Les *symptômes de l'hypérémie spinale* sont ordinairement des symptômes d'irritation. La rachialgie, qui occupe les régions lombaire ou sacrée, est une douleur sourde, exaspérée par les émotions violentes, les efforts, quelquefois même par le décubitus dorsal. Des douleurs s'irradient dans les membres inférieurs, plus rarement dans les supérieurs, avec de l'engourdissement ou des fourmillements. Assez souvent des spasmes se produisent passagèrement dans différents muscles. L'excitabilité réflexe est ordinairement augmentée ; j'ai vu souvent l'excitabilité galvanique des nerfs notablement accrue.

Comme symptômes de dépression on trouve souvent la sensibilité émoussée, de la lourdeur et de la raideur dans les deux jambes, quelquefois aussi dans les bras. Les véritables paralysies sont rares ; pourtant Hasse (*Krankh. d. Nervenapparates* 1855) a observé une paralysie des extrémités inférieures après un refroidissement, et plus récemment Steiner (*Arch. d. Heilk.*, 1870), une paralysie ascendante à la suite de fatigues physiques ; les deux cas se sont améliorés rapidement par le repos, la chaleur, un traitement antiphlogistique approprié, et se sont terminés par une guérison complète. Il n'est pas rare que les paralysies affectent un caractère intermittent ou rémittent.

Le *diagnostic* de l'hypérémie de la moelle et de ses méninges se déduit des symptômes que nous en avons donnés, et de ses causes. Une observation suivie, la marche promptement favorable de la maladie donneront toute vraisemblance au diagnostic, d'abord un peu arbitraire, de congestion spinale. La *durée* et la *terminaison* diffèrent suivant les causes de l'hypérémie. En général, les cas aigus, dont nous avons indiqué les causes, se terminent rapidement par la guérison. Les formes chroniques, entretenues par des stases veineuses, ont une marche plus traînante, des alternatives plus marquées dans leurs symptômes, et cèdent plus lentement. Quelquefois elles s'améliorent très-vite sous l'influence d'une hémorrhagie spontanée des veines de l'utérus ou du rectum, qui s'anastomosent avec celles de la moelle.

La mort ne s'observe guère comme terminaison de l'hypérémie simple de la moelle. Dans ces cas malheureux, on trouve généralement une hémorrhagie intra-médullaire, une infiltration séreuse, ou un ramollissement du parenchyme ; il y a aussi le plus souvent des

symptômes d'asphyxie, dénotant une atteinte des centres respirateurs.
Des hypérémies prolongées peuvent provoquer dans la moelle,
comme dans le cerveau, des dégénérescences et des hyperplasies secondaires.

Le *traitement* doit être basé sur les causes de la congestion spinale,
Dans les hypérémies aiguës, la médication antiphlogistique est indiquée, avec le repos et une diète sévère. Les ventouses scarifiées ou
les sangsues sur la colonne vertébrale, les sangsues à l'anus, à la
vulve, donnent de bons résultats. On se trouvera bien aussi des affusions fraîches sur la colonne vertébrale dans un demi-bain tiède, des
applications de compresses fraîches dans le dos, ou de la vessie de
caoutchouc de Chapmán (qui doit être remplie graduellement d'eau
de plus en plus froide, et non pas immédiatement de morceaux de
glace).

Dans les cas aigus, j'ai pu constater que les frictions à l'eau froide
et les douches dorsales sont mal supportées ; la stimulation par le
froid peut augmenter ici la congestion, par voie réflexe. Pour la même
raison, on devra être prudent dans l'emploi des courants galvaniques
ou faradiques, et les abandonner aussitôt s'ils provoquent des sensations désagréables. Au contraire, dans les formes chroniques avec
stase sanguine, on aura de bons effets des frictions humides, des
douches lombaires, de l'électrisation de la région dorsale, des lavements froids, de la cure de lait, et de la gymnastique sagement pratiquée.

b. Apoplexie des méninges spinales.

On comprend sous cette dénomination les hémorrhagies qui se font
entre les vertèbres et la dure-mère, ou entre les méninges elles-
mêmes. Hayem en a fait récemment une étude complète au point de
vue anatomique et clinique. (*Des hémorrhagies intra-rachidiennes
Paris*, 1872.) Le sang est noir, coagulé, plus rarement liquide et mélangé de caillots, on le trouve amassé dans le tissu conjonctif lâche
de la face externe de la dure-mère, ou dans la cavité de l'arachnoïde,
ou dans le tissu de la pie-mère ; quelquefois il occupe simultanément
plusieurs de ces points. La forme la plus fréquente est constituée par
les hémorrhagies extra-méningées, entre les vertèbres et la dure-
mère. Nous avons fait connaître à propos des affections bulbaires, les
faits d'artérite de la basilaire et de la vertébrale ; celles-ci fournissant
les artères de la dure-mère, et les artères spinales qui se distribuent
à la pie-mère par de nombreuses ramifications, il est probable qu'en

regardant de près on trouverait là aussi des dégénérations des parois vasculaires, avec rupture et hémorrhagie consécutives. Dans certains cas, les collections sanguines extérieures à la dure-mère sont plus étendues, en raison des plexus veineux abondants de cette région, que les apoplexies de la cavité arachnoïdienne, où les veines sont peu nombreuses.

Les hémorrhagies de la dure-mère, limitées extérieurement par le tissu conjonctif, s'accompagnent de caillots entourant les racines nerveuses, et d'une imbibition de leur tissu ; rarement la dure-mère est détachée par des collections sanguines abondantes. A la face interne de la dure-mère, et dans les mailles de la pie-mère on trouve tantôt de petites hémorrhagies circonscrites, tantôt des foyers s'étendant dans la cavité de l'arachnoïde, remplissant une grande partie du canal rachidien, quelquefois associés à une apoplexie encéphalique. Le liquide céphalo-rachidien est coloré par le sang.

Les *causes* de l'apoplexie méningée sont des plus diverses. D'après Hayem, sur 38 cas, deux fois seulement l'affection était primitive ; parmi les causes des formes secondaires on trouve les lésions traumatiques de la dure-mère ou des vertèbres, le tétanos, l'éclampsie, l'épilepsie, la chorée, les désordres circulatoires, très-souvent le trismus des nouveau-nés ; l'apoplexie méningée survient aussi dans les convulsions toxiques, la méningite, plus rarement et avec moins de gravité dans les affections avec stase sanguine, que nous avons mentionnées précédemment.

Citons encore ici quelques exemples très-rares d'hémorrhagie consécutive à des lésions de la dure-mère et de l'arachnoïde ; Ollivier (*loc. cit.*) a publié une observation de carie syphilitique s'étant fait jour dans le canal rachidien, avec perforation de la dure-mère ; il y a aussi un cas de Laennec, d'anévrysme de l'aorte thoracique avec hémiplégie incomplète subite, et mort au bout de quelques heures ; à l'autopsie on trouva le sac anévrysmal ouvert et communiquant avec le canal rachidien, ainsi qu'avec la plèvre gauche ; la moelle était comprimée par un caillot. Un cas analogue a été publié plus tard par Chandler.

L'extravasation peut encore se produire entre les feuillets de l'arachnoïde, ou en dedans de cette membrane. Il n'existe qu'un seul cas d'hémorrhagie intra-arachnoïdienne primitive ; il s'agit presque toujours d'une hémorrhagie de la cavité crânienne propagée jusqu'au canal rachidien. D'après le relevé d'Hayem (l. c.), sur 8 cas d'hémorrhagie sous-arachnoïdienne, 2 fois elle était spontanée, primitive ; dans les autres cas elle était secondaire, tantôt consécutive à l'extension de foyers sanguins occupant d'autres points des centres nerveux, tantôt survenue dans le cours de différentes maladies, alcoolisme, démence sénile, méningite spinale, variole hémorrhagique, scorbût et ses différentes formes.

Les *symptômes de l'hémorrhagie méningée* sont quelquefois de nature exclusivement médullaire, lorsque l'encéphale est indemne, et l'origine de l'affection apparaît alors d'autant plus clairement. D'autres fois, il y a complication de syncope, perte de connaissance, troubles de la parole et des sens, démontrant la co-existence d'une forte hypérémie ou d'une extravasation dans la cavité crânienne; quand la mort survient rapidement, il n'est guère possible de faire la part exacte des deux ordres de lésions.

Quelquefois l'hémorrhagie confirmée est précédée d'assez loin par l'hypérémie, que nous avons décrite plus haut. Pourtant dans la plupart des cas, les hémorrhagies méningées soit traumatiques, soit spontanées, font une *invasion brusque, apoplectiforme*. Le malade est pris d'une douleur violente et s'affaisse en poussant des cris, il est paralysé des membres et souvent aussi des organes des sens. Quand les violents symptômes de cette première phase sont passés, on distingue mieux les signes propres de la maladie.

Il y a d'abord une *rachialgie intense*, siégeant tantôt à la nuque, tantôt plus bas ou sur une grande longueur de la colonne vertébrale, et nous renseignant ainsi sur le siége de l'hémorrhagie. Le fait important après cette douleur, c'est *la raideur tétanique d'un segment de la colonne vertébrale*. Cette crampe tonique atteint principalement les muscles qui reçoivent leurs nerfs de la région atteinte, les extrémités sont ordinairement contracturées; de temps en temps il survient aussi *des crampes cloniques ou des tremblements*. Tous les mouvements accroissent ces phénomènes, que le malade veuille se lever, se baisser ou se retourner; le plus souvent, la peau de la région dorsale et les apophyses épineuses ne présentent pas une sensibilité anormale. Quand l'extravasat comprime les racines nerveuses, il y a des *irradiations périphériques* dans les membres supérieurs ou inférieurs, sous forme de brûlures, fourmillements, engourdissements, etc.

La sensibilité est aussi affectée pour sa part. Il y a au début, surtout aux membres inférieurs, de l'*hypéresthésie cutanée ou même musculaire* à la pression; après cette première modification, ou seulement plus tard, on trouve de l'*anesthésie* à la région dorsale ou lombaire, descendant en bas jusqu'aux fesses, au périnée, aux organes génitaux et aux jambes. La motilité est aussi plus ou moins atteinte. Les mouvements volontaires peuvent être entravés par la raideur musculaire du début; ou déjà même anéantis par des *paralysies*, que l'on ne tarde pas à reconnaître.

La hauteur de la lésion hémorrhagique dans l'axe spinal commande toute la symptomatologie. Dans l'apoplexie de la moelle cervicale ou de la partie supérieure de la moelle dorsale (ordinairement de cause traumatique), il y a, outre une perte de connaissance passagère due à l'hypérémie cérébrale, des douleurs et de la raideur dans les épaules, de la dilatation des pupilles, des crampes à la nuque, de la douleur, des contractures, quelquefois une paralysie des deux bras, avec augmentation partielle de la sensibilité; dans beaucoup de cas on observe aussi des troubles de la déglutition et de la respiration, et enfin de l'irrégularité du cœur. Les lésions des parties inférieures de la moelle dorsale, ou de la région lombaire (suites de chute sur les lombes, les fesses ou les pieds), se reconnaissent à la douleur et à la raideur musculaire locales, à l'abolition de la motilité et de la sensibilité dans les membres inférieurs, à la paralysie des sphincters (d'abord avec rétention d'urine et constipation), ainsi qu'au priapisme qui s'observe quelquefois au début.

La *marche* des apoplexies des méninges spinales est subordonnée à l'abondance et à l'étendue de l'épanchement sanguin. Les petites hémorrhagies circonscrites peuvent se terminer par la guérison (comme le prouvent les observations d'Ollivier). A la suite des lésions vertébrales, qui à la fin sont devenues mortelles par leurs complications, on trouve les méninges fortement pigmentées, avec des adhérences de la dure-mère et de la pie-mère (reliquats de petites apoplexies). Les vastes foyers sanguins, atteignant la moelle cervicale et la moelle allongée, peuvent aboutir promptement à la mort, par des troubles de la respiration et de la circulation, ou par des complications envahissant le cerveau.

Dans les cas favorables, on voit diminuer bientôt la violence des symptômes; mais au bout de quarante-huit heures l'état s'aggrave de nouveau, sous l'influence de la réaction inflammatoire, qui varie dans son intensité et sa durée, et ne disparaît ordinairement qu'après deux ou trois semaines. L'extravasat se résorbe ensuite, tous les symptômes s'amendent graduellement, les fonctions se rétablissent, à moins que des complications du côté des méninges ou de la substance médullaire, une cystite ou une paralysie complète des sphincters, ne viennent créer de nouveaux dangers.

Le *diagnostic* se fonde sur l'invasion apoplectiforme des symptômes d'irritation méningée, et sur les circonstances étiologiques. Rachialgie subite et violente, raideur tétanique du tronc, de la nuque, contractures des membres, convulsions partielles, faiblesse des extrémités, absence de symptômes cérébraux, tels sont les signes dénotant l'origine spinale d'une hémorrhagie méningée. Pour préciser le siége de l'affection, on se rapportera aux symptômes que nous avons enumérés précédemment. La prompte apparition d'une paraplégie du mouvement et de la sensibilité, d'une paralysie des sphincters, et l'abolition de l'excitabilité électro-musculaire prouvent que la substance de la moelle est atteinte; si l'amélioration se fait rapidement du côté du cerveau, c'est que l'excitation résultant du *shok* a bientôt cédé.

Le *pronostic* de l'apoplexie des méninges spinales perd de sa gravité quand on a dépassé les symptômes menaçants des premiers jours; il s'améliore encore aux environs du quatorzième jour, quand on est quitte avec la réaction inflammatoire. Plus tard, l'amélioration se caractérise par le retour de la sensibilité, puis de la motilité et de l'action des sphincters. Les complications de cystite, de décubitus aggravent le pronostic; la disparition rapide des troubles vésicaux favorise généralement le retour des forces; il faut des semaines et même des mois pour qu'on voie disparaître tous les désordres de la motilité et de la sensibilité.

Quant au *traitement*, dans les cas compliqués de symptômes cérébraux, et chez les individus suffisamment robustes, une saignée est indiquée. On a recours ensuite au traitement local : émissions sanguines sur la colonne vertébrale au moyen de ventouses scarifiées ou de sangsues, vessies de glace au niveau de la partie malade; repos absolu au lit, diète sévère; plus tard, applications de pommade mercurielle ou de pommade iodurée; contre les douleurs vives, injections de morphine. Les affections vésicales et la constipation demandent une attention particulière. Les paralysies persistantes réclament un traitement électrique, hydrothérapique, ou thermal.

CHAPITRE XVII

INFLAMMATIONS DES MÉNINGES SPINALES.

Les processus inflammatoires des enveloppes de la moelle ont une influence pathogénique considérable sur la moelle elle-même, et sur les racines nerveuses qu'elles entourent. Malgré la grande analogie symptomatique des différentes formes de méningite spinale, on peut établir cependant des distinctions marquées dans leurs modes d'invasion et de développement ; elles sont utiles à connaître au point de vue du diagnostic et de la marche clinique de ces affections. Par conséquent, nous étudierons séparément dans ce qui va suivre les maladies de la dure-mère, celles de l'arachnoïde et de la pie-mère spinales.

A. MALADIES DE LA DURE-MÈRE SPINALE.

Parmi les anciens observateurs, on trouve seulement un cas d'infiltration purulente péri-méningée mentionné par Ollivier (*l. c.* t. II, p. 272). A notre époque, les processus inflammatoires du tissu cellulaire qui enveloppe la dure-mère, et les inflammations de la dure-mère elle-même ont été mieux étudiés. Suivant que l'inflammation porte principalement sur la face externe où sur la face interne de la dure-mère, les formes morbides présentent des différences notables.

a. Péri- et pachyméningite spinale externe.

La *péri-pachyméningite spinale* (Traube, Mannkopf, Müller) est constituée par l'inflammation et la suppuration du tissu cellulaire qui entoure la dure-mère ; elle est diffuse ou circonscrite. Quand le pus s'amasse en quantité considérable, surtout à la partie postérieure, il peut comprimer la dure-mère, la repousser contre le canal vertébral, et par suite comprimer la moelle ; il peut exister aussi plusieurs foyers, sans que le processus inflammatoire s'étende à l'encéphale. L'inflammation du tissu cellulaire péri-méningé est ordinairement secondaire.

La véritable *pachyméningite spinale*, telle qu'elle a été décrite récemment surtout dans la carie des vertèbres, par E. Wagner (*Arch. d. Heilk*, 4 H. 1870) et par Michaud (*Sur la méningite et la myélite dans le mal vertébral*, 1871), consiste en un épaississement inflammatoire des couches antérieures et externes de la dure-mère spinale. Sur des coupes microscopiques, on distingue de dedans en dehors, outre le stroma conjonctif normal, une couche moyenne fibrillaire, parsemée de noyaux, de cellules fusiformes et de capillaires de nouvelle formation, et une couche superficielle granulo-graisseuse, dépourvue de vaisseaux et en voie de transformation caséeuse. C'est donc une *pachyméningite externe*, avec végétation inflammatoire de la face externe de la dure-mère, formation d'abcès dans les fausses membranes et transformation régressive dans les couches périphériques. Généralement le processus se limite à la face externe de la dure-mère spinale, très-rarement il s'étend aussi à sa face interne. Les lésions de cette pachyméningite aboutissent ensuite à la compression et à l'atrophie des racines nerveuses, ainsi que des couches superficielles de la moelle.

Comme *causes des inflammations péri- et intra-méningées*, on trouve soit des suppurations venant de l'extérieur, soit des irritations locales. La péri-pachyméningite résultait dans les cas de Traube (*Gesamm. Beitr. II Bd.*) et de Mannkopf (*Berl., klin. Wschr.*, 1864) de phlegmons, soit du psoas, soit de la région cervicale (*Angina Ludovici*), dans le cas de H. Müller (*Péri-pachyméning. spin. Diss.*, *Königsberg*, 1868), d'une inflammation du tissu cellulaire sous-pleural ; dans ces cas, la suppuration s'était propagée au tissu cellu-laire péri-méningé à travers les trous de conjugaison des vertèbres.

La pachyméningite externe peut succéder aux lésions traumatiques des vertèbres, et surtout à la carie vertébrale. Dans cette dernière affection, d'après Michaud (*l. c.*), il y a au niveau des vertèbres ma-lades un foyer purulent caséeux, qui arrive au contact de la dure-mère après l'ulcération du ligament vertébral postérieur, d'où in-flammation et prolifération par l'action directe du pus sur la face externe de la dure-mère. Des épaississements et des productions gommeuses de la dure-mère et des autres enveloppes peuvent sur-venir aussi sous l'influence de la syphilis (Lancereaux, Winge). L'exis-tence d'une pachyméningite essentielle, rhumatismale, n'est pas bien démontrée.

Les symptômes de la péri- et de la pachyméningite, sont avec de légères variantes, ceux de la méningite spinale. Les symptômes les plus apparents sont les mêmes ; douleurs dans les épaules ou à la ré-gion lombaire, raideur surtout dans les segments moyens ou inférieurs de la colonne vertébrale, hyperesthésie cutanée et musculaire surtout aux membres inférieurs, irradiations douloureuses périodiques, pa-ralysie plus ou moins complète des jambes ou de la vessie, fièvre plus ou moins forte, irrégulière.

Le *diagnostic* de la pachyméningite externe n'est possible que si l'on reconnaît des foyers de suppuration au voisinage de la colonne vertébrale, et si l'on constate ensuite les symptômes d'une méningite spinale insidieuse, respectant ordinairement la région cervicale. Dans les lésions traumatiques, la carie des vertèbres, les eschares profondes au sacrum par décubitus, les abcès développés autour de la colonne vertébrale, dans le petit bassin, entre les vertèbres cervi-cales et le pharynx (*Angina Ludovici*) qui peuvent se faire jour jusque dans le canal rachidien, dans tous ces cas, lorsqu'il surviendra de la fièvre et des symptômes inflammatoires du côté des méninges, c'est que la dure-mère spinale sera prise.

La *marche* de l'affection a été défavorable dans la plupart des observations connues ; la mort a été causée par l'étendue de la suppuration, par la pyohémie, ou par la compression de la moelle. Pourtant dans beaucoup d'abcès qui se terminent heureusement, et dans la carie vertébrale, que nous étudierons plus loin, on peut d'autant plus espérer la guérison, qu'on l'observe même quelquefois dans la méningite spinale.

Quant au *traitement*, on devra porter toute son attention sur l'origine première de la suppuration ; si celle-ci est susceptible de guérison, on triomphera aussi le plus souvent de la pachyméningite secondaire. Nous renvoyons, pour plus de détails, à ce qui est dit plus loin du traitement de la méningite spinale.

b. Pachyméningite spinale interne.

Les méningites partant de la face interne de la dure-mère spinale se divisent, au point de vue anatomique et clinique, en deux formes : la pachyméningite cervicale hypertrophique, et la pachyméningite hémorrhagique interne.

La *pachyméningite hypertrophique*, récemment mise en lumière par Charcot (*Soc. de Biol.* 1869), consiste dans un épaississement considérable de la dure-mère spinale à la région cervicale, résultant d'une prolifération de ses couches internes, ainsi que de l'arachnoïde et de la pie-mère voisines. Quand l'épaississement circulaire des méninges s'étend à une grande partie de l'axe spinal, il aboutit à la constriction de la moelle, ainsi que des racines nerveuses, avec névrite consécutive. Cette affection se distingue de la pachyméningite externe (suite de carie vertébrale) par son siége à la région cervicale, son point de départ à la face interne de la dure-mère, la compression circulaire qu'elle exerce sur l'axe spinal réduit dans tous ses diamètres, tandis que la pachyméningite externe est subordonnée dans son siége à la hauteur de l'affection vertébrale, procède des couches externes de la dure-mère, et par son peu d'étendue ne porte atteinte qu'à une partie limitée de la moelle.

Suivant son degré d'intensité et ses lésions anatomiques, la pachyméningite cervicale hypertrophique se manifeste par des *signes cliniques* qui la rendent accessible au diagnostic. Pendant le stade d'irritation qui dure deux ou trois mois, il y a des douleurs névralgiques violentes à la nuque et dans les membres supérieurs (souvent d'un seul côté); avec une douleur en ceinture à la partie supérieure du·thorax.· Vient ·ensuite le stade de ·paralysie, caráctérisé par une paralysie plus ou moins complète et une contracture des membres supérieurs (paraplégie supérieure ou cervicale), avec atrophie musculaire très-notable et diminution de la contractilité électro-musculaire (comme dans l'atrophic musculaire progressive), par suite de .l'atrophie des racines antérieures et postérieures. Plus tard les membres inférieurs sont pris à leur tour; mais ordinairement à un degré moindre.

L'affection encore peu connue que nous venons de décrire peut, après une longue période d'état, marcher vers la guérison et se terminer par un retour complet de la motilité. Cette évolution régressive spontanée a été vue plusieurs fois par Charcot, et vient à l'encontre des prétentions que pourrait élever la thérapeutique.

La *pachyméningite hémorrhagique interne* correspond à l'affection de même nature et de même nom de la dure-mère cérébrale. La dure-mère spinale est recouverte à sa face interne de plusieurs couches pseudo-membraneuses d'un rouge jaunâtre ou franchement sanguin, très-riches en vaisseaux, parsemées de foyers sanguins plus ou moins volumineux, et se détachant facilement. La fausse membrane n'occupe d'abord qu'une très-petite étendue à la partie inférieure de la dure-mère; très-rarement elle occupe une grande surface et s'étend à la dure-mère crânienne. Quelquefois seulement la piemère spinale est imbibée de sang, presque jamais elle n'adhère intimement à la dure-mère; le liquide céphalo-rachidien est diversement coloré par le sang.

Les *signes cliniques* de l'affection, sur laquelle nous n'avons que des matériaux insuffisants, sont moins connus que ses caractères anatomiques. Les formes les plus accusées de la pachyméningite hémorrhagique interne ont été rencontrées dans les *maladies mentales*, associées à des lésions analogues du côté de l'encéphale. Des faits de ce genre ont été publiés par A. Meyer (*De pachymening. cerebro-spinale. Diss. Bonn*, 1871), Th. Simon (*Griesing. Arch.* I und II Bd.) par Huss, dans l'*alcoolisme chronique avec démence*, et plus récemment par Magnan et Bouchereau (*Union méd.*, 1869). Dans les premiers cas, l'affection s'était manifestée par des névralgies et un affaiblissement des membres inférieurs de longue durée, par des symptômes apoplectiques et convulsifs, avec démence toujours croissante. Dans les formes liées à l'alcoolisme chronique, on a trouvé un épaississement inflammatoire des méninges crâniennes, et des ruptures des vaisseaux cérébraux et rétiniens, atteints de dilatations anévrysmales.

Leyden a publié tout récemment (*Klinik der Rückenmarks Krankh.* 1874) un cas de pachyméningite hémorrhagique *traumatique*, avec sopor, symptômes de méningite cérébro-spinale (hypéresthésie, raideur musculaire, raideur de la nuque), et après une amélioration apparente, mort au bout d'un mois par gangrène pulmonaire. A l'autopsie, on trouva une fissure du crâne; la face interne de la dure-mère spinale recouverte d'une fausse membrane peu adhérente, d'un rouge brun, avec de nombreuses extravasations; la moelle, surtout à la partie postérieure, ramollie, et parsemée d'un piqueté sanguin abondant. Dans les poumons, des foyers gangréneux entourés de pneumonie.

La pathogénie de la pachyméningite spinale hémorrhagique n'est guère mieux connue que ses caractères cliniques. Dans les formes cérébrales, où l'alcoolisme joue encore un rôle étiologique important, on considère, d'après les travaux de Virchow (l. c.), l'inflammation comme primitive, l'hémorrhagie comme consécutive aux ruptures des réseaux vasculaires délicats des fausses membranes. Dans la forme spinale de la pachyméningite hémorrhagique, la réaction inflammatoire donnerait naissance, de la même façon, à des membranes conjonctives fortement vasculaires, à des ruptures fréquentes dans leurs réseaux capillaires. Bien des recherches et des observations sont nécessaires pour éclairer les caractères encore si obscurs de cette affection.

B. MALADIES DE L'ARACHNOÏDE ET DE LA PIE-MÈRE SPINALES. — MÉNINGITE SPINALE.

Anatomie pathologique.

Les exsudations inflammatoires des enveloppes de la moelle procèdent, dans leur forme la plus fréquente, de la pie-mère, de l'arachnoïde, ou même des couches internes de la dure-mère spinale L'exsudat, tantôt fibrineux, tantôt purulent, épais, jaunâtre, occupe le tissu lâche de la pie-mère et de l'arachnoïde, et se dépose souvent à la face interne de la dure-mère. Les enveloppes profondes de la moelle, d'après l'ancienneté de l'exsudat, sont vivement injectées rouges, et même infiltrées de petites hémorrhagies; dans les cas chroniques elles sont louches, d'une consistance calleuse, adhérentes, et couvertes de fausses membranes. On trouve dans l'arachnoïde des lamelles osseuses et des amas de pigment qui n'ont aucune signification pathologique, en raison de leur fréquence chez les vieillards.

L'exsudat est rarement limité et circonscrit, en général il occupe une étendue considérable, et peut occuper une grande partie, sinon toute la longueur de la moelle ; les mêmes lésions peuvent gagner les méninges crâniennes, ou inversement descendre du cerveau à la moelle. La moelle allongée est ordinairement peu atteinte. La moelle paraît souvent pâle, anémiée, mais sans altérations de texture ; dans d'autres cas, elle est fortement hypérémiée, œdémateuse, ramollie, ou atrophiée et sclérosée. Les mêmes altérations peuvent atteindre aussi les racines postérieures.

Étiologie.

L'inflammation des méninges spinales peut être *primitive* et succéder à l'action d'un froid intense, à des traumatismes graves de la colonne vertébrale, même sans fracture des vertèbres. La méningite spinale *secondaire* survient dans les caries, les fractures ou les luxations des vertèbres, plus rarement à la suite du décubitus quand les ulcérations vont jusqu'au canal du sacrum, des épanchements de pus dans le canal rachidien (obs. d'ouverture d'une caverne pulmonaire dans le canal rachidien, Cruveilhier, *Gaz. hebdom.*, 1856), ou d'altérations des méninges partant d'un spina-bifida. La méningite cérébro-spinale, dont nous avons décrit dans le premier chapitre les formes sporadiques et les manifestations épidémiques, doit également ment trouver sa place ici.

La méningite spinale, et ses combinaisons avec des formes cérébrales, s'observent le plus souvent dans l'adolescence et l'âge adulte ; le sexe masculin y est le plus exposé. Quand la méningite est épidémique, elle éclate souvent, surtout chez les enfants, comme complication des maladies fébriles et des exanthèmes aigus. Après l'opération du spina-bifida, une méningite spinale à invasion brusque et à marche rapide peut mettre en danger les jours du malade.

Symptomatologie.

En raison de la participation fréquente des méninges crâniennes aux inflammations des enveloppes de la moelle, l'appareil symptomatique de la méningite spinale est souvent très-complexe, et il est rare que les symptômes spinaux dominent la scène. Ils ont leur plus grande netteté dans les formes aiguës rhumatismales, exemptes de complications cérébrales.

Le développement de la méningite spinale s'accompagne ordinairement de *symptômes fébriles*, accélération du pouls, élévation de la température du corps, délire; la perte de connaissance, le coma appartiennent aux complications cérébrales. Un des premiers signes et des plus fréquents est une *rachialgie* intense, qui occupe tantôt quelques points seulement, tantôt toute la hauteur de l'épine dorsale, affecte un caractère rémittent ou intermittent, et s'exaspère à la moindre tentative de mouvement. Dans les cas récents il y a, en même temps, une *hypéresthésie cutanée et musculaire* plus ou moins étendue au tronc, aux membres inférieurs.

Il s'y joint des *crampes cloniques des muscles de la nuque et du dos*, avec renversement de la tête en arrière, raideur du tronc, opisthotonos, ou orthotonos. La crampe de la nuque dénote une irritation de la moelle cervicale et des nerfs accessoires, qui tirent leurs fibres des cordons latéraux de cette région jusqu'à la sixième vertèbre cervicale, et de la partie inférieure de la moelle allongée. La raideur musculaire douloureuse, étendue à une grande partie du tronc, présente des rémissions lorsqu'elle est modérée, et permet encore quelques mouvements; quand cette raideur est persistante, le malade est condamné à une immobilité presque absolue. Les muscles de la vessie et du rectum participent aussi à ces phénomènes spasmodiques, d'où *la rétention d'urine et la constipation* initiales. On note des *irradiations douloureuses*, ordinairement périodiques, qui affectent surtout les membres inférieurs et paraissent de nature névralgique.

Dans la méningite spinale de la région cervicale, il y a de la *dyspnée*, les muscles inspirateurs présentent une rigidité douloureuse; dans les cas terminés par la mort, il n'est pas rare de trouver de la congestion et même de l'apoplexie pulmonaires; l'énergie du cœur est augmentée comme dans la fièvre; l'élévation générale de la température, les transpirations abondantes appartiennent aux formes sur-aiguës. Il en est de même des troubles gastriques; les vomissements, le ballonnement du ventre indiquent que le cerveau est pris.

Quand la période aiguë est passée, on voit apparaître des atrophies et des contractures plus ou moins prononcées, ainsi que des paralysies de différents groupes musculaires, notamment des extenseurs. Les cordons de la moelle ou les racines nerveuses comprimés par les exsudats ne sont pas toujours altérés au même degré. Comme je l'ai montré antérieurement (*dans mon Traité d'électrothérapie. Ire édit.* 1865, *p.* 142-45), les formes graves de la méningite spinale présentent des paralysies semblables à celles de l'atrophie musculaire progressive (atrophie et paralysie des éminences thénar et hypothénar, des interosseux, des muscles de l'épaule, des extenseurs du bras et de la jambe).

L'excitabilité motrice et sensitive des nerfs (aux deux courants) diminue en raison de leur éloignement du centre. Dans les gros troncs nerveux (mixtes), les éléments moteurs sont atteints plus tôt et plus gravement que les éléments sensitifs; le courant électrique, alors qu'il ne provoque plus aucune contraction, agit encore sur la sensibilité à la périphérie. Tous les *muscles* ne sont pas également compromis, quelques-uns se contractent encore sous l'influence de la volonté ou du courant électrique, tandis que d'autres (le plus souvent les extenseurs) n'obéissent plus à ces influences, ce qui doit tenir à l'inégalité d'action et de lésions des terminaisons centrales des trajets nerveux. Enfin, la motilité peut s'améliorer progressivement et se rétablir, tandis que l'excitabilité électrique reste abolie; c'est-à-dire que les voies nerveuses peuvent redevenir perméables à l'excitation centrifuge de la volonté, lorsqu'elles sont encore réfractaires à l'action inverse du courant électrique; l'obstacle vient probablement d'une abolition de l'excitabilité des fibres nerveuses intra-musculaires.

L'étendue et la gravité de tous ces symptômes varient suivant le degré des lésions; la marche de la guérison est subordonnée à la même cause. La guérison demande en général plusieurs mois. Les cas défavorables, ou aggravés par des complications, se terminent par la mort au bout de quelques jours ou de deux à trois semaines. Le caractère de gravité de la méningite, son influence sur la moelle et les centres qu'elle renferme et sur l'encéphale, jouent un rôle décisif dans la terminaison de la maladie.

La *méningite spinale chronique* résulte de la prolongation de l'inflammation et de ses conséquences, et se caractérise *anatomiquement* par un épaississement et une pigmentation des méninges, de l'arachnoïde, de la pie-mère, de la face interne de la dure-mère, qui adhèrent entre elles et à la moelle. Cette transformation conjonctive peut entraîner une atrophie des racines nerveuses, et quand les racines postérieures sont prises, une dégénération des cordons postérieurs. Dans d'autres cas, il se développe avec le temps une myélite parenchymateuse chronique, par compression.

Les *signes cliniques de la méningite spinale chronique* sont moins nettement déterminés. La marche latente, insidieuse, apyrétique de l'affection, des difficultés et des douleurs dans les mouvements de la colonne vertébrale, les paralysies des membres à développement lent, des douleurs irradiées avec des hyperesthésies de la peau et des muscles, font plutôt penser à un processus médullaire chronique.

Nous avons étudié en détail la *forme épidémique de la méningite cérébro-spinale* (p. 37-47), et nous renvoyons à ce passage pour éviter des redites.

Diagnostic et Pronostic.

Dans les méningites spinales causées par un refroidissement violent, par des traumatismes de la colonne vertébrale, par les lésions ulcéreuses du canal rachidien, il est difficile de méconnaître la valeur diagnostique des symptômes. La méningite cérébro-spinale épidémique se caractérise bientôt par son extension et le nombre des cas. La forme tuberculeuse de la méningite cérébro-spinale (voy. obs. de Magnan et Liouville, p. 50), ne peut être admise avec vraisemblance, que si les symptômes connus d'une inflammation des enveloppes de la moelle éclatent chez des individus où l'hérédité de la phthisie, la scrofule infantile, la tuberculose d'autres organes ou de la choroïde (voy. p. 232) peuvent être démontrées.

Pour le diagnostic différentiel avec la fièvre typhoïde, on a dans celle-ci l'état caractéristique de la langue ; la marche de la température est irrégulière, rémittente, inégale dans la méningite spinale ; enfin, la marche ultérieure de la maladie lève tous les doutes. La méningite spinale se distingue du tétanos par son début fébrile, la complication fréquente de symptômes cérébraux, la rareté et le peu d'intensité du trismus, les crampes musculaires toniques qui d'ordinaire s'exagèrent plus par les mouvements que sous l'influence des excitations. Pour le diagnostic différentiel entre la myélite et la méningite spinale chronique, on a les atrophies musculaires étendues, et les phénomènes électriques que j'ai indiqués comme dénotant une compression circonscrite de la moelle et de ses nerfs.

Le *pronostic*, surtout chez les individus jeunes et d'une bonne santé antérieure, n'est pas aussi généralement défavorable qu'Ollivier l'a conclu de ses observations. Les formes rhumatismales sont souvent susceptibles d'une guérison complète ; elle est plus rare dans les cas d'origine traumatique ; dans les formes secondaires, la terminaison dépend de l'affection primitive, mais elle est rarement favorable ; la méningite spinale chronique peut aboutir à une guérison plus ou moins complète après un laps de temps considérable. Comme preuve de ce fait, il n'est pas rare de rencontrer dans les autopsies des restes d'inflammation des méninges spinales.

Les cas graves d'emblée, ceux qui débutent avec des symptômes cérébraux, les formes tuberculeuses, et celles dans lesquelles la res-

piration et la déglutition s'embarrassent de plus en plus, se terminent généralement par la mort. Nous avons vu qu'elle survient
d'habitude dans la première ou la deuxième semaine. Enfin la vie
peut être mise en danger par des inflammations des bronches, des
poumons, des voies urinaires, etc.; dans les cas défavorables de méningite spinale chronique, par l'atrophie secondaire de la moelle, et
par l'accroissement continu des paralysies.

Traitement.

Au début, pendant la période inflammatoire, les *émissions sanguines locales*, de chaque côté de la colonne vertébrale, et même
suivant les cas aux apophyses mastoïdes, sont indiquées ; la *saignée*
n'est permise que chez les individus robustes, et dans les cas de
congestion intense vers la tête. Dans les cas traumatiques on se trouvera bien des *applications froides locales*, au moyen d'un sac de
caoutchouc rempli de morceaux de glace ou d'eau glacée, ou de compresses froides fréquemment renouvelées. Plus tard, la température
des applications froides sur le dos sera réglée d'après les sensations
du malade ; il faudra même maintenir longtemps les compresses
sans les renouveler. Les crampes musculaires pénibles, les douleurs
dans le dos et dans les membres, sont le mieux apaisées par les injections sous-cutanées de morphine.

Quand tous les symptômes d'inflammation et d'irritation auront
disparu, on s'attachera à favoriser la résorption des exsudats. Les
frictions de pommade mercurielle sur le dos, l'usage interne de l'*iodure de potassium* sont vantés par un grand nombre de médecins.
Les *bains tièdes* sont aussi utiles qu'agréables aux malades : il en est
de même des *enveloppements humides* (jusqu'au retour d'une chaleur
agréable), *suivis de demi-bains tièdes et d'affusions dorsales*. Dans
les cas à marche traînante on prescrira un régime fortifiant, le séjour
à la campagne, et plus tard les *eaux minérales*, les bains de boue.
Contre les atrophies musculaires et les paralysies, on se trouvera
bien de l'*électricité*, en faisant alterner la galvanisation des nerfs
avec la faradisation des muscles.

II. — MALADIES DU PARENCHYME DE LA MOELLE

Grâce aux conquêtes modernes de l'expérimentation et de l'histologie, le cercle de nos connaissances sur les maladies de la moelle s'est beaucoup agrandi ; les faits cliniques se multiplient rapidement, en même temps que nous lisons plus distinctement dans leur symptomatologie ; si ces affections se présentent à nous sous les formes les plus variées, nous disposons de meilleurs moyens diagnostiques et thérapeutiques ; nous sommes donc sur ce point en voie de progrès continu. Toutes ces raisons nous engagent à entreprendre une étude approfondie de ces états morbides, tels que les comprend la science actuelle.

Commençant par les troubles circulatoires des voies médullaires, nous exposerons ensuite les processus inflammatoires et les hyperplasies des différentes portions de l'axe spinal, et les formes typiques relevant de ces altérations. Nous passerons ensuite à l'examen des productions parasitaires, des tumeurs, des affections diathésiques de la moelle. Les anomalies de développement de la moelle ont plus d'intérêt pour l'anatomie que pour la clinique.

CHAPITRE XVIII

a. Anémie et hypérémie.

Dans l'*anémie spinale*, d'après les faits connus jusqu'à présent, la pâleur se remarque surtout sur la substance grise, plus riche en vaisseaux capillaires ; quant à la pie-mère, les gros vaisseaux seuls contiennent encore du sang, tandis qu'il y a congestion des plexus veineux superficiels. La consistance de la moelle serait augmentée dans la plupart des cas.

Quant à l'expérimentation, Tenner et Kussmaul (*Moleschott's Unters. II Bd.* 1857) ont produit l'anémie de la moelle par la ligature des deux sous-clavières à leur origine, après compression de la crosse aortique; sur les lapins en question, on notait au bout de peu de temps une paralysie commençant par les membres postérieurs, et s'étendant progressivement aux parties antérieures, jusqu'à ce qu'enfin l'animal mourût par arrêt de la respiration. Dès l'année 1667, Stenson avait entrepris des recherches sur des animaux auxquels il liait l'aorte abdominale, au-dessous de l'origine des artères rénales; il en résultait une paraplégie avec anesthésie et d'après Schiffer (*Centralblatt*, 1869) la cause de cette paralysie serait l'anémie spinale, consécutive à l'oblitération simultanée des branches spinales des artères lombaires. L'excitabilité diminue du centre à la périphérie, de même que la contractilité électro-musculaire, qui persiste plus longtemps. Des paraplégies de même nature, mais à marche plus lente, ont été vues chez l'homme par Barth (*Arch. génér.*, 1835), et Gull (*Dubl. quart. journ.*, 1856) à la suite d'une oblitération progressive de l'aorte abdominale.

Parmi les causes de l'anémie spinale, il faut citer la débilité générale, comme elle survient après les hémorrhagies, chez les malades épuisés par la suppuration, dans les affections chroniques et les diathèses. La paraplégie produite expérimentalement par Panum (*l. c.*), à la suite d'embolies des artères spinales, avec hémorrhagies et ramollissements de la moelle, n'a pas encore été constatée jusqu'ici chez l'homme. Mais nous avons fait connaître, en traitant des affections bulbaires, des cas de thrombose dans la vertébrale et les artères spinales qui en descendent. d'après lesquels on peut admettre la possibilité de paraplégies emboliques.

Le plus souvent, l'état général et l'anémie cérébrale masquent les symptômes de l'anémie spinale. Dans certains cas cependant, l'atteinte du bulbe et de la moelle se révèle par des phénomènes particuliers; faiblesse et douleurs névralgiques dans les jambes (comme dans la tuberculose avancée et la chlorose), augmentation anormale de l'excitabilité réflexe, développement tardif de la coordination (chez les enfants débiles, rachitiques), dyspnée et palpitations cardiaques provoquées chez les anémiques par les moindres efforts.

Ces désordres disparaissent souvent en grande partie sous l'influence d'un régime et d'un traitement reconstituants, les fonctions cérébrales et spinales se relèvent progressivement, ce qui prouve que les symptômes en question ne dépendaient pas de lésions organiques, mais seulement de troubles de nutrition. On utilisera ces indications pour instituer un traitement rationnel.

L'*hypérémie spinale* a été considérée à propos de l'hypérémie des méninges spinales, dont elle est inséparable (Voy. p. 280-84).

b. Apoplexie médullaire (Hématomyélie).

Outre les extravasations des méninges spinales que nous avons décrites plus haut, il existe aussi des hémorrhagies du tissu propre de la moelle, qui ont été bien étudiées dans des travaux récents. Levier leur a consacré une monographie (*Beitr. z. Pathol. d. Rückenmarksapoplexie, Diss. Bonn*, 1864) après laquelle sont venues d'autres publications, et notamment les recherches de Hayem (*Des hémorrhagies intra-rachidiennes.* Paris, 1872), qui ont jeté un jour nouveau sur l'histoire clinique et anatomique de l'apoplexie médullaire spontanée.

Au point de vue *anatomique*, l'apoplexie spinale est caractérisée par l'épanchement du sang dans l'axe central de la moelle. D'après Hayem, sur 31 cas il y avait 15 cas de foyers circonscrits, dans les autres cas il s'agissait d'une infiltration sanguine du tissu. Les foyers sanguins, constitués par des débris de tissu nerveux, des corpuscules amyloïdes, des molécules graisseuses et pigmentaires se rencontrent dans la substance grise, qui est atteinte seulement dans certains points des cornes grises ou dans toute son épaisseur ; l'extravasat s'étend en haut jusqu'à la moelle cervicale, en bas jusque dans les dernières portions de la moelle. Plus rarement le sang pénètre entre les faisceaux de la moelle.

D'après les recherches les plus récentes, l'hémorrhagie survient dans le tissu de la moelle préalablement enflammé. Aussi, d'après Hayem, l'hématomyélie serait-elle mieux nommée hématomyélite. Les quelques recherches microscopiques que l'on possède rapprochent aussi l'apoplexie spinale de la myélite. Charcot a constaté une tuméfaction considérable des cellules nerveuses et des cylindres d'axe, qu'il rapporte à une inflammation parenchymateuse (W. Müller a noté le même fait dans le ramollissement traumatique aigu) ; Liouville a trouvé dans le ramollissement hémorrhagique de la substance grise des dilatations ampullaires des gros vaisseaux, avec épaississement des parois et prolifération nucléaire. Dans les muscles complétement paralysés, les stries disparaissent, des granulations s'accumulent entre les fibrilles ; les autres muscles ont leur structure normale.

Les *causes* de l'hématomyélie sont l'hypérémie et les ruptures vasculaires du système spinal. Elles sont provoquées le plus souvent par le refroidissement, les efforts exagérés, les excès sexuels, les traumatismes ; la suspension des règles (Levier), suite d'influences irritatives antérieures, ne produirait la congestion spinale qu'indirectement. Les anévrysmes miliaires des capillaires, qui jouent un rôle si prépondérant dans l'étiologie de l'apoplexie cérébrale, n'ont pas été observés jusqu'ici sur les vaisseaux spinaux dans l'hématomyélie ; il résulte cependant des recherches déjà citées de Liouville, qu'il existe aussi dans la moelle des ectasies vasculaires analogues, mais sur des vaisseaux plus gros. Il reste à démontrer, par de nouvelles études, les relations de l'apoplexie médullaire avec les dégénérations des grosses artères ou des artérioles de la moelle.

En raison de la fréquence des causes occasionnelles qui provoquent la congestion de la moelle, celle-ci devrait être suivie bien plus souvent d'hématomyélie, s'il ne fallait pas qu'une altération des parois vasculaires favorisât en outre la rupture des vaisseaux de la moelle. Les hommes, d'après Levier et Hayem (sans doute en raison de leur genre de vie), sont beaucoup plus sujets à l'apoplexie spinale que les femmes ; les cas sont le plus nombreux de 20 à 40 ans.

La véritable invasion de la maladie est presque toujours précédée de symptômes d'hypérémie spinale, sous forme de douleurs circonscrites dans le dos, d'engourdissement ou de fourmillements dans les doigts, les orteils, d'abattement, de fatigue rapide, ou de raideur dans les mouvements. Après que ces prodromes, qui passent facilement inaperçus, ont duré plus ou moins longtemps, *les symptômes de l'hématomyélie éclatent par l'apparition subite ou le développement rapide d'une paralysie des membres inférieurs, ou même des membres supérieurs ;* la connaissance, la parole, les fonctions des sens sont souvent épargnées. Il n'y a que les hémorrhagies abondantes et à marche rapide, surtout celles de la moelle cervicale, dont on connaît les relations vasculaires avec la base du cerveau, qui peuvent s'accompagner momentanément de perte de connaissance.

Les extrémités frappées de paraplégie perdent le plus souvent aussi leur *sensibilité*. L'anesthésie s'étend ordinairement en haut jusqu'à la moitié supérieure du dos et de la région abdominale. L'*excitabilité réflexe* est conservée ou même augmentée au début : elle disparaît rapidement quand il y a destruction de la moelle dans le sens transversal, et notamment de la substance grise. La paralysie atteint aussi les sphincters ; il y a au début rétention d'urine et constipation suivies bientôt d'émissions involontaires; l'urine est le plus souvent alcaline.

Les muscles insensibles aux excitations mécaniques et à la volonté ont aussi perdu leur *contractilité électrique*. Colin a observé cette abolition de l'excitabilité musculaire dès le jour même de l'attaque; Durian ne l'a trouvée que 9 jours et Levier 15 jours après l'apparition des symptômes caractéristiques. Ce phénomène particulier s'explique par la désorganisation du tissu musculaire que nous avons signalée plus haut; l'atrophie et la dégénération des masses musculaires atteindraient sans doute des proportions encore plus considérables, si la vie se prolongeait quelque peu.

On peut citer encore d'autres symptômes intéressants; *l'élévation constante de la température* dans les membres paralysés, comme l'ont obtenue Schiff et Brown-Séquard il y a longtemps déjà dans les lésions expérimentales de la moelle; on note aussi une *abolition de la perspiration cutanée* dans les parties paralysées; comme *troubles trophiques* on a l'atrophie rapide des muscles paralysés, plus tard les lésions de décubitus et les erythèmes.

L'appareil symptomatique qui vient d'être décrit peut varier beaucoup, *suivant la hauteur de la lésion, et la limitation de l'hémorrhagie*. Quand l'extravasat occupe la région cervicale, les membres supérieurs sont pris, il y a de la raideur du tronc, des contractions dans les muscles thoraciques; si l'on approche de la moelle allongée ou de l'origine des nerfs phréniques, on a des troubles respiratoires, de l'oppression, de la dyspnée, un embarras de la respiration diaphragmatique, et de la dysphagie. Quand l'affection porte sur les parties inférieures de la moelle, il y a paraplégie du mouvement et de la sensibilité, paralysie des sphincters, cystite, priapisme modéré, etc. Si le foyer apoplectique est limité à une moitié latérale de la moelle (comme dans les cas de Monod et Oré), il y a paralysie motrice, élévation de température et hyperesthésie du côté de la lésion; du côté opposé, conservation des mouvements volontaires et abolition de la sensibilité (comme dans l'hémiplégie spinale obtenue expérimentalement par Brown-Séquard).

La *marche* de l'hématomyélie est subordonnée au siége de l'extravasat et à son étendue. Les hémorrhagies abondantes intramédullaires sont généralement suivies de mort à bref délai; au bout de quelques jours, il se fait autour du foyer hémorrhagique une réaction inflammatoire (avec symptômes d'excitation moteurs et sensitifs) qui ravive tous les dangers; les hémorrhagies moins abondantes, celles des segments inférieurs de la moelle ont une marche plus chronique. Par suite, la durée de la maladie peut se compter par heures (15 heures dans l'observ. de Moynier), par jours, ou par semaines et par mois (6 mois dans le cas de Trier).

Quand la maladie se termine promptement par la mort, celle-ci survient presque toujours au milieu de troubles de la respiration et de la déglutition. Quand la terminaison fatale est plus tardive, elle est causée par l'extension progressive des paralysies, par l'abolition des fonctions végétatives, par le décubitus, la cystite, la pyélite et les mouvements fébriles ultimes qui accompagnent ces complications. La marche de l'hématomyélie chronique correspond à celle de la myélite chronique. Dans un cas de Hasse, on trouva le trajet apoplectique limité par un épaississement du tissu conjonctif, et en partie rempli de sérosité (comme les kystes apoplectiques du cerveau).

Le *diagnostic* d'une hémorrhagie intramédullaire repose sur l'apparition subite de la paraplégie motrice et sensitive, l'élévation de la température dans les parties paralysées, l'absence de symptômes fébriles et convulsifs au début, et sur l'abolition rapide de l'excitabilité réflexe et électrique des muscles. L'absence de fièvre et d'excitation motrice, la suppression prompte et générale de la contractilité électro-musculaire, la dégénération atrophique rapide des muscles paralysés, permettront d'écarter les hémorrhagies et les lésions inflammatoires des méninges spinales.

Dans l'embolie aortique, cause extrêmement rare de paraplégie subite, les signes caractéristiques sont l'absence de pulsations aux fémorales, et les troubles graves de la circulation qui se montrent bientôt aux membres inférieurs. La hauteur de l'extravasation médullaire se déduira approximativement des symptômes que nous avons déjà indiqués; dans l'apoplexie d'une moitié de la moelle, il y a hémiplégie motrice et troubles vaso-moteurs d'un côté, anesthésie et conservation de la motilité de l'autre côté.

Le *pronostic* est très-défavorable dans les formes d'hématomyélie graves d'emblée. Les hémorrhagies abondantes, voisines de la moelle allongée ou de la moelle cervicale, sont les plus dangereuses; les hémorrhagies des parties inférieures sont relativement moins graves. Quand le malade a résisté au premier choc, et que l'affection prend une marche chronique, le danger va toujours en diminuant; mais, comme dans les autres formes de myélite, les complications peuvent compromettre le mieux obtenu.

Pour le *traitement*, on s'appuiera sur ce que nous en avons dit à propos de l'apoplexie des méninges spinales.

CHAPITRE XIX

MYÉLITE ET SES PRINCIPALES FORMES.

Les travaux modernes ont fait faire de grands progrès à la pathologie de la moelle épinière; nous connaissons aujourd'hui beaucoup mieux ses lésions anatomiques les plus délicates, la multiplicité de ses formes morbides; nous possédons plus nettement leurs manifestations cliniques et leurs signes diagnostics. Les processus inflammatoires de la moelle présentent un certain nombre d'appareils symptomatiques types et de paralysies, suivant qu'ils se développent plus ou moins rapidement, suivant que les dégénérations s'étendent ou se limitent. Bien qu'une classification absolument scientifique des paralysies spinales ne soit pas encore réalisable, on doit remarquer cependant que, grâce aux conquêtes récentes de l'histologie et de la clinique, l'étude de ces affections peut reposer sur des bases anatomiques et cliniques positives, au lieu des conceptions obscures seules possibles jusqu'ici.

Les myélites affectent des formes très-diverses, suivant que leur action destructive est *aiguë* ou *chronique*. Elles se divisent, en outre, en deux groupes principaux; l'un est constitué par la *myélite interstitielle*, qui comprend les inflammations primitives, partant de la névroglie, c'est-à-dire la myéloméningite et les formes péri-épendymaires (Hallopeau); le second est représenté par la *myélite parenchymateuse*, savoir : les *dégénérations du tissu de la moelle* (celles des cordons postérieurs ou latéraux, comme dans le tabes, les dégénérations secondaires ascendantes ou descendantes), les *altérations inflammatoires des colonnes grises*, et les *troubles trophiques* consécutifs (comme dans l'atrophie musculaire progressive, la paralysie infantile spinale, et d'autres affections spinales). Les myélites parenchymateuses peuvent en outre atteindre, sous forme *diffuse*, tout le diamètre de la moelle, ou s'attaquer de préférence aux parties *antérieures*, *postérieures* ou *latérales* de la moelle.

A. MYÉLITE PARENCHYMATEUSE AIGUË.

La forme aiguë de la myélite, déjà connue des anciens observateurs, a été plus récemment l'objet d'études anatomiques et cliniques approfondies : citons les travaux de Mannkopf (*Congrès des naturalis-*

tes allemands, Hanovre, 1865); Engelken (*Beitr. z. Path. d. acut. Myelitis.* Zürich, 1867); Frommann (*Unters. über norm. und path. Anat. d. Rückenm.* Iena, 1867), et Dujardin-Beaumetz (*De la myélite aiguë.* Paris, 1872). Les données résultant de toutes ces recherches ont reçu une importante confirmation par les expériences de Hayem et Liouville, et se sont accrues encore par des observations récentes de myélites aiguës occupant des points circonscrits de la substance grise.

L'*anatomie pathologique* de la myélite est surtout redevable aux recherches de Frommann, Mannkopf, Charcot, etc. Au début, on trouve un *gonflement du tissu*, avec augmentation de volume considérable des vaisseaux et des cellules de la névroglie, hyperplasie du reticulum, développement de granulations (d'où irritation des tubes nerveux pendant la vie), dilatations ampullaires des cylindres d'axe, et hypertrophie très-notable des cellules des cornes antérieures. A une période plus avancée survient un *ramollissement exsudatif du tissu fondamental*, avec formation de globules de pus et de cellules granuleuses aux dépens de la névroglie, dégénérescence granuleuse des tissus nerveux et interstitiel (*granular disintegration* de L. Clarke), et atrophie graisseuse et pigmentaire des cellules nerveuses. Dans les cas extrêmement rares de guérison, il peut y avoir métamorphose régressive et *résorption* des exsudats, avec formation de cicatrices ou de kystes.

A la destruction rapide des centres médullaires succède très-promptement une *dégénération des muscles*, qui sont d'une couleur rougeâtre terne, rappelant l'aspect de la viande à moitié cuite, ramollis, friables, ou bien secs et cassants (Rokitansky). Mannkopf et Engelken ont observé des proliférations nucléaires dans le sarcolemme; on a vu rarement une dégénérescence graisseuse des faisceaux primitifs, et des altérations légères des nerfs musculaires. Si le patient survit assez longtemps, une atrophie considérable envahit les masses musculaires.

Hayem et Liouville ont obtenu expérimentalement la myélite aiguë chez des cobayes, en déposant de l'iode et de la glycérine sur la moelle, après ouverture du canal rachidien; on vit survenir une paraplégie, une élévation de température dans les membres paralysés, des eschares, et la chute des poils. D'après Dujardin (*loc. cit.*) on peut aussi, chez les chiens, faire naître la myélite par des traumatismes.

Dans des recherches toutes récentes, Leyden (*Klinik d. Rückenmarkskrankh.* II T. 1875) a produit des myélites sur des chiens en injectant quelques gouttes de teinture de Fowler, et a trouvé des foyers disséminés de ramollissement myélique central péri- ou endo-épendymaire (suppuration et inflammation à l'entour ou dans l'intérieur du canal central); dans quelques cas on les trouvait surtout à la périphérie de la moelle, comme une véritable péri-myélite avec tous ses caractères histologiques.

Comme *causes* de la myélite aiguë, on trouve les refroidissements violents, les traumatismes et surtout los chutes sur le dos, et les efforts corporels exagérés. L'influence des excès vénériens et de l'onanisme est moins démontrée. Des causes extérieures venant s'ajouter à des lésions spinales à marche lente, des tumeurs occupant les parties centrales de la moelle peuvent quelquefois y provoquer des inflammations aiguës. Les sujets jeunes et adultes sont le plus fréquemment atteints de myélite aiguë; le sexe n'a pas d'influence étiologique appréciable.

La *symptomatologie de la myélite aiguë* comporte les descriptions les plus variées, suivant que l'inflammation prend naissance dans l'axe central de la moelle pour s'étendre ensuite à la périphérie, ou qu'elle forme des foyers circonscrits, ou encore qu'elle s'attaque principalement aux cellules nerveuses des colonnes grises antérieures. La hauteur de la lésion, les complications modifient aussi les symptômes. Je donnerai comme exemple deux observations personnelles, dont la première figure dejà dans la 1ʳᵉ édition de mon *Traité d'électrothérapie* (1864).

1. Un homme de vingt-deux ans fait une chute sur le dos dans un escalier, et ressent aussitôt une vive douleur dans l'épine dorsale et bientôt après dans les membres inférieurs. Après une fièvre intense et des douleurs musculaires violentes dans les mouvements de flexion, *la motilité et la contractilité farado-musculaire* baissent de plus en plus dans le cours du premier mois. Au commencement de la huitième semaine, il y a une paraplégie complète, la vessie se paralyse; la contractilité électro-musculaire ne disparaît [complétement qu'à la fin du deuxième mois de la maladie. Deux jours après le malade meurt et l'on trouve à l'autopsie : *ramollissement complet de la moelle à la partie supérieure de la région dorsale, impossibilité de reconnaître nulle part la structure de la moelle* (au microscope, débris de tubes nerveux, gouttes de myéline et amas de granulations). Peu de temps après, un cas analogue, recueilli dans la clinique de Frerichs, a été publié par Mannkopf (*Berl. Wschr.* 1864).

2. Dans un autre cas plus récent, il s'agit encore d'un homme jeune, qui est pris après un refroidissement intense de *paraplégie*, et bientôt après d'une *paralysie incomplète de la moitié inférieure gauche de la face.* Le malade meurt au bout de cinq semaines. A l'autopsie on trouve un *ramollissement de la portion dorsale supérieure et des cordons postérieurs de la moelle cervicale, des foyers de ramollissement dans la protubérance,* ainsi que dans les parois postérieures et externes des ventricules latéraux.

La *myélite aiguë* née dans l'axe gris de la moelle débute par de la fièvre, une rachialgie intense avec douleurs en ceinture, des douleurs vives dans les muscles à chaque mouvement, et une abolition rapide de la motilité et de la contractilité électro-musculaire, aboutissant très-vite à une paralysie complète. En général, les membres paralysés ont au début une température plus élevée ; ce phénomène dure peu, on voit ensuite disparaître la sensibilité et l'excitabilité réflexe ; la rétention initiale de l'urine et des matières fécales fait bientôt place à de l'incontinence.

A une période plus avancée, et par suite de la lésion des colonnes grises (surtout des antérieures, Charcot), il survient des *troubles trophiques* ; atrophie musculaire, eschares de décubitus aigu au sacrum (dans le cours de la première ou deuxième semaine, d'après Duckwortk, Engelken et Raymond), quelquefois troubles de la sécrétion urinaire (urines alcalines, sanguinolentes), œdème des membres paparalysés, épanchements dans les articulations. La mort peut arriver au bout de quelques jours, ou dans l'espace d'un à deux mois, par suite de la marche ascendante de l'affection et avec paralysie respiratoire et asphyxie ; plus tard elle succède à la cystite, au marasme, au décubitus (avec symptômes de pyoémie, ou de méningite quand la lésion marche vers le canal rachidien), à la pneumonie hypostatique, etc.

Quand la myélite aiguë est plus circonscrite, les symptômes sont moins graves et se développent moins rapidement. La fièvre est modérée, les phénomènes d'excitation du mouvement et de la sensibilité se prolongent davantage, la sensibilité réflexe est conservée, souvent même augmentée, la contractilité électro-musculaire n'est que partiellement diminuée (surtout dans les extenseurs). La dépression consécutive du mouvement et de la sensibilité est aussi moins étendue et moins prononcée ; les différentes sensibilités sont inégalement altérées, les paralysies moins complètes et moins généralisées, les troubles trophiques assez rares et presque toujours limités à la dernière période. Après le stade d'acuïté, l'affection revêt les caractères de la myélite chronique.

Les symptômes varient aussi suivant la hauteur de la lésion. Quand la moelle cervicale est prise, les principaux signes sont : douleurs à la nuque, inégalité des pupilles, diminution du mouvement et de la sensibilité aux membres supérieurs, dyspnée passagère, symptômes d'angine et de dysphagie. Quand les altérations prédominent aux régions dorsale et lombaire, il y a paralysie motrice et sensitive des membres inférieurs, des muscles abdominaux, de la vessie et du rectum, impuissance, souvent eschares aiguës (d'après Ashhurst).

Quant aux symptômes de la *myélite antérieure aiguë*, qui occupe la région des cornes antérieures, nous en traiterons plus loin à propos de la paralysie infantile spinale et des formes voisines.

Le *diagnostic* de la myélite aiguë présente rarement de grandes difficultés. Landry a décrit sous le nom de *paralysie ascendante aiguë* (*Gaz. hebdom.*, juillet, août 1859) une paralysie s'étendant rapidement des membres inférieurs aux membres supérieurs et à la moelle allongée, mortelle le plus souvent par asphyxie, quelquefois rétrocédant et guérissant avec la même rapidité; on peut la rapporter souvent à une myélite ascendante aiguë; dans d'autres cas cependant on n'a pu, même par des recherches microscopiques attentives, découvrir aucune altération morbide. Si l'on s'en rapporte aux données mal définies que nous possédons jusqu'à présent sur la paralysie de Landry, elle se distinguerait de la myélite aiguë par des troubles légers de la sensibilité, la conservation de l'excitabilité électrique des muscles, l'absence d'excitation de la motilité et de troubles trophiques, et par un embarras ultime de la parole. La *méningite spinale* se caractérise par la raideur initiale de la colonne vertébrale, l'hyperesthésie cutanée et musculaire, l'apparition plus tardive des paralysies, et par les réactions électriques particulières que nous avons discutées précédemment. La distinction de l'*hémato-myélie* est des plus difficiles, souvent même impossible, car nous avons vu que l'hémorrhagie se fait dans un tissu déjà ramolli par la myélite. La *paraplégie hystérique* aiguë se reconnaît à la conservation de l'excitabilité faradique et galvanique, avec abolition de la sensibilité électro-cutanée et électro-musculaire, à la coexistence fréquente d'anesthésie des muqueuses, des sens, aux autres accidents hystériques.

Le *pronostic* de la myélite centrale aiguë est très-défavorable, la mort survient ordinairement dans le premier ou le deuxième mois de la maladie, avec les symptômes que nous avons déjà indiqués. Les formes de la myélite aiguë constituées par des foyers circonscrits sont moins graves, les paralysies et les troubles de la sensibilité cèdent en partie, et la maladie passe ensuite à la myélite chronique. Le pronostic le moins défavorable appartient aux *inflammations traumatiques limitées de la moelle*. Flourens et Brown-Séquard ont observé sur les animaux, même après section de la totalité de la moelle, un rétablissement complet de toutes les fonctions, et celui-ci, par des recherches microscopiques entreprises avec Robin, a constaté la guérison par première intention.

Masius et Vanlair ont vu récemment (*Mém. de l'Acad. roy. de Belgique*, Bruxelles, 1870) sur des grenouilles; après excision d'un fragment de la moelle long de 2 millimètres, les éléments nerveux se reconstituer, le mouvement et la sensibilité revenir à l'état normal. Dentan a obtenu des résultats semblables (*Sur la régénér. fonc. et anat. de la moelle épinière*, Berne, 1873), dans ses recherches sur de jeunes chiens. J'ai sectionné aussi souvent la partie inférieure de la moelle cervicale sur des lapins, en pénétrant latéralement par une petite ouverture de l'espace intervertébral, et j'ai vu la paraplégie disparaître au bout de quelques jours. Chez l'un de ces animaux, où le membre antérieur droit avait été pris aussi, durant plusieurs semaines il resta dans l'extension et l'abduction pendant la marche, tandis qu'il n'y avait plus aucune trace de la paraplégie.

Mais chez l'homme, la moelle ne semble pas douée d'une semblable faculté de réparation. On sait que des blessures ou la compression légères de la moelle suffisent à provoquer des accidents de myélite, qui d'ordinaire ne cèdent pas complétement, comme nous en donnons plus loin des exemples à propos des lésions traumatiques de la moelle. Dans une observation d'Ollivier (*l. c.*, t. I, p. 373), la paraplégie et la paralysie des sphincters, consécutives à une blessure par coup de feu de la moelle cervicale, avaient disparu, tandis que six mois après il restait encore une paralysie du bras gauche.

Pour le *traitement* de la myélite aiguë, comme dans l'inflammation des méninges spinales, on s'adressera principalement aux antiphlogistiques et aux dérivatifs (intestinaux). Les dérivatifs cutanés, les moxas, les sétons doivent être évités, en raison de la complication fréquente d'anesthésie cutanée, et de la tendance aux eschares. L'électricité, sous ses différentes formes, ne doit pas être employée tant que subsistent des symptômes inflammatoires.

La *belladone* et le *seigle ergoté* sont chaudement préconisés par Brown-Séquard (*Lect. on the diagn. and treatm. of paralys. of the lower extremities*, London, 1861). D'après des expériences sur des chiens, chez lesquels de fortes doses de ces deux substances produisaient un rétrécissement des vaisseaux de la pie-mère spinale, avec diminution de l'excitabilité réflexe, Brown-Séquard les recommande dans ces cas d'irritation spinale, où il s'agit de diminuer l'afflux sanguin à la moelle et la stimulation des éléments nerveux. Telles seraient l'hyperémie spinale, la méningite et la myélite récente. Cette contraction vasculaire, due probablement à une excitation des centres vaso-moteurs, ne paraît cependant ni très-prononcée, ni durable, car après des injections sous-cutanées de solutions concentrées d'ergotine chez des chiens, je n'ai vu la tension sanguine s'élever que de 40 millimètres à peine.

Quant à la myélite chronique, qui s'établit quand les symptômes d'irritation et d'inflammation ont disparu, on instituera son traitement d'après les principes posés dans le chapitre suivant.

B. MYÉLITE PARENCHYMATEUSE CHRONIQUE.

Le groupe considérable des inflammations chroniques de la moelle, mieux connu depuis les derniers progrès de la science, se divise, pour plus de facilité, en deux catégories : les formes primitives et les formes secondaires d'inflammation chronique de la moelle (scléroses diffuses).

Dans la *myélite primitive*, l'inflammation procède de l'intimité du tissu de la moelle. Des hyperémies prolongées ou fréquemment répétées peuvent provoquer une hyperplasie primitive, spontanée du tissu interstitiel de la moelle ; des stimulations continues portant sur les tubes et les cellules nerveuses peuvent y déterminer des altérations profondes. L'inflammation et ses conséquences s'attaquent principalement tantôt aux cordons de la moelle, tantôt aux colonnes grises, ou à ces deux parties, et sur une longue r et une étendue variables.

Dans la *myélite secondaire*, ce sont des processus destructifs extrinsèques (affections des vertèbres, inflammations ou hyperplasies péri- ou inter-méningées, néoplasmes intra-médullaires) qui déterminent les lésions de la myélite ; quelquefois elles forment dans la moelle des foyers circonscrits, dans d'autres cas, par contre, elles occupent une grande partie de son diamètre transversal.

MYÉLITE CHRONIQUE PRIMITIVE.

Anatomie pathologique.

Les processus inflammatoires intra-médullaires présentent la plus grande analogie avec les altérations qui caractérisent l'encéphalite. Peu appréciables à leur début, ces processus ne se révèlent à l'œil nu par aucun signe, et l'on croit avoir devant soi une moelle normale d'aspect, de volume et de consistance. Mais à l'*examen microscopique de la moelle à l'état frais*, par la dilacération ou sur de petites coupes, on voit un réseau fibrillaire à noyaux, pénétrant entre les tubes nerveux, une prolifération nucléaire dans les parois vasculaires, des corps granuleux dans les cellules ganglionnaires.

Quand on a fait *durcir* la moelle dans l'alcool et des solutions concentrées de chromate de potasse, les parties malades se colorent d'abord plus vivement, et deviennent encore plus foncées quand on imbibe ensuite la préparation de carmin ou de bleu d'aniline ; on l'éclaircit enfin au moyen de térébenthine, d'huile d'œillette, de créosote, de benzine, d'acide carbolique, etc. On reconnaît alors la prolifération de la névroglie à la multiplication des noyaux et à l'agrandissement des intervalles entre les coupes transversales des tubes nerveux ; les vaisseaux les plus malades présentent un épaississement de la tunique adventice et une prolifération nucléaire, ils sont assez souvent obturés par des thrombus. A une période plus avancée de la dégénération, les tubes nerveux, d'abord gonflés, se ratatinent, la myéline se désagrége et se transforme en graisse, enfin le cylindre d'axe disparaît aussi par atrophie. Les cornes grises sont souvent asymétriques ; leurs cellules nerveuses apparaissent opaques, d'une pâleur œdémateuse, ou opalines, à bords foncés, dépourvues de leurs prolongements, et chargées de graisse ou de pigment en abondance. Dans le tissu fondamental il se développe encore des éléments lymphoïdes, surtout autour des vaisseaux ; rarement on trouve des éléments purulents sur de grandes étendues.

Ces altérations anatomiques peuvent s'étendre à des segments considérables de la substance grise de la moelle, avec gonflement du tissu adjacent. Plus tard, après la résorption de l'exsudat et des détritus nerveux, la substance grise est transformée en un tissu rouge (ramollissement central de la moelle, Albers), et remplacé par une fine trame vasculaire ou par une cavité oblongue formée d'un tissu lamineux (Rokitansky).

Dans d'autres cas, la dégénération ne se limite pas à l'axe gris central ; elle aboutit à la formation spontanée de foyers, quelquefois multiples, qui envahissent plus ou moins le diamètre transversal de la moelle, et sur une plus ou moins grande profondeur. La moelle fait alors saillie sur les coupes, elle est ramollie ; suivant l'ancienneté de la lésion, elle a une teinte rougeâtre ou gris-jaune, et montre au microscope des débris de tissu, des cellules granuleuses en abondance, des corpuscules amyloïdes, des amas de pigment et une destruction des vaisseaux. Le ramollissement du tissu, causé par l'exsudat, aboutit aussi à la désintégration granuleuse (*granular disintegration* de Lockhart-Clarke). Le tissu qui entoure les vaisseaux est d'abord transparent, ramolli, avec désagrégation et segmentation des tubes nerveux ; plus tard il augmente encore en fluidité et en transparence, jusqu'à ce qu'enfin les tissus nerveux et interstitiel se transforment en une matière finement grenue ou en un liquide trouble et granuleux ; d'après Michaud et d'autres, ce processus serait constitué par une exsudation des vaisseaux voisins. Il se produit enfin des fissures et des canaux dans la moelle, à travers les substances blanche et grise. La myélite se termine souvent par la sclérose du tissu ; sur les coupes on trouve la moelle traversée sur une étendue variable de stries grises ou jaunes, à direction ascendante, d'une consistance gélatineuse ou dure ; le réseau du réticulum, constitué par les éléments de la névroglie, est transformé en corpuscules volumineux étoilés, les éléments nerveux ont subi la métamorphose conjonctive. L'hyperplasie de l'épendyme du canal central peut aboutir aussi à la formation de cordons fibreux, à l'atrophie des substances blanche et grise, et au développement de cavités dans la moelle (sclérose péri-épendymaire d'Hallopeau).

Les processus inflammatoires peuvent atteindre aussi les enveloppes de la moelle et les racines nerveuses. Dans la *myélo-méningite chronique*, il y a, d'après Frommann (*loc. cit.*), dans l'arachnoïde, la pie-mère, autour des vaisseaux, dans la névroglie et dans les couches corticales, une hypertrophie des cellules et une multiplication des noyaux ; ceux-ci reçoivent du protoplasma et constituent de nouvelles cellules dont le réseau anastomotique se remplit de plus en plus de noyaux, et cause par son accroissement la compression des fibres nerveuses, la transformation de la myéline en une substance finement granuleuse, la transparence et la paleur des cylindres d'axe, et enfin l'apparition de corps volumineux, étoilés, variqueux, en voie de régression. Souvent aussi les *racines nerveuses* sont atteintes de névrite, avec altération granulo-graisseuse des tubes nerveux.

Étiologie.

Parmi les circonstances étiologiques, il faut citer en première ligne les *conditions sociales débilitantes, les efforts excessifs* et *les refroidissements*. La suspension brusque des règles, de la transpiration des pieds doit être considérée non pas comme cause, mais plutôt comme effet d'une excitation vasculaire centrale (surtout provoquée par le refroidissement), avec troubles consécutifs de l'influence de la moelle sur les sécrétions et excrétions. Comme Feinberg l'a démontré expérimentalement, un refroidissement intense de la moelle peut produire la myélite.

Dans l'étiologie rentrent encore les *lésions traumatiques*, la *commotion de la moelle*, telle qu'Erichsen surtout l'a décrite, le *railway-spine* des Anglais (avec vertiges, excitation, faiblesse, paralysie, anesthésie, etc.). Dans un cas de ce genre observé par Gore, Lockhart-

Clarke trouva une atrophie de la moelle, surtout à sa circonférence postérieure, et de plus une inflammation chronique des méninges cérébrales et spinales, avec lésions inflammatoires de l'écorce cérébrales. Les *commotions psychiques*, surtout la peur, pourraient aussi, d'après Ollivier, Hine, Leyden, etc., donner naissance à des paralysies médullaires.

Certaines formes d'affections médullaires se montrent souvent aussi *à la suite des maladies graves :* fièvre typhoïde, affections puerpérales, exanthèmes aigus, diathèses. Des accidents de *névrite* peuvent aussi s'étendre à la moelle et y provoquer des altérations profondes, comme Tiesler et Feinberg l'ont démontré expérimentalement il y a peu de temps; ils ont trouvé, à la suite d'inflammations périphériques avec névrite ascendante consécutive, des foyers de ramollissement disséminés dans la moelle.

Le *sexe* masculin, plus exposé aux influences extérieures nocives, présente, en général, un chiffre plus élevé d'affections médullaires que le sexe féminin. Sur 44 cas de myélite simple ou de myéloméningite notés par Brown-Séquard et Ramskill (*loc. cit.*), on trouve 35 hommes et 9 femmes. Mais dans les classes ouvrières, où la femme n'est pas moins exposée aux intempéries de la vie, la prédisposition du sexe masculin pour la myélite diminue beaucoup, comme j'ai pu m'en convaincre par quinze années d'observation dans les hôpitaux de Vienne. Le plus grand nombre des victimes de la myélite s'observe dans l'âge moyen de la vie.

Symptomatologie.

Dans la plupart des cas, la myélite se développe d'une manière lente et insidieuse. Des douleurs rhumatismales vagues, légères, une sensation anormale de chaleur ou de froid, des picotements ou un engourdissement limité des extrémités, de temps en temps une sensibilité passagère dans le dos, tels sont en général les premières manifestations périphériques peu appréciables de l'irritation centrale, dénotant l'hyperémie et l'excitation de la substance grise. Celle-ci, en raison de sa richesse vasculaire, est plus disposée à l'inflammation que la substance blanche.

Les premiers signes d'irritation de la *sensibilité* deviennent ensuite de plus en plus apparents. Les douleurs sourdes et passagères de la nuque ou des lombes prennent plus de force et de persistance, et se combinent souvent avec une sensation d'engourdissement à la poitrine ou à l'abdomen; de temps en temps se montrent des douleurs névralgiques s'irradiant dans les membres ; la peau et les muscles (surtout au niveau des vertèbres, des espaces intercostaux) présentent de l'hyperesthésie, une sensibilité exagérée à la pression (voyez *Caractères généraux*, p. 272).

A une période ultérieure, quand la dégénération de la moelle s'étend dans le sens transversal, on voit ressortir de plus èn plus les *symptômes de dépression de la sensibilité*. Au début, le malade accuse un engourdissement des doigts (surtout dans le domaine du nerf cubital), ou des orteils ; plus tard, il lui semble avoir du sable ou de la laine sous la plante des pieds quand il marche. A un degré plus avancé de la maladie il survient des *paralysies partielles de la sensibilité*. En général, comme nous l'avons déjà indiqué, la sensibilité au chatouillement disparaît la première, puis la sensibilité au contact et à la pression, à la température, et enfin à la douleur. Lors même que la sensibilité semble intacte en apparence, on peut reconnaître *de bonne heure*, au moyen de l'esthésiomètre, *des phénomènes s'écartant sensiblement de l'état normal*; ou bien si l'on touche la peau avec une tige trempée dans l'encre et qu'on fasse indiquer par le malade les points touchés, on constate des écarts de plusieurs centimètres.

Les *régions envahies par l'anesthésie et par l'analgésie* s'étendent de la face intérieure, plus souvent de la face postérieure des cuisses, aux hanches et aux lombes, et de la partie inférieure du tronc vers les parties latérales de l'abdomen et le rebord des côtes ; après une zone peu étendue où la sensibilité est seulement émoussée, on retrouve la sensibilité normale. Certaines parties dépendant des nerfs sacrés (la région fessière inférieure, le périnée, les organes génitaux), et certains points des extrémités et du cou échappent quelquefois à l'abolition de la sensibilité. Quand la sensibilité à la douleur est altérée, l'eau froide, un courant d'air froid n'occasionnent qu'une sensation de brûlure, ou bien toutes les excitations quelconques se traduisent par des démangeaisons ou de l'engourdissement. Dans d'autres cas on constate un *retard dans les perceptions*, ou la *sensation s'irradie en haut, en bas, ou même du côté opposé*. Ces aberrations particulières de la sensibilité s'expliquent les unes par des résistances à la transmission, par des altérations partielles et des arrêts dans la substance grise, les autres par un ébranlement communiqué de proche en proche aux origines centrales de différents nerfs, et rayonnant directement vers la périphérie, ou par entre-croisement vers l'autre extrémité du corps.

Dans beaucoup de cas de myélite, il y a *analgésie sans anesthésie tactile*. L'abolition exclusive de la sensibilité à la douleur tiendrait, d'après les recherches de Schiff, à une lésion de la substance grise ; la perte de la sensibilité tactile avec conservation de la sensibilité à la douleur, à une lésion limitée aux cordons postérieurs ; d'autre part, Brown-Séquard et Vulpian, d'après leurs expériences, n'admettent qu'un seul système de conducteurs dans les colonnes grises, pour les différentes variétés de la sensibilité. Comme la physiologie a besoin de nouveaux éclaircissements sur ces questions fondamentales, où l'histologie n'a pas encore posé des bases définitives ; comme en outre les lésions anatomiques (voy. un cas de ce genre à propos de la carie des vertèbres) ne se limitent pas aux cordons de la moelle ou aux colonnes grises, mais atteignent presque toujours les uns et les autres et même les racines nerveuses ; l'observation clinique n'est pas en mesure jusqu'ici de donner une sanction à l'une ou l'autre des théories en présence.

Les *troubles de la motilité* apparaissent au début comme des symptômes d'excitation périphérique ; ce sont des crampes musculaires, des contractures partielles, ou des tremblements choréiques des extrémités provoqués par les mouvements. Ordinairement les symptômes d'excitation ne tardent pas à faire place à des signes manifestes de dépression, fatigue rapide dans la marche ou la station, raideur et lourdeur des mouvements, surtout immédiatement après le repos ; plus tard c'est d'abord une jambe, puis l'autre qui se refusent à tout service, et toutes les deux enfin deviennent incapables de supporter le poids du corps.

Quand la dégénération se propage par couches successives dans le parenchyme de la moelle, les lésions portent à la fois sur les fibres des racines antérieures qui (d'après Gerlach) marchent transversalement pour se rendre aux cellules des cornes antérieures, et sur leurs fibres longitudinales ascendantes qui suivent les cordons antéro-latéraux pour se terminer dans les ganglions moteurs du cerveau. S'il s'agit d'une dégénération médullaire circonscrite, elle peut atteindre seulement une partie des fibres transversales des racines antérieures, et des cellules grises donnant naissance aux faisceaux radiculaires des extrémités supérieures ou inférieures ; dans d'autres cas, la lésion porte principalement sur les fibres longitudinales ascendantes, et la communication entre la substance grise du cerveau et la substance grise antérieure de la moelle se trouve interrompue. Aussi, comme le prouve également l'anatomie, les paralysies médullaires peuvent-elles succéder à des lésions transversales de la substance grise, et à celles de la substance blanche exclusivement. Mais

dans presque toutes les formes importantes de myélite parenchymateuse transversale, la dégénération se propage sous forme diffuse aux
voies de conduction qui relient le cerveau à la moelle.

Suivant l'étendue de la lésion, et suivant les fibres qui dépendent
du point malade, l'abolition de la motilité gagne de bas en haut, plus
rarement en sens inverse. Certains symptômes se montrent au premier plan *suivant le siége de l'affection médullaire*. Quand elle porte
sur la moelle cervicale, on observe une paralysie motrice et sensitive des membres supérieurs et de la partie supérieure du tronc, de
l'inégalité des pupilles, de la dyspnée, des troubles de la déglutition et
de la parole, des palpitations cardiaques et de l'irrégularité du pouls.
Dans les affections de la moelle dorsale il y a une augmentation de
l'excitabilité réflexe, un spasme puis une paralysie des sphincters
ainsi que des extrémités inférieures. Les lésions de la portion lombaire s'accompagnent de sensations douloureuses dans la portion
lombaire, du côté du nerf sciatique ou du nerf crural, avec excitation
génitale et plus tard impuissance, et signes de paralysie des jambes.
Dans la plupart des cas, c'est à la partie dorso-lombaire de la moelle
que les dégénérations s'accusent davantage, et les symptômes se comportent en conséquence.

Suivant la gravité de la myélite parenchymateuse chronique et son
étendue dans le sens transversal, les muscles sont séparés de leurs
centres trophiques et s'atrophient, *la contractilité et la sensibilité
électrique diminuent* de plus en plus (surtout aux extenseurs de la
cuisse et du pied), *ainsi que l'excitabilité galvanique des nerfs;* la
réaction du pôle positif disparaît plus vite que la réaction du pôle
négatif. On voit s'éteindre en même temps l'*excitabilité réflexe* qui
est conservée au début, quelquefois même augmentée (avec mouvements dans les antagonistes ou dans des groupes musculaires plus
éloignés). Cette aggravation des réactions électriques, et la diminution considérable de la motilité active qui l'accompagne presque toujours, dénotent que la myélite gagne en étendue et en intensité.

Les *fonctions génitales* sont ordinairement excitées au début, il y
a des érections fréquentes et complètes; souvent on constate de bonne
heure une disproportion entre le désir et la satisfaction. L'éjaculation
est alors pénible ou précipitée, il y a des pollutions fréquentes avec
exacerbation des douleurs spinales, et une impuissance graduelle.
Les cas de priapisme prolongé sont plus rares. Je donnerai plus loin,
à propos des fractures des vertèbres, une observation curiéuse de
priapisme ayant duré trente-six heures après la mort, à la suite
d'une lésion de la moelle cervicale.

Généralement les *fonctions vésicales* sont aussi troublées dès les premiers temps. Il y a des envies d'uriner fréquentes, surtout après les efforts, les émotions, et les excitations de la moelle; plus tard il y a émission fréquente de quelques gouttes d'urine, le jet perd de sa force, et le liquide continue à s'écouler par gouttes après la miction; le malade est ensuite obligé de faire des efforts pour uriner, ou bien il n'y parvient que s'il est assis ou couché sur le côté dans certaines positions, enfin, et quelquefois après des spasmes douloureux de la vessie, la rétention d'urine est complète et exige le cathétérisme.

D'après les dernières recherches de Budge (*Zeitschr. f. rat. Heilk*, XXI, et *Pflüger's Arch.*, II, Bd), c'est l'ensemble des fibres musculaires de la vessie (et non pas un sphincter propre) qui produit l'émission de l'urine; quant aux muscles qui suspendent l'écoulement, le muscle uréthral (appelé aussi constricteur de l'urèthre ou sphincter interne) et le bulbo-caverneux, ils appartiennent au canal de l'urèthre. Les nerfs moteurs de la vessie, et ceux des muscles de l'urèthre, partent de leurs centres et suivent le pédoncule cérébral, les corps restiformes et les cordons antérieurs pour sortir de la moelle par les nerfs sacrés, de la 3ᵉ à la 5ᵉ paire. Quant aux nerfs sensitifs de la vessie, ils sont contenus dans les racines postérieures des troisième, quatrième et cinquième paires sacrées; ce sont eux qui entretiennent par voie réflexe le tonus des muscles de l'urèthre, dont la contraction est soumise en outre à l'influence de la volonté.

Les sections expérimentales, comme les lésions pathologiques de la moelle jusqu'à la cinquième paire sacrée, provoquent l'ischurie, par augmentation réflexe du tonus dans les muscles uréthraux; plus tard la réplétion de la vessie et la pression exercée par elle sur les muscles uréthraux contractés, aboutissent secondairement à l'incontinence. Si, par contre, les lésions de la moelle siégent plus bas, là où les conditions de l'acte réflexe n'existent plus, il y a une véritable paralysie des muscles qui ferment la vessie, l'urine s'écoule goutte à goutte, l'action des muscles de la vessie ne rencontrant plus d'obstacle, et l'incontinence est alors primitive.

J'ai vu survenir bien des fois, dans le cours de la myélite chronique, des *mouvements fébriles*, avec élévation de température appréciable au thermomètre, perte de l'appétit et la langue fortement chargée. Cet état fébrile est ordinairement provoqué par un refroidissement ou des fatigues exagérées, et je l'ai vu désigner comme une forme ambulatoire de fièvre typhoïde; ce n'est autre chose qu'une exacerbation du processus inflammatoire, ravivé par des influences extérieures ; il dure peu, et, à sa suite, on note d'habitude une déchéance plus rapide des facultés motrices et sensitives.

C'est presque toujours après une durée de plusieurs années que l'affection arrive à sa dernière période ; alors la paraplégie du mouvement et de la sensibilité, la dénutrition des muscles remontent de plus en plus vers les parties supérieures, la paralysie des sphincters entraîne l'émission involontaire des matières fécales et de l'urine ; celle-ci s'accumule et se décompose dans la vessie, il survient une cystite purulente, une dilatation de la vessie et des bassinets, quelquefois même avec frissons et symptômes urémiques (vomissements, diarrhée, accidents cérébraux). Les malades atteints de myélite succombent en général au bout de plusieurs années, avec des eschares de décubitus sur les saillies osseuses les plus exposées à la pression, dans un état de marasme et de paralysie toujours croissant, ou bien sous l'influence d'affections inflammatoires aiguës.

Diagnostic et Pronostic.

Pour reconnaître dès le principe les manifestations initiales de la myélite, il faut prêter une grande attention aux premiers symptômes périphériques de l'irritation médullaire. Telles sont les douleurs vagues (névralgiques), qu'on méconnaît souvent ou qu'on interprète mal, les sensations circonscrites de froid ou d'engourdissement dans les membres, les anesthésies ou analgésies limitées, les hyperesthésies disséminées. Il faut également prendre en considération l'excitation anormale des organes génitaux, les pertes séminales suivies d'une exacerbation des douleurs spinales.

Plus tard, la nature de la maladie se montre plus clairement, les troubles de la sensibilité se répartissent et se limitent suivant la distribution des nerfs rachidiens dans la peau, le caractère paraplégique des paralysies devient plus manifeste. Si l'on considère avec soin le mode de développement des symptômes, on confondra difficilement la maladie qui nous occupe avec d'autres paraplégies.

La paraplégie cérébrale se compose souvent de deux hémiplégies bien distinctes ; elle se complique souvent de paralysies des nerfs crâniens, surtout dans les affections de la partie médiane de la protubérance, ou de la base du cerveau (voy. p. 85). La paraplégie, suite d'apoplexie spinale, se reconnaît à son invasion brusque, à la déchéance rapide des mouvements volontaires et réflexes, et de la contractilité électro-musculaire ; la paraplégie par méningite spinale, à son début fébrile, à la raideur douloureuse des muscles ; aux crampes toniques, et aux réactions électriques particulières que nous avons fait connaître à son sujet. Nous nous réservons de discuter plus loin le diagnostic de la paraplégie par compression de la moelle, et de ce qu'on nomme la paraplégie réflexe. Enfin, on distinguera facilement la paraplégie hystérique à l'anesthésie concomitante de la peau, des muqueuses et des parties profondes, à la conservation de l'excitabilité farado-galvanique, à l'abolition de la sensibilité électro-cutanée et électro-musculaire, et à l'existence d'autres accidents hystériques.

La myélite chronique primitive suit presque toujours une marche fatale. Les observations de guérison complète et durable demandent un contrôle sévère. On comprend assez souvent sous la dénomination de myélite chronique, des paralysies réflexes causées par des exsudations légères des méninges spinales, par des stases dans les plexus veineux du bassin, par des inflammations propagées au tissu cellulaire intra-pelvien, ou par des affections des organes abdominaux, et l'on rapporte complaisamment ces cas comme des exemples de guérison. Mais dans la plupart des cas de myélite on devra se contenter d'une amélioration plus ou moins solide dans les troubles du mouvement et de la sensibilité, et dans la nutrition.

On peut dire en général que plus la myélite siége dans les parties inférieures, ou plus les symptômes indiquent que la lésion s'étend lentement au diamètre transversal de la moelle, plus aussi la maladie se prolonge. Dans certaines formes graves, tous les efforts de la thérapeutique restent infructueux; ces cas durent de 2 à 3 ans, tandis que les formes plus bénignes vont jusqu'à 6, 8 ans et au delà. Les malades succombent ordinairement, comme nous l'avons dit, au marasme, aux suites du décubitus, à la cystite avec pyélite, qui aboutissent quelquefois au ramollissement diphthéritique ou gangréneux de la muqueuse et à l'hématurie; ou bien ils sont emportés par la pneumonie, la tuberculose, etc.

Traitement.

La *méthode contro-stimulante énergique* (ventouses scarifiées, sétons, moxas, etc.), vantée dans les formes récentes, est sans action sur les altérations inflammatoires profondes de la moelle. Les seuls résultats qu'on en obtienne sont des cicatrices nombreuses et déplaisantes. L'*iodure de potassium* peut influer favorablement sur la résorption des exsudats méningés, mais il est reconnu que les processus inflammatoires, hyperplasiques de la moelle, lui échappent.

Brown-Séquard recommande la *belladone* et l'*ergotine*, en raison des contractions vasculaires qu'elles provoquent dans l'hyperémie de la moelle (voy. p. 310) ; je les ai employées maintes fois et pendant longtemps dans les formes congestives de la myélite, sans pouvoir constater aucune diminution appréciable des symptômes d'irritation. La *strychnine* est contre-indiquée dans ces cas, en raison de l'hyperémie qu'elle détermine ; elle conviendrait plutôt comme agent stimulant dans les cas de dépression. Mais comme la strychnine est sans action sur les mouvements volontaires et excite seulement les mouvements réflexes, les malades ont peu de profit à retirer de son emploi exclusif.

De nos jours on emploie plus volontiers et avec plus de succès, dans les myélites, la *cure thermo-hydratique* et le *traitement électrique*. Les *eaux minérales* chaudes (Wildbad, Gastein, Teplitz, Ragaz, etc.) sont surtout utiles contre les douleurs névralgiques, les accidents spasmodiques, et dans les formes qui s'accompagnent de raideur et de sensations désagréables de froid. Les *bains frais* ont une action plus tonique, plus fortifiante ; on abaisse graduellement leur température de 22° à 18° C., en faisant des affusions fréquentes sur le dos. L'action stimulante de la température sur les nombreux nerfs sensitifs de la peau retentit sur le cerveau, sur les centres médullaires et vaso-moteurs, et renforce les actions réflexes qui président à la circulation, à la respiration et aux fonctions des viscères abdominaux.

Le diamètre et la rapidité des courants sanguins qui traversent la peau diffèrent beaucoup, suivant la température actuelle des téguments, par suite d'une action sur les muscles vasculaires. Suivant que le bain dilate ou resserre les trajets vasculaires de la peau, la pression sanguine moyenne, le nombre des globules sanguins qui vont porter l'oxygène aux autres organes diminuent ou augmentent, et ces phénomènes ont une grande influence sur la nutrition des tissus, sur l'élimination des matières excrémentitielles. D'autre part, plus la température du bain est basse, plus la soustraction de la chaleur par l'eau doit agir sur le développement du calorique par le courant sanguin. L'action stimulante de la température sur les fibres nerveuses se fait sentir d'autant plus longtemps, que les nerfs s'écartent davantage du degré de chaleur du milieu ambiant. D'après les recherches d'Osborne (*Dubl. Quart. Journ. of med. science*, 1862), l'eau refroidit douze fois plus que l'air; elle est donc douze fois plus froide pour le corps, toutes choses égales d'ailleurs, que l'air à la même température. L'action stimulante des bains frais sur le système nerveux doit être d'autant plus vive, que celui-ci est plus faible et plus impressionnable, ce qui est surtout le cas dans la myélite.

Dans le traitement hydrothérapique on fait précéder souvent les demi-bains refroidis, des pratiques suivantes : *enveloppements mouillés* (surtout dans les accidents névralgiques et spasmodiques), ou *frictions avec des linges mouillés* (comme moyen stimulant plus faible). On obtient ainsi une dilatation des canaux sanguins de la peau, qui soulage et calme d'autant l'excitation des organes profonds.

Quant à l'*électricité*, on peut recommander dans la myélite l'application prudente de courants galvaniques ascendants à travers la colonne vertébrale, et de là à travers les troncs nerveux (3-5 minutes). Les courants qui provoquent des secousses fortes et douloureuses doivent être évités dans les états d'irritation vive des centres, de même que le courant de tension des appareils d'induction. Contre la paralysie de la vessie, j'ai trouvé que la galvanisation se fait le mieux en introduisant l'un des électrodes dans le rectum, et en appliquant l'autre sur la symphyse pubienne ou sur le périnée. L'électrisation directe au moyen de l'excitateur vésical est généralement trop irritante. On se trouvera bien de combiner les frictions humides, les douches ascendantes sur le périnée, et les douches sur la région lombaire.

SYMPTOMES DE LA MYÉLITE SECONDAIRE (PAR COMPRESSION)
ET DE SES DIFFÉRENTES FORMES

Il s'agit ici des formes de paralysie spinale par compression, dans lesquelles des néoplasmes venant de l'extérieur, occupant le canal osseux, les enveloppes membraneuses ou encore la moelle elle-même, exercent sur elle une *compression toujours croissante*, et provoquent et entretiennent une dégénération chronique de son parenchyme. La cause de cette compression influe moins sur les manifestations symptomatiques, que le siége et le mode de propagation des altérations centrales consécutives.

Les *altérations anatomiques* qui étendent secondairement leur action destructive sur la moelle, portent à la fois sur le point même de la compression, et sur certains faisceaux fibreux qui, partant du foyer morbide limité de la moelle ou des racines nerveuses, s'étendent à toute la longueur de l'axe spinal. Au niveau de la compression la moelle est atrophiée, sclérosée, les tubes nerveux sont plus ou moins complétement détruits. A partir de ce premier foyer, la dégénération suit les différents cordons de la moelle dans une direction ascendante ou descendante, et va en diminuant d'étendue et d'intensité depuis son origine jusqu'aux extrémités de l'axe.

Ces *altérations secondaires* ont été bien étudiées d'abord par Türck (*Sitzb. d. Wien. Akad. d. Wiss.* Bd. XI, XVI et XXI), dans des cas de compression de la moelle par des lésions des vertèbres. Dans les parties de la moelle situées *au-dessus de la lésion*, les cordons antérieurs ont leur aspect normal, ou sont altérés seulement au point malade;

les cordons postérieurs sont atteints d'une dégénération ascendante tantôt dans leur totalité, tantôt sur une étendue considérable, ou seulement dans leur segment interne. Par contre, dans la partie de la moelle située *au-dessous de la lésion*, les cordons postérieurs sont intacts, la dégénération n'atteint que les cordons antérieurs et latéraux, quelquefois seulement la partie postérieure de ceux-ci. Dans des cas de tumeurs comprimant les racines postérieures, Cornil et Lange ont constaté une dégénération ascendante des cordons postérieurs.

Westphal a obtenu expérimentalement ces dégénérations secondaires sur des chiens (*Arch. f. Psychiatr.*, II, Bd.), en perforant la moelle sans ouvrir le canal rachidien. Dans les lésions de ce genre, qui portaient principalement sur les cordons postérieurs, la substance grise adjacente ou la partie interne des cordons antéro-latéraux, on trouvait de même les cordons postérieurs atteints de dégénération ascendante, les cordons antéro-latéraux de dégénération descendante. Westphal (*l. c.*) a constaté une autre particularité chez l'homme dans des cas de tumeur comprimant la moelle ; il a vu, sur une coupe transversale des parties dégénérées, et notamment des cordons postérieurs, des figures annulaires ou ovales, rendues plus apparentes par la coloration au moyen du bichromate de potasse et renfermant souvent un autre point central de dégénération.

Le tableau clinique des compressions prolongées de la moelle peut varier beaucoup, suivant le siége et la violence de la lésion primitive, suivant le nombre et l'intensité des symptômes. Le plus souvent, les premiers signes morbides qui entrent en scène sont des *troubles de la sensibilité* : picotements, démangeaisons, constrictions, engourdissement, etc., qui dénotent l'irritation des racines nerveuses ou de leurs prolongements dans la substance grise. Bientôt on peut reconnaître aussi par une exploration attentive (au moyen de l'esthésiomètre) des *anomalies de la sensibilité cutanée, ainsi que des différentes nuances de la sensibilité*. Je donnerai en détail, à propos de la carie vertébrale, une observation personnelle d'analgésie sans anesthésie tactile, avec les résultats de l'autopsie.

Dans d'autres cas il y a, comme nous l'avons déjà noté, des retards dans la perception, ou des irradiations de la sensibilité. L'abolition complète de la sensibilité dans les membres se voit seulement dans les dégénérations transversales de la substance grise, et dans les lésions des cornes grises. L'*anesthésie*, comme nous le montrerons par plusieurs exemples, occupe certaines régions déterminées, correspondant à la distribution des nerfs cutanés. Quand il y a *anesthésie douloù-*

reuse, les terminaisons périphériques des nerfs peuvent être dégénérées, tandis que leur partie centrale peut encore recevoir des excitations et les transmettre à la substance grise.

Parmi les symptômes d'excitation de la sensibilité, il faut citer l'*hyperesthésie* (cutanée et musculaire), ainsi que cette variété particulière décrite par Charcot sous le nom de *dysesthésie* (sensations tardives très-douloureuses et comme vibrantes après les pincements, l'impression locale du froid), et les différentes sortes de *névralgie*. Quand la dégénération occupe les parties supérieures de la moelle, la douleur peut revêtir les apparences d'une névralgie cervico-occipitale, cervico-brachiale ou intercostale; quand la lésion siége plus bas, ce sont des névralgies crurale, sciatique ou abdominale. Dans les cas de compression extra-médullaire (exceptionnellement dans les lésions intra-médullaires), il y a souvent des pseudo-névralgies vives, cuisantes, décrites par Cruveilhier et plus récemment par Charcot (névrite des racines nerveuses ou des rameaux périphériques), et qui se caractérisent par l'absence de points douloureux à la pression, et par leur combinaison avec des troubles trophiques. Enfin les mêmes auteurs ont observé, surtout dans le cancer des vertèbres lombaires, une *paraplégie douloureuse* (douleurs périodiques, atteignant une violence excessive, augmentées par les mouvements actifs ou passifs, avec hyperesthésie cutanée).

Du côté des *nerfs moteurs*, il y a au début une *parésie* qui se transforme bientôt en *paralysie*; on constate en outre des crampes, de la rigidité musculaire, des contractures permanentes dans les membres paralysés (par sclérose des cordons latéraux, d'après Charcot), et des accidents épileptiformes. Ceux-ci consistent en des convulsions des extrémités inférieures, provoquées ordinairement par des mouvements passifs (extension forcée des orteils), rarement spontanées, et pouvant s'expliquer par une stimulation exagérée de la substance grise, avec diminution de l'action d'arrêt du cerveau. Ces symptômes, appelés par Brown-Séquard *épilepsie spinale*, seraient mieux nommés *crampes spinales réflexes*, en réservant le terme d'épilepsie spinale à ces cas, comme on en voit quelquefois dans la carie ou les blessures des vertèbres, de convulsions générales avec troubles de la connaissance; Brown-Séquard a produit expérimentalement ces phénomènes, qui ont leurs centres dans la moelle allongée et la protubérance, et dans lesquels la moelle intervient seulement comme conducteur.

La paralysie du début peut se limiter à l'*un des membres supérieurs ou inférieurs*, par suite d'une compression unilatérale sur les nerfs du plexus brachial ou de la queue de cheval. L'*hémiplégie spinale* succède à une compression du cordon antéro-latéral du même côté, ou du bulbe du côté opposé. L'*hémiplégie croisée avec hémianesthésie* est une forme très-rare, observée par Charcot et Gombault dans des cas de tumeurs occupant un côté de la moelle, comme nous en donnons des exemples plus loin.

La forme la plus fréquente de paralysie spinale par compression, est la *paraplégie*. Elle occupe en général les membres inférieurs, et se combine pendant longtemps avec une altération légère de la sensibilité, et une vive excitabilité réflexe. La *paraplégie cervicale* est beaucoup plus rare et succède à diverses causes de compression médullaire ; elle a été étudiée d'abord par Gull (*Guy's Hosp. Reports*, IV, 1858) et plus récemment par Charcot (*Leçons sur les maladies du syst. nerveux*, 2ᵉ fascicule, 1875). Cette double paralysie des bras présentant un haut intérêt scientifique et diagnostique, il n'est pas inutile d'analyser les données expérimentales et cliniques que nous possédons sur cette question ; les unes me sont personnelles, les autres appartiennent à différents observateurs.

Si l'on extirpe sur des grenouilles les premières vertèbres, au niveau de la partie supérieure du renflement cervical, et qu'on enlève un morceau de la moelle vers sa face antérieure et d'un côté à l'autre, l'animal présente une déviation de la tête, et une paralysie des deux membres antérieurs ; ceux-ci sont dirigés en dedans pendant le saut, et leur sensibilité aux excitations mécaniques et électriques est manifestement diminuée. Au bout de 8-10 jours, la motilité des doigts s'améliore. L'examen microscopique de la moelle durcie montre un exsudat hyalin déposé entre les tubes nerveux, des globules purulents en grand nombre disséminés dans la substance grise, et groupés par places autour du canal central. On peut aussi atteindre chez les lapins la moelle cervicale antérieure par le même procédé, et l'on observe de la dyspnée, une hyperesthésie et une paralysie des deux membres antérieurs, ou même des extrémités postérieures.

Sur les lapins, on peut agir sur la partie antérieure de la moelle cervicale par la face antérieure ou par la face postérieure de la colonne vertébrale. Dans l'incision ou l'excision de la moelle par la partie antérieure, l'extirpation des corps vertébraux correspondants présente de grandes difficultés, et l'opération est aussi malaisée que dangereuse par l'abondance de l'hémorrhagie. Si l'on incise la moelle sur un côté seulement, il y a une hémiplégie du même côté du corps ; si l'incision de la moelle dépasse la ligne médiane et atteint les deux cordons latéraux, il y a paralysie des deux membres antérieurs, souvent aussi parésie de l'une des extrémités postérieures. La paralysie des membres antérieurs est ordinairement incomplète ; elle porte principalement sur les extenseurs, les fléchisseurs sont moins atteints. Le plus souvent, l'animal est pris immédiatement d'une dyspnée intense, bientôt après de crampes partielles, tétaniques des extrémités, et à la fin de secousses épileptiformes. La mort survient au bout de 24 à 36 heures. A l'autopsie on trouve, au point correspondant à la lésion, une extravasation intra-méningée considérable, souvent aussi intra-médullaire.

L'opération est moins difficile et moins grave par la face postérieure de la colonne vertébrale; on enlève les apophyses épineuses des vertèbres cervicales supérieures, et l'on dirige latéralement sur la moelle une aiguille courbe de caoutchouc, en respectant les plexus veineux latéraux; on attire la moelle avec précaution, et on pratique l'incision ou l'excision avec un couteau fin; le mieux est qu'il soit courbe sur le plat. On voit alors, comme nous l'avons dit plus haut, une paralysie incomplète des membres antérieurs, ou même de l'une des extrémités postérieures; il y a souvent aussi une altération du pouvoir réflexe. Si l'on découvre un des nerfs sciatiques et qu'on l'excite par l'électricité, il se produit des secousses dans les deux membres postérieurs; tandis que les membres antérieurs restent au repos; si l'on excite le nerf médian, l'extrémité correspondante entre seule en contraction. A l'autopsie on trouve au niveau de la moelle cervicale une hémorrhagie partant de la section transversale de la moelle, et ne laissant intactes que quelques minces lamelles du tissu; dans les parties situées au-dessous, elle se limite davantage à la substance grise, et enfin tout à fait en arrière on ne trouve plus qu'un piqueté sanguin (*Med. Jahrb.* T. IV, 1876).

L'observation clinique s'accorde avec l'expérimentation, et montre que dans les *myélites en foyer*, quand la lésion monte vers la moelle cervicale, il y a d'abord paralysie des membres supérieurs, et plus tard aussi des membres inférieurs, avec altération de la sensibilité et de l'excitabilité réflexe. La myélite aiguë de la portion cervicale, par fracture ou luxation des premières vertèbres, ou par suite de tubercules de la substance grise de cette région (Budd), peut débuter par une paralysie insolite des membres supérieurs. Dans les cas de compression au niveau des premières vertèbres dorsales, par suite de carie, il peut y avoir une dégénération des deux cordons latéraux s'étendant en haut jusqu'au renflement cervico-brachial, et produisant, d'après Charcot et Michaud, une paralysie et une contracture des membres supérieurs. Enfin, une atrophie cellulaire dans les cornes grises antérieures de la moelle cervicale, qui servent d'origine aux fibres radiculaires des membres supérieurs, peut être suivie d'une paralysie des deux bras.

L'atrophie cellulaire et la paralysie consécutive ont une marche tantôt aiguë, tantôt chronique; leurs manifestations cliniques varient en conséquence. Ainsi Raymond (*Progrès médical*, 17, 1875) a publié un cas de myélite centrale, suivie de mort au bout de douze jours, dans lequel il y avait eu pendant la vie une paralysie complète du bras gauche (avec diminution de l'excitabilité faradique), et une paralysie incomplète du bras droit. A l'autopsie on trouva dans le renflement cervical des lésions sclérotiques, les cellules des cornes antérieures manquaient par places, le tissu interstitiel présentait une prolifération nucléaire modérée. La paralysie infantile spinale résulte, d'après les recherches de Prévost, Charcot, Joffroy, Recklinghausen, Roth et Leyden, d'une dégénération aiguë des cellules des colonnes grises antérieures ; dans un cas de cette affection (qui sera rapporté plus tard), j'ai observé une paralysie et une atrophie du bras droit, moins prononcées au bras gauche. Une maladie semblable a été vue dans ces dernières années chez des adultes par Duchenne, Frey, Bernhardt, Erb, etc.; d'après Gombault, Cornil et Lépine, elle est causée par une dégénération graisseuse et pigmentaire des cellules des cornes antérieures ; elle présente quelquefois une paralysie des deux membres supérieurs, comme j'en donnerai plus loin un exemple. Il y a encore une autre forme de paraplégie cervicale, liée à l'atrophie des cellules des colonnes grises antérieures ; ce sont les doubles paralysies des bras qui existent au début de la *sclérose latérale amyotrophique*, ainsi que dans certaines formes d'atrophie musculaire progressive. Les cas de paralysie appartenant à cette dernière catégorie peuvent être considérés comme des *formes amyotrophiques de paraplégie cervicale spinale*.

Il existe encore une troisième forme, liée à des affections du *système nerveux périphérique*. Dans ces cas, la diplégie brachiale peut être causée par un épanchement sanguin autour des racines nerveuses supérieures (Ollivier, Schutzenberger), par une carie des vertèbres cervicales avec pachyméningite externe consécutive, lorsque des productions morbides compriment les nerfs d'origine du plexus brachial des deux côtés ; enfin, il peut s'agir d'une pachyméningite spinale interne (hypertrophique de Charcot), exerçant une compression circulaire sur la moelle. A côté de ces formes périphériques, il y a une forme centrale qui rentre dans les catégories précédentes, d'après Joffroy (*Sur la pachyméningite cervicale hypertrophique*, Paris, 1873). Il a trouvé des altérations myéliques, notamment au niveau du renflement cervical, et presque toujours avec formation de lacunes.

Pour le *diagnostic différentiel* des différentes formes de paraplégie cervicale, il faut analyser avec soin tous les symptômes. La paraplégie cervicale périphérique par compression présente les caractères d'une paralysie névritique ; il y a au début des douleurs et de l'hyperalgésie dans certains troncs nerveux, et ensuite de l'anesthésie, une abolition de l'excitabilité réflexe, une paralysie avec atrophie musculaire ; au début, l'excitabilité électrique des nerfs est augmentée et plus tard abolie, la contractilité farado-musculaire diminuée, la contractilité galvano-musculaire augmentée. Dans la paraplégie cervicale causée par une compression de la moelle, les membres paralysés demeurent longtemps sans altération notable de leur volume, de leurs réactions électriques ni de leur sensibilité : l'excitabilité réflexe est ordinairement augmentée ; quand elle est peu prononcée, et plus tard quand elle a complétement disparu, on peut observer de temps à autre des secousses spontanées douloureuses (crampes spinales réflexes, par excitation de la substance grise, avec diminution de l'action d'arrêt du cerveau). Les formes ordinaires de paraplégie cervicale amyotrophique se reconnaissent facilement. Dans la myélite antérieure des adultes, le diagnostic s'appuiera sur les signes suivants : début fébrile, paralysie rapide des jambes, puis des bras, atrophie précoce des masses musculaires avec les réactions électriques déjà citées, absence de troubles du côté de la sensibilité, des sphincters et des fonctions génitales, amélioration progressive de la motilité.

Quand les paralysies spinales par compression augmentent d'étendue et d'intensité, *la contractilité et la sensibilité farado-musculaires baissent de plus en plus, ainsi que l'irritabilité galvanique des muscles et des nerfs*, d'abord pour la fermeture et la rupture du courant par l'anode, ensuite pour la fermeture de la cathode, à la fin il ne reste que la contraction à la direction inverse de l'électricité de l'anode à la cathode (à l'aide d'un courant fort).

Les compressions de la moelle cervicale ou de la partie contiguë de la moelle dorsale présentent encore d'autres signes, comme des troubles oculo-pupillaires, des troubles du côté des fibres cardiaques et gastriques du nerf vague. Les *troubles oculo-pupillaires* sont constitués plus souvent par un *myosis* paralytique (rétrécissement par interruption conductive, suite de compression), que par une *mydriase* spasmodique (dilatation par excitation médullaire du dilatateur des pupilles). Ces symptômes peuvent alterner entre eux, et s'observent tantôt aux deux yeux, tantôt d'un seul côté. Des observations pathologiques de cette espèce ont été rapportées par Ogle, Eulenburg, Rendu et par moi-même. D'après les expériences de Budge et de Cl. Bernard, les centres d'innervation de l'iris dans la moelle vont en bas jusqu'à la deuxième vertèbre dorsale; leur limite supérieure, moins bien déterminée, serait, d'après Salkowski, au-dessus de l'atlas.

Le *ralentissement persistant du pouls* par irritation des fibres cardiaques du pneumo-gastrique, constitue un phénomène plus intéressant que bien connu des lésions cervicales. J'en ai décrit un cas (*Zeitschr. f. pract. Heilk*, n° 46, 1866) qui a toute la valeur démonstrative d'une vivisection; il s'agissait d'un garçon de quinze ans, qui avait reçu un coup de couteau au niveau de la sixième vertèbre cervicale et avait eu des troubles passagers de la connaissance et une hémi-parésie droite, disparue au bout de vingt-quatre heures. On nota ensuite une dilatation des deux pupilles, surtout de la gauche, et pendant quatre semaines, le pouls oscilla entre 56 et 48 battements par minute. Trois mois après, la guérison était complète.

Presque à la même époque, Landois (*Centralbl.*, 1865) montrait que la compression de la veine cave supérieure produit une hyperémie veineuse de la moelle allongée et du cerveau, et un ralentissement considérable du pouls. Quand la réplétion sanguine du cerveau est encore plus complète, le ralentissement du pouls peut aller jusqu'à l'arrêt du cœur et se compliquer d'attaques epileptiformes. Un malade de Halberton (*Méd. chir. transact.*, n° 24, 1841) ressentit à la suite d'une chute, des douleurs et de la difficulté dans les mouvements de la tête; pendant l'année suivante, il présenta un ralentissement persistant du pouls (33-15 battements par minute), surtout au moment des attaques epileptiformes et syncopales; à l'autopsie on trouva la moelle allongée amincie, indurée, comprimée par un rétrécissement de la partie supérieure du canal rachidien. Les articulations de l'atlas avec l'occipital étaient ankylosées, la dure-mère épaissie.

Nous avons déjà parlé des *accidents dyspnéiques* consécutifs à la compression des parties supérieures de la moelle; ils s'expliquent par l'atteinte des nerfs phréniques, intercostaux et cervicaux, contenus dans la moelle cervicale et la moelle dorsale. Quand la respiration abdominale est entièrement conservée, c'est que la compression n'atteint pas encore le nerf diaphragmatique qui provient dans son tronc principal de la quatrième paire cervicale. Le *hoquet*, des *troubles de la déglutition* et des *troubles gastriques* (douleurs et vomissements fréquents) s'observent aussi dans la compression des parties supérieures de la moelle. Les *attaques épileptiques* causées par la compression de la moelle cervicale (Duménil, Leudet, Bouchard, etc.) sont des symptômes de compression des plus rares chez l'homme.

Quand la compression atteint les parties inférieures de la moelle, aux troubles paraplégiques s'ajoute la *paralysie de la vessie et du rectum*, que nous avons déjà discutée. Souvent aussi dans ces cas il y a *absence d'érections*, ou bien la paralysie des muscles vasculaires et la distension veineuse des corps caverneux et du gland entraîne du *priapisme*. Dans le chapitre suivant, à propos des fractures des vertèbres, on trouvera un cas de priapisme ayant persisté pendant trente-six heures après la mort.

Enfin les paralysies spinales par compression s'accompagnent quelquefois de *troubles trophiques*. Telles sont les *vésicules d'herpès*, qui apparaissent suivant la distribution de certains nerfs, dans la compression ou l'inflammation des racines nerveuses, dans les dégénérations cellulaires des ganglions spinaux (Barensprung, E. Wagner), le *decubitus acutus* que nous avons mentionné si souvent (Samuel, Charcot), les *inflammations articulaires aiguës* (Mitchell), les *hydar-*

throsés (Michaud), et les *altérations trophiques des muscles*, déjà étudiées.

Le *diagnostic* des paralysies par compression prolongée de la moelle se fait d'après le mode de développement des symptômes, et d'après les troubles dénotant une lésion anatomique circonscrite. L'analyse clinique des phénomènes réussit plus facilement à déterminer le siége et l'étendue de la compression, que le caractère de l'affection première, les symptômes étant identiques, dans la plupart des cas. Nous étudierons plus en détail les signes des paralysies par compression à propos de chacune de leurs formes.

Pour passer en revue les différentes espèces de myélite secondaire (par compression), nous considérerons les processus morbides multiples qui peuvent se développer dans les organes qui entourent la moelle ou dans la moelle elle-même, et suivant l'ordre anatomique nous procéderons de l'extérieur à l'intérieur. Commençant par les affections des vertèbres, nous prendrons ensuite les processus périméningés, puis les productions inflammatoires intra-méningées, les tumeurs et les productions parasitaires, enfin les néoplasmes intra-médullaires et les affections spinales diathésiques.

CHAPITRE XX

MYÉLITE PAR COMPRESSION, SUITE D'AFFECTIONS VERTÉBRALES

Nous considérerons seulement, dans ce qui va suivre, les affections vertébrales qui donnent lieu à des lésions secondaires de la moelle et des nerfs rachidiens. On trouve en premier lieu, comme formes morbides les plus fréquentes et les plus importantes : la carie, les fractures et luxations des vertèbres ; ensuite viendront, comme formes plus rares, la spondylite déformante, l'atrophie par compression (suite d'anévrysmes et de kystes hydatiques), et le cancer des vertèbres.

A. CARIE DES VERTÈBRES (SPONDYLARTHROCACE).

Dans la seconde moitié du siècle dernier, Pott avait déjà bien décrit cette affection, qui aboutit à la paraplégie et résulte d'un ramollissement et d'une destruction inflammatoires des vertèbres ; souvent aussi les méninges et le parenchyme de la moelle sont envahis à leur tour par la maladie.

Chez les sujets jeunes, c'est le *tissu osseux des corps vertébraux* qui subit un ramollissement inflammatoire et une nécrose, auxquels participent aussi le périoste et les articulations. Il en résulte un relâchement, une compression mécanique pendant les mouvements qui entretiennent la consomption inflammatoire et aboutissent à l'affaissement et au déplacement des vertèbres. Le pus est épais, caséeux, se réunit en foyers ou s'amasse vers les parties déclives. Chez les sujets plus âgés, l'affection prend naissance dans les articulations intervertébrales ou dans les apophyses transverses; il se fait une synovite chronique, puis l'inflammation gagne les ligaments, le périoste et même les os, et se termine le plus souvent par la carie destructive des cartilages et des os, avec évidement et dislocation des vertèbres. Le ramollissement inflammatoire n'atteint pas seulement l'articulation, mais aussi les corps vertébraux, qui se transforment en une matière caséeuse contenant des débris du tissu osseux.

Ces destructions carieuses et ces déplacements entraînent plus tard une cyphose à angle aigu ou obtus. Malgré une déformation persistante, la guérison peut se faire par arrêt de l'inflammation et retour à un état plus favorable de la nutrition. Le tissu osseux ramolli reprend sa rigidité et sa dureté normales, les surfaces articulaires altérées se cicatrisent et s'ankylosent, la colonne vertébrale recouvre sa solidité première et redevient capable de supporter le poids du corps.

Un fait des plus importants est la *participation des méninges spinales, des nerfs rachidiens et de la moelle elle-même aux processus de la carie vertébrale.* Il est rare que les méninges, et surtout la *dure-mère*, comme nous l'avons déjà montré, demeurent complétement indemnes. D'après Michaud (*Sur la méningite et la myélite dans le mal vertébral*, Paris, 1871), c'est la suppuration caséeuse des vertèbres cariées, qui, détruisant le ligament postérieur, arrive au contact de la face externe de la dure-mère, et y détermine des accidents inflammatoires. Il peut aussi se former de la même façon des abcès interstitiels, des épaississements considérables (pachyméningite externe). On trouve rarement la dure-mère détachée, ou ses feuillets infiltrés proéminant vers la partie interne. De leur côté, les *racines nerveuses* présentent de la névrite avec dégénérescence granulo-graisseuse; les *ganglions spinaux*, entourés de pus, sont le siége d'une hypertrophie notable, avec atrophie des cellules et dégénérescence graisseuse avancée (E. Wagner).

Enfin la *moelle* elle-même, dans la carie vertébrale, est envahie par le processus inflammatoire. Que la compression à elle seule, sans lésions spinales, puisse causer des paralysies, on en a la preuve dans la guérison prompte de certaines paraplégies subites, après redressement de la colonne vertébrale (obs. de Brown-Séquard); telle est aussi une observation de E. Rollett, où une luxation de l'axis en arrière avait produit une paralysie de toutes les extrémités, et où le redressement de la colonne vertébrale en avant, bientôt obtenu par fonte osseuse, fut suivi d'une disparition graduelle des paralysies. Par contre, on sait que des incurvations considérables de la colonne vertébrale peuvent exister sans lésion de la moelle. Dans un cas de Berend (scoliose intense par carie vertébrale, sans symptômes paralytiques), Virchow trouva une atrophie simple de la moelle.

. Mais, en général, la compression provoque bientôt des altérations inflammatoires du parenchyme de la moelle. Dans un cas cité par Michaud (*l. c.* obs. I), il s'agit d'un enfant atteint depuis peu d'une courbure vertébrale, sans paralysie véritable; la moelle, d'aspect normal, présentait au microscope un réseau fibrillaire, avec des noyaux, déposé entre les tubes nerveux, et des noyaux libres dans les gaines vasculaires; ces lésions étaient généralisées. Par le développement ultérieur des altérations myéliques, il se forme, autour des points comprimés, des foyers de ramollissement, qui servent de point de départ à la *dégénération secondaire* (Türck, Charcot, Bouchard, etc.), déjà indiquée dans les caractères généraux des affections spinales, et se développant en haut dans les cordons postéro-internes, et en bas dans les cordons postéro-latéraux.

. La sclérose est quelquefois plus prononcée d'un côté que de l'autre. Il peut arriver, mais rarement, la compression s'exerçant au niveau des vertèbres dorsales supérieures, que la sclérose s'étende jusqu'à la moelle cervicale, et produise une diplégie brachiale, d'après ce que nous avons dit plus haut; ou bien il survient au-dessus de la lésion une sclérose latérale ascendante, sans dégénération postérieure (Michaud); ou bien la sclérose atteint aussi en dehors les faisceaux radiculaires postérieurs, contigus aux cornes postérieures; c'est la dégénération de ces faisceaux qui, d'après Charcot et Pierret, entraîne des troubles de coordination. Enclavées dans ces dégénérations de la moelle, les *colonnes grises* ne demeurent pas intactes; les cornes grises subissent des altérations graves (décollement, déformation et atrophie partielle, Michaud). J'ai observé à ce sujet un fait intéressant par ses détails cliniques et histologiques, et qui sera donné plus loin.

Au point de vue *étiologique,* on remarquera que les grandes villes, aussi bien dans la pratique privée que dans les hôpitaux, offrent assez, souvent des affections inflammatoires et des déformations de la colonne vertébrale, avec scrofulose généralisée, tuberculose, rachitisme. Les courbures du rachis et leurs conséquences se voient souvent à Vienne, notamment dans la population ouvrière. Dans les classes aisées, les jeunes sujets prédisposés à la scrofule sont l'objet de plus de soins et de ménagement, les affections vertébrales spontanées ou traumatiques sont mieux observées et plus convenablement traitées. Au contraire, les classes nécessiteuses ne peuvent donner à leurs enfants chétifs, scrofuleux, les soins et les attentions nécessaires. A peine les enfants ont-ils passé dix ans, on les met en apprentissage, souvent sans aucun discernement de la part des parents ou des patrons, et l'on exige des efforts disproportionnés à leur développement physique incomplet; dans les métiers où ils sont condamnés à la station assise ou fléchie, à porter des fardeaux, les germes de la scrofule osseuse se développent; sous l'influence de conditions défavorables, l'inflammation osseuse, d'abord latente, s'accuse de plus en plus, et la colonne vertébrale, d'une structure encore délicate, finit par s'infléchir.

Les *symptômes des caries vertébrales* varient suivant la hauteur de l'affection primitive, et suivant les désordres auxquels elle donne lieu. La manière la plus claire et la plus simple de comprendre ces symptômes est de considérer les affections des segments supérieur, moyen et inférieur de la colonne vertébrale, en ayant soin de tenir toujours compte pour chaque région des parties immédiatement contigües. La distinction et l'étude plus précise de ces différentes formes n'ont pas moins d'importance pour le diagnostic, que pour le pronostic et le traitement.

Carie des vertèbres cervicales. Cette forme, la plus compromettante pour la vie, se manifeste au début par des névralgies occipitale et cervicale, qui passent ordinairement pour rhumatismales; les mouvements de la tête sont gênés, les douleurs augmentent par la pression ou les mouvements des vertèbres cervicales supérieures; vient ensuite une raideur complète de la nuque, quelquefois du torticolis ; quand il redresse la tête, et dans tous les changements de position, le malade soutient son occiput avec la main (Rust, *Abhandlungen*, I, Bd., p. 176 et suiv.). D'après Leyden (*Klinik d. Rückenmarkskrankh*, I, Bd, p. 249), quand les mouvements de rotation de la tête sont gênés, avec conservation des mouvements de flexions, on doit admettre une affection limitée à l'articulation de l'apophyse odontoïde avec l'atlas.

À une période plus avancée, la tête s'incline latéralement, la déglutition et la respiration s'embarrassent, la voix s'éteint, il survient des crampes partielles, des soubresauts, et une paralysie affectant principalement les membres supérieurs ; quelquefois, vers la fin de la maladie, les mouvements de rotation de la tête s'accompagnent d'un craquement appréciable à la main ou à l'oreille. Le malade succombe aux progrès du marasme, ou meurt subitement par fracture de l'apophyse odontoïde, par hémorrhagie des artères vertébrales exulcérées, par épanchement du pus dans la cavité thoracique.

Les collections purulentes provenant des vertèbres cervicales suivent quelquefois la partie latérale du cou, pour se diriger en haut vers la clavicule, plus rarement vers le creux de l'aisselle. Le pus gagne plus souvent la paroi postérieure du pharynx, et donne lieu à un abcès rétro-pharyngien, avec dysphagie, embarras de la parole et dyspnée. L'exploration de la région cervicale fera reconnaître la collection purulente.

Dans deux de mes observations (*Pract. Heilk*, n° 50, 1866) il y avait une *carie de l'apophyse odontoïde de l'axis*. L'inflammation de la deuxième vertèbre cervicale, avec carie consécutive de l'apophyse odontoïde, est un fait assez rare. L'appareil symptomatique offre dans ces cas, à un examen attentif, plusieurs points de repère pour le diagnostic.

Sur les deux cas dont il s'agit, dans le premier *l'apophyse odontoïde de l'axis était atteinte de carie, ses ligaments détruits, l'axis proéminent dans le canal rachidien, la moelle comprimée*, et ramollie au niveau de la compression. Dans le second cas on trouva à l'autopsie : *carie de l'apophyse odontoïde, carie des vertèbres lombaires, un abcès très-volumineux dans la fosse iliaque gauche, un autre plus petit derrière le ligament de Poupart.*

Dans les deux cas il y avait eu au début de la maladie des fourmillements et des douleurs névralgiques à la nuque et à l'occiput, la tête était tournée de côté, les douleurs se ravivaient quand on voulait corriger cette position vicieuse. L'un des malades eut la déglutition embarrassée, la voix nasonnée, les pupilles fortement contractées, et de l'immobilité de l'iris. Dans les deux cas, après des fourmillements et de l'anesthésie, il survint bientôt une paralysie de la motilité des membres ; dans le premier cas, les fourmillements furent les précurseurs de la paralysie, et il y eut aussi des symptômes d'excitation de la motilité. Les diminutions passagères de la compression occasionnèrent des oscillations dans la paralysie. Dans les deux cas il y eut des signes de paralysie du diaphragme, avec une respiration costale précipitée, interrompue, incomplète, de la dyspnée et de l'asthme; mais sans aucune contraction du diaphragme. Il y eut chaque fois une accélération considérable du pouls et de la rétention d'urine dans les premiers temps. Dans les deux cas, pas de troubles de la connaissance. Enfin dans les deux cas on trouva des tuberculisations multiples ou d'autres affections carieuses. Dans l'observation de Leyden (*l. c.* p. 251-56) la compression de la moelle était d'abord prédominante d'un côté, et les mouvements réflexes se propageaient d'un côté à l'autre (par action de la moelle allongée; d'après les lois de Pflüger).

Dans la carie de la colonne cervicale, il peut y avoir compression des racines nerveuses qui constituent le plexus brachial, pendant leur passage à travers la dure-mère ou à travers les trous de conjugaison. Il en résulte une névrite des nerfs du plexus brachial qui peut aboutir, comme l'atrophie musculaire progressive, à une atrophie notable de la musculature des bras, avec abolition de l'excitabilité électrique.

Dans une observation que j'ai publiée (*Oootr. pract. Heilk*, n° 48, 1866), il s'agit d'un homme de vingt-deux ans qui fut pris, après un coup sur la nuque, de douleurs cuisantes dans le bras et l'épaule du côté droit. Au bout d'un an et demi il survint une paralysie du bras, une inclinaison de la tête à droite, un aplatissement et un abaissement de l'épaule; le bras et l'avant-bras étaient pendants, immobiles, fortement atrophiés, les éminences thénar et hypothénar atrophiées également, avec abolition de la contractilité électrique des muscles; la jambe droite s'affaiblit aussi par la suite, et la déglutition s'embarrassa. On pouvait voir et sentir distinctement, au niveau de la paroi postérieure du pharynx, une *courbure antérieure de la colonne cervicale;* la région cervicale postérieure présentait une concavité marquée et était douloureuse à la pression.

Dans la carie des vertèbres cervicales inférieures, on observe souvent de la *mydriase*, plus rarement du *myosis*. Dans les observations de carie et de tuberculose des premières vertèbres publiées par Leudet, Eulenburg et Schuchard, on trouve une dilatation pupillaire uni-latérale, de même chez deux de mes malades (*l. c.*), dont l'un avait une carie avec déplacement en dedans de la cinquième vertèbre cervicale, l'autre une dégénérescence cancéreuse des corps vertébraux, depuis les dernières cervicales jusqu'à la troisième dorsale. Dans ces derniers cas, l'application d'un petit carré de la gélatine de Calabar d'Allen, ou l'installation d'un glycérolé de fève de Calabar, amenaient une contraction des pupilles, qui se réduisaient à la grosseur d'une tête d'épingle. Mais cette action n'était que passagère, comme il arrive aussi dans d'autres paralysies spinales.

Carie de la colonne dorsale. La carie des vertèbres dorsales est la forme la plus fréquente de l'affection chez les enfants et chez les adultes. Dans les formes latentes et peu intenses, des névralgies cervico-brachiales ou intercostales peuvent au début donner le change sur le véritable siége du mal. On constate ensuite la sensibilité des vertèbres dorsales à la pression et à l'exploration électrique. Les *troubles fonctionnels* deviennent aussi de plus en plus apparents; la démarche est raide, incertaine, la fatigue se fait sentir promptement, les douleurs augmentent dans les travaux qui exigent une flexion du tronc. Bientôt survient aussi une déviation de la colonne dorsale; on aperçoit mieux la courbure et la subluxation (*angular projection* de

Bampfield), causées par la résorption du tissu osseux et des disques intervertébraux.

A mesure que la lésion spinale se développe, l'irritation inflammatoire ou la compression agissent sur les racines sensitives et sur les prolongements qu'elles envoient dans les cornes grises ; il en résulte des douleurs et des mouvements réflexes, tandis que si l'irritation prédomine sur les racines antérieures et leurs continuations dans la substance de la moelle, il y a des crampes intermittentes ou continues. Les douleurs et les crampes précèdent ordinairement l'abolition de la motilité et de la sensibilité. Il peut arriver alors qu'au milieu de paralysies étendues, certains points limités ne perdent pas leur sensibilité, surtout lorsque la destruction de la moelle laisse intacte une partie des racines nerveuses et de leurs prolongemeuts dans la substance grise.

Suivant la gravité des lésions médullaires, et suivant l'intensité de la compression, qu'elle soit due à une dégénération des vertèbres, à une exsudation ou à une tumeur, les crampes toniques auront pour résultante des mouvements d'extension ou de flexion. Dans les compressions modérées, il y a surtout une contracture des fléchisseurs à la hanche et au genou, tandis qu'une compression plus forte agissant sur un segment plus considérable de la moelle fera prédominer la contraction tonique dans les extenseurs de l'avant-bras et de la main, de la jambe et du pied. Dans des recherches sur les animaux, en faisant agir sur la moelle des irritations d'abord faibles, puis de plus en plus fortes, Schiff a vu se produire d'abord la flexion et ensuite l'extension des membres ; ces résultats concordent avec mes observations de carie vertébrale (*l. c.* n° 51).

Quand la carie atteint la région cervico-dorsale de la colonne vertébrale, le renflement cervical est pris, ce qu'on reconnaît à la névrite et à la paralysie des bras, aux anomalies pupillaires, etc. Si la lésion siége plus bas, le rôle principal appartient à la paraplégie par compression, avec tous les signes que nous lui avons assignés précédemment. Il y a quelquefois dans ces cas des *troubles partiels de la sensibilité;* l'observation suivante, avec examen microscopique, en fournit un exemple instructif.

Une paysanne de 44 ans entre dans le service du docteur Scholz; elle est atteinte depuis deux ans de faiblesse des jambes, avec douleurs passagères dans les jambes et dans le dos. A l'examen on constate : *Courbure anguleuse de la colonne vertébrale de la sixième à la neuvième vertèbre dorsale;* affaiblissement considérable des mouvements volontaires dans les membres inférieurs; la marche est possible pendant quelques pas avec fatigue ; *la contractilité électro-musculaire est normale, la sensibilité électro-musculaire et électro-cutanée est abolie.* Ces faits me décident à explorer de plus près la sensibilité. Je trouve alors que *la sensibilité tactile est partout conservée*, *la sensibilité à la douleur* (piqûre, pincement, pinceau électrique) *abolie sur des étendues considérables*, *ainsi que la sensibilité à la température* (un morceau de glace donne une sensation de contact ou de pesanteur). Cette analgésie occupe la face antérieure des membres inférieurs des deux côtés, remonte en haut jusqu'à la cinquième côte, en arrière passe par les hanches et va jusqu'à la troisième vertèbre lombaire; la partie inférieure des fesses, l'anus, le périnée, le mont de Vénus et les grandes lèvres ont conservé leur sensibilité. Mais au bout d'un mois environ ces différents points de la région sacrée deviennent également insensibles; plus tard l'insensibilité gagne de haut en bas la face postérieure des cuisses. La limite supérieure de l'insensibilité dans la région thoracique reste la même; les membres supérieurs sont aussi peu atteints dans leur motilité que dans leur sensibilité. Au bout de trois mois, la malade ne peut plus quitter le lit; il survient des crampes périodiques des extenseurs dans les membres inférieurs paralysés, de la paralysie des sphincters, et la mort arrive dans le quatrième mois.

A l'*autopsie* on trouve une infiltration séreuse de l'encéphale, la moelle comprimée et ramollie entre les sixième et huitième paires dorsales. A l'*examen microscopique* des coupes de la moelle, on voit les cellules nerveuses de la substance grise opaques, brillantes, opalines, dépourvues de prolongements et sclérosées. Meynert pratique un examen approfondi des pièces et trouve : dans la substance médullaire qui entoure la substance grise, et principalement autour des cornes postérieures et à la partie antérieure du cordon postérieur, les trabécules du réticulum sont épaissis et transformés en larges tractus fibroïdes granuleux; autour de beaucoup de cylindres axiles, la coupe de la moelle paraît gonflée, d'un gris-perle, mate; sur bien des points les cylindres axiles ont disparu. *Il y a donc là un foyer de myélite confirmée, au-dessus et au-dessous duquel, depuis la moelle cervicale jusqu'au conus medullaris, les cornes grises contiennent un grand nombre de cellules nerveuses sclérosées, surtout au-dessous du foyer dans la moelle dorsale;* on trouve là quelques cellules nerveuses, d'une opalescence manifeste, à bords foncés, régulièrement formées de noyaux volumineux, et dans lesquelles la sclérose a été précédée d'une dégénération graisseuse et pigmentaire. Au niveau du renflement cervical, la *corne postérieure* contient de nombreux amas de petits noyaux opaques, qui proviennent certainement en partie d'une fragmentation des éléments fusiformes de la substance gélatineuse. Sur toute la longueur de la moelle, il y a un gonflement diffus du réticulum avec de larges tractus fibroïdes granuleux.

Carie des vertèbres dorsales inférieures et des vertèbres lombaires supérieures. Cette forme est moins fréquente et plus difficile à reconnaître; la douleur à la pression au niveau des vertèbres en est un symptôme infidèle, comme Behrend l'a fait remarquer il y a déjà plusieurs années. Même dans les affections graves de la colonne lombaire, l'incurvation du rachis est peu apparente et assez tardive. Les larges surfaces par lesquelles se touchent les vertèbres lombaires, le peu de flexibilité de ce segment impriment aux ulcérations et aux courbures de cette région une marche lente. La percussion des vertèbres malades, l'exploration avec l'éponge par le procédé de Copland, fournissent peu de signes importants pour le diagnostic, même dans les cas anciens. Il y a quelques années, l'héritier de la couronne de

Russie a succombé à une affection de ce genre, qui s'était développée avec des symptômes peu appréciables, et dont l'issue tragique causa autant de surprise que d'émotion.

Au point de vue du *diagnostic*, il y a plusieurs années déjà Behrend a appelé l'attention sur l'attitude raide, particulière, sur la démarche chancelante, incertaine, de ces malades, et sur le raccourcissement apparent du membre inférieur correspondant, avec conservation des mouvements de rotation de la hanche. Behrend a noté aussi que la flexion du tronc et plus encore les secousses, provoquaient des douleurs. Plus tard Adams (*Lancet* du 13 mai 1865) a mis en relief trois symptômes principaux, qui peuvent fournir des données précieuses pour diagnostiquer de bonne heure la carie des vertèbres lombaires, et qui reposent sur les rapports du psoas avec le segment inférieur de la colonne vertébrale. Ces symptômes sont les suivants : 1° quand le malade passe de la position horizontale à la station assise ou à la station droite, il le fait avec de grandes précautions, en s'aidant de ses bras et de ses mains ; 2° quand il veut passer du décubitus abdominal au décubitus dorsal, ou inversement, le malade cherche à effectuer doucement les mouvements de rotation du bassin, en croisant les jambes et en se soutenant sur les coudes ; 3° dans l'ascension des escaliers, le malade cherche à poser bien vite les deux jambes sur chaque marche, afin d'éviter autant que possible les mouvements brusques du bassin.

Peu de temps après, j'ai publié une série d'observations qui ont contribué à faire connaître les caractères des affections vertébrales et les troubles nerveux consécutifs (in *Wien. med. Presse*, n°ˢ 42-45, 1865, et in *Zeitschr. f. praktische Heilkunde*, n°ˢ 46-51, 1866). Comme le prouvent ces faits, *le courant électrique constitue un bon moyen d'exploration*, quand le siège de la lésion est douteux, pour constater l'excitation secondaire dans les ramifications des racines sensitives. Si l'on applique les deux électrodes d'un appareil galvanique près l'un de l'autre sur les apophyses transverses des vertèbres, on ne détermine aucune sensibilité particulière dans les parties saines, tandis qu'au niveau de l'affection vertébrale la brûlure ou la piqûre causée par le pôle négatif est d'autant plus insupportable que le courant agit plus près du siège réel de la maladie. La sensibilité franchit quelquefois les côtes et s'irradie en avant dans la région thoracique, tandis qu'un courant de même intensité est faiblement senti à la partie correspondante du côté opposé, et dans les parties supérieures et inférieures du même côté.

Citons encore d'autres *symptômes caractéristiques des formes la-*

tentes de la carie des vertèbres lombaires : dès le début de la maladie, la station assise prolongée détermine des douleurs, alors que la marche est encore normale ; des crampes et des douleurs névralgiques se montrent aux faces antérieure et postérieure des extrémités inférieures, comme un retentissement périphérique de l'irritation spinale ; la faiblesse des jambes augmente alors, il y a facilement de la fatigue, la rachialgie s'aggrave ; le malade a une attitude oblique, latérale, une raideur manifeste ; la partie inférieure de la colonne vertébrale cherche à s'immobiliser ; même les mouvements de rotation passifs du bassin sont douloureux. De l'ensemble de ces signes pathognomoniques on peut conclure à une affection de la partie inférieure de la colonne vertébrale, constituée par une inflammation vertébrale chronique latente, se terminant souvent par la carie.

Les abcès du segment inférieur de la colonne vertébrale descendent le long du psoas et du ligament de Poupart et arrivent à la cuisse, rarement ils s'ouvrent dans une anse intestinale, dans la vessie ou le vagin ; tandis que les abcès provenant du segment dorsal, à moins qu'ils ne se fassent jour dans le dos, s'ouvrent dans la cavité thoracique ou abdominale, dans la trachée ou l'œsophage (Obs. de Lambl, avec expectoration de débris d'os cariés et emphysème sous-cutané de la région dorsale) ; il est beaucoup plus difficile et plus rare qu'ils se transforment en abcès du psoas.

Les douleurs dans les nerfs crural ou sciatique, qui surviennent dans la carie du segment inférieur de la colonne vertébrale, se combinent quelquefois avec du ténesme douloureux vésical et rectal, et avec un sentiment de pesanteur dans l'abdomen ou le périnée. Ensuite la paraplégie se confirme de plus en plus ; la diminution de la sensibilité est plus lente et moins complète ; les réflexes disparaissent promptement, surtout quand la lésion siège dans les parties inférieures. Aux cas de cette espèce s'ajoute presque toujours la triste complication de la paralysie des sphincters.

Le *diagnostic de la carie vertébrale au début* rencontre quelquefois de grandes difficultés. Nous traiterons plus loin de sa distinction avec la *spondylite déformante*, les *fractures* et les *luxations*. Les douleurs dorsales violentes, les courbures de la colonne vertébrale et les paralysies par compression, avec contracture, appartiennent encore à diverses autres affections. Une rachialgie intense et une vive sensibilité dans les mouvements de la colonne vertébrale existent dans la *névrose des articulations vertébrales* (Esmarch) ; mais outre ce symptôme qui appartient à l'irritation spinale, on a l'hyperesthésie cutánée, la sensibilité excessive des vertèbres à une légère pression, tandis qu'une pression plus forte passe inaperçue du malade quand son attention est détournée ; on a encore fréquemment les troubles de la menstruation, l'aggravation des phénomènes par les causes morales, et l'existence d'autres signes d'hystérie, pour s'éclairer sur la véritable nature de la rachialgie. Dans les *douleurs rhumatismales*, qui surviennent manifestement sous l'influence du froid, chez les gens qui travaillent par le mauvais temps, on constate une sensibilité de la colonne vertébrale à la pression, une inclinaison vers le côté malade, une sensibilité particulière à la pression dans les muscles lombaires et les muscles longitudinaux du dos ou de la nuque. Là encore l'exploration électrique ne donne pas des résultats aussi significatifs que dans la carie vertébrale.

Dans le *cancer de la colonne vertébrale*, il y a également une déviation et une paraplégie, et quelquefois comme on en verra plus loin des exemples, on ne peut éviter la confusion avec une carie vertébrale. Pourtant, dans certains cas, la paraplégie douloureuse, les thromboses artérielles, la cachexie évidente, la dégénérescence des ganglions et l'âge avancé des malades permettront d'arriver au diagnostic différentiel. Les paraplégies par compression et les contractures consécutives aux *tumeurs des méninges* se distinguent de la carie vertébrale par l'absence de déviation, par l'évolution rapide des symptômes et la prompte abolition des réactions électriques, souvent aussi de l'excitabilité réflexe. Les anévrysmes et les tumeurs hydatiques aboutissant à l'*atrophie des vertèbres par compression* se reconnaissent rarement sur le vivant, comme nous le montrerons plus loin. Enfin le diagnostic de la carie vertébrale peut être éclairé, outre l'attitude pathologique, par le jeune âge des malades, l'existence d'abcès par congestion, la scrofule ou la tuberculose. L'hypothèse d'une *carie syphilitique* ne serait admissible que si l'on constatait une infection antérieure et d'après les résultats du traitement spécifique.

La carie vertébrale compte parmi les affections les plus sérieuses de la jeunesse et des âges moyens de la vie. Il est vrai qu'un assez grand nombre de malades peuvent être améliorés et guéris graduellement : mais le chiffre des infirmes reste assez élevé, la durée de la maladie assez longue, la cyphose assez fréquente, la terminaison favorable assez longtemps incertaine, la nature souvent diathésique de la maladie et ses complications comportent assez de dangers pour que le pronostic conserve toute sa gravité. En général, la carie consécutive aux causes que nous avons énumérées a une marche plus favorable dans les parties inférieures que dans les parties supérieures de la colonne vertébrale.

La *guérison de la paraplégie et des contractures dans la carie vertébrale* a été affirmée surtout par Boùvier et Leudet (*Soc. de Biol.*, t. IV, 1862-63); elle a été plus récemment confirmée et démontrée histologiquement par Charcot (*loc. cit.*). Michaud a publié avec détails (*loc. cit.*, Obs. 3) l'observation d'une femme guérie depuis cinq ans d'une paraplégie avec contracture, au moyen de moxas répétés, et morte de coxalgie; on trouva la moelle, au niveau de la compression, réduite à l'épaisseur d'une plume d'oie, très-dure et d'une couleur grise; le parenchyme était atteint de dégénération secondaire, la substance grise réduite à l'une des cornes antérieures atrophiée. Au microscope, on voyait au milieu du tissu sclérosé un nombre considérable de tubes nerveux avec leurs cylindres axiles. Selon moi, il ne s'agissait pas là d'une régénération des tubes nerveux, ni même de leur gaîne de myéline; seulement, les processus de méningite et de myélite avaient retrocédé et laissé subsister la conductibilité dans les parties encore intactes des substances blanche et grise, lesquelles suffisaient à entretenir la motilité et la sensibilité. Dans certains cas rares de spondylarthrocace, on observe une régression spontanée des symptômes de paralysie.

La *thérapeutique* peut aider quelquefois à cette heureuse terminaison. C'est surtout la *cautérisation au fer rouge* qui paraît donner de bons résultats dans certains cas de carie vertébrale; après des cautérisations répétées, on voit disparaître les douleurs, les paralysies et les contractures des membres. Ce traitement paraît produire ses meilleurs effets chez les malades bien portants d'autre part, à musculature bien conservée. Un nombre considérable de cas défie toute médication. Le *traitement mécanique et orthopédique* institué de bonne heure, est de la plus haute importance. Le malade garde d'abord le lit pendant plusieurs mois dans le décubitus dorsal, ou le décubitus abdominal, qui est plus pénible; puis, on procède à l'application méthodique d'*appareils à extension*, tels que Volkmann surtout les a vantés récemment pour soulager les articulations vertébrales. Il faut ensuite faire porter pendant longtemps des appareils appropriés pour la *contention de la colonne vertébrale*.

Parmi les *moyens internes*, on recommande les préparations ferrugineuses légères, l'huile de foie de morue et de petites doses d'iodure de potassium; parmi les *moyens balnéaires*, les sources iodées, les bains de sel et de mer; en première ligne, il faut placer l'*air vivifiant de la campagne* et une alimentation reconstituante. Le *courant* galvanique, sert moins à combattre les paralysies par compression que les irritations nerveuses concomitantes ; par contre l'électricité d'induction est plus propre à fortifier localement les muscles qui entourent la colonne vertébrale.

B. FRACTURES DES VERTÈBRES.

Les fractures des vertèbres, et les paralysies du mouvement et de la sensibilité qui en dépendent, étaient déjà connues des plus anciens médecins de la Grèce et de Rome, et sont des accidents d'observation assez fréquente dans les grands services chirurgicaux et dans les hôpitaux. Les matériaux considérables accumulés dans la littérature médicale ont établi sur des bases positives les caractères de ces affections. Nous envisagerons surtout dans ce qui va suivre l'action nocive des fractures vertébrales sur la moelle.

Laissant de côté les fractures incomplètes et les fissures des vertèbres, nous examinerons les rétrécissements du canal rachidien causés par la *compression* des vertèbres, ou par le *déplacement* simultané de fragments osseux (avec ou sans luxation), ainsi que les lésions traumatiques de la moelle. Dans les actions violentes portant sur la colonne vertébrale (chute ou écrasement), la moelle est comprimée ; dans les fractures, elle est exposée à de profondes solutions de continuité. Les *fractures* atteignent soit les arcs des vertèbres, comme dans les lésions de la colonne cervicale, soit les corps vertébraux, comme dans les lésions de la région dorsale inférieure et du segment lombaire. Les arcs vertébraux fracturés peuvent causer une lésion de la moelle par leur déplacement latéral ou antérieur ; les corps vertébraux, atteints de fracture oblique ou transversale, par l'inflexion et le déplacement des fragments.

Dans ces derniers cas, les méninges peuvent être déchirées par des esquilles ; il arrive bien plus fréquemment qu'une hémorrhagie traumatique des plexus veineux superficiels s'épanche entre les vertèbres et la dure-mère, ou qu'une hémorrhagie des réseaux vasculaires plus profonds de la pie-mère pénètre jusque dans le parenchyme de la moelle. On trouve en outre des inflexions, des aplatissements, et des blessures de la moelle, qui apparaît quelquefois entièrement broyée. Dans les accidents moins graves, il se forme des collections sanguines partielles entre les fibres, ou un ramollissement hémorrhagique autour de la fracture vertébrale ; on peut le suivre au microscope dans une certaine étendue au-dessus et au-dessous de ce point. Dans les lésions de longue durée, il se développe des processus myéliques avec dégénérations ascendantes et descendantes, comme nous les avons décrites en détail dans des chapitres précédents. Dans les *fractures compliquées par coup de feu* qui ouvrent le canal rachidien, il peut y avoir une méningite spinale ou même cérébrale, des blessures, des déchirures et des hémorrhagies de la moelle.

Les *symptômes des fractures vertébrales* offrent de nombreuses variétés, en rapport avec le siége et la profondeur de la lésion. On trouve fréquemment, parmi les signes du début, la *perte de connaissance* (avec ou sans vomissements), suite de la commotion cérébrale, et le *shok* provoqué par l'anémie aiguë des centres. Ces symptômes graves peuvent n'être que passagers, ou bien s'accroître au point de compromettre la vie. On note ensuite des *douleurs vives* au niveau de la fracture, douleurs qui s'irradient de là vers les membres, avec crampes musculaires passagères. Il peut y avoir une *déformation* évidente, suite de la lésion des arcs vertébraux ou des apophyses épineuses, et du déplacement des fragments ; mais la déformation peut manquer, quand il n'existe aucun déplacement, ou que les fragments se dirigent en avant.

Quant aux *troubles fonctionnels d'origine spinale*, dans les *fractures des vertèbres cervicales supérieures* on observe des douleurs et de la raideur de la nuque, et des difficultés dans les mouvements de rotation de la tête, sauf les cas de mort subite par fracture de l'arc postérieur de l'atlas et de l'apophise odontoïde et déchirure de leurs ligaments ; on a vu un mouvement brusque imprimer à la moelle une secousse mortelle. Dans les *fractures des vertèbres cervicales inférieures*, les nerfs phréniques et le plexus brachial peuvent être atteints. La respiration est alors compromise, la paralysie prédomine aux extrémités supérieures, il y a des crampes musculaires partielles, la sensibilité est émoussée, la déglutition embarrassée, la température notablement élevée. Souvent on constate à la nuque une voussure ou une concavité anormale, ou une saillie au niveau du pharynx. Dans les *fractures des vertèbres dorsales et lombaires*, on trouve une paralysie des extrémités inférieures, une hyperesthésie circonscrite aux mêmes points avec anesthésie descendante consécutive, et plus tard une paralysie des sphincters ; les vertèbres lombaires sont beaucoup plus rarement fracturées en raison de leur solidité ; il y a alors, outre les symptômes précédents, des douleurs du côté du sciatique ou du crural, une abolition de l'excitabilité réflexe et électrique dans les muscles paralysés et ordinairement atrophiés, et dans les troncs nerveux.

Dans les fractures des vertèbres cervicales et des vertèbres dorsales contiguës, on peut observer, après une *spermatorrhée* passagère, des *érections* persistantes. J'ai observé récemment à l'hôpital général de Vienne, un cas particulièrement intéressant, de *fracture des vertèbres cervicales inférieures, avec priapisme ayant duré 7 jours pendant la vie et 36 heures après la mort.*

Un brasseur de quarante-trois ans tombe le 27 mai 1875, en descendant des tonneaux de bière dans l'escalier d'une cave ; il est transporté sans connaissance au commissariat de police (où on le croit ivre), et, vingt-quatre heures après, dans le service chirurgical du professeur Salzer. On trouve là le malade dans l'état suivant : retour de la connaissance, fracture des quatrième, cinquième et sixième vertèbres cervicales, paralysie et insensibilité des membres inférieurs et du tronc, rétention d'urine, constipation et priapisme, lequel dure sans interruption jusqu'au 2 juin ; le malade meurt ce jour-là en pleine connaissance, avec des symptômes d'œdème pulmonaire aigu.

L'autopsie est pratiquée trente-six heures après la mort ; à l'examen extérieur on trouve, à la partie inférieure de l'occipital, une plaie longue d'environ 2 centim., avec suffusion sanguine ; le *pénis est en érection* et se relâche seulement lorsqu'on a incisé la tunique albuginée, les corps caverneux, et après l'hémorrhagie veineuse qui en résulte. Les méninges et le cerveau sont fortement hyperémiés ; le poumon gauche surtout est œdémateux, congestionné, les lobes supérieur et inférieur sont rétractés, vides d'air, parsemés de foyers purulents. La muqueuse vésicale est d'un rouge foncé, avec une eschare à la paroi postérieure. Le disque intervertébral des quatrième et cinquième cervicales est arraché du corps de la quatrième, et le suivant du corps de la sixième ; les arcs des quatrième et sixième cervicales sont fracturés transversalement. *La moelle, dans la moitié supérieure du renflement cervical, est écrasée, transformée en une bouillie striée de sang.*

Quant à la cause de ce priapisme durant une semaine pendant la vie, il faut la chercher dans l'irritation traumatique du centre de l'érection, contenu dans la moelle cervicale et la partie adjacente de la moelle dorsale. Mais on ne sait encore s'il faut attribuer ici l'augmentation de l'afflux sanguin à la paralysie des nerfs vaso-moteurs, ou bien, comme Goltz l'a avancé dernièrement (in *Pflüger's Arch.*, 9 Bd., 1874), à une irritation fonctionnelle des nerfs vaso-dilatateurs. Le priapisme *post mortem* pourrait s'expliquer par la paralysie des muscles vasculaires, avec réplétion veineuse des corps caverneux et du gland.

Le *diagnostic des fractures vertébrales* se base sur les symptômes que nous avons énumérés plus haut, sur la cause traumatique des accidents et sur l'évidence de la déformation ; si l'on sent de la crépitation, la fracture est certaine. Dans la plupart des cas, la fracture se complique de luxation, et toute la question est de savoir à quel degré la moelle est atteinte. L'absence de déplacement augmente beaucoup la difficulté du diagnostic, et l'on n'est renseigné qu'en explorant la mobilité de la colonne vertébrale, et les phénomènes concomitants. Abstraction faite de la direction de la lésion, la compression des apophyses épineuses s'exerçant à la partie postérieure, entraîne surtout des troubles de la sensibilité, la saillie en arrière avec compression de la partie antérieure provoque surtout des troubles de la motilité; ces circonstances sont importantes pour se déterminer à la réduction ou à la trépanation.

Le *pronostic* des fractures vertébrales doit être toujours très-réservé. Même quand la lésion spinale semble peu grave, il faut songer que les fractures des vertèbres guérissent difficilement, que la formation du cal est incomplète, que les déplacements ultérieurs, la suppuration et la carie sont fréquents, toutes circonstances qui influeront sur la marche de la maladie. Dans les fractures élevées de la région cervicale, la compression de la moelle allongée ou des nerfs phréniques peut entraîner une paralysie des centres respirateurs, des hémorrhagies pulmonaires graves, et une paralysie du diaphragme. Dans les blessures des parties moins élevées de la moelle, la vie est moins menacée, mais là encore la terminaison fatale est la règle après une longue maladie.

Les guérisons sont encore des faits exceptionnels. D'après Gurlt (*Handb. d. Lehre von d. Knochenbrüchen*, II, Bd., 1864), il y a sur 270 cas, 54 guérisons, dont un grand nombre même ne persiste pas.

Quant au *traitement*, on tente la *réduction des fragments* au moyen d'une extension et d'une contre-extension énergiques; mais on y réussit rarement, sauf peut-être dans les fractures des vertèbres lombaires, et on ne parvient pas à faire rétrocéder les lésions déjà existantes de la moelle. On donne ensuite au malade une position appropriée et on pratique l'immobilisation. Les lésions de la moelle et leurs conséquences réclament un traitement symptomatique, tel que nous l'avons déjà indiqué; il faut surtout surveiller la vessie.

La *trépanation des vertèbres* a été pratiquée pour la première fois, d'après Ollivier, par Cline (1814), mais le malade succomba bientôt; dans le fait du même genre publié par Tyrrel, le malade, après l'opération, avait recouvré en partie la motilité et la sensibilité, mais il mourut de pleuro-pneumonie dans la deuxième semaine. Le premier résultat favorable après la trépanation de la colonne vertébrale a été obtenu par Gordon (voy. *Lancet*, décembre 1865); l'opération fut pratiquée en 50 minutes sans hémorrhagie notable, et suivie au bout de quelques jours d'un retour de la sensibilité et de l'action des sphincters; huit semaines après, le malade pouvait sortir en voiture, se tenir sur son séant; la marche et la station droite n'étaient pas encore possibles. On ne sait pas quel fut le résultat définitif. Sur les 21 cas rassemblés par Gurlt, 17 s'étaient terminés par la mort; 4 des sujets avaient survécu, mais leur guérison était incomplète.

C. LUXATIONS DES VERTÈBRES.

A part les vertèbres cervicales supérieures, les autres, en raison de leur structure et de la force de leur appareil ligamenteux, sont plus exposées aux fractures qu'aux luxations. Celles-ci se divisent en luxations traumatiques, produites subitement par une violence extérieure, et en luxations spontanées, préparées graduellement par des altérations morbides internes. Les luxations traumatiques causées par des efforts excessifs sont ordinairement complètes, et compromettent gravement la moelle, en raison de leur origine même ; il n'en est pas de même des luxations spontanées, lentes et incomplètes. La luxation peut être unilatérale ou bilatérale. Les luxations traumatiques, surtout dans les segments inférieurs de la colone vertébrale, se compliquent souvent de fractures concomitantes; cependant on observe quelquefois des luxations simples.

Les luxations les plus fréquentes, d'après Malgaigne (*l. c.*) et Blasius (*Prag. Vjschr.*, 103 u. 104 Bd., 1869), sont celles des vertèbres cervicales inférieures; de même pour les subluxations incomplètes. Les *causes* sont les chutes sur la tête ou la nuque, les violences extérieures et les contractions musculaires énergiques dans les mouvements brusques de rotation. Les expériences de Martini (*Zeitschr. d. wien. Ges. d. Aerzte*, n°ˢ 18-23, 1864) nous renseignent sur la force nécessaire pour produire ces résultats. On n'obtient un léger déplacement des vertèbres l'une sur l'autre qu'après une déchirure complète des ligaments et un arrachement partiel des disques intervertébraux. Maisonneuve et Bouvier ont fait des recherches analogues.

La luxation se produit le plus fréquemment *entre la première et la deuxième vertèbre cervicale*, en raison de là grande mobilité de leur articulation. A la suite de la déchirure des ligaments qui fixent l'apophyse odontoïde, la tête tombe en avant, l'apophyse épineuse correspondante fait une saillie marquée à la nuque, et la mort survient bientôt par la compression de la moelle allongée. Dans la luxation incomplète d'une apophyse articulaire, les paralysies de la motilité et de la sensibilité qui en résultent peuvent disparaître si l'on fait promptement la réduction (obs. de Schuh, Maisonneuve, etc.). La *luxation simple de l'apophyse odontoïde*, avec issue de cet appendice à travers le ligament transverse de l'atlas et compression mortelle de la moelle allongée, peut résulter d'un coup violent sur la tête ou la nuque.

Dans la *luxation des vertèbres cervicales inférieures*, on constate une déviation latérale des apophyses épineuses, quelquefois aussi des apophyses transverses, un enfoncement à la nuque, et une rotation de la tête vers le côté opposé. Dans le cas de Daucé (*Gaz. d. Hôpit.*, n° 91, 1867), il y avait une mydriase double. Dans les subluxations incomplètes des vertèbres cervicales inférieures, il y a, d'après Martini (*l. c.*), des douleurs violentes à la nuque, qui augmentent quand on cherche à redresser la tête, une saillie et une tension des muscles de la nuque, s'étendant de l'occiput à la région dorsale, et une dépression correspondante du côté opposé; il y a en outre des paralysies et des soubresauts passagers des extrémités.

Pour le *traitement*, on cherche avant tout à réduire les vertèbres luxées; il faut agir avec précaution; dans les cas récents, il n'est pas rare d'obtenir des résultats prompts et durables; différents appareils sont employés pour fixer les vertèbres luxées. Dans un grand nombre de cas on ne réussit pas à obtenir la réduction, il survient des inflammations intenses, de la suppuration et des abcès.

D. SPONDYLITE DÉFORMANTE ET AUTRES DÉFORMATIONS DES VERTÈBRES.

Les productions osseuses et les ankyloses vertébrales des vieillards n'avaient pas échappé à l'attention des anciens observateurs. Virchow (*Geschichte der Arthrit. deform.* in *Archiv.*, 1869) a trouvé, sur des ossements exhumés dans un couvent, des bourrelets, des proliférations osseuses sur les cartilages des vertèbres cervicales et lombaires, avec rétrécissement considérable du canal rachidien. D'après Rokitansky (*Anat. Path.*) l'atrophie et la suppuration des disques intervertébraux, ou les jetées osseuses unissant les surfaces articulaires, peuvent aboutir à la synostose des corps vertébraux et des articulations latérales. L'ossification des ligaments (Gurlt) et les tumeurs osseuses occupant les arcs postérieurs ou les espaces intervertébraux, peuvent aussi déterminer l'ankylose des vertèbres.

Ces productions ostéoïdes des articulations vertébrales résultent de processus inflammatoires à marche extrèmement lente, et se rencontrent surtout dans la vieillesse, où les ossifications et les calcifications sont fréquentes, comme on sait, dans différents appareils. Ces faits ne se voient qu'exceptionnellement chez des individus jeunes. D'après les observations qu'on possède jusqu'à présent, il n'y a aucun motif pour attribuer la spondylite déformante à l'arthritisme, à des affections constitutionnelles ou diathésiques.

Quant aux *symptômes* des inflammations vertébrales déformantes à marche chronique (appelées aussi goutte vertébrale), il est à remarquer que leurs principaux phénomènes sont *une difficulté dans les mouvements et une raideur des articulations vertébrales correspondantes*, combinées à des *douleurs périphériques.* La perte des mouvements est le plus marquée dans la colonne cervicale ; on sent quelquefois des épaississements, des nodosités à certains points de la partie antérieure de la nuque s'il s'agit des vertèbres cervicales, ou dans la région abdominale pour les vertèbres lombaires, et on peut constater des craquements manifestes dans les mouvements de rotation du cou (Haygarth). Les déformations de la colonne vertébrale consécutives à la spondylite déformante peuvent quelquefois, en raison de la cyphose et du rétrécissement du canal rachidien, exercer une *compression sur la moelle.*

Ainsi, Rotter a publié récemment (*Arch. f. klin. Méd.*, XIII, Bd., 1874) un cas d'arthrite déformante atteignant l'articulation de l'atlas avec l'axis et les deux coudes, avec déformation légère de la colonne cervicale ; pendant la vie, il y avait eu des crampes cloniques, puis une hémiparésie droite et du bégayement. A l'autopsie on trouve une *dégénérescence* avec granulations graisseuses, surtout dans le cordon postérieur droit, moins prononcée dans le gauche ; dans l'écorce cérébrale, un piqueté hémorrhagique ; les ganglions centraux d'aspect normal.

Des lésions plus profondes et plus avancées des centres se voient rarement dans les inflammations vertébrales chroniques dont il s'agit ici ; mais on rencontre plus souvent des *irritations des nerfs rachidiens* par l'épaississement et le rétrécissement des trous de conjugaison. Ce sont ordinairement des névralgies cervico-brachiales ou cervico-occipitales, combinées avec de la raideur de la nuque, une sensation d'engourdissement ou de faiblesse dans l'une des extrémités ; il n'est pas rare de constater un craquement pendant les mouvements d'excursion de la tête. Dans certains cas une névrite des nerfs brachiaux peut même survenir, et une atrophie musculaire s'établir graduellement.

J'ai observé des épaississements et des nodosités des vertèbres, avec douleur à la pression et parésies concomitantes, dans les *périostites vertébrales* chez de jeunes sujets scrofuleux. Dans ces cas, on est éclairé sur le caractère de l'affection vertébrale par les épaississements plats et les nodosités qui adhèrent pour la plupart latéralement aux vertèbres, par la coexistence d'autres inflammations périostiques, ou par les restes d'affections diathésiques antérieures

de. même. nature. J'ai publié (in *Zeitschr. f. prakt. Heilk;* n° 48;
1866) une observation de *périostite-cervicale* qui rentre dans cette
catégorie; il y avait une. tuméfaction osseuse; bosselée, circonscrite,
s'étendant en dehors dans une largeur de deux doigts environ, depuis
l'apophyse transverse de la deuxième jusqu'à. celle de la cinquième
vertèbre cervicale, et remontant en haut jusqu'à l'apophyse mastoïde
et l'occiput; les mouvements des extrémités supérieures et inférieures étaient difficiles; une amélioration considérable suivit l'emploi de l'huile de foie de morue, des préparations iodées et des bains
tièdes.

Le *traitement* de la spondylite déformante consiste à provoquer la
résorption des néoplasies, à apaiser les irritations nerveuses consécutives. On emploie pour cela les préparations iodées, les bains
iodurés, les bains de boue ou de vase, les eaux minérales indifférentes; on applique des courants continus modérés sur les troncs
nerveux irrités et sur le plexus brachial. La faradisation a une action
heureuse dans les cas d'atrophie musculaire.

Après la spondylite déformante, il faut mentionner certaines *déformations vertébrales plus rares,* qui peuvent aboutir à la compression de la moelle par rétrécissement du canal rachidien. Citons ici
en première ligne les hyperplasies vertébrales qui amènent un rétrécissement de la *partie supérieure du canal rachidien.* Telles sont les
tumeurs osseuses de l'occiput, celles de l'atlas et de l'axis. Le rétrécissement du trou occipital par *l'hypertrophie de l'apophyse inno-
minée de l'occipital* ou des arcs postérieurs des deux premières vertèbres cervicales, a été surtout étudié par Solbrig (*Allg. Zschr. f.
Psychiatr.*, 24 Bd., 1867); il a fait connaître aussi l'atrophie consécutive de la moelle allongée, et l'apparition d'attaques épileptiques (dans
neuf cas).

L'*articulation de l'occipital avec l'atlas* peut s'ankyloser à la suite
de l'inflammation, de la carie, des tumeurs de la portion écailleuse
de l'occipital (Friedlowsky); cette ankylose peut aussi être congénitale. Ollivier (*l. c.*) donne un cas de proéminence de l'apophyse
odontoïde dans le trou occipital, et d'atrophie des olives et des pyramides (avec attaque subite de paraplégie); *des productions ostéoïdes
de l'apophyse odontoïde* ont été observées par Froriep (deux fois avec
attaques choréiformes mortelles), et tout récemment par Herz (*Arch.
f. klin. Méd.*, XIII, Bd., 1874). Dans ce dernier cas, le malade souffrait de paralysies et de contractures dans les extrémités et les muscles de la nuque. À l'autopsie on trouva une hypertrophie et un déplacement de l'apophyse odontoïde, un foyer de ramollissement au

niveau de l'entre-croisement des pyramides, et des altérations secondaires dans les cordons antéro-latéraux.

Des *exostoses des arcs ou des corps vertébraux* peuvent causer également des rétrécissements considérables du canal rachidien. Ainsi Eberth (*Corresp. Bl. d. Schweiz. Aerzte*, 1872) a vu chez un vieillard de 95 ans, atteint de paralysie de tous les nerfs situés au-dessous de la 7e vertèbre dorsale, un ostéome appartenant aux 7e et 9e dorsales, qui avait provoqué une dégénération grise des cordons cunéiformes postérieurs, depuis la pointe du plancher du quatrième ventricule jusqu'au point de la moelle correspondant à la lésion. Dans un cas cité par Brown-Séquard (*Phys. anat. and path. researches*, 1848), il s'agit d'un homme atteint de douleurs dans les lombes, dans les deux bras, avec une sensation de raideur et d'engourdissement; la tête était tournée à droite; une exostose conique partait de la partie postérieure de la base de l'apophyse odontoïde, et comprimait la moelle.

Des exostoses vertébrales plus circonscrites ont été rencontrées dans le rachitisme et la syphilis (Portal). Pourtant on en trouve quelquefois dans des cas où l'existence d'une diathèse ne peut être démontrée; elles tiendraient, surtout chez les vieillards, à une disposition générale aux processus d'ossification, qui se manifeste à cet âge. Dans des cas rares, il y a aussi des proliférations osseuses congénitales au-dessus des articulations. Aussi, chez une vieille femme morte d'apoplexie cérébrale, j'ai senti à gauche, au-dessus de l'épithrochlée, une exostose, qu'on reconnut à l'autopsie pour une apophyse sus-épithrochléenne (vestige d'une disposition analogue qui existe chez les animaux).

La plupart des déformations vertébrales que nous venons de mentionner sont inaccessibles au diagnostic aussi bien qu'au traitement. Contre l'irritation des nerfs et les symptômes de compression de la moelle, on agira comme nous l'avons indiqué précédemment.

E. ATROPHIE DES VERTÈBRES PAR COMPRESSION
(Suite d'anévrysmes et de kystes hydatiques).

Les vertèbres s'usent, comme les autres os, sous l'influence de compressions longues et progressives, leur volume diminue de plus en plus, et le canal vertébral finit par s'ouvrir, le plus souvent au point où l'arc pénètre dans le corps vertébral. Il se fait en même temps une réaction inflammatoire, des ostéophytes, un épaississement du périoste, qui peuvent causer une oblitération partielle des orifices vertébraux. L'atrophie des vertèbres est rarement produite par des tumeurs du médiastin, mais beaucoup plus souvent par des anévrysmes et des kystes hydatiques.

a. Compression et atrophie des vertèbres, suites d'anévrysmes de l'aorte.

Les anévrysmes de l'aorte thoracique ou de l'aorte abdominale peuvent entraîner l'atrophie soit des vertèbres dorsales, soit des vertèbres lombaires, surtout du côté gauche. Les couches superficielles compactes et le tissu spongieux des vertèbres se résorbent graduellement, il se forme des dépressions, et des fissures pénètrent jusque dans le canal rachidien. Les disques intervertébraux, peu éprouvés par la compression, font saillie entre les débris de vertèbres qui subsistent encore. La destruction progressive qui atteint les vertèbres peut s'étendre aussi aux parois de l'aorte, dont la tunique adventice contracte des adhérences avec les tissus épaissis et enflammés qui l'environnent. Quand le canal rachidien est ouvert, il y a ordinairement des productions pseudo-membraneuses, qui préservent la moelle d'une atteinte directe.

La compression et l'atrophie des vertèbres par des anévrysmes provoquent des symptômes d'irritation et de compression de la moelle, douleurs vives au niveau du sacrum, raideur particulière pendant la marche, limitation des mouvements de la colonne vertébrale, douleurs névralgiques dans les lombes et les cuisses, paralysie des deux membres inférieurs; symptômes qui peuvent en imposer pour une carie du segment inférieur de la colonne vertébrale. Parfois, à la suite de la rupture du sac anévrysmal, il y a une hémorrhagie subite dans le canal rachidien, promptement terminée par la mort.

Des observations d'usure des vertèbres par des anévrysmes ont été publiées par Marshall Hall, Froriep et Ollivier. Dans le fait de ce dernier auteur, il s'agit d'un anévrysme de l'aorte thoracique, qui s'était ouvert dans le canal rachidien et dans la plèvre gauche, entraînant une paraplégie subite et bientôt la mort. Je donne ici un cas intéressant, que j'ai observé en 1872, dans le service du docteur Scholz; quelques jours avant la mort on avait diagnostiqué une *usure des vertèbres lombaires par un anévrysme.*

Un homme de cinquante ans se dit atteint depuis neuf mois de douleurs dans la région lombaire et la cuisse gauches, s'irradiant vers la hanche. On trouve une sensibilité très-vive, des nerfs lombaires et sciatiques, à la pression et au courant électrique. Quatorze jours après, le malade ne peut plus monter les escaliers; quand il marche dans la chambre, on constate une attitude particulière, la région lombaire est raide, déviée, le siége est relevé. A la cinquième semaine il survient une paralysie des extenseurs de la cuisse gauche, le malade ne peut plus quitter le lit, il présente un aspect anémique. Au commencement du troisième mois, on remarque *à gauche, une pulsation rhythmique commençant en avant au-dessus de la crête iliaque, et s'étendant en arrière jusqu'au siége.* L'auscultation, pratiquée à plusieurs reprises, ne donne pas de résultats. On avait diagnostiqué d'abord une carie vertébrale ; on admet maintenant un anévrysme. La peau, dans la région indiquée, se distend et rougit de plus en plus ; trois jours après, le malade meurt subitement. A l'autopsie, on trouve un *anévrysme de l'aorte abdominale rompu,* une hémorrhagie très-abondante et une usure des vertèbres lombaires supérieures.

b. Compression et atrophie des vertèbres, suites de kystes hydatiques.

Parmi les parasites animaux, on ne trouve dans le canal rachidien que le cysticerque (dans la région cervicale, Rokitansky), et le plus souvent l'échinocoque. Les acéphalocystes siégent entre les vertèbres et la dure-mère, rarement dans la cavité sous-arachnoïdienne ; jusqu'ici on n'a pas vu de parasites dans la moelle elle-même. Dans une observation de Morgagni (*De sed. et caus. morb.*, nova edit. Lutetiæ, 1822), il est question d'une tumeur adhérant aux corps des 2e et 3e vertèbres lombaires, avec refoulement du rein gauche, du diaphragme et des faisceaux musculaires contigus ; les trous intervertébraux étaient agrandis, de la grosseur du pouce ; dans le canal rachidien, autour des méninges, des masses hydatiques, comprimant les nerfs lombaires. Le malade de Reydellet (*Diction. des sc. méd.*, t. XXXIII, p. 564) avait eu de l'anesthésie des membres inférieurs, puis une paraplégie, et des douleurs vives dans la cuisse droite ; on sentait dans la région lombaire une tumeur fluctuante, dont l'ouverture donna issue à une quantité considérable d'hydatides, laissant le canal rachidien ouvert et la moelle à nu ; le malade ne succomba qu'un an après. Les attaques épileptiformes observées par Esquirol (*Bulletin de la Faculté de médecine de Paris,* t. V, p. 426) doivent être considérées comme une complication. Chaussier a soigné une femme de 22 ans, complétement paraplégique (nombreux kystes hydatiques depuis le bulbe jusqu'au renflement lombaire) ; dix jours avant sa mort, elle était accouchée, sans intervention et sans douleurs, d'un enfant bien portant. Dans l'observation de Förster (*Haudb. d. spec. path. Anat. 2. Aufl.*), de l'inflammation et de la suppuration étaient survenues autour du kyste entre les méninges spinales, ainsi qu'entre les muscles dorsaux. Dans un autre cas, on vit la vésicule d'échinocoques s'ouvrir spontanément à l'extérieur ; elle communiquait en même temps avec le canal médullaire.

Davaine (dans son *Traité des entozoaires et des maladies vermineuses,* Paris, 1869) cite dix cas d'échinocoques du canal rachidien. Il faut y ajouter un cas de Förster, un autre que j'ai publié (in *Zeitschr f. prakt. Heilk*, n° 54, 1866), et qu'on trouvera plus loin, et un 13° enfin rapporté par Bartels (*D. Arch. f. klin. Med.*, V, Bd., 1868). Dans deux observations seulement (celles d'Esquirol et de Bartels), les échinocoques siégeaient au-dessous de l'arachnoïde spinale. Les acéphalocystes ont été rencontrés surtout chez des femmes, entre 22 et 56 ans; dans mon observation, c'était sur un garçon de 15 ans. Dans tous les cas, l'affection s'est manifestée par des symptômes d'irritation et de compression de la moelle.

Le cas que j'ai observé est intéressant, en raison de l'anesthésie limitée par les lignes de Voigt, et des *résultats extrêmement rares de l'autopsie;* il existe une observation analogue de Cruveilhier (*Anat. pathol.*, liv. XXXV, pl. 6).

Un apprenti de quinze ans est atteint, sans cause connue, de douleurs et de faiblesse dans les deux extrémités inférieures. Au bout de trois mois, il ne peut plus quitter le lit; il survient des crampes des fléchisseurs, précédant des crampes des exténseurs d'une durée plus longue. Plus tard, les crampes des extenseurs disparaissent, il ne reste que des crampes des fléchisseurs, de peu de durée, et des soubresauts, ceux-ci accompagnés de fourmillements dans les membres inférieurs; ces symptômes d'irritation ayant disparu, il se fait une paralysie complète des membres inférieurs.

En examinant le malade, on trouve *une anesthésie complète* (aux pincements énergiques, à la glace et à la chaleur) dans toute l'étendue des extrémités inférieures, s'étendant en haut jusqu'à une ligne passant par les deux mamelons et par la partie moyenne des deux omoplates. A trois doigts environ au-dessus des limites de l'anesthésie, la sensibilité normale reparaît graduellement. Plus tard, il survient de l'incontinence de l'urine et des selles, du décubitus, et le malade meurt avec des symptômes de pyémie.

Autopsie : encéphale exsangue; dans la plèvre droite, 600 grammes d'un liquide trouble, sanieux; le poumon droit comprimé, refoulé en haut, uni par des adhérences étroites à une *distension sacciforme de la plèvre costale;* cette tumeur, *partant de la partie latérale des corps des troisième et cinquième vertèbres dorsales, se montre dans la cavité pleurale comme une proéminence de la grosseur d'un œuf d'oie. Ce kyste fluctuant, rempli de nombreuses vésicules d'échinocoques, a comprimé et usé les corps des troisième et cinquième vertèbres dorsales, qui sont rugueux au toucher, comprimé et refoulé la moelle du côté droit du canal rachidien; celle-ci, entre les points où les troisième et cinquième paires dorsales sortent de la dure-mère, est réduite à une couche excessivement mince.*

F. CANCER DE LA COLONNE VERTÉBRALE.

La carcinose est beaucoup plus rare que la carie des vertèbres. Indépendamment des travaux anciens d'Abercrombie, Cooper, etc., les caractères et les rapports du cancer des vertèbres ont été étudiés par Cruveilhier (*l. c.*), Hawkins (*Méd. chir. Transac.*, 1841), Gull

(*Guy's Hosp. Rep.*, 1854), Leyden (*Charité-Annalen*, 1863), Charcot (*Bulletin de la Soc. des hôpit. de Paris*, mars 1865), et Tripier (*Du cancer de la colonne vertébrale, etc.*, 1866).

La forme la plus fréquente est le cancer des corps vertébraux, qui sont tantôt parsemés de noyaux cancéreux de la grosseur d'une fève ou d'une noisette, tantôt infiltrés de matière cancéreuse et ramollis dans toute leur substance. Les arcs des vertèbres, les apophyses transverses et épineuses, les muscles mêmes du dos sont quelquefois atteints par la prolifération carcinomateuse. Les nerfs rachidiens sont comprimés par le rétrécissement des trous de conjugaison; quand le cancer vertébral gagne le périoste et la dure-mère, la *moelle* est prise à son tour; on trouve alors dans les cordons antéro-latéraux et dans les cordons postérieurs les dégénérations secondaires que nous avons maintes fois indiquées. La carcinose peut siéger aux différentes hauteurs de la colonne vertébrale; elle frappe généralement plusieurs vertèbres.

Le cancer vertébral est rarement *primitif*; les formes les plus fréquentes dans ce cas sont l'ostéo-sarcome et le myxome, qui se portent aussi sur d'autres os, et s'accroissent rapidement, surtout chez les individus jeunes. Les carcinomes fibreux et médullaires qui constituent les formes *secondaires*, succèdent au cancer du sein ou aux cancers de l'estomac, du foie, des reins, de l'utérus, de l'œsophage.

Les *symptômes du cancer vertébral* sont au début beaucoup trop obscurs et indéterminés, pour révéler la gravité des accidents qui se préparent. Les premiers symptômes sont ceux de la spondylite commençante; ce n'est que plus tard que certains signes peuvent apparaître et nous mettre sur la voie du diagnostic. On peut donner comme symptômes initiaux : les *douleurs vertébrales* souvent intenses, presque toujours périodiques (elles peuvent manquer cependant dans beaucoup de cas); la *gêne dans les mouvements de la colonne vertébrale* qui atteint, surtout quand l'affection occupe les parties supérieures, soit les mouvements de rotation de la tête, soit les mouvements de fléxion du tronc; enfin la *courbure dorsale*, consécutive au ramollissement et à l'enfoncement des vertèbres cancéreuses; mais ici la cyphose n'arrive pas à un degré aussi prononcé que dans la carie vertébrale. Quelquefois on peut reconnaître la présence de tumeurs dures, aplaties, sur les apophyses transverses et épineuses et jusque dans les muscles dorsaux.

A une période plus avancée, il y a un symptôme bien plus caractéristique et plus fréquent, sans être constant; ce sont des douleurs lancinantes dans les membres paralysés (*paraplégie douloureuse* de

Cruveilhier et Charcot), consécutives à la compression des troncs nerveux à leur sortie, et aux lésions entretenues dans les nerfs par les vertèbres ramollies et enfoncées. Ces douleurs, suivant le siége de l'affection, se manifestent dans les nerfs des plexus brachial, cervical, le plus souvent dans les nerfs de l'abdomen et des extrémités inférieures; elles augmentent sous forme de paroxysmes, avec des rémissions de plus en plus courtes et incomplètes, et surtout pendant la nuit, et après les mouvements actifs ou passifs; elles deviennent pour le malheureux patient de véritables tortures, et les narcotiques à haute dose sont impuissants à y apporter le moindre soulagement. Quelquefois ces douleurs excessives s'apaisent d'elles-mêmes. D'après Gull (*l.c.*), quand la lésion occupe la région dorsale, la douleur se localise du côté de la colonne vertébrale. Dans l'intervalle des crises, quand l'état du malade n'est pas encore trop grave, il peut encore remuer ses jambes dans son lit.

À mesure que l'affection progresse, il peut survenir différents accidents, sur lesquels Charcot surtout a appelé l'attention. Tels sont : l'apparition d'un *zona* sur le territoire des nerfs atteints; l'*anesthésie cutanée*, par petites taches circonscrites (le plus souvent sous forme d'anesthésie douloureuse); l'*atrophie* et la *contracture* des muscles, et les *thromboses artérielles* (indépendamment des *thromboses veineuses cachectiques*). Les thromboses artérielles se sont faites, sur les 4 observations de Charcot, 1 fois dans l'artère sylvienne, 2 fois dans l'artère brachiale, 1 fois dans l'artère fémorale. Dans le dernier cas, on trouvait aux membres inférieurs, outre l'absence de pulsations artérielles, une paralysie du mouvement et de la sensibilité, une froideur cadavérique et des taches livides.

La *moelle* est inégalement affectée dans les différentes formes de cancer des vertèbres. Dans les ramollissements légers des vertèbres, le parenchyme médullaire est peu malade, et sur une petite étendue; mais quand les lésions vertébrales sont plus intenses, la compression peut entraîner le ramollissement et la destruction d'une partie considérable de la moelle. J'ai publié en 1864 (2e édition de mon *Traité d'Électrothérapie*) une observation de ce genre; elle montre en outre quel petit nombre de fibres nerveuses suffit à entretenir une motilité encore satisfaisante. C'est seulement après la déchirure de ces derniers moyens de communication entre les deux centres nerveux, que le mouvement et la sensibilité disparurent pour toujours.

Un homme de 47 ans raconte que depuis un an ses jambes se paralysent de plus en plus; en l'examinant, on trouve *une saillie s'étendant depuis les der=*

nières vertèbres cervicales jusqu'aux premières vertèbres dorsales; les extrémités inférieures sont paralysées, avec anesthésie partielle et abolition de la contractilité électro-musculaire ; on peut encore provoquer des réflexes à la partie interne des cuisses. Le malade était venu à pied, en s'appuyant sur le bras d'un de ses amis; le lendemain, il se promena lentement dans le jardin, soutenu de la même façon, mais il eut à la suite une nuit agitée. Le matin du troisième jour, je le trouve *complétement paralysé et sans mouvement;* une *anesthésie* complète a envahi les membres inférieurs, les fesses, le dos jusqu'aux vertèbres dorsales supérieures, et en avant l'abdomen jusqu'au rebord des côtes; la *contractilité électro-musculaire, l'excitabilité galvanique des nerfs et les mouvements réflexes sont complétement abolis.* Le jour suivant survient une paralysie des sphincters, *la pupille droite est très-dilatée;* le malade meurt au commencement de la deuxième semaine.

A l'autopsie, on trouve la colonne vertébrale légèrement incurvée en forme d'*S; depuis la dernière vertèbre cervicale jusqu'à la troisième dorsale, elle est remplacée par une masse cancéreuse; la moelle est tellement comprimée que les méninges se touchent et ne renferment plus qu'une petite quantité de substance médullaire ramollie;* la dure-mère est épaissie, adhérente à l'arachnoïde; les portions dorsale et lombaire de la moelle sont indurées. Le lobe gauche de la glande thyroïde est augmenté de volume et renferme un néoplasme formé de petits noyaux; hépatisation lobulaire dans les lobes inférieurs des deux poumons; la rate augmentée de volume; à sa partie supérieure, un infarctus d'un rouge pâle. A l'*examen microscopique*, on trouve une *dégénération portant principalement sur les cordons postérieurs et latéraux;* le néoplasme qui comprimait la moelle se compose de cellules cancéreuses atteintes de métamorphose graisseuse, et d'un détritus moléculaire.

Le *diagnostic* du cancer des vertèbres présente souvent de grandes difficultés. Certaines productions carcinomateuses demeurent latentes pendant la vie, et, comme le montre l'observation précédente, certains cas de compression cancéreuse de la moelle peuvent évoluer sans phénomènes douloureux notables. D'ailleurs, les déviations de la colonne vertébrale et les douleurs lancinantes existent aussi dans la carie vertébrale, et dans la compression des nerfs rachidiens par des anévrysmes de l'aorte ou des kystes hydatiques. On peut donner, comme caractères particuliers des douleurs dans le cancer des vertèbres, leur violence extrême, leur accroissement, et leur résistance à tous les calmants. La paraplégie devenant plus évidente par la suite, ou l'hémiparaplégie douloureuse (Charcot), consécutive à un affaissement unilatéral des vertèbres, permettent d'exclure la carie vertébrale et indiquent un cancer ou une tumeur se développant dans le canal rachidien. L'apparition ultérieure de thromboses veineuses ou artérielles; les infiltrations cancéreuses de la glande thyroïde, du tube digestif, des mamelles, des testicules, des viscères abdominaux, des ganglions lymphatiques ou des os; les progrès de la cachexie; enfin la plus grande fréquence des affections carcinomateuses aux âges avancés, permettront dans certains cas de diagnostiquer sur le vivant le cancer des vertèbres.

Il va sans dire que le *pronostic* est absolument défavorable. L'affection peut durer plusieurs mois, un an, et même davantage. Les malades succombent aux progrès du marasme et de l'hydropisie, et dans les lésions des vertèbres cervicales supérieures, à des symptômes cérébraux intercurrents. Le *traitement* consiste en injections de morphine répétées, à l'intérieur en doses croissantes d'opium, de chloral, de chloroforme ; ces moyens procurent pendant quelque temps un léger apaisement des douleurs excessives, mais ils deviennent ensuite de moins en moins efficaces, et le malade et son médecin en sont réduits à souhaiter une prompte délivrance.

II. MYÉLITE PAR COMPRESSION, SUITE DE NÉOPLASIES PÉRI-MÉNINGÉES, INTRA-MÉNINGÉES ET INTRA-MÉDULLAIRES.

Après les affections intra-vertébrales, nous allons examiner les exsudations inflammatoires et les néoplasies du tissu cellulaire qui entoure la dure-mère spinale (processus péri-méningés), et les affections inflammatoires et les tumeurs se développant en dedans de la dure-mère (néoplasies intra-méningées) ; nous aurons surtout en vue la compression graduelle de la moelle et les symptômes consécutifs auxquels peuvent donner lieu ces deux classes d'affections. Ensuite viendront les tumeurs du parenchyme même de la moelle.

a. Processus morbides péri-méningés.

Comme l'avait déjà observé Ollivier (*l. c.* t. II, p. 272), et comme des travaux récents l'ont montré plus explicitement, le tissu cellulaire lâche compris entre le canal rachidien et la dure-mère spinale peut être le siége d'inflammations essentielles, et par conséquent indépendantes de la dure-mère. Les suppurations qui en résultent sont tantôt circonscrites, tantôt diffuses, et constituent soit des foyers purulents limités, détachant la dure-mère et la repoussant vers l'intérieur du canal, soit des collections purulentes plus ou moins étendues, et pouvant exercer une compression plus ou moins nuisible sur la moelle, ordinairement à sa face postérieure.

Les inflammations du tissu cellulaire péri-méningé sont provoquées le plus souvent par des suppurations extra-vertébrales, qui se font jour à travers les trous de conjugaison. Ce sont des suppurations interstitielles voisines de la colonne vertébrale, qui gagnent le canal rachidien par les trous intervertébraux, comme dans les observations de Traube et Mannkopf, où le point de départ de l'affection était soit dans le psoas, soit entre les vertèbres cervicales et le pharynx

(*Angina Ludovici* des Allemands) ; dans le cas de H. Müller (*l. c.*) c'était une suppuration du tissu conjonctif sous-pleural.

La carie des vertèbres est aussi une cause fréquente des infiltrations purulentes péri-méningées, lorsque le pus, au lieu de se diriger à l'extérieur, vient former pour ainsi dire, dans le canal rachidien, des abcès internes par congestion. On trouve alors entre les feuillets de la dure-mère spinale une collection purulente circonscrite, ordinairement arrondie, qui peut-être suivie d'une compression de la moelle, avec les symptômes que nous lui assignerons plus loin.

Quant aux *symptômes* et aux *signes diagnostiques*, nous ne nous y arrêtons pas et renvoyons à ce qui en a été dit aux pages 289 et suivantes.

Les *néoplasmes* qui peuvent se rencontrer dans le tissu cellulaire péri-méningé sont : le lipome (Virchow et Johnson), le sarcome, l'enchondrome mixte (Virchow), les kystes hydatiques et beaucoup de carcinomes, qui refoulent la dure-mère et compriment la moelle.

b. Néoplasies intra-méningées.

Les néoplasies inflammatoires de cette classe sont : la *pachyméningite interne*, aboutissant rarement à un hématome, et la *pachyméningite cervicale hypertrophique* (Charcot). Les signes cliniques de cette dernière forme d'inflammation de la dure-mère spinale, et la compression circulaire qu'elle exerce sur la moelle, ont été exposés pages 290-97.

Des *tumeurs* prennent naissance dans les méninges, le plus souvent sur la face interne de la dure-mère, plus rarement sur l'arachnoïde et la pie-mère : si elles sont peu volumineuses, elles exercent sur la moelle une compression unilatérale ; si elles s'accroissent davantage, la compression est plus intense, il y a atrophie secondaire et ramollissement : à part l'importance considérable du siége des tumeurs, leur volume, leur consistance et leur accroissement influent encore sur leurs manifestations symptomatiques. Les petites tumeurs, grosses comme un pois ou une fève (kystes, fibrome, névrome de la queue de cheval), ne se révèlent pendant la vie par aucun symptôme appréciable ; mais les tumeurs grosses comme une noisette ou une noix, surtout quand elles se développent dans la cavité de l'arachnoïde, provoquent des lésions graves qui se terminent par la mort.

Le *sarcome* et ses dérivés (myxo-, glio-, fibrosarcome) sont assez fréquents parmi les tumeurs des méninges spinales. Le *mélanosarcome* (d'après Virchow et Sander) se développe surtout dans l'arachnoïde et la pie-mère, sous forme de pseudoplasmes malins ramifiés ou en noyaux. Le *carcinome* prend rarement naissance dans les méninges spinales. Le *psammôme*, formé de petites masses cristallines déposées dans une matière-blanche, le *myxôme*, de consistance muqueuse, gélatineuse, avec un stroma aréolaire délicat, et l'*épithélioma* se rencontrent sur l'arachnoïde et la pie-mère, quelquefois aussi sur les racines nerveuses.

J'ai publié (*loc. cit.*) l'observation d'un homme de 22 ans atteint d'abord d'une paralysie de la jambe gauche, et six mois après, d'une paralysie de la jambe droite. A son entrée à l'hôpital, les deux extrémités inférieures sont privées de mouvement, fléchies au niveau des genoux; les tentatives de redressement provoquent aussitôt des crampes des fléchisseurs ; *par une circonstance singulière, le malade ne parvenait à étendre ses jambes qu'en exerçant une traction énergique sur son pénis.* L'anesthésie et l'analgésie s'étendent des membres inférieurs à la région lombaire. La contractilité et la sensibilité électro-musculaires sont abolies dans les cuisses et les jambes; le jambier antérieur présente, surtout à droite, un léger raccourcissement qui disparaît bientôt; la galvanisation des troncs nerveux des membres inférieurs ne provoque ni sensations ni mouvements. Cinq semaines après, il se forme des eschares au sacrum et aux trochanters; les fessiers, en partie mis à nu, sont complétement insensibles à des piqûres d'épingle et à l'électricité. Au bout de trois mois, le malade meurt avec de larges eschares et une paralysie des sphincters. A l'autopsie on trouve, au niveau de la sixième paire dorsale, un gonflement considérable de la moelle; après *incision de la dure-mère, on voit au-dessous d'elle une tumeur dure, oblongue, de 2 centimètres environ, d'un rouge jaunâtre à la coupe. La moelle est comprimée et réduite à un mince filament; les racines nerveuses au-dessus de la tumeur sont refoulées en haut. Au-dessous du point comprimé, on voit dans le cordon latéral gauche une masse d'aspect grisâtre, cunéiforme, opaque. A l'examen microscopique, on reconnaît les éléments d'un sarcome interstitiel.*

Dans les lésions et les compressions unilatérales de la moelle par des tumeurs, il y a quelquefois une hémiplégie spinale (Brown-Séquard), ou quand les accidents se limitent aux membres inférieurs, une *hémiparaplégie avec hémianesthésie alterne*. Charcot a vu un fait de ce genre (*Arch. de physiol.*, t. II, 1869) chez une femme de 58 ans, atteinte depuis cinq semaines de faiblesse et de douleurs dans la jambe gauche. Celle-ci est privée de mouvements volontaires, de même que les muscles abdominaux du même côté, avec hyperesthésie notable; les mouvements sont peu gênés dans la jambe droite, mais la sensibilité y est abolie. A l'autopsie, on trouve, à 5 centimètres environ au-dessus du point le plus épais du renflement lombaire, une tumeur ovoïde, longue de 3 centimètres et demi, large de 1 centimètre et demi, adhérant fortement à la face interne de la dure-mère (psammome, sarcome angiolithique de Cornil et Ranvier).

Mentionnons enfin les *hydatides* de la cavité de la dure-mère spinale, dont on a jusqu'ici deux observations : l'une, ancienne, d'Esquirol ; l'autre, plus récente, de Bartels (*Arch. f. klin. Med.*, V, Bd., 1869). Ce dernier cas concerne un homme de 25 ans, atteint au début de douleurs dans la main gauche, puis dans le bras, l'épaule et la région claviculaire, avec douleurs à la nuque et sentiment de constriction de la poitrine. Trois mois après, il y eut de l'engourdissement de la jambe gauche et bientôt de la jambe droite, puis une anesthésie et une paralysie des mêmes membres, une paralysie des sphincters, du rétrécissement et de l'immobilité de la pupille gauche, enfin des douleurs et de la faiblesse dans le bras droit, des eschares et de la pyémie. A l'autopsie, on trouva une *vésicule d'échinocoques* à la moitié inférieure du renflement cervical, la moelle comprimée, aplatie, et marquée de sillons à sa partie postérieure.

Les *symptômes des tumeurs intra-méningées* répondent aux signes que nous avons assignés dans un précédent chapitre aux paralysies par compression progressive de la moelle. Au début, la compression des méninges et des racines nerveuses cause des *douleurs vives, lancinantes, névralgiformes*, qui s'irradient, suivant le siége de la tumeur, dans la moitié supérieure ou inférieure du corps, et s'accompagnent assez souvent d'irritations vaso-motrices ; bientôt apparaissent de la *raideur* dans les mouvements de la colonne vertébrale, et des *paralysies motrices et sensitives circonscrites*. On voit se manifester ensuite les signes d'une compression progressive de la moelle, notamment : une *augmentation de l'excitabilité réflexe*, des *contractures des membres*, des *convulsions spontanées*, des *hyperesthésies*, des *paralysies*, rarement une *hémiplégie spinale* (dans les compressions unilatérales), généralement une *paraplégie* (souvent une *paraplégie douloureuse*), enfin une paralysie des sphincters, de la cystite, des eschares de décubitus qui emportent le malade.

Quant au *diagnostic*, il s'agira le plus souvent d'exclure les affections vertébrales (qui s'accompagnent de déformations), et les maladies des méninges. L'appréciation raisonnée des symptômes, surtout des douleurs vives, irradiées, l'augmentation progressive des paralysies, la dénutrition musculaire qui marche rapidement sous l'influence du ramollissement de la moelle, l'abolition de l'excitabilité électrique des muscles et des troncs nerveux, peuvent dans certains cas nous faire soupçonner sur le vivant les tumeurs intra-méningées.

c. Tumeurs intra-médullaires.

Les tumeurs de la moelle peuvent venir des méninges, ou prendre naissance dans le parenchyme même de la moelle. Les tumeurs de la première espèce se comportent, quant à leur influence sur la moelle, comme les tumeurs des méninges. Mais les tumeurs qui se forment dans la substance même de la moelle présentent de nombreuses dissemblances dans leurs manifestations symptomatiques.

Dans les observations anciennes, les tumeurs de cette catégorie sont rangées dans la grande classe des sarcomes et des cancers; au point de vue des symptômes, on ne peut ajouter grande confiance à ces faits. Il existe une observation plus importante de Hutin (in *Gottschalk's Samml.*, II, Bd., 1838), qui trouva chez un vieillard, mort avec une paraplégie et des douleurs, une *tumeur fibreuse*, grosse comme une noisette, au centre de la portion lombaire. Le cas de Förster (*l. c.*) se rapporte à un garçon de 18 ans, chez qui l'on trouva un *sarcome* au centre de la moelle fortement gonflée, et presque dans toute sa hauteur. Dans un cas semblable on a vu une *infiltration carcinomateuse* de la *moelle*. Un malade de Brown-Séquard (*Cours of Lect.*, 1860) eut de la raideur de la nuque, de la faiblesse du bras gauche, puis de la jambe, et mourut de méningite; on trouva à la partie inférieure de la moelle cervicale un cancer de la grosseur d'une olive, provenant des méninges.

Parmi les tumeurs intra-médullaires dont l'histoire a été éclairée récemment, il faut citer le *gliome* (Virchow), qui résulte d'une hyperplasie de la névroglie et consiste, dans sa substance fondamentale finement réticulée, en un tissu mou formé de noyaux et de cellules rondes ou étoilées; si les mailles de ce réseau de cellules s'élargissent et que le tissu muqueux augmente, la tumeur passe au *myxome*. Le gliome de la moelle, comme celui du cerveau, procède surtout de la substance blanche; il ne dépasse pas la pie-mère, et donne aussi lieu, en raison de sa richesse vasculaire, à de fréquentes hémorrhagies. Il semble s'accroître moins rapidement que la forme voisine dite *glyo-myxome*.

Dans une première observation de Schüppel (*Arch. d. Heilk.*, VIII. Bd., 1867), un buveur de 50 ans éprouve d'abord de la faiblesse dans le bras droit, puis de la raideur dans la nuque et le dos; la motilité s'abolit graduellement aux membres supérieurs et inférieurs; on trouve un *gliome dans la moitié droite de la région cervicale inférieure*, avec d'anciennes apoplexies dans les parties adjacentes et dans la moelle allongée, et une *hémorrhagie plus récente dans la substance grise de la moelle dorsale*. Dans un second cas, c'est une femme de 24 ans, qui ressent, après une chute, des douleurs constrictives s'irradiant vers le ventre, de l'engourdissement et de la gêne dans les mouvements des jambes, avec des soubresauts plus persistants, mais non douloureux; après un accouchement heureux et une amélioration sensible des paralysies pendant les quatre mois suivants, la malade s'affaisse un jour subitement, et meurt une semaine après avec une paralysie généralisée. Autopsie : *glyomyxome occupant l'axe gris de la moelle et s'étendant de la moelle allongée à la queue de cheval*; scoliose sans affection osseuse. — Dans un troisième cas, de E. K. Hoffmann (*Zschr. f. rat. Medic.*, XXXIV, Bd., 1869), chez une femme de 43 ans, après des douleurs lombaires et une incurvation latérale correspondante de la colonne vertébrale, on note une hyperesthésie des extrémités inférieures, la démarche chancelante, ataxique, une paralysie des sphincters et des troubles psychiques. La malade meurt au bout d'un an et demi avec des convulsions générales. A l'autopsie, on découvre un *glyomyxome dans la région lombaire supérieure de la moelle*, avec une légère métamorphose graisseuse à la face externe de la dure-mère spinale.

Les *tubercules de la moelle* sont rares, et s'accompagnent généralement de tuberculose des poumons ou de l'encéphale. Leur siége le plus fréquent est la moelle cervicale et lombaire; aussi bien dans la substance blanche que dans la grise; ils varient, pour la grosseur, entre un grain de chènevis et une noisette. Le tubercule de la moelle est presque toujours isolé; très-rarement on en trouve des groupes sur plusieurs points. D'après les relevés de Lebert (*Traité d'anat. path.*, t. II), la plus grande fréquence au point de vue de l'âge serait de 15 à 25 ans (6 fois), et de 25 à 40 ans (4 fois). La fréquence est aussi proportionnellement assez grande pour l'enfance (2 cas de Lebert).

Le tubercule de la moelle, comme les autres tumeurs, provoque par compression l'inflammation et le ramollissement du parenchyme médullaire; il peut, en gagnant les méninges, donner lieu à une méningite spinale, et l'inflammation peut s'allumer jusque dans la cavité crânienne. Dans les productions tuberculeuses circonscrites à un côté de la moelle, il peut se faire des paralysies unilatérales (Eager), une paralysie d'un bras (Laurence); quand le tubercule occupe la région cervicale près de la moelle allongée, on peut avoir des crampes épileptiformes (Gendrin).

L'observation de Gull (*Guy's Hosp. rep.*, 1858), *tuberculose de la partie inférieure du renflement cervical*, se rapporte à un enfant de 8 mois, atteint de raideur de la nuque, renversement de la tête en arrière, paraplégie avec contractions spasmodiques ; dans l'observation d'Eisenschitz (*Arch. d. Kinderheilk*, 1870), *tubercule de la grosseur d'un pois à la partie inférieure de la moelle dorsale*, c'est un garçon de 3 ans et demi, atteint de tuberculose miliaire généralisée, et de tubercules dans le cerveau et le cervelet. Dans le cas publié par Virchow (*Onkologie*, I, Bd., p. 656), il y avait eu au début des douleurs névralgiques dans les vertèbres cervicales inférieures, dans l'épaule, la moitié du thorax et le membre supérieur gauches, de l'hyperesthésie des mêmes régions, et plus tard *abolition de la motilité, atrophie et contracture des muscles;* à l'autopsie, on trouve : coloration grise des nerfs du plexus brachial, *productions tuberculeuses sur la moitié latérale gauche de la moelle, entre les troisième et quatrième vertèbres cervicales, avec refoulement des cornes grises vers la droite.*

Les deux observations les plus récentes de tuberculose de la moelle appartiennent à Chvosteck (*Med. Presse*, nᵒˢ 35-39, 1875). La première concerne un homme de 50 ans, qui présentait les symptômes d'une myélite à marche rapide (sept semaines), d'abord avec hyperesthésie, puis avec anesthésie dans les membres inférieurs paraplégiques. On trouva à l'autopsie un *tubercule gros comme un pois dans la moelle dorsale inférieure, de la myélite dans les parties contiguës et la moelle cervicale inférieure*, de la tuberculose pulmonaire et de la bronchiectasie. Le second malade eut au début une sensation de froid, d'engourdissement, et ensuite des douleurs osseuses violentes dans le bras gauche, et, plus tard, dans la jambe gauche et la jambe droite ; bientôt survint une paralysie des membres inférieurs et supérieurs et des muscles du tronc. *La musculature des membres est fortement atrophiée, la contractilité électro-musculaire et l'excitabilité galvanique des nerfs sont notablement diminuées*. Convulsions dans les jambes, spontanément et au contact du sol. Mort au neuvième mois, après augmentation de la paraplégie du mouvement et de la sensibilité. Autopsie : *tubercule de la moelle cervicale inférieure, gros comme une noisette, creusé au centre d'une caverne grosse comme un grain de chènevis, myélite consécutive des parties voisines et de la corne antérieure gauche ; tubercules dans les poumons, l'intestin et le rein droit*.

Les néoplasmes intra-médullaires sont peu accessibles au *diagnostic*. Les incurvations de la colonne vertébrale par paralysie musculaire unilatérale (observation ci-dessus de Schüppel) peuvent facilement en imposer pour une carie avec myélite par compression ; les hémorrhagies subitement mortelles dans les gliomes de la moelle, pour une apoplexie spinale simple. Il y aurait à tenir compte pour le diagnostic différentiel (d'après Cruveilhier, Charcot, Gull), de l'absence de douleurs vives dans les lésions intra-spinales, par opposition à la fréquence des douleurs intenses dans les myélites lentes, par compression extra-spinale. Mais il y a encore à cela des exceptions, comme le prouve le second cas de Chvosteck cité plus haut, où le malade accusait dans les deux jambes et la région lombaire des douleurs violentes, à exacerbations nocturnes, comme si on lui avait brisé les os. Ce malade était en outre dans l'âge avancé où s'observe le plus souvent le carcinome des vertèbres. Enfin dans les tumeurs du parenchyme de la moelle on constate également une augmentation de l'excitabilité réflexe, et des convulsions spontanées (avec ou sans douleurs).

Un des meilleurs signes diagnostiques dans les néoplasmes intra-médullaires serait l'atrophie musculaire consécutive à une myélite centrale des cornes antérieures, avec ses progrès continus et ses réactions électriques. L'hypothèse d'une production intra-médullaire de nature tuberculeuse n'a quelque fondement que si l'on a réussi à découvrir, chez un individu encore jeune, des signes de tuberculose pulmonaire, intestinale ou méningée.

CHAPITRE XXI

MYÉLITE SYPHILITIQUE

A la suite des néoplasmes de la moelle et de ses enveloppes, que nous venons d'étudier, se place naturellement ces processus myéliques et ces hyperplasies qui succèdent à la syphilis, tantôt intra-méningés, tantôt intra-médullaires, ou sous forme de sclérose diffuse. Les travaux de notre époque ont augmenté considérablement nos connaissances, aussi bien sur la séméiologie, que sur l'anatomie pathologique des affections spécifiques de la moelle. Quelque lumière s'est faite sur bien des points obscurs.

Anatomie pathologique.

Sous l'influence de la syphilis constitutionnelle, les *vertèbres*, comme les os du crâne, peuvent être le siége, soit dans leur périoste soit dans leur tissu osseux, d'une inflammation se terminant par la carie; ces lésions ulcéreuses s'étendent quelquefois aussi aux enveloppes et au parenchyme de la moelle. Bien qu'une grande partie des exostoses vertébrales mentionnées dans la littérature médicale ne relève pas à coup sûr de la syphilis, mais plutôt de la spondylite déformante, dont nous avons parlé antérieurement, il existe cependant des cas incontestables de carie vertébrale syphilitique et de compression de la moelle par des périostoses ou des exostoses. On trouve dans Ollivier des observations de ce genre (carie syphilitique des vertèbres cervicales, avec luxation, paraplégie et mort rapide ; ou avec ulcération des méninges spinales et hémorrhagie dans le canal vertébral). La destruction de l'arc antérieur de l'atlas ou des premières vertèbres cervicales, avec ulcération et perforation du rachis, retentit aussi sur la moelle (obs. de Autenrieth, Colles, Ollivier). Godelier, Piorry, etc, ont vu des périostoses ou des exostoses empiétant sur la partie inférieure du canal spinal (avec symptômes de paraplégie). Plus récemment Virchow a constaté un ramollissement syphilitique des vertèbres, avec adhérence des méninges; la moelle était pâle et dure.

Les *altérations des méninges spinales* sont les suivantes : induration, épaississement et adhérence de la dure-mère au niveau des corps vertébraux, forte pigmentation, et adhérence des méninges entre elles ou avec la moelle. Des *syphilomes*, nés sur la dure-mère spinale, peuvent aussi comprimer la moelle (comme dans une observation personnelle que je rapporterai plus loin). Enfin les *nerfs* seuls peuvent être déchirés, épaissis et soudés à la dure-mère (Delafield, tumeur caséeuse, grosse comme un pois, au niveau des nerfs de la queue de cheval, avec épaississement du tissu conjonctif interfibrillaire, prolifération cellulaire et dégénérescence graisseuse des tubes nerveux; nodosités sur le temporal et le péroné).

Du côté du *parenchyme spinal*, on a vu des tumeurs gommeuses, des syphilomes (Moxon, Charcot et Gombault), une coloration anormale ou une sclérose partielle des cordons postérieurs et latéraux, une atrophie de la substance grise (Bruberger), une atrophie partielle avec sclérose des cornes, et une déformation des cellules nerveuses (Charcot). Notons enfin que Petrow (*Virch. Arch.*, 57 Bd., 1873) a trouvé deux fois une dégénération du *grand sympathique* dans la syphilis. Les cellules nerveuses présentaient une dégénérescence pigmentaire ou colloïde, avec dégénérescence graisseuse de l'endothélium; le tissu interstitiel était le siége de proliférations actives, aboutissant à l'atrophie des fibres et des cellules nerveuses.

Étiologie.

Les premiers symptômes médullaires se manifestent en général plusieurs années après l'infection; il est exceptionnel qu'ils se combinent plus tard avec des altérations des nerfs crâniens. Le plus grand nombre de ces cas s'observe chez des sujets jeunes et dans les âges moyens de la vie. Quant aux dégénérations spécifiques des vaisseaux constatées dans la syphilis cérébrale et à leur influence sur le développement de thromboses et de foyers de ramollissement, l'observation ne permet pas jusqu'à présent d'en faire l'application au système vasculaire de la moelle chez les syphilitiques.

Les lésions inflammatoires des méninges, des racines nerveuses, les tumeurs gommeuses, la sclérose diffuse des substances blanche et grise, suffisent à expliquer les plus graves altérations des centres médullaires; il devient par suite superflu d'admettre des troubles fonctionnels et des paralysies des activités spinales, directement liés à la diathèse. A en juger par les symptômes du début, des irritations vasculaires pourraient aussi servir d'introduction aux processus morbides.

Symptomatologie.

De même que la myélite simple, celle qui procède de la syphilis s'empare aussi des malades d'une manière insidieuse. Des douleurs légères, vagues, des tiraillements dans les membres, des sensations passagères et locales de froid ou de chaud, des picotements, des fourmillements ou de l'engourdissement, tels sont ordinairement les signes qui ouvrent la marche dans ces irritations latentes de la moelle ; plus tard seulement il s'y ajoute une sensibilité anormale du rachis, des spasmes musculaires fugaces, de la faiblesse dans les deux jambes, ou même dans les bras, et un sentiment de lassitude. A une période plus avancée, la paralysie des membres inférieurs devient de plus en plus manifeste, les différentes sensibilités s'altèrent inégalement, il y a de l'analgésie, ou aussi de l'anesthésie, de l'affaiblissement des sphincters, très-souvent aussi une diminution de la sensibilité et de la contractilité électro-musculaires, enfin tous les symptômes connus de la myélite.

Des faits de ce genre, publiés par Potain, Mac Dowel, Wilks, E. Wagner, se rapproche un cas que j'ai observé en 1865, qui a déjà été relaté dans la première édition de cet ouvrage, et que l'on peut considérer comme le premier exemple d'un *syphilome des méninges spinales*.

Une ouvrière de 28 ans avait souffert, au commencement de janvier 1865, de névralgies dans les jambes, suivies d'une paralysie rapide du mouvement. J'examine la malade à l'automne ; elle est anémique, et frappée de paraplégie ; les membres inférieurs sont paralysés et considérablement amaigris, et présentent de l'anesthésie, de l'analgésie, et une diminution très-notable de la contractilité électro-musculaire (surtout des extenseurs). Vers la fin de l'année, la malade meurt avec de la cystite et des lésions de décubitus. A l'autopsie, on trouve, *au centre du pariétal gauche, une gomme arrondie, grosse comme une noisette*, dont la surface libre repousse la dure-mère ; *une seconde gomme, de l'épaisseur d'un doigt, longue d'environ trois centimètres, part de la dure-mère spinale, et comprime la moelle à gauche, de la deuxième à la cinquième vertèbre cervicale*. On trouve en outre une *cicatrice d'ulcère syphilitique du vagin*, de l'anémie de tous les organes, et une dégénérescence brightique des reins. J'appris ensuite que cette femme avait eu, en 1860, des ulcérations vaginales, et en 1863, pendant quelque temps, de la syphilis secondaire.

Dans un cas plus récent de Moxon (*Guy's Hosp. Rep.*, V, XVI, 1871), il s'agit d'un homme de 30 ans, ayant eu, sept ans auparavant, un chancre, un bubon et une éruption, et chez lequel on trouva, après une longue période d'engourdissement et de faiblesse dans les jambes, une paraplégie et une abolition de la sensibilité au contact, à la douleur et à la température, dans les deux membres inférieurs. Diminution de la contractilité électro-musculaire, perte de la sensibilité électro-musculaire; pouvoir réflexe conservé. Vers la fin de la vie, paralysie vésicale, abcès de la fesse gauche et mouvements fébriles. *Autopsie* : foyers de sclérose à la voûte crânienne, comme par suite de noyaux anciens, beaucoup de pigment dans les méninges de la moelle allongée et de la moelle spinale; la moelle indurée dans son quart supérieur, très-ramollie en dessous. Les points scléroses de la moelle se composaient à l'extérieur d'une couche fibreuse, au centre d'un amas de matière gommeuse, jaune blanchâtre, et se rencontraient surtout dans les cordons postérieurs et latéraux. Les testicules étaient enflammés et présentaient aussi des noyaux gommeux de même nature que les précédents.

Les *lésions unilatérales de la moelle*, produites par des tumeurs syphilitiques, sont particulièrement intéressantes au point de vue de la clinique et du diagnostic. Le premier fait de ce genre a été observé par Brown-Séquard (*Lect. on diagn. and treatm. of the paral. of lower extremities*, London 1861), sur un homme, qui présentait à la tête et à la face plusieurs périostoses syphilitiques, en même temps qu'une paraplégie, avec paralysie de la jambe droite et anesthésie de la jambe gauche, d'où l'on conclut à une tumeur de même nature comprimant la moitié droite de la moelle. Nous donnons ici un cas beaucoup plus important, où les recherches ont été faites sur le vivant et *post mortem;* c'est un cas de syphilis en foyers du cerveau et de la moelle, publié dans tous ses détails par Charcot et Gombault (*Arch. de physiol,* mars 1873).

Une femme de 40 ans avait eu, vingt ans auparavant, des ulcérations et des éruptions syphilitiques, guéries par un traitement à l'iodure de potassium et au mercure; plus tard, elle ressentit des élancements, des fourmillements et des douleurs articulaires à la jambe gauche, avec affaiblissement graduel de la motilité; plus tard encore, de la céphalalgie au niveau du vertex, avec dilatation de la pupille gauche. A l'examen de la malade, on trouve : paralysie et hyperesthésie de la jambe gauche, qui est considérablement amaigrie; à la jambe droite, anesthésie sans paralysie; douleur spontanée au niveau des troisième et quatrième vertèbres dorsales, s'irradiant jusque dans les espaces intercostaux qui sont insensibles (anesthésie douloureuse); au-dessous de ces points, et du côté droit, analgésie sans anesthésie tactile; du côté gauche, hyperesthésie. Il y eut ensuite des attaques épileptiformes, une paralysie du droit externe gauche, une paralysie faciale droite (avec diminution de la réaction faradique, et augmentation de la réaction galvanique); la papille droite était diffuse et infiltrée de sérosité. A la fin, il survint une paralysie des oculo-moteurs commun et externe droits, une névrite optique double, du marasme, de la somnolence, de la fièvre, des lésions de décubitus et un œdème pulmonaire mortel.

Autopsie. Rien au crâne ni aux méninges crâniennes. Dans la bandelette optique gauche et le pédoncule droit, plaques gommeuses (formées à l'extérieur de cellules ramifiées et de noyaux abondants, au centre de cellules granuleuses), avec atrophie des nerfs optiques, et des nerfs oculaires correspondants. Deux plaques d'un gris rougeâtre à la face antérieure de la protubérance, une petite à gauche, une autre plus grosse à droite ; une autre plaque jaunâtre dans l'intérieure de la protubérance, au niveau de l'origine du trijumeau. Il y a aussi des plaques à la base du plancher du quatrième ventricule, à la partie antérieure des faisceaux latéraux de l'isthme à gauche, et au voisinage des tubercules quadrijumeaux postérieurs. Du côté de la moelle, au niveau des racines de la troisième paire dorsale, et à gauche, une tumeur dure, d'un centimètre de diamètre ; au même point, épaississement de la pie-mère, sclérose grise des racines nerveuses ; au-dessous, sclérose des cordons latéraux, et au-dessus, des cordons postérieurs. Les cornes antérieure et postérieure gauches sont confuses et mal délimitées ; une partie dés cellules nerveuses est remplacée par un tissu réticulé épais. Cependant un grand nombre de cellules des cornes antérieures sont intactes. La commissure, une partie de la corne antérieure droite, les deux cordons postérieurs sont atteints de sclérose.

Dans un cas tout récent de Bruberger (*Virch. Arch.*, 60 Bd, 1874), il y avait, outre des symptômes apoplectiformes de syphilis cérébrale, une paralysie des deux moitiés du corps (avec intégrité presque complète de la sensibilité). A l'autopsie, vaste *méningite de la base*, épaississement des artères cérébrales avec nodosités, état normal de toutes les autres parties du système vasculaire; *méningite de la moelle cervicale;* les méninges, réunies entre elles, forment une membrane épaisse qui adhère solidement à là moelle, et légèrement à la paroi interne du canal rachidien. On trouve en outre une *atrophie de la substance grise* (pas d'examen microscopique), et une dilatation du canal central.

Diagnostic et Pronostic.

Si l'on se reporte au tableau symptomatique que nous avons tracé de la maladie qui nous occupe, on voit qu'il faut un groupement exceptionnellement favorable des symptômes spécifiques, pour que le diagnostic de syphilis spinale puisse être porté avec certitude sur le vivant. Chez la malade de Charcot et Gombault, qui avait une syphilis invétérée, l'hémiparaplégie et l'hémianesthésie croisées indiquaient une lésion de la moitié gauche de la moelle ; tandis que la coexistence d'attaques épileptiformes, de paralysies oculaires, de paralysie facile alterne (avec anomalies de la réaction électrique), et d'une névrite optique double, montrait qu'il devait y avoir des foyers multiples dans la moelle allongée, la protubérance, et du côté des pédoncules cérébraux jusque dans les bandelettes optiques. La localisation des lésions spécifiques du cerveau et de la moelle ressortait donc, dans ce cas, de l'enchaînement même des symptômes.

Dans les autres cas, on était bien loin d'un agencement aussi favorable des symptômes. L'autopsie seule a fait découvrir le rapport des symptômes médullaires avec la diathèse syphilitique. Dans les cas de ce genre, il n'y a de diagnostic certain que si l'on constate simultanément et la syphilis et la myélite. Aussi, quand l'interrogatoire d'un malade révélera quelques symptômes vagues d'affection spinale, on devra, surtout s'il s'agit d'un sujet jeune, porter toute son attention sur les antécédents au point de vue de la syphilis. Il ne faut pas se laisser induire en erreur par les dénégations du malade; il faut, à l'aide du laryngoscope et de l'ophthalmoscope, suivre les traces de la syphilis partout où elle peut se cacher, et quand on se trouvera en présence d'une affection diasthésique des centres médullaires, on découvrira certainement d'autres vestiges encore de l'infection constitutionnelle. Dans le fait que j'ai observé, une investigation minutieuse aurait fait trouver des cicatrices caractéristiques dans le vagin, et aurait permis de préciser le diagnostic sur le vivant.

Le *pronostic* de la myélite syphilitique doit être des plus réservés. Quand l'organisme est infecté depuis plusieurs années, l'apparition de troubles significatifs du côté de la moelle, doit être considérée, à tous les points de vue, comme chose grave. Quoique dans ces cas, comme dans ceux de syphilis cérébrale, on ne puisse nier qu'une intervention thérapeutique rapide puisse avoir raison des formes bénignes, d'autre part, comme le montrent les exemples que nous avons cités, ni la jeunesse, ni les meilleures apparences de santé, ne permettent d'affirmer que les suites de la diathèse soient à jamais détournées du système spinal. J'ai obtenu, dans un cas de syphilis invétérée, avec symptômes ataxiques, une amélioration par des traitements médicamenteux et hydrothérapiques répétés, mais l'amélioration ne fut pas de longue durée, la lésion spinale finit par reprendre le dessus et alla toujours en s'aggravant.

Traitement.

Dans les affections spinales suspectes de syphilis, et à plus forte raison chez les malades qui portent encore, outre les symptômes médullaires, des signes de la diathèse, il faut ici instituer immédiatement un *traitement spécifique méthodique*, réglé suivant l'état des forces du malade. Chez les sujets jeunes, on prescrira le séjour à la campagne et l'*hydrothérapie* (enveloppement mouillé, puis sec, jusqu'à transpiration modérée, suivi de demi-bains refroidis graduellement), qui devra être continué longtemps. Dans les névralgies et dans les états de faiblesse, on se trouvera bien d'une association prudente de l'hydrothérapie et de la galvanothérapie.

MALADIES SPÉCIALES A CERTAINES RÉGIONS DE LA MOELLE.

Après avoir considéré les processus inflammatoires généraux qui peuvent s'étendre à toute la moelle, et les symptômes qu'ils présentent suivant le lieu d'élection des lésions, nous allons étudier les types morbides spéciaux à certains départements de la moelle. On rencontre là des différences considérables, tant au point de vue histologique qu'au point de vue physiologique, et qui se traduisent par des formes cliniques parfaitement tranchées. Les progrès accomplis à notre époque ont beaucoup contribué à nous faire mieux connaître les caractères des affections dont il s'agit.

Prenant d'abord la partie postérieure de la moelle, nous examinerons les formes de tabes ou ataxie locomotrice, résultant de la sclérose de cette région ; passant ensuite aux moitiés latérales de la moelle, nous étudierons la sclérose latérale et ses formes, puis l'hémiplégie et l'hémianesthésie croisées, telles que l'expérimentation et l'observation clinique les ont fait connaître concurremment ; enfin nous passerons en revue les troubles moteurs et trophiques consécutifs aux lésions de la circonférence antérieure de la moelle, et notamment des colonnes grises antérieures, tels qu'ils se montrent dans la paralysie infantile spinale, dans les paralysies spinales aiguës des adultes, dans l'atrophie musculaire progressive, et dans les formes mixtes de ces différentes affections. Celles-ci ne sont, en réalité, que des manifestations diverses de la sclérose du centre spinal ; leurs caractères anatomiques et cliniques sont dans un rapport intime avec le rôle physiologique des régions affectées.

CHAPITRE XXII

MALADIES DES CORDONS POSTÉRIEURS DE LA MOELLE

TABES DORSUALIS, ATAXIE LOCOMOTRICE, SCLÉROSE POSTÉRIEURE.

On trouve déjà dans Hippocrate quelques notions sur les affections tabétiques ; il attribue la φθίσις ισχιαδικη, νωτιας (phthisie ischiadique ou médullaire), aux excès vénériens, et la traite par la diète lactée.

Galien connaissait aussi cette maladie ; il l'appelle φθισις αλαια, ηντινα τυφλην και αορατον ονομαζουσι (phthisie latente ou invisible, pseudo-phthisie). Pendant un siècle et demi après l'ère chrétienne, les médecins ne sortent pas du cercle étroit de ces notions primitives. On trouve dans Bonet (*Sepulchretum,* liber I, sect. XIII, 1679), la première autopsie d'un malade qui avait eu pendant douze ans des crampes et de la paralysie des extrémités, et chez lequel on trouva la moelle remplissant à peine la moitié du canal rachidien, et plongée dans un liquide aqueux ; on doit sans doute rapporter ces lésions à une myélite chronique. Les observateurs des dix-septième et dix-huitième siècles décrivent sous les termes génériques de : *Notialgia, spinitis* (Niel), *phthysis nervosa, myelitis notica* (Harless), *Angina vertebralis, pleuritis dorsalis, spinodorsitis,* des affections dans lesquelles ils confondent des formes tabétiques, et des inflammations aiguës et chroniques de la moelle.

A l'exemple de Wichmann (*De pollutione diurna frequentiori, sed rarius observata tabescentiæ causa,* 1782), les auteurs du commencement de notre siècle, Lallemand, Kaula, Deslandes, Mantel, Donné, etc., ont eu surtout en vue *la consomption liée à la spermatorrhée.* Hutin (*Bull. de la Soc. anat.,* t. II, 1827), Monod (*Bull. de la Soc. anat.,* 1836), Ollivier (*loc. cit.*) ont montré les premiers que le tabes avait pour lésion anatomique une dégénération des cordons postérieurs ; abandonnant les vues nosologiques étroites qu'on avait eues jusqu'alors, Horn, Hecker, Naumann, Brach, Romberg, Steinthal, Wunderlich, se sont efforcés de serrer de plus près les symptômes cliniques de la maladie en question. Les troubles ataxiques du mouvement ont été rapportés d'abord par Bouillaud (*Nosographie Médicale,* V, 1840), puis par Todd (*Cyclopaedy of anat. and physiol.,* 1847), à un défaut de coordination. Douze ans après, Duchenne (*Arch. gén.,* décembre 1858, janvier, février, avril 1859), par ses remarquables travaux sur l'*ataxie locomotrice progressive,* appelait l'attention des médecins sur cette maladie et ses symptômes, avec une perspicacité et une précision que Romberg, Todd, etc., n'avaient su atteindre.

On ne connaissait autrefois que les formes d'ataxie qui sautent aux yeux. Les symptômes fournis par les nerfs crâniens, qui ne sont pas moins fréquents et donnent l'alarme les premiers, les douleurs névralgiques caractéristiques, avaient échappé à l'attention des premiers observateurs ; on trouve seulement mentionnés dans Romberg les anomalies pupillaires et le strabisme interne. Très-peu connaissaient et interprétaient exactement les troubles de la coordination ;

quant aux lésions anatomiques, elles demeuraient encore inaperçues. De nombreuses et importantes lacunes restaient donc à combler dans des observations jusqu'alors si imparfaites. La comparaison des ouvrages anciens avec les travaux modernes, montre bien tout ce que nos connaissances sur ce sujet ont gagné en étendue et en clarté.

Anatomie pathologique.

Sur des coupes fraîches de la moelle, on voit *les cordons postérieurs manifestement diminués de volume*, rétractés, d'une *teinte grisâtre* et d'une *consistance dure*, rarement molle. Suivant que l'affection portait sur les membres inférieurs ou les supérieurs, les lésions dominent tantôt à la région lombaire, tantôt à la région cervicale ; dans beaucoup de cas la dégénération monte plus haut, et peut être suivie jusque dans la substance grise du plancher du quatrième ventricule, dans la protubérance et dans les ganglions cérébraux. Sur des coupes transparentes de la moelle durcie, on trouve à l'*examen microscopique*, que les *fibres nerveuses* sont réduites à une matière parsemée de granulations fines et de molécules graisseuses, et *remplacées par un tissu conjonctif fibrillaire*. Si on traite la préparation par une solution faible de carmin ammoniacal, les cylindres axiles apparaissent plus distinctement, et souvent on peut reconnaître, même à l'œil nu, une imbibition cunéiforme, qui correspond aux cordons postérieurs dégénérés.

Dans les *vaisseaux*, on constate souvent des accumulations de graisse et de pigment ; quelques-uns sont remplis de proliférations nucléaires ; dans la substance granuleuse fondamentale, on trouve des capillaires variqueux, à parois épaisses, infiltrés de granulations et de corpuscules amyloïdes. Marotte, et surtout Lockhart-Clarke ont trouvé les cellules nerveuses des *cornes postérieures* en partie atteintes de sclérose. Les *racines nerveuses postérieures* sont minces, dures, atteintes de dégénération conjonctive ; les nerfs sciatiques, cruraux et brachiaux sont quelquefois parsemés d'un tissu conjonctif interstitiel, riche en noyaux, avec diminution des fibres primitives (Friedreich). Plusieurs *nerfs crâniens*, notamment le nerf optique, l'oculomoteur, l'hypoglosse présentent aussi de la dégénérescence grise et de l'atrophie. Enfin les *méninges* sont souvent, mais non toujours, épaissies et adhérentes au niveau des cordons postérieurs. Nous en avons parlé plus longuement page 296.

D'après les dernières recherches de Charcot et Pierret (*Arch. de physiol.*, 1872 et 1873), outre la partie médiane, cunéiforme des cordons postérieurs (cordons de Goll), la lésion porte aussi sur la partie externe, celle *qui touche aux cornes postérieures*. Cette partie doit être considérée d'après Stilling, L. Clarke et Kölliker, comme l'expansion intra-médullaire des racines postérieures (fibres radiculaires internes de Kölliker), et réunit différents points de la substance grise postérieure au moyen de fibres commissurales arciformes. C'est du centre de cette partie que se développe la sclérose des cordons postérieurs, pour gagner ensuite les racines postérieures. *La lésion de ces cordons postéro-externes, sans participation des cordons postérieurs médians, suffit complétement*, d'après les auteurs en question, *pour donner naissance à l'ataxie*. Dans les cas avancés, les dégénérations finissent certainement par atteindre aussi les cordons médians.

Non seulement l'affection scléreuse tend à se propager des parties latérales aux parties médianes des cordons postérieurs, mais elle se transmet aussi aux cornes postérieures, et quelquefois à la partie postérieure des cordons latéraux. Dans le sens vertical, la sclérose des parties latérales des cordons postérieurs peut être suivie jusque dans le bulbe, où elle atteint les corps restiformes. Ordinairement la partie médiane des cordons postérieurs est aussi le siége d'une dégénération secondaire, qui marche de bas en haut. La complication d'atrophie musculaire progressive, qui s'observe quelquefois dans l'ataxie, serait due à l'extension du processus morbide au réseau de fibres nerveuses qui, d'après Gerlach (Stricker, *Handb. der Gewebslehre*, II, Bd), met en communication les fibres radiculaires internes avec les cellules des colonnes grises antérieures. Dans un cas de ce genre, Charcot a trouvé, outre la dégénération des cordons postérieurs, une atrophie de la corne antérieure droite. J'ai eu l'occasion d'examiner (septembre 1871) les intéressantes préparations de Charcot à ce sujet.

Il arrive aussi quelquefois, dans la paralysie des aliénés, que la sclérose atteigne de préférence les cordons postérieurs (Westphal, Magnan), depuis la moelle cervicale jusqu'au calamus scriptorius, et en bas jusqu'à la portion lombaire. Les douleurs lancinantes, la lourdeur de la marche, la dégénérescence grise des nerfs optiques (Leber), montrent l'analogie de ces cas avec l'ataxie.

Étiologie.

La proportion inquiétante de cas d'ataxie et d'affections spinales que l'on observe dans notre pays prouve, en résumé, que cette prédis position morbide doit avoir sa source dans des causes intimes inhérentes aux conditions sociales de notre époque. Que l'on songe à la fréquence énorme de l'anémie dans les grandes villes (et notamment à Vienne) ; au nombre considérable de femmes et de mères de famille atteintes d'affections nerveuses et d'hystérie ; aux nombreux exemples d'excitation précoce, de perversion ou d'abus des fonctions génitales ; aux fatigues, aux préoccupations innombrables qui usent la plupart des hommes dans la lutte pour l'existence : pourra-t-on s'étonner, qu'après tant et de si profondes perturbations apportées à l'énergie et à la force de résistance du système nerveux, la débilité et les maladies nerveuses se transmettent des parents aux enfants avec toutes leurs tristes conséquences ? On s'explique ainsi que la génération actuelle fourmille de maladies nerveuses, et que l'ataxie se rencontre assez souvent dans des familles dont les membres présentent presque en permanence des exemples d'affections nerveuses.

Trousseau a observé plusieurs fois l'ataxie dans des familles où l'on trouvait, parmi les membres aux degrés les plus rapprochés, l'hypochondrie, la monomanie, l'épilepsie, des convulsions. Dans les observations de Friedreich, on voit une fois deux, une autre fois quatre collatéraux atteints d'ataxie. Carré connaissait une famille d'ataxiques vrais, dans laquelle la grand'mère, la mère, sept frères et sœurs et neuf parents étaient notoirement ataxiques. Dans une famille que j'ai soignée, la mère, morte de tuberculose, avait eu souvent des convulsions, un fils était épileptique, un autre ataxique, une fille mourut d'hydrocéphale. Dans une autre famille c'étaient deux frères ; dans une troisième le père et le fils qui étaient ataxiques ; dans une quatrième enfin, le grand-père était mort d'apoplexie, le père devint ataxique, et le fils fut atteint d'une chorée à rechutes.

On voit, d'après ce qui précède, que le développement de l'ataxie dans certaines familles peut tenir à une prédisposition aux troubles nerveux. Étant donnée une aptitude morbide congénitale, le système nerveux souffrira de certaines influences extérieures, qui seront sans effets fâcheux pour des sujets bien portants et résistants. Certaines natures délicates succombent plus vite aux chagrins et aux fatigues, sont frappées plus profondément et pour plus longtemps par les influences extérieures, que les sujets originairement plus forts, ou plus aguerris et mieux préparés à la résistance.

Parmi les circonstances extérieures pernicieuses pour le système nerveux, il faut citer en première ligne le *refroidissement*. J'ai eu maintes fois l'occasion de remonter jusqu'à l'origine rhumatismale de l'ataxie. Dans les formes d'ataxie que j'ai observées en nombre considérable à l'hôpital général de Vienne, pendant une longue suite d'années, le refroidissement figurait comme la cause la plus fréquente, surtout dans la classe ouvrière, où les hommes sont si souvent et si gravement exposés, par leurs travaux en plein air ou dans l'eau, aux injures du froid et aux vents qui sont si redoutables chez nous. La fréquence remarquable de l'ataxie parmi nos ouvriers, auxquels la rudesse du travail quotidien et les rigueurs de la vie imposent la modération dans les plaisirs sexuels, s'élève contre l'opinion d'après laquelle les excès vénériens seraient la cause principale de l'ataxie.

L'action nocive du froid frappe également les soldats. Ainsi, dans le corps de Lützow, au rapport des médecins de cette époque, il y eut de nombreux cas d'ataxie ; je tiens aussi de source certaine qu'après la campagne de Hongrie, pendant le rigoureux hiver de 1849, l'ataxie se montra avec une fréquence évidente parmi les maladies des soldats. Dans beaucoup de mes observations, l'ataxie remontait à la bataille de Sadowa, alors que les troupes, échauffées par l'action, avaient dû entrer dans l'eau et errer longtemps avec leurs vêtements transpercés. Dans d'autres cas, c'étaient des soldats qui avaient été exposés aux ardeurs du jour sur les hauts plateaux du Mexique, puis établissaient leur bivouac sur un sol humide et par la fraîcheur de la nuit, où ils étaient souvent assaillis par les vents glacés du N. N. O., venant des terres chaudes, et présentaient peu de temps après les premiers symptômes de l'ataxie (douleurs, puis faiblesse progressive des jambes). Mais il ne faut nullement conclure de ces faits, que les marches excessives et les privations de tout genre ne puissent pas, à elles seules, produire l'ataxie. D'autre part, des hommes exténués, épuisés de la sorte sont bien plus accessibles à l'action des basses températures, de l'humidité et des vents froids, que des gens bien nourris, bien pourvus et ménageant leurs forces.

On voit aussi l'ataxie (plus rarement la myélite chronique) se développer après des refroidissements dans différentes professions. Les marchands, les agriculteurs, les chasseurs, les ingénieurs, etc., qui sont forcés de sortir ou de travailler par le froid, souvent par une neige épaisse, par de fortes pluies ou des vents violents ; les médecins de campagne, qui sortent de leur lit, baignés de sueur, pour aller courir le pays en pleine nuit ; les architectes, qui ont souvent à travailler dans l'eau et subissent toutes les intempéries ; les individus des classes pauvres, qui travaillent dans les canaux, dans la glace, aux époques les plus rudes de l'année, et ceux qui pendant nos inondations sont forcés de séjourner dans des caves ou des cuisines remplies d'eau : chez tous ces individus, dans ces positions sociales diverses, j'ai vu les premiers symptômes irritatifs de l'ataxie succéder au refroidissement.

Suivant la réceptivité individuelle, suivant l'intensité et la durée de l'action du froid, les choses se bornent à des irritations superficielles de la peau et des nerfs musculaires (c'est ce qu'on nomme rhumatisme musculaire) ; ou bien il y a refroidissement et névralgie simple de troncs nerveux plus importants, comme du nerf sciatique ; quand le froid porte son action plus profondément, il survient des paralysies rhumatismales de certains groupes musculaires, ou même des excitations vasculaires du système spinal, où des hypérémies répétées ou prolongées peuvent certainement donner naissance à des processus morbides, comme cela est démontré pour le cerveau. L'irritation anormale imprimée par le froid aux nerfs sensitifs périphériques paraît se transmettre jusqu'à la moelle en suivant les troncs et les racines nerveuses. D'après les récentes expériences de Feinberg, un refroidissement intense de la moelle chez les animaux peut provoquer une myélite.

D'autres preuves encore montrent l'influence funeste du froid sur les fonctions du système nerveux; ainsi, tandis que les excès vénériens et les autres causes d'épuisement ne donnent ordinairement lieu à l'ataxie que longtemps après et d'une manière progressive, un refroidissement intense et de courte durée suffit à donner naissance immédiatement aux premiers germes de l'ataxie, qui se développe ensuite rapidement, surtout si l'action du froid vient à se répéter. L'état du système nerveux dépend beaucoup de l'époque à laquelle le refroidissement se fait sentir. Que le système nerveux soit dans un état de calme où ses molécules conservent leur équilibre normal, il pourra soutenir impunément bien des chocs extérieurs; au contraire, des nerfs excités, surmenés de longue date, ébranlés dans leur constitution intime, non-seulement ressentent vivement l'action du froid sur la sensibilité, mais encore cette irritation (comme le prouvent les crampes réflexes qui ne sont pas rares en pareil cas) gagne jusqu'aux parties centrales, jusqu'aux cellules nerveuses, et apporte les premiers éléments de trouble dans ces organes d'une structure si délicate.

Après les causes rhumatismales, dont nous venons de voir la fréquence et l'activité, les *excès vénériens* sont une source considérable d'ataxie. S'il est vrai que les excès vénériens fournissent de nombreuses victimes à l'ataxie, cependant le nombre de ces victimes, d'après ce que j'ai observé, est loin d'être aussi élevé qu'on est disposé à le croire. Si les excès vénériens étaient réellement une cause si fréquente d'ataxie, les grandes villes, où l'on trouverait tant de coupables à certains points de vue, devraient être le refuge d'innombrables ataxiques. Une proportion beaucoup plus forte d'ataxies est fournie par deux autres formes d'excitations génésiques: *la masturbation* et *les pollutions habituelles.*

Les occasions abondent, dans les grandes villes, de poursuivre la profonde influence des excitations génésiques contre nature, sur les fonctions spinales, comme sur la nutrition générale. J'estime que les rapports contre nature ébranlent moins violemment l'activité médullaire, que cette surexcitation excessive du système nerveux qui accompagne l'éjaculation dans l'*onanisme*. Je sais qu'on peut constater quelquefois chez les singes les altérations pathologiques, consécutives à la masturbation. Ces animaux, même quand ils ont toute liberté de s'accoupler avec leurs femelles, sont tellement adonnés à l'onanisme, qu'ils ne cessent de s'y livrer, et qu'après un temps plus ou moins long, on voit survenir de la faiblesse et de la langueur dans leurs mouvements. Chez l'un d'eux, on trouva à l'autopsie une atrophie considérable de la moelle. Quand la masturbation a été continuée pendant plusieurs années, l'énergie des fonctions spinales se trouve compromise à l'époque de la puberté, au point qu'il reste pour toute la vie un état de faiblesse et d'épuisement du système nerveux ; de là, surtout avec le concours d'autres causes nocives, peut résulter une prédisposition à l'ataxie.

La population masculine serait dans la plus déplorable situation, si la masturbation devait conduire à l'ataxie dans la plupart des cas. Plus courte et plus rare sera la pratique de l'onanisme, plus les forces de la nature répareront promptement et solidement ses ravages, moins aussi se feront sentir sur le système nerveux les funestes conséquences de ces perversions génésiques. Par contre, la masturbation pratiquée avec frénésie pendant de longues années, continuée jusqu'à l'âge mûr (comme j'en ai vu plusieurs exemples chez des gens qui avaient renoncé au coït par crainte d'une nouvelle infection), produit un état morbide du système nerveux, et plus tard, quand surviennent des préoccupations ou quelque influence extérieure nocive, ces germes d'affections spinales se développent.

Les *pertes séminales*, telles qu'on les observe habituellement vers l'âge de 20 ou 30 ans, peuvent porter atteinte au système nerveux par leur fréquence et leur longue durée. Les pollutions, d'après ce que j'ai vu, sont plus fréquentes chez les hommes qui, pendant plusieurs années de leur enfance ou de leur jeunesse, se sont livrés à l'onanisme, et qui bientôt, après les premiers rapprochements sexuels, ont eu des pertes séminales involontaires pendant la nuit ; les pollutions consécutives à des excitations psychiques sont relativement moins graves. Des pollutions peu fréquentes, ne se prolongeant pas jusqu'à l'âge mûr, peuvent, en réglant convenablement le coït et grâce aux forces curatives de la nature, ne pas [illegible] de traces, et ne pas conduire forcément à cet état dont [illegible] le sombre tableau. Par contre, plus les pollutions ont de dur[illegible] persistance, plus leurs atteintes sont fréquentes et profondes, plus funestes aussi seront les hypérémies répétées de la moelle qui leur font suite ; que cet état dure plusieurs années, et la force de résistance du système nerveux spinal est ébranlée, des affections centrales peuvent exister déjà en germe.

Il faut citer encore, parmi les conditions pathogéniques de l'ataxie, *les causes d'épuisement;* telles sont les grandes fatigues, les préoccupations, les chagrins qui viennent souvent assaillir le système nerveux, et peuvent, notamment chez les sujets d'une excitabilité particulière, compromettre gravement les fonctions spinales. Dans beaucoup de cas, d'autres influences non moins funestes (comme les refroidissements, les excitations génésiques) viennent agir pour leur part sur des organismes épuisés, dont l'énergie nerveuse se trouve ainsi minée sur plusieurs points. On peut voir aussi l'ataxie se développer après la syphilis, les fièvres typhoïdes graves, les accouchements répétés (chez les femmes pauvres), les flux sanguins chroniques, les allaitements fréquents et prolongés.

Le sexe masculin fournit une proportion beaucoup plus forte d'ataxiques que le sexe féminin. Le plus grand nombre des cas commence de 30 à 50 ans ; ils sont le plus fréquents de 40 à 50. Je n'ai jamais observé l'ataxie chez les enfants, mais seulement des myélites à marche rapide à la suite de refroidissements violents. Les chiffres donnés par d'autres observateurs s'accordent sur le plus grand nombre des points avec ce qui précède.

Symptomatologie.

L'ataxie, avec ses troubles de coordination si apparents, ses anomalies de la sensibilité et ses paralysies fonctionnelles, est une maladie impossible à méconnaître. Il est beaucoup plus difficile et moins banal de *reconnaître l'ataxie à son début.* Les ataxies au début passent assez souvent inaperçues pendant longtemps, et se cachent sous les apparences de névralgies vagues, de douleurs rhumatismales, goutteuses, de troubles hémorrhoïdaires, d'une irritation spinale, le tout admis un peu à la légère ; et dans ces cas, on n'applique guère aux malades le traitement qui leur conviendrait. Dans la plupart des cas cependant, malgré toutes les difficultés que présente le diagnostic, en examinant le malade dès les premiers temps, un médecin attentif découvrira des symptômes qui lui révéleront toute la gravité de l'affection en expectative. Il ne saurait donc être superflu d'examiner de plus près les symptômes en question.

Troubles de la sensibilité. Les troubles qui se manifestent de si bonne heure et si fréquemment du côté de la sensibilité se relient, dans la plupart des cas, à une irritation vasculaire ou inflammatoire de la moelle, principalement des racines nerveuses et de leurs prolongements dans la substance grise. Les sensations éprouvées varient suivant les alternations de cette irritation ; si elle est faible ou forte, il y a une sensation d'engourdissement ou de brulûre ; si son intensité varie instantanément d'une fibre à l'autre, il y a des fourmillements ; quand elle augmente brusquement, ce sont des douleurs subites. *Les douleurs fulgurantes des extrémités*, qui se succèdent plus ou moins rapidement, *sont le plus souvent accompagnées d'hyperesthésie cutanée, de frissons, et d'accélération du pouls* (par irritation des fibres radiculaires internes, Charcot). Elles se produisent plus souvent sur le trajet des branches inférieures que des branches supérieures de l'un des nerfs sciatiques, ou du côté des nerfs lombaires ; dans d'autres cas, les malades indiquent plutôt des *brulûres* ou *douleurs térébrantes profondes* ; souvent ce sont des *douleurs en ceinture autour du tronc* qui prédominent. Ces névralgies intermittentes ne cèdent qu'incomplétement aux moyens employés ; quand elles ont duré un certain temps (quelquefois même dès le début), il survient des douleurs dans les branches du plexus cervical ou du plexus brachial d'un côté (avec points douloureux à la région scapulaire postérieure, et sensibilité des nerfs brachiaux à la pression), des engourdissements passagers, des fourmillements ou des picotements dans les mains, dans quelques-uns des doigts ou des orteils, des tiraillements passagers dans certains espaces intercostaux ; quand l'irritation gagne des parties plus élevées, il se produit des congestions vers la tête, avec sensation d'engouement, de compression ou de constriction, avec ou sans élévation notable de la température. On constate aussi assez souvent des tiraillements douloureux sur le trajet du trijumeau, un sentiment de tension à la nuque, à l'occiput, dans les yeux ; il y a plus rarement des palpitations cardiaques, des lipothymies, par suite d'un spasme réflexe des vaisseaux cérébraux.

La *rachialgie* se présente chez les ataxiques sous différents aspects. Par suite d'une irritation des rameaux postérieurs des nerfs spinaux, les apophyses épineuses et transvérses, la peau et les muscles qui les recouvrent peuvent offrir une sensibilité insolite à la pression. Cette hyperesthésie n'est pas, en somme, un signe constant de l'ataxie ni de la myélite. Schiff a montré que si on introduit de térébenthine un des nerfs axillaires, le tronc de ce nerf devient rouge et douloureux, sans que la sensibilité de ses branches terminales soit notablement augmentée. Par analogie, les racines nerveuses congestionnées ou déjà enflammées peuvent donner lieu à une hyperesthésie subjective, mais non objective, de leurs branches terminales. Chez certains ataxiques, chez lesquels ni la pression ni une rotation exagérée du tronc ne provoquaient de douleurs, j'ai vu l'application de courants galvaniques ou faradiques forts déterminer des symptômes d'irritation périphériques, des brulûres ou des élancements dans les jambes ou la plante des pieds. L'exploration galvanique des vertèbres cervicales inférieures et dorsales supérieures chez un ataxique, provoquait des secousses dans le bras gauche (irritation secondaire des filets nerveux correspondants); tandis que l'excitation portée sur le membre supérieur droit était sans action appréciable.

Les phénomènes observés sur le trajet du sciatique, depuis une légère sensibilité jusqu'à de violentes douleurs, se propagent souvent plus bas; il y a alors des élancements, des tiraillements, ou une douleur en étrier (quelquefois c'est une névralgie plantaire opiniâtre); les douleurs s'étendent aux parties antérieures de la cuisse et de la jambe, où l'on trouve en certains points les nerfs sensibles à la pression. Toute compression prolongée, le décubitus latéral, une chaussure trop serrée deviennent bientôt impossibles à supporter. La pression du doigt sur l'échancrure sciatique, sur les points d'émergence des nerfs lombaires provoque de la douleur (mais pas toujours), et s'accompagne d'une sensation pénible, par suite de la coexistence assez fréquente d'une hyperesthésie cutanée et musculaire.

Dans la plupart des cas, la *sensibilité au chatouillement* disparaît la première; la *sensibilité tactile* est profondément altérée, souvent abolie; la *sensibilité à la douleur* disparaît rarement d'une façon complète, elle présente seulement des perversions. La *sensibilité à la température* ne s'altère que plus tard; la sensibilité au froid est surtout augmentée; la jambe où est perçue une sensation subjective de froid distingue mal les températures (de l'eau tiède est prise pour de l'eau très-chaude), tandis que la jambe la moins malade perçoit encore nettement les températures. La *sensibilité musculaire* est en général profondément altérée par la suite : le *retard des impressions sensitives* (par suite des obstacles à la transmission dans la substance grise) peut aller jusqu'à deux ou trois secondes.

Quand plus tard il survient une *anesthésie* plus étendue (par lésion des racines et des cornes postérieures), l'*anesthésie atteint jusqu'aux articulations*. Les mouvements communiqués aux orteils, au métatarse, au cou-de-pied et même au genou n'arrivent pas à la connaissance du malade ; il en résulte une grande gêne, surtout dans la station verticale (par suite du manque de fixité dans les genoux), et dans la marche (le pied ne se détache plus du sol; les mouvements de rotation, quand le malade veut se retourner, s'exécutent mal). A ce moment aussi, le sens musculaire est généralement atteint; les malades, quand on leur ferme les yeux, ou bien pendant la nuit, ne peuvent plus distinguer la position de leurs membres, ni leurs rapports entre eux. Au moyen d'un courant galvanique descendant appliqué sur les nerfs ou sur les muscles, on obtient quelquefois des secousses manifestes, qui pourtant ne sont que très-peu ou nullement perçues par le malade, quand on détourne ses regards. La sensibilité cutanée est aussi profondément altérée d'ordinaire, depuis les lombes jusqu'aux fesses, au scrotum et au pénis ; dans une de mes observations, le malade était resté longtemps couché sur son scrotum, et longtemps après seulement des douleurs vinrent l'avertir de cette position incommode. J'ai pu étudier longuement ces obtusions ou ces abolitions de la sensibilité dans toute une série de cas, et notamment chez deux médecins. Il n'est pas rare que ces phénomènes se combinent avec l'ataxie du mouvement ; lorsque celle-ci manquait, on constatait tout au moins une incertitude manifeste de la marche, surtout dans l'obscurité.

Troubles de la motilité. Aux phénomènes caractérisant les troubles de la sensibilité s'ajoutent ordinairement de bonne heure des troubles de la motilité. Les malades ressentent une tension pénible dans les jambes, de temps en temps leurs genoux fléchissent, ils se plaignent de se fatiguer vite quand ils marchent (surtout sans canne), ou quand ils sont longtemps debout ; cette sensation d'abattement incommode souvent les malades d'une manière très-marquée, dès le matin, au sortir du lit (perversion morbide du sens musculaire?). De temps en temps, surtout après des efforts (mais quelquefois aussi dans le lit), il survient des crampes musculaires passagères aux membres supérieurs et inférieurs, au tronc, à la nuque (les malades les décrivent comme des pulsations). La station verticale, la rotation rapide sur un seul pied (où l'on reconnaît facilement le côté le plus malade), la marche accélérée, l'ascension des escaliers, la course sont évidemment difficiles ou même impossibles, et sont ordinairement suivis d'une exacerbation des douleurs des jambes ou du dos, et d'une constriction plus forte de la tête.

Cet affaiblissement de la motilité peut augmenter lentement dans l'espace d'une année ; mais dans des conditions défavorables, ou par suite de l'intensité première de la maladie, il peut aboutir à une abolition prompte des mouvements. L'énergie des mouvements décroît alors rapidement, on constate d'une manière évidente de la raideur et des trépignements pendant la marche, les jambes agissent inégalement et se posent sur le sol en s'écartant l'une de l'autre ; pour soutenir la colonne vertébrale dans son équilibre instable, il se produit alors une incurvation vers le côté sain, par suite de la rupture de l'antagonisme entre les muscles dorsaux, et de la parésie d'un des côtés. (Dans un cas de Friedreich, on trouva une dégénérescence graisseuse des muscles dorsaux, avec prédominance à gauche.) Par la faiblesse, et l'atrophie des extenseurs de la cuisse, la solidité de l'articulation du genou est compromise ; la parésie des muscles du bassin et de la colonne vertébrale apporte les plus grandes difficultés au redressement du tronc, après inclinaison en avant, et aux oscillations qu'il exécute normalement sur les têtes des fémurs.

On constate encore d'autres signes caractéristiques, tels que : des oscillations, quand le malade reste debout quelque temps les yeux fermés et les jambes rapprochées l'une de l'autre (symptôme de Brach) ; l'impossibilité de se maintenir ou de sauter sur un seul pied, les yeux fermés (on reconnaît dans cette attitude la jambe la plus faible à des tremblements et des oscillations qui surviennent rapidement dans la partie supérieure du corps) ; l'impossibilité de tourner à droite ou à gauche les jambes rapprochées, comme dans la position du soldat. Souvent aussi, surtout dans la station verticale les yeux fermés, on peut observer des crampes cloniques aux extenseurs de la cuisse et aux fesses. Les oscillations tiennent, selon moi, au relâchement du tonus musculaire dans les extenseurs et les muscles du bassin, ce qui se manifeste, suivant l'épuisement plus ou moins considérable des muscles, par des spasmes musculaires cloniques plus ou moins énergiques. A une période plus avancée, il survient dans nombre de cas ces mouvements de projection des jambes, ces trépignements, ce défaut d'harmonie dans l'action combinée des muscles, qu'on désigne sous le nom d'*ataxie* (paralysie de la coordination). Dans des cas très-avancés, il peut même y avoir des paralysies d'un plus ou moins grand nombre de muscles. La faiblesse ataxique des membres supérieurs se montre rarement au début de l'affection, mais plutôt quand les troubles de la motilité ont déjà apparu aux membres inférieurs (sclérose des faisceaux radiculaires internes des cordons postérieurs dans la moelle cervicale, Charcot et Pierret). On constate alors des fourmillements et de l'anesthésie dans les mains, l'impossibilité de tenir solidement les objets; l'écriture devient pénible, hésitante, ce qui n'avait pas lieu jusqu'alors, et suit difficilement la ligne droite; pour arrondir les lettres (comme dans les caractères latins), et pour former des traits réguliers, le malade éprouve de grandes difficultés. La marche est encore possible avec une canne, mais celle-ci vacille et s'embarrasse facilement entre les jambes du malade. J'ai vu bien des cas de ce genre confondus avec la crampe des écrivains, parce qu'on n'avait pas suffisamment considéré qu'ils manquaient de contractions spasmodiques dans certains fléchisseurs ou extenseurs des doigts, tandis qu'ils s'accompagnaient de phénomènes d'excitation du côté de la moelle.

Les mouvements volontaires intentionnels, en raison des troubles de la coordination, sont entremêlés de mouvements opposés et de projection des membres, le plus souvent avec augmentation anormale des mouvements réflexes. Dans deux cas que j'ai observés, les mouvements réflexes indépendants de la volonté l'emportaient tellement sur les contractions volontaires, que les malades, une fois en mouvement (quelquefois même dans la rue), n'étaient plus capables d'arrêter leur marche; ils continuaient à avancer par une impulsion involontaire. S'ils voulaient s'arrêter dans cette marche irrésistible en avant, pour causer avec quelqu'un, ils étaient obligés de saisir la personne qu'ils rencontraient, ou de s'accrocher à un arbre ou à un mur. Duchenne a noté aussi ces phénomènes chez quelques-uns de ses ataxiques.

Par l'*exploration galvanique*, on trouve dans les formes irritatives de l'ataxie *une augmentation anormale de l'excitabilité*; elle se manifeste par l'apparition de contractions à la fermeture de la cathode, souvent par des contractions tétaniques à l'application des courants faibles, de même que par l'accroissement énorme de l'intensité des contractions par des courants de courte durée ou de sens inverse, même avec des courants faibles, ou quand on diminue les résistances dans le rhéostat. On voit souvent aussi dans l'ataxie les contractions apparaître plus rapides ou plus fortes par la fermeture de l'anode que par la fermeture de la cathode, ou bien les secousses de rupture de la cathode se manifester avec plus d'intensité.

La contractilité farado-musculaire peut être augmentée au début, et notablement diminuée dans les formes chroniques et quand commencent les paralysies.

A propos du stade d'excitation de l'ataxie, mentionnons encore un symptôme, peu apparent et de peu de durée, et par suite presque entièrement méconnu jusqu'ici. Je veux parler du *mouvement fébrile qui survient dans les périodes initiales de l'ataxie*, et qui n'a été signalé de nos jours que par Finkelburg (*Verh. der Niederrhein. Ges. für Natur und Heilkunde*, 1864), et, par Clemens. Parmi les nombreux cas d'ataxie au début que présentaient ces symptômes fébriles, deux fois les malades m'ont accusé d'eux-mêmes une sensation passagère du froid, se répandant du dos dans tout le corps. On constatait aussi, au moment des paroxysmes, de la lourdeur de tête, la langue chargée, de l'inappétence, de la soif, le pouls à 88-100 ; la température, dans la cavité buccale, était augmentée de 1-1,2 C.; les envies d'uriner étaient fréquentes, la quantité des chlorures sensiblement diminuée dans l'urine. Ces mouvements fébriles sont surtout importants à considérer au point de vue de la nature de l'affection ; dans la plupart des cas, ils doivent correspondre à une exacerbation dans les processus inflammatoires du parenchyme médullaire et des méninges. On observe plus ou moins fréquemment, au début de l'ataxie, des altérations pupillaires et des phénomènes d'excitation du côté de la vessie, des organes génitaux, et des nerfs vasculaires, qui tiennent à l'excitation des centres pupillaires, urogénitaux et vaso-moteurs renfermés dans la moelle ; les troubles vasculaires notamment ne doivent pas être rapportés, comme le veut Duchenne, à des troubles fonctionnels hypothétiques du grand sympathique abdominal et à son action névroparalytique sur les cordons postérieurs. Les *anomalies pupillaires* s'expliquent par une lésion du centre cilio-spinal dans la partie supérieure de la moelle cervicale. Les deux pupilles peuvent être contractées, réduites aux dimensions d'une tête d'épingle, insensibles à la lumière et à l'atropine (paralysie de l'iris avec convexité antérieure), et revenir à une dilatation notable seulement pendant les paroxysmes douloureux. Plus souvent l'*une des pupilles*, surtout du côté de la jambe la plus faible, est manifestement *dilatée* et paresseuse, quelquefois il en est ainsi pour les deux pupilles, ou bien de temps en temps la dilatation disparaît, la contraction est plus énergique sous l'influence de la lumière, ou bien encore on note des alternatives de dilatation et de contraction.

Comme signes d'excitation de la moelle lombaire, des centres génito-spinal et ano-spinal (Budge), on observe quelquefois dans l'ataxie des *névralgies de l'urèthre, du col de la vessie et du rectum*. Le col vésical et l'urèthre présentent une vive hyperesthésie, souvent avec ténesme vésical, douleurs pendant la miction, et douleurs périodiques violentes dans l'urèthre, auxquelles peuvent se mêler des sensations voluptueuses. Rarement les douleurs s'irradient jusqu'aux cordons, aux testicules et aux membres inférieurs. Bien plus souvent

alors, après une excitation génésique violente, après la miction ou
la défécation, il apparaît au méat des gouttes d'un liquide clair, provenant en partie de la prostate, en partie et surtout des glandes de
Cowper, et que l'on prend ordinairement pour de l'uréthrite chronique. Certains malades accusent aussi une sensation de brûlure, de
compression, ou des douleurs lancinantes dans le rectum. Tous ces
phénomènes sont en général associés à d'autres symptômes, évidemment d'origine spinale.

Affections des nerfs crâniens. — Les affections des nerfs crâniens
comptent parmi les complications les plus sérieuses et les plus fréquentes de l'ataxie. Lors même que quelques-uns d'entre eux seulement sont atteints de préférence, il est prouvé que les autres ne sont
pas toujours indemnes. Le *nerf optique* est un des plus souvent pris
(51 fois sur 102 cas, d'après Topinard); la dégénérescence grise y
est beaucoup plus accusée que sur les autres nerfs crâniens. Il y a
d'abord un rétrécissement concentrique du champ visuel, et une
diminution de l'acuité visuelle, qui aboutissent ensuite à la cécité
complète (amaurose). *A l'ophthalmoscope*, la papille, à contours nets,
est d'un blanc éclatant, les artères rétiniennes sont amincies et diminuées de volume. Duchenne a rencontré des troubles oculaires
17 fois sur 20 cas d'ataxie, Eisenmann 30 fois sur 68 cas; sur un
même nombre de faits que j'ai observés, il y avait des troubles visuels dans un tiers des cas. Ordinairement les deux yeux sont également atteints; dans quelques cas, une amaurose précoce est le
premier symptôme révélateur de l'ataxie.

Dans beaucoup de cas, la diminution de l'acuité visuelle s'accompagne d'une *abolition partielle de la perception des couleurs* (Dalto-
nisme). Après une diminution graduelle de la sensation des couleurs
à la limite externe du champ visuel (Schön, Birmer), la perception
du vert, celle du rouge s'affaiblissent les premières, puis s'abolissent
complétement; le jaune, avec la variété infinie de ses nuances, et
enfin le bleu, restent perceptibles le plus longtemps. La chromato-
scopie de la rétine ne doit donc pas être négligée parmi les premiers signes de l'ataxie. Tant que les couleurs persistent à la limite
externe du champ visuel, le pronostic, d'après Schirmer, n'est pas
défavorable.

A côté du nerf optique, *les nerfs moteurs de l'œil* sont aussi affectés de bonne heure. La parésie ou la paralysie atteignent très-souvent l'oculo-moteur commun, moins souvent l'oculo-moteur externe,
très-rarement le pathétique. Le ptosis, la diplopie et le strabisme
peuvent se montrer comme symptômes d'irritation passagers, et dis-

paraître avec ou sans traitement, *sans influer notablement sur l'affection principale.* Ils peuvent reparaître après une longue suspension, ou au contraire, persister avec les autres signes de la maladie. Outre les parésies musculaires avec diplopie et limitation des mouvements, on peut observer aussi des *parésies de l'accommodation*, susceptibles également de rétrocéder. Les paralysies oculo-motrices d'origine cérébrale s'accompagnent ordinairement de céphalalgies intermittentes, de vertiges, de troubles intellectuels, d'affections simultanées d'autres nerfs crâniens, de parésies ou de paralysies simultanées ou alternantes des membres ; pour les distinguer des paralysies oculo-motrices d'origine spinale on a, dans celles-ci, les névralgies sciatiques fréquentes, avec hyperesthésie cutanée, ou d'autres douleurs névralgiques, ordinairement aux membres inférieurs ; l'épuisement facile des activités motrices, l'affaiblissement du système génital, les résultats différents de l'examen ophthalmoscopique (comparez p. 171), enfin l'augmentation de l'excitabilité électrique dont nous avons parlé plus haut.

Le *trijumeau* est quelquefois atteint aussi dans l'ataxie. Dans un cas observé par Duchenne, il y avait une paralysie double de la 5e paire avec paralysie de l'oculo-moteur commun gauche. Sur quatre de mes observations, il y avait deux fois paralysie du trijumeau et de l'oculo-moteur commun ; une fois paralysie de ce dernier nerf, du trijumeau et du facial ; dans le 4e cas, il y avait anesthésie de la muqueuse buccale et perversion du goût du côté gauche. Le plus souvent, la paralysie du trijumeau est incomplète. Le *facial* est très-rarement atteint en totalité dans l'ataxie ; ordinairement quelques muscles de la face seulement ont leur tonicité diminuée. Dans quelques cas, la paralysie occupe une plus grande étendue. Ainsi Duchenne, dans un cas d'ataxie, a noté une paralysie du facial et de l'oculo-moteur commun. Dans deux de mes observations, la paralysie faciale partielle était associée à une anesthésie incomplète du trijumeau. Le *nerf acoustique* n'est pas toujours épargné. Sur les 102 cas de Topinard, l'ouïe était affectée 10 fois. J'ai observé dans cinq cas des troubles de l'ouïe. Dans tous ces cas, l'ouïe était notablement affaiblie d'un côté (sans lésions appréciables de l'oreille) ; une fois il s'y joignait du strabisme ; on trouve aussi un cas de ce genre mentionné par Duchenne. Dans la plupart des cas, les malades accusent des bruits d'oreilles incommodes ; ces phénomènes résistent en général à tout traitement. La lésion des canaux semi-circulaires, notée par Lucœ dans un cas de dégénérescence grise des cordons postérieurs, doit être considérée comme une complication accidentelle, car je sais par une communication verbale du professeur Politzer, qu'il a rencontré le même fait dans un cas de tuberculose.

Il n'est pas rare qu'il survienne, dans le cours de l'ataxie, des troubles fonctionnels du côté de l'*hypoglosse*. Il peut être pris isolément, ou bien conjointement avec d'autres nerfs, comme dans la déglutition. J'ai noté des troubles de la parole dans 8 cas d'ataxie ; Friedreich les a vus 6 fois ; Topinard, 20 fois sur 102 cas. Les malades en question s'aperçoivent eux-mêmes d'un certain embarras de la parole, d'un bégayement particulier dans la prononciation de certains mots ; c'est là, contrairement à ce qui se passe dans le bégayement idiopathique, un phénomène d'*origine spinale*. La motilité de la langue est peu atteinte, sauf quand elle est tirée au dehors, où elle est prise aussitôt d'un fort tremblement et de mouvements spasmodiques ; le bégayement doit être considéré surtout comme un trouble de coordination, comme une sorte d'ataxie des muscles qui concourent au langage. Les troubles de la parole se montrent ordinairement après les autres troubles des sens ou des organes du mouvement. Quand l'hypoglosse est atteint en même temps que les autres nerfs qui participent à la *déglutition*, celle-ci devient *manifestement difficile*. Chez un de mes malades, outre une paralysie partielle de la sensibilité et du mouvement à la joue gauche, avec intégrité de la phonation, il y avait aussi des troubles de la déglutition. Le malade avalait souvent de travers, les morceaux un peu gros ne passaient pas ; il fallait avoir soin de diviser les aliments en petites bouchées.

Parfois aussi des phénomènes d'excitation se produisent du côté du *pneumogastrique* et de l'*accessoire*. On constate chez certains malades des irrégularités cardiaques, qui augmentent périodiquement sans aucun motif, et sans aucun autre signe d'un mouvement fébrile. J'ai suivi pendant longtemps un malade qui présentait souvent, surtout le matin, et sans aucune cause appréciable, une accélération du cœur, avec le pouls à 108 ou 112 ; la tête était complétement libre, l'appétit conservé. Eulenburg (*Berl. klin. Wschr.*, n° 28, 1868) a démontré au moyen du sphygmographe le dicrotisme du pouls chez les ataxiques, et l'a rapporté à une diminution du tonus vasculaire, d'origine spinale. Dans quelques cas il survient, pendant le stade d'irritation de l'ataxie, des *gastralgies* et des *vomissements* périodiques (avec accélération du pouls, crises gastriques de Charcot). Ces gastralgies s'accompagnent d'autres symptômes d'irritation spinale, surtout de névralgies lancinantes ; une fois ces troubles passés, l'appétit reparaît. Ces irritations gastriques peuvent être mises sur le compte des filets sensitifs fournis par le pneumogastrique à l'estomac (et démontrés par Luzzana et

Inzoni), plutôt que d'une hyperesthésie du plexus solaire, dont la sensibilité n'a été établie jusqu'ici par aucune preuve. Dans la section du plexus solaire, pratiquée par Samuel et Andrian, on n'a observé que des troubles trophiques de l'estomac et de la partie supérieure de l'intestin grêle (hyperémie, hémorrhagie, diarrhée sanguinolente, ulcérations).

Les *troubles de la phonation* sont très-rares dans l'ataxie; chez un de mes malades, on constatait au laryngoscope une parésie de l'une des cordes vocales. Dans un autre cas, les difficultés périodiques dans la marche s'accompagnaient d'un affaiblissement notable de la voix et de la parole. Là diminution de tension des cordes vocales en pareil cas a vraisemblablement sa source dans des troubles de l'innervation centrale.

Le *sens du goût* est souvent altéré. Il n'est pas rare de voir l'appétit se troubler par moments, la langue se recouvrir d'un enduit épais, des gaz se former dans l'estomac et les intestins, et cela aussi bien au début de l'affection (avec ou sans symptômes fébriles), que dans les périodes ultérieures (dyspepsie nerveuse). Dans certaines formes chroniques de cette dyspepsie, on note une diminution de sensibilité de la muqueuse buccale : presque tous les aliments paraissent fades et pâteux, il faut des substances d'une saveur douce ou acide très-prononcée, pour triompher momentanément de cette insensibilité désagréable du goût. Dans un cas cité plus haut, la moitié de la bouche et les gencives du côté gauche étaient manifestement insensibles aux contacts, ainsi qu'à l'application du conducteur d'un appareil d'induction. Parmi les malades de Topinard, deux fois le sens du goût était affaibli ou perdu; dans un de ces cas, il était aboli seulement sur un des côtés de la langue, avec anesthésie simultanée de la muqueuse buccale, des gencives, des lèvres et des joues.

Troubles vaso-moteurs et trophiques. Outre les sensations de *brulûre*, que les malades accusent quelquefois dans les jambes ou à la plante des pieds, et ces *sensations subjectives de froid* si fréquentes et si incommodes, avec diminution de la transpiration et des sécrétions cutanées, desquamation de la peau, etc., j'ai observé encore l'apparition de taches ou de plaques d'un bleu rougeâtre, très-sensibles à la pression. Ici se place aussi l'*arthropathie des ataxiques* décrite par Charcot, et rencontrée par lui 5 fois sur 50 cas. Elle appartient en général aux symptômes initiaux de la maladie; quand elle survient plus tard, elle se limite au membre supérieur. L'arthropathie se développe sans prodromes, les craquements et le gonflement de l'articulation sont les premiers signes de l'hydarthrose; il n'y a ordinairement ni douleurs ni fièvre. Les articulations le plus souvent prises sont le genou, l'épaule, le coude, la hanche, le poignet, plus rarement les petites articulations. On peut distinguer une forme bénigne, guérissant au bout de quelques semaines ou de quelques mois, et une forme grave, entraînant des lésions articulaires, des luxations, etc. Cette arthropathie diffère de l'arthrite sèche par l'augmentation de l'exsudation intra-articulaire, par son mode de développement, par son apparition subite et sa guérison fréquente. Comme substratum anatomique, Charcot, Joffroy, Pierret, Gombault ont trouvé une atrophie des cornes antérieures (il y a souvent aussi de l'atrophie musculaire dans les membres atteints). Dans un cas plus récent, l'atrophie des cornes antérieures manquait; par contre, les ganglions spinaux étaient volumineux et notablement altérés.

La *nutrition* dans l'ataxie peut rester bonne en apparence pendant des années, surtout dans les cas où la digestion se fait bien, et où la motilité n'a pas gravement souffert. En général, quand on interroge l'état de la nutrition, on trouve que le volume et la fermeté des muscles ont diminué, quoique la couche de tissu adipeux qui les enveloppe paraisse bien fournie; aussi se laisse-t-on facilement induire en erreur sur le véritable état des sujets. Beaucoup de malades, malgré leurs apparences de santé, ont un *teint* particulier, d'un *jaune pâle*, surtout à certains jours, après des émotions, des efforts, de l'insomnie, des pollutions, etc.

Il nous reste à examiner l'état des *fonctions génitales*. Les malades sont sujets au début à des érections et des pollutions fréquentes; la vue de formes féminines à demi voilées (même de leur propre femme), le moindre contact avec une femme suffit à provoquer chez eux une tendance insolite aux rapprochements sexuels. Mais dans le coït ils s'aperçoivent que leurs désirs dépassent de beaucoup leurs facultés; l'éjaculation survient inopinément dès que le pénis est introduit dans le vagin, l'érection est souvent incomplète, il y a même de temps à autre une impuissance intermittente. Après le coït, qui ne provoque que des sensations voluptueuses très-imparfaites, se manifeste un grand abattement physique et moral; s'il est trop fréquemment répété, les douleurs augmentent, ou tout au moins il y a un sentiment de malaise particulier dans les genoux et dans le dos. Tant que les érections sont suffisamment complètes, les malades présentant déjà des signes manifestes d'ataxie peuvent encore avoir des enfants; de même les femmes, malgré des symptômes spinaux de même nature, peuvent devenir enceintes et arriver à terme. Si l'utérus a conservé sa contractilité normale, l'accouchement se fait régulièrement; pourtant j'ai eu connaissance d'un cas où il a fallu appliquer le forceps. Dans la plupart des cas, l'impuissance marche parallèlement aux progrès de la maladie elle-même. Quelquefois cependant une impuissance complète ou incomplète vient annoncer la première l'imminence de l'ataxie ; elle est suivie de près par les névralgies, la diplopie, l'épuisement rapide de la motilité. Dans certains cas la puissance virile, même avec des signes manifestes d'ataxie, se conserve pendant longtemps (au grand détriment des malades).

Les *complications* éloignées de l'ataxie sont la *démence paralytique*, la *mélancolie* (avec lésions secondaires de l'encéphale) ; l'*atrophie musculaire progressive* a été vue par Foucart, Duchenne et Charcot, et rattachée par ce dernier à la lésion histologique des cellules des cornes antérieures. Les symptômes de *paralysie*, avec ou sans *contracture*, qui s'ajoutent quelquefois à l'incoordination dans la dernière période, doivent être causés par une dégénérescence secondaire du segment postérieur des cordons latéraux.

L'appareil symptomatique si complexe de l'ataxie a été divisé par Duchenne en trois périodes. La première comprend les paralysies des muscles oculaires, la dégénérescence du nerf optique, et les douleurs fulgurantes caractéristiques. La seconde période est caractérisée par la perte de la coordination, et de la sensibilité musculaire et cutanée aux membres inférieurs, plus rarement aux membres supérieurs. A la troisième période appartient la généralisation de la maladie. Comme on sait par les observations, que les troubles oculaires et les symptômes céphaliques n'existent pas dans toutes les formes d'ataxie, que dans certains cas même, les douleurs manquent, il me paraît plus simple et plus conforme aux faits de distinguer deux stades dans l'ataxie.

Le premier stade, constitué par l'évolution du processus irritatif dans les centres nerveux, *stade d'excitation*, avec ou sans *symptômes céphaliques*, se caractérise par des phénomènes d'excitation et des désordres du côté de la motilité, de la sensibilité, et des fonctions végétatives. A ce stade appartiennent les paralysies oculaires avec diplopie, quand elles existent, les altérations rétiniennes au début, les crampes musculaires ordinairement de nature réflexe, l'épuisement facile de la force musculaire avec intégrité des contractions isolées ; les névralgies et hyperesthésies sur le trajet de différents nerfs, les symptômes fébriles, les phénomènes d'excitation des organes génitaux, ceux de l'estomac, de la vessie et du rectum, les arthropathies, etc. Le deuxième stade, commençant avec le début de

la dégénérescence, *stade d'abolition de la motilité et de la sensibilité,*
comprend l'affaiblissement manifeste des actions harmoniques du
système musculaire, fréquemment suivi, sinon accompagné d'une
obtusion de la sensibilité dans les muscles, la peau et les articulations des membres ; il comprend encore la déchéance fonctionnelle
des organes génitaux, de la vessie, du rectum, et aboutit plus tard,
quand les troubles morbides augmentent d'intensité et d'étendue,
à une suppression plus ou moins rapide de toutes ces fonctions, à
des paralysies partielles, des atrophies musculaires, des affections
mentales, etc.

Pour bien des cas, il est impossible d'établir rigoureusement
la limite entre ces deux stades fondamentaux, entre les symptômes
d'excitation et les symptômes de dépression de l'ataxie ; la fréquence
des formes transitoires vient déjouer les tentatives de ce genre. On
devra donc toujours, en présence d'un cas d'ataxie, se demander si
l'affection en est encore au stade d'excitation, ou si déjà l'abolition
du mouvement et de la sensibilité commence à se montrer. Dans les
formes mixtes, il s'agira naturellement de savoir si les symptômes
prédominants sont ceux d'excitation ou ceux de dépression. Le résultat de ces recherches nous évitera quelque embarras et nous fixera
sur le pronostic et sur le traitement.

THÉORIE DE L'ATAXIE.

Les progrès de l'étude clinique de l'ataxie appelaient de nouveaux
éclaircissements sur la nature de cette affection ; on les a poursuivis, surtout à notre époque, aussi bien par l'anatomie que par la physiologie. Mais nos recherches comportent encore tant d'hypothèses,
et sont si incomplètes sur tant de points ; nos connaissances sur le
trajet des fibres dans la moelle sont si récentes, qu'il n'a guère été
possible jusqu'à présent de formuler une théorie satisfaisante de
l'ataxie. Nous avons arraché quelques anneaux de la chaîne qui relie
entre eux les causes et les effets de la maladie ; mais ses rapports
organiques, les raisons intimes des symptômes nous sont encore in-
connus en grande partie. Il ne faut voir dans ce qui va suivre qu'un
essai sur la physiologie pathologique de l'ataxie.

Au point de vue des caractères anatomiques de la maladie qui
nous occupe, il est établi, par un nombre considérable d'observations, que l'ataxie consiste essentiellement dans une affection de la
partie postérieure de la moelle, que la sclérose s'attaque de préférence aux cordons postérieurs ; que si l'affection gagne en étendue

et en intensité, les racines postérieures voisines, et les cornes grises postérieures se trouvent aussi englobées dans le processus morbide ; que celui-ci en outre s'étend fréquemment à la base du cerveau, et plus haut encore aux nerfs crâniens ; qu'il se porte plus rarement en avant sur les racines, ou même sur les cornes antérieures.

Comme le prouvent des *faits expérimentaux* mentionnés précédemment, les cordons postérieurs ne servent que fort peu à la transmission de la sensibilité, celle-ci passant surtout par la substance grise ; d'autre part, la section des cordons postérieurs entraîne des troubles considérables dans la coordination des mouvements ; les chiens, d'après Sanders, fléchissent et croisent leurs jambes quand ils essayent de marcher. *L'influence centrifuge des racines postérieures sur l'excitabilité des racines antérieures* (recherches de Harless et Cyon) est controuvée par les résultats négatifs de Bezold, Uspensky et G. Heidenhain ; c'est donc un fait problématique qui ne peut être utilisé pour l'interprétation des maladies, et notamment de l'ataxie. *Le rôle de la sensibilité cutanée dans la conservation de l'équilibre* a été constaté par Vierordt et Heyd (*Tastsinn d. Fussohle*, etc., *Tubingen*, 1862), en anesthésiant la plante des pieds par le chloroforme ou la glace ; au moyen d'un pinceau fixé à la tête du sujet et d'une plaque de verre enduite de suie, ils ont tracé des courbes montrant que l'amplitude des oscillations du corps augmente dans ces cas. J'ai fait plus tard des recherches analogues (*Uber Einwirkung der Localanæsthesie auf das Nervensystem, Wochenbl. der Ges. der Aerzte, April* 1867) ; chez un jeune homme, en pulvérisant du sulfure de carbone ou de l'éther sur la plante des deux pieds, jusqu'à anesthésie complète, le sujet éprouvait, surtout dans la station verticale et en lui fermant les yeux, une incertitude et une vacillation dont lui-même se rendait compte. Chez un ataxique avec insensibilité incomplète de la plante des pieds, l'anesthésie locale augmentait manifestement l'incertitude dans la station verticale ou dans la marche les yeux fermés.

De ces recherches et de ce fait, que les myéliques remarquent eux-mêmes l'anesthésie de leurs jambes, tandis que les hystériques s'en aperçoivent à peine, il résulte que la perte de la sensibilité exerce une influence sur l'incertitude des mouvements qu'on observe dans l'ataxie. Même s'il n'y a qu'un mélange de fibres nerveuses altérées et de fibres plus ou moins intactes, la sensibilité est notablement altérée, et si le malade en a conscience, ses mouvements deviennent incertains.

Conformément aux observations de Leyden (*Ueber Muskelsinn* u

Ataxie, Virch. Arch., 47, Bd), je ferai remarquer ici que *dans le développement de l'ataxie, la sensibilité des parties profondes, muscles et articulations, est plus tôt et plus gravement altérée que la sensibilité cutanée;* pour la même raison, j'ai pu constater dans des cas de processus médullaires en voie de résorption, que la sensibilité centrifuge des parties profondes reparaissait avant la sensibilité des téguments. Quand la perception des mouvements se perd, ainsi que la fixité des articulations du pied ou même du genou, le malade finit par n'avoir plus conscience que ses jambes reposent sur le sol ou qu'elles s'en détachent, pendant la marche; par suite, la conservation de l'équilibre, la force, la sûreté et la synergie d'action des membres inférieurs se trouvent de plus en plus compromis; le malade cherche alors à suppléer par la vue à l'imperfection de ses mouvements.

Si l'on considère attentivement le mécanisme de nos mouvements, depuis les premiers essais de l'enfant jusqu'à la démarche assurée des âges plus avancés, on voit que ce sont nos premiers mouvements, entièrement réflexes et étrangers à toute impulsion volontaire, qui gravent dans l'écorce cérébrale les premières impressions motrices; la succession fréquente et régulière de ces phénomènes se passe dans des voies réflexes bien déterminées. Ce n'est que plus tard que l'activité cérébrale arrivant à maturité intervient directement dans nos mouvements, ceux-ci obéissant non-seulement à des impulsions inconscientes, mais aussi à des impulsions conscientes. Le mécanisme des mouvements résulte d'une succession incessante d'actions musculaires volontaires et involontaires. L'impulsion volontaire de l'écorce cérébrale, d'après ce que nous savons déjà, est transmise aux racines antérieures par les faisceaux du pied du pédoncule cérébral, qui ont leur origine centrale dans le corps strié et le noyau lenticulaire. Les impulsions réflexes et inconscientes, qui ont leur source dans les racines postérieures et les nerfs sensitifs, passent par la couche optique et les tubercules quadrijumeaux, qui transmettent l'impulsion aux racines antérieures à travers la calotte du pédoncule.

Ainsi que nous le montrerons tout à l'heure, chaque mouvement résulte de la combinaison harmonique des mouvements de certains groupes musculaires. L'innervation simultanée de ces groupes se fait par voie réflexe. Les réflexes ne sont pas seulement provoqués (comme le croit Cyon) par les nerfs musculaires sensitifs qui proviennent, d'après Cl. Bernard, des racines postérieures, mais aussi par les autres parties douées de sensibilité, comme la peau et les articulations. Le degré de tension de la peau, la compression exercée par les muscles sur leurs terminaisons nerveuses, la résistance des articulations mettent donc en jeu par voie réflexe et d'une manière synergique les activités musculaires correspondantes. Ces actes réflexes, qui se déroulent dès notre enfance dans un sens déterminé, nous les utilisons lorsque, par exemple, nous parcourons à pied, absorbés dans nos pensées, une longue route, et que nous évitons des obstacles, contre lesquels le sens de la vue ne nous est que d'un secours très-limité et à peine appréciable. L'influence toute particulière des racines postérieures sur les activités motrices est encore confirmée par les faits pathologiques de Charcot et Pierret; ils ont constaté dans tous leurs cas d'ataxie une dégénération des fibres externes des cordons postérieurs, qui viennent des racines postérieures, et même des prolongements qu'elles envoient dans les cornes postérieures.

Duchenne est arrivé à reconnaître, par la physiologie et la pathologie, que tout mouvement du tronc et des membres résulte d'une double stimulation, d'où résulte une contraction simultanée et dans les muscles directement en cause et dans leurs antagonistes (ou modérateurs). Dans la marche, par exemple, lorsqu'il s'agit de porter le tronc horizontalement en avant, il faut que la jambe s'allonge, ce qui s'obtient par l'extension du genou et ensuite du cou-de-pied; de cette façon, le tronc peut être porté en avant de toute la longueur du pied, qui se détache du sol. L'allongement, qui est encore nécessaire ensuite, s'obtient par l'extension de la hanche; quand le maximum d'allongement est obtenu, la jambe alors se soulève au moyen de la flexion du genou, pour osciller en avant sans frôler le sol. Pendant cette série de mouvements d'extension dans les divers segments du membre inférieur, il faut que les muscles fléchisseurs correspondants, de même que les rotateurs en dehors et en dedans, acquièrent une tonicité plus grande, et opposent cette résistance sans laquelle les mouvements seraient brusques et comme convulsifs. Cette action harmonique des antagonistes, cette innervation simultanée des muscles, dans la mesure qui convient à chacun d'eux, caractérisent la *coordination des mouvements!*

Comme l'avait déjà remarqué Bishops, partout, sauf à la main et à l'avant-bras, les extenseurs sont plus puissants que les fléchisseurs, et se trouvent dans des conditions mécaniques plus avantageuses. Il en est ainsi à la hanche, au genou et au cou-de-pied, où la puissance des extenseurs est plus éloignée de l'axe du mouvement, que celle des fléchisseurs. De là on doit conclure qu'un équilibre suffisant entre la puissance des différents muscles ne saurait être maintenu par les muscles eux-mêmes, et que cet état d'équilibre doit être réalisé exclusivement par l'intervention du système nerveux.

Supposons maintenant l'appareil de la coordination, sur lequel nous reviendrons tout à l'heure, atteint par une affection étendue des centres nerveux, ce qui est surtout le cas pour l'ataxie ; les troubles d'innervation devront alors retentir profondément sur le mode de production des mouvements. Dans la plupart des cas, ce serait une entreprise aussi difficile qu'ingrate, de vouloir différencier nettement les troubles d'innervation, des troubles de la coordination, c'est ce que Cyon a voulu faire (*die Lehre von der Tabes dorsualis,* 1867), sans fournir d'ailleurs les bases indispensables à la solution de cette question.

Les différents groupes musculaires peuvent être inégalement pris, suivant que tels ou tels nerfs sont plus gravement compromis par l'affection spinale. Ordinairement, dans l'ataxie, les extenseurs de la hanche, les muscles fessiers dépendant du nerf sciatique, souffrent moins dans leur innervation que les fléchisseurs (psoas et iliaque), dépendant des nerfs lombaires ; par contre, les extenseurs du genou (triceps fémoral), innervés par le nerf crural, sont plus affectés que les fléchisseurs (biceps, demi-tendineux et demi-membraneux) innervés par le sciatique. Suivant que l'innervation est plus compromise dans les nerfs lombaires ou dans le nerf sciatique, on voit les fléchisseurs ou les extenseurs de la hanche perdre leur tonicité musculaire, et les malades éprouver plus ou moins de difficultés soit pour monter, soit pour descendre les escaliers. La plupart des ataxiques déclarent que la montée des escaliers les fatigue davantage, parce qu'alors l'action des extenseurs est insuffisante pour lutter contre le poids du corps, qui trouve au contraire à s'utiliser dans la descente.

À mesure que les troubles de la motilité augmentent chez les ataxiques, on observe quelquefois que les malades ne portent pas leurs jambes en avant, mais les lancent en dehors en décrivant un cercle avant de poser un pied par terre, et qu'ensuite le tronc subit un mouvement d'extension très-prononcée. Cela résulte d'un excès dans l'action des extenseurs, avec faiblesse relative des fléchisseurs de la hanche et des adducteurs de la cuisse ; cet état peut aboutir avec le temps à une parésie, rarement à une paralysie des extenseurs.

D'après les enseignements de la physiologie et de la pathologie, on considère comme *centres de la coordination*, le cervelet, la protubérance ; pour les tubercules quadrijumeaux, ce rôle est moins démontré ; les hémisphères cérébraux, comme siége de la conscience, n'ont aucune participation directe à la coordination des mouvements, il est prouvé que celle-ci est indépendante de l'état du sensorium ; mais les centres de la coordination, pour entrer en activité, ont besoin d'une impulsion motrice émanant des ganglions cérébraux. Les cordons postérieurs, en raison des fibres des racines postérieures qui entrent dans leur composition, ne sont autre chose que les conducteurs par lesquels les impressions sensitives arrivent aux centres de la coordination, situés dans le cervelet et le mésocéphale. Les lésions graves de cette voie nerveuse, comme celles de l'ataxie, détruisent les termes intermédiaires et par suite l'unité essentielle de l'appareil de coordination, et compromettent celle-ci au même titre que les affections des centres de cet appareil.

D'après tout ce qui précède on voit qu'il ne s'agit pas dans l'ataxie d'une paralysie spinale, comme quelques auteurs l'admettent encore. Les parties constituantes des membres inférieurs, considérées isolément, n'ont pas perdu leur motilité; le trouble porte uniquement sur l'appropriation des activités musculaires à un but déterminé, sur l'accord et la graduation nécessaires à l'harmonie et à la force des mouvements. Il faut donc considérer l'*ataxie locomotrice progressive* de Duchenne comme une paralysie de la coordination, une paralysie de la synergie, d'origine spinale.

Diagnostic.

Si difficile qu'il soit dans beaucoup de cas de reconnaître l'ataxie à son début, pourtant si l'on recherche avec soin et avec persévérance les troubles précoces de la sensibilité et de la motilité que nous avons énumérés, on ne risquera guère que l'invasion de la maladie passe inaperçue. On tiendra pour fortement suspectes les douleurs lancinantes des membres inférieurs ou supérieurs, se montrant périodiquement et s'exagérant après des efforts ou des émotions; les douleurs au niveau du rachis, et surtout les douleurs sciatiques (avec ou sans hyperesthésies cutanées partielles), persistantes d'un côté et intermittentes du côté opposé. La diplopie intercurrente ou confirmée, l'inégalité notable des pupilles, les altérations des nerfs optiques reconnaissables à l'ophthalmoscope, les troubles de l'acuité visuelle et de la vision des couleurs indiqués plus haut, et les phénomènes d'excitation moins fréquents des organes digestifs et génito-urinaires, sont autant de symptômes caractéristiques. La fatigue survenant promptement, surtout dans la station verticale, et se montrant souvent dès le matin au sortir du lit; des tremblements, des oscillations se produisant quand on fait tenir le malade sur un seul pied, les yeux fermés (ce qui fait reconnaître aussitôt la jambe la plus faible); les phénomènes d'excitation du côté des organes génitaux, qu'on découvre par un interrogatoire attentif (excitabilité sexuelle insolite, pollutions fréquentes avec augmentation des douleurs névralgiques, érections incomplètes, sensations pénibles dans le dos ou les membres inférieurs après le coït, éjaculation précipitée) ; une impressionnabilité extrême au vent et à l'humidité, avec exaltation des douleurs névralgiques sur le trajet de certains nerfs ; enfin l'excitabilité électrique anormale des nerfs, les modifications et l'irrégularité des contractions galvaniques ; tous ces symptômes, avec leur mode d'apparition et leurs associations caractéristiques, viendront généralement pour révéler de bonne heure la marche latente de l'ataxie.

A ses périodes plus avancées, l'ataxie échappera difficilement à l'observateur le moins circonspect. Dans beaucoup de cas, certains groupes de symptômes plus nettement dessinés accusent l'invasion de régions déterminées de la moelle. Remak, le premier, a cherché à utiliser ces formes symptomatiques pour établir différentes variétés d'ataxie, suivant le siége des lésions. Outre que ces subdivisions ne sont pas suffisamment fondées au point de vue anatomique, elles introduisent la confusion dans la conception de l'ataxie, et ne mènent à aucun résultat pratique. C'est d'après l'apparition des signes fournis par les pupilles, par les nerfs crâniens, d'après les troubles du mouvement et de la sensibilité dans les membres supérieurs ou inférieurs, l'état des viscères abdominaux, etc., que l'on pourra conclure à l'étendue et à l'intensité des dégénérations ataxiques ; mais, dans la plupart des cas il sera difficile de se prononcer nettement, en raison de l'association et de l'enchevêtrement de tous les symptômes.

Au point de vue du *diagnostic différentiel*, il faut considérer surtout certaines affections centrales qui peuvent prêter à la confusion par la similitude de leurs symptômes avec ceux de l'ataxie. On arrive cependant, par une exploration attentive, à découvrir certains signes caractéristiques, de nature à fixer le diagnostic. Nous allons passer en revue les états morbides les plus importants à ce point de vue.

La *myélite chronique* se distingue de l'ataxie par une diminution évidente des activités motrices (depuis l'abolition de certains mouvements isolés jusqu'à une paralysie généralisée); pendant la marche, le malade traîne lourdement et péniblement ses jambes ; il n'y a pas de troubles de la coordination, ni de paralysies oculaires intermittentes ; les différentes sensibilités s'anéantissent rapidement, l'excitabilité galvanique est plus souvent diminuée que dans l'ataxie. La *méningite spinale chronique* présente aussi les signes d'une myélite à marche chronique, avec les troubles trophiques et les réactions électriques résultant de la compression locale de la moelle (voy. p. 296).

Dans la *paralysie générale*, on observe quelquefois à une période avancée des mouvements de projection, dont nous avons donné précédemment la raison anatomique ; mais la paralysie générale commence par des tremblements des membres, de la langue, des lèvres, auxquels se joignent l'embarras de la parole, l'obtusion des sens, les troubles de la mémoire et du jugement ; il n'est pas rare que, dès le début, certains filets du facial soient plus ou moins parétiques. Il n'y a, par contre, ni paralysies oculaires, ni amaurose. Si l'ataxie se compliquait d'aliénation mentale, ce qui est très-rare, ce serait par une affection consécutive de l'écorce cérébrale ; on aurait recours alors, pour le diagnostic, aux renseignements des premiers médecins et de l'entourage du malade.

Le *diagnostic différentiel entre l'ataxie et les affections du cervelet* a été discuté p. 220. L'*ataxie unilatérale* est rare et se distinguera facilement, avec un peu d'attention, d'une hémiplégie cérébrale. On reconnaîtra la véritable nature des symptômes hémiplégiques à la co-existence de troubles du mouvement ou de la sensibilité sur l'autre moitié du corps, aux névralgies caractéristiques, à des signes d'ataxie quelquefois évidents, aux troubles spinaux des autres organes.

L'*ataxie hystérique* est caractérisée par la rachialgie avec hyperesthésie intense, les troubles variables de la sensibilité aux membres inférieurs, l'abolition de la sensibilité électro-cutanée et électro-musculaire, l'apparition d'attaques hystériques intermittentes, etc. Les *ataxies consécutives aux maladies aiguës* (diphthérie, variole, fièvre typhoïde) seront rapportées à leur véritable origine en tenant compte des symptômes antérieurs, des troubles simultanés de la parole, de l'absence d'autres signes d'ataxie. Dans un cas d'Ebstein (*Arch. f. klin. Méd.*, X, Bd), on trouva dans une ataxie consécutive à la fièvre typhoïde, une sclérose de la moelle allongée et de la moelle spinale.

Enfin, dans la *sclérose cérébro-spinale*, on peut observer aussi des signes d'ataxie et des douleurs fulgurantes, quand la lésion s'étend aux cordons postérieurs. Mais dans ces cas les symptômes cérébraux du début, l'embarras de la parole, le nystagmus, l'excitabilité réflexe généralement augmentée, le tremblement pendant les mouvements ou à la suite des émotions, empêcheront d'hésiter longtemps sur le diagnostic.

Pronostic.

Le pronostic de l'ataxie est généralement grave, mais il n'est pas désespéré pour tous les cas. Il dépend beaucoup de la violence des

premiers symptômes d'irritation centrale, de leur durée avant l'intervention d'un traitement rationnel, enfin du genre de vie du malade.
Plus l'ataxie se développe lentement sous l'influence des causes indiquées, moins sa marche ultérieure sera menaçante, et plus aussi la
thérapeutique aura de chances de relever, au moins en partie, l'énergie du système nerveux spinal.

L'ataxie au début, contre laquelle la thérapeutique pourrait lutter
avec le plus de succès, est ordinairement méconnue. Nous avons
énuméré en détail les symptômes qui peuvent révéler à un médecin
vigilant la marche insidieuse de l'ataxie. Même dans ces cas, les
exemples de guérison complète et durable sont excessivement rares,
et encore ne présentent-ils pas toutes les garanties désirables; parmi
les nombreux faits d'observation que j'ai entre les mains, je ne vois
que deux cas de ce genre, dans lesquels même la guérison apparente ne se maintint pas au delà de quatre à cinq ans. Charcot et
Vulpian disent avoir observé deux fois une régénération des tubes
nerveux dans la moelle; jusqu'ici ce fait n'a encore été confirmé
nulle part. Même quand la progression des accidents morbides
subit des temps d'arrêt, il faut se garder presque toujours de
croire à un triomphe définitif de la thérapeutique. On ne s'étonnera donc pas que nous n'acceptions pas avec une foi aveugle ces
guérisons miraculeuses, dont certains médecins aiment à raconter
la légende.

Les cas d'ataxie justiciables d'une influence héréditaire, ou dans
lesquels une malignité particulière se manifeste par l'abolition rapide de la motilité, de la puissance génésique et de l'énergie des
sphincters; ceux où les troubles de la sensibilité et du mouvement
augmentent rapidement, où il y a de l'amaigrissement, après des
surexcitations ou des fatigues prolongées; ceux où plusieurs nerfs
crâniens, et surtout les nerfs de sensibilité spéciale, se prennent,
après une longue période de névralgies caractéristiques et de troubles moteurs; tous ces cas comportent un pronostic défavorable.

Les paralysies des muscles oculaires, surtout celles du début, diminuent avec ou sans le secours du courant électrique; dans les cas
déjà avancés, il survient quelquefois des contractures persistantes.
Les troubles de coordination dans les muscles qui président à la
déglutition et à la parole, ainsi que les accidents asthmatiques, sont
des symptômes rares, mais graves, dont un traitement approprié (galvanisation soit de l'hypoglosse, soit du phrénique) pourrait réduire
le caractère périlleux.

La diminution de l'acuité visuelle comporte le pronostic le plus sombre ; je n'ai vu qu'une seule fois une amblyopie ataxique intense traitée pendant plusieurs mois par l'hydrothérapie, s'améliorer assez pour que le malade pût circuler sans danger et distinguer suffisamment les objets environnants. On trouve un fait semblable dans le livre d'Eisenmann, Obs. 65. Mais en général rien ne peut arrêter les progrès de l'amaurose (injections sous-cutanées de strychnine, etc.); elle vient presque toujours se surajouter à d'autres désordres sérieux de la motilité ou de la sensibilité.

Les névralgies persistantes, douloureuses, l'obscurcissement de la sensibilité sur de grandes étendues, les excitations génésiques souvent impétueuses, surtout les pollutions fréquentes, la diminution rapide de la nutrition, aggravent le pronostic à un haut degré, de même que l'inertie précoce des sphincters. Un traitement local ou général, l'hydrothérapie, l'électricité, peuvent bien apaiser quelques symptômes incommodes, mais les effets de la thérapeutique demeurent aléatoires, tant que la motilité ne se relève pas visiblement; ce qui n'arrive et ne persiste que chez un nombre de malades relativement limité.

Le plus réel service qu'on puisse rendre aux malades est d'améliorer leur motilité. La diminution du vertige, la plus grande résistance à la fatigue, la continuité mieux soutenue des mouvements sont des indices importants que l'amélioration se poursuit. On réussit quelquefois de cette façon à maintenir l'ataxie pendant plusieurs années à un même niveau (ces cas sont assez souvent donnés comme guéris). Mais le plus souvent, si l'on observe sans parti pris, on voit que la maladie présente dans sa marche une sorte de flux et de reflux. Cette redoutable affection couve pendant des années sous le voile de symptômes insignifiants ; un nouveau refroidissement, des excès, des émotions vives peuvent l'attiser et précipiter ses ravages. Dans les cas moins favorables, quand l'irritation première des centres a agi profondément, on n'obtient qu'une amélioration passagère, bientôt compromise par une rechute. On n'a de prise sur la marche fatale de l'ataxie, qu'autant que les forces déclinent moins rapidement et avec moins de douleurs. La forme la plus funeste de l'ataxie est celle qui poursuit nécessairement sa marche, sans être influencée par le traitement.

L'ataxie est en général une affection de longue durée. La mort n'arrive dans les cinq premières années que dans les formes à marche rapide; la plus grande mortalité tombe au bout de 5 à 10 ans de maladie ; certains cas peuvent durer cependant 15, 20 ans et même davantage (en y comprenant la longue période des phénomènes d'excitation). La plupart des ataxiques succombent à des affections pulmonaires (tuberculose, pleurésie, pneumonie), beaucoup moins à la bronchite, à la cystite, aux suppurations et au décubitus; les paralysies des muscles respiratoires, les accidents asthmatiques, les maladies mentales sont des causes de mort extrêmement rares.

Traitement.

La foule des moyens préconisés contre l'ataxie s'est réduite avec le temps à un très-petit nombre. Nous en aurons donc fort peu à considérer.

L'*iodure de potassium*, déjà employé par les anciens médecins, a été remis en honneur par Brown-Séquard et Duchenne contre les affections et exsudations du système spinal. J'ai donné ce médicament dès le début de l'ataxie et avec persévérance, sans jamais en obtenir aucun effet appréciable.

Le *nitrate d'argent* a été très-vanté par Wunderlich, Charcot et Vulpian, Herschell, Klinger, Duguet et Vidal. On le prescrit le plus commodément en pilules (2 à 3 décigr. avec un extrait pour 60 pilules, dont on donne progressivement de 3 à 5 par jour, soit de 1 à 2 centigr.). On doit y avoir recours quand les troubles de la motilité n'ont pas encore acquis un trop grand développement, et continuer l'emploi du remède jusqu'à consommation de 4 à 5 grammes. L'argyrisme (comme j'en ai fait l'expérience par le traitement de l'épilepsie) n'est pas à craindre avant qu'on ait atteint 4 grammes du sel d'argent. Chez les malades disposés à la cardialgie, comme chez ceux qui accusent après l'emploi du médicament une sensation désagréable à l'estomac, un goût métallique dans la bouche, et une diminution de l'appétit, on suspend le traitement pendant un certain temps, et on y revient par doses plus faibles quand ces accidents sont passés.

Dans un cas, une malade abandonnée à elle-même avait pris en cinq heures plus de trois décigrammes de nitrate d'argent; elle n'en éprouva par la suite aucun inconvénient, sauf une légère sensation de brûlure à l'estomac. Charcot et Vulpian donnent comme accidents consécutifs à l'emploi du nitrate d'argent : des fourmillements, de légères convulsions sur tout le corps, des éruptions lichénoïdes avec démangeaisons; je ne les ai pas observés jusqu'ici. Après un long usage du sel d'argent, Cloez aurait pu extraire des grains métalliques de l'urine.

Sur 20 cas traités par le nitrate d'argent, je n'ai vu qu'une fois la motilité s'améliorer rapidement et d'une manière sensible, et l'activité musculaire gagner en durée. Le traitement a peu d'action dans les formes invétérées. Ce que nous avons dit du nitrate s'applique aussi au phosphure d'argent.

Brown-Séquard est très-partisan de la belladone et du seigle ergoté. Je renvoie pour plus de détails à la page 310, et je ferai seulement remarquer ici, que j'ai administré pendant des mois, dans plusieurs cas d'ataxie, la poudre de seigle ergoté unie à de l'extrait de belladone, sans en avoir obtenu d'effets satisfaisants.

Le *bromure de potassium* se montre surtout efficace dans ces formes d'ataxie où le malade est tourmenté par une excitabilité réflexe exagérée, par de l'agitation nerveuse, des névralgies vagues, des crampes musculaires et de l'excitation génésique (ce qui répond principalement au stade d'irritation de l'ataxie). Dans ces cas, le bromure de potassium apaise l'excitation du centre spinal; l'observation pathologique s'accorde le plus souvent avec les découvertes récentes de l'expérimentation, sur la diminution de l'excitabilité centrale et périphérique par le bromure de potassium. On peut en prescrire de 2 à 3 grammes par jour, en pilules ou en poudre (dans un peu d'eau sucrée). Il est bien supporté par la plupart des malades; dans quelques cas seulement, il provoque une rougeur de la gorge, de l'enchifrènement, de temps en temps une hypersécrétion urinaire et des selles diarrhéiques. On doit suspendre le bromure de potassium, aussitôt qu'on voit survenir par son emploi de l'abattement dans les membres.

Le *phosphore* était déjà employé autrefois par les médecins allemands dans les paraplégies, et Dujardin-Beaumetz l'a prescrit récemment dans l'ataxie. Il donne le phosphore dissous dans le chloroforme (1 gramme sur 1000), sous forme de capsules de gélatine, à la dose de 1 à 10 milligrammes par jour. Je sais que le phosphore produit fréquemment des troubles digestifs, mais je n'en connais pas d'effet utile.

On comprend que les *injections sous-cutanées de morphine ou d'autres préparations opiacées* soient utiles comme palliatif dans l'ataxie douloureuse, et dans les paroxysmes névralgiques intenses de l'ataxie ordinaire. Elles soustraient au moins pour quelque temps le malade à ses tortures, et lui permettent d'oublier son mal pendant la nuit. Elles conviennent surtout dans la sciatique et la rachialgie spinales. Les malades finissent par s'accoutumer à des doses énormes d'injection, sans en éprouver aucun inconvénient. On doit néanmoins, dans ces cas, essayer contre les douleurs excessives les eaux minérales, l'hydrothérapie, l'électricité méthodiquement appliquées. Les névralgies cèdent quelquefois à l'une ou l'autre de ces médications; dans des cas heureusement plus rares, les injections hypodermiques

sont indispensables pour calmer les douleurs. J'ai eu aussi momentanément de bons résultats, dans l'insomnie purement nerveuse, par
les injections de morphine, le chloral, et par de fortes doses de *codéine ou d'extrait thébaïque* (3 à 8 centigr. avant de se mettre au lit).

Les *émissions sanguines* n'ont pas, en général, une utilité durable
dans l'ataxie. Même dans le stade de congestion, elles contribuent
peu ou point à apaiser les symptômes d'excitation, et même chez les
individus sanguins ne diminuent pas les accidents de l'hyperémie
spinale. L'expérience vient encore confirmer indirectement l'inutilité
des émissions sanguines. Des malades présentant manifestement les
premiers signes de l'ataxie peuvent avoir de temps à autre un flux
hémorrhoïdal abondant, sans en éprouver un soulagement appréciable dans leurs symptômes d'irritation.

Pendant longtemps, la mode était d'envoyer tous les ataxiques à
quelque *station thermale*; on en est beaucoup revenu, heureusement
pour les malades. Les sources de 24 à 28° C. sont, en général, assez
bien supportées par les malades; les névralgies, les spasmes, les
sensations pénibles de froid peuvent céder; chez les sujets impressionnables, on peut avec avantage recourir aux eaux minérales comme
préparation au traitement hydrothérapique. Mais les eaux minérales
d'une température plus élevée sont absolument nuisibles, car elles
augmentent facilement l'état congestif, la sensibilité des malades aux
variations de température; si on prolonge leur emploi, elles exagèrent
le défaut de résistance du système nerveux, favorisent les pollutions,
et assez souvent accélèrent l'apparition des troubles de la motilité.
J'ai vu un malade atteint de brachialgie et de rachialgie légères, mais
encore en bon état sous le rapport de la motilité, revenir avec des
symptômes manifestes d'ataxie, après avoir fait usage pendant six
semaines d'une eau sulfureuse très-chaude.

Certaines *eaux ferrugineuses* peu chargées ne sont guère capables
de relever les forces des ataxiques; la grande question ici est toujours
la température. Les *bains de boue* font quelquefois disparaître les
douleurs vives et les crampes musculaires. Les *bains de vapeur* sont
contre-indiqués chez les ataxiques. Par leur température élevée et la
douche qu'on administre ensuite, ils peuvent, au début de l'affection,
augmenter l'état d'hyperémie du système nerveux, sans avoir cependant aucune prise sur cette irritation souvent consécutive à un refroidissement. Il est reconnu que dans les formes chroniques, les
bains de vapeur ont une action débilitante, provoquent facilement
des vertiges, des nausées, de l'abattement. Quant aux *bains de mer*,
ceux où il y a de fortes vagues (comme dans la mer du Nord), doivent

être évités dans l'ataxie avec excitation, en raison même de leur action excitante; tandis que les bains dans la Baltique et la Méditerranée, en augmentant graduellement leur durée, ont une action tempérante et calmante, mais sans offrir les mêmes avantages que l'hydrothérapie méthodiquement appliquée et convenablement graduée.

L'*hydrothérapie* (on s'en est mieux convaincu depuis quelque temps) constitue un des traitements les plus efficaces de l'ataxie. En stimulant méthodiquement le vaste réseau des nerfs sensitifs, en activant la circulation périphérique et les fonctions cutanées presque toujours ralenties, le traitement hydriatique (et c'est à dessein que nous ne disons pas : le traitement par l'eau froide) calme l'excitation centrale, fortifie le système nerveux, atténue sa grande excitabilité et les dangers auxquels l'exposerait par la suite sa sensibilité aux refroidissements. (Voir, pour plus de détails, p. 321.)

Comme *première règle dans l'application de l'hydrothérapie* chez des malades si facilement excitables, on se souviendra qu'il faut éviter toutes les pratiques capables d'augmenter les phénomènes subjectifs déjà existants de congestion et d'irritation. Tout dépend ici de l'application prudente et circonspecte de la méthode. Le moyen le plus approprié paraît être les frictions avec un drap plongé dans de l'eau à 18 ou 15° C.; on applique en même temps une compresse froide sur la tête, et on met ensuite le malade dans un bain à 24 ou 20° C., dans lequel on verse lentement de l'eau froide, pour abaisser la température jusqu'à 18 ou 16° C : le malade reste dans ce bain de 4 à 8 minutes, on lui arrose et on lui frictionne le dos, et il doit en sortir avec un sentiment de bien-être. Après avoir été essuyé, il doit prendre un exercice modéré au grand air. *Pour ces pratiques* (qui doivent être répétées matin et soir), *il ne faut pas se servir d'eau froide,* car le froid a une action excitante et congestive, surtout dans les états d'excitation de la moelle qui s'accompagnent d'une sensibilité extrême, et l'on pourrait facilement provoquer des accidents, qu'on doit au contraire éviter à tout prix. Pour le même motif, *on se gardera des fortes affusions sur la tête, à plus forte raison des douches* (auxquelles on pourrait songer dans l'hypothèse erronée d'une affection rhumatismale périphérique), *ainsi que des enveloppements humides, dont la conséquence chez ces malades vivement impressionnables serait une excitation persistante.*

Les emmaillottements humides jusqu'au retour graduel de la chaleur générale, surtout aux jambes, combinés avec des applications froides sur la tête et suivis de demi-bains refroidis, peuvent être employés dans l'ataxie, mais autant seulement que le malade est tourmenté par des crampes ou des névralgies pénibles. On en use aussi dáns les cas de rachialgie violente, bien qu'on ne réussisse pas toujours par ce moyen à éviter les compresses froides à la région dorsale, fréquemment renouvelées, ou les bains refroidis et prolongés, les enveloppements locaux et les injections de morphine auxquels on est forcé de recourir bientôt.

Le traitement hydrothérapique peut même être suivi en hiver, avec les précautions nécessaires et dans un local modérément chauffé. En y persévérant longtemps et avec prudence, on peut relever l'énergie des fonctions motrices, faire disparaître les névralgies, atténuer les pollutions, améliorer la digestion et jusqu'à un certain point l'activité des sphincters (en employant pendant peu de temps les douches ascendantes sur le périnée, les douches en pluie sur les régions sacrée et hypogastrique).

On arrive souvent par l'hydrothérapie à mettre un terme aux progrès de la consomption, on peut espérer même une amélioration très notable, et presque un temps d'arrêt dans l'évolution de la maladie.

Quant aux effets de l'*électricité* dans l'ataxie, j'ai eu de nombreuses occasions de les observer à l'hôpital général de Vienne et dans la pratique privée. *Dans le stade d'irritation, on ne doit employer que des courants constants dirigés pendant quelques minutes à travers la colonne vertébrale, et l'on doit préférer les courants ascendants.* Dans les cas où l'excitation électrique n'est pas bien supportée par les malades, ce qui m'est arrivé plusieurs fois, on doit recourir au traitement hydrothérapique suivant les préceptes que nous avons tracés plus haut. Aux périodes plus avancées de la maladie, le courant faradique, facilement excitant en raison de sa tension, est moins utile que le courant galvanique (*courants labiles et modérés, dirigés de l'épine dorsale vers les nerfs ou les muscles, pendant 3 à 5 minutes);* mais il faut éviter les secousses violentes et douloureuses.

Dans les ataxies à marche lente, l'électricité peut avoir une heureuse influence sur les troubles de la sensibilité ou de la motilité. Quand la motilité décline rapidement, les courants constants prudemment appliqués peuvent renforcer les fonctions motrices, le pinceau électrique peut amender quelquefois les troubles de la sensibilité, mais ces moyens, comme je l'ai appris par une longue et sincère observation, sont sans action sur la durée de la maladie. Remak et ses imitateurs ont vanté l'influence de la galvanisation sur l'évolution regressive des processus; le fait jusqu'ici est loin d'être suffisamment démontré. Dans quelques cas j'ai obtenu une amélioration manifeste en *combinant* pendant quelque temps et suivant les indications l'*élec-*

tricité avec l'hydrothérapie. Dans trois cas au début, l'excitabilité anormale des nerfs au courant galvanique céda sous l'influence du seul traitement hydriatique prolongé.

CHAPITRE XXIII

MALADIES DES PARTIES LATÉRALES DE LA MOELLE.

Les parties latérales de la moelle épinière peuvent présenter, sur le trajet de certains cordons de la substance blanche, des formes particulières de la sclérose symétrique (dégénération grise) des cordons latéraux; ou bien la lésion s'étend à toute une moitié de la moelle épinière, et conduit à ce qu'on nomme l'hémiplégie spinale. Les conditions anatomiques et les formes cliniques de ce groupe d'affections spinales n'ont fait que tout récemment l'objet d'études approfondies; on y a trouvé autant de types morbides bien caractérisés, que nous allons passer en revue dans ce qui suit.

A. SCLÉROSE PRIMITIVE DES CORDONS LATÉRAUX.

Nous connaissons les dégénérations *secondaires* des cordons latéraux qui se développent dans les lésions en foyer du cerveau et de la moelle épinière (Türck); le segment postérieur des cordons latéraux peut aussi, dans la démence paralytique, présenter une lésion isolée, ou combinée avec une dégénération du cordon postérieur (formation de cellules granuleuses et élargissement des interstices du tissu conjonctif (Westphal); enfin, les fécondes recherches de Charcot (*Arch. de physiol.*, vol. II, 1869, et vol. IV, 1872, et *Leçons sur les maladies du système nerveux*, 5e fasc., 1874) ont constitué, aux points de vue anatomique et clinique, la sclérose primitive des cordons latéraux. L'origine de nos connaissances sur cette affection peut être rapportée à l'observation publiée par Türck en 1856, de dégénération double des cordons latéraux sans lésion cérébrale; et à la sclérose primitive des deux cordons latéraux constatée par Charcot en 1865, dans un cas de contracture hystérique permanente des quatre extrémités.

Les *caractères anatomiques* de la sclérose latérale primitive se révèlent à l'œil nu par une dégénération grise, gélatineuse du cordon atteint, et au microscope par une hyperplasie interstitielle du tissu conjonctif et une atrophie proportionnelle des éléments nerveux. La sclérose attaque de préférence le segment postérieur des cordons latéraux; elle s'étend depuis la partie inférieure de la moelle épinière jusque dans les pyramides et la protubérance, et peut être suivie quelquefois jusque dans le pied du pédoncule cérébral. Quant à la distinction anatomique entre la sclérose descendante secondaire dans les lésions cérébrales, et la sclérose latérale symétrique primitive, voici quels signes Charcot en a tracés dernièrement (*Progrès médic.*, 5, 1876) : la sclérose secondaire, quand il n'y a qu'un seul foyer, attaque seulement le cordon latéral du côté opposé; elle n'occupe jamais qu'une région relativement très-circonscrite du cordon latéral postérieur, tandis que la sclérose primitive s'étend davantage, n'est pas nettement limitée, mais plutôt diffuse, et peut aller en avant jusqu'à l'angle externe de la corne antérieure, en arrière jusqu'à la substance grise postérieure, en dedans jusqu'au faisceau de fibres nerveuses (peut-être sensitives) qui constituent la partie profonde des cordons latéraux. Dans ses dernières recherches, Woroschiloff (*Ber. d. k. Sachs. Akad. d. Wiss.*, Leipzig, 1874) a fait des incisions transversales isolées sur certaines parties de la moelle épinière, et a contrôlé ensuite par le microscope les lésions produites : il en résulte qu'une incision transversale des cordons blancs postérieurs et antérieurs (et de toute la substance grise), faite sur une partie limitée de la longueur de la moelle, ne produit pas des désordres appréciables dans la transmission du mouvement et de la sensibilité. Ces cordons ne contiennent donc pas les fibres qui relient le cerveau aux nerfs rachidiens, mais seulement des communications peu étendues reliant les fibres nerveuses entre elles. Les véritables traits d'union entre le cerveau et les racines nerveuses doivent être cherchés dans les cordons latéraux, de telle sorte que le cordon latéral de chaque moitié de la moelle doit contenir des fibres motrices et sensitives destinées aux deux extrémités. Il résulte aussi de là que les cordons latéraux s'épaississent de bas en haut, comme s'ils recevaient de nouvelles fibres de chaque nerf pour les conduire toutes ensemble jusqu'au cerveau. Henle (*Handb. d. Nervenlehre*, 1871, p. 70) rapporte qu'il n'a pu reconnaître que dans les cordons latéraux des fibres provenant de la substance grise et s'infléchissant en haut; ce fait vient à l'appui des conclusions expérimentales de Woroschiloff; mais des recherches ultérieures approfondies pourront seules prononcer sur la signification fonctionnelle du système des cordons latéraux chez l'homme.

La *symptomatologie* offre plusieurs particularités, d'après Charcot et d'après les observations publiées dernièrement par Erb et O. Berger, mais celles-ci sans contrôle anatomique. La maladie commence par de légers symptômes de parésie dans les extrémités inférieures, la marche ou la station prolongées sont difficiles; il y a plus tard *de la raideur et un manque de souplesse dans les jambes*, des mouvements toniques involontaires d'extension ou plus rarement de flexion, durant peu, et se manifestant principalement au genou : ces phénomènes de tension musculaire ne sont pas particulièrement douloureux; à la suite d'efforts, d'émotions, ou même de mouvements passifs brusques, il survient aussi de légers spasmes cloniques et du tremblement des jambes. Les malades atteints de cette paraparésie ont les genoux raides, très-incomplétement fléchis, ils font de petits pas, les jambes fortement rapprochées et traînant sur le sol; quand on leur ferme les yeux, ils ne présentent pas de signes d'ataxie et ne chancellent pas. La nutrition des muscles frappés de cette parésie ne souffre pas d'une manière appréciable, même après plusieurs années de maladie; de même pour leur contractilité électrique et l'excitabilité des troncs nerveux périphériques. Ce n'est que tout à fait dans les dernières périodes qu'on remarque un amaigrissement et un relâchement légers des muscles. La sensibilité est normale, l'excitabilité réflexe de la peau souvent augmentée, les réflexes tendineux le sont presque toujours à un haut degré (Erb, Berger). Les fonctions de la vessie, du rectum et des organes génitaux demeurent indemnes pendant toute la durée de la maladie, de même pour le cerveau et les nerfs crâniens; en général il n'y a pas d'eschare de décubitus, même quand le malade reste plusieurs années dans son lit.

A une période plus avancée les jambes, frappées de paraplégie, sont le siège d'une *rigidité permanente*, de *contractures immobiles*, qui s'exagèrent par intervalles sous forme de paroxysmes, avec des douleurs vives; la contracture fixe ordinairement les jambes en extension forcée, les pieds en varus équin, les genoux sont fortement serrés l'un contre l'autre par la contracture des adducteurs, il y a rarement des contractures des fléchisseurs. Dans certains cas on note aussi une parésie et de la raideur dans les muscles du dos et de l'abdomen. Ce n'est qu'après une très-longue durée de la maladie, et exceptionnellement dans les premières périodes, qu'il survient aussi aux *extrémités supérieures* des contractures permanentes, avec extension forcée et application du bras contre le tronc. Les contractures des membres supérieurs sont en général moins prononcées, ou seulement à peine indiquées.

La sclérose latérale primitive se prolonge ordinairement pendant un grand nombre d'années. D'après Charcot, elle ne serait pas incurable, même au plus haut point de son développement; Erb a vu un cas guérir complétement, et plusieurs autres s'améliorer sensiblement. La mort est presque toujours causée par des maladies intermittentes.

On reconnaît souvent les traits de la sclérose latérale symétrique primitive, parmi les formes morbides rangées sous la dénomination générale de myélite chronique. Les paralysies associées à des tensions musculaires et à des contractures indiquent la participation des cordons latéraux à la lésion spinale en voie d'évolution; ces caractères d'ailleurs se perdent et disparaissent dans une foule d'autres symptômes et de troubles fonctionnels.

La sclérose latérale primitive se distingue de la myélite interstitielle et de la sclérose des cordons postérieurs par les progrès lents de la paraparésie, par les tensions musculaires et les contractures précoces, par l'augmentation des réflexes tendineux, souvent aussi des réflexes cutanés, et enfin par l'absence d'autres symptômes spinaux et de troubles de la coordination. Pour distinguer la sclérose latérale des affections spinales amyotrophiques, on se guide sur l'intégrité prolongée de la nutrition musculaire, et celle des réactions électriques. Dans les paralysies périphériques on n'observe pas le développement symétrique des symptômes spasmodiques et parétiques; on a, par contre, comme signes caractéristiques des paralysies périphériques, leur combinaison avec des troubles de la sensibilité et de la nutrition, l'affaiblissement rapide de la contractilité électro-musculaire, et la perte de l'excitabilité réflexe. En continuant les recherches et en augmentant le nombre des observations, on arrivera à des notions plus certaines et plus claires sur cette nouvelle maladie.

Quant au *traitement*, il est conforme à ceux que nous avons formulés dans les chapitres précédents pour les maladies chroniques de la moelle épinière. L'électricité, l'hydrothérapie et les eaux minérales sont encore les médications qui donnent les meilleurs résultats. S'il y a déjà une paraplégie avancée avec des contractures étendues, on ne peut plus espérer d'amélioration par aucun traitement.

La sclérose latérale symétrique comporte encore une seconde forme, c'est la *sclérose latérale amyotrophique*, dont l'histoire anatomique et clinique a été établie par Charcot (*Progrès méd.*, 23-29, 1874; *Leçons sur les malad. du syst. nerv.*, 3ᵉ fasc.; *Arch. de physiol.*, 1875, p. 739). Le tableau de cette nouvelle affection a été tracé par Charcot, d'après cinq observations personnelles, avec examen complet des lésions anatomiques, et d'après l'analyse d'autres observations d'atrophie musculaire progressive et de paralysie bulbaire, éparses dans la littérature médicale (Duménil, Barth, Leyden, L. Clarke, etc.).

La lésion anatomique de la sclérose latérale amyotrophique consiste dans une sclérose primitive symétrique des cordons latéraux, avec altération correspondante des cornes grises antérieures. La dégénération grise occupe le segment postérieur des cordons latéraux; elle atteint son maximum dans le renflement cervical, diminue progressivement, de haut en bas, et n'occupe plus à la région lombaire que le quart postérieur. Dans la moelle allongée, on peut poursuivre la lésion sur tout le parcours longitudinal des pyramides; plus haut, jusque dans la partie inférieure de la protubérance, et quelquefois dans le pied du pédoncule cérébral; la capsule interne est ordinairement intacte. Dans les cornes antérieures, la sclérose s'attaque, comme dans l'atrophie musculaire progressive, et à la névroglie et aux grandes cellules nerveuses motrices; le point le plus malade est encore la région cervicale. Dans le plancher du quatrième ventricule, la même dégénération atteint les cellules des noyaux de l'accessoire, du facial et surtout de l'hypoglosse. Dans les racines antérieures et les nerfs périphériques, on trouve une atrophie simple. Les lésions trophiques du système musculaire sont les mêmes que dans l'atrophie musculaire progressive. Mais leur caractère inflammatoire semble plus marqué dans la sclérose latérale amyotrophique, l'hyperplasie du perimysium est plus prononcée.

L'appareil symptomatique de la sclérose latérale amyotrophique porte l'empreinte des deux lésions médullaires, celle des cordons latéraux et celle des cornes antérieures; c'est une combinaison de sclérose latérale et d'atrophie musculaire progressive. La marche de la maladie, d'après Charcot, peut se diviser en trois périodes. La *première période* comprend les accidents du côté des membres supérieurs : ils présentent une paralysie et une atrophie, et des spasmes fibrillaires intenses, avec conservation de la contractilité électrique. Bientôt apparaissent dans les membres paralysés et atrophiés des contractures primitives, comme dans les formes analogues de la sclérose latérale; ces contractures s'accompagnent au début de tremblement. Plus tard, quand tout le bras est atrophié, on voit disparaître la rigidité spasmodique, qui quelquefois gagne aussi les muscles de la nuque et de la mâchoire. En général, les membres supérieurs se prennent successivement; au bout de 4 à 6 mois ou d'un an, l'altération des bras arrive à un degré très-prononcé. L'affection, après être restée, ensuite stationnaire pendant plusieurs mois, passe à la *deuxième période*; les extrémités inférieures sont prises alors de paralysie motrice, sans paralysie de la vessie ni du rectum, sans tendance aux lésions de décubitus, mais avec des attaques caractéristiques de crampes toniques et cloniques aboutissant à une rigidité musculaire permanente, et avec augmentation des réflexes cutanés et tendineux. Il faut encore assez longtemps pour que la rigidité diminue aux membres inférieurs, faisant place à des spasmes fibrillaires et à l'atrophie des masses musculaires. Dans la *troisième période*, tous les symptômes précédents s'aggravent, et il survient des *symptômes bulbaires*, revêtant les apparences de la paralysie des noyaux bulbaires. Des troubles graves de la circulation et de la respiration, par lésion des noyaux du pneumo-gastrique, viennent terminer le triste spectacle de cette affection.

Les trois phases que nous venons d'esquisser brièvement se déroulent dans un temps relativement assez court. Six mois ou un an après le début de la maladie, elle est pourvue ordinairement de tout son cortége de symptômes. La mort arrive en moyenne au bout de 2 à 3 ans. Charcot considère comme des anomalies très-rares les formes hémiplégiques et celles qui débutent par des symptômes bulbaires.

La sclérose latérale secondaire, consécutive aux lésions en foyer du cerveau et de la moelle, peut aussi, d'après Charcot et d'autres, gagner les cornes antérieures, mais dans des cas très-rares. Charcot donne l'observation d'une femme de 70 ans, qui eut une hémiplégie gauche subite, bientôt suivie de contractures, d'atrophie musculaire, avec diminution de la contractilité électrique : à l'autopsie on trouva un foyer hémorrhagique dans le centre ovale de l'hémisphère droit, une sclérose descendante du cordon latéral gauche, et une atrophie des cellules de la corne antérieure gauche, au niveau des renflements cervical et lombaire. Dans un fait analogue, récemment publié par Pitres (*Progrès méd.*, 8, 1876), il y avait un ancien foyer sanguin dans le noyau lenticulaire droit, avec destruction d'une partie de la capsule interne, et une sclérose descendante qui suivait le pédoncule, la pyramide et le cordon latéral gauche; dans la partie supérieure du renflement cervical, sclérose de la corne antérieure gauche. Les muscles atrophiés sont émaciés, jaunâtres, et atteints en grande partie de dégénérescence conjonctive. De même les scléroses secondaires consécutives aux affections médullaires en foyer peuvent provoquer des atrophies musculaires par leur extension aux cornes antérieures.

Quant au *diagnostic*, le point important est de distinguer la sclérose latérale amyotrophique de l'atrophie musculaire progressive, avec laquelle on l'a confondue jusqu'ici. L'atrophie musculaire progressive se caractérise par une marche très-lente et une durée ordinairement très-longue ; même quand la maladie existe depuis plusieurs années et que les bras sont très-atrophiés, les extrémités inférieures peuvent être encore dans un état satisfaisant ; dans l'atrophie musculaire progressive essentielle, les symptômes de paralysie bulbaire sont rares et exceptionnels ; d'après les observations de Duchenne on ne les trouverait que 13 fois sur 189 cas d'atrophie musculaire. Au contraire, dans la sclérose latérale amyotrophique, la marche est rapide, la durée très-courte ; les quatre membres sont régulièrement et successivement atteints dans un temps assez limité, et les extrémités inférieures présentent déjà des troubles caractéristiques, peu de mois après le début de la maladie. L'atrophie des membres vient ici s'ajouter à une paralysie déjà existante, et cette paralysie atrophique s'accompagne bientôt d'une rigidité spasmodique primitive des muscles. Enfin Charcot donne encore comme signes caractéristiques : l'atteinte partielle de certains groupes musculaires dans l'atrophie musculaire progressive, tandis que dans la sclérose latérale amyotrophique toute la musculature du membre est prise d'emblée ; on y voit en outre des troubles de la sensibilité et une sensibilité douloureuse des muscles à la pression et aux allongements.

La paralysie spinale antérieure des adultes, de Duchenne (*poliomyélitis anterior subacuta* de Kussmaul), se distingue de la sclérose latérale amyotrophique par son début fébrile, quelquefois avec symptômes cérébraux, par la diffusion rapide de l'atrophie musculaire, avec affaiblissement de la réaction électrique, par l'absence de tension musculaire et de déformations spasmodiques, par la paralysie qui monte ordinairement des membres inférieurs aux membres supérieurs, par la complication plus rare, mais toujours mortelle, de symptômes bulbaires, enfin par l'amélioration assez rapide des jambes, avec persistance plus longue de la paralysie aux membres supérieurs. Aussi voit-on la paralysie antérieure guérir ou au moins s'améliorer, et l'évolution s'arrêter. On confondra difficilement la sclérose latérale amyotrophique avec d'autres formes d'affections médullaires chroniques, si l'on tient compte des traits et de la marche caractéristiques de la maladie.

On donne comme *causes* l'action du froid et de l'humidité ; une fois c'était un traumatisme. Le sexe féminin a fourni un plus grand nombre de malades ; leur âge variait de 26 à 50 ans.

D'après les faits connus jusqu'à présent, le *pronostic* de la sclérose latérale amyotrophique serait absolument défavorable; on n'a pas observé une seule guérison. Tous les cas se sont terminés par la mort après une durée relativement courte.

On instituera le *traitement* d'après les méthodes en usage dans les affections spinales. Mais il a toujours complétement échoué dans cette terrible maladie.

B. MALADIES D'UNE DES MOITIÉS LATÉRALES DE LA MOELLE ÉPINIÈRE (AVEC HÉMIPLÉGIE ET HÉMIANESTHÉSIE CROISÉES).

Parmi les progrès réalisés à notre époque dans la pathologie de la moelle épinière, il faut compter une affection dont la connaissance nous est venue pour une part égale et de l'observation clinique et de l'expérimentation. Je veux parler des lésions d'une des moitiés latérales de la moelle, dont le tableau symptomatique n'a été tracé que tout récemment. Cette affection avait été déjà reconnue et décrite dans ses traits principaux par quelques auteurs anciens; mais ils manquaient de la démonstration anatomique des lésions, et des éclaircissements de l'expérimentation.

Des cas de troubles unilatéraux de la motilité, avec troubles de la sensibilité du côté opposé, ont été indiqués par Burserius, Morgagni, Ramazzini, Sénac et Ollivier. Un cas plus important et plus caractéristique a été publié en détail par Boyer (dans son *Traité des maladies chirurgicales*, t. VII, p. 9); nous allons le reproduire brièvement dans ses symptômes les plus marquants.

Un tambour, dans une querelle avec un camarade ivre, est blessé d'un coup de sabre à la partie supérieure et postérieure de la région cervicale droite; il s'affaisse aussitôt et on l'apporte à l'hôpital. *Le membre supérieur droit est paralysé, le membre inférieur seulement affaibli, la sensibilité partout normale du côté droit*, la respiration un peu embarrassée, le pouls fréquent et plein. Après deux semaines de traitement (saignée et cataplasmes), la faiblesse de la jambe droite diminue, la paralysie du bras persiste. A ce moment, un infirmier ayant pincé le malade accidentellement, par plaisanterie, celui-ci s'aperçoit que *la moitié gauche du corps, où la motilité est normale, a perdu sa sensibilité*. On l'examine de plus près et on trouve que la moitié gauche du thorax, de l'abdomen, du scrotum et du pénis, et le membre inférieur gauche sont complétement insensibles au contact et aux piqûres, exactement jusqu'à la ligne médiane. Au-dessus de la base du thorax, la sensibilité est encore obscure, elle ne redevient normale qu'au niveau de la quatrième côte. Au bout de vingt jours, la blessure du cou, longue d'environ deux pouces, était guérie; mais le membre supérieur droit restait encore paralysé, la moitié gauche du corps privée de sensibilité (à un moindre degré pour le membre supérieur). Cet état a dû persister par la suite.

Les travaux de Schilling, Eigenbrodt et Kölliker sur les lois de la conductibilité spinale avaient moins en vue les troubles de la sensibilité que ceux de la motilité. Ces deux derniers auteurs ont pratiqué sur des animaux des coupes de la moelle, qui leur ont démontré un entre-croisement des racines antérieures des nerfs rachidiens dans la commissure antérieure de la moelle; il est résulté en outre de ces recherches, qu'indépendamment de l'entre-croisement des pyramides, il existe encore dans la moelle elle-même une seconde décussation des fibres motrices. Dans des expériences ultérieures, Schiff et Brown-Séquard ont constaté que dans les sections transversales des cordons postérieurs, les parties situées en arrière de l'incision présentent une *sensibilité augmentée aux excitations*; des excitations faibles, qui passent inaperçues chez des animaux sains, provoquaient dans ces expériences des cris de douleur, les animaux cherchaient à s'échapper; à cette première phase d'*augmentation de la sensibilité* succédait au bout d'un certain temps une *diminution manifeste de l'excitabilité*. Une section de la moelle comprenant les cordons postérieurs n'abolissait pas la transmission de la sensibilité. Celle-ci était conservée, mais à la condition qu'une mince colonne de la substance grise centrale, ou une partie des cornes (surtout des postérieures) demeurât intacte. C'est donc la substance grise, substance *œsthésodique* de Schiff (quoique insensible elle-même), qui sert à la transmission des excitations sensitives.

D'après les recherches de Brown-Séquard (*Journal de l'anat. et de la physiol.*, t. VI, 1863, trois articles), les fibres motrices chez l'homme s'entre-croisent seulement dans les pyramides, *l'entre-croisement des fibres sensitives se fait dans toute la hauteur de la moelle*, et probablement à peu de distance du point d'entrée des racines postérieures. *Par une section de la moitié latérale de la moelle cervicale* comprenant le cordon antéro-latéral, le cordon postérieur et la substance grise, on voit apparaître deux groupes de symptômes. *Du côté de la section* il y a : 1° paralysie de la motilité, de la sensibilité musculaire et des vaisseaux sanguins (avec élévation de température); 2° hyperesthésie du tronc et des membres au contact, aux piqûres, à l'électricité et à la température; 3° anesthésie dans une zone peu étendue entre la limite supérieure de l'hyperesthésie et les parties saines du corps; 4° symptômes de paralysie vaso-motrice du côté de la face et des yeux (élévation de température, sensibilité augmentée, contracture légère de quelques muscles de la face). *Du côté du corps opposé à la section de la moelle* on trouve : 1° conservation de la motilité et de la sensibilité musculaire; 2° anesthésie des extrémités et de presque tous les modes de la sensibilité.

Suivant que les lésions portent sur une partie ou sur la totalité d'une moitié latérale de la moelle, suivant leur hauteur et leur profondeur, les symptômes varient, tout en conservant toujours certains traits fondamentaux. Dans les affections graves de la région cervicale ou de la région lombaire, il y a paralysie du mouvement à l'une des jambes, et paralysie de la sensibilité à l'autre, c'est-à-dire *hémiparaplégie* avec *hémianesthésie croisée*. Si la lésion ne pénètre pas assez profondément pour atteindre au centre l'organe de conduction de la sensibilité, il peut y avoir seulement paralysie motrice d'un côté.

Les recherches expérimentales que nous avons citées jettent un jour considérable sur la pathologie des lésions spinales. Si l'affection atteint toute une moitié latérale du segment inférieur de la moelle allongée (au niveau de l'entre-croisement des pyramides), il y a *conservation incomplète* des mouvements volontaires des deux côtés du corps, et abolition *complète* de la sensibilité du côté opposé à la lésion. Si le foyer morbide occupe toute l'épaisseur de la moitié latérale de la moelle à un certain niveau, il résulte de la discussion précédente que, du même côté, toutes les parties du corps situées au-dessous de la lésion seront privées de leurs mouvements volontaires, mais non de leur sensibilité, tandis que, du côté opposé, il y aura abolition de la sensibilité avec conservation de la motilité. Ajoutons aussi que différentes parties des deux moitiés du corps peuvent être atteintes de paralysie de la sensibilité, même dans les affections unilatérales de la moelle. Si, par exemple, la lésion est assez étendue pour atteindre à la fois les origines des nerfs qui se dirigent vers un membre ou une partie du tronc du même côté, ces nerfs perdront leur conductibilité aussi bien que les nerfs sensitifs de toutes les parties du corps situées au-dessous de la lésion et du côté opposé. Si à une lésion unilatérale de la moelle succède une anesthésie limitée au même côté, c'est qu'il y a eu tiraillement des racines nerveuses postérieures.

À l'appui des résultats de ses recherches expérimentales sur la lésion d'une moitié latérale de la moelle, Brown-Séquard rapporte 24 observations cliniques. D'autres faits du même genre ont été publiés ensuite par Radcliffe (*Lancet*, 27 mai 1865), Bazire (*Lancet*, vol. II, n° 5, 1865), par moi-même, par Charcot (*Arch. de physiol.*, 1869 et 1873), Cantani (*Il Morgagni*, 1870), W. Müller (*Beitr. z. Anat. und Physiol. des Rückenmarkes*, Leipzig, 1870), Joffroy et Salmon (*Gaz. méd.*, 1872), Riegel (*Berl. klin. Wschr.*, 1873), et Troisier (*Arch. de physiol.*, 1873).

Anatomie pathologique. — Dans un cas de Monod publié par Ollivier (paralysie motrice incomplète de la jambe droite et insensibilité complète du côté gauche, depuis le thorax jusqu'aux orteils), on trouva à la partie inférieure de la moitié *droite* de la moelle une hémorrhagie ; l'infiltration sanguine brunâtre s'étendait aussi à la *moitié de la substance grise*, les cornes gauches et les parties les plus externes de la substance blanche étaient seules préservées. Oré a donné deux observations (*Mém. de la Soc. de biol.*, 1853) ; dans l'une (paralysie de la sensibilité à droite et du mouvement à gauche), il y avait un *caillot sanguin dans la partie gauche de la moelle cervicale* ; dans l'autre (abolition du mouvement à droite, de la sensibilité à gauche), c'était une *compression de la moelle cervicale de droite à gauche* par une excroissance spongieuse de la dure-mère. Dans les deux observations de Charcot, la lésion unilatérale tenait une fois à une *tumeur spinale intra-méningée*, l'autre fois à un *syphilome intra-médullaire*. Dans le cas de W. Müller (où la pointe d'un couteau était restée dans la plaie), la *moelle était coupée transversalement au-dessous de la troisième paire dorsale, d'arrière en avant et de droite à gauche* ; la moitié gauche de la moelle était complétement divisée et la surface de section gonflée, d'un rouge-brun, recouverte de pus ; autour de ce point les méninges étaient adhérentes entre elles. Dans le cas de Troisier (faiblesse de la jambe gauche, anesthésie incomplète de la droite), on trouva une *sclérose dans la moitié inférieure de la moelle dorsale, surtout à gauche* ; à droite, elle occupait quelques points seulement des cordons postérieur et latéral.

Après cette revue générale, il me reste à citer deux observations personnelles d'autant plus intéressantes, qu'en dehors des signes pathognomoniques dont nous avons discuté précédemment la valeur clinique, elles ont donné lieu à des recherches sur la névrologie du tégument externe.

Un paysan de vingt-sept ans raconte qu'à la fin de septembre 1866, en marchant à côté de ses chevaux pendant les semailles, il fut assailli par un vent violent. Peu de temps après, il éprouva à la plante du pied droit une sensation de brûlure, qui envahit en quelques jours le membre inférieur droit, une semaine plus tard, le membre supérieur, et aboutit à une insensibilité aux coups et aux piqûres, que le malade découvrit accidentellement. Au bout de deux mois environ, il y eut des sensations de froid, des fourmillements, des crampes des extenseurs dans le membre inférieur gauche, dans le pouce et l'index de la main droite ; le malade perdit complétement l'usage du bras gauche, et eut des douleurs lancinantes dans la jambe gauche ; il traînait cette jambe en marchant.

Lorsqu'il entre à l'hôpital un an après, on constate une *hémiplégie incomplète du côté gauche, avec sensibilité normale*. La main serre très-faiblement et ne peut opposer aucune résistance, le bras ne peut pas être élevé plus haut que l'horizontale, l'extension active, l'abduction et l'adduction de la main sont impossibles, de même

que la flexion du bras en arrière. L'extension et la flexion actives, au niveau de la
hanche ou du genou, s'accomplissent avec une lenteur et une difficulté évidentes.
Pendant la marche, la jambe gauche est raide et traîne beaucoup. La sensibilité,
l'excitabilité réflexe et la sensibilité à la température sont partout normales. La
contractilité électro-musculaire est notablement diminuée dans l'extenseur commun
des doigts, les extenseurs propres de l'index et du pouce, les interosseux, ainsi que
dans la musculature du pouce, comme le prouvent de fréquentes comparaisons avec
les mêmes muscles de l'autre main. L'excitabilité galvanique des troncs nerveux,
surtout du nerf radial, est très-amoindrie.

*La moitié droite du corps présente au contraire de l'anesthésie, sans altérations de la
motilité.* A l'exception des moitiés antérieure et postérieure de la tête et de la partie
latérale du cou (suivant des lignes obliques se dirigeant en bas et en dehors depuis
le manubrium sterni jusqu'au sillon deltoïdo-pectoral, en arrière jusqu'à la moitié postérieure du trapèze et au sommet de l'épaule) le membre supérieur et inférieur droits, et la partie latérale du tronc, sont insensibles aux pincements, aux
piqûres et au pinceau électrique. On ne trouve en arrière dans la région lombaire
qu'une surface, large d'environ trois doigts, ayant conservé sa sensibilité ; celle-ci
existe aussi au périnée et au scrotum jusqu'à la racine du pénis.

Sur la moitié du corps frappée d'anesthésie et d'analgésie, le malade est incapable
de distinguer l'eau froide de l'eau chaude. Quand on plonge la main droite ou le
pied dans un bain froid, il en résulte une sensation de douleur, mais sans aucune
notion de la température. L'excitabilité réflexe aux châtouillements est abolie, en
pinçant fortement les muscles, on provoque une douleur ; les mouvements volontaires sont conservés, ainsi que la sensibilité musculaire. Les fortes excitations faradiques des muscles de l'avant-bras font naître des contractions réflexes dans le
triceps, le deltoïde, le grand pectoral ; des courants galvaniques ou induits plus
forts, agissant à la partie supérieure de la région dorsale, causent des sensations
douloureuses dans les côtes jusqu'en avant. Dans les parties anesthésiées le malade
accuse une sensation fréquente et incommode de courants brûlants ; quand il est
resté longtemps assis ou courbé, il se plaint de douleurs dans la région lombaire.

Si l'on examine de plus près les parties de la peau qui sont restées
indemnes de la paralysie sensitive, on voit, d'après les détails de
l'observation, que c'est d'abord la tête, innervée par le trijumeau ;
immédiatement au-dessous, l'anesthésie a épargné cette grande surface de la partie latérale du cou, qui reçoit ses nerfs, d'après Voigt,
du plexus cervical supérieur (situé au centre du bord postérieur du
sterno-cléido-mastoïdien), et qui est constitué par les branches antérieures des 3e et 4e paires cervicales. Celles de la 3e paire forment, en
se dirigeant en haut, une sorte de rosette, composée de rameaux cutanés, petit occipital, grand auriculaire et sous-cutané cervical médian ; celles de la quatrième paire cervicale dont *l'origine est plus
profonde* se dirigent en bas jusqu'au côté interne de la clavicule et
à l'insertion brachiale du deltoïde, fournissant les nerfs sus-claviculaires interne, médian et externe ; en arrière, ce sont les nerfs sus-
scapulaires, qui arrivent au delà des insertions du trapèze, jusqu'à la
région scapulaire supérieure.

L'anesthésie de la moitié inférieure droite du corps a épargné d'autre part le territoire des nerfs coccygiens, qui a pour limites : en haut, une ligne circulaire passant par l'apophyse épineuse de la deuxième vertèbre sacrée; en bas, un cercle allant de la pointe du coccyx aux trochanters; en avant, les limites de cette région forment une pointe allant du périnée au mont de Vénus. Les lésions des voies sensibles s'étendaient donc depuis la cinquième paire cervicale jusqu'en bas, à l'exception d'une petite surface correspondant aux nerfs coccygiens; les troubles incomplets de la motilité indiquaient également une lésion partielle de la moitié latérale gauche de la moelle, et des fibres motrices, dont on connaît le seul point d'entre-croisement à la partie supérieure.

Les symptômes étaient assez nets dans l'observation précédente, et dans celle qui est rapportée plus loin, pour assurer le *diagnostic*. Dans l'*hémiplégie de l'apoplexie cérébrale*, les nerfs crâniens sont aussi plus ou moins pris en général; quand il y a de l'anesthésie et de l'analgésie, ce qui est rare, elles existent toujours du même côté que la paralysie motrice (voy. pour plus de détails, p. 76). Les lésions graves de l'encéphale entraînent aussi, dans ce cas, des troubles de la connaissance et des facultés psychiques; par contre, la contractilité et la sensibilité électro-musculaires sont intactes. La forme *unilatérale de l'ataxie* est rare; elle présente pendant plusieurs années des symptômes d'irritation spinale, l'anesthésie ne s'étend progressivement qu'à une période avancée, et s'accompagne d'épuisement de la motilité, et de troubles de coordination; en général, on constate des phénomènes analogues de l'autre côté du corps. L'*hémiplégie rhumatismale* décrite par Hoppe, Romberg, E. H. Weber, et que j'ai considérée comme une paralysie par refroidissement (*Wiener Medicinalhalle*, 1864), est quelquefois associée à une diminution de la sensibilité. Mais celle-ci n'existe que sur les membres parésiés ou paralysés, la sensibilité musculaire y est le plus souvent abolie, l'excitabilité électrique peu altérée. Si l'on avait eu affaire à une femme, il y aurait eu aussi à exclure l'*hémiplégie hystérique*, qui se distingue, sans parler des autres signes de l'hystérie, par l'anesthésie des parties profondes, des muqueuses et même des sens du même côté, par la diminution ou l'abolition des sensibilités électro-cutanée et électro-musculaire, et par l'intégrité du raccourcissement électrique des muscles.

Ajoutons enfin, en ce qui concerne le *traitement*, que dans les premiers temps on a donné de l'iodure de potassium (7 décigrammes par jour); les bains tièdes avaient une action salutaire sur l'état d'irrita-

tion de la moelle; les bains de vapeur et les douches, au contraire, étaient
nuisibles. Plus tard on a fait usage de courants descendants assez
forts (dirigés de la colonne vertébrale vers le plexus brachial et vers
les nerfs), en alternant avec le pinceau faradique appliqué sur les
parties insensibles. Après sept semaines de traitement, la motilité
était sensiblement améliorée, les mouvements moins limités dans les
membres du côté gauche, tandis qu'à droite la paralysie de la sensibilité n'avait fait aucun progrès appréciable. Ce n'est que dans la dixième semaine qu'elle disparut du centre à la périphérie. Quand le
malade quitta l'hôpital (à la fin du troisième mois), il ne restait plus
rien des troubles du mouvement et de la sensibilité. L'exsudation (?)
provoquée par le froid dans la moitié latérale gauche de la moelle
avait cette fois complétement disparu.

Après cette forme d'hémiplégie spinale développée sous l'influence
du froid, nous donnons ici la description d'un cas dans lequel l'affection d'une moitié latérale de la moelle reconnaissait pour cause un
traumatisme. Cette seconde observation a une grande analogie avec
celle de Boyer, que nous avons rapportée en commençant; j'ai pu suivre le malade assez longtemps pendant son séjour à l'hôpital et après
sa sortie.

Un apprenti de vingt-deux ans est frappé par un de ses camarades, dans un mou--
vement de colère, d'un coup de couteau à gauche des apophyses épineuses des
troisième et quatrième vertèbres dorsales; presque en même temps, il est atteint,
dans la région lombaire droite, d'un coup de bâton qui le renverse. *Le mouvement
disparaît aussitôt dans la jambe gauche, jusqu'aux orteils.* Bientôt après, le malade
s'aperçoit, dans un mouvement accidentel du *membre inférieur droit, qui avait
conservé ses mouvements,* qu'il était insensible. Le bras gauche était aussi devenu
beaucoup plus lourd, mais pas à beaucoup près aussi raide et aussi embarrassé que
la jambe du même côté.

En examinant le malade avec soin, on constate dans le dos une cicatrice longue
d'un peu plus d'un centimètre, au point déjà indiqué à gauche de la colonne dorsale (la blessure avait été reçue 3 mois auparavant); il y a une paralysie du
membre inférieur gauche, une parésie du bras gauche et de la main; la sensibilité
sur la moitié gauche du corps est partout normale, la contractilité électro-muscu-.
laire et l'excitabilité galvanique sont sensiblement diminuées, par comparaison avec
l'autre côté. Le membre inférieur droit jouit de toute la liberté de ses mouvements,
la sensibilité au contact y est conservée, mais la sensibilité à la douleur, aux températures et au pinceau électrique y ont complétement disparu. Si l'on pince fortement les muscles, ou qu'on les frappe, le malade n'en a pas conscience et l'on ne
provoque aucun mouvement réflexe; la sensibilité musculaire est conservée. En
lui fermant les yeux, le malade étant debout et les genoux serrés l'un contre l'autre, il chancelle aussitôt très-sensiblement.

En explorant attentivement les parties atteintes d'analgésie, on constate que la
sensibilité à la douleur n'a pas disparu seulement sur tout le membre inférieur
droit, mais encore sur les faces antérieure et postérieure du tronc; cette analgésie
s'étend en haut jusqu'au rebord droit des côtes, et à l'abdomen jusqu'à la ligne

médiane; en bas jusqu'à l'aine droite, la moitié droite du scrotum et du pénis, et jusqu'au testicule droit (qui est insensible à la pression et à l'électricité); en arrière enfin elle s'étend de la moitié droite du périnée à la fesse droite, jusqu'à une ligne passant par les vertèbres lombaires supérieures. Au-dessus de ces limites, et de l'autre côté de la ligne médiane, on retrouve la sensibilité normale sous tous les rapports. *Le siége de la lésion devait donc être au voisinage du renflement lombaire.*

On voit en outre, si l'on examine attentivement ces deux cas, que les limites de l'analgésie correspondaient exactement à la répartition et aux lignes de démarcation des nerfs cutanés (d'après Voigt), dans toutes les régions atteintes. Les parties frappées d'analgésie comprenaient, comme autant de territoires nerveux distincts : les parties antérieure et postérieure du membre inférieur droit; à côté de celles-ci, la moitié droite de là partie inférieure du bassin (innervée par les branches antérieures des nerfs sacrés et coccygiens inférieurs, qui se distribuent jusqu'aux organes génitaux externes, à l'anus, au périnée et à la peau des fesses, et constituent les plexus pudendo-hémorrhoïdal et coccygien); en arrière, l'analgésie se prolongeait jusqu'au territoire des nerfs sacrés et coccygiens, commençant au niveau des vertèbres sacrées supérieures (rameaux des branches postérieures des nerfs sacrés et coccygiens); en avant, du côté de l'abdomen, elle occupait la moitié inférieure de la zone nerveuse de la partie antérieure du tronc, s'arrêtant au côté droit et ne dépassant pas la ligne médiane. Quant à l'insensibilité concomitante du testicule droit que nous avons signalée plus haut, on pourrait l'attribuer à un obstacle à la transmission dans le nerf spermatique qui se détache du nerf génito-crural (du plexus lombaire).

Si l'on compare l'observation précédente avec le cas de Boyer rapporté au commencement de ce chapitre, on voit aussitôt que ces deux faits présentent une analogie surprenante quant à l'étiologie, à la symptomatologie et à l'étendue occupée par les paralysies du mouvement et de la sensibilité. Dans le premier cas, la blessure faite au côté droit avait produit une paralysie du mouvement du même côté du corps, et une paralysie de la sensibilité du côté opposé ; chez mon malade, la blessure était à gauche de la colonne vertébrale, la paralysie motrice du côté gauche, la paralysie de la sensibilité sur l'autre moitié du corps. D'après ce qui a été dit plus haut, la grande analogie symptomatique de ces deux cas ne doit pas être considérée comme un fait accidentel; on en trouverait bien plutôt la raison dans les considérations anatomiques exposées précédemment.

Quant à la marche ultérieure des accidents dans le second cas, pendant un traitement d'environ deux mois, ils ne furent qu'incom-

-plétement améliorés. La faradisation des muscles paralysés (docteur Fïeber) contribua assez notablement au retour de la motilité, de sorte que le malade pouvait marcher au bout de cinq semaines avec une canne, et trois semaines plus tard se promenait librement, en traînant seulement un peu la jambe gauche. Mais l'analgésie n'avait subi aucun changement, malgré un traitement énergique par le pinceau électrique (pôle négatif d'une pile de 60 éléments de Siemens). Le malade, impatient de son état, prit un jour dans la cuisine un fer à repasser chauffé au rouge, et voulut explorer secrètement la sensibilité de la face dorsale de son pied droit. Il se fit une brûlure pénétrant jusqu'aux couches musculaires; mais la douleur tant désirée n'avait pas paru, on pouvait piquer la plaie jusqu'au sang et y promener le pinceau électrique sans déterminer la moindre sensation. Le malade sortit sur sa demande (six mois environ après le début de la maladie), conservant son analgésie au même degré. De même dans le cas de Boyer, la perte de sensibilité avait persisté.

Si nous reprenons l'analyse de l'affection qui nous occupe, d'après nos observations personnelles et celles d'autres auteurs, nous arrivons à une série de conclusions particulièrement intéressantes, tant au point de vue physiologique qu'au point de vue pathologique.

Nous voyons d'abord que dans ces cas, de même que dans les expériences sur les animaux, la *paralysie motrice* survient du côté de la lésion, tandis que la sensibilité est abolie du côté opposé, ce qui vient à l'appui de l'opinion de Brown-Séquard, que les fibres sensitives s'entre-croisent déjà dans la moelle, les fibres motrices seulement plus haut. La paralysie motrice peut revêtir la forme d'une hémiplégie incomplète, ou affecter surtout une extrémité, et de préférence le membre inférieur. Par contre, dans la seconde observation de Radcliffe, c'était seulement sur les deux bras que portaient la paralysie et l'anesthésie. Cette paralysie incomplète et ainsi limitée prouvait que la lésion de la moitié latérale de la moelle n'était que partielle, et siégeait en haut vers la région cervicale. L'abolition de la motilité est ordinairement précédée de symptômes d'excitation, comme il est fréquent aussi de l'observer dans d'autres paralysies spinales. Les accidents d'irritation consistent en crampes cloniques ou toniques dans les muscles des membres, dans certains muscles des doigts (comme dans notre première observation) ; ou en contracture des muscles de la nuque et de la mâchoire (comme dans le second cas de Radcliffe). Plus tard on note un épuisement de la motilité, et des tremblements, comme signes précurseurs de la parésie ou de la paralysie.

Les *troubles de la sensibilité* appartiennent ordinairement au début

de l'affection; ce sont des brûlures, des picotements, des fourmillements, plus tard des sensations de froid, de l'engourdissement; si
l'irritation des fibres sensitives est plus intense, on a des névralgies
(comme dans notre première observation). Ensuite il survient ordinairement une *hyperesthésie* qui dure peu, et peut facilement passer
inaperçue, et qui fait bientôt place à l'anesthésie. Les différentes formes de la sensibilité peuvent être affectées à des degrés différents. Ce
n'est pas seulement la peau, comme l'ont montré les recherches de
Brown-Séquard sur les animaux, mais aussi le tissu conjonctif, les
tendons, les ligaments, les os, les muscles et les nerfs qui peuvent
avoir complétement perdu leur sensibilité aux excitations mécaniques,
thermiques et électriques, du côté opposé à la section de la moelle.
Cette abolition totale de la sensibilité pouvait se démontrer cliniquement, dans notre seconde observation, sur les parties mises à nu par
la brûlure que le malade s'était faite au moyen d'un fer rouge. Dans
d'autres cas (comme chez le malade de Bazire), la sensibilité aux différentes sortes d'excitants extérieurs n'est que diminuée, la perception de la température étant seule abolie; dans notre seconde observation, la sensibilité au contact était à peine altérée, tandis que la sensibilité à la douleur avait complétement disparu. Dans certains cas il
y a une *douleur en ceinture*.

Le sujet de notre première observation se plaignait fréquemment
d'une sensation pénible sous forme de brûlures lancinantes dans les
membres anesthésiés (sorte d'*anesthésie douloureuse*). L'excitabilité
réflexe aux chatouillements avait disparu dans les extrémités insensibles, de même que la sensibilité à la température; de l'eau très-chaude
produisait une sensation douloureuse, mais sans aucune notion de la
température. Le sens musculaire était conservé, les malades remuaient
librement les membres anesthésiés sans le secours de la vue; ils dis-
tinguaient parfaitement tous les changements de position, les différentes résistances qu'on leur opposait, les poids qu'on leur faisait supporter. La similitude des symptômes en question dans les cas observés
jusqu'à présent a conduit Brown-Séquard à admettre que les fibres qui
président au sens musculaire, ainsi que les nerfs vaso-moteurs, suivent le même trajet que les fibres motrices. L'atteinte inégale des différentes expressions de la sensibilité, reconnue par les explorations
cliniques, démontre, selon Brown-Séquard, qu'il existe dans la moelle
des nerfs spéciaux et bien déterminés pour la transmission des différentes formes de la sensibilité. On peut invoquer en outre, à l'appui
de cette hypothèse, que les différentes sensibilités reparaissent aussi
isolément.

Quand la lésion occupe les parties supérieures de la moelle, *la res-piration est embarrassée et accélérée*, comme chez les malades de W. Müller et de Cantani. Le fait de ce dernier auteur est encore remarquable par la *diffusion inflammatoire du processus*. Un refroidissement avait provoqué une paralysie de la jambe droite et une anesthésie de la jambe gauche; à la troisième semaine on vit s'y ajouter, avec un mouvement fébrile, une paralysie de la jambe gauche et une anesthésie de la jambe droite. Dans l'espace d'un mois, l'anesthésie, précédée d'abord par de l'hyperesthésie, s'élève jusqu'à la deuxième côte. Il y eut ensuite des convulsions des extrémités supérieures et des crampes douloureuses de la nuque, avec 60 respirations et 200 pulsations par minute. Les lésions de la méningo-myélite, s'étaient donc étendues à l'autre côté de la moelle, en remontant vers la région cervicale et les centres bulbaires.

En dehors des troubles de la sensibilité et de la motilité que nous venons de décrire, il n'est pas rare d'observer chez les malades en question une inertie et une paralysie des sphincters vésical et anal, une abolition des facultés sexuelles, des oscillations et du vertige dans la station verticale, les jambes étant rapprochées l'une de l'autre (symptôme de Brach).

L'exploration électrique des membres paralysés a donné des résultats différents, suivant le plus ou moins d'intensité de la lésion spinale. Dans nos deux observations on constatait une diminution de la contractilité électro-musculaire et de l'excitabilité galvanique des troncs nerveux; il en fut de même à une période plus avancée chez les malades de Bazire, Cantani et Riegel. Dans l'observation de Joffroy et Salmon, on trouvait au bout de six semaines la contractilité électromusculaire abolie, mais elle se rétablit ensuite sous l'influence de la faradisation. Chez le malade de Müller, les muscles de la jambe paralysée et de la moitié correspondante de l'abdomen ne réagissaient presque pas, malgré la vive douleur que le courant provoquait dans ces régions (probablement en raison de l'hyperesthésie cutanée).

En général l'*excitabilité réflexe* est *augmentée* au début, aussi bien à l'électricité qu'aux excitants mécaniques; chez le malade de Riegel, le contact des membres paralysés y provoquait de forts tremblements. Cette sensibilité réflexe se perd par la suite.

La relation intime entre l'étendue des parties anesthésiées et le mode de distribution des nerfs cutanés, tel que Voigt l'a démontré par de nombreuses et délicates préparations (de dedans en dehors et inversement (voy. *Denkschriften der kk. Acad. d. Wiss.*, XXII Bd., 1865), cette relation existait très-nettement dans nos deux observations analysées ci-dessus. Dans deux cas de paralysie, suite de carie vertébrale, qui ont été discutés précédemment, dans la sclérose chronique de la moelle, ainsi que dans les paralysies hystériques dont nous parlerons plus loin, j'ai trouvé des anesthésies d'une étendue considérable limitées par les lignes de Voigt, et le rapport entre ces deux faits me semble parfaitement démontré. Des recherches approfondies, dirigées dans ce sens, fourniraient de précieux éclaircissements sur la fréquence des altérations de certains cordons nerveux, sur leurs rapports anatomiques et pathologiques, et l'on pourrait de là tirer des conclusions sur le siége de la lésion et sur ses conséquences ; tandis que dans la plupart des cas d'anesthésie spinale, on se contente d'en indiquer les limites par à peu près, ce qui ne peut en rien faire progresser nos connaissances sur ce sujet.

La mosaïque que l'on trouve dans le système nerveux central doit nécessairement correspondre à des expansions nerveuses périphériques. Il nous faut d'abord connaître et comprendre la loi de ces expansions périphériques, avant d'entreprendre, avec quelque chance de succès, la tâche infiniment plus difficile de pénétrer dans la texture complexe du système nerveux central.

Je tiens encore de Voigt (communications verbales) un autre fait intéressant au même point de vue ; chez les oiseaux, les différents territoires occupés par les plumes (les germes disposés pour donner naissance aux grosses plumes), tels que les décrit Nietsch, dans sa *Pterylographie*, correspondent également aux lignes de démarcation des filets nerveux cutanés ; ces faits sont confirmés par les travaux réunis de His sur la même question. — Il nous reste enfin à signaler les *troubles vaso-moteurs et trophiques*. Dans les observations de Joffroy-Salmon et de Müller on trouvait un *rétrécissement des pupilles*, une hyperémie du fond de l'œil et une élévation de température du côté de la lésion ; sur le côté insensible il se forma au bout de quelques jours des *eschares*, qui dans le premier cas disparurent avec l'état congestif de l'œil. Chez le même malade, le genou du côté paralysé était *rouge*, *tuméfié*, douloureux dans les mouvements communiqués. Chez les malades de Müller et de Riegel, il y avait une atrophie musculaire considérable, une diminution de l'excitabilité électrique, et un abaisssement de température ; nous savons, d'après ce qui a été dit précédemment, que ces symptômes dénotent l'atteinte soit de la substance grise, soit principalement des cornes antérieures.

Le *pronostic* des hémiplégies spinales dépend de la nature de leurs causes. Il est défavorable dans les cas de tumeurs nées dans une moitié latérale·de la moelle et comprimant celle-ci, dans la sclérose, et dans les hémorrhagies abondantes du parenchyme de la moelle. Dans un cas observé par Brown-Séquard, la tumeur de la moelle paraissait de nature syphilitique. Dans les hémorrhagies unilatérales, surtout chez les individus d'une bonne santé antérieure, on peut espérer la résorption de l'épanchement et une amélioration, sinon la disparition complète des paralysies. Les hémiplégies spinales d'origine rhumatismale peuvent se terminer par une guérison complète, comme le montre notre première observation. Dans les deux cas de lésions traumatiques que nous avons rapportés, la motilité se rétablit en grande partie, tandis qu'aucune amélioration ne survint dans les troubles de la sensibilité. De même dans le fait du même genre appartenant à Riegel, la motilité était revenue au bout de dix semaines, mais la sensibilité aux excitants mécaniques et à la température restait abolie. La terminaison dépend naturellement du degré d'intensité de la maladie, de l'étendue et de la nature des accidents : une exsudation ou une extravasation modérée seront susceptibles d'une guérison presque complète, tandis que dans les hémorrhagies, les exsudations plus graves, et notamment dans les solutions de continuité, il y a des désordres profonds qui ne peuvent se réparer complétement.

Le *traitement* dans les lésions spinales qui nous occupent doit se proposer de favoriser la résorption, d'activer la circulation et l'innervation dans les parties atteintes de paralysie. Au début, l'iodure de potassium à doses modérées et les bains tièdes sont indiqués. Les bains de vapeur, les douches froides, les bains très-chauds ne font pas bien dans cette forme d'irritation spinale. Les médecins anglais prescrivent dans ces cas les eaux minérales sulfureuses ; d'après ce que j'ai observé dans des affections spinales très-voisines, elles se comporteraient ici comme les eaux minérales en général. Chez le malade de Riegel, les phénomènes incommodes résultant de l'augmentation des réflexes et de la sensibilité furent combattus avec succès par des injections sous-cutanées de teinture de Fowler (une partie de teinture pour deux parties d'eau, d'après Eulenburg).

Le *traitement électrique* consiste en courants galvaniques labiles (courants fournis par les électrodes mis en mouvement) que l'on dirige des racines nerveuses et des plexus vers les troncs nerveux des extrémités atteintes de paralysie. Les courants descendants doivent être préférés, mais il ne faut pas qu'ils produisent de fortes secousses. Dans les paralysies de la sensibilité, on se sert du pinceau faradique sur la peau sèche ; s'il y a de l'anesthésie profonde, on applique le courant secondaire sur la peau préalablement mouillée. L'application du pinceau électrique peut se faire au moyen du pôle négatif d'une chaîne galvanique, en donnant au courant labile une direction descendante ; le mieux alors est de placer l'anode sur les troncs nerveux qui se distribuent à la partie malade. Contre les paralysies persistantes de la motilité il peut être bon d'alterner le traitement des nerfs par les courants galvaniques, avec le traitement des muscles paralysés par les courants induits.

MALADIES DE LA PARTIE ANTÉRIEURE DE LA MOELLE (SCLÉROSES ANTÉRIEURES)

Ce qui arrive pour les cellules corticales de l'encéphale dans la paralysie générale progressive, se produit aussi pour la moelle sous l'influence de différents processus inflammatoires aigus ou chroniques ; il y a alors dégénération et atrophie pigmentaire des cellules nerveuses multipolaires des cornes antérieures, ainsi que des fibres qui relient ces cellules à la partie intra-médullaire des racines antérieures et aux cordons antéro-latéraux. Par l'étude approfondie des affections des racines nerveuses spinales antérieures, on a mieux apprécié l'influence de ces parties si délicates et si importantes sur les fonctions motrices et trophiques, et l'on a découvert toute une série de types morbides qui peuvent se combiner avec différentes paralysies bulbaires ou spinales.

Les données anatomiques ont d'autant plus d'importance pour la théorie et la connaissance clinique des affections qui nous occupent, que la nature, par les lésions isolées de certaines cellules nerveuses, de certains groupes de cellules ou de certains faisceaux de substance blanche, fournit elle-même une solution sûre et précise à tous les problèmes que pourrait se poser l'expérimentation ; la main la plus habile ne pourrait jamais obtenir un pareil résultat. La clinique et l'anatomie pathologique sont ici toute-puissantes et ont force de loi.

Dans ce qui va suivre, nous examinerons d'abord les formes morbides inflammatoires à marche rapide des cornes antérieures (*myelitis antica acuta*), comme on les rencontre dans la paralysie infantile spinale aiguë et dans celle des adultes ; viendront ensuite les *formes inflammatoires chroniques* des colonnes grises antérieures (*myelitis antica chronica*), formes qui constituent la lésion fondamentale de l'atrophie musculaire progressive et de ses différentes combinaisons.

CHAPITRE XXIV

A. PARALYSIE INFANTILE SPINALE.

Il a fallu longtemps pour que le jour se fît dans l'histoire confuse de la paralysie infantile spinale. Les anciennes observations sur lesquelles était fondée la symptomatologie clinique de cette affection, se bornaient à l'examen macroscopique des nerfs et des centres nerveux. L'aspect extérieur des organes disait peu de chose et ne laissait pas soupçonner la haute signification des lésions centrales. Des travaux plus récents ont éclairci l'état anatomique, ainsi que les réactions électriques des muscles et des nerfs aux différents degrés de la dégénération, et ont servi de base à un traitement électrique et orthopédique rationnel. Mais le mystère des lésions centrales n'a été véritablement dévoilé que par les recherches histologiques de notre époque; elles ont aussi agrandi le cercle étroit de nos conceptions pathologiques, en découvrant la même forme de paralysie chez les adultes.

Anatomie pathologique.

L'examen macroscopique de la moelle n'est mentionné que dans trois observations de la littérature ancienne (voy. Heine, *Spinale Kinderlähmung*, 2 Aufl., 1860). Hutin trouva une *atrophie de la moelle*, depuis la huitième paire dorsale jusqu'en bas; J. Guérin, chez une malade de Longet (petite fille de huit ans atteinte de pied bot varus du côté droit, avec paralysie des extenseurs des orteils et des péroniers), trouva *une atrophie et une coloration brunâtre des racines antérieures* pour les nerfs lombaires et sacrés du côté droit, et une pâleur notable des muscles paralysés; enfin Berend nota une *exsudation pseudo-membraneuse sur l'arachnoïde* dans toute sa hauteur, jusqu'à la queue de cheval.

Ce dernier fait n'est autre chose qu'une méningite spinale, et doit être rapproché d'une observation plus récente de Frerichs; il s'agit d'un enfant qui fut pris, à la suite d'un refroidissement, d'une paraplégie causée par une inflammation exsudative diffuse des méninges spinales. Mais les faits de ce genre ne peuvent pas être rangés dans la paralysie infantile spinale; ils appartiennent à la myélite interstitielle, qui a une marche tantôt chronique, tantôt aiguë, comme dans une observation que j'ai publiée (1re édit., p. 214). Elle est relative à un enfant de 2 ans, que sa mère avait laissé au grand air, exposé au froid, et qui mourut au bout de six semaines avec une paraplégie motrice et sensitive, et des eschares de décubitus. On trouva à l'autopsie *un ramollissement gris rougeâtre de la moelle depuis la région cervicale inférieure jusqu'en bas* (abondance de cellules granuleuses et de corpuscules amyloïdes, sans aucun vestige de tubes nerveux).

La nature de la paralysie infantile spinale n'a été mise en évidence qu'à une époque peu éloignée de nous, grâce à l'attention qu'on a donnée aux *lésions des colonnes grises antérieures de la moelle*. Cornil a fait connaître (*Compte rendu de la Soc. de Biologie*, 1864) l'histoire d'une femme de 49 ans, qui avait plusieurs muscles des jambes paralysés depuis l'âge de deux ans; on trouva chez elle une *atrophie des cordons antéro-latéraux, et des corpuscules amyloïdes abondants dans les cornes antérieures*. Mais Cornil n'avait pas su attribuer à ces altérations leur véritable sens. Prévost et Vulpian (*Gaz. méd. de Paris*, 1866) furent les premiers à remarquer l'*atrophie et la sclérose partielle de la corne antérieure gauche et l'atrophie des racines antérieures*, avec dégénérescence graisseuse des muscles et de leurs nerfs, chez une femme de 78 ans qui avait depuis son enfance une déformation du pied gauche; on trouva aussi chez elle les traces d'une méningite cérébro-spinale récente (sans symptômes notables pendant la vie). Vinrent ensuite Charcot et Joffroy (*Arch. de physiol.*, 1870), et bientôt Parrot et Joffroy (*mêmes archives*), Roger et Damaschino (*Gaz. méd. de Paris*, 1871, 4 observ.), qui constatèrent dans la paralysie infantile spinale une *atrophie* et une *déformation des cornes antérieures*, un accroissement du réseau du tissu conjonctif, une dégénérescence graisseuse des vaisseaux, une atrophie des cellules et des fibres nerveuses, avec une *sclérose partielle des cordons antéro-latéraux et des racines antérieures*.

D'autres observations du même genre ont été publiées récemment : Recklinghausen (*Jahrb. d. Kinderheilk.*, 1871) a donné un cas d'*atrophie des cellules des cornes antérieures, des cordons antérieurs et de la partie antérieure des cordons latéraux*; M. Roth (*Virch. Arch.*, 58 Bd., 1873) a relaté un fait de *destruction de la corne antérieure droite*, visible à un faible grossissement, avec atrophie des cellules et des fibres nerveuses, ainsi que des racines antérieures; il y avait en outre une *myélite partielle de la corne postérieure et du cordon antéro-latéral*. J'ai eu enfin l'occasion de pratiquer des coupes

de la moelle, après durcissement par l'acide chronique, dans un cas
de paralysie infantile spinale (voy. *Med. chir. Rundschau, Februarheft,*
1872). Voici ce qu'on constatait sur ces préparations : atrophie et
déformation de la corne antérieure atteinte, raréfaction des cellules
nerveuses sur certains points, sur d'autres transformation amyloïde des cellules, gonflement sclérotique avec rétraction ultime,
absence fréquente du noyau, çà et là disparition complète des cellules
et à leur place un tissu conjonctif finement ondulé. Les vaisseaux
étaient considérablement élargis, épaissis, la substance grise fortement vascularisée; à la lésion de la corne antérieure correspondait
une atrophie et une sclérose du cordon antéro-latéral. Leyden a récemment démontré (*Arch. f. Psych.*, VI, 1876) que la paralysie infantile spinale peut être produite par différents processus morbides
(sclérose, cicatrisation, myélite) qui n'ont de commun entre eux que
leur caractère aigu et leur siége dans la substance grise antérieure.
D'après Volkmann, les *muscles paralysés*, même après plusieurs
années de maladie, ne présentent qu'une simple *atrophie des faisceaux*, qui ont l'aspect d'une poussière fine, avec *augmentation des
noyaux* et du tissu graisseux interstitiel. D'après Hayem, il se produit et dans le périmysium et dans le sarcolème une prolifération
des noyaux, dont l'accumulation rend les fibres musculaires friables,
sans en modifier sensiblement les stries.

Étiologie.

La paralysie infantile spinale survient dans les trois premières années de la vie, ordinairement entre le sixième et le quatorzième mois.
Les enfants paraissent bien portants jusque-là, ils ont cependant une
constitution délicate, un teint pâle, et une nature très-irritable. Il
n'est pas rare de constater des troubles nerveux chez les parents,
surtout chez la mère; j'ai vu plusieurs cas où la mère avait eu des
crampes abdominales, et où d'autres enfants étaient morts d'éclampsie ou d'hydrocéphale. L'action du froid est très-problématique,
les influences extérieures (la compression d'après Kennedy) ne paraissent pas non plus jouer un rôle étiologique dans la maladie qui
nous occupe. D'après Holmes Coote, sur 1000 enfants malades admis
au *Royal orthopaedic Hospital*, il y a 80 cas de paralysie infantile
spinale, soit 8 pour 100; sur 192 cas de paralysie chez des enfants,
Heine le jeune en a observé 158 d'origine spinale, dont 84 étaient des
paralysies partielles; il ne semble pas y avoir de différence appréciable au point de vue du sexe.

Charcot et Joffroy admettent comme point de départ de l'affection *l'atrophie primitive des cellules nerveuses des cornes antérieures;* cette lésion, avec l'atrophie consécutive des racines antérieures, est quelquefois la seule altération de texture que l'on découvre au microscope sur les coupes transversales de la moelle. Les cornes postérieures et les cordons blancs de la moelle ne sont pris que secondairement, et à un moindre degré, par le développement ultérieur du processus morbide. Les autres observateurs français sont arrivés aux mêmes conclusions.

Contrairement à cette manière de voir, qu'il me soit permis de formuler pour cette maladie une autre théorie pathogénique, qui me semble rendre compte des faits plus simplement et plus naturellement. Si l'on examine des coupes transversales de différentes régions de la moelle, on distingue parfaitement, dans les cornes antérieures les plus altérées, une très-forte vascularisation, avec dilatation et épaississement des vaisseaux; le réseau capillaire est aussi beaucoup plus développé qu'on ne le voit habituellement dans la substance grise.

Ces altérations significatives, et la production abondante de petits noyaux autour des vaisseaux, démontrent que ceux-ci prennent une part active au processus morbide; de là, on est autorisé à admettre que la maladie débute par une hyperémie médullaire et une exsudation vasculaire; celles-ci gagnant en intensité et en étendue compromettent la nutrition des cellules nerveuses de la substance grise, et deviennent la cause de proliférations et de déformations secondaires. Cette irritation inflammatoire issue du système vasculaire de la moelle devrait se manifester par des symptômes généraux d'exsudation et par un mouvement fébrile, et tels sont aussi les premiers signes par lesquels s'annonce ordinairement la paralysie infantile.

Que cette irritation vasculaire soit au début d'une intensité et d'une étendue modérées, la guérison reste possible, tant que la structure délicate des cellules nerveuses n'est pas compromise; c'est probablement à cette catégorie qu'appartient au moins une partie des paralysies temporaires décrites par Kennedy. Les médecins d'enfants ont fait souvent une remarque qui tend aussi à démontrer la guérison partielle de ces irritations vasculaires; c'est qu'après la période aiguë de la maladie, la paralysie qui avait souvent envahi le tronc et les membres, abandonne les parties supérieures du corps pour se localiser à une ou aux deux extrémités inférieures.

Mais si l'irritation vasculaire affecte à l'origine une plus grande intensité, les cellules nerveuses, d'une structure si délicate chez l'enfant, se laissent rapidement entamer ; le processus morbide s'installe et aboutit à des proliférations, des déformations secondaires dans les cellules nerveuses, dans les racines et les cordons blancs correspondants. Il faut se représenter que ces troubles vasculaires devront impressionner surtout la substance grise, car les injections démontrent qu'à l'état normal elle est plus riche en vaisseaux capillaires que la substance blanche. Comme d'ailleurs les petits vaisseaux nourriciers ne sont pas toujours situés dans le même plan que les cellules nerveuses atteintes, il pourra arriver quelquefois qu'on trouve sur les préparations des altérations vasculaires manifestes sans lésion concomitante des cellules, ou inversement, on verra des cellules nerveuses tout à fait malades à côté de vaisseaux d'apparence normale. Ces données permettent aussi de supposer, que dans certains cas de paralysie infantile spinale les lésions de la substance blanche peuvent rétrocéder, tandis que la substance grise des colonnes antérieures, en raison de sa plus grande délicatesse et de sa plus forte vascularisation, subira de profondes altérations.

Symptomatologie.

La paralysie infantile avait déjà été signalée au siècle dernier par Underwood (dans son *Treatise of the diseases of children*. London, 1784); c'est elle que Rilliet considérait à tort comme une paralysie essentielle, et que Duchenne a décrite sous le nom de paralysie atrophique graisseuse de l'enfance. En général, elle débute brusquement. Après un ou plusieurs accès de fièvre, accompagnés de symptômes généraux d'excitation (insomnie, convulsions, délire, cris), mais ordinairement sans troubles de la connaissance, les parents ou l'entourage s'aperçoivent à leur grande surprise, au moment de lever l'enfant, qu'il a été frappé de paralysie pendant la nuit. La période aiguë dure peu (aussi passe-t-elle souvent inaperçue) ; après elle, la paralysie devient évidente et s'étend fréquemment au tronc et aux membres ; mais bientôt elle quitte les parties supérieures du corps, pour se fixer sur un ou sur deux membres, ou seulement sur certains groupes musculaires. Le plus souvent cette paralysie circonscrite occupe l'une des extrémités supérieures ou inférieures ; au membre supérieur les muscles atteints de préférence sont les extenseurs du bras ou de l'avant-bras et des doigts ; au membre inférieur ce sont l'extenseur de la cuisse, le psoas-iliaque, beaucoup plus souvent les muscles innervés par le péronier, ou bien le triceps sural.

La paralysie infantile spinale peut revêtir la forme d'une paraplégie, très-rarement d'une hémiplégie (celle-ci serait presque toujours d'origine cérébrale); elle peut affecter aussi le pied et la main des deux côtés opposés, ou les muscles du tronc, avec incurvation latérale secondaire de la colonne vertébrale; on voit très-rarement, comme dans l'observation suivante, une paralysie des deux membres supérieurs.

Un garçon de 4 ans, né en Hongrie, aurait eu deux ans auparavant, après une courte fièvre, une paralysie diffuse de tous les membres, qui se seraient rétablis à l'exception des deux bras; en l'examinant je trouve le membre supérieur droit fortement émacié, la peau épaissie et flasque, la musculature partout amincie; l'épaule atrophiée, anguleuse, est très-difficilement portée en avant, l'extension du bras et des doigts est impossible, la flexion s'accomplit avec peine, la main est amaigrie et fixée dans l'adduction. Le deltoïde est faiblement excitable au courant faradique, et seulement dans ses faisceaux internes; de même le sous-scapulaire et le grand pectoral, les extenseurs du bras et des doigts réagissent à peine, le biceps très-faiblement, ainsi que quelques faisceaux musculaires de l'éminence thénar qui est atrophiée. L'excitabilité galvanique du plexus brachial, des nerfs de l'épaule et du bras est assez bien conservée, les extenseurs paralysés répondent à de forts courants par des contractions lentes.

Le membre supérieur gauche est mieux nourri; il peut se mouvoir seulement en avant et en dehors, et avec quelques efforts; l'extension du bras se fait lentement, la flexion rapidement, les doigts se meuvent librement. La contractilité électro-musculaire est partout conservée, mais sensiblement affaiblie. Je conseillai la faradisation des muscles et la galvanisation des nerfs longtemps continuées. Quand on me ramena l'enfant au bout de 8 mois environ, l'épaule et la main droite avaient beaucoup gagné au point de vue de la nutrition et des mouvements, le côté gauche était à peu près complétement guéri.

Dans certains cas la motilité se rétablit spontanément dans les huit ou quatorze premiers jours, les muscles atteints restent peu ou point altérés dans leur contractilité électrique; d'autres fois cette guérison n'arrive qu'après des semaines ou des mois. Quand la paralysie demeure stationnaire, les mouvements actifs et la nutrition musculaire baissent de plus en plus, le membre se flétrit, se refroidit (après plusieurs années de maladie, l'abaissement de température peut être de 5 à 6° C.); le pied surtout devient livide. Les troubles de la nutrition musculaire ne suivent pas la même marche que la paralysie, ils en sont au contraire tout à fait indépendants; les os des membres atrophiés s'arrêtent aussi dans leur croissance (épiphyses et diaphyses), le raccourcissement peut atteindre 2 ou 3 centimètres. Les os, d'après Murray, sont amincis, leurs nerfs et leurs vaisseaux paraissent fortement atrophiés. La *sensibilité* est quelquefois augmentée au début; on la retrouve ensuite normale, ainsi que l'excitabilité réflexe. L'antagonisme des muscles ayant disparu, sous l'influence de la pesanteur de la partie malade, ou des fardeaux dans les travaux pénibles (Hueter), on voit survenir un pied bot, un *genu valgum*, une scoliose ou une lordose paralytique, de l'obliquité des épaules, etc. Les épiphyses s'atrophient, il se produit même des subluxations permettant des mouvements passifs contre nature (Laborde). Ce sont les paralysies des muscles de la jambe et du pied qui favorisent surtout l'apparition de difformités secondaires; tandis que la paralysie de l'extenseur de la cuisse (j'ai rapporté un cas où elle dura douze ans, avec perte de la contractilité électro-musculaire) entrave peu la marche quand les muscles de la jambe sont intacts. Dans ces cas, il y a d'une part les muscles fessiers qui exécutent alternativement l'extension et la rotation en dehors, puis en dedans; d'autre part, les cuisses et les condyles du tibia pressés l'un contre l'autre par le poids du corps, ainsi que les ligaments articulaires, fournissent un point d'appui solide au genou pendant l'extension. C'est seulement dans les longues marches que se fait sentir le besoin d'un appareil orthopédique.

L'excitabilité faradique des muscles peut s'affaiblir ou même disparaître dès les premières semaines, sans qué cette circonstance fasse obstacle au retour de la motilité. Comme Salomon l'a montré le premier (*Jahrb. d. Kinderheilk.* I, 1868), et comme le prouvent aussi les observations d'Eulenburg et le cas rapporté plus haut, la contractilité farado-musculaire peut être abolie dans les muscles paralysés, tandis que la réaction galvano-musculaire se conserve encore pendant longtemps.

Ces résultats ne sauraient être mis en doute, mais l'interprétation que différents auteurs en ont donnée n'est pas exacte. Quelques-uns entre autres ont prétendu que si l'on constate souvent dans les paralysies périphériques une abolition de la contractilité farado-musculaire avec conservation de la contractilité galvano-musculaire, le même fait se verrait aussi dans les paralysies de cause centrale. Cette proposition a besoin d'être complétée et rectifiée. Les observations cliniques, et les expériences d'Erb et de Ziemssen ont montré que dans les paralysies périphériques l'excitabilité faradique des muscles est très-affaiblie ou abolie, mais que, par contre, la contractilité galvanique est au début et pendant longtemps très-augmentée (même des courants faibles font voir cette augmentation par rapport au côté sain). Au contraire, dans les paralysies centrales, où l'excitabilité électro-musculaire et galvano-musculaire disparaît quelquefois très-vite, il peut arriver souvent que la contractilité galvanique survive pour un temps à la contractilité faradique déjà éteinte. En pareil cas, il n'y a donc plus de réaction faradique, mais avec un fort courant où découvre encore des traces de la réaction galvanique; c'est ce qui a lieu dans la paralysie infantile spinale et l'atrophie musculaire progressive. Si l'on explore attentivement les différents territoires musculaires, on voit que les muscles sains réagissent bien aux deux courants, que dans les muscles déjà malades la réaction aux deux courants est affaiblie, que dans les muscles plus fortement pris la contractilité faradique a disparu, la contractilité galvanique se manifeste encore (avec un fort courant), mais affaiblie; dans les muscles complétement atrophiés et paralysés, on ne trouve plus aucune réaction.

Diagnostic et Pronostic.

Que la paralysie infantile spinale, annoncée par des symptômes d'excitation ou par de la fièvre, frappe pendant la nuit une ou deux extrémités, on reconnaîtra aussi facilement la maladie que dans les formes anciennes, où la diminution de l'excitabilité électrique, l'atrophie des muscles et des os, fournissent des signes tout à fait caractéristiques. Il y a cependant des cas où la confusion avec d'autres états analogues serait possible, si l'on négligeait certains signes caractéristiques.

Les *paralysies consécutives aux affections cérébrales aiguës chez les enfants* (apoplexie, encéphalite éclampsie) revêtent la forme d'une hémiplégie ou d'une paraplégie, dans lesquelles l'un des membres supérieurs ou inférieurs peut être plus fortement pris. Les enfants se plaignaient ordinairement depuis quelques jours déjà de violents maux de tête, de lourdeur et de faiblesse dans les jambes, puis la paralysie éclate subitement au milieu de convulsions générales ou partielles, et avec perte de connaissance. Il est rare que les paralysies de cette espèce disparaissent; dans la plupart des cas elles cèdent seulement en partie. Les circonstances suivantes seront prises en considération pour le diagnostic d'une affection cérébrale aiguë : perte de la connaissance et de la parole; souvent paralysie simultanée d'une des moitiés de la face; strabisme fréquent; dilatation des pupilles; contractilité électrique normale, même au bout de plusieurs années; absence de troubles du côté de la température et de la nutrition musculaire (fibres intactes, même dans les muscles fortement décolorés et atrophiés, Cruveilhier). ...

Les paralysies des membres qui surviennent chez les enfants dans les *affections cérébrales chroniques* (tumeurs, hydrocéphale chronique) pourraient également prêter à la confusion avec la véritable paralysie infantile spinale. Mais ces formes de paralysie se développent, en général, lentement et sans fièvre; il n'est pas rare qu'elles s'accompagnent de contractures qui persistent pendant longtemps aux mêmes points, ou reparaissent à certains intervalles; on conclura à une affection cérébrale chronique, en se basant sur les signes suivants : apparition de symptômes cérébraux d'irritation (vomissements, convulsions, etc.), de troubles de l'intelligence et des sens; amaigrissement plus uniforme des muscles; excitabilité électrique à peine altérée; paralysie de forme hémiplégique, à développement ordinairement graduel.

L'atrophie musculaire progressive présente une grande analogie avec la paralysie infantile spinale. Mais celle-ci apparaît tout d'un coup et rétrocède en partie, tandis que l'autre s'étend plus ou moins rapidement, mais d'une façon continue. L'atrophie musculaire progressive est excessivement rare chez les enfants; pourtant Duchenne l'a vue chez deux enfants de la même famille âgés de 10 et 12 ans, et je l'ai observée chez un garçon de 9 ans (atrophie des muscles de l'épaule et du bras gauches, avec perte des contractions volontaires et de l'excitabilité faradique). La maladie chez les enfants apparaît ordinairement vers l'âge de 5 à 7 ans et présente cette particularité de débuter par la face, s'attaquant à l'orbiculaire des lèvres et aux zygomatiques (Duchenne). On remarque alors comme premier symptôme une immobilité particulière des lèvres; elles sont écartées l'une de l'autre, la lèvre inférieure est pendante, le sillon naso-labial est effacé; le malade ne peut plus froncer les lèvres, et pendant le rire la face se laisse entraîner. Après une période stationnaire de plusieurs années, les membres supérieurs, le tronc, se prennent à leur tour, et enfin les membres inférieurs. La marche particulière, progressive de la dénutrition musculaire, la préservation de certains muscles tout à fait voisins des parties malades, l'atrophie de certaines portions isolées du même muscle, la diminution ou l'abolition de la contractilité électrique correspondant à la dégénération musculaire, sont autant de signes caractéristiques dont on tirera parti dans les cas douteux.

La paralysie dans la *pseudo-hypertrophie des muscles* se distingue de la paralysie infantile spinale par les caractères suivants : la maladie est apyrétique à toutes ses périodes; au début, la motilité est seulement affaiblie; la marche ou la station verticale sont chancelantes, la colonne vertébrale enfoncée, les jambes écartées; la paralysie ne s'étend que plus tard aux extrémités et au tronc; la contractilité électro-musculaire est plus longtemps conservée; dans un certain nombre de muscles, la paralysie est précédée d'une augmentation de volume. Enfin on peut reconnaître, même pendant la vie, qu'il s'agit d'une hyperplasie simple du tissu graisseux et conjonctif interstitiel.

Un retard dans le développement de la coordination peut retarder la marche chez les enfants; on observe chez eux une grande faiblesse des muscles et des os et un relâchement très-notable des articulations. Ces enfants, âgés de 2 à 4 ans, peuvent remuer leurs jambes quand ils sont assis ou couchés, ils peuvent même les porter jusqu'à leur bouche à l'aide de leurs mains, mais ils ne peuvent ni se tenir debout ni marcher. Leur intelligence ne présente aucun trouble appréciable, la contractilité électro-musculaire est intacte, il n'y a ni fièvre ni convulsions; on voit en quoi ces symptômes diffèrent de ceux de la paralysie infantile spinale. La parésie de la coordination diminue à mesure que les enfants se fortifient sous l'influence des viandes légères, de la bière ou du vin, et d'un séjour à la campagne. J'ai vu un cas de ce genre se terminer par la guérison complète.

Dans le *rachitisme*, on note quelquefois un état de faiblesse et une véritable paralysie des membres inférieurs (les enfants ne peuvent ni marcher, ni même se tenir debout sans s'appuyer, ils ont les jambes tordues); mais le plus souvent on peut reconnaître chez eux d'autres signes de rachitisme, la contractilité électro-musculaire est partout normale, il n'y a ni fièvre ni symptômes d'irritation (un régime tonique, le séjour à la campagne et l'électrisation des muscles rétablissent la motilité). Une exploration attentive du malade empêchera de confondre ces cas avec la paralysie infantile spinale.

La *paralysie temporaire des enfants* décrite par Kennedy (à la suite d'un refroidissement, d'une compression des extrémités) offre tous les caractères d'une paralysie périphérique myopathique. On n'y trouve aucun changement dans la réaction des muscles à l'électricité, la nutrition des tissus n'est pas sensiblement altérée, l'affection s'éteint au bout d'une semaine ou deux. En répétant à plusieurs reprises l'exploration électrique et en prolongeant pendant quelque temps l'observation du malade, on reconnaîtra la véritable nature de la maladie.

D'après ce qui précède, le *pronostic* de la paralysie infantile spinale dépend de l'intensité et de l'étendue des altérations cellulaires dans les cornes antérieures. Si la paralysie des extrémités se limite promptement et disparaît en partie, on peut en conclure que les lésions centrales suivent une marche favorable. Les renseignements qu'on obtient, par la faradisation, sur l'existence ou l'absence de réaction électrique dans certains muscles, nous fournissent sans doute quelques présomptions sur l'état du tissu musculaire; mais rien ne confirme cette hypothèse de Duchenne, que la faradisation provoquerait le développement de nouveaux faisceaux musculaires autour des fibres restées intactes.

Duchenne avançait aussi que la gravité du pronostic serait en raison directe de la lésion nerveuse qui cause l'atrophie, et que nous ne pourrions juger de cette lésion *autrement que par l'exploration électrique*; on ne peut pas admettre sans réserves cette affirmation pour tous les cas, comme je l'ai montré par plusieurs exemples (dans mon *Traité d'électrothérapie*, 2ᵉ édit., p. 196-97).

Des observations rapportées dans le même ouvrage, il résulte que dans certains cas de paralysie infantile spinale remontant déjà à 6 ou 9 mois l'excitabilité électrique des muscles atteints fait encore défaut, tandis que les mouvements volontaires peuvent être revenus; ainsi, dans ce laps de temps, l'absence de la contractilité électro-musculaire, surtout chez les enfants robustes, ne doit rien faire préjuger du pronostic. On peut même dans ces cas, par un traitement électrique continué avec persévérance (le fait a été confirmé par plusieurs autres observateurs), agir très-favorablement sur la nutrition, la température et le développement des extrémités atrophiées. Quand l'excitabilité électrique et la motilité n'ont pas reparu au bout d'un an environ, il faut renoncer à tout espoir de guérison.

Traitement.

Le *traitement* de la paralysie infantile spinale doit être entrepris, autant que possible, à la fin de la deuxième ou de la troisième semaine de la maladie, surtout si l'on constate que la guérison spontanée ne fait pas de progrès sensibles. On obtiendra ainsi plus de résultats que si l'on se décide à un traitement énergique au bout de quelques mois seulement. Le meilleur traitement est l'*électricité*, sous forme de courants galvaniques dirigés de la colonne vertébrale vers les nerfs et les muscles; il faut ordinairement continuer ce traitement pendant plusieurs mois, et le combiner ensuite avec la faradisation locale. J'ai vu aussi de bons effets de l'*hydrothérapie* sur la nutrition et l'énergie des muscles (frictions humides, enveloppements locaux des extrémités, suivis de demi-bains à 24-20° C., avec irrigations légères sur la colonne vertébrale pendant le bain). Les enfants ne devront essayer de marcher qu'avec beaucoup de précautions. Un traitement orthopédique approprié pourra être utile pour confirmer et corriger les résultats des autres méthodes.

B. PARALYSIE SPINALE AIGUË DES ADULTES.

Dès l'année 1861, Duchenne, avec sa clairvoyance habituelle, s'était aperçu qu'on observe quelquefois chez les adultes une maladie très-semblable à la paralysie infantile spinale; il en avait placé le siége dans les colonnes grises antérieures de la moelle, et par suite l'avait appelée paralysie générale spinale antérieure.

Ce n'est qu'après les notions acquises sur la paralysie infantile spinale qu'on fut en état de bien apprécier la myélite antérieure aiguë des adultes. Le premier fait de ce genre a été publié par Hallopeau (*Arch. génér.*, 1869), mais sans examen histologique; c'était une femme de 20 ans qui fut prise, après ses couches, de paralysie et de douleurs de tous les membres. Elle guérit peu à peu, à l'exception de la jambe gauche, dont les muscles s'atrophièrent et perdirent leur contractilité électrique. Plus tard, le membre inférieur gauche s'améliora aussi, la marche redevint possible avec des béquilles, mais la réaction électrique resta abolie. Dix-huit mois après, la femme mourut de la fièvre typhoïde. A l'*autopsie*, on trouva une atrophie et une dégénérescence graisseuse, surtout des muscles postérieurs de la jambe gauche, et de certains filets nerveux musculaires; dans les racines antérieures, il y avait aussi quelques fibres grises et dégénérées. Dans le tiers inférieur de la moelle dorsale, *les deux cornes antérieures étaient d'une couleur gris-foncé très-évidente*, qui tranchait vivement sur la teinte de la substance grise transformée en pus; au milieu du renflement lombaire, *les cornes antérieures étaient ramollies et presque liquides*. Il s'agissait donc dans ce cas d'une myélite centrale étendue aux cornes antérieures et qui avait présenté, en raison de la guérison partielle des paralysies, les mêmes symptômes que la paralysie infantile spinale.

Gombault a publié quelques années après une observation bien plus complète et plus explicite (*Arch. de physiol.*, janvier 1873). Une femme est atteinte, dans l'espace d'une demi-heure, d'une paralysie des quatre membres; il y a ensuite une atrophie des muscles avec perte de l'excitabilité électrique; plus tard, la guérison se fait lentement en plusieurs mois. L'atrophie et la paralysie étaient surtout marquées aux extenseurs de l'avant-bras, ainsi qu'aux interosseux et aux muscles de l'éminence thénar, avec la main légèrement en griffe. La malade succomba au bout d'un an et demi à une carcinose intercurrente; on trouva à l'autopsie une *atrophie pigmentaire des grandes cellules ganglionnaires des cornes antérieures*, surtout au niveau des renflements cervical et lombaire. Les racines antérieures et les troncs nerveux atteints avaient subi en partie là transformation conjonctive; dans les muscles, on constata les dégénérescences que nous connaissons déjà.

Dans une observation toute récente de Cornil et Lépine (*Gaz. méd. de Paris*, II, 1875), il s'agit d'un homme de 27 ans, qui eut à là suite d'un refroidissement une paralysie des jambes; deux ans après la paralysie gagnait les bras, avec atrophie musculaire, diminution ou perte de l'excitabilité électrique, conservation de la sensibilité. Le malade mourut d'asphyxie, et à l'examen microscopique de la moelle on trouva une atrophie très-marquée et par places une disparition des cellules des cornes antérieures, la substance grise sclérosée, les parois vasculaires épaissies, une sclérose généralisée des cordons latéraux s'étendant de haut en bas, une atrophie des racines antérieures, et une dégénérescence granuleuse des muscles, les stries transversales encore reconnaissables.

Bernhardt a publié récemment (*Arch. f. Psychiatr.*, IV Bd., 1873) trois observations de la même maladie, chez des hommes adultes. J'ai vu moi-même un malade être pris, après un fort refroidissement, d'une paralysie de tous les membres, qui devint complète en peu de temps. Pendant toute la maladie, qui dura plusieurs mois, il n'y eut ni fièvre, ni symptômes cérébraux, ni crampes, ni troubles de la sensibilité; les sphincters fonctionnaient régulièrement, mais on trouvait aux mains une atrophie musculaire manifeste, la contractilité musculaire avait disparu au bout de quelques jours, et ne se rétablit que beaucoup plus tard et graduellement; l'excitabilité galvanique avait moins souffert, au début même elle était augmentée. Les mouvements volontaires revinrent par la suite, mais sans marcher de pair avec la disparition des symptômes électriques. Le malade ne put marcher qu'au bout d'un an, mais il conserva encore une faiblesse et une difficulté très-grandes dans les exercices les plus simples. Cuming, Frey, Erb et d'autres ont publié aussi des observations de *poliomyelitis anterior acuta* (Küssmaul) où *tephromyélite* de Charcot.

J'ai vu un cas où la *polyomyelitis anterior* a présenté les caractères d'une *paraplégie cervicale*, et s'est terminée par la guérison. Un négociant de 50 ans est pris, après un fort refroidissement, de fièvre et de diarrhée; celles-ci guéries, il survient de la faiblesse dans les jambes, et quatre semaines plus tard une paralysie des deux bras. Au bout de six mois, je trouve une parésie modérée des jambes, dont la réaction galvanique a seulement diminué d'intensité; les deux bras et avant-bras sont très-atrophiés et paralysés, ainsi que les deux mains qui sont pendantes, fléchies et dans l'adduction, avec une atrophie très-notable du premier espace interosseux et de l'éminence thénar. Quand on excite les nerfs radiaux,

les longs supinateurs et les radiaux externes se contractent seuls : la contractilité faradique a disparu des deux côtés dans les extenseurs des doigts (même à la
main gauche, où l'extension active du carpe est encore possible) ; la réaction galvanique existe encore, elle est lente, et les secousses de fermeture prévalent à l'anode.
Les muscles du premier espace interosseux et de l'éminence thénar ne sont pas
excitables. La sensibilité est intacte, les sphincters fonctionnent normalement. Sous
l'influence d'un traitement hydriatique et galvanique, les membres inférieurs guérirent complétement au bout de quelques mois, tandis qu'aux membres supérieurs
la nutrition et la motilité mirent deux ans à se rétablir suffisamment pour permettre au malade d'écrire. Cependant l'excitabilité faradique et galvanique n'é-
taient qu'incomplétement revenues.

Tous les cas que nous venons de rapporter se font remarquer par
leur invasion aiguë, la conservation de la sensibilité, l'absence de
troubles trophiques de la peau (*decubitus*), l'atrophie musculaire
avec perte de la contractilité électrique, le retour de la motilité avant
la disparition des symptômes électriques; tous ces cas sont comparables entre eux, et en même temps ils s'accordent dans leurs traits
principaux avec les caractères de la paralysie infantile spinale. Les
recherches histologiques confirment aussi la parenté de ces deux
affections; elles se distinguent seulement par certaines particularités dépendant de la différence des âges (atrophie plus rapide et
plus complète des cellules nerveuses chez les enfants). La forme
qu'on a décrite récemment sous le nom de *paralysie spinale antérieure subaiguë* (mêmes symptômes, mais marche plus lente et sans
fièvre) doit être considérée comme une variété de la paralysie spinale
des adultes, dont nous venons de nous occuper.

CHAPITRE XXV

ATROPHIE MUSCULAIRE PROGRESSIVE

Les traits caractéristiques de cette affection n'avaient pas échappé
au fondateur de la pathologie nerveuse, à Charles Bell. Après lui,
Darwall, Abercrombie, Graves, Dubois, Romberg, en ont publié des
observations. A cette époque, on croyait à une affection locale des
muscles. Aran le premier (*Arch. génér.*, sept. 1850) a fait ressortir
l'aspect tout à fait caractéristique de ces paralysies musculaires, et
en a donné comme principaux signes : la déchéance de la nutrition
et en même temps des fonctions des muscles, et l'extension de ces
phénomènes à des départements musculaires plus ou moins considé-

rables. C'est Duchenne, par ses recherches sur la faradisation, qui a eu le mérite d'approfondir le diagnostic et le pronostic de l'atrophie musculaire suivant ses formes et ses degrés, et de mieux éclaircir la raison physiologique de ses symptômes. Mais la lumière ne s'est complétement faite, sur le siége et la nature de l'atrophie musculaire et des affections voisines, que grâce aux derniers progrès de l'histologie et à la découverte des dégénérations des colonnes grises antérieures.

ANATOMIE PATHOLOGIQUE ET RECHERCHES EXPÉRIMENTALES.

Les indications fournies par les autopsies anciennes sont les suivantes : le premier fait est celui de Cruveilhier, qui trouva dans un cas (*Arch. génér.*, 1853) une *atrophie* très-prononcée *des racines nerveuses antérieures* ; peu de temps après, Valentiner (*Prag. Vierteljschr.*, 1855) notait, outre une atrophie des racines antérieures, un *ramollissement central* des portions cervicale inférieure et dorsale supérieure de la moelle, avec *accumulation de cellules granuleuses dans les substances blanche et grise* ; Leubuscher vit, dans un cas (*Deutsche Klinik*, 1857), les cordons antérieurs et latéraux transformés en une masse amorphe, pâteuse, d'un gris blanchâtre, avec ramollissement aigu des cordons antéro-latéraux dans la moelle allongée. Des résultats analogues ont été publiés par Read, Thouvenet, plus tard par Menjaud, Bamberger, Grimm et Joffroy. J'ai rapporté (*B. Medic. Centralzeit.*, 1871) une observation ancienne (remontant à l'année 1865), dans laquelle il y avait une *atrophie avec coloration blanc-grisâtre du plexus brachial gauche, remontant jusqu'aux racines antérieures des nerfs thoraciques* (au microscope, dégénérescence amyloïde d'une partie des tubes nerveux).

Dans les observations suivantes, la *dégénération* portait principalement sur les *colonnes grises de la moelle :* Luys (*Gaz. méd.*, 1860, cellules granulo-graisseuses dans les cornes antérieures); Lockhart-Clarke (plusieurs cas, voy. Beales, *Arch. of med.*, 1861, et *Med. chir. Transact.*, 1861, 1863, 1868, 1873) ; Bergmann (*Petersb. Zschr.*, VII, Bd. 1865, petits foyers de ramollissement dans la substance grise); Hayem (*Arch. de phys.*, t. II, 1869); Charcot et Joffroy (*eod. loc.*, 1869), *atrophie pigmentaire chronique des cellules nerveuses des cornes antérieures* (voy., pour plus de détails, *Paralysie des noyaux bulbaires*, p. 260) avec *atrophie des cordons latéraux.*

L'atrophie des cornes antérieures, ou même des cornes postérieures, était accompagnée d'une *dilatation du canal central* (cavité centrale remplie de sérosité, hydromyélite) dans les observations de Gull

(*Guy's Hosp. Rep.*, 1862), Schüppel (*Arch. d. Heilk.* 1865), et Grimm (*Virch. Arch.*, 1869). L'hydromyélite paraît constituée par une dis-tension hydropique du canal central, avec rétraction partielle de la substance ambiante; pour d'autres, cette dilatation du canal serait consécutive à une ancienne myélite centrale.

Les exemples d'atrophie limitée aux racines antérieures ou posté-rieures, ou aux cordons postérieurs. (Virchow et Friedreich), se rap-portent à des observations faites il y a vingt ans, et ont perdu toute valeur aujourd'hui, aussi bien que les résultats négatifs rapportés à la même époque par Oppenheimer, Hasse, Friedberg, Meryon, etc.; ces faits ont été controuvés par les documents positifs qui s'accumu-lent de plus en plus nombreux, grâce aux méthodes d'investigation plus complètes de l'histologie moderne.

Quelques auteurs s'étaient rattachés volontiers, pour expliquer les troubles trophiques, à une sclérose de la portion cervicale *du grand sympathique* (Schneevogt, Jaccoud, Duménil); cette interprétation a également perdu de son importance. D'abord, dans les cas sur lesquels on s'appuyait, il y avait trois fois une atrophie des racines antérieures et une fois un ramollissement de la moelle; d'ailleurs, les analyses microscopiques plus récentes et plus complètes de Frommann, Hayem, Charcot et Joffroy, et les anciennes recherches de Friedreich ont dé-montré l'intégrité complète du grand sympathique et de ses ganglions dans l'atrophie musculaire progressive.

Les altérations de texture que présentent les muscles sur le cadavre sont conformes aux accidents morbides observés pendant la vie. Cer-tains muscles conservent leur coloration rouge normale; d'autres, au contraire, sont pâles ou même d'un gris jaunâtre. Des muscles tout à fait voisins offrent souvent des degrés très-différents de dé-générescence; dans le même muscle, on trouve des faisceaux intacts à côté d'autres atteints de dégénérescence graisseuse. Les muscles sains, en apparence, ont leur consistance normale et ne laissent voir au microscope aucune altération de texture; les muscles légèrement pris, ou déjà tout à fait malades, ont plus ou moins perdu leurs stries transversales ou longitudinales; ils contiennent, dans l'intérieur ou dans l'intervalle de leurs fibres, des cellules ou des gouttelettes grais-seuses de nombre et dimensions variables; les muscles le plus grave-ment atteints sont ramollis, gélatineux, transformés en une matière graisseuse amorphe, transparente. D'après Virchow, la dégénéres-cence graisseuse siége soit dans les fibres primitives (forme paren-chymateuse), soit dans le tissu interfibrillaire (forme interstitielle); les deux formes peuvent exister simultanément.

La dégénération progressive des cellules des cornes antérieures, qui constitue la lésion fondamentale de l'atrophie musculaire progressive, peut être *primitive*, complétement indépendante de toute autre lésion spinale ; par contre, dans beaucoup de cas elle est *secondaire* ; ce sont alors des lésions développées d'abord dans les cordons de la moelle qui s'étendent ensuite à la partie antérieure des colonnes grises.

Parmi les processus morbides dont on a reconnu tout récemment l'influence pathologique *sur la dégénération secondaire des colonnes grises antérieures de la moelle, et sur l'atrophie musculaire progressive,* il faut citer : dans l'apoplexie cérébrale, la sclérose des cordons latéraux qui peut quelquefois s'étendre en avant (Charcot) ; de même, dans la paralysie labio-glosso-pharyngée, la lésion des noyaux bulbaires qui peut gagner la partie antérieure de la moelle ; la myélite centrale, dans laquelle la partie antérieure de l'axe gris de la moelle peut participer à la dégénération soit primitivement, soit secondairement (traumatisme, tumeur) ; la sclérose cérébro-spinale, la sclérose des cordons postérieurs dans l'ataxie, la sclérose symétrique des cordons latéraux (sclérose latérale amyotrophique de Charcot), lorsqu'elles attaquent aussi les cornes antérieures ; enfin, la méningomyélite dans la carie vertébrale (Hayem), et la pachyméningite spinale hypertrophique (Charcot), dont nous avons traité précédemment, peuvent provoquer des lésions de compression dans les cornes et les racines antérieures.

Tout dernièrement, Hayem (voy. *Compt. rend. Ac. des sc.*, LXXVIII, 1874) a obtenu expérimentalement sur des animaux l'atrophie musculaire progressive, par l'arrachement, ou plus rarement par une simple incision du nerf sciatique ; lorsque les animaux survivaient plus de deux mois au traumatisme, ils présentaient d'abord une atrophie musculaire progressive dans le membre postérieur du côté opposé à la lésion ; plus tard, elle gagnait aussi les membres antérieurs, ainsi que les muscles dépendant des nerfs bulbaires. A l'autopsie, on trouvait une périméningite hémorrhagique, et une *myélite centrale* généralisée avec hypérémie intense de la substance grise, extravasats et exsudations nombreuses dans le canal central, dégénération jusqu'à destruction complète des groupes des cellules nerveuses antérieures. Par une simple blessure de la substance grise de la moelle, Vulpian n'a pas réussi à provoquer sur les animaux l'atrophie des muscles dont les nerfs provenaient de la partie lésée de la moelle.

Étiologie.

Les *excès sexuels*, notamment l'onanisme, mis en avant par quelques auteurs, et les *refroidissements*, ne fournissent qu'un faible contingent à l'affection qui nous occupe. On peut dire autant des *maladies aiguës* ; Roberts, Gerhardt et Nesemann ont vu des cas se développer à la suite de la fièvre typhoïde, de la rougeole et de la scarlatine ; chez un de mes malades, l'affection apparut six mois après une variole ; le rhumatisme articulaire aigu (Anstie, Friedreich), l'état puerpéral (Charcot et Joffroy), la forme typhoïde du *choléra* de longue durée, sont donnés aussi comme causes de l'atrophie musculaire. On a constaté dans un certain nombre de cas l'*influence de l'hérédité;* Roberts a pu la reconnaître 18 fois sur 69 cas. Dans une observation que j'ai publiée en détail (*Wien. Med. Halle*, 1862), la maladie avait eu pour cause *une chute* du haut d'un toit ; la commotion (qui avait déterminé une double fracture de côte dans le voisinage de la colonne vertébrale) avait sans doute provoqué aussi des lésions dans la moelle. Plus tard, Russel-Reynolds et Bergmann ont publié chacun un cas d'atrophie consécutive à un traumatisme.

Les efforts exagérés auxquels sont soumis certains groupes musculaires dans plusieurs professions exercent l'influence la plus évidente sur le développement de l'atrophie musculaire progressive. De là le chiffre élevé des cas dans la classe ouvrière, à l'encontre des classes aisées ; de là la plus grande fréquence de la maladie *aux membres supérieurs,* et plus particulièrement dans les petits muscles du pouce et des autres doigts. Souvent on reconnaît l'influence manifeste de l'action prédominante de l'une des moitiés du corps pendant le travail. Ainsi, j'ai vu chez un ouvrier terrassier, qui remuait des masses considérables de terre avec la bêche et la pioche, les muscles des deux épaules s'atrophier et se paralyser, à l'exclusion des bras et des avant-bras qui étaient normaux. Chez une ouvrière au métier, qui lançait la navette avec le pouce et l'index de la main gauche, ces deux doigts furent en premier lieu et le plus gravement atteints d'atrophie et de paralysie. Un homme travaillait, dans une fabrique de bière de Porter, à boucher hermétiquement de grosses bouteilles ; il maniait un lourd marteau de la main droite, et les muscles de l'épaule se prirent seuls de ce côté, tandis qu'à la main gauche qui tenait les bouteilles l'atrophie porta sur tous les muscles des doigts, ceux du bras et de l'épaule restant intacts.

Les *hommes*, en raison de leur genre de vie plus fatigant, plus exposé aux influences nocives, sont beaucoup plus sujets à l'atrophie musculaire que les femmes; celles-ci, d'après les relevés de Friedreich, ne représenteraient que 18 pour 100 du nombre total des malades ; il faut aussi tenir compte d'une prédisposition congénitale plus accusée pour le sexe masculin. Le plus grand nombre des cas se rencontre de 30 à 50 ans ; en deçà ou au delà de ces limites, la maladie fait peu de victimes.

Symptomatologie.

L'atrophie musculaire progressive (paralysie musculaire progressive atrophique de Cruveilhier, *wasting palsy* des Anglais) s'annonce ordinairement, dès les premiers temps de son invasion, par certains symptômes d'excitation du côté de la sensibilité et de la motilité. Au début, les malades ressentent fréquemment comme l'impression d'un courant d'air froid, des fourmillements, de l'engourdissement, des douleurs erratiques, ils se plaignent que leur bras ou leur main se fatigue vite ; chaque effort leur donne des tremblements, ils ont des crampes et de la tension dans les muscles, leurs doigts deviennent raides et restent collés les uns aux autres. En général, c'est au pouce et à l'éminence hypothénar que la musculature se flétrit d'abord ; les mouvements d'opposition et d'abduction du pouce disparaissent, la main et les doigts perdent leur agilité, ceux-ci se recourbent plus ou moins, les espaces interosseux se creusent plus profondément ; l'atrophie et la paralysie des petits muscles de la main et la tension prédominante des antagonistes, des extenseurs et des fléchisseurs des phalanges, situés à l'avant-bras, donnent à la rétraction de la main (d'après Duchenne) l'aspect d'une griffe (griffe de la main, *clasped hand* ou *clawshaped hand*). Bientôt l'avant-bras s'aplatit de plus en plus (surtout du côté de l'extension), et pendant ce temps l'atrophie monte et gagne d'autres muscles, à l'épaule (qui paraît anguleuse et oblique) et au tronc (atrophie du deltoïde, du trapèze, du grand pectoral, des muscles de la nuque, du dos et de l'abdomen). Plus tard, l'atrophie et la paralysie s'emparent encore des membres inférieurs, et tout à fait en dernier lieu des muscles respirateurs, de la langue et du pharynx.

L'affection ne produit pas partout les mêmes ravages, dans les membres supérieurs. L'atrophie se montre le plus souvent et marche le plus rapidement aux petits muscles des doigts, à ceux qui meuvent le poignet, aux muscles du bras et de l'avant-bras, puis à l'épaule. La paralysie des rotateurs de l'humérus en dehors (le sous-épineux et le petit rond) se combine avec celle du deltoïde ; si ce dernier muscle, le principal releveur du bras, devient impotent, les muscles de l'épaule ses voisins (trapèze, rhomboïde, grand dentelé) doivent le suppléer, mais plus tard ils succombent comme les autres à cette dépense de force inusitée. L'atrophie est ordinairement bilatérale, affectant des groupes musculaires symétriques ; toutefois cette règle n'est pas sans exceptions. Il est plus rare que l'affection commence par l'épaule, pour s'étendre en haut ou en bas, ou qu'elle ait en même temps à différentes hauteurs plusieurs points de départ, plusieurs foyers marchant à la rencontre l'un de l'autre.

Aux troubles de la nutrition et de la motilité s'ajoutent bientôt des *douleurs sourdes*, *tantôt déchirantes*, *tantôt lancinantes*, *fulgurantes* ; elles sont diffuses ou bien suivent le trajet de certains nerfs, elles reviennent périodiquement et le plus souvent on les considère à tort comme du rhumatisme. Les épaules sont alors aplaties, les omoplates souvent écartés du troncs, déviés, limités dans leurs mouvements, et cette région devient le siége de douleurs névralgiques pénibles. Il n'est pas rare que *l'excitabilité réflexe* soit *augmentée* au début. Du côté de la motilité les symptômes d'excitation sont, dans les premières périodes, des *crampes musculaires* cloniques, quelquefois toniques ; plus tard il se produit dans les muscles des *tremblements fibrillaires* qui surviennent soit spontanément, soit dans les mouvements ou les efforts (dans un cas, je les ai observés de la manière la plus nette sur la langue). Dans certains cas, le raccourcissement et la rétraction des muscles produisent des *contractures*, et des *subluxations* aux genoux et aux pieds, ou bien une *scoliose de la colonne vertébrale.*

L'atrophie et la paralysie ne suivent pas partout la même marche. On voit apparaître des paralysies, sans altération notable de la nutrition (il faut sans doute tenir compte, en pareil cas, d'une prolifération des tissus conjectif et graisseux interstitiels) ; par contre, des muscles fortement atrophiés conservent encore leurs fonctions. Mais dans les périodes avancées de la maladie, la paralysie et l'atrophie des muscles marchent d'un pas plus égal. Bärwinkel et Frommann ont noté une élévation de température au début ; plus tard, par l'abolition des fonctions musculaires et la déchéance de la nutrition (j'ai constaté le fait dans deux cas par des mensurations dans l'aisselle et au niveau de différents muscles), *la température baisse* de 2, 3, et jusqu'à 4° C. (Eulenburg, Duchenne, R. Reynolds et Friedreich l'ont noté également) ; pour les mêmes causes la créatine, qui est un produit des échanges nutritifs intra-musculaires, diminue sensiblement dans l'urine (l'analyse l'a démontré chez trois de mes malades) ; ces faits s'accordent parfaitement entre eux, et découlent logiquement de la déchéance continue de la nutrition musculaire.

On observe quelquefois des *symptômes oculo-pupillaires* intéressants, dont j'ai pu reconnaître l'existence dans plusieurs cas. L'une des pupilles (ordinairement celle du côté le plus malade) était plus étroite de moitié, réagissait peu ou point à la lumière ; la dilatation consécutive à l'instillation de l'atropine ne disparaissait qu'au bout de dix à douze jours. Le rétrécissement des pupilles, causé par une paralysie des fibres radiées, se montre seulement quand l'affection s'est étendue en haut jusqu'au centre cilio-spinal, ou quand celui-ci subit l'influence de lésions ascendantes de la moelle cervicale. Schnee-vogt, Voisin, Ménjaud et Bergmann ont rapporté aussi des observations analogues. Dans le cas de Menjaud (*Gaz. des Hôp.*, janvier 1866), il y avait eu un rétrécissement de la pupille gauche et un aplatissement de la cornée ; on trouva une atrophie des dernières paires cervicales et des premières paires dorsales, plus marquée à gauche (le foyer central des fibres de l'iris est situé dans la partie correspondante de la moelle). Il existe, à l'appui de ces observations pathologiques, une expérience de Cl. Bernard ; après avoir sectionné les premières racines antérieures sur des chiens, il vit se produire bientôt un rétrécissement de la pupille, un aplatissement de la cornée et un enfoncement du globe oculaire, mais sans augmentation de la vascularisation ni de la chaleur ; au contraire, on observait immédiatement ces symptômes après la section du rameau ascendant du sympathique thoracique, tandis que l'état des pupilles ne subissait aucun changement.

Comme *troubles trophiques*, on a observé : l'herpès (chez un de mes malades, c'était sur le bras droit atrophié, le long du nerf radial) ; la combinaison de la maladie avec une hypertrophie musculaire graisseuse (une observation de Friedreich, une autre de moi, avec épaississement difforme d'abord des doigts du milieu et ensuite des autres) ; enfin, la complication très-rare d'hypertrophie des os (gonflement du métacarpe, d'après Remak), avec atrophie osseuse concentrique (Le Gendre et Friedreich) et avec arthropathie (observée par Patruban, Remak et moi). Le cas que j'ai vu se rapporte à une femme de 50 ans, atteinte d'atrophie musculaire progressive des deux bras ; dans la troisième année de la maladie, les membres inférieurs se prirent aussi, et l'épaule droite se tuméfia presque jusqu'à la grosseur d'une tête d'enfant, sans la moindre douleur et sans aucun signe d'inflammation ; les choses restèrent ainsi pendant un an.

Vers la fin de la quatrième année, les extrémités paralysées étaient réduites à une maigreur squelettique; il y avait de l'incontinence de l'urine et des matières fécales, des eschares au sacrum, et la malade mourut d'une pneumonie intercurrente du poumon droit. L'autopsie ne fut pas autorisée par la famille.

Enfin, *l'exploration électrique* donne des résultats différents suivant les périodes de l'affection musculaire. La contractilité electro-musculaire est normale dans les muscles sains ; dans les muscles déjà altérés elle est diminuée ou augmentée. A une époque plus avancée de la maladie, l'impulsion volontaire peut encore se transmettre par les nerfs et provoquer le raccourcissement de certains muscles, ce qu'on ne peut plus obtenir par l'excitation électrique en raison de son origine périphérique et des altérations intra-musculaires. A cette abolition de la contractilité électro-musculaire succède bientôt la perte des mouvements volontaires. L'excitabilité galvanique des troncs nerveux est augmentée pour certaines branches ; pour d'autres, au contraire, elle peut être normale ou même diminuée. Elle peut être conservée dans les filets nerveux les plus voisins du centre, diminuée dans les ramifications plus périphériques ; ce qui doit être en rapport avec l'inégalité des altérations secondaires dans les différents embranchements nerveux. Dans les troncs nerveux mixtes, la sensibilité reste plus longtemps excitable que la motilité. Souvent la contractilité galvano-musculaire affaiblie peut survivre quelque temps à la contractilité faradique déjà éteinte. (Voy. pour plus de détails le chapitre précédent, p. 433.)

Remak a appelé l'attention sur *l'augmentation de l'excitabilité réflexe électrique*, et sur les *contractions diplégiques* produites par l'excitation de deux points éloignés des muscles. Les contractions diplégiques pourraient s'obtenir, d'après les dernières recherches d'Eulenburg, sur la totalité ou la plus grande partie de la surface du corps ; ce sont de véritables contractions réflexes, dont il faut voir le point de départ dans les appareils réflexes de la moelle spinale et de la moelle allongée, mais qui pourraient s'observer aussi par le fait d'une exagération de l'excitabilité des muscles.

La *marche* de l'atrophie musculaire progressive est presque toujours chronique ; même quand elle est héréditaire, l'affection n'empêche pas les malades d'atteindre un âge avancé. J'en ai observé un cas qui a duré plus de vingt ans ; d'autres fois les malades peuvent succomber dès les premières années. Duchenne attribue à la maladie une gravité moindre lorsqu'elle procède des muscles du tronc, que lorsqu'elle débute par les mains pour s'étendre plus haut. Quand les muscles de la respiration et de la déglutition sont pris de bonne heure, le danger peut atteindre rapidement son maximum. Mais, heureusement pour les malades, le fait n'arrive ordinairement que vers la fin de la maladie.

NATURE DE L'ATROPHIE MUSCULAIRE PROGRESSIVE.

Depuis que le tableau clinique de l'atrophie musculaire progressive s'est déroulé en entier aux yeux des observateurs, depuis que l'anatomie pathologique a mis tout son zèle à la solution des problèmes que soulève cette affection, les données les plus diverses se sont accumulées et ont introduit dans les opinions la division la plus tranchée; les observateurs se sont partagés en deux camps, dans chacun desquels brillent des noms également célèbres. Parmi les partisans de la nature centrale de l'affection on compte : Cruveilhier, Valentiner, Remak, Frommann, Virchow, Charcot et Joffroy, L. Clarke, Hayem et Duchenne; et parmi les défenseurs de l'origine myopathique primitive : Aran, Meryon, Wachsmuth, Oppenheimer, Hasse, Friedberg et Roberts. Cette dernière théorie a été soutenue récemment avec un zèle tout particulier par Friedreich (voy. du même auteur une longue et intéressante monographie : *Ueber progressive Muskelatrophie*, etc., Berlin, 1873).

Si l'on examine les arguments fournis par ce représentant très-autorisé de la théorie musculaire, on voit que pour Friedreich l'atrophie musculaire progressive consisterait dans des processus inflammatoires intra-musculaires qui débuteraient par une hyperplasie du tissu conjonctif interstitiel, pour aboutir à une atrophie et à une dissociation élémentaire, à une dégénération cireuse ou graisseuse, enfin à une transformation fibreuse des fibres musculaires ; souvent il y aurait, comme phénomène accessoire, une dégénérescence lipomateuse diffuse. Cette myosite chronique progressive serait capable de provoquer des troubles secondaires dans le système nerveux, par extension des lésions aux nerfs intra-musculaires, la névrite remontant vers le centre à travers les troncs nerveux, les plexus et les racines antérieures jusqu'à la moelle.

Pour établir sa théorie, Friedreich s'appuie sur l'analogie des altérations histologiques du tissu musculaire dans l'atrophie et dans d'autres formes d'inflammation musculaire ; sur la tendance de l'atrophie musculaire progressive à s'arrêter, dans son extension, aux grandes articulations ; sur la variabilité des lésions aux différents départements du système nerveux, comme on en trouve des exemples dans la littérature médicale ; sur la prédominance fréquente des altérations des racines nerveuses, par rapport à celles de la moelle ; sur les résultats négatifs de l'examen de la moelle, signalés plusieurs fois dans des observations étrangères et dans les siennes (l'une d'elles se compliquait même de paralysie bulbaire) ; enfin, sur ce fait que l'atrophie des cellules ganglionnaires ne se développe que secondairement, telle qu'on l'a constatée aussi après les amputations, à la suite d'une longue abolition des fonctions musculaires.

A cet exposé complet des arguments de Friedreich il me semble qu'on peut répondre par des faits aussi probants et aussi fondés. Nous baserons notre réplique et sur l'anatomie et sur la clinique. Sur le premier point, nous opposerons tout d'abord aux objections précédentes cette remarque, que dans la myélite aigüe on a observé également une prolifération nucléaire dans le sarcolemme, une dégénérescence graisseuse des faisceaux primitifs et même, quand les malades avaient survécu assez longtemps, une atrophie considérable des masses musculaires. Il n'arrive pas toujours que l'atrophie musculaire progressive s'arrête aux articulations, et quand il en est ainsi, on pourrait se l'expliquer en considérant que les muscles à actions synergiques sont limités aussi par les articulations, et que leurs cellules ganglionnaires forment probablement des groupes distincts dans la moelle. Comme d'ailleurs un même groupe de cellules fournit des fibres à différents muscles périphériques, on comprend ainsi les sauts que présente l'atrophie musculaire progressive dans son développement, tandis qu'une inflammation musculaire parenchymateuse devrait suivre dans sa marche la continuité anatomique des organes. Quant à l'inconstance des lésions anatomiques dans les différentes voies du système nerveux central, et aux résultats négatifs, tous ces faits remontent à une époque ancienne, où l'on ne connaissait pas les procédés d'investigation dont nous disposons aujourd'hui. On trouve maintenant les lésions de la substance grise plus fréquentes et plus constantes ; on a reconnu aussi que la dégénérescence des racines antérieures n'est pas toujous proportionnelle au degré d'altération des cornes grises. Enfin l'argument tiré de l'atrophie secondaire analogue que présentent les cellules à la suite des amputations n'est pas plus fondé, car, d'après Vulpian et Clarke-Dickinson, on ne trouve jamais dans ces cas une disparition ou une déformation des cellules ganglionnaires, non plus que du tissu conjonctif de nouvelle formation, mais seulement une atrophie simple des cellules, avec atrophie concomitante de la partie correspondante de la moelle.

Au point de vue clinique, bien des symptômes affirment l'origine spinale de la maladie ; les douleurs dorsales qui apparaissent quelque-

fois au début ; les névralgies des membres ; la fréquence de symptômes spasmodiques, d'augmentation de l'excitabilité réflexe ; les réactions particulières des muscles et des nerfs au courant galvanique ;
les paralysies des sphincters et l'impuissance observées par Cruveilhier, Tardieu et moi ; la complication de paralysie bulbaire, d'ataxie
et de myélite ; enfin les troubles trophiques, rares, il est vrai, des os
et des articulations. De même que les excès, l'onanisme, les fatigues
exagérées provoquent, chez les sujets prédisposés, les dégénérations
médullaires de l'ataxie ou de la myélite, de même l'atrophie et la
déformation des cellules des cornes antérieures pourraient reconnaître
pour causes le travail excessif de certains muscles, qui s'ajoute souvent à un genre de vie misérable, la surexcitation et l'épuisement de
centres moteurs et trophiques quelquefois sans force de résistance.

La théorie myopathique nous laisse absolument en défaut lorsqu'il
s'agit d'expliquer ces formes d'atrophie musculaire progressive, bien
étudiées depuis quelque temps, qui accompagnent certaines affections
évidemment centrales. Dans la myélite centrale à marche rapide, dans
la paralysie spinale aigüe des adultes, dans les tumeurs de la substance grise, dans la sclérose des cordons postérieurs ou latéraux
étendue à la substance grise, l'atrophie musculaire progressive apparaît, comme nous l'avons montré plus haut cliniquement et histologiquement, par l'extension de la dégénération aux cellules des cornes
antérieures et aux fibres radiculaires antérieures intra-médullaires.
Le microscope, en élucidant les fines lésions des colonnes grises antérieures, a définitivement fixé nos connaissances sur divers processus
morbides des centres nerveux, et depuis lors seulement on en comprend bien la pathogénie.

Nous pensons donc, d'après la discussion qui précède, que les
attaques de Friedreich seront impuissantes à entamer la position de
plus en plus solide de la théorie nerveuse. L'atrophie musculaire progressive, pour le plus grand nombre de ses formes, a son origine
dans l'axe gris central ; les altérations du cordon antéro-latéral sont
plutôt secondaires et accessoires. D'après les recherches d'Hayem et les
observations cliniques qu'il a rapportées, il n'y a qu'un très-petit
nombre de formes où l'on soit autorisé à admettre que la myélite des
colonnes grises antérieures est secondaire à une irritation des nerfs et
de leurs racines. Parmi les causes de ces formes rares d'atrophie
musculaire progressive, on peut citer les méningo-myélites et les
pachy-méningites dont nous avons parlé au début, ainsi que les scléroses des cornes antérieures, compliquant la dégénération des faisceaux radiculaires internes, dans l'ataxie.

Diagnostic et Pronostic.

Dans le tableau clinique de l'atrophie musculaire progressive tel que nous venons de le tracer, l'atrophie toute particulière du système musculaire, l'amaigrissement, la déformation des extrémités et du tronc, les réactions électriques soit des muscles encore entiers, soit de leurs débris, impriment à la maladie un cachet si caractéristique, que presque toujours à la seule vue du malade le diagnostic s'impose. Pourtant il est des cas où certains symptômes, de différente nature, peuvent nous faire croire à tort à une atrophie musculaire progressive. Il n'est donc pas superflu d'établir, en vue de ces cas, les principaux éléments du *diagnostic différentiel.*

Dans la *méningite spinale*, les compressions inégales exercées sur les racines nerveuses par les exsudats peuvent provoquer aussi dans les membres des atrophies très-marquées, des paralysies et une abolition de la contractilité électro-musculaire. Mais dans ces cas, les mouvements actifs et l'excitabilité électrique des troncs nerveux disparaissent déjà en très-grande partie, au bout de quelques semaines, ce qui n'est pas le cas pour l'atrophie musculaire progressive. D'ailleurs le début fébrile, les crampes toniques de la nuque, la raideur musculaire douloureuse étendue à tout le tronc, et l'origine rhumatismale presque toujours notoire, établissent assez clairement le diagnostic différentiel de la méningite spinale. (Voy. pour plus de détails p. 295-96.)

La sclérose symétrique des cordons latéraux, avec dégénération des cellules des cornes antérieures (*sclérose latérale amyotrophique*, décrite pour la première fois par Charcot, in *Progrès méd.* 1874) se distingue, selon cet auteur, de l'atrophie musculaire progressive, par sa marche rapide (de 1 à 3 ans); par l'atteinte ultérieure des quatre membres, les supérieurs étant plus complétement atrophiés et paralysés, les inférieurs seulement paralysés; par l'extension presque constante des lésions aux noyaux bulbaires (tandis que d'après Duchenne, sur 159 cas d'atrophie musculaire progressive, les noyaux bulbaires n'étaient pris que 13 fois); par la longue préservation de la contractilité électro-musculaire; enfin par les contractures spasmodiques, permanentes, des membres paralysés et atrophiés, qui sont fixés presque toujours dans la demi-flexion, les membres supérieurs en pronation.

La *paralysie infantile spinale* aurait beaucoup de traits communs avec l'atrophie musculaire progressive; mais celle-ci est très-rare dans l'enfance. Nous avons donné en détail les signes distinctifs de la paralysie infantile spinale dans le chapitre précédent.

Dans la *spondylite* du segment supérieur de la colonne vertébrale, il y a quelquefois paralysie et atrophie d'un bras (un cas de ce genre a été rapporté page 334), revêtant également les apparences de l'atrophie musculaire progressive. La disposition des corps vertébraux, les douleurs de la colonne vertébrale dans les mouvements de rotation ou de flexion, les névralgies excentriques qui se développent autour de la partie malade, la forme unilatérale et circonscrite de l'affection, fourniront les points d'appui nécessaires pour le diagnostic.

On peut observer aussi dans l'*hystérie* une paralysie et un amaigrissement de l'un ou des deux bras, avec contracture des doigts. En pareil cas, les troubles de la sensibilité (surtout l'anesthésie), la diminution et la disparition de la sensibilité électro-musculaire et électro-cutanée, avec peu d'altération de la contractilité électro-musculaire, et les autres accidents hystériques formeront la base du diagnostic.

La *paralysie saturnine généralisée des deux membres supérieurs* ressemble aussi sur plusieurs points à l'atrophie musculaire progressive. Mais même dans ses formes les plus avancées, la main complétement pendante n'est pas fléchie en griffe, on ne trouve pas une disparition absolue des muscles des éminences thénar et hypothénar; ils ont conservé en grande partie leur contractilité électrique, les supinateurs sont généralement indemnes. On constate en outre dans la plupart de ces cas de la cachexie, on trouve dans les antécédents le maniement de préparations plombiques, des coliques saturnines ; on a enfin l'ulcération et la coloration des gencives, la constipation opiniâtre.

L'atrophie musculaire et la déformation des mains qui accompagnent le *rhumatisme noueux* out pour caractères distinctifs : le gonflement douloureux des petites et des grandes articulations ainsi que des épiphyses, les craquements fréquents et les ankyloses, tandis que même dans les cas anciens la contractilité électro-musculaire demeure intacte ; ces symptômes ne se rencontrent pas dans l'atrophie musculaire progressive.

Les *lésions traumatiques des plexus cervical et brachial* peuvent aussi revêtir les traits de l'atrophie musculaire progressive (on en trouvera plus loin des exemples dans le chapitre des paralysies traumatiques). Les cas de ce genre se caractérisent par les circonstances suivantes : l'atrophie et la paralysie envahissent rapidement le bras sur lequel a porté le traumatisme ; la maladie affecte principalement les muscles dépendant de certains nerfs ; il y a diminution ou perte de la contractilité électro-musculaire dans les parties atteintes ; on constate à la pression des points douloureux au niveau du plexus ou de certains troncs nerveux.

En raison de la nature de la maladie telle que nous l'avons établie précédemment, on comprend que le *pronostic* de l'atrophie musculaire progressive soit défavorable pour le plus grand nombre des cas. Au début, dès que les premiers signes de l'altération des muscles se manifestent à la paume et au dos de la main, il faut, sans parler du traitement électrique approprié, abandonner immédiatement toute occupation exigeant des efforts musculaires. Dans un cas d'atrophie modérée de l'éminence thénar gauche, des deux premiers interosseux et de la moitié inférieure de l'avant-bras, avec diminution de la réaction faradique, le malade abandonna sa profession (tissage), fit un long séjour à la campagne, et obtint par la faradisation une guérison que j'ai vue se maintenir au bout d'un an et demi. Chez un mécanicien soigné par Duchenne (*Électrisation localisée*, 2ᵉ édit., obs. 121), une grande partie des muscles du bras gauche et du tronc était atrophiée ; par la faradisation, les muscles du bras recouvrèrent leur nutrition et leurs fonctions. La guérison persistait encore au bout de huit ans, quoique le malade eût repris depuis lors son travail manuel. Mais ce ne sont là que d'heureuses exceptions. En général, par de nouveaux efforts les muscles reperdent ce qu'ils avaient péniblement gagné, le mouvement et la nutrition baissent de plus en plus.

Dans des formes plus anciennes ou plus avancées, on peut encore obtenir quelquefois une amélioration notable, ou un temps d'arrêt d'une certaine durée, surtout chez les sujets jeunes et bien portants d'ailleurs. Dans le plus grand nombre de mes observations, il n'y a eu aucune amélioration, ni sérieuse, ni durable ; la maladie a poursuivi sa marche sans rémission, malgré un traitement très-attentif, continué pendant plusieurs mois. Les circonstances qui importent le plus sont l'intensité des lésions centrales, et l'extension de la dégénérescence aux centres trophiques. Quand ceux-ci ne sont pas gravement pris, quand l'atrophie des muscles se limite à une partie des extrémités, la maladie peut jusqu'à un certain point s'arrêter, ou même rétrocéder. Mais la situation est mauvaise quand il existe une disposition héréditaire, quand les muscles se prennent rapidement, quand l'atrophie musculaire procède de plusieurs points à la fois. Si l'atrophie et la paralysie gagnent les muscles respirateurs, le diaphragme, le pharynx, on voit surgir les plus graves complications, hypostase pulmonaire, bronchite et asphyxie.

Traitement.

A l'exemple de Duchenne, on peut instituer le *traitement* de l'atrophie musculaire progressive au moyen de courants induits ; ils seront assez forts au début, et quand les fonctions et la sensibilité des muscles reparaîtront, on les emploiera plus faibles pour qu'ils ne soient pas trop excitants. Si la maladie occupe une grande étendue, il est difficile d'accorder à tous les muscles une attention suffisante et le bénéfice de l'électrisation.

Pour le traitement galvanique, on dirige des courants labiles depuis la colonne vertébrale et les plexus vers les nerfs des muscles malades. On peut de cette manière faire agir le courant sur des groupes de muscles tout entiers. Le courant descendant, qu'on choisira de préférence, ne doit pas provoquer des secousses trop fortes. Dans les formes plus étendues, il sera bon d'appliquer alternativement des courants constants sur les nerfs, et des courants induits sur les muscles. Aux premiers troubles de la respiration ou de la déglutition, il faut se hâter de faire intervenir la galvanisation ou la faradisation soit du phrénique, soit de l'hypoglosse.

Remak recommande une troisième méthode, la galvanisation des filets du grand sympathique, qui présenteraient dans l'atrophie musculaire progressive une sensibilité particulière. Mais d'abord, l'histoire du grand sympathique est encore plongée dans l'obscurité, et il faut se rappeler qu'en appliquant un des pôles sur le ganglion cervical supérieur le courant arrive facilement au plexus brachial ; de plus, le grand sympathique a perdu aujourd'hui toute l'importance qu'on lui avait attribuée dans l'atrophie musculaire progressive ; enfin pour ma part j'ai employé plusieurs fois cette méthode, sans en obtenir les résultats éclatants que quelques-uns ont vantés si haut. Dans les cas peu nombreux où la thérapeutique a encore prise, les deux sortes de courants peuvent donner quelques bons effets ; et quand on nous donne comme un procédé infaillible l'électrisation du sympathique, combinée avec la galvanisation ou la faradisation, il est bien permis de se demander quelle part cette méthode peut revendiquer dans le succès.

CHAPITRE XXVI

NÉVROSES DE LA MOELLE ÉPINIÈRE

(IRRITATION SPINALE, NEURASTHÉNIE)

Au siècle dernier (1791) P. Frank introduisit dans la médecine pratique une maladie singulière que Brown décrivit plus tard sous le nom d'irritation spinale (*On irritation of the spinal nerves*, Glasg. Med. journ., may 1828); vers 1840, elle fut l'objet de considérations étendues de la part de Stilling, Eisenmam et Hirsch, dont les déductions forcées et les exagérations trouvèrent en Griesinger, Henle et Romberg leurs adversaires les plus résolus. En France, cette forme morbide a été étudiée sous les noms d'état nerveux, diathèse ou cachexie nerveuse par Pougens, de névralgie générale par Valleix, et plus récemment de nervosisme par Bouchut; parmi les auteurs anglais et américains qui s'en sont occupés, il faut citer surtout Redcliffe, Handfield Jones, Hammond et Hutchin.

Quand on observe un grand nombre de maladies nerveuses, il n'est pas rare de rencontrer certains états que l'on ne peut considérer comme de véritables affections spinales, et qui ne rentrent pas non plus dans le cadre large et élastique de l'hystérie. Ces maladies peuvent même durer plusieurs années, sous les aspects les plus divers, sans donner lieu à des accidents graves, à des altérations profondes, ni à des complications, comme on l'observe à la suite des altérations de texture de la moelle épinière. Cependant, on ne peut méconnaître que des symptômes médullaires d'irritation ou de dépression constituent les traits les plus saillants de ces états morbides encore mystérieux. Aussi, sans partager les vues théoriques émises autrefois sur la maladie en question, nous pensons cependant qu'au point de vue pratique il convient de conserver le terme symptomatique d'irritation spinale, pour désigner ces états morbides dont la délimitation et la classification exactes sont encore à chercher. On peut même se demander si des symptômes aussi mobiles, aussi capricieux, pourront jamais trouver leur raison anatomique dans les autopsies.

Avant d'entrer dans la description des formes et variétés de l'irritation spinale, il est bon de faire remarquer que ses symptômes complexes ne semblent pas toujours sous la dépendance unique de la moelle épinière ; la complication fréquente d'accidents psychopathiques indique que souvent la sphère cérébrale est aussi en cause. L'analyse clinique des formes qui rentrent dans l'irritation spinale démontre, en outre, que pour chaque cas, ce sont tantôt les symptômes d'irritation, tantôt les symptômes de dépression qui prédominent. Mais on rencontre aussi des formes mixtes où ces deux ordres de symptômes sont confondus. Je crois cependant qu'au point de vue pratique on doit distinguer pour l'étude et le traitement de l'irritation spinale une forme *hyperesthésique* et une *forme dépressive* (*neurasthénie* de plusieurs auteurs).

a. Forme hyperesthésique de l'irritation spinale.

Dans cette forme dominent les symptômes d'irritation; on les observe surtout chez des femmes, et en général ils se développent progressivement. Les premières manifestations de la maladie sont des malaises d'esprit à retours fréquents, et un sentiment de malaise dans le dos et dans les membres. Le plus souvent, les malades se plaignent d'une *rachialgie* incommode, qui n'apparaît d'abord que par intermittences, après des efforts et des fatigues, mais qui devient ensuite plus persistante et plus intense. Elle siége ordinairement entre les omoplates, ou à la nuque, plus rarèment à la partie inférieure de l'épine dorsale; presque toujours elle occupe plusieurs vertèbres, et est sujette à des variations portant moins sur le siége que sur l'intensité.

La région douloureuse présente une vive sensibilité, même à de légères excitations mécaniques, électriques ou thermiques (le contact d'une éponge imbibé d'eau chaude) (*tenderness of the spine*). Les apophyses épineuses et une partie des apophyses transverses ne peuvent supporter la plus légère pression, et quand l'hyperesthésie existe aussi pour la peau qui les recouvre, l'application des vêtements ou l'adossement contre un meuble provoque une douleur insupportable. La douleur dorsale augmente aussi, au dire des malades, dans les efforts, les mouvements étendus, dans la flexion du tronc, la station verticale, l'ascension des escaliers, etc. La colonne vertébrale est alors hyperesthésiée et douloureuse dans une grande partie de sa hauteur, et constitue en quelque sorte un centre d'où rayonnent des douleurs vers les parties du corps les plus diverses.

D'après la hauteur où siégent ces phénomènes d'irritation, on voit certains accidents prendre plus d'importance. Quand l'affection occupe principalement la région cervicale, la douleur spinale et la sensibilité sont surtout marquées à la nuque. On peut observer alors d'autres symptômes concomitants : céphalalgie, vertiges, insomnie, nausées, vomissements, névralgies cervico-occipitales où cervico-brachiales, douleurs irradiées dans les nerfs de la face. On note aussi quelquefois de la dyspnée, des battements de cœur, du hoquet. Les membres supérieurs sont lourds et sensibles.

Si c'est la région dorsale qui est prise, on trouve souvent, à côté des douleurs vertébrales de cette région, des brachialgies, des névralgies intercostales, de la gastralgie et de la dyspepsie. Si enfin l'affection occupe la région dorsale inférieure et la région lombaire, on voit apparaître surtout des névralgies lombaires, des douleurs dans les nerfs crural et sciatique, des névralgies des parois abdominales, des coliques, des ovaralgies et des crampes vésicales. Il y a aussi, en général, de la faiblesse des jambes; les pieds sont beaucoup plus souvent froids que chauds.

Les *douleurs*, dans les différents points du corps que nous avons signalés, sont tantôt fixes, tantôt vagues, intermittentes; souvent elles suivent le trajet des nerfs. Elles peuvent être accompagnées de fourmillements, d'engourdissement dans les extrémités, de sensations de brûlure, de chaleur, quelquefois de froid. En général, on ne constate pas, dans ces formes d'irritation spinale, de véritables anesthésies.

Souvent aussi il y a des troubles plus ou moins graves de la *motilité*. Dans les formes légères on observe de la faiblesse musculaire, peu de résistance à la fatigue, et des crampes musculaires partielles des extrémités. Dans les formes plus intenses, les douleurs augmentant rapidement de violence, privent les malades de l'usage de leurs membres. Ils n'avancent de quelques pas qu'avec des efforts manifestes, du tremblement et des vertiges. Ils ne peuvent même plus se servir de leurs mains pour les occupations les plus simples, pour un travail manuel, ni pour écrire, jouer du piano, etc., toute action musculaire provoquant des douleurs dans le dos et dans les extrémités. Le malade ne demande qu'à rester immobile dans le décubitus dorsal, et dans une inertie musculaire absolue. Cependant, on ne trouve pas là de véritables paralysies.

Les *facultés psychiques* sont altérées aussi, et présentent surtout un état d'irritabilité anormale. Il y a un état de malaise intellectuel, un sentiment de constriction de la tête; le malade ne peut ni parler ni lire longtemps, la fatigue survenant promptement; il rougit ou pâlit facilement. Ordinairement il y a aussi de l'insomnie.

Des sujets aussi profondément sensibles doivent ressentir très-vivement les impressions du monde extérieur. Les centres nerveux subissent rapidement et à un haut degré toutes les influences; l'irritabilité vaso-motrice et l'excitabilité réflexe sont augmentées; il en résulte des anomalies du côté du sensorium et des sens, une perversion des sensations, une augmentation des sécrétions (surtout des larmes et de l'urine), des bouffées passagères de chaleur ou de froid, etc. Des troubles fonctionnels légers suffisent pour provoquer de forts mouvements fébriles et des symptômes céphaliques, avec épuisement consécutif.

La *marche de l'irritation spinale* (forme hyperesthésique) est presque toujours chronique. Les phénomènes d'irritation peuvent bien disparaître après avoir duré quelques semaines ou quelques mois; mais les aggravations et les rechutes sont fréquentes, elles surviennent pour une cause légère, souvent même sans cause connue. Une amélioration durable des symptômes d'irritation a une influence favorable sur l'état général, alors que les malades, condamnés jusque-là au décubitus dorsal, peuvent recommencer à se lever, que leurs mouvements gagnent en énergie et en durée, et que la digestion, le sommeil et l'état moral s'améliorent.

L'amélioration peut persister pendant un temps plus ou moins long. Si elle atteint une certaine durée, on peut, dans des conditions favorables et si les malades se dirigent bien, parvenir à la guérison. Mais souvent ils gardent pendant toute leur vie des troubles spinaux incommodes qui ne leur laissent qu'un repos relatif. Quelquefois la forme hyperesthésique passe à la forme dépressive de l'irritation spinale, que nous décrivons plus loin.

Au point de vue de l'*étiologie*, on note que l'irritation spinale est beaucoup plus fréquente chez les femmes, et particulièrement chez les sujets jeunes, de 10 à 30 ans. Une disposition héréditaire aux affections nerveuses joue souvent un rôle important.

Parmi les *causes occasionnelles*, on peut citer toutes les causes de stimulation ou de dépression du système nerveux. Les émotions vives, les chagrins, les soucis, l'amour contrarié, l'excitation des désirs sexuels, les fatigues corporelles excessives et le travail nocturne se rencontrent parmi les causes les plus fréquentes. Une vie précaire, les vices du sang (anémie, hydrémie), les affections contagieuses et miasmatiques (exanthèmes aigus, fièvres typhoïde et intermittente, etc.), les hémorrhagies, les pertes séminales, enfin les affections traumatiques et rhumatismales pourront aussi donner naissance à l'irritation spinale.

Quant à la *nature de l'irritation spinale*, tout ce qu'on peut en dire jusqu'à présent, c'est qu'elle consiste dans une irritabilité anormale des centres nerveux, ordinairement héréditaire, ou bien acquise sous l'influence de différentes maladies, de l'anémie, ou de commotions psychiques prolongées. L'épuisement trop rapide et l'irritabilité excessive des appareils vaso-moteurs contenus dans la moelle doivent avoir une part considérable dans les symptômes de l'irritation spinale. On peut tout au moins supposer que les influences excitantes et débilitantes que nous avons signalées causent un ébranlement exagéré des centres vaso-moteurs, d'où relâchement des vaisseaux et hypérémie; et ces centres se relevant avec peine, les vaisseaux de leur côté seraient longtemps avant de recouvrer leur tonus normal. Dans d'autres formes, ce sont les fortes excitations psychiques qui provoqueraient des contractions par les vaso-moteurs; et ce spasme vasculaire se reproduisant souvent, il en résulterait une anémie rebelle et de longue durée.

Le *diagnostic* de l'irritation spinale rencontre quelquefois de grandes difficultés, surtout dans les formes initiales. Mais en observant quelque temps, on note la douleur vertébrale avec hyperesthésie circonscrite, les douleurs excentriques, la vive excitabilité du sensorium, l'épuisement rapide de l'énergie motrice, l'absence de paralysie et d'anesthésie manifestes, la variabilité des phénomènes nerveux concomitants, le peu de gravité des signes objectifs ; le diagnostic se déduira de cet ensemble de symptômes, quand en même temps on pourra exclure aussi toutes les lésions spinales à manifestations analogues.

La distinction de la *spondylite* et de *la carie vertébrale*, plus fréquentes aussi chez les jeunes sujets, a été établie dans les chapitres qui traitent de ces affections. La *méningite spinale* se caractérise au début par l'élévation de la température et la fréquence du pouls, par la complication fréquente de symptômes cérébraux, par une douleur dorsale violente et très-étendue, des crampes toniques des muscles de la nuque et du dos qui rendent tous les mouvements douloureux, et par les paralysies et les contractures atrophiques des membres que la maladie laisse à sa suite, avec perte de l'excitabilité farado-musculaire.

La *myélite* se distingue de l'irritation spinale par l'apparition précoce d'anesthésies et de paralysies évidentes; par la corrélation des troubles de la sensibilité avec les surfaces de distribution des nerfs médullaires sensitifs; par l'existence de douleurs en ceinture, et souvent de crampes et de contractures. On trouve encore dans la myélite d'autres signes importants pour le diagnostic : abolition de l'activité des sphincters; sensibilité et douleur à la pression de la colonne vertébrale, beaucoup moins prononcées; pas d'excitabilité psychique anormale ni de fluctuation dans les symptômes, comme on le voit pour l'irritation spinale.

Celle-ci partage avec l'*hystérie* une susceptibilité extrême du système nerveux sensitif; mais on n'y trouve ni ces profondes altérations de la vie psychique, ni ces formes convulsives ou paralytiques du mouvement ou de la sensibilité, avec anomalies des réactions électriques, ni ces troubles de la vie végétative, qui appartiennent en propre à l'hystérie. Abstraction faite de ces symptômes importants, les autres manifestations de l'état nerveux dans l'irritation spinale n'offrent pas cette ténacité, cette périodicité, ni ces difficultés pronostiques et thérapeutiques, qui rendent quelquefois si triste le tableau de l'hystérie.

Le *traitement* de l'irritation spinale doit se proposer d'éloigner autant que possible les causes pathogéniques que nous avons signalées dans l'étiologie, ainsi que de relever et de fortifier le système nerveux. Les meilleurs effets stimulants et toniques seront obtenus par une *nourriture abondante et réparatrice,* avec des *vins légers* ou de la *bière;* on peut y joindre encore de petites doses de *fer* et de *quinine.* Un long séjour dans l'air pur de la *campagne,* et de préférence sur de hautes montagnes, au milieu des forêts, exerce ordinairement une influence salutaire sur l'ensemble des fonctions nerveuses. Mais dans ces conditions il ne faut pas imposer aux malades un mouvement exagéré; ils ont besoin au contraire de se reposer souvent et longtemps.

Les *antiphlogistiques* et *les dérivatifs* de l'ancienne thérapeutique s'emploient rarement aujourd'hui. Chez les sujets robustes et sanguins, on pourra se bien trouver de ventouses scarifiées le long de la colonne vertébrale, de sangsues à la vulve ou à l'anus. On n'aura guère recours aux moxas et au fer rouge. On recommanderait plutôt l'emploi circonspect de vésicatoires et de pommade stibiée.

Pour calmer les douleurs dorsales pénibles et les sensations de brûlure aux jambes et à la plante des pieds, on conseillera au malade de porter dans le dos un tube de caoutchouc, rempli d'eau modérément froide; on fixe le tube par des bandes transversales de manière qu'il ne soit pas trop gênant, et si la sensibilité vertébrale est très-vive, on lui interpose une couche de ouate.

On a quelquefois de bons effets en dirigeant à travers la colonne vertébrale des courants galvaniques stables ascendants (en soumettant les points douloureux à l'action de la cathode). Mais le courant doit être d'une force modérée, et la séance de courte durée.

La *noix vomique* et la *strychnine* sont recommandées par plusieurs auteurs. Hammond conseille de donner en plusieurs fois dans la journée la noix vomique (0,05) associée au phosphure de zinc (0,005). D'après lui, les injections sous-cutanées de strychnine seraient utiles dans l'irritation spinale, mais nuisibles dans l'hypérémie spinale; on pourrait donc en essayer comme moyen d'épreuve.

Enfin l'*hydrothérapie* réussit aussi dans l'irritation spinale. On fait d'abord des affusions sur le dos, avec de l'eau de jour en jour plus fraîche, dans un demi-bain à 24-20° C.; plus tard on emploie des enveloppements mouillés jusqu'à retour de la chaleur, suivis de lotions et d'irrigations de la colonne vertébrale, dans un demi-bain tempéré. On recommandera aussi de porter sur le dos un linge humide, recouvert d'un linge sec, et renouvelé deux ou trois fois par jour; les applications froides et les douches froides doivent être évitées; des douches chaudes sur l'épine dorsale font souvent du bien.

b. Forme dépressive de l'irritation spinale (neurasthénie).

Pour faire suite à la forme hyperesthésique, caractérisée par des symptômes d'irritation, nous allons étudier une autre forme très-voisine dont les traits les plus saillants sont représentés par des symptômes de dépression spinale. C'est cette névrose de la moelle épinière que l'on avait principalement en vue autrefois quand on parlait de « faiblesse nerveuse », et c'est pour elle que plus récemment Beard, Rockwell et Erb ont proposé le terme de « neurasthénie ». Ces auteurs font ressortir le caractère spinal de ces troubles fonctionnels, et comme leur terminaison presque toujours favorable exclut l'hypothèse d'aucune lésion anatomique, je crois qu'il est préférable de considérer cette névrose comme une simple variété de l'irritation spinale, ayant cela de particulier que ses manifestations appartiennent aux symptômes de dépression. Leyden a décrit dernièrement des cas de ce genre comme une « irritation spinale, suite de pertes séminales ».

Dans cette forme comme dans la précédente il y a presque toujours une *douleur dorsale*, mais ici elle n'est ni aussi vive ni aussi persistante. La douleur a son siége tantôt dans la portion lombaire, tantôt dans la portion dorsale supérieure de la colonne vertébrale; quelques apophyses épineuses sont modérément sensibles à la pression, et le malade accuse dans ces points une sensation de brûlure.

de compression ou de tension. La douleur dorsale augmente après les fatigues, les efforts; dans les mouvements étendus de la colonne vertébrale, ainsi qu'après les refroidissements et les excès. Comme symptômes concomitants on observe souvent de l'oppression, de la dyspnée, des battements de cœur, une constriction de la tête. Certains malades se plaignent d'un engourdissement incommode ou de fourmillements dans les téguments du crâne.

Mais les phénomènes les plus pénibles pour les malades sont une *faiblesse dans les mouvements* et un *épuisement rapide*. Après une marche très-courte, les mouvements deviennent difficiles. Les genoux et la région lombaire sont le siége d'une sensation particulière de relâchement. Les malades ne peuvent conserver longtemps la station verticale, sans s'appuyer ou se soutenir en fléchissant un des genoux. Presque toujours aussi il leur est impossible de se tenir sur un seul pied les yeux fermés, tandis qu'ils le peuvent avec les yeux ouverts. Les membres supérieurs participent aussi, quoiqu'à un degré moindre, à cet épuisement. Les mouvements forcés provoquent bientôt une sensation de lourdeur dans les jambes, avec des douleurs musculaires. Une petite quantité de vin prise pendant le repos produit souvent des effets fortifiants et toniques.

D'autres troubles importants se montrent aussi du côté des *fonctions génitales*. En général les malades sont facilement excitables, mais les érections et la puissance virile laissent beaucoup à désirer; au moment du coït l'éjaculation est souvent précipitée, et suivie de sensations pénibles dans le dos et dans les jambes. Quand l'esprit se porte sur des pensées érotiques, de même qu'après la défécation ou la miction, on voit fréquemment apparaître au méat urinaire quelques gouttes de liquide prostatique (presque toujours sans mélange de spermatozoïdes). La véritable spermatorrhée ne s'observe que de loin en loin; par contre les pollutions chroniques sont fréquentes, et quand elles se succèdent rapidement, elles aggravent beaucoup les manifestations de la maladie. Chez la plupart des malades, le canal de l'urèthre présente, surtout dans la région prostatique, une vive sensibilité, même quand on introduit sans difficulté une sonde de petit calibre (19 ou 20 de Charrière), et cette manœuvre peut provoquer des douleurs locales intenses, une sensation de brûlure et même des convulsions. La vessie fonctionne bien en général; quelquefois pourtant il y a une sensation de brûlure après le passage des dernières gouttes d'urine.

Les *facultés psychiques* peuvent être plus ou moins en cause. L'intelligence est conservée, c'est la mémoire et l'entendement qui souffrent le plus; l'aptitude aux travaux intellectuels est très-diminuée, les malades manquent de volonté et de persévérance. Il y a surtout une disposition hypocondriaque, quelquefois avec une tendance à pleurer, et avec une crainte particulière de la consomption par la moelle épinière. Le sommeil est agité, fréquemment interrompu; après s'être ainsi réveillés vite et souvent, les malades accusent le matin de l'abattement et de l'étourdissement.

Il y a souvent aux pieds de l'engourdissement ou des fourmillements. Mais ce qui est le plus désagréable aux malades, c'est aux mains et aux pieds une sensation de froid, qui ne disparaît que lentement par la chaleur du lit, car d'autre part, en se couvrant trop chaudement, ils ont facilement des congestions vers la tête.

Presque toujours les *fonctions de nutrition* s'accomplissent mal. Les malades se plaignent de flatuosités, de renvois, de diminution de l'appétit, de constipation; ils ont la langue chargée, ils sont amaigris, pâles, d'un aspect anémique; rarement on constate une dilatation de l'estomac.

A l'*examen objectif* on ne découvre ni dans la motilité, ni dans la sensibilité, des altérations correspondant aux troubles subjectifs nombreux et divers dont se plaignent les malades. Le phénomène le plus saillant de la maladie est le défaut de persistance dans l'activité musculaire.

L'affection, dans la plupart des cas, se développe progressivement et presque insensiblement; elle ne devient complète qu'au bout de plusieurs mois, où même de plusieurs années. Pourtant, dans des cas exceptionnels, ces accidents peuvent apparaître plus rapidement sous l'influence d'émotions, de fatigues, d'excès, ou de pertes séminales répétées. Les formes récentes, légères, peuvent rétrocéder au bout de quelques semaines. Dans les formes anciennes, chroniques (datant de plusieurs années), l'état du malade peut varier beaucoup; mais on ne peut espérer une amélioration persistante qu'après des mois ou des années, même avec le traitement et le genre de vie les plus appropriés. Les rechutes ne sont pas rares, souvent provoquées par des causes légères, et le malade déjà triste, misanthrope, fuit encore plus la société de ses semblables. Dans des conditions défavorables les efforts excessifs, les fatigues, les refroidissements violents, les émotions, s'ajoutant à une vie nécessiteuse, peuvent faire naître les premiers germes de lésions organiques de la moelle épinière.

Quant à l'*étiologie*, c'est le sexe masculin qui fournit le plus fort contingent à la forme dépressive de l'irritation spinale, contrairement à ce que nous avons vu pour la forme hyperesthésique. Les cas sont le plus nombreux à l'époque de la puberté et dans l'âge moyen de la vie. L'influence de l'hérédité se manifeste par la coexistence des névroses les plus diverses dans une même famille; la maladie est beaucoup plus fréquente dans les classes élevées de la société, que dans le peuple.

Les *surexcitations des fonctions sexuelles* sont la cause la plus fréquente et la plus positive que l'on puisse mentionner. Telle est avant tout la masturbation, dont souvent les jeunes garçons conservent l'habitude dans l'adolescence, et qui, se combinant alors avec les exigences de plus en plus grandes de la vie, développe au plus haut point l'irritation du système spinal. L'onanisme peut provoquer les mêmes accidents chez les filles. Les excès sexuels agissent aussi dans le même sens, comme ceux que les jeunes gens peu robustes commettent souvent à l'âge de la puberté ou dans les premiers temps du mariage; de même aussi les excitations sexuelles prolongées et non satisfaites, qui sont le propre des amours platoniques.

Enfin les efforts intellectuels, les veilles, un genre de vie misérable, les émotions vives et prolongées peuvent, chez les sujets prédisposés, provoquer l'éclosion de cette névrose de la moelle.

Quant à la *nature de la maladie*, on ne peut jusqu'ici former là-dessus que des hypothèses; l'action prolongée des causes que nous avons signalées, se faisant sentir pendant la jeunesse, provoquerait une irritabilité excessive des centres médullaires et vaso-moteurs; cet état, devenant chronique, entraînerait un épuisement rapide de l'influx nerveux spinal, et un ralentissement du courant sanguin avec hyperémie passive, d'où abaissement de température dans les parties périphériques. Les douleurs lombaires, la faiblesse des jambes, les troubles circulatoires des mêmes régions, la perturbation des fonctions sexuelles indiquent une anémie de la moelle dans sa portion lombaire, et le caractère chronique de cette lésion rend compte de la ténacité des symptômes de dépression qui en dépendent.

Pour le *diagnostic*, il faudra examiner soigneusement le malade, et tenir compte de la marche antérieure de l'affection; souvent une observation prolongée sera nécessaire pour exclure d'autres maladies de la moelle à leur début.

L'*ataxie commençante*, qui serait la plus facile à confondre avec l'irritation spinale dépressive, s'en distingue par les douleurs lancinantes et la sciatique caractéristiques, par les troubles ordinairement précoces de la sensibilité, la douleur en ceinture, les anomalies pupillaires, les parésies des muscles oculaires, les oscillations qu'éprouve le malade quand il veut se tenir debout les yeux fermés, et par l'exagération de l'excitabilité galvanique. La *myélite commençante* se caractérise par l'apparition rapide de névralgies vagues, de parésies et de paralysies manifestes des extrémités inférieures, par la prompte abolition des différentes formes de sensibilité dans les mêmes régions, par la raideur et la difficulté des mouvements et l'affaiblissement des sphincters. Les signes distinctifs de la *carie vertébrale commençante* ont été donnés longuement dans un chapitre précédent. Enfin une douleur dorsale intense, une vive sensibilité de la colonne vertébrale, les névralgies, les douleurs pendant les mouvements sont le propre de l'irritation spinale hyperesthésique : tandis que dans la forme dépressive les phénomènes prédominants sont l'épuisement de l'énergie motrice, la faiblesse sexuelle, les pertes séminales, les altérations psychiques, etc.

Pour le *traitement*, il faut tout d'abord procurer au malade un repos prolongé et l'isolement, et le préserver avec soin de toute émotion, des excitations sexuelles et des efforts intellectuels. Les meilleures conditions sont le séjour à la campagne, sur des montagnes élevées, ou au bord de la mer, en évitant les fatigues et les longues marches. L'alimentation devra être fortifiante et facile à digérer, on peut permettre un peu de vin ou de bière aux repas. On donne souvent avec avantage de petites doses de quinine, de noix vomique, des préparations ou des eaux ferrugineuses légères.

Pour les malades anémiques, amaigris, sensibles au froid ou souffrant de tiraillements douloureux, les *stations thermales ferrugineuses* sont indiquées. Plus tard, quand la reconstitution a fait des progrès, des lotions modérément fraîches peuvent servir de transition au *traitement hydrothérapique*. Ici il faut avoir soin d'atténuer l'action stimulante du froid ; on commencera par faire des irrigations sur le dos dans un demi-bain tempéré, en abaissant graduellement la température ; on y joindra plus tard des lotions avec un linge mouillé. Il faut éviter les douches, les bains avec chute, les grands bains froids, etc. Les *bains de mer* conviennent aussi dans la convalescence.

Enfin l'*électricité* donne de bons résultats : on fait passer par l'épine dorsale des courants continus ascendants, modérés ; on les applique aussi sur les jambes ; on doit s'abstenir de courants faradiques à forte tension.

CLASSE IV

HYSTÉRIE ET TROUBLES NERVEUX QUI EN DÉPENDENT.

CHAPITRE XXVII

HYSTÉRIE

Pour faire suite aux maladies de l'encéphale et de la moelle précédemment décrites, nous allons étudier une névrose qui leur tient de près, et qui réunit en elle la plupart des troubles nerveux que nous avons passés en revue. Nous voulons parler de l'hystérie et de ses différentes formes. L'hystérie compte parmi les fruits les plus anciens de la civilisation. Déjà dans Hérodote et dans Hippocrate, ainsi que dans les écrits de Platon, on la trouve indiquée d'une manière précise. A d'autres époques de l'humanité, dans ces terribles histoires de sorcières qui ont assombri les premiers temps du christianisme, certains accidents de l'hystérie ont joué un rôle néfaste. Les hystériques-atteintes de convulsions et de catalepsie, ainsi que d'autres malades délirantes ou extatiques, étaient accusées de commerce avec le diable; certains sujets, chez qui l'on avait découvert accidentellement de l'analgésie cutanée, étaient littéralement traqués et ces malheureuses périssaient en masse sur le bûcher, comme possédées du démon. Pendant un siècle entier (jusqu'au milieu du dix-huitième siècle, où l'on cessa de brûler les sorcières), les pauvres hystériques furent l'objet de ces horribles poursuites. A l'hystérie revient encore une part considérable dans les épidémies convulsives du siècle dernier, liées à un état d'exaltation religieuse; de même pour les nonnes possédées de France et d'Allemagne, pour les convulsionnaires de Saint-Médard, pour les épidémies de danse de Saint-Guy, pour les flagellants et les prédicants de la Suède, et plus récemment pour d'autres épidémies et endémies analogues.

Symptomatologie.

Le groupement des symptômes dans l'hystérie affecte toutes les bizarreries du kaléidoscope, et revêt les apparences les plus étranges. Les spécialisations multiples de cette entité morbide ne permettent pas d'en exposer les symptômes suivant un ordre chronologique rigoureux. Nous sommes donc forcé de répartir ses innombrables manifestations en plusieurs chapitres distincts. Nous allons étudier séparément les troubles de la sensibilité, de la motilité, des fonctions sensorielles et de la vie végétative.

Les *troubles de la sensibilité* sont représentés par l'hyperesthésie, l'anesthésie et les névralgies.

Hyperesthésie. Chez les malades atteintes d'hyperesthésie, la peau est fréquemment le siége de douleurs spontanées ; les plus légers attouchements, le frottement du linge provoquent aussi des sensations douleureuses ; à un degré plus élevé, les mains ne peuvent saisir aucun objet, les pieds ne peuvent supporter le contact du sol.

Il est très-rare que l'hyperesthésie s'étende à toute la surface du corps ; dans une de mes observations, les seules parties exemptes d'hyperesthésie étaient les régions céphaliques innervées par le trijumeau, et la région latérale du cou, qui d'après Voigt reçoit ses nerfs des 3ᵉ et 4ᵉ paires cervicales (jusqu'au côté interne de la clavicule et à la partie supérieure de l'épaule) ; partout ailleurs, le tégument externe présentait une vive hyperesthésie. Dans un quart des cas d'hyperesthésie notés par Briquet (*Traité de l'hystérie*, Paris, 1859), celle-ci portait sur une des moitiés du corps (le plus souvent la moitié gauche), et s'arrêtait exactement à la ligne médiane, en avant comme en arrière.

L'*hyperesthésie* se manifeste, sur le cuir chevelu, principalement à l'occiput ; sur le dos, elle occupe une étendue plus ou moins grande (on l'y désigne souvent comme de l'irritation spinale) ; on la constate encore sur le thorax, sur les parois abdominales, et quand il y a en même temps du ballonnement du ventre, on pourrait croire à une péritonite ; il existe aussi sur les membres des plaques plus ou moins considérables d'hyperesthésie, qui passent facilement inaperçues. Brodie a signalé le premier une *hyperesthésie articulaire* (elle existait dans la proportion de 3, 5 pour cent chez les malades de Briquet), qui siége le plus souvent à la hanche et au genou ; quand elle s'accompagne de gonflement et d'œdème des parties environnantes, elle peut simuler une inflammation articulaire. La véritable nature de ces phénomènes articulaires se démontre par les circonstances suivantes : attitude normale des parties (à moins qu'il n'y ait dans

les muscles des contractures secondaires); mouvements passifs conservés; sensibilité particulière de la peau aux pincements, jusque
dans des points éloignés de l'article; pas d'altération appréciable de
la nutrition musculaire, même après une longue durée de la maladie; changements se produisant à chaque époque menstruelle
(Stannius).

Par suite d'une *hyperesthésie musculaire* fréquente chez les hystériques, une pression superficielle, une excitation faradique faible, ou
même le moindre mouvement, provoquent des douleurs insupportables, et les malades sont condamnées à un repos absolu. L'*hyperesthésie des organes des sens* est en somme un symptôme rare, mais
fort pénible. L'œil est alors d'une sensibilité extrême à la lumière,
l'oreille au moindre bruit, le nez à certaines odeurs.

L'hyperesthésie se montre ordinairement à la suite d'émotions,
après une attaque d'hystérie; elle peut s'étendre à la peau et aux
muscles sous-jacents, se limiter à une moitié du corps, tandis que de
l'autre côté il y a de l'anesthésie. Enfin l'hyperesthésie, comme nous
le verrons plus loin, semble constituer un signe favorable et annoncer le début de la guérison, dans les paralysies hystériques primitivement compliquées d'anesthésie. Sur les causes et les symptômes
concomitants de l'hyperesthésie, on trouvera des détails plus loin
dans une observation relatée à propos de l'anesthésie.

Mentionnons encore ici l'*augmentation morbide de l'excitabilité réflexe* qui procède de différents foyers chez les hystériques. Ainsi Stilling et Türck ont constaté
qu'une pression exercée sur les apophyses épineuses pouvait provoquer des convulsions et même des attaques. Dans d'autres cas, c'est une pression profonde
sur l'ovaire ou sur la région épigastrique (Schützenberger), qui détermine des accidents hystériques analogues. J'ai vu deux malades chez lesquelles l'introduction
du spéculum était bien supportée, mais chaque fois qu'on touchait par hasard ou
volontairement le col de l'utérus, il survenait une attaque.

Anesthésie. Par opposition à cette exagération de la sensibilité dont
nous venons de parler, on trouve chez les hystériques l'abolition de
la sensibilité normale, l'*anesthésie*. On distingue, depuis Beau, *deux
formes d'anesthésie* : l'anesthésie au contact et l'anesthésie à la douleur *(analgésie)*; cette dernière forme se constate aussi dans l'hypochondrie, l'apoplexie cérébrale, les maladies spinales (voy. plus haut),
l'intoxication saturnine, et dans la première période du narcotisme
par l'éther et le chloroforme. Chez les hystériques, la disparition de
la sensibilité au contact implique une aggravation de l'insensibilité;
elle se fait du centre à la périphérie.

L'anesthésie (qui peut être complète ou incomplète) n'occupe que

rarement toute la surface du tégument externe. Il y a plus souvent
une hémiplégie de la sensibilité, et presque toujours du côté gauche,
ce qu'il faudrait attribuer, d'après Briquet, au fait démontré par
E. H. Weber, de la plus grande sensibilité de la peau aux excitations,
et de ses facultés tactiles plus délicates sur la moitié gauche du
corps. L'analgésie s'arrête à peu près aux mêmes limites ; pour l'explorer, on se sert d'une épingle ou du pinceau électrique (mais sans
adresser de questions aux malades, qui indiquent la douleur spontanément ou par des soubresauts). D'après les observations récentes
de Charcot (*l. c.*), l'hémianesthésie, ainsi que les parésies et les contractures des membres, semblent en rapport avec une ovaralgie double
ou simple, et changent souvent de siége en même temps que celle-ci.
L'anesthésie peut encore s'étendre à une partie du tronc, des membres supérieurs ou inférieurs, et s'y montrer d'un seul ou des deux
côtés, ou seulement par places. L'anesthésie est quelquefois entremê-
lée de petits îlots où la sensibilité est intacte ; elle peut se combiner,
comme nous l'avons déjà signalé, avec une hyperesthésie du côté
sain. En général, les parties insensibles ont aussi perdu leur sensibilité à la température et leur excitabilité réflexe.

J'ai observé deux cas de paraplégie hystérique dans lesquels l'anesthésie et
l'analgésie s'étendaient à toute la moitié inférieure du corps ; l'anesthésie était
complète en avant et en haut jusqu'à deux travers de doigt au-dessous de la clavicule, en arrière jusqu'aux vertèbres lombaires supérieures. Les parties antérieures et postérieures des membres supérieurs et inférieurs, la partie antérieure
du tronc, et les régions sacrée et coccygienne, suivant la distribution des nerfs
cutanés, étaient frappées d'anesthésie ; les parties supérieures du corps étaient
indemnes. J'ai vu d'autres hystériques chez lesquelles la partie inférieure du bassin était seule prise ; tantôt la petite région correspondant aux nerfs coccygiens
(depuis les trochanters jusqu'à l'anus et à la symphyse pubienne) était exempte
d'anesthésie, tantôt c'étaient seulement la partie postérieure des membres, certains points de leur face antérieure, ou la partie antérieure du tronc jusqu'à la
ligne médiane, qui participaient à l'anesthésie, toutes ces subdivisions répondant
à autant de départements distincts de l'innervation cutanée.

Si j'ai rapporté ces détails, c'est pour prouver, d'accord avec les
faits analogues déjà cités (à propos des maladies spinales), que l'a-
nesthésie et l'analgésie doivent être rattachées au mode de distribution de certains nerfs cutanés, bien loin de présenter cette extrême
bizarrerie que leur assignait Briquet.

Avant de poursuivre l'étude de ces troubles d'innervation dans
l'hystérie, je vais relater une observation intéressante à plusieurs
points de vue, que j'ai publiée en détail dans le *Wiener med. Zeitung*,
n°ˢ 23 et 24, 1871.

Une jeune fille de 25 ans, que j'avais soignée antérieurement pour des attaques d'hystérie et de catalepsie, fut prise d'une récidive à la suite d'un coup violent sur la mamelle gauche; elle avait un hoquet opiniâtre avec paroxysmes, qui à certains jours alternait avec des attaques épileptiformes. Celles-ci avaient pour *signes précurseurs* une sensation subjective de froid et une décoloration des mains et du bout des doigts. *Les deux mains devenaient très-pâles, le bout des doigts et les ongles d'un bleu foncé, la malade ressentait dans les mains un froid désagréable, leur température qui était de 35°,4 C. à l'état normal, descendait à 30°,6 C.,* le pouls baissait de 72 à 65 ou 66. Après la fin de l'attaque hystéro-épileptique, *la température des mains remontait à 35°,6 ou 35°,8, la chaleur reparaissait, les doigts et les ongles devenaient très-rouges,* étaient le siége d'une transpiration abondante, et le pouls se relevait à 84-88.

Pendant les heures qui précédaient l'attaque, plus rarement pendant les jours qui se passaient sans attaques, il se manifestait un symptôme curieux: c'était une *hyperesthésie de la peau,* sur différents points du tronc, plus souvent à gauche qu'à droite; quelquefois elle était croisée, occupant le bras gauche et la jambe droite; les *muscles* présentaient aussi de l'*hyperesthésie* à la pression et au contact du lit, et la malade était obligée de changer souvent de position. *On constatait alors une élévation notable de température sur le côté du corps hyperesthésié:* à la main il y avait 35°,5, une fois même 36°,1, au lieu de la normale 34°,4, au pied 35°,3 au lieu de 34°,2; dans l'aisselle du même côté la température était légèrement abaissée.

Les jours où l'*hyperesthésie* précédait les attaques, elle durait jusqu'à l'apparition des symptômes décrits plus haut, pâleur et cyanose des mains et du bout des doigts. Dès que ces derniers symptômes se manifestaient, l'hyperesthésie diminuait, et aux mains, outre le refroidissement appréciable que nous avons signalé, elle faisait place à de l'*anesthésie,* avec sensation d'engourdissement dans les doigts et les orteils. Ces signes indiquaient toujours infailliblement l'approche de l'attaque. Vers la fin de l'attaque, si l'on touchait les mains ou les doigts, *ils s'écartaient par un mouvement réflexe, bien qu'à ce moment la connaissance fût encore abolie, les pupilles insensibles à la lumière.* Ce retour de la sensibilité, qui gagnait progressivement de la périphérie au centre, était un signe certain du retour prochain de la connaissance. Tant que les doigts ou les orteils restaient insensibles, on pouvait être certain que l'attaque durerait encore longtemps. Cet état ayant persisté environ trois mois, il survint tout d'un coup un mouvement fébrile, qui céda dès le jour suivant à de fortes doses de quinine; les règles, supprimées depuis plusieurs mois, reparurent, le hoquet, les vomissements et les attaques cessèrent subitement, et ma convalescente retourna très-satisfaite dans son pays.

On voit, dans cette observation, qu'avec les attaques se produisaient des symptômes manifestes de contraction spasmodique, puis de dilatation consécutive des vaisseaux, ce qui permet de supposer que l'attaque épileptiforme était causée par une extension des phénomènes spasmodiques aux artères cérébrales. Des troubles analogues de l'innervation vaso-motrice devaient présider aux retours périodiques de l'hyperesthésie; car celle-ci se montrait toujours avec une élévation notable de température du côté malade, elle précédait les attaques et disparaissait aussitôt que l'anesthésie entrait en scène,

avec abaissement de température, pâleur de la peau et cyanose partielle.

La dilatation vasculaire et l'élévation de la température tiendraient,
d'après les idées admises jusqu'ici, à un état de paralysie des nerfs
vaso-moteurs ; au contraire, d'après les recherches récentes de Goltz
(*Pflüg. Arch.*, 9. Bd., 1874), ces phénomènes tiendraient à un fonctionnement exagéré des nerfs vaso-dilatateurs, qui recevraient leur
incitation du centre spinal ; le tonus vasculaire rentrerait en jeu une
fois l'incitation épuisée. En enveloppant le grand sympathique ou le
nerf sciatique dans des spirales formées de fils de cuivre et de platine,
et donnant naissance à des courants électriques, O. Weber (*Centralbl.*
n° 10, 1864) vit survenir un rétrécissement des vaisseaux, un abaissement de température et une pâleur des téguments, dans les régions
correspondant à ces nerfs ; ces phénomènes duraient plusieurs semaines, précédés d'hyperesthésie et souvent de convulsions spasmodiques, et pourtant, quand les expériences étaient faites avec soin,
on ne voyait se produire ni troubles de nutrition, ni inflammation.

Quand l'anesthésie (combinée aussi dans ses formes chroniques
avec la pâleur de la peau et l'abaissement de la température) est plus
intense et plus étendue, la *musculature* se prend à son tour, la force
musculaire diminue, la sensibilité électro-musculaire et cutanée
disparaît. Souvent aussi, *les muqueuses* des cavités naturelles participent à ces troubles ; l'anesthésie de la muqueuse nasale entraîne
l'anosmie ; il survient une *anesthésie du goût* complète ou incomplète,
suivant que la cavité buccale et la langue ont perdu leur sensibilité
au contact et à la douleur dans toute leur étendue, ou sur une de
leurs moitiés seulement ; les malades, ne trouvant plus aucun goût
aux aliments, ne sont plus sollicités que par leur aspect plus ou
moins appétissant. Si on leur place un morceau dans la bouche en
leur fermant les yeux, ils le laissent en place, et s'ils ont en même
temps les doigts anesthésiés, ils ne s'aperçoivent qu'ils ont quelque
chose dans la bouche qu'en se regardant dans un miroir, et alors
seulement les mouvements de déglutition commencent. Les femmes
qui ont de l'anesthésie du vagin éprouvent de la répulsion pour le
coït. L'abolition de la sensibilité peut atteindre encore *les grandes et
les petites articulations* des membres et du tronc, ainsi que les os ;
on peut imprimer aux malades les mouvements les plus anormaux,
les heurter violemment sans qu'elles en aient conscience. Dans certains cas, j'ai observé une vive résistance aux mouvements passifs,
sans conscience ni volonté de la part des malades (contractions réflexes des muscles antagonistes). Quand l'anesthésie est très-pronon-

cée, elle atteint aussi *les nerfs*. On ne provoque aucune sensibilité du médian, du plexus brachial, du péronier, ni par une pression énergique, ni par de forts courants galvaniques ou faradiques.

Enfin, outre les sens dont nous avons déjà parlé, la *vue* et l'*ouïe* peuvent aussi être atteintes d'anesthésie. Dans le premier cas, la vue est trouble et se fatigue promptement quand la malade a les yeux fixés sur son ouvrage ; l'anesthésie de la rétine, l'amblyopie ou l'*amaurose* sont très-rares ; celle-ci est toujours associée à des troubles hystériques de la sensibilité et du mouvement ; au bout d'un certain temps, elle diminue aussi rapidement qu'elle était venue. Hirschberg, Bouchut, Galczowski ont constaté dans ces cas de l'hémiopie, de la chromatopsie, une hyperémie et même une exsudation louche et une décoloration de la papille, avec dilatation partielle des vaisseaux rétiniens. Je tiens de communications orales du professeur Jäger, qu'après les attaques d'hystérie on observe temporairement une coloration bleuâtre du nerf optique. L'anesthésie de l'ouïe est ordinairement incomplète, et s'accompagne de bruits d'oreilles, d'une sensation de compression, et de faiblesse de l'ouïe. Ces troubles auditifs nerveux n'occupent en général qu'un seul côté, et disparaissent d'eux-mêmes, ou après un traitement approprié.

Quand l'anesthésie et l'analgésie sont généralisées (à la peau, aux muscles et aux articulations), *il se produit chez les hystériques un trouble d'innervation des plus curieux*, qui a été décrit pour la première fois par Duchenne, et dont j'ai observé un exemple (*Wiener med. Presse*, n° 5, 1867). Lorsque ces malades ont les yeux fermés, ou bien pendant la nuit, ou bien comme dans mon observation, où les paupières restaient closes pendant plusieurs heures par un spasme double de l'orbiculaire, elles sont incapables d'accomplir aucun mouvement, mais elles s'imaginent avoir exécuté le mouvement qu'elles se proposaient ; elles ne parviennent à faire entrer leurs muscles en activité, que lorsqu'elles peuvent diriger leurs regards sur le membre qu'il s'agit de mouvoir.

Ce furent ces observations qui déterminèrent Duchenne à admettre, sous le nom de *conscience musculaire*, un sens particulier, qui partirait des muscles pour exciter l'encéphale, et fixerait le choix des muscles qui doivent entrer en jeu.

Mais je ne crois pas nécessaire de créer un nouveau sens et de lui assigner comme siége la substance musculaire, car nous pouvons nous contenter d'explications plus simples et plus naturelles ; nous savons, en effet, que chaque sens a son origine propre dans l'organe central, et peut être entravé dans son fonctionnement par des causes diverses, soit que l'appareil terminal ait perdu sa sensibilité aux influences extérieures, par suite d'une altération des nerfs périphériqûes, soit qu'il existe un obstacle dans les conducteurs centraux. Il y a encore, selon moi, une autre circonstance à considérer. Tandis que les hystériques dont nous avons rapporté l'histoire sont incapables, quand elles ont les yeux fermés, d'exciter par la volonté l'action motrice des nerfs, de façon à accomplir effectivement le mouvement qu'elles se proposent, *cette influence de la volonté sur l'innervation devient beaucoup plus efficace, quand elles s'aident du sens de la vue.* Il nous arrive tous les jours d'employer, suivant les cas, une quantité de force très-différente, beaucoup plus grande, par exemple, pour soulever un morceau de fer, que pour présenter un objet léger à notre voisin. Mais quand nous voulons saisir un objet les yeux fermés, nous déployons souvent une quantité de force tout à fait disproportionnée, tantôt excessive, tantôt insuffisante.

Cette *action régulatrice de la vue sur la dépense d'influx nerveux* doit avoir une importance encore plus grande dans les maladies, où une anesthésie complète des muscles, des articulations et des nerfs cutanés, enlève toute faculté d'apprécier le degré de résistance des corps ; dans ces cas où l'excitation centripète fait complétement défaut, l'action centrifuge de la volonté, devenue elle-même plus obtuse, ne peut provoquer l'énergie musculaire nécessaire qu'avec le secours de la vue.

Névralgies hystériques. Il existe encore chez les hystériques d'autres troubles de la sensibilité (moins fréquents, il est vrai) ; ce sont les douleurs qui se montrent sur le trajet de certains nerfs, et suivant la distribution anatomique de leurs branches. Les névralgies hystériques apparaissent ordinairement après des émotions, après les attaques d'hystérie ; elles se modifient rapidement dans leur siége et dans leur intensité, et s'accompagnent d'autres signes caractéristiques de l'hystérie. On peut les constater sur différentes régions du corps. Les plus ordinaires chez les hystériques sont les *névralgies céphaliques*, qui occupent les régions frontale ou temporale, auriculaire ou occipitale ; quelquefois c'est une névralgie faciale ou une névralgie dentaire. L'*hémicrânie* est très-fréquente, surtout à gauche ; le *clou hystérique* (Valentiner) occupe le plus souvent un point limité de la suture sagittale, et s'irradie autour de ce point ; nous ne connaissons pas bien la nature de ces douleurs.

Les autres névralgies qu'on rencontre chez les hystériques sont l'*omalgie*, les *bráchialgies* (le plus souvent sur le trajet du médian ou du cubital), la *mastodynie*, la *névralgie intercostale* ; en arrière, la *névralgie lombaire*, la *sciatique* simple ou double, et une douleur dans la région coccygienne, se manifestant dans la station assise ou verticale et décrite par Simpson, Scanzoni et Hœrschelmann sous le nom de *coccygodynie* (hyperesthésie des rameaux du plexus coccygien). La *rachialgie* est une douleur dorsale spontanée, s'exagérant presque toujours par la pression ; elle serait causée soit par une névralgie des rameaux lombaires, soit par une irritation des rameaux postérieurs qui innervent la peau et les muscles de la région dorsale, ou des fibres sensitives que Luschka a trouvées en grand nombre dans les veines vertébrales et les vertèbres. Dans la région abdominale on observe quelquefois des *cardialgies* ou des *entéralgies*, sous forme de coliques autour de l'ombilic et dans les parties profondes ; ces douleurs peuvent tenir dans certains cas à des déplacements de la matrice. Une douleur beaucoup plus fréquente est l'*ovaralgie*, qui a été signalée dans les derniers temps, surtout par Charcot (douleur iliaque fixe de Briquet), avec ou sans gonflement appréciable de l'ovaire, dont la compression peut provoquer une attaque d'hystérie, tandis que par une pression énergique on réussit à modifier, quelquefois même à suspendre une attaque commencée.

Nous arrivons maintenant aux *troubles moteurs de l'hystérie*, qui sont représentés tantôt par une irritation, un excès des facultés motrices, comme dans les crampes et les contractures, tantôt par une diminution et jusqu'à une abolition complète de ces facultés, comme dans les parésies et les paralysies.

Crampes hystériques. Chez presque toutes les hystériques il y a une excitabilité anormale des actes moteurs, qui se traduit, à son degré le plus faible, par une vivacité et une précipitation remarquable des mouvements. Quand l'excitabilité est plus vive, elle donne lieu à des contractions de certains muscles ou de groupes musculaires tout entiers, et elle atteint son plus haut point dans les formes variées des convulsions hystériques. Nous allons examiner, en suivant l'ordre anatomique, les crampes des différentes régions, et ensuite les crampes généralisées des hystériques.

Les *crampes de la tête* qu'on observe chez les hystériques sont : des *contractions spasmodiques des muscles de la face* (constituant soit un symptôme partiel des attaques hystériques, soit un spasme facial isolé, surtout après des causes psychiques) ; des *crampes de certains muscles oculaires*, avec strabisme convergent ou divergent, précédant les attaques d'hystérie, ou se montrant isolément dans les états d'excitation du système nerveux ; c'est là un symptôme d'irritation, une contraction active, périodique, prédominant dans l'un ou l'autre des muscles droits.

A la région cervicale, sans parler des *crampes manifestes du sterno-mastoïdien et du trapèze*, il se fait des contractions spasmodiques du côté du *pharynx*, du *larynx* et de l'*œsophage*. Quand ces contractions occupent le pharynx, ce sont des *crampes de l'appareil de la déglutition*, qui sont ordinairement brusques et violentes (contraction des fibres musculaires transversales du pharynx et du tiers supérieur de l'œsophage, muscles dans lesquels la contraction, d'après Helmholtz, suivrait de très-près l'excitation). Ces sortes de crampes de la déglutition peuvent constituer, les autres symptômes hystériques étant d'ailleurs peu prononcés, un accident des plus incommodes, et compromettre même l'alimentation, comme je l'ai observé dans deux cas, où la galvanisation faisait toujours cesser immédiatement le spasme. Il existe une autre variété de crampes dans les mêmes organes, s'établissant progressivement, et se fixant sur un point plus profond de l'œsophage, comme une sensation limitée de compression ou de constriction : ou bien ce sont des contractions successives des fibres lisses de la portion thoracique de l'œsophage, qui se propagent en haut jusqu'aux constricteurs du pharynx, et provoquent un spasme de ces conduits, pouvant faire obstacle à l'introduction de la sonde œsophagienne (excitation du pneumogastrique ayant son origine dans le plexus œsophagien et aboutissant, d'après les recherches de Stilling, à une action motrice). La *boule, hystérique* (sensation d'une boule remontante) n'est qu'un symptôme sensitif d'irritation, et ne correspond à aucun spasme, car à ce moment les malades peuvent avaler facilement. Dans certaines formes de crampes de la déglutition, la constriction des muscles de la partie inférieure de l'œsophage, et peut-être aussi des fibres circulaires du cardia, provoque des régurgitations et des *vomissements* alimentaires.

Les *contractions spasmodiques des muscles du larynx* se présentent sous différents aspects. Leur forme la plus légère constitue le *rire hystérique*, un rire désordonné se produisant sous l'influence de causes insignifiantes, durant jusqu'à des quarts d'heure entiers, quelquefois suivi ou entrecoupé de *pleurs convulsifs*. A un degré plus élevé on a les *cris convulsifs des hystériques*, qui se manifestent à la suite d'autres accidents convulsifs sous forme d'aboiements, de hurlements, de ricanements ; d'autres fois ce sont des sons monotones rappelant les cris de différents animaux et qui peuvent exercer, d'après les auteurs français, une action contagieuse sur des sujets prédisposés, au point de faire éclore de véritables épidémies de cris hystériques. Dans les cas de cris hystériques que j'ai observés, on ne trouvait rien autre chose au laryngoscope, qu'une hyperémie de la cavité du larynx. Citons encore comme un accident heureusement rare chez les hystériques, le *spasme de la glotte* qui survient par voie réflexe à la suite d'une hyperesthésie de la muqueuse laryngée (quelquefois après une bronchite) par excitation du nerf récurrent. Guisan, Dubois, citent des malades qui sont mortes asphyxiées par cet accident, tandis que dans les observations de Bell et de Briquet, la trachéotomie pratiquée à temps conjura le danger. Enfin, dans le même ordre de faits, il faut signaler l'*asthme hystérique*, asthme utérin (qui tiendrait peut-être, d'après Valentiner, à un spasme des muscles bronchiques), et la *toux hystérique* (irritation du nerf laryngé supérieur), aussi fatigante pour les malades que pour leur entourage; elle s'annonce par des picotements désagréables dans le larynx, et dure pendant un certain temps sur un ton perçant, aigu, ou bien survient par quintes, et s'accompagne souvent de mouvements convulsifs. L'exploration physique a toujours donné des résultats négatifs dans ces cas. Les *bâillements* des hystériques résultent de mouvements spasmodiques d'inspiration, et s'accompagnent d'extension des membres ou d'autres phénomènes spasmodiques.

Les *phénomènes spasmodiques qu'on observe du côté de l'abdomen* chez les hystériques sont : les sanglots, les éructations, les borborygmes, et les spasmes de l'appareil uro-génital. Le *sanglot* (ou hoquet) est une crampe clonique du diaphragme, avec pénétration bruyante de l'air inspiré à travers la glotte, rétraction de l'épigastre et des hypochondres, et expirations consécutives. Le hoquet est fréquent chez les hystériques après des causes morales, et constitue un accident pénible (il s'accompagne d'accélération du pouls) ; souvent aussi il figure parmi les premiers signes qui annoncent l'approche d'une attaque hystérique ou cataleptique, ou bien il marque, au contraire, la fin des attaques. Dans une observation qui sera rapportée à propos de la catalepsie, le hoquet ne pouvait être arrêté que si l'on pratiquait aussitôt une injection sous-cutanée de morphine ; comme on avait cessé d'en faire pendant un jour, le hoquet persista pendant vingt-quatre heures entières. Le hoquet n'est pas rare dans notre pays chez les juives polonaises (qui sont souvent hystériques) ; on le rencontre chez plusieurs sœurs ou plusieurs membres de la même famille. Les *rapports hystériques* (éructations) consistent dans l'expulsion de gaz stomacaux, avec déglutition d'air très-évidente ; une de mes hystériques pouvait distendre à volonté la région abdominale supérieure en avalant de l'air. Les *borborygmes* (gargouillements de ventre) sont constitués par les mouvements en sens inverse des gaz intestinaux ; les contractions intestinales sont souvent appréciables à la vue et au toucher.

Le *spasme du vagin* (vaginisme) est une contraction douloureuse du constricteur du vagin, qui empêche les rapports sexuels et s'oppose même à l'introduction du doigt. Les *sphincters de la vessie et de l'anus* sont quelquefois aussi atteints de spasmes chez les hystériques. Dans le premier cas, il y a rétention d'urine avec ténesme vésical douloureux : la sonde ne pénètre qu'après quelques efforts, et aussitôt l'urine est expulsée avec force, symptômes qui excluent la paralysie vésicale. Dans le spasme de l'anus il y a une constipation opiniâtre, les lavements sont rejetés, et le doigt même arrive difficilement dans le rectum. Citons enfin le phénomène de la *chair de poule* qui est très-fréquent chez les hystériques, par contraction spasmodique des fibres musculaires lisses de la peau.

Des *crampes toniques* se montrent dans l'hystérie au cou, dans les membres, à l'abdomen, et sous forme de *contractures*, avec attitudes anormales des membres. Ces contractures apparaissent ordinairement après des émotions, après différents accidents ou des convulsions hystériques : elles attaquent le plus souvent le genou, le poignet et les articulations des phalanges à l'un et à l'autre bras ; on voit plus rarement le pied-bot d'origine spasmodique, les contractures d'une moitié du corps ou des deux membres inférieurs, et très-rarement une contracture de tous les membres. La contracture siége de préférence dans les adducteurs et les fléchisseurs de la main et des doigts, et présente cette circonstance caratéristique peu étudiée jusqu'ici, que non-seulement elle s'associe dans la plupart des cas à une paralysie des antagonistes, mais s'accompagne aussi d'une abolition simultanée des fonctions de certains autres muscles, et d'anesthésies, plus rarement d'hyperesthésies.

Certaines formes se compliquent de symptômes d'irritation du côté des centres. J'ai observé, avec les professeurs Oppolzer et Duchck, une fille qui cut, après une tentative de viol, des attaques hystéro-épileptiques pendant plusieurs années ; elle cut ensuite le *membre supérieur droit contracturé* au niveau du coude et du poignet, avec *vibrations continuelles du bras droit* (comme dans la paralysie agitante) ; le même phénomène existait à la jambe droite à un moindre degré ; chaque tentative d'extension exagérait l'intensité des tremblements. Les nombreux traitements mis en usage pendant cinq ans (injections hypodermiques de curare, antihystériques, électricité et hydrothérapie) étaient restés sans résultats durables. Dans un cas analogue récemment publié par Charcot (*loc. cit.*), la guérison se fit spontanément. Il sera question plus loin des contractures incurables (par sclérose des cordons latéraux).

Les *convulsions hystériques* se divisent en partielles et générales, avec ou sans perte de connaissance. Il n'y a presque pas un seul muscle qui échappe complétement aux nombreuses variétés des convulsions hystériques. Les plus fréquentes sont celles des membres, soit les supérieurs, soit les inférieurs, soit ceux d'un seul côté ; ou bien tous les membres y participent. Sous l'influence de crampes intermittentes des fléchisseurs ou des extenseurs, il se produit quelquefois des mouvements tout particuliers, choréiques, une sorte de martelage. Les fortes émotions ont une influence particulièrement nuisible sur ces accidents, tandis qu'ils s'apaisent par les causes qui procurent le calme de l'esprit et de l'âme, et par le sommeil.

Dans un tiers des 305 cas de Briquet, l'hystérie avait débuté par des accidents convulsifs. Les attaques étaient le plus nombreuses dans la première année de la maladie. Dix fois sur 100 la connaissance n'était pas troublée pendant les accès. Les malades ont presque toujours conscience de ce qui se passe autour d'elles. Mais elles ne peuvent ni parler, ni accomplir aucun mouvement volontaire. Elles accusent des douleurs dans la tête, le larynx, les membres, l'épigastre.

Les *attaques d'hystérie* sont souvent annoncées par certains symptômes, langueur, malaise, inquiétudes dans les jambes, tiraillements dans les membres, ténesme vésical, oppression à l'épigastre. Pourtant dans beaucoup de cas l'attaque s'établit rapidement, avec des symptômes d'excitation réflexe de la moelle allongée, palpitations cardiaques, suffocations, crampes du pharynx, hoquet. Bientôt les actes réflexes s'étendent aux différentes voies du système cérébro-spinal; la connaissance peut être conservée en très-grande partie, ou disparaître rapidement dans le tourbillon des symptômes. Dans le premier cas, le plus favorable, les mouvements convulsifs sont moins violents, les fonctions des sens peu atteintes, pourtant les malades pendant l'attaque ne peuvent ni parler, ni faire aucun mouvement volontaire, ni donner quelque signe d'intelligence; après l'attaque elles rendent parfaitement compte des douleurs vives qu'elles ont eues dans la tête, les membres, le creux épigastrique, le ventre. D'après Briquet, sur 300 de ses malades atteintes de convulsions hystériques, il y en a 30 seulement chez lesquelles la connaissance était demeurée intacte; Georget l'a observé pour un tiers environ de ses cas. Les hystériques jeunes ont, en général, des attaques plus fréquentes et plus graves, que les malades plus avancées en âge.

Dans les paroxysmes hystériques graves qui sont, comme l'on voit, de beaucoup les plus fréquents, après l'oppression, les palpitations cardiaques, la perte de connaissance, la malade pousse un cri perçant, puis la face pâlit et devient grimaçante, des crampes toniques et cloniques se succèdent rapidement entre elles, dans les muscles de la face, des yeux et de la mâchoire, dans les membres d'un seul ou des deux côtés, dans les muscles du dos, du thorax et de l'abdomcn ; viennent ensuite le spasme de la glotte avec symptômes d'asphyxie (strangulation hystérique), bouffissure et cyanose de la face, écume sanguinolente à la bouche (par morsure de la langue ou des lèvres), respiration convulsive entrecoupée de cris, mouvements automatiques ou renversement de la tête en arrière, projection du bassin en avant, opisthotonos, pleurosthotonos et autres symptômes analogues ; les malades même faiblement constituées étendent leurs membres et frappent sur leur lit au point de le faire craquer. Ces cas constituent l'*hystéro-épilepsie*.

A la fin de ces attaques, qui durent de quelques minutes à plusieurs heures sous les aspects les plus changeants, il y a souvent un état d'épuisement, avec sensation de vide dans la tête et relâchement des membres. En général, cette scène dramatique est suivie d'un torrent de larmes, du développement de gaz en abondance dans l'estomac et les intestins, et de l'émission d'urines copieuses, pâles, inodores, et pauvres en sels. Plus rarement, on note un sommeil prolongé ou une syncope, de la catalepsie, du délire, du somnambulisme. (Une observation des plus remarquables sera rapportée dans le chapitre de la catalepsie.) En traitant du diagnostic, nous indiquerons les signes fournis par la *température* dans certaines attaques hystériques et permettant de les distinguer de celles qui se rattachent à l'épilepsie.

Paralysies hystériques. Les troubles de la motilité, observés chez les hystériques par les plus anciens auteurs, peuvent revêtir la forme de parésies ou de paralysies de siéges divers. En général, on peut reconnaître chez les hystériques une grande diminution de la force musculaire au dynamomètre. Les troubles de la motilité comptent parmi les accidents les plus fréquents chez les malades de cette catégorie. Briquet a trouvé des parésies et paralysies 120 fois sur 430 hystériques ; Landouzy, 40 fois sur 370 cas. Les extrémités en sont atteintes le plus fréquemment, et de préférence le côté gauche ; moins souvent les membres inférieurs, les muscles du tronc, du larynx, de la face ; les plus rares sont les paralysies du diaphragme.

Pour examiner suivant l'ordre anatomique les muscles exposés aux paralysies hystériques, nous commencerons par ceux de la face. Les *parésies faciales* dans l'hystérie existent quelquefois conjointement avec des paralysies étendues des membres, presque toujours du même côté que celles-ci, et accompagnées ordinairement d'anesthésie de la peau et des organes des sens. Ce sont des parésies qui guérissent promptement. Mentionnons encore à la face le *ptosis hysté-*

rique signalé par quelques auteurs, et les parésies alternantes des muscles moteurs de l'œil.

A la région cervicale, plusieurs observateurs ont noté des *paralysies des constricteurs du pharynx et de l'œsophage*, rendant la déglutition impossible. Dans ces cas de dysphagie, il faut, pour s'assurer que les accidents ne sont pas de nature spasmodique, pratiquer le cathétérisme de l'œsophage; on ne pourra admettre avec certitude une paralysie de cet organe, que si la sonde pénètre sans difficulté, malgré l'impossibilité de la déglutition. Les *paralysies des muscles du larynx* sont plus fréquentes et mieux connues depuis quelque temps. D'après les recherches de Türck (*Klinik der Krankheiten des Kehlkopfes*, etc., Wien, 1866, p. 469), il peut y avoir dans l'hystérie différentes formes de paralysie des constricteurs de la glotte, avec aphonie, alternant entre elles chez le même sujet. La double paralysie des cordes vocales se développe spontanément; souvent aussi elle succède aux convulsions, et s'accompagne d'une hyperesthésie considérable de l'isthme du gosier (Türck). D'après cet auteur, dans certains cas d'aphonie hystérique, il s'agirait bien plus d'un trouble de coordination que d'une paralysie. Dans d'autres cas, le trouble fonctionnel dépend évidemment d'une parésie musculaire, comme le prouvent la fatigue qu'éprouve rapidement la malade, quand elle émet des sons pendant l'examen laryngoscopique, la glotte qui s'entr'ouvre de plus en plus, et le passage fréquent de l'enrouement à l'aphonie.

La *paralysie du diaphragme*, étudiée pour la première fois par Duchenne, est un des troubles de la motilité les plus rares chez les hystériques; Briquet ne l'a observée que deux fois. L'affection, ordinairement opiniâtre, est caractérisée par l'interversion du rhythme respiratoire, et l'extinction de la voix. Pendant l'inspiration, l'épigastre et les hypochondres se dépriment, tandis que les parois thoraciques se dilatent; le contraire a lieu pendant l'expiration, les parois abdominales s'élèvent et le thorax se rétrécit. On constate en outre une augmentation de l'orthopnée dans les inspirations lentes et profondes, une respiration accélérée, pénible pendant les mouvements et la parole, la fatigue et enfin l'extinction de la voix.

La *paralysie des extrémités* peut se limiter à certains segments des membres, ou bien les atteindre tout entiers, occuper les deux extrémités inférieures ou supérieures, ou celles d'un même côté du corps; très-rarement elle envahit simultanément les quatre membres. Les paralysies hystériques les plus fréquentes sont les paralysies d'un seul membre, les hémiplégies et les paraplégies. L'*hémiplégie* (constatée par Briquet dans un sixième de ses observations) se montre or-

dinairement après des émotions vives ou des attaques ; la paralysie est
en général moins prononcée au membre supérieur qu'au membre inférieur, qui pendant la marche (les articulations étant en extension)
reste traînant comme une masse inerte ; très-souvent il y a en même
temps, du même côté, anesthésie et analgésie des parties profondes,
diminution ou abolition des fonctions des sens. L'hémiplégie hystérique est sujette à récidiver. La *paraplégie* (qui existait dans un
douzième environ des observations de Briquet) permet encore quelques traces de mouvements, ou bien les abolit complétement. Elle
est ordinairement accompagnée d'anesthésie des membres inférieurs ;
dans deux de mes observations (l'une est rapportée dans mon traité
d'Électrothérapie, p. 185), à une paraplégie complète s'ajoutaient
une anesthésie et une analgésie des membres supérieurs, qui avaient
conservé leurs mouvements actifs, de toutes les muqueuses, et de la
plupart des sens. Dans un troisième cas, la malade étant au lit pouvait exécuter tous les mouvements avec ses jambes ; mais, quand elle
essayait de marcher, elle tombait aussitôt à la renverse après quelques
mouvements maladroits (*ataxie hystérique*).

La *paralysie de la vessie* accompagne presque toujours l'hémiplégie, et surtout la paraplégie hystérique. En pareil cas elle est
assez rebelle, et se complique parfois d'anesthésie de la muqueuse
vésicale. A la *paralysie du rectum* se lient la constipation, la tympanite, ou même l'anesthésie du rectum, accidents heureusement
fort rares dans l'hystérie.

Réactions électriques dans les paralysies hystériques. Duchenne le
premier a donné les signes suivants comme caractéristiques des paralysies hystériques : *intégrité de la contractilité électro-musculaire,
avec diminution notable ou abolition complète de la sensibilité électro-
musculaire et électro-cutanée.* Il y a cependant des exceptions à ces
règles. Ainsi j'ai vu, dans deux cas de paralysie hystérique incontestable, le raccourcissement électrique des muscles sensiblement diminué ; dans un cas de Briquet (obs. 49) examiné par Duchenne,
les membres inférieurs paraplégiques avaient perdu et leur contractilité et leur sensibilité électro-musculaires. Chez une malade anesthésique qui s'était fait une brûlure au bras, je trouvai le derme et
les muscles mis à nu complétement insensibles à l'excitation électrique. Nous avons vu précédemment que dans certaines paralysies
apoplectiques ou par compression de la moelle, où la paralysie s'accompagne d'anesthésie des parties profondes, la contractilité électro-
musculaire peut être conservée, et la sensibilité électro-cutanée et
électro-musculaire manquer comme dans les paralysies hystériques ;

aussi, dans ces cas douteux, devra-t-on recourir aux autres signes pathognomoniques que nous avons fait connaître.

La faradisation des troncs nerveux, le passage de courants galvaniques forts de la colonne vertébrale aux plexus, aux nerfs et aux muscles des extrémités atteintes, provoquent des contractions énergiques dans les paralysies hystériques, mais sans que les malades en aient conscience; s'ils ne regardent pas leurs membres, ils ignorent à quelle position les a amenés l'excitation électrique (on peut observer quelquefois, avec l'anesthésie des parties périphériques, une hyperésthésie des plexus et des troncs nerveux au courant électrique). La rougeur intense de la peau, qui marque pendant quelque temps la place de la cathode, ne donne non plus aucune sensation aux malades.

L'exploration à l'aide de l'électropuncture est le meilleur moyen d'apprendre la profondeur de l'anesthésie, et l'examen avec le pinceau électrique est la meilleure manière de reconnaître l'étendue des parties anesthésiées, leur concordance avec les délimitations de Voigt, leur arrêt à la ligne médiane, et la préservation de certaines surfaces circonscrites. Dans les formes graves, les muqueuses elles-mêmes sont insensibles à l'excitation électrique. Plus tard nous montrerons, avec d'autres signes, les effets caractéristiques de l'électricité aux différentes phases de l'amélioration, comment s'accroît d'abord l'excitabilité de la peau et des nerfs, comment la sensibilité électro-musculaire se réveille suivant une progression continue du centre à la périphérie.

Troubles de la vie végétative. Les fonctions de la vie végétative n'échappent pas à l'infinie variété des manifestations de l'hystérie. Du côté de la *respiration*, on note souvent une fréquence anormale des inspirations (apnée utérine), avec ou sans sensation de dyspnée; dans d'autres cas il y a un véritable manque d'air, avec des accès d'asthme et d'asphyxie, surtout au moment des attaques, mais assez souvent en dehors de celles-ci, sans que l'exploration physique des organes thoraciques y fasse découvrir aucune anomalie. Les *fonctions cardiaques* sont troublées dans quelques cas seulement. On constate souvent des palpitations de cœur périodiques, des bruits cardiaques systoliques. Ceux-ci, comme les bruits veineux, se rattachent à l'anémie. Souvent, pendant les attaques d'hystérie, le pouls n'offre que peu de modifications; mais dans la fièvre hystérique, dont nous parlerons plus loin, le nombre des pulsations est très-augmenté.

Les *organes digestifs* présentent aussi de nombreux troubles. Certaines malades ne prennent que très-peu de nourriture, témoignent un profond dégoût pour certains mets, ou en arrivent même à une abstinence complète (ordinairement sous l'influence d'un état mental pathologique) ; d'autres hystériques ont de la boulimie, avalent des quantités prodigieuses d'aliments, et peuvent à peine se rassasier. Citons encore dans cet ordre de symptômes des pulsations épigastriques fréquentes et pénibles, les renvois, les vomissements opiniâtres, la tympanite et la constipation. La *menstruation* est ordinairement très-irrégulière et parcimonieuse, très-souvent elle reste complétement supprimée pendant longtemps ; dans quelques cas, on observe des hémoptysies (règles déviées).

La *rétention d'urine* à laquelle sont très-sujettes les hystériques (avec anesthésie de la muqueuse vésicale), exige l'emploi prolongé du cathétérisme. L'*ischurie hystérique* peut être complète et durer 24 ou 36 heures (Laycock) à la suite d'excitations ou pendant les règles, et disparaître ensuite graduellement. On a des exemples très-curieux *d'oligurie et d'anurie hystériques avec vomissements contenant de l'urée*. Sans tenir grand compte des observations anciennes, nous en rapporterons deux cas récents et soigneusement observés.

Le premier cas, publié par Charcot (*l. c.*) et Gréhant, concerne une hystérique atteinte de contracture, hémianesthésie, hémiopie et ovaralgie gauches, et chez laquelle les accidents s'étendirent aussi au côté droit áprès une attaque d'hystéro-épilepsie. Bientôt survint de la rétention d'urine, la quantité de liquide retirée par la sonde alla toujours en diminuant, et la malade se mit à vomir. La malade fut surveillée attentivement pendant deux mois, et l'urine obtenue pendant ce temps ne dépassa guère 80 grammes par mois. À la suite d'une chloroformisation, la quantité d'urine augmenta et quelques gouttes mouillèrent le lit. Pendant la période de l'anurie, la malade vomit tous les jours, même avec une alimentation modérée. Les vomissements étaient riches en urée; le sang, analysé une fois, donna 0,036 d'urée pour 100.

Peu de temps après, Fernet a publié un cas analogue (*Union méd.*, avril 1875), dans lequel l'analyse des vomissements, après apparition de l'ischurie, donna de $0^{gr},85$ a $1^{gr},87$ d'urée. Pendant la période d'ischurie, la quantité d'urée excrétée par les vomissements et l'urine était en tout de $3^{gr},62$; la sécrétion urinaire s'étant rétablie abondamment à la suite d'une influence morale (*pilule fulminante de mie de pain*), on trouva $11^{gr},03$ pour 1000. — Dans ces deux cas, l'élimination de l'urée par l'intestin a suffi pour en prévenir l'accumulation dans le sang. Il s'agissait là, non pas d'obstacles dans les fonctions de la vessie, mais d'une anomalie de sécrétion.

Troubles fonctionnels encéphaliques dans l'hystérie. Une profonde obscurité nous cache encore le fonctionnement de l'âme; nous n'avons que des notions élémentaires sur le sommeil et les actes chimiques dont il s'accompagne ; les phénomènes de la vie normale nous sont trop peu connus, pour que nous puissions entreprendre de formuler un jugement raisonné sur les relations pathologiques et les actions réciproques de la vie psychique et du monde extérieur dans l'hystérie. Laissant à la psychiatrie la description détaillée de ces accidents, nous n'en présenterons ici que les traits les plus saillants.

Les *troubles psychiques de l'hystérie* se manifestent, dans les formes légères, par une sensibilité anormale aux impressions extérieures, ainsi qu'aux reproches, par le passage subit d'une gaieté exagérée à la tristesse, par un entêtement obstiné ou de l'apathie. C'est assez souvent un désir d'attirer l'attention. Les altérations psychiques plus graves sont tantôt aiguës, tantôt chroniques. Les *accès aigus* consistent en hallucinations, délires, extase, ou même en accès de manie; ceux-ci se terminent ordinairement par la guérison, et les malades sont alors incapables de se rappeler le moins du monde l'état d'égarement par lequel elles ont passé. Les *psychoses chroniques de l'hystérie* revêtent la forme de la mélancolie ou de la manie. L'état mental s'établit, d'après Griesinger, par une augmentation progressive des désordres intellectuels antérieurs, avec perte de la possession de soi-même et manifestations extérieures désordonnées : quelquefois aussi l'invasion est aiguë comme après les émotions, les maladies aiguës et les attaques d'hystérie. Il y a d'abord un léger changement dans le caractère, un amour-propre inaccoutumé, de l'impatience, de la violence, une absence de volonté et des inquiétudes excessives de la malade sur sa santé; viennent ensuite des troubles du sommeil, de la digestion, de la menstruation, des accidents anémiques, puis une mélancolie profonde, de la stupeur, un désir irrésistible de rester au lit. On constate souvent dans cet état le mélange de manifestations érotiques, il peut aussi survenir de l'extase. Griesinger n'a vu cette forme de démence hystérique que chez les femmes. Sa transformation en véritable folie est rare.

L'*extase hystérique* a existé surtout au moyen âge et pendant les siècles suivants, chez des religieuses de France et d'Allemagne, et dans certaines sectes à l'état épidémique; elle trouvait à cette époque un aliment puissant dans la surexcitation religieuse des esprits. Dans les cas isolés qu'on observe encore aujourd'hui, des accidents hystériques et des convulsions précèdent presque toujours l'apparition de l'extase; il est beaucoup plus rare que celle-ci se développe sans aucun signe précurseur. Pendant l'extase les malades perdent toute communication avec le monde extérieur, elles demeurent raides et immobiles, puis elles débitent des discours, des chansons, des vers, sans en conserver le moindre souvenir après leur réveil.

Ici se place encore le *somnambulisme*, dans lequel des malades reconnues comme hystériques accomplissent pendant leur sommeil toute une série de mouvements extraordinaires, se lèvent à la suite de rêves pénibles, et se promènent tantôt avec un regard fixe, que rien ne peut détourner, tantôt les yeux fermés, et se recouchent ensuite après un temps plus ou moins long; tandis que si on les secoue pour les réveiller, elles poussent des cris, sont prises d'une vive frayeur et souvent de convulsions. Le lendemain elles ne se rappellent absolument rien des événements de la nuit. Des faits de ce genre sont rapportés par les auteurs anciens et modernes.

J'ai observé une jeune fille hongroise extrêmement délicate, et hystérique, qui se levait pendant la nuit, chantait tour à tour des chansons allemandes, hongroises, françaises ou anglaises avec un très-bon accent, racontait ses conversations avec un ancien médecin de la famille (elle ne voulait entendre parler à aucun prix d'autres médecins), sortait en chemise de son lit, se promenait dans une chambre faiblement éclairée, puis allait se cacher derrière une armoire à glace ou une psyché ; elle n'entendait ni ne voyait sa mère qui était là, et retournait ordinairement dans son lit au bout d'un quart d'heure. Quand on secouait la malade pour la tirer de ces rêves, elle tombait aussitôt en poussant un grand cri, et était prise de tremblements et de hoquets. Ce somnambulisme ne revenait qu'à certaines périodes, et ne laissait pas la moindre trace dans le souvenir de la malade.

Cherchons maintenant une interprétation acceptable de ces curieux symptômes de somnambulisme. On voit, d'après la description que nous en avons faite, que pendant le somnambulisme les rapports de l'âme avec les organes des sens sont momentanément abolis, mais que la faculté de former des idées persiste, ainsi que leur influence sur la production des mouvements. Ainsi, tandis qu'aucune incitation centripète n'est plus fournie par les organes des sens, l'impulsion de l'écorce cérébrale peut encore suivre sa marche centrifuge et arriver aux racines antérieures par le pied du pédoncule cérébral. Les discours que tiennent les malades pendant leur sommeil, les airs qu'elles chantent, prouvent évidemment que les cellules de l'écorce cérébrale, comme support des idées, et que leurs communications entre elles servant à l'association des idées, fonctionnent activement, et que des mouvements peuvent être produits par l'action centrifuge des cellules de l'écorce cérébrale à travers la couronne rayonnante. Il est probable qu'un certain reste de conscience intervient aussi en pareil cas, mais d'une manière si fugitive, qu'il n'en résulte aucune empreinte sur la mémoire.

Les *phénomènes psychiques de dépression* qu'on observe chez les hystériques sont l'*envie de dormir*, qui peut s'accentuer jusqu'au *sopor* ou à la *léthargie* véritables. Lasègue a décrit il y a quelque temps chez les hystériques, sous le nom de *catalepsie passagère* (*Arch. génér. de méd.*, 1866), un état dans lequel les malades, quand on leur couvrait les yeux avec la main ou avec un mouchoir, entraient en catalepsie, tombaient dans un sommeil plus ou moins profond, dont il était quelquefois difficile de les tirer. Annoncée par différents accidents spasmodiques, la somnolence se manifeste à des degrés variables ; dans les formes légères, c'est un demi-sommeil dont les malades sortent de temps en temps pour satisfaire quelque besoin naturel ; dans les cas plus graves, un lourd sommeil comme celui de l'ivresse peut se prolonger pendant plusieurs jours. Chez la jeune fille somnambule que j'ai citée plus haut, on observait à certains moments ce genre de sommeil. La malade dormait pendant un ou deux jours, et refusait toute nourriture à son réveil ; elle mangeait seulement un peu pendant la nuit, quand elle trouvait quelque chose à sa portée.

La somnolence se transforme quelquefois en léthargie complète ; celle-ci, dans une observation rapportée par Pfendler, dura six mois avec des interruptions. Sur 480 cas de Briquet, on trouve 8 cas de léthargie (de 1 à 8 jours de durée). La respiration est alors rare et à peine appréciable, le pouls très-petit et intermittent, la peau froide et sèche, les garde-robes demeurent suspendues pendant des semaines entières, la vessie doit être vidée par le cathétérisme. Il faut secouer fortement les malades pour les rappeler à elles pendant quelque temps. On ne doit pas confondre ce sommeil avec l'état de somnolence, qui constitue souvent la terminaison des attaques hystériques, qui dure en général peu de temps, et est suivi d'une certaine rémission dans les symptômes de la maladie.

Mort apparente chez les hystériques. — Il nous reste à décrire comme la forme la plus intense, et heureusement la plus rare de ces états de somnolence, la *mort apparente des hystériques* (syncope). Les annales de l'hystérie renferment de nombreux exemples de ces cas extraordinaires. Ainsi on raconte qu'Asclépiade arriva juste à temps, pour empêcher les funérailles d'une jeune hystérique en état de syncope. Piton rappela à la vie une jeune femme hystérique, que l'on avait déjà ensevelie. On n'est pas d'accord au point de vue historique sur le récit que nous donne Ambroise Paré de la terrible aventure de Vésale, qui aurait vu se ranimer sous le couteau une femme hystérique que l'on avait crue morte. D'autres faits du même genre sont rapportés par Briquet (*l. c.*, p. 417-20). L'histoire de la mort apparente contient d'ailleurs, sans aucune distinction critique, les contes les plus merveilleux et les histoires les plus disparates rassemblés sans aucun ordre.

Me basant sur des recherches et des expériences personnelles, j'ai indiqué il y a quelques années un moyen aussi sûr que sensible pour reconnaître la persistance de la vie (Voy. *Jahrb. d. Ges. d. Wien.*

Aerzte, IV Heft, 1872), moyen dont j'ai pu apprécier toute la valeur dans un cas de mort apparente chez une hystérique.

D'après des recherches antérieures sur l'excitabilité électrique des muscles et des nerfs après la mort, j'ai démontré sur des cadavres de malades, de noyés, ainsi que sur des membres amputés, que *l'excitabilité électrique, suivant les conditions du sujet pendant la vie, disparaît dans l'espace d'une heure et demie à trois heures après la mort*. La contractilité faradique et la réaction galvanique, obéissant à la loi des contractions, diminuent du centre à la périphérie, l'excitabilité des nerfs s'éteint beaucoup plutôt que celle des muscles. Le diagnostic de la mort peut être fait avec certitude d'après l'abolition de l'excitabilité farado-galvanique, *alors même que toutes les articulations seraient encore flexibles, et que la température du rectum s'élèverait à 38-37° C., celle de l'aisselle à 32,5-33° C.*

La valeur de ces observations est considérablement augmentée par la concordance des recherches pratiquées sur l'homme, et des expériences faites sur la roideur musculaire chez des animaux vivants. J'ai fait ces recherches sur des animaux tantôt curarisés, tantôt endormis par la morphine ou l'extrait d'opium ; l'une des artères iliaques et l'artère crurale (au-dessous de la naissance de l'épigastrique) étaient mises à nu et interceptées complétement au moyen de pinces à pression. On constatait alors qu'au bout de deux heures environ, la contractilité électro-musculaire avait disparu. Quand on laissait la circulation se rétablir librement, la contractilité électrique reparaissait peu à peu. Après qu'on avait cessé la respiration artificielle, la réaction farado-galvanique, dans le membre ligaturé, disparaissait au bout de deux heures et demie à trois heures, tandis qu'elle persistait beaucoup plus longtemps dans le membre qui n'avait pas été privé de circulation et avait reçu plus longtemps des matériaux de nutrition.

Avant même d'avoir complétement terminé mes expériences sur ce sujet, j'eus la bonne fortune de *mettre en œuvre ce mode d'exploration dans un cas de mort apparente chez une hystérique*. Appelé à la campagne pour décider si le traitement électrique convenait encore à un malade atteint de myélite, j'appris que dans le voisinage une jeune femme nerveuse, à la suite d'une émotion violente, avait été prise de crampes avec perte de connaissance, et depuis un jour et demi ne donnait plus aucun signe de vie, malgré tous les moyens employés (miroir devant la bouche, gouttes de cire à cacheter sur la peau) ; cette femme avait été déclarée morte par un des médecins du pays, tandis qu'un autre avait conseillé d'attendre quelque signe évident de putréfaction. Lorsque je pénétrai dans la chambre de la malade, j'aperçus par une porte entr'ouverte les préparatifs de l'enterrement disposés dans la pièce voisine. Voici les détails relatifs à ce cas plein d'intérêt :

Femme de 24 ans, délicate, d'une corpulence moyenne ; la face et toute la peau froides et d'une pâleur cadavérique ; les yeux fermés ; sous les paupières, les deux pupilles également rétrécies, sans aucune réaction appréciable à la lumière. Les membres supérieurs et inférieurs sont dans le relâchement ; quand on les soulève, ils retombent comme des masses inertes. *On ne perçoit aucune pulsation aux deux artères radiales, non plus qu'aucun battement cardiaque. L'auscultation* de la région précordiale, au milieu d'un profond silence, fait entendre *un bruit faible, sourd, intermittent.* Le thorax est immobile ; *dans la région abdominale, qui est déprimée, on découvre avec une grande attention un mouvement très-faible et très-lent des parois latérales.* Nulle part on ne perçoit un bruit respiratoire distinct.

Je fis apporter alors mon appareil d'induction de la maison où je m'étais arrêté en premier lieu, et je n'eus pas de peine à reconnaître aussitôt que *tous les muscles de la face et des extrémités répondaient par des contractions manifestes à des courants faibles* (extenseurs communs et propres des doigts, interosseux, muscles de l'éminence thénar, muscles de la région postérieure de la jambe et des orteils). *En excitant le facial et ses branches, l'accessoire, le phrénique, les nerfs voisins et les nerfs des membres, on obtenait partout la réaction normale.* Après avoir terminé mon examen (5 heures après midi, 29 avril 1870), je déclarai à la famille que *la jeune femme, qu'ils voyaient depuis 32 heures sans connaissance et sans mouvement, était seulement en état de mort apparente,* et qu'il fallait s'efforcer de ranimer les forces vitales qui n'étaient pas éteintes chez elle, en la frictionnant souvent et longtemps avec des linges chauds, en lui appliquant des bouteilles d'eau chaude sur les pieds et le ventre, en laissant arriver sur elle de l'air frais. Je proposai l'excitation prolongée des nerfs phréniques et de leurs congénères ; mais le médecin du pays me parut s'effrayer de ce moyen.

Comme la soirée s'avançait, je fus obligé de partir afin de ne pas manquer le dernier train pour Vienne, et je priai qu'on m'envoyât des nouvelles. Le lendemain, j'appris par le télégraphe que la mort apparente *avait cessé spontanément au bout de quarante-quatre heures* (le 30 avril à cinq heures du matin), et que la malade avait recouvré graduellement la parole et le mouvement. Quatre mois après, ma ressuscitée vint me trouver en personne, et me raconta qu'elle n'avait aucun souvenir des premiers moments de sa léthargie, que plus tard elle avait entendu ce qu'on disait de sa mort, mais sans pouvoir faire le moindre mouvement, ni faire entendre aucun son. La jeune femme, à part son état nerveux, se porte assez bien depuis cette époque.

Le cas de mort apparente hystérique que je viens de relater a fourni pour la première fois, à ma connaissance, la démonstration scientifique du fait suivant : *les signes de la vie demeurant à peine appréciables, et par suite pouvant facilement passer inaperçus, l'exploration électrique constitue un moyen aussi exact que sensible, de reconnaître l'excitabilité des muscles et des nerfs.* La persistance de leur excitabilité, dans un cas de léthargie durant depuis presque deux jours, avec toutes les apparences de la mort, a permis de dissiper l'erreur fatale qui faisait tenir la malade pour morte, car nous avons dit précédemment que sur le cadavre, au bout de trois heures au plus, toute trace d'excitabilité électrique des muscles et des nerfs a disparu.

Mes recherches et mes observations se trouvent confirmées par celles de Crimotel, qui ne sont connues que depuis quelques années (*De l'épreuve galvanique* ou *Bioscopie électrique*, 1866); cet auteur a constaté, chez des sujets en état d'asphyxie à la suite du choléra, par les vapeurs de charbon, dans l'apoplexie, la suffocation, la submersion, que dans tous ces cas le courant électrique peut révéler dans les muscles la persistance des signes de la vie, que chez un certain nombre de sujets décédés à peu près en même temps, il peut déterminer dans quel ordre les décès se sont suivis, et que même dans certains cas de mort apparente l'excitabilité électrique peut être augmentée.

Partant de ces recherches et de ces expériences, je ne puis donc m'associer aux décisions de l'Académie de médecine de Paris, qui dans ces dernières années a décerné un prix à l'exploration thermométrique, comme au critérium le plus certain pour démontrer la mort réelle, par l'abaissement de la température à 20° C., en accordant seulement une mention honorable à l'exploration électrique, qui constitue cependant dans la mort apparente un moyen beaucoup plus sensible, plus sûr et plus rapide. Un des membres de l'Académie, Chauffard, éleva des objections contre ces principes, s'appuyant sur l'observation d'une femme ivre, trouvée dans la rue sans connaissance, ne réagissant plus aux excitations, et qui guérit malgré l'abaissement de la température dans le rectum et dans le vagin à 26° C. Dans un cas analogue de Reinke (*D. Arch. f. klin. Méd.* 16 Bd), on ne trouva que 24° C, et pourtant dès le lendemain la guérison était complète. Dans le sclérème des nouveau-nés (œdème algide), H. Roger, Hervieux et Legroux ont noté 22° C. La limite de 20° n'est donc pas incompatible avec la vie, et pourrait être atteinte dans le cas de mort apparente.

Puisque des abaissements de température peuvent s'observer pendant la vie, et que d'autre part elle s'élève après la mort, la température pourra se maintenir pendant plusieurs heures après la mort à un degré voisin du degré normal; il en résulte que longtemps encore après la mort, la thermométrie ne peut nous fournir aucun renseignement certain pour le diagnostic de la mort; qu'il faut un abaissement très-considérable de température, se maintenant au moins de 12 à 24 heures, pour pouvoir en déduire des conclusions positives; et qu'enfin les phénomènes d'excitabilité électrique constituent une démonstration beaucoup plus délicate et plus certaine, et permettent de décider au bout de 2 à 3 heures seulement, si l'on a affaire à un cas de mort apparente, ou si la mort est réelle depuis plusieurs heures.

Dans la mort apparente des hystériques, comme dans les syncopes profondes, l'activité cérébrale peut s'abaisser jusqu'à un minimum imperceptible ; ou bien, comme dans mon observation, les impressions des sens (surtout celles de l'ouïe) continuent à être transmises en partie à l'écorce cérébrale, par les conducteurs centripètes de la couronne rayonnante, tandis que les incitations centrifuges des cellules corticales aux ganglions moteurs et au centre du langage sont momentanément suspendues, et que par suite aucun mouvement ne peut être accompli, aucune parole prononcée. Il existe un état analogue dans le cauchemar, lorsque les impressions les plus pénibles viennent nous assaillir en rêve, et qu'on est incapable d'appeler au secours, ni d'exécuter aucun mouvement pour se soustraire à ces terreurs. Dans la mort apparente hystérique, l'abaissement des fonctions de circulation et de respiration jusqu'à un minimum à peine perceptible, témoigne du peu d'activité que les échanges nutritifs conservent en pareil cas. Une vive impulsion partie des centres et complétement inconnue à nous dans sa nature, est nécessaire pour remettre en mouvement les transformations chimiques qui président sans aucun doute à la formation des organes, du cerveau et des muscles.

Troubles vaso-moteurs. Nous parlerons d'abord de la *fièvre*, avec ses phénomènes de spasme vasculaire généralisé partant du centre médullaire (stade de frisson), et de dilatation vasculaire consécutive (stade de chaleur), avec chaleur et sueur. La transpiration s'observe aussi quelquefois en dehors des accès fébriles. La *fièvre hystérique* se montre ordinairement à la suite d'émotions, de secousses ; elle débute souvent par un frisson suivi de chaleur et de congestion ; les malades ont une sensation de chaleur à la tête, au visage, elles délirent aussitôt qu'elles ferment les yeux, elles ont des convulsions, des tremblements, la langue sèche avec perte d'appétit ; mais, comme je l'ai constaté dans plusieurs cas, malgré un pouls de 100 à 120, la température de l'aisselle ne s'élève qu'à 37,4-37,6° C., tandis que la température de la peau (mesurée au visage, au cou et, au thorax) monte à 35,2-36.4° C. Cet état pseudo-fébrile peut durer plusieurs jours (plusieurs semaines même d'après Briquet), et quand il a disparu, il laisse à sa suite les paralysies caractéristiques de la sensibilité et de la motilité. Briquet cite vingt cas de ce genre. Les *bouffées de chaleur* des hystériques, les *alternatives de chaud et de froid,* presque toujours accompagnées de rougeur ou de pâleur de la peau, rentrent également parmi les troubles de l'innervation vaso-motrice.

La *salivation* des hystériques est une névrose vasculaire avec sécrétion, qui a son centre dans la moelle allongée, comme cela résulte des anciennes recherches de Ludwig et Rahn (*Zeitschr. f. rat. Med.* 1851), et des expériences récentes de Grützner (*Pflüger's Arch.* VII, Bd. 1873); d'après ce dernier auteur, la salivation succéderait à une irritation des origines centrales de la corde du tympan et des fibres sympathiques. La salivation est un symptôme rare chez les hystériques (si l'on excepte les cas où la salive est rejetée au dehors par impossibilité de la déglutition). Dans un de ces cas, d'après les analyses de Mitscherlich, la salive présentait une réaction acide, un poids spécifique faible, et une diminution notable de ses éléments caractéristiques.

On observe chez les hystériques, le plus souvent après les attaques, une *émission abondante d'urine très-pâle, claire, dépourvue de sels;* ce fait doit tenir à une excitation transmise par voie réflexe des nerfs sensitifs aux centres vaso-moteurs des reins dans la moelle allongée (excitation passant ensuite par la moelle, les branches communicantes, les plexus du grand sympathique et les plexus rénaux). Enfin les *affections articulaires* notées par Brodie dans l'hystérie (hyperesthésie avec gonflement et œdème), doivent être rapportées aussi à une hyperémie vaso-motrice des articulations.

Anatomie pathologique de l'hystérie.

L'opinion à nous léguée par les anciens, que les organes génitaux devaient être considérés comme la source unique de l'hystérie chez la femme, a été cause que les médecins, jusqu'à une époque très-rapprochée de nous, portaient toute leur attention sur l'appareil sexuel, et se déclaraient satisfaits, quand ils avaient réussi à découvrir sur le cadavre une altération quelconque de l'utérus ou de ses annexes. Les *maladies locales* des organes génitaux que les auteurs mentionnent dans l'hystérie sont : les déplacements de la matrice (abaissement, flexions ou versions), les vices de développement de l'utérus et l'aménorrhée, les engorgements chroniques, les ulcérations du col, plus rarement les tumeurs (fibroïde, carcinome) et les maladies des ovaires et des trompes.

Tandis que Scanzoni, sur 1724 femmes atteintes d'affections génitales, trouve 1328 cas d'hystérie (soit 77 pour 100), ce qui s'accorde avec les faits observés par Landouzy et plus récemment par Amann, cette proportion tombe à un chiffre insi-

gnifiant dans les relevés de Briquet (si l'on élimine les cas qui ne se rapportent pas
à ce sujet). D'après une publication récente de Bernutz (*Gaz. des Hôpit.*, février
1874), sur 32 cas d'hystérie, 19 fois on ne trouvait dans les organes génitaux
aucune anomalie, ni à l'œil nu, ni au microscope. D'après le même auteur, les
affections aiguës des organes génitaux : hématocèle, inflammations des ligaments
larges, périmétrite, ne provoquent que très-rarement des accidents d'hystérie.
Dans un grand nombre d'autopsies, de femmes parfaitement hystériques, les organes génitaux ont été trouvés absolument sains; Grisolle (*Gaz. des Hôpit.*, n° 18,
1853) et Castiaux (*eod. loc.* 1873) ont même vu *dans deux cas d'hystérie indéniable
une absence congénitale du vagin et de l'utérus.*

Le *système nerveux central* a été à peine examiné dans les autopsies d'hystériques, et quand il l'a été (comme dans les cas d'Ollivier,
Brodie et Briquet), on s'est contenté d'un examen à l'œil nu, et des
résultats négatifs ainsi obtenus, on a conclu un peu légèrement qu'il
n'existait aucune altération matérielle des centres nerveux. Lancisi a
avancé un fait intéressant, qui a jusqu'ici échappé aux auteurs (in
Morgagni, *Adversaria anat.* I, p. 187) : « Pluries animadvertimur in
« hystericis, quæ post diros convulsivos motus tonica brachii vel
« cruris convulsione diu venatæ tandem diem suum obierunt, *gan-
« glia partibus affectis respondentia ampliora reddi, hydatidibus-
« que obsessa.* » On trouverait donc si l'on savait chercher, comme
le prouve un fait de Charcot (*Gaz. hebdom.* n° 7, 1865). Chez une
femme, qui avait depuis l'âge de 14 ans des attaques d'hystérie, suivies de troubles de la motilité, il survint dans les deux dernières années de la vie une contracture permanente de tous les membres, et
des muscles du tronc ; l'intelligence était intacte et la malade fut
emportée par une affection intercurrente. A l'autopsie et au microscope on trouva une *sclérose des cordons latéraux*, depuis le bulbe
jusqu'au renflement lombaire, avec atrophie partielle des racines antérieures.

Étiologie de l'hystérie.

Si l'on envisage l'individualité psychique de la femme, où les pas-
sions et la sensibilité jouent un rôle si variable, on voit que les germes de l'hystérie existent chez la plupart des femmes, mais que le
terrain est essentiellement divers suivant les sujets ; c'est donc une
partie seulement de ces éléments qui, sous l'influence de causes nocives, provoque le développement plus ou moins rapide des accidents
de l'hystérie. Ces différences dépendent de la *prédisposition* individuelle. La prédisposition à l'hystérie est très-souvent héréditaire (d'a-
près les statistiques de Briquet, les mères hystériques transmettent
pour moitié la maladie à leurs filles). D'autres affections nerveuses,

ou des maladies mentales des parents, et surtout de la mère, peuvent engendrer des états analogues chez les enfants et l'hystérie chez les filles. L'*éducation* a aussi une part considérable dans le développement de l'hystérie. Le séjour prolongé des enfants dans la société des grandes personnes fait naître en eux une intelligence précoce et un manque de naturel ; les facultés intellectuelles des jeunes filles sont stimulées artificiellement et hâtivement aux dépens de leur croissance physique ; on cultive à l'excès et sans discernement leur sensibilité ; les spectacles, les romans, les bals excitent leur imagination; on éveille chez la femme des désirs, une vanité, des prétentions qui souvent se concilient fort mal avec les nécessités de l'existence; toutes ces conditions, qu'on trouve si souvent réunies surtout dans les grandes villes, et qui coïncident fréquemment avec l'anémie et la chlorose, ébranlent de bonne heure le système nerveux dans ses bases, stimulent le cerveau et exagèrent l'excitabilité réflexe de la moelle.

L'*époque de la puberté* est celle qui donne toute leur maturité au plus grand nombre des cas d'hystérie. Dans les statistiques de Briquet, dans plus de la moitié des cas, les premiers symptômes de l'hystérie s'étaient manifestés de 12 à 20 ans ; un tiers des cas s'était montré entre 15 et 20 ans. La menstruation ne favorise pas par elle-même l'apparition des accidents, mais plutôt par ses troubles morbides (suspension, rareté ou abondance des règles, phénomènes douloureux qui les accompagnent). La *première enfance* apporte aussi, d'après Briquet, un fort contingent à l'hystérie ; il a noté le fait dans un cinquième de ses observations. Bien que ce chiffre me semble un peu trop élevé, car on est très-rarement autorisé à considérer comme hystériques les accidents convulsifs du premier âge, que presque toujours on n'a pas observés par soi-même, je dois dire cependant, d'après mon expérience personnelle, que des attaques d'hystérie des plus nettes peuvent se produire chez des enfants des deux sexes âgés de 10 à 12 ans (je donnerai plus loin un exemple très-probant de ces faits, chez un garçon de 10 ans). *Au delà de* 40 *ans* l'hystérie devient rare, pourtant on en rencontre encore quelques cas entre 50 et 60 ans.

L'hystérie existe *sous toutes les latitudes;* on la trouve dans les climats extrêmes du Nord et du Sud (d'après les relations des médecins de ces pays); elle est fréquente en Orient, où les femmes sont réglées dès l'âge de 10 ans, et ne s'adonnent à aucune occupation sérieuse, uniquement destinées à satisfaire les caprices de leur maître. La précocité des femmes, surtout chez les juifs de Pologne, et les mariages de convenance qui dominent chez eux, sont des causes puissantes d'hystérie, comme le savent parfaitement les médecins de Vienne surtout. Dans les *grandes villes*, où les agitations du monde extérieur, les conditions sociales impriment de si violentes secousses à la vie psychique des femmes, l'hystérie trouve un champ fertile, surtout parmi les classes aisées; dans les *campagnes*, les hystériques sont beaucoup moins nombreuses; là ce sont principalement les rudes travaux, les soucis, les privations, les mauvais traitements, qui prédisposent certaines natures à l'hystérie. Les femmes d'une nature impressionnable, susceptible, sont les plus exposées aux affections hystériques, sans qu'on reconnaisse en cela une influence appréciable au tempérament, à la constitution, aux divers états de la nutrition. Le *genre d'occupation* est important à considérer; les professions assises, les travaux prolongés dans une chambre ou dans un atelier, l'absence d'exercices musculaires suffisamment variés et fortifiants, la privation du grand air, l'alimentation insuffisante, sont autant de circonstances défavorables qui peuvent faire éclore les germes de l'hystérie, en portant atteinte à l'hématopoïèse et à l'énergie du système nerveux. L'*exaltation religieuse*, *la dévotion excessive*, favorisent également l'apparition des accidents hystériques, et nous avons déjà montré qu'au siècle dernier, les convulsionnaires, les possédées, les épidémies de danse de Saint-Guy relevaient pour une grande part de paroxysmes hystériques. Dans notre siècle, d'une foi moins exaltée, ce genre de causes se rencontre plus rarement.

Quant à l'*influence du sexe*, le sexe féminin fournit la plus grande proportion d'hystériques. Tant qu'on s'est tenu à l'opinion hippocratique, que la source unique de l'hystérie était dans l'utérus et ses annexes, on a nié l'existence de la maladie dans le sexe masculin. Aujourd'hui même des médecins, comme Landouzy, Monneret, Louyer-Villermay, partagent encore cette incrédulité. Mais on ne peut se borner à cette acception restreinte, qui est contredite par certains faits et demeure impuissante à les expliquer; et l'on doit admettre que les causes morales, qui chez la femme mènent souvent à l'hystérie, comme nous le ferons voir plus loin, peuvent produire la même affection dans le sexe masculin sur des natures délicates.

Bien que l'hystérie ne soit pas un apanage exclusif du sexe féminin, pourtant l'expérience nous apprend que la proportion pour les hommes est minime, comparée à la grande fréquence de cette maladie chez la femme. Déjà Sydenham, avec sa perspicacité habituelle, ne manquait pas de remarquer que la moitié des affections chroniques chez les femmes repose sur l'hystérie. Briquet, d'après de nombreuses observations, avance qu'à tout prendre un quart des femmes est atteint d'hystérie, et que la moitié des femmes présente quelques signes d'hystérie, ou bien une impressionnabilité exceptionnelle qui en diffère à peine. Sur 1000 observations d'hystérie, soit personnelles, soit d'autres auteurs, Briquet cite 50 exemples d'hystérie chez l'homme. L'homme serait donc vingt fois moins prédisposé à l'hystérie que la femme.

Le tableau symptomatique de l'*hystérie chez l'homme* offre les mêmes traits que l'hystérie ordinaire. Briquet rapporte, outre les faits d'autres auteurs, 7 observations personnelles d'hystérie chez l'homme, dans lesquelles on trouve comme signes caractéristiques : l'hyperesthésie, l'anesthésie et l'analgésie, sous les formes que nous connaissons déjà, divers phénomènes douloureux, des accidents spasmodiques, des attaques convulsives avec perte de connaissance partielle ou complète, de l'extase, une suspension momentanée des fonctions des sens, des paralysies des extrémités à différents degrés, avec diminution ou perte de la sensibilité électro-cutanée et électro-musculaire, et conservation de la contractilité électro-musculaire. Pourquoi donner le nom d'hypochondrie à ces cas si manifestes d'hystérie, pourquoi ne pas embrasser dans une même conception des situations identiques et s'attacher à des termes obscurs?

J'ai vu le fils d'un négociant, garçon de 18 ans, pâle, nerveux, dont la mère avait des paroxysmes hystériques intermittents, et qui éprouva, après une émotion violente, de la céphalalgie, des vomissements, des tremblements avec secousses passagères et douleurs dans les membres, un sentiment de fatigue rapide pendant la marche. En l'examinant, je trouvai de l'anesthésie et de l'analgésie à la partie antérieure des membres inférieurs, occupant en avant la région abdominale jusqu'au rebord costal, en arrière la région fessière jusqu'à la troisième vertèbre lombaire. Au-dessus de cette ceinture limitant l'anesthésie, le tronc, les membres supérieurs et la face étaient parfaitement sensibles. La maladie disparut au bout d'environ deux semaines par l'emploi de bains refroidis et d'affusions sur la colonne vertébrale. Guibout a publié dernièrement un cas semblable.

L'hystérie se rencontre aussi *chez les petites filles* dans les dix premières années de la vie. Des exemples en ont été rapportés par les auteurs anciens (Willis, Hoffmann, Lepois, etc.). Briquet a observé l'hystérie chez 87 enfants, de 5 à 12 ans, sous forme d'attaques convulsives, d'autres accidents spasmodiques bien caractérisés, ou de troubles de la sensibilité et de la motilité. Dans presque tous les cas on retrouvait par les commémoratifs l'hystérie chez la mère, des affections nerveuses chez les ascendants, ou des mauvais traitements, des frayeurs, des chagrins ; les irritations de l'appareil génital n'existaient que très-rarement. Dans une famille (obs. 33) où le père, deux frères et six sœurs avaient des attaques hystériques très-nettes, la septième sœur, âgé de 9 ans, eut sa première attaque après avoir assisté par hasard à un paroxysme hystérique chez une de ses sœurs. Elle eut des attaques encore plus fortes *après son mariage,* et n'en était pas encore débarrassée à 46 ans.

Indépendamment de cette hystérie des petites filles, il existe aussi une *hystérie des petits garçons*, mais celle-ci est rare, car Briquet n'en a observé aucun cas. J'ai vu deux exemples d'hystérie chez des garçons. Dans le premier il s'agit d'un garçon de 12 ans, enfant gâté, dont la mère souffre de céphalée nerveuse et de crampes d'estomac, et dont une sœur est atteinte de surdité nerveuse. L'enfant, chaque fois qu'il se mettait en colère, était pris de secousses de tout le corps et de hoquets. Après avoir quitté la maison paternelle et séjourné longtemps en Suisse, il était complétement guéri au bout de deux ans. Le second fait, plus remarquable, se rapporte à un garçon de 10 ans, que j'ai eu l'occasion de voir avec le docteur Schuller, médecin de la famille ; j'en donne ici les traits les plus saillants :

L'enfant était pâle, mais vif, sa mère était nerveuse ; depuis l'âge de sept ans, il avait aux deux extrémités inférieures des crampes des extenseurs, qui disparaissaient quelquefois spontanément, une fois après une surprise agréable. Il eut ensuite des douleurs dorsales, des accès de dyspnée, et à l'âge de dix ans, après une punition sévère de son maître, il eut une extinction de voix et des éructations. (L'examen laryngoscopique, pratiqué par le docteur Störk, montra une paralysie du muscle transverse, et des mouvements saccadés de l'œsophage, qui était attiré en haut et dilaté.) La faradisation faisait reparaître la voix, mais provoquait des mouvements réflexes intenses. Les nervins, comme le castoréum, la quinine, et des frictions humides restèrent sans effet. Deux semaines plus tard, survinrent des rires convulsifs, des convulsions générales, avec perte de connaissance. Dans l'intervalle de ces attaques, il était pris, lorsqu'on le contrariait, d'une véritable extase, ou bien il se mettait au piano, et jouait des gammes et des valses très-correctement. Si tout d'un coup le père se mettait à chanter, l'enfant était pris de secousses. Pendant ce temps ses réponses étaient toujours justes ; mais après ses attaques il n'avait aucune notion de ce qui s'était passé, et déclarait avoir dormi. La peau était hyperesthésiée sur une grande étendue ; à la fin survint une paraplégie, qui céda en quelques jours à la quinine (0,5 par jour) ; la voix se rétablit, mais les attaques convulsives ne disparurent qu'au bout de trois mois.

Dans le chapitre de la catalepsie, je donnerai une troisième observation d'hystérie chez un garçon, avec autopsie.

Après les causes qui contribuent assez indirectement à produire l'hystérie, nous allons examiner *les conditions pathogéniques, qui interviennent plus directement dans le développement des affections hystériques.* Les principales de ces causes sont : les affections psychiques et les irritations partant de l'appareil génital.

Parmi les *influences psychiques*, celles de nature dépressive ont l'action la plus marquée sur l'apparition de l'hystérie. Tels sont : l'inquiétude, la peur, les chagrins d'amour, les soucis, les regrets, le ver rongeur de la jalousie. L'influence de ces différentes causes sur le cerveau naturellement impressionnable de certaines femmes, et la suspension des règles qui marche souvent de pair, donnent lieu surtout aux formes convulsives de l'hystérie. Parmi les causes morales il faut compter aussi les mauvais traitements, qui peuvent faire naître l'hystérie chez les femmes, chez les jeunes filles, et même (comme nous en avons cité un exemple tout à l'heure) chez les petits garçons.

Une autre source abondante, et que longtemps on a considérée comme la source unique de l'hystérie, ce sont *les irritations partant de l'appareil génital*. Ces irritations peuvent être locales ou générales. Comme nous l'avons dit plus haut, des *maladies locales* des organes génitaux (déplacements, néoplasmes, hypertrophie, ulcérations de l'utérus, affections des ovaires, du vagin, leucorrhée, etc.) peuvent causer l'hystérie. La guérison de ces altérations locales fait souvent disparaître les accidents hystériques. Mais dans d'autres cas très-nombreux, l'origine de l'hystérie est dans des *perversions des fonctions sexuelles*. Ainsi l'onanisme chez les petites filles et les petits garçons, l'excès de la continence ou des plaisirs vénériens chez la femme, l'excitation prolongée des désirs sexuels par des spectacles ou des lectures obscènes, sont assez souvent la cause du développement de l'hystérie. Je signalai encore à ce propos une autre cause pathogénique, que je n'ai vu indiquer nulle part, les *pollutions chez les femmes*.

J'ai soigné une jeune fille hystérique qui, à l'époque de ses attaques, pendant son sommeil ou dans un état de demi-conscience, exécutait des mouvements de succion particuliers. Un jour qu'elle s'était découverte en se retournant, j'aperçus aux parties génitales un liquide muqueux. Les organes génitaux étaient d'ailleurs intacts ; ayant observé souvent le même fait par la suite, je me décidai à avertir sévèrement la malade, qu'elle me cachait des accidents qui la mèneraient certainement à sa perte. Elle m'avoua alors, après une certaine hésitation, qu'elle lisait secrètement pendant la nuit des romans légers, qu'elle avait ensuite des rêves érotiques, et à son réveil se trouvait mouillée et très-fatiguée. Cet état d'excitation ayant duré pendant plusieurs mois, survinrent des paroxysmes hystériques. Le séjour à la campagne et l'hydrothérapie firent disparaître les pollutions ; les attaques d'hystérie cédérent bientôt après. Dans un autre cas, une malade, pendant un profond sommeil, vit apparaître sa mère qu'elle avait perdue, et lui demanda pardon tout haut, de lui avoir caché qu'elle avait souvent un écoulement muqueux aux parties génitales, à la suite de rêves voluptueux, accusant les mauvais livres prêtés par une amie d'être la cause de cet écoulement et de ses attaques. Ce flux, provoqué par une excitation érotique du système nerveux, devait avoir sa source dans les glandes de Bartholin et dans les glandes en grappe qui entourent le méat urinaire.

Nature de l'hystérie.

A l'exception du fait de Charcot, l'examen du système nerveux dans l'hystérie, toujours pratiqué sans le secours du microscope, n'a donné que des résultats négatifs ; nous n'avons donc de ce côté aucun secours pour nous faire une idée de la nature de cette névrose. Puisque les éclaircissements nous manquent du côté de l'anatomie pathologique, efforçons-nous, autant que cela est possible, de pénétrer par une autre voie, les altérations centrales de l'hystérie, sans bâtir cette fois encore sur le sable mouvant des hypothèses. Nous montrerons dans ce qui va suivre, que les développements précédents nous permettent de trouver dans les faits une base suffisante pour nous représenter les modifications centrales qui président à l'hystérie et leur nature.

En traçant le tableau clinique de l'hystérie, parmi les troubles les plus caractéristiques de la sensibilité, nous avons étudié en détail l'anesthésie hystérique ; une paralysie plus ou moins étendue de la sensibilité a été trouvée par Briquet dans 60 pour 100 de ses observations, par Szokalsky chez toutes ses malades. Si l'on tient compte, en outre, des cas d'hyperésthésie initiale passant ensuite à l'anesthésie, on arrive à une proportion encore plus élevée. Si l'on distingue enfin l'anesthésie de l'analgésie, on trouve (et en cela je partage complétement l'opinion de Beau), que *beaucoup d'hystériques ont perdu la sensibilité à la douleur (sur une grande partie du corps)*, mais souvent en conservant la *sensibilité tactile*. Nous sommes donc en présence de cet état, que Schiff le premier a produit expérimentalement, que nous avons rencontré dans les lésions traumatiques d'une moitié latérale de la moelle, et dans deux cas relatés plus haut en détail de myélite par compression, suite de carie vertébrale, état que nous avons rapporté à une altération des cellules nerveuses des cornes grises, démontrée par le microscope.

Un autre fait important qu'il faut mettre en relief dans l'hystérie, c'est que *l'anesthésie et l'analgésie obéissent toujours dans leur répartition aux lois établies par Voigt pour la distribution des nerfs cutanés*, et nous avons vu la même circonstance se produire dans les paralysies spinales que nous citions tout à l'heure. Les nerfs sensitifs forment donc à la périphérie une sorte de mosaïque, à laquelle doit correspondre une disposition analogue dans la moelle épinière, le dessin toutefois étant ici beaucoup plus serré, vu la différence d'espace. Suivant le degré d'altération de cette distribution centrale, et d'accord avec la loi des sensations excentriques, l'organe terminal donnera lieu de son côté à des troubles fonctionnels correspondants, d'une intensité et d'une étendue variables.

L'hypothèse d'une altération des nerfs périphériques (admise par Valentiner) est contredite par ce fait, qu'on n'a jamais pu démontrer dans l'hystérie une lésion des racines nerveuses, expliquant les phénomènes d'anesthésie locale ; cette hypothèse est encore infirmée par les observations d'anesthésie générale à invasion subite, comme

après une peur, car dans ces cas, on ne saurait admettre que tout
d'un coup la transmission a été interrompue dans toutes les racines
nerveuses et tous les nerfs ; on ne comprendrait pas non plus pourquoi les excitations psychiques, dont on connaît l'influence sur le
développement rapide de l'anesthésie hystérique, porteraient de préférence leurs atteintes sur les racines nerveuses ; enfin, en supposant
une affection limitée à la périphérie, on ne s'expliquerait pas les
formes multiples que peuvent revêtir les troubles moteurs et sensitifs
de l'hystérie, pourquoi ils portent tantôt sur la sensibilité, tantôt sur
la motilité exclusivement, ou bien affectent l'une et l'autre en même
temps ; tandis que d'autres fois on voit disparaître seulement la sensibilité à la douleur, la sensibilité à la température, ou le sens musculaire.

Ce n'est pas seulement par exclusion qu'on arrive à placer la lésion
de l'hystérie, non pas à la périphérie, mais au centre, et souvent
même en première ligne dans le centre spinal ; l'analyse des faits
que nous avons signalés dans la symptomatologie de l'hystérie conduit au même résultat. En réalité, si l'on admet la moelle comme le
siége et l'origine des accidents de l'hystérie, on s'explique alors
naturellement, que l'augmentation morbide de la sensibilité réflexe
de la substance grise produise cet accroissement général de l'excitabilité réflexe, qui est la règle dans l'hystérie ; on comprend que des
obstacles momentanés dans les fonctions conductrices de la substance
grise de la moellé aient pour conséquence des troubles de sensibilité
de nature diverse ; on comprend qu'une lésion de la mosaïque centrale se traduise par des désordres exactement limités aux projections
que les parties centrales envoient à la périphérie ; on comprend que
l'amputation pratiquée par Mayo dans un cas d'hyperesthésie insupportable du genou, soit restée sans résultats, puisque l'hyperesthésie
n'était que l'expression périphérique de l'état d'irritation de la moelle;
on comprend enfin qu'une anesthésie des deux membres supérieurs
ou inférieurs ne réponde pas exclusivement à une lésion des portions
de la substance grise, chargées de la transmission de la sensibilité,
mais que les cellules des cornes antérieures puissent participer aux
mêmes désordres, d'où résultent le plus souvent aussi des paralysies
du mouvement, et quelquefois même des troubles trophiques. *On
voit d'après ce qui précède, que dãns l'hystérie les troubles périphériques nous représentent pour ainsi dire une reproduction exacte des
altérations centrales*, et que celles-ci siégent pour la plus grande
partie *dans l'axe spinal.*

Cette interprétation rationnelle des symptômes s'appuie encore sur d'autres observations. L'exploration électrique nous apprend , que dans les anesthésies étendues des membres, les courants galvaniques ou faradiques forts dirigés de l'épine dorsale vers les plexus ou les troncs nerveux, provoquent bien des contractions musculaires, mais aucune sensibilité ; et qu'au début de l'amélioration, la transmission de la sensibilité reparaît dans les nerfs *du centre à la périphérie*. J'ai montré par un exemple des plus caractéristiques (voy. *Symptoma-tologie*), *la part importante que prennent les centres vaso-moteurs* dans les anesthésies et les hyperesthésies, où l'on peut constater des alternatives de spasme et de dilatation des vaisseaux, se traduisant par des modifications locales de la circulation et de la température. Les retours périodiques et fréquents du spasme vasculaire rendent plus persistantes les conséquences de cette anémie spasmodique. On peut se convaincre qu'il n'existe là aucune altération matérielle profonde dans les conducteurs de la sensibilité, si l'on considère que des anes-thésies même de longue durée guérissent quelquefois avec une rapi-dité surprenante. *C'est donc à une infériorité congénitale ou acquise dans la force de résistance du système nerveux vaso-moteur, qu'il faut attribuer une grande partie des symptômes de l'hystérie.* Les troubles de la motilité dans l'hystérie doivent aussi avoir leur source, au début, dans une simple hyperémie fonctionnelle (susceptible de disparaître) ; mais dans certaines formes les hyperémies chroniques aboutissent à des modifications inflammatoires, qui peuvent se ter-miner (comme dans le cas de Charcot) par des altérations secondaires dans les cordons de la moelle et les racines nerveuses.

Dans ce qui précède nous avons considéré *le système spinal* comme le siége et le point de départ de l'irritation centrale dans beaucoup de cas d'hystérie. L'expérience ne permet plus guère de douter que certaines causes pathogéniques de l'hystérie, comme l'onanisme, les pollutions chez les femmes, l'abus des plaisirs vénériens et les irri-tations locales des organes génitaux, aient pour conséquence princi-pale une excitation du système spinal, et notamment des centres vaso-moteurs , entraînant l'augmentation ou la perte des facultés motrices et sensitives.

Le *cerveau* constitue le second point faible dans l'hystérie. Là il s'agit principalement des excitations psychiques violentes qui, par-tant des hémisphères cérébraux, se transmettent, d'après Budge, aux conducteurs vaso-moteurs, excitent leur centre par voie réflexe, et provoquent des alternatives de rougeur et de pâleur, d'hyperesthésie ou d'anesthésie unilatérale, et excitent les nerfs cardiaques, abdomi-naux et sécréteurs. La pâleur, la faiblesse du pouls, la perte de connaissance qu'on observe dans certains cas d'hystérie, avec symptômes convulsifs, doivent être rapportés *à un spasme réflexe des artères cérébrales et à l'anémie cérébrale consécutive.*

En réunissant les considérations qui viennent d'être présentées, nous pouvons en conclure que l'hystérie consiste dans une irritation, avec troubles consécutifs, du *système cérébro-spinal.* Cette irritation et ces perversions peuvent partir de la sphère médullaire, s'étendre à la moelle allongée, avec atteinte plus ou moins forte des activités cérébrales. Dans certaines formes, les premières incitations réflexes partent de la moelle allongée (palpitations cardiaques violentes, respiration précipitée, crampes cloniques du diaphragme), et gagnent ensuite le cerveau et la moelle ; enfin le cerveau, surtout par les causes morales, peut être le point de départ de l'irritation centrale, qui s'empare ensuite aussi des voies spinales.

Ce qui prouve qu'en dehors des désordres centraux, il existe aussi des obstacles *dans les conducteurs périphériques,* c'est que parfois, à côté d'une augmentation de l'excitabilité électrique dans la partie centrale des nerfs, on les trouve insensibles au courant dans leurs ramifications périphériques. Une autre considération parle encore dans le même sens ; quand l'amélioration commence, si l'on dirige des courants galvaniques labiles de la moelle épinière vers les plexus, ou de ceux-ci vers les nerfs, on provoque une sensibilité cutanée et des mouvements conscients, tandis que les courants agissant seulement sur les nerfs périphériques ou sur les muscles ne sont pas encore perçus, jusqu'à ce qu'enfin les ramifications périphériques aient recouvré aussi leur conductibilité.

Diagnostic de l'hystérie.

L'hystérie, sous ses aspects variables, est reconnue dans la plupart des cas sans aucune difficulté. Quelques traits isolés de la maladie suffisent pour révéler sa nature à un œil exercé. Presque toujours même il existe, dans l'intervalle des attaques, certains signes qui trahissent les formes latentes de l'hystérie. Tels sont : une impressionnabilité anormale datant de l'enfance, la fréquence d'un état insolite de surexcitation mentale ; des sensations de compression ou de tension dans la tête, le larynx ou l'épigastre, de l'agitation des membres survenant à la suite de contrariétés ; les névralgies vagues, les douleurs et la sensation de compression signalées surtout par Briquet au niveau de l'épigastre, des fausses côtes, principalement à gauche (pleuralgie) et de la colonne vertébrale ; souvent de l'ovaralgie ; les différentes hyperesthésies, l'analgésie persistant à la suite

des émotions ou des attaques, sa combinaison avec de l'anesthésie
Les spasmes intermittents, les paralysies partielles et les contractures, et dans ce cas les résultats particuliers de l'exploration électrique, constituent déjà des signes plus positifs.

Les cas sont relativement rares où il serait possible de confondre
les accidents hystériques avec d'autres affections spasmodiques à
symptômes analogues. Dans presque tous les cas, en tenant compte
des circonstances pathogéniques et de l'ensemble des symptômes pathognomoniques, on, réunit des éléments suffisants pour un diagnostic certain. L'hystéro-épilepsie, débutant avec perte de connaissance, pourrait en imposer pour l'épilepsie proprement dite, l'é-
clampsie, le trismus et le tétanos. L'*épilepsie vraie* se distingue
par la fréquence de ses attaques pendant la nuit, le caractère
symétrique des convulsions, une durée courte, un cri qui presque
toujours ne se fait entendre qu'au commencement de l'attaque, et
par l'absence de troubles consécutifs du mouvement et de la sensibilité; tandis que l'hystérie épileptiforme fait ses apparitions le plus
souvent pendant le jour, s'annonce par des accidents spasmodiques,
s'accompagne de cris répétés ou de vociférations; ses attaques se
divisent en plusieurs actes, se terminent par du hoquet, des pleurs,
une excrétion urinaire caractéristique, et laissent souvent après elles
des troubles de la sensibilité et de la motilité. Dans l'hystéro-épilepsie, une pression énergique sur l'ovaire peut modifier l'attaque,
quelquefois même la suspendre, ce qui n'arrive jamais dans l'épilepsie (Charcot). En outre, *la succession des attaques chez les épilep-*
tiques (état de mal) *donne lieu,* d'après Bourneville, *à une élévation*
considérable de température (jusqu'à 41° C.) s'accompagnant tantôt de
délire, tantôt d'un coma apoplectiforme, et constituant un signe pronostique grave, sinon absolument défavorable. Cette même élévation
rapide de la température s'observe, avec des accidents analogues, dans
le cours de la paralysie des aliénés, de la sclérose en plaques, des
hémorrhagies ou des tumeurs cérébrales. *Au contraire, même lorsque*
les attaques d'hystéro-épilepsie se succèdent avec une fréquence inso-
lite, la température ne subit aucune modification appréciable, l'état
général reste satisfaisant; pendant les courts instants de rémission
les malades s'adonnent à quelque occupation insignifiante, mais surtout elles s'occupent d'elles-mêmes. On ne connaît que la malade de
Wunderlich (*Arch. der Heilk.* 5 Bd.) qui eut pendant huit semaines
des attaques hystériques de ce genre, avec une élévation insignifiante de la température, et qui présenta, deux jours avant sa mort,
du collapsus avec une température de 43°. A l'autopsie on trouva

de l'hyperémie du cerveau et de la moelle allongée, et de l'œdème
pulmonaire.

Pour distinguer l'*éclampsie puerpérale* des crampes hystériques
des femmes enceintes, on s'appuiera sur les commémoratifs, sur la
longueur persistante des attaques avec perte complète de connaissance, et sur la présence de cylindres fibrineux et d'albumine dans
l'urine. Il est reconnu que les crampes hystériques les plus violentes
ne compromettent pas la vie du fœtus. Le *trismus* et le *tétanos* se caractérisent par le rôle étiologique du traumatisme, par le mode d'extension des crampes, par leur relâchement et leur terminaison. L'*hypochondrie* se reconnaît à sa plus grande fréquence chez l'homme, sa
rareté avant la trentième année, l'absence d'attaques, la préoccupation constante des malades pour leur propre personne, la fréquence
des hallucinations et des illusions, et sa terminaison presque inévitable par la folie.

Un état ressemblant beaucoup à l'hystérie et présentant avec elle
de grandes analogies, c'est cette *excitabilité anormale*, qu'on désigne
sous les noms de nervosisme, d'irritation spinale. Les éléments du
diagnostic différentiel ont été exposés dans le chapitre des névroses
du système spinal.

Les paralysies hystériques peuvent être quelquefois une source
d'erreurs diagnostiques. L'*hémiplégie hystérique*, survenant après des
impressions morales vives et avec perte de connaissance, pourrait
être confondue avec une hémiplégie cérébrale. Nous avons traité cette
question de diagnostic différentiel à propos de l'apoplexie cérébrale (p. 87). Nous avons établi aussi la distinction entre la *paraplégie hystérique* et la paraplégie spinale en traitant de cette dernière
affection.

Pronostic de l'hystérie.

Malgré sa marche chronique, il est très-rare que l'hystérie mette
la vie en danger. La mort pourrait survenir par suffocation pendant
les accès de spasme de la glotte, par hémorrhagie cérébrale, par
syncope, par épuisement ou par une maladie intercurrente chez les
sujets débilités. Le pronostic le plus défavorable, au point de vue de
la guérison, appartient à l'hystérie héréditaire, ou à l'hystérie constitutionnelle acquise pendant le développement, sous l'influence de
conditions mauvaises; pourtant, la puberté ou le mariage peuvent
imprimer à ces formes une modification heureuse, et en rendre le
traitement plus efficace. L'hystérie entretenue par l'anémie, la chlorose, les hémorrhagies chroniques ou la leucorrhée peuvent être

guéries en s'adressant à la qualité du sang, en augmentant l'énergie du système nerveux. En général, l'hystérie est plus grave, d'après Briquet, lorsqu'elle débute pendant la jeunesse, que si elle se montre seulement entre 25 et 30 ans; celle qui atteint des sujets sanguins, d'un certain embonpoint, celle qui débute immédiatement par des attaques convulsives, comme on le voit surtout dans les classes aisées, sont plus rebelles et plus fortes, que l'hystérie se développant lentement chez des personnes faibles, et sous l'influence de causes morales. A tous les points de vue, l'hystérie est une affection des plus pénibles pour les femmes, car elle peut traîner en longueur jusqu'à l'époque de la ménopause et même au delà, et l'on ne doit pas en vouloir aux malades si elles se plaignent beaucoup, si elles montrent moins de résignation que certains médecins, qui s'en reposent volontiers sur quelque hypothèse d'affectation ou de simulation.

Les *différents symptômes de l'hystérie* sont bien loin de comporter un pronostic semblable. En général, les troubles de la sensibilité sont moins opiniâtres que ceux de la motilité.

L'*hyperesthésie* cutanée, si douloureuse qu'elle puisse être, n'a jamais de conséquences graves. Elle disparaît spontanément ou par un traitement approprié; au début de l'affection elle est souvent l'avant-coureur de l'anesthésie; s'il existe au contraire une anesthésie intense et étendue, l'apparition de l'hyperesthésie annonce le commencement de la délivrance des voies conductrices centrifuges, et par là elle indique aussi la première période de l'amélioration. La forme la plus rebelle et la plus incommode de l'hyperesthésie est celle des articulations. Celle des nerfs des organes des sens est plutôt une source de gêne, que de véritables accidents, et elle disparaît à mesure que l'état général s'améliore. L'*anesthésie* cède d'autant plus facilement qu'elle est moins complète, moins étendue et moins profonde. L'anesthésie légère consécutive à des émotions passagères disparaît spontanément; celle qui résulte de causes morales prolongées (chagrins, soucis) est moins accessible à la thérapeutique. Une forme plus grave d'anesthésie, celle qui accompagne les paralysies hystériques, disparaît la première lorsque commence la guérison, et alors (comme nous l'avons dit) elle fait place à l'hyperesthésie, ce qui présage presque toujours le rétablissement de la motilité. L'anesthésie des organes des sens a rarement une longue durée. Les *névralgies hystériques* dépendant de causes morales persistantes sont aussi opiniâtres que douloureuses; elles offrent d'ailleurs une grande mobilité, et assez souvent sont remplacées par d'autres accidents à invasion subite.

Parmi les troubles de la motilité, les *phénomènes convulsifs* sont d'autant plus graves et plus rebelles au traitement, qu'ils sont plus fréquemment et plus complétement accompagnés et suivis de perte de connaissance. Cependant le pronostic de ces cas n'est pas défavorable chez les malades jeunes, et placées dans de bonnes conditions. Les *contractures* qui se font autour d'une articulation hyperesthésiée, ou qui accompagnent la paralysie d'un membre, peuvent encore guérir, comme je l'ai observé, même après plus d'un an de durée; mais dans les contractures qui se montrent sur plusieurs membres, et même au tronc après des attaques répétées, il ne faut guère compter sur le retour à l'état normal. La *paralysie des cordes vocales* peut disparaître spontanément, d'après Türck; quelquefois elle guérit par une émotion violente, dans laquelle la malade s'efforce de crier, ou à la suite d'attaques convulsives. Parmi *les paralysies des membres*, le pronostic est le plus favorable pour les paralysies partielles; les hémiplégies sont beaucoup plus graves et plus persistantes; les paraplégies sont considérées comme incurables; pourtant j'en ai vu trois cas de guérison chez des malades jeunes et bien portantes d'ailleurs, et les observations d'Althaus et d'autres sont en cela d'accord avec les miennes. Le début et les progrès de l'amélioration se manifestent par le passage de l'anesthésie à une hyperesthésie de la peau et des troncs nerveux aux excitations électriques, par le retour de la sensibilité cutanée et électro-musculaire du centre à la périphérie, par le rétablissement de la perception des mouvements passifs, et par une restauration graduelle de la motilité. Les *troubles psychiques de l'hystérie* suivent ordinairement les progrès de l'amélioration générale. Leur transformation en maladies mentales incurables est heureusement un fait rare.

Traitement de l'hystérie.

Les difficultés aussi nombreuses que considérables du traitement de l'hystérie, le désagrément de n'arriver souvent qu'à des résultats incomplets, ont depuis longtemps décidé les médecins à mettre en œuvre certaines précautions, pour refréner autant que possible et l'apparition et le développement de l'hystérie. La prophylaxie donne de très-beaux résultats, quand on sait proportionner les causes aux effets à obtenir. La nécessité de cette méthode s'impose impérieusement, surtout dans les cas où la prédisposition à l'hystérie est héréditaire et comporte un danger certain. Il faut alors donner tous ses soins à l'éducation de l'enfant dès ses premières années. Il sera pourvu d'une bonne nourrice; on l'habituera aux bains et aux lotions d'eau fraîche; il sortira souvent pour aller jouer dans des endroits bien aérés; il séjournera à la campagne; tels sont les premiers éléments sur lesquels doit reposer l'éducation physique.

Aussitôt que l'enfant peut marcher et que son esprit va commencer à se développer, on s'efforce d'augmenter, de stimuler par des moyens rationnels son énergie physique et morale. Au point de vue physique, on laisse l'enfant courir librement au grand air, on évite de le serrer inutilement dans ses vêtements, on le fait sortir même par d'assez mauvais temps, on l'habitue à une alimentation animale et à des repas réguliers. Au point de vue moral, épargner aux enfants tous les sujets de frayeur, les histoires de revenants, favoriser avec discernement leurs penchants naturels, leur apprendre à s'instruire sur tout ce qui les entoure; les convaincre de bonne heure qu'ils n'ont rien à craindre des animaux (araignées, hannetons, crapauds, etc.), développer leur courage, leur faire fréquenter souvent des personnes étrangères, les habituer à entrer dans les endroits obscurs, etc.

Un excellent moyen d'aguerrir et de fortifier les enfants (moyen trop peu connu et encore moins appliqué), ce sont les *frictions sur tout le corps*, faites matin et soir avec un linge trempé dans de l'eau d'abord tiède, puis de plus en plus froide: cette pratique, continuée pendant plusieurs années, été et hiver, est très-rafraîchissante et excite l'appétit; après la friction l'enfant doit se livrer à un exercice actif. On peut soumettre les enfants faibles à ce moyen dès leur cinquième année. Plus tard la natation et la gymnastique produisent d'excellents effets. Il faut en outre (ce qu'on néglige si souvent) ne pas laisser les enfants à table ou en société avec les grandes personnes; celles-ci oublient presque toujours qu'il y a des enfants parmi elles, tandis que les enfants ont l'oreille à tout; cette fréquentation ne sert qu'à exagérer leur précocité.

A l'époque de la puberté, cette sorte de floraison de la femme, les jeunes filles doivent être l'objet d'une surveillance et d'une direction attentives. Conserver en elles le plus longtemps possible les goûts de l'enfance, éviter tout prétexte à l'éveil des fonctions sexuelles. Des travaux et des fatigues corporelles, une occupation assidue aux soins du ménage, des lectures bien choisies, n'excitant pas l'imagination, mais faisant connaître les vicissitudes de la vie; une existence simple, des relations honnêtes et tranquilles; s'abstenir dans la toilette d'un luxe prématuré, prémunir les jeunes filles contre la coquetterie et la vanité, en leur montrant tous les charmes de la simplicité; leur faire apprécier, par de nobles exemples, la résignation et l'esprit de sacrifice: tels sont les principaux éléments de l'*éducation morale*, qui doit être l'objet d'une préoccupation constante pendant que les jeunes filles se développent; c'est ainsi qu'on peut arriver à établir un heureux équilibre dans les facultés de leur esprit. Pour le mariage, on se décidera non d'après les convenances, mais d'après les désirs de la jeune fille; il est reconnu qu'une union heureuse fait disparaître souvent les manifestations de l'hystérie, tandis que les mauvais mariages en sont une source fréquente.

Le *traitement médical* se propose tout d'abord de faire disparaître l'hystérie, et dans les cas où il ne peut s'en rendre maître, il s'efforce d'en apaiser les symptômes les plus pénibles. Il faut avant tout faire grande attention aux modifications individuelles de l'hystérie. Toute hystérique doit être soumise à un *examen attentif*, avec l'aide du speculum, et l'on traitera s'il y a lieu, par les moyens appropriés, les congestions, les déplacements, les altérations de texture, les ulcérations, etc., de l'utérus. Dans les cas très-fréquents d'anémie ou de chlorose, on aura recours aux *préparations ferrugineuses faibles*. Les eaux minérales ferrugineuses, peu chargées d'acide carbonique, sont bien supportées à petite dose par la plupart des malades (de un demi à un verre), surtout quand elles peuvent ensuite faire un exercice modéré au grand air. S'il existe des troubles gastriques (cardialgie, vomissements, inappétence), on fera précéder pendant quelque temps la médication ferrugineuse de petites doses de *quinine*, et de *préparations toniques* et amères. Quand la constitution du sang est défectueuse, toute tentative pour rappeler les règles est infructueuse et inutilement irritante. Les hystériques avec pléthore réagissent moins énergiquement aux emménagogues; mais même chez elles ils manquent souvent leur but. On a renoncé aujourd'hui avec raison à la *saignée*, qui était souvent pratiquée autrefois dans ces cas. Chez les malades robustes atteintes d'accidents convulsifs, Briquet employait les *ventouses scarifiées sur la colonne vertébrale*; je me suis bien trouvé en pareil cas, ainsi que dans la rachialgie, de faire porter pendant longtemps aux malades *un sac de caoutchouc rempli d'eau froide, et appliqué sur le dos*. On a de bons effets chez ces malades de la *cure de petit-lait* suivie dans les montagnes, et de l'emploi méthodique de la *cure de raisins*.

Les médicaments dits *antihystériques* ont beaucoup perdu, avec le temps, de leur ancienne renommée. Ils apaisent les accidents spasmodiques, ils sont calmants, mais n'ont aucune vertu curative spécifique. Le *castoreum* jouit d'une grande faveur parmi les médecins; il peut être prescrit en nature, ou bien sous forme de poudres ou de pilules; en raison de son prix élevé, on donne plutôt la teinture de castoreum, ou la teinture éthérée de castoreum additionnée d'eau de laurier-cerise, ou d'autres préparations voisines (teintures d'asa fœtida, de valériane), à prendre 10 à 15 gouttes sur du sucre. La *valériane* s'emploie surtout contre les accidents spasmodiques, sous forme de teinture ou d'extrait, et le plus souvent en infusion, soit à l'intérieur, soit en lavement. On la donne souvent combinée à un métal, sous forme de *valérianate de zinc*, à doses progressives. On emploie l'*asa fœtida* en teinture, en solution éthérée, associée aux moyens analogues dont nous venons de parler; dans les crampes hystériques, le météorisme, on la donne en poudre dans un lavement, avec un jaune d'œuf; pour les malades difficiles, on la dissimule dans des pilules. (R. Asa fœtida, poudre de racine de valériane, aâ 5 gr. extr. de camomille, q. s. ut f. pilules n° 50, à argenter. S. de 2 à 4 pilules trois fois par jour).

La *rue* (sous forme d'infusion, en lavements et injections vaginales), le *galbanum*, le *lupulin*, le *camphre* s'emploient rarement seuls, mais associés à d'autres substances, contre les phénomènes d'excitation de l'hystérie. Il en est de même de l'*esprit de corne de cerf ambré* ou *anisé*, des *infusions aromatiques*, des *essences éthérées* (l'*essence éthérée de camomille*, de 1 à 2 gouttes pour 3 à 4 gr. de sucre, divisés en six paquets, se recommande par son odeur et son goût agréables).

Parmi les *préparations métalliques antispasmodiques*, on peut citer : l'*arsenic*, que Romberg prescrit dans les névralgies et les affections convulsives des hystériques, sous forme de liqueur de Fowler, de 3 à 4 gouttes trois fois par jour; on donne aussi les pilules asiatiques, ou s'il y a de l'anémie, l'arséniate de fer (par doses de 4 à 5 milligr.); on a encore les différents composés du *zinc*, le *nitrate d'argent*, le *magister de bismuth* (employé par Gendrin, surtout contre la gastralgie). L'action de ces préparations métalliques n'est presque toujours que palliative et peu durable.

Les *narcotiques* sont bien supportés par la plupart des hystériques, pourvu que l'on commence par des doses faibles pour les élever graduellement. Les injections sous-cutanées de morphine calment les crampes, le hoquet, l'hyperesthésie, l'insomnie. L'opium (opium brut ou teinture, en lavements) est surtout vanté par Gendrin et Briquet. Gendrin commençait par 0,50 et allait jusqu'à 0,60 et 0,75 par jour; les accidents hystériques s'amendent lorsque apparaissent des symptômes de narcotisme, et l'on doit alors diminuer chaque jour la dose, jusqu'à ce qu'il n'y ait plus de somnolence. On guérirait par cette médication plus de la moitié des malades. J'ai obtenu rarement des guérisons définitives, mais plutôt une amélioration considérable dans les phénomènes d'irritation, les accidents spasmodiques. La *belladonc*, soit seule, soit associée à la quinine, est utile contre les crampes, les troubles de la déglutition. L'*atropine* rend des services contre les attaques convulsives, le hoquet opiniâtre. Il faut la donner avec précaution, surtout si on l'administre par la voie hypodermique. Le *chloroforme* est employé en inspirations dans les paroxysmes graves et douloureux, sans aller jusqu'à l'anesthésie complète; quelques inhalations espacées diminuent le nombre et la violence des attaques.

La chloroformisation trop fréquente et poussée trop loin est suivie quelquefois d'un abattement extrême.

Nous mentionnerons enfin deux substances nouvelles qui ont été essayées dans l'hystérie : le curare et le bromure de potassium. Dans deux cas d'hystérie épileptiforme, je n'ai obtenu aucun résultat de l'emploi prolongé des *injections sous-cutanées de curare* (0,05 de curare pour 5 à 10 gr. d'eau, avec addition de 3 à 4 gouttes d'alcool absolu; injection à la dose de 5 à 10 milligr.). Dans beaucoup de cas j'ai vu des doses élevées de *bromure de potassium* (3 à 5 gr. par jour, dans des pains azymes) diminuer l'excitabilité réflexe, les penchants érotiques et calmer l'insomnie; par contre, chez d'autres malades, ses effets furent médiocres.

Les *bains* jouent un rôle important dans le traitement de l'hystérie. Les anciens médecins en usaient largement, et Pomme (voy. *Traité des affections vaporeuses*, Lyon, 1767) laissait ses malades pendant six et dix heures dans le bain tiède. Les *eaux thermales* conviennent dans les formes spasmodiques, névralgiques, ainsi que dans les contractures hystériques; parmi les stations indiquées en pareil cas, il faut citer d'abord : Pfäffers, Schlangenbad, Wildbad, Baden-Baden, Gastein, Teplitz, Tüffer, Neuhaus, dont les bons effets ne reposent pas seulement sur la température de l'eau, mais beaucoup aussi sur le changement apporté au genre de vie des malades. Dans l'hystérie d'origine anémique, on se trouve bien des eaux de Spa, Pyrmont, Franzensbad, Szliacs, Rohitsch, ou des eaux froides indifférentes de Vöslau, Tobelbad; contre les crampes abdominales, les névralgies, les douleurs articulaires, les contractures, les *bains de boue* sont indiqués, en les faisant précéder chez les malades délicates de bains ferrugineux, ou de petites quantités d'eaux minérales ferrugineuses à l'intérieur. Contre certains troubles abdominaux (teint jaunâtre, sensibilité du foie, troubles digestifs) on prescrit les eaux de Kissingen, Marienbad, Carlsbad, Vichy, etc.

Les *bains de mer* sont d'une efficacité incontestable dans l'hystérie; les eaux calmes de la Baltique conviennent aux natures délicates, nerveuses, la mer du Nord avec ses vagues plus fortes s'applique aux formes torpides. En raison de la sensibilité excessive de la plupart des hystériques, l'*hydrothérapie* doit être administrée chez elles au début *dans ses formes les plus adoucies*. L'action du froid leur serait aussi nuisible qu'un traitement excitant par les bains chauds. On commence par faire des lotions sur tout le corps dans un demi-bain à 24 ou 22°, en employant graduellement de l'eau un peu plus froide. Plus tard on procède à des frictions avec un linge trempé dans de l'eau à 18 ou 16°, suivies d'un demi-bain à 24-18°, avec affusions sur la colonne vertébrale. Contre les accidents spasmodiques, névralgiques, on emploie les enveloppements humides jusqu'au retour de la chaleur générale, et le demi-bain ; contre les douleurs abdominales, l'éréthisme sexuel, des bains de siége de 15-12°, suivis de frictions humides ; en outre, on fait porter aux malades une ceinture mouillée, renouvelée plusieurs fois par jour, ou le sac de caoutchouc dont nous avons déjà parlé, et on prescrit de petits lavements d'eau froide souvent répétés. Le traitement hydrothérapique longtemps continué avec persévérance diminue la vive impressionnabilité des hystériques, les fortifie et augmente leur force de résistance aux influences irritantes, stimule les fonctions organiques, combat l'anémie, apaise l'excitabilité anormale du système nerveux périphérique, et en diminuant l'exagération morbide du pouvoir réflexe, apaise les orages des accidents spasmodiques. Même les formes chroniques compliquées, liées à des paroxysmes convulsifs graves, sont susceptibles d'une guérison réelle par ce traitement.

Quant au *traitement électrique* des différents accidents hystériques, on se trouve bien de la faradisation dans les hyperesthésies, et on emploie pour cela des courants secondaires forts, successivement croissants (Frommhold) en appliquant l'un des conducteurs préalablement mouillé sur la colonne vertébrale, et en promenant l'autre pôle, disposé sous forme de plaque, sur les points du corps affectés. Si l'hyperesthésie est très-vive, on pratiquera à plusieurs reprises la galvanisation des plexus ou des troncs nerveux pendant le sommeil chloroformique (Benedikt), ou bien après une injection sous-cutanée de morphine, comme je l'ai fait avec succès. Dans les névralgies, on fait passer des courants constants stabiles à travers la colonne vertébrale, et de là à travers les nerfs malades. On combat l'anesthésie de la même manière que l'hyperesthésie, en promenant le pinceau électrique sur les parties insensibles, ou bien en y passant le pôle négatif d'une batterie galvanique forte, jusqu'à l'apparition de la sensibilité avec rougeur de la peau. Si l'anesthésie s'étend aux parties profondes, on fait bien de mouiller la peau avant d'y appliquer le pinceau électrique ; si la sensibilité est trop vive, on diminue au début la force du courant. S'il existe des paralysies, il faut recourir à la faradisation des muscles, qu'il est bon de faire alterner avec l'excitation galvanique des troncs nerveux, en partant des racines et des plexus.

On traite les contractures comme les paralysies, avec des courants mixtes. L'aphonie peut être guérie par la faradisation à travers la peau, ou par la faradisation intra-laryngée, au moyen d'un conducteur en forme de catheter. Dans les crampes de la déglutition, on se trouve bien de la galvanisation des hypoglosses ; dans le hoquet, galvanisation ou faradisation des nerfs phréniques ; dans le météorisme, faradisation des régions épigastrique et abdominale.

Pour terminer, quelques mots encore du *traitement moral* de l'hystérie. On se trouvera bien, dans certains cas, de faire appel à la volonté des malades ; mais d'autres fois, chez les natures faibles et longtemps souffrantes, il serait aussi inutile de leur demander de l'empire sur elles-mêmes et de l'activité musculaire, avant d'avoir amélioré l'état général, que de vouloir tirer des sons d'un instrument défectueux et mal accordé.

CLASSE V

CHAPITRE XXVIII

CATALEPSIE

Nous passons maintenant à l'étude des affections spasmodiques ou avec crampes, causées par l'irritation du cerveau ou de la moelle, et pour faire suite à l'hystérie, nous allons nous occuper d'une névrose des plus curieuses, la catalepsie; car d'une part on peut se-convaincre en parcourant la littérature médicale, qu'un grand nombre des cas rapportés à la catalepsie portaient en eux tous les signes de l'hystérie; d'autre part, cette étude sera comme une transition pour arriver aux affections épileptiques.

La catalepsie est une névrose intermittente, caractérisée par une suppression complète ou partielle de la connaissance et de la sensibilité, avec abolition des mouvements volontaires, et persistance de la position dans laquelle les membres se trouvaient au commencement de l'attaque, ou des attitudes qu'on leur imprime artificiellement, jusqu'au moment où ils rentrent sous l'action des lois de la pesanteur. La catalepsie, comme nous le verrons par la suite, n'est pas,à proprement parler une maladie indépendante, mais seulement un symptôme partiel de différentes affections du système nerveux; mais le caractère singulier de ses manifestations a décidé la plupart des auteurs à en faire une espèce morbide distincte.

Nos connaissances sur les *altérations anatomiques* dans la catalepsie sont des plus imparfaites, car la terminaison par la mort y est excessivement rare. Il existe deux observations où l'on a trouvé des exsudations ou des altérations inflammatoires dans certains organes centraux; nous y reviendrons en détail quand nous traiterons de la nature de la catalepsie.

Le premier de ces faits a été publié par Schwartz (*Rigaer Beitr. zu Heilk.*, 1857,

Bd. IV, p. 118) ; il s'agit d'un enfant de 7 ans, qui à la suite de violences (dans les régions dorsale, thoracique et abdominale, sans lésion externe) fut pris de douleurs gastriques persistantes ; au dix-huitième jour de la maladie elles firent place à des *accidents choréiques*, avec troubles de la vue et abolition de la parole. Ces accidents ayant disparu au bout de six semaines, il survint des gastralgies, de la constriction du pharynx, des symptômes asthmatiques ; cet état avait cessé à la fin de la septième semaine, et l'on constatait alors un *état cataleptique et tétanique* (avec flexibilité cireuse). Malgré les narcotiques, les courants induits et les bains, les alternatives de crampes et de relâchement continuèrent *pendant plus de deux ans*, et le malade finit par mourir d'anémie et de cachexie. A l'autopsie on trouva : collection aqueuse abondante dans la cavité de l'arachnoïde, *ramollissement de la couche optique et du corps strié*, surtout à gauche, ainsi que des nerfs optiques jusqu'au chiasma ; à la face postérieure de la moelle, *depuis la région cervicale jusqu'à la région lombaire, une substance d'un brun rougeâtre, gélatineuse, recouvrant la dure-mère et adhérente par places*. La moelle paraissait saine. Malheureusement il n'y eut pas d'examen microscopique.

Cette observation est très-probablement analogue à celle que nous avons donnée p. 497 : hystérie développée chez un enfant à la suite de mauvais traitements, avec accidents cataleptiques. Les troubles de circulation du début, produits par l'affection spasmodique, ont abouti par leur chronicité à des ramollissements et des exsudations dans le système cérébro-spinal, avec symptômes de tétanos et de catalepsie.

Dans le second cas, publié par Meissner (*Arch. d. Heilk.*, 1860, p. 512), il s'agit d'un cordonnier de 47 ans qui est atteint depuis six mois, sans cause connue, de *catalepsie cireuse;* pendant les trois dernières années il s'y ajoute des crampes épileptiformes de la moitié droite du corps, avec paralysie de ces parties dans l'intervalle des attaques ; le malade meurt avec des symptômes de manie et d'épilepsie. A l'autopsie on trouve *dans la fosse cérébrale antérieure*, au-dessus de l'ethmoïde, *un épithelioma partant de la dure-mère, le tiers antérieur de l'hémisphère droit fortement ramolli jusqu'au niveau de l'écorce, ainsi que la partie externe du corps strié droit.*

Symptomatologie.

La catalepsie, déjà connue de Galien, mais bien décrite surtout par les auteurs du milieu du dix-septième siècle (Schelmann, Bowitz, Diemerbrook, etc.), débute rarement tout d'un coup ; elle se manifeste ordinairement sous forme de paroxysmes, après des prodromes consistant en excitation nerveuse, insomnie, céphalalgie, malaise intellectuel, illusions des sens, hoquets ou convulsions légères. Lorsque survient l'attaque, le système musculaire est pris d'une raideur subite, presque toujours dans son ensemble, rarement sur quelques points ou sur certains membres seulement ; les malades, comme pétrifiés par la tête de Méduse, restent dans l'attitude qu'ils avaient en dernier lieu, le faciès immobile, les yeux hagards, dirigés en avant et en haut, quelquefois les paupières fermées. Au début, les muscles sont tendus et résistent aux mouvements passifs ; au bout d'un certain temps, cette tension et cette résistance disparaissent, pour faire place à cet état singulier qu'on désigne sous le nom de *flexibilité cireuse*. Une légère impulsion sur les membres supérieurs, les mains et les doigts, suffit alors pour fixer pendant plusieurs minutes les grandes ou les petites articulations dans les attitudes les plus anormales, comme s'il s'agissait d'un mannequin ; aux membres inférieurs, en raison de leur poids, il faut un effort plus marqué pour provoquer ce phénomène.

D'après ce que j'ai observé, les malades ne s'affaissent pas lorsqu'on les place debout, mais conservent la station verticale, et peuvent même, en les soutenant un peu, rester penchés en avant. Les muscles de la vie organique sont moins influencés par la catalepsie. Des morceaux introduits profondément dans l'arrière-gorge sont aussitôt avalés sans difficulté, seulement les mouvements péristaltiques se font avec lenteur, ainsi que la miction et la défécation ; les mouvements respiratoires et cardiaques sont notablement affaiblis, quelquefois même à peine appréciables, les pupilles réagissent peu à la lumière. Les *troubles de la sensibilité* présentent certaines particularités intéressantes. Dans les cas graves il y a de l'anesthésie et de l'analgésie, les malades n'ont aucune conscience des actions exercées sur eux pendant l'attaque ; d'autres fois la sensibilité n'est pas abolie, mais il y a absence des mouvements réflexes, même par l'excitation des muqueuses ; quelquefois on constate seulement l'occlusion des paupières en touchant la conjonctive ou la cornée.

Un malade de Jones poussait des cris quand on l'électrisait fortement, et conservait ensuite le souvenir de cette sensation désagréable. Exceptionnellement (comme dans le cas de Puel, *Arch. gén.*, 1857), il peut y avoir de l'hyperesthésie pendant le paroxysme ; alors le plus léger attouchement, le moindre bruit provoquent des grincements de dents, arrachent des cris aux malades, on les voit même faire des efforts visibles pour se soustraire à ces influences. Dans une observation intéressante rapportée par Skoda (*Zeitschrift der k. k. Ges. d. Aerzte*, 1852, p. 504), la sensibilité générale était abolie, mais une bougie allumée portée rapidement devant les yeux faisait naître des tremblements des paupières, les odeurs fortes provoquaient de légers mouvements, de la rougeur des joues, des larmes, une accélération du pouls et une élévation de température. Lorsque l'attaque de catalepsie cessait, la malade n'était pas immédiatement en état de parler, mais était forcée pendant quelque temps de s'exprimer par gestes ou par écrit. Il est à remarquer en outre qu'elle avait souvent toute la surface du corps refroidie, et que cet état d'algidité générale dura une fois quarante-huit heures.

L'anesthésie et l'analgésie peuvent même persister en dehors des attaques, ainsi que la flexibilité cireuse (lorsqu'on change la position des membres à l'insu des malades), bien que dans ces cas les mouvements volontaires soient parfaitement possibles. La *perte de connaissance* peut être complète pendant les paroxysmes ; dans d'autres cas, l'activité cérébrale n'est pas complétement suspendue au plus fort des attaques, et les malades conservent une notion vague de ce qui se passe autour d'eux ; quelques-uns même s'en rendent compte assez exactement.

J'ai examiné deux malades pendant la catalepsie au point de vue des *réactions électriques ;* dans l'un de ces cas, les réactions aux deux courants étaient normales ; dans l'autre, il y avait augmentation manifeste et de la contractilité électro-musculaire, et de l'excitabilité galvanique des plexus et des troncs nerveux. Dans ce dernier cas, la flexibilité cireuse était des plus marquées ; *l'attitude obtenue par l'excitation faradique des extenseurs et des fléchisseurs du bras, ou par la galvanisation des nerfs correspondants, disparaissait dès qu'on cessait l'électrisation, et la main reprenait la position qu'elle avait auparavant.* Dans les premiers temps, on réussissait par la galvanisation du phrénique, à suspendre les hoquets qui constituaient le signe précurseur de l'attaque, et à éviter le paroxysme ; plus tard, l'affection ayant augmenté d'intensité, l'électricité perdit cette influence.

1. J'ai connu une jeune fille de 19 ans, d'une famille très-nerveuse, chez laquelle survinrent, à la suite d'émotions violentes, une raideur et une lourdeur insolites des mouvements, puis du trismus, l'abolition de la parole, et de l'anesthésie des membres inférieurs. Ayant examiné plusieurs fois la malade dans son lit, je reconnus pendant plusieurs jours que *lorsqu'elle voulait exécuter un mouvement* (tirer la langue, remuer les bras, les doigts, les jambes), *ce mouvement ne s'exécutait pas immédiatement, mais seulement au bout d'un certain temps, et d'une façon non pas continue, mais graduelle.* Ce n'est qu'une semaine après qu'on vit apparaître une raideur complète de tous les mouvements, avec flexibilité cireuse. Un séjour de plusieurs mois à la campagne, l'usage d'eaux ferrugineuses légères et de l'hydrothérapie amenèrent la guérison.

2. J'ai soigné avec le docteur Friedmann un propriétaire de 60 ans, qui avait depuis deux ans, à la suite de surexcitations morales vives et répétées, de la céphalalgie, une excitabilité excessive et de l'insomnie (celle-ci ne pouvait être atténuée qu'à force de narcotiques). Depuis un an environ, il existait chez ce malade des altérations tout à fait particulières de la motilité. Lorsqu'il commençait à marcher, il faisait deux ou trois pas ordinaires, puis *il se mettait à courir assez vite à petits pas, la moitié supérieure du corps inclinée en avant, et enfin, arrivé à son but, il s'arrêtait brusquement et restait alors immobile et raide.* Invité à marcher plus lentement, il pouvait bien d'abord faire quelques pas avec des efforts visibles, mais ensuite sa tendance à courir le reprenait d'autant plus fort. Pour soulever le malade dans son lit, il fallait le saisir par les mains et lui imprimer plusieurs oscillations en avant ; de même quand on voulait le poser sur une chaise. Une fois assis, il fallait lui étendre les jambes ou les croiser l'une sur l'autre ; pour qu'il pût manger, on était obligé de fléchir son bras droit dans la position nécessaire. Il fallait aussi qu'il changeât très-souvent la position de ses membres (à cause des douleurs

qui s'y faisaient sentir). Quand on cherchait à lui imprimer des mouvements passifs, on constatait une *flexibilité cireuse* très-marquée dans les membres supérieurs et inférieurs. Quand on engageait le malade à exécuter quelque mouvement avec ses bras ou ses jambes; il y parvenait avec des tremblements et des efforts manifestes, mais la faculté motrice s'épuisait facilement. La sensibilité, la parole, l'intelligence et les fonctions organiques ne présentaient aucune altération. Après huit semaines de traitement hydrothérapique, il y eut amélioration de l'état général et du sommeil. Mais la maladie persista dans ses traits principaux.

La durée des attaques périodiques de catalepsie est aussi variable que leur fréquence et leur intensité. Il en est qui disparaissent au bout de quelques minutes, d'autres seulement au bout de plusieurs heures ou de plusieurs jours ; il est très-rare que la maladie (comme dans l'observation de Skoda) se prolonge pendant des mois avec de courtes interruptions. Les paroxysmes surviennent ordinairement sans périodicité régulière, pendant les intervalles les malades sont bien portantes, ou bien présentent différents symptômes d'hystérie. L'intensité de ces symptômes est en général proportionnelle à la gravité des attaques de catalepsie. La *fin* des paroxysmes cataleptiques survient presque toujours d'une façon inopinée, les malades se mettent à respirer profondément et à pousser des soupirs, elles se réveillent comme d'un profond sommeil, bâillent et étendent les membres. Dans les deux observations rapportées plus haut, où l'approche du paroxysme était annoncée par des hoquets, le même signe en indiquait aussi la fin. Quand les attaques durent peu, les malades retournent ensuite à leurs occupations, comme s'il ne leur était rien arrivé ; quand les attaques sont plus graves et plus fréquentes, les malades conservent pendant un certain temps de la céphalalgie, du vertige, de l'abattement physique et moral.

Pour en finir avec la symptomatologie de la catalepsie, j'en donnerai ici, avec de nouveaux détails, une observation intéressante (que j'ai déjà publiée dans la *Wiener med. Presse*, n° 5, 1867).

3. Une jeune fille nerveuse de 19 ans, ayant éprouvé une vive frayeur, est prise bientôt après de crampes générales intenses, se reproduisant d'abord plusieurs fois par jour, puis *régulièrement toutes les deux nuits*, presque à la même heure. Les prodromes de l'attaque consistaient en palpitations cardiaques, oppression, hoquet ; celui-ci, quand on n'intervenait pas, durait plusieurs heures ; une demi-heure environ avant le début de l'attaque survenait de l'engourdissement des doigts et des orteils. En examinant la malade peu de temps après l'attaque, on constatait *une anesthésie et une analgésie complètes de toute la surface du corps et de tous les organes*, avec abolition de l'ouïe et de l'odorat.

Si l'on pratiquait une injection sous-cutanée de 0,03 de morphine dès l'apparition du hoquet, il s'arrêtait; 10 ou 15 minutes plus tard survenaient de la perte de connaissance, des convulsions épileptiformes, souvent entrecoupées de hoquets et se terminant par un *état cataleptique* (avec *flexibilité cireuse* très-marquée). Ces attaques aboutissaient (mais pas chaque fois) à un *délire tout particulier*, pendant lequel la malade, les yeux fermés, causait avec son père qu'elle avait perdu depuis plusieurs mois (souvent elle prenait ma main pour celle de son père) ; elle lui racontait (en citant les noms, les dates et les chiffres), et quelquefois sur un ton ironique, les événements survenus depuis lors dans la famille. De temps en temps ces rêves bizarres, cette seconde vie étaient interrompus par des scènes pénibles ; la malade poussait des cris désespérés, se croyant au milieu d'un incendie, ou bien elle se voyait entourée d'ennemis. Vers la fin de l'attaque survenaient du hoquet et de légères secousses, puis la malade se réveillait, et montrait un grand embarras quand on lui répétait tout ce qu'elle venait de dire.

L'anesthésie et l'analgésie persistaient pendant une demi-journée ou un jour après l'attaque ; *quand elle ne suivait pas ses mouvements du regard, ou quand elle avait les yeux fermés, comme il lui arrivait souvent par suite d'un spasme des deux orbiculaires, la malade était condamnée à un repos absolu* ; elle ne pouvait exécuter les mouvements qu'elle désirait, que lorsqu'elle était en état de diriger ses yeux vers ses membres. *A la suite des fortes attaques, la flexibilité cireuse persistait encore après le retour de la motilité.* Ayant pratiqué, après les attaques, l'exploration faradique et galvanique, je trouvai : conservation de la contractilité électro-musculaire et de l'excitabilité des nerfs, abolition de la sensibilité électro-cutanée et électro-musculaire ; quelquefois seulement l'application prolongée du pinceau électrique avec un fort courant donnait une sensation de piqûre et de brulûre.

Quant au *traitement*, les injections de morphine à haute dose donnèrent de bons résultats au début ; plus tard elles perdirent toute action, et il fallut recourir aux *inhalations de chloroforme immédiatement suivies d'une injection sous-cutanée de morphine*. Pour stimuler le système nerveux et les fonctions organiques, je prescrivis l'arséniate de fer (par doses de 0,005), une hydrothérapie mitigée et des bains refroidis, avec le séjour à la campagne. Après avoir duré six mois, les attaques diminuèrent de fréquence et d'intensité et disparurent pendant tout un hiver, pour revenir au printemps suivant, après une émotion. Outre les moyens déjà indiqués, on employa alors pendant plusieurs semaines, mais sans grands résultats, les injections sous-cutanées de curare : 0,07 pour 4 grammes d'eau, avec deux gouttes d'alcool absolu, de 0,005 à 0,006 tous les deux jours. Ce n'est que plusieurs mois après que la malade guérit, pendant un séjour à la campagne et sous l'influence des bains ; les règles, supprimées depuis un an, se rétablirent peu à peu, la catalepsie disparut ; bientôt après, les attaques cessèrent à leur tour, la malade reprit son air de santé et regagna la maison paternelle.

Étiologie.

Chez le plus grand nombre des cataleptiques, il y a un fond d'*hystérie*. Comme l'ont montré Puel, dans son mémoire couronné sur la catalepsie (*Mémoires de l'Acad. de méd.*, Paris, 1856, t. XX, p. 409-526), et après lui Georget, Favrot, etc., les cataleptiques sont presque toujours des femmes, chez lesquelles on trouve, par un examen attentif, des signes d'hystérie. Il en était de même chez les deux malades citées plus haut, et chez un jeune garçon atteint de catalepsie dont je donnerai l'histoire plus loin. Chez la plupart des malades, on retrouve les troubles de la sensibilité et de la motilité, les réactions électriques caractéristiques de l'hystérie. Le plus souvent, la catalepsie vient s'ajouter à des accidents hystériques existant déjà de longue date ; il est beaucoup plus rare que la catalepsie (Georget) ne revête que consécutivement les apparences de l'hystérie. A l'époque des épidémies d'hystérie (Loudun, Louviers, Cologne), les convulsions hystériques étaient intimement mêlées de cas de catalepsie. Comme nous l'avons déjà dit, cet état que Lasègue a fait connaître sous le nom de *catalepsie passagère*, peut être provoqué chez les hystériques en leur recouvrant les yeux avec la main ou avec un linge. Enfin il est démontré que les causes les plus certaines de l'hystérie (émotion, suppression des règles, chagrins d'amour, exaltation) prédisposent aussi à la catalepsie.

Outre les *émotions* violentes, l'apparition de la catalepsie est favorisée aussi, quand existe une susceptibilité psychique morbide, par *la surexcitation d'esprit et l'exaltation religieuse;* il en est de même des causes qui conduisent à un *état d'épuisement du système nerveux*, comme la masturbation, la chlorose et certaines formes de phthisie. Dans la *grande chorée*, dans les *affections psychiques avec dépression ou exaltation* (*Melancholia attonita*, manie, extase), on voit survenir également une raideur cataleptique des muscles, combinée à de l'anesthésie, de l'analgésie, et à l'abolition des fonctions des sens. J'ai observé la catalepsie partielle chez un *aliéné* atteint de *paralysie cérébro-spinale progressive ;* Meissner a noté aussi un cas analogue.

Comme le montrent les faits que nous avons cités en commençant, les symptômes de la catalepsie peuvent exister dans les *dégénérations de l'encéphale ;* on observe aussi la catalepsie partielle à la suite de la *fièvre typhoïde*, avec symptômes céphaliques graves, et dans la méningite (comme j'ai eu souvent l'occasion de le constater). D'après Médicus et Eisenmann, certains cas de *fièvre intermittente paludéenne* de longue durée donneraient naissance à des attaques cataleptiques. Les *narcotiques*, les *inhalations d'éther et de chloroforme* comptent aussi parmi leurs effets des symptômes de catalepsie passagère.

Les cas les plus nombreux de catalepsie se rencontrent chez des sujets jeunes. L'époque de la puberté, celle des premières menstruations, la grossesse, sont les causes les plus favorables au développement des accidents cataleptiques, chez les sujets prédisposés. Les cas sont exceptionnels à un âge plus avancé, et dépendent alors de commotions profondes. Le sexe féminin, avec l'énorme tribut qu'il paye à l'hystérie, est aussi le plus sujet à la catalepsie. Cependant le sexe masculin n'y échappe pas complètement.

Dans l'observation de Jones rapportée plus haut, il s'agit d'un homme de 60 ans, bien portant jusque-là, sauf un léger état névropathique, qui est pris de crampes cataleptiques, ayant reçu brusquement la nouvelle de la mort de sa femme : ces accidents disparaissaient au bout de onze jours. Dans l'observation n° 2 que j'ai donnée ci-dessus, la catalepsie et ses conséquences existaient aussi chez un homme de 60 ans. A l'hôpital général de Vienne, j'ai vu un élève de l'Institut des aveugles, âgé de 12 ans, être pris, après une vive surexcitation, de céphalalgie, de convulsions, avec perte incomplète de connaissance. Pendant ces attaques qui duraient de 8 à 10 minutes, *on constatait la flexibilité cireuse aux membres supérieurs ;* les attaques revenaient plusieurs fois par semaine, presque toujours avec les mêmes caractères, mais jamais elles n'étaient suivies de sommeil. Après l'usage de l'oxyde de zinc (1^{gr},50 en six doses dans la journée), les paroxysmes ne tardèrent pas à disparaître, et avaient cessé depuis un mois, quand on demanda la sortie de l'enfant.

Nature de la catalepsie.

Les données récentes de l'expérimentation, et le progrès de nos connaissances histologiques sur les rapports des différentes parties des centres nerveux entre elles, nous ont permis de mieux comprendre les particularités de cette névrose intermittente du système cérébro-spinal, que nous désignons sous le nom de catalepsie. Comme Schiff l'a montré d'abord sur les lapins, et ensuite Goltz sur les grenouilles, les animaux privés de leurs hémisphères cérébraux, y compris les ganglions moteurs, conservent les positions les plus anormales qu'on leur imprime, alors que toutes leurs articulations restent flexibles. Si l'on irrite mécaniquement un point du corps, le lapin se jette en avant avec des mouvements précipités, et quand il est arrêté par quelque obstacle, il s'arrête immobile dans l'attitude qu'il avait au dernier moment.

Ainsi, tandis qu'en enlevant aux animaux les faisceaux d'origine du pied du pédoncule cérébral, contenus dans le corps strié et le noyau lenticulaire, ainsi que les irradiations que ces organes envoient dans les lobes antérieurs, on abolit les mouvements volontaires, des impulsions réflexes peuvent encore se transmettre de la couche optique et des tubercules quadrijumeaux aux racines antérieures, à travers la calotte du pédoncule (Meynert).

De même, dans les accidents cataleptiques de l'homme, ainsi que dans l'hystérie, la mélancolie, la folie et d'autres affections, il y a une résistance anormale à la transmission dans les ganglions moteurs et dans la couronne rayonnante, qui part de l'écorce et donne l'impulsion aux racines antérieures ; l'incitation des muscles par la volonté se trouve alors réduite à un degré très-minime ; ceux-ci par suite n'opposent aucune résistance aux incitations réflexes qui peuvent leur venir du côté de la calotte du pédoncule, et c'est alors dans ce sens que se produisent les actions les plus marquées.

Les témoignages de l'anatomie pathologique plaident aussi en faveur de cette interprétation. Les autopsies pratiquées sur l'homme, quoique laissant encore beaucoup à désirer, ont montré des altérations dans le domaine du corps strié, et dans la zone corticale des lobes antérieurs. Dans la première des observations personnelles que j'ai rapportées, on voyait se produire sous les yeux de l'observateur le ralentissement des impulsions motrices, jusqu'à leur suspension complète ; c'est alors seulement qu'on notait la flexibilité cireuse. Dans la seconde observation, la flexibilité cireuse existait en permanence, et le ralentissement des incitations motrices se démontrait clairement par la lourdeur et la lenteur manifestes des mouvements du malade ; pendant la marche, c'étaient les actions reflexes qui prenaient le dessus, au point que le malade courait malgré lui de plus en plus vite, jusqu'à ce qu'un obstacle le forçât à s'arrêter. Aussi, tandis que les excitations agissant directement sur la peau, ou comme dans une de nos observations, l'excitation électrique des muscles ou des nerfs, ne produisaient aucun réflexe, et que les membres ne conservaient pas les attitudes qu'on leur donnait artificiellement, cependant l'excitation communiquée dans les mouvements passifs aux nerfs sensitifs des os et des articulations pouvait se réfléchir sur certains groupes de muscles. A mesure que par les progrès de la guérison, cette résistance anormale au courant nerveux diminue dans les organes centraux, et que l'innervation motrice reprend ses droits, l'action prépondérante des mouvements réflexes s'efface également.

J'ai eu l'occasion d'observer un jour, chez mon second malade, quelle puissance peut recouvrer momentanément l'activité cérébrale mise en jeu par la nécessité. J'entrai par hasard chez lui, au moment où sa femme était menacée par un voisin ivre ; la femme se sauvait, l'ivrogne la poursuivait ; le malade, ayant vu le danger que courait sa femme, sauta de son siége, courut après l'agresseur, et leva sur lui la main droite en l'interpellant vivement. Après m'être interposé pour rétablir l'ordre, je trouvai le malade étendu sur un lit de repos et visiblement épuisé. Il était retombé dans le même état qu'avant cette scène. Il avait réussi, dans cette circonstance urgente, à surmonter les obstacles que rencontraient chez lui les actions nerveuses, et c'est au même but que tendent par la suite les progrès de la guérison.

Diagnostic et Pronostic.

Quand les malades sont surpris par la catalepsie en plein mouvement, et s'arrêtent comme des statues dans la position qu'ils avaient à ce moment, le diagnostic se lit en quelque sorte au premier coup d'œil. L'invasion de la catalepsie est moins significative, plus insidieuse, quand elle trouve les malades dans leur lit ; il faut alors, se guidant sur les caractères de quelque affection préexistante (hystérie, grande chorée, troubles psychiques), sur l'apparition de crampes toniques, procéder à un examen approfondi des fonctions motrices et sensitives, et rechercher la flexibilité caractéristique.

On voit, en parcourant la littérature médicale, qu'on a admis avec assez de légèreté bien des cas de catalepsie. Dans beaucoup d'observations qui sont données comme telles (la catalepsie sans flexibilité s'appelait *catochus*, et les formes à caractères plus continus *lethargus*), il est évident qu'il y avait tout simplement de l'hystérie, avec crampes toniques prédominantes, perte de la sensibilité et phénomènes léthargiques. Il résulte de notre description des symptômes, que chacun des troubles considérés comme caractéristiques de la catalepsie (troubles du sensorium, des perceptions, des actions réflexes) faisait défaut dans quelques observations ainsi que la flexibilité céreuse, tandis que les autres symptômes existaient plus ou moins marqués. En pareil cas, le diagnostic de la catalepsie est souvent des plus incertains, et peut dépendre d'appréciations toutes personnelles.

Si l'on veut assigner à la catalepsie une place distincte dans le cadre nosologique, je crois qu'il faut s'appuyer surtout sur l'existence de la flexibilité cireuse. C'est là le signe le plus caractéristique de cette affection, et il n'appartient à aucune autre maladie. Si l'on ne s'impose pas ce criterium rigoureux, on se trouve aux prises avec des états de nature très-diverse, qui ne peuvent qu'introduire la confusion dans la pathologie, et dérouter les recherches.

La simulation de la catalepsie est très-rare. Il n'est pas facile de rester pendant des minutes entières dans une attitude anormale, et l'on voit de nos jours certains sujets se donner ainsi en représentation, et trahir par des tressaillements répétés la peine qu'ils ont à soutenir leur rôle. D'ailleurs l'électrisation énergique de la peau, des muqueuses et des nerfs couperait court à la supercherie ; il faudrait aussi tenir grand compte de l'état des sujets avant et après leurs attaques. Le cas de léthargie cataleptique publié par Macedo (*Il siglo medico*, juin 1864), et qui guérit par l'application du courant d'induction au cou, à la face, aux tempes et sur le grand sympathique, après trois séances de cinq minutes, est pour le moins suspect.

Au point de vue du *pronostic*, la catalepsie simple est sans gravité, en général elle disparaît spontanément au bout d'un certain temps. Lorsqu'elle accompagne des affections hystériques ou psychiques, la atalepsie en est une complication aggravante, et quand elle se montre ans les périodes avancées de la maladie, elle témoigne d'une atteinte lus profonde du système nerveux, et se combine souvent avec des ymptômes d'extase, de somnambulisme et d'hystéro-épilepsie. Quand a névrose dure plusieurs mois, qu'elle soit intermittente, ou présente eulement (comme dans le cas de Skoda) des exacerbations et des émissions, il faut s'appliquer à soutenir les forces et à nourrir arti- ciellement les malades. L'amélioration de la température, du pouls, e réveil de la sensibilité olfactive et gustative, sont les premiers ignes du retour à la santé. Comme on le voit dans un cas rapporté u commencement (et qui avait duré plus de deux ans), les malades euvent succomber aux suites de l'anémie et de l'inanition.

D'après les faits que j'ai observés, on doit considérer comme un signe pronostique favorable, l'intégrité de la sensibilité et de la moti- té dans les intervalles des attaques. Lors même que l'anesthésie et 'analgésie reviennent avec les paroxysmes, leur disparition momen- anée indique cependant que l'amélioration fait des progrès. Le ré- eil de l'appétit, le retour des règles, le calme de l'esprit peuvent être salués comme autant d'indices de la convalescence. Il n'est pas rare d'observer, vers la fin de la catalepsie, des attaques plus fré- quentes et plus graves, ainsi que du délire, les autres signes d'amé- lioration continuant cependant à se montrer pendant les intervalles.

Traitement.

Comme les accidents cataleptiques ne sont en général qu'une des manifestations de l'hystérie ou des affections mentales, on devra di- riger toute son attention vers la maladie principale. A mesure que celle-ci s'améliore, on voit aussi s'effacer les symptômes de cata- lepsie. Les meilleurs résultats sont fournis par un traitement sympto- matique et moral approprié. Les toniques, les antispasmodiques que nous avons fait connaître à propos de l'hystérie, l'hydrothérapie mi- tigée, les eaux minérales indifférentes, le séjour à la campagne ou dans les montagnes, constituent, outre l'éducation méthodique de la volonté, les plus sûrs moyens d'arriver à la guérison. Dans les formes chroniques, il faut surveiller l'alimentation, et au besoin recourir à la sonde œsophagienne. Dans certains cas, on réussit à provoquer des mouvements de déglutition en portant des aliments sur la base de la langue.

Calvi a fait cesser la raideur cataleptique dans un cas, par une injection de solution de tartre stibié dans la veine brachiale. Si les

symptômes de la catalepsie se montraient à la suite de fièvres intermittentes, on aurait recours à la quinine à haute dose. J'ai employé
deux fois, pendant un certain temps, le courant continu (à travers la
tête et la colonne vertébrale, et de là vers les nerfs), mais je n'en ai
constaté aucun effet appréciable sur la marche de la maladie. J'ai
essayé aussi sans succès les injections sous-cutanées de curare. Il
peut arriver qu'on prescrive un nouveau médicament, au moment où
la maladie va prendre une tournure plus favorable, et il faudrait
éviter alors de s'exagérer la valeur du moyen employé.

CHAPITRE XIX

ÉPILEPSIE.

Cette affection était connue dans l'antiquité des médecins grecs et
romains, et décrite par eux sous les noms de *morbus sacer, comitia-
lis;* c'est la plus redoutable des névroses avec crampes ; tantôt elle
constitue une maladie indépendante, tantôt elle se montre comme
symptôme de différents états morbides du système nerveux. Dans sa
forme la plus caractéristique, l'épilepsie se compose d'une série de
crampes toniques et cloniques plus ou moins généralisées et alternant rapidement entre elles, avec suspension simultanée de la connaissance et des fonctions des sens. Il existe en outre des formes plus
légères, de transition, qui ne rentrent pas dans le cadre de cette définition, mais viennent se grouper autour de la forme type.

Avant d'entrer dans la description symptomatique de l'épilepsie,
nous allons examiner ce que nous apprennent à son sujet l'anatomie
pathologique et certaines recherches expérimentales récentes. C'est
surtout à ces dernières que l'on doit de notables éclaircissements sur
l'histoire, si obscure jusque-là, des accidents épileptiques, et nous
verrons par la suite dans quelle mesure les résultats de ces nombreux travaux fournissent une interprétation et une base satisfaisantes aux symptômes cliniques complexes de l'épilepsie.

ANATOMIE PATHOLOGIQUE ET RECHERCHES EXPÉRIMENTALES.

Écartons tout d'abord les théories, plus bizarres que rationnelles, qui faisaient dériver l'épilepsie d'une asymétrie du crâne (Müller),
d'une hypertrophie de la glande pituitaire (Wenzel), ou d'un rétrécis-

sement des anastomoses du cercle artériel de Willis. C'est Schröder van der Kolk qui a véritablement fait connaître le premier les altérations du système nerveux dans l'épilepsie (in *Bau und Functionen der Med. spin. und oblong., nebst Ursache und Behandlung der Epilepsie,* édition revue par Theile, 1859). Il a constaté dans l'épilepsie une *dilatation considérable des vaisseaux, surtout dans la moitié postérieure de la moelle allongée,* depuis le quatrième ventricule jusque dans l'hypoglosse, le pneumogastrique ou les olives, dont les racines reçoivent la plus grande partie des vaisseaux de la moelle allongée. Kroon a noté chez les épileptiques un développement anormal et asymétrique des olives, avec asymétrie de la moelle allongée.

Solbrig a trouvé, dans neuf cas d'épilepsie, un *rétrécissement du canal rachidien* par hypertrophie de l'apophyse jugulaire de l'occipital, ainsi que des arcs postérieurs de l'atlas et de l'axis, avec *atrophie consécutive de la moelle allongée,* celle-ci étant considérée comme le point de départ des accidents épileptiques.

Lélut et Delasiauve avaient déjà signalé une *sclérose de la corne d'Ammon,* que Meynert a mise en relief plus récemment ; d'après ce dernier auteur, cette lésion ne serait que consécutive, et l'épilepsie reconnaîtrait pour causes des altérations dans des parties très-éloignées de ce point. Il est un fait qui me semble en faveur de l'importance secondaire de cette affection, localisée sur une région corticale ; c'est que dans les expériences de Kussmaul sur les animaux, l'ablation de la corne d'Ammon était sans aucune influence sur la production ni sur l'intensité des convulsions générales. Nothnagel a produit aussi dernièrement des lésions de la corne d'Ammon (par piqûre ou injection d'acide chromique), lésions qui ne provoquèrent absolument aucun trouble de quelque nature que ce fût, bien que le plus souvent les animaux aient succombé promptement à une méningite.

On voit que l'anatomie pathologique ne nous fournit que des documents assez pauvres, ce qui donne d'autant plus de valeur aux *recherches expérimentales,* lorsqu'il s'agit de se rendre compte de la pathogénie de l'épilepsie. Ces recherches ont été pratiquées dans les différentes conditions suivantes : compression de vaisseaux plus ou moins distants de l'encéphale, anémie artérielle ou hyperémie veineuse, et comme conséquence, crampes épileptiformes ; convulsions générales provoquées par irritation directe de la surface de la protubérance et de la moelle allongée ; attaques épileptiques par lésion de la moelle ou de certains nerfs rachidiens, ainsi que par une irritation traumatique ou électrique de l'encéphale ; enfin irritation de la moelle au moyen. de substances toxiques, rendant les animaux épileptiques.

Les premières recherches qui ont ouvert la voie à l'étude de l'épilepsie provoquée, sont dues à Astley Cooper ; il a démontré sur les lapins (in *Guy's Hospit. Rep.*, 1856, v. I, p. 465), que *la ligature des deux carotides et la compression des vertébrales donnent lieu à la perte de connaissance, à la suspension des mouvements respiratoires et à des attaques convulsives.* Si l'on cessait la compression des artères, l'animal se rétablissait en quelques minutes ; quand la compression était reprise (environ six fois en quarante-huit heures), toujours les mêmes symptômes se reproduisaient. Travers et Marshall-Hall avaient remarqué pour la première fois la similitude des convulsions qui surviennent rapidement chez l'homme et les animaux à sang chaud, à la suite d'hémorrhagies excessives, avec les convulsions de l'épilepsie et de l'éclampsie. Le dernier de ces auteurs plaçait l'origine de ces crampes dans la moelle.

Vingt ans plus tard, Kussmaul et Tenner (in *Moleschott's Untersuchungen*, 1857, Bd. II, p. 248) ont repris les mêmes expériences (sur des lapins, des chiens et des chats), avec plus de précautions et de rigueur. Chez les animaux vigoureux, des hémorrhagies rapides et abondantes provoquent des crampes épileptiformes, comme la ligature ou la compression des deux carotides et des deux vertébrales. Si l'une de ces quatre artères demeure perméable, les convulsions ne se produisent pas. D'autres recherches de Kussmaul et Tenner, confirmées plus tard par Wachsmuth (in *Götting. gel. Anz.*, 1857, p. 187), sur la *compression des deux carotides*, ainsi qu'un certain nombre de cas de ligature de la carotide chez l'homme, ont montré qu'en pareille circonstance on voit quelquefois éclater tous les symptômes d'une attaque d'épilepsie. En liant les deux sous-clavières et la crosse de l'aorte sur des lapins, et en saignant les animaux après une section transversale de la moelle, on a reconnu que l'interruption de l'afflux sanguin vers la moelle ne provoque jamais de fortes convulsions (comme le croyait Marshall-Hall), mais seulement de la paralysie ou des mouvements légèrement tremblés.

Kussmaul et Tenner ont démontré par une série d'expériences, en plaçant dans le crâne trépané un verre de montre sans pénétration de l'air (procédé de Donders), que la compression des carotides entraîne *une anémie capillaire et une oligémie veineuse de l'encéphale et de ses méninges ;* quand on rend au sang son libre parcours à travers les vaisseaux du cou, le cerveau prend une coloration rose rouge, il survient *une hyperémie cérébrale momentanée, très-considé-*

able, sans qu'on voie apparaître de convulsions. L'enlèvement de la
voûte du crâne, ou l'écoulement du liquide céphalo-rachidien étaient
sans influence sur les crampes produites dans les expériences que
nous venons de relater, par conséquent la cause des convulsions ne
doit pas être cherchée dans la cessation de la pression mécanique
sur le cerveau, mais dans l'interruption de l'afflux sanguin, et l'arrêt brusque qui en résulte dans la nutrition.

D'autres recherches ont encore été entreprises pour localiser plus
exactement dans le cerveau le siége des convulsions (on enlevait avec
précaution différentes parties du cerveau, après compression des
vaisseaux correspondants); il résulte de ces recherches que *ce sont
les centres moteurs situés derrière la couche optique* (pédoncule céré-
ral, tubercules quadrijumeaux antérieurs, etc.) *qui entrent en
excitation par une interruption brusque de leur nutrition.* Dans un
cas de ligature des deux artères vertébrales et d'une seule carotide,
on a pu, *par l'excitation électrique du grand sympathique du côté
de la carotide qui était restée perméable, provoquer des attaques épileptiques.*

Landois a produit des faits intéressants (*Centrabl., f. d. med.
Wiss.*, 1867, n° 10) relativement à l'influence *de l'hyperémie veineuse
du cerveau et de la moelle sur l'apparition des crampes épileptiformes*.
En oblitérant momentanément la veine cave supérieure sur des
lapins, on notait une diminution du nombre des pulsations ; la réplétion veineuse des parties comprises entre les tubercules quadrijumeaux et la moelle entraînait un arrêt complet du cœur, comme
dans l'asphyxie, avec attaques épileptiformes. Herrmann a produit
aussi des crampes épileptiformes sur des lapins, par la ligature simultanée des veines caves supérieure et inférieure. Ces recherches
viennent donc à l'appui de celles de Schröder van der Kolk.

Nothnagel a démontré expérimentalement *le rôle de la protubérance
et de la moelle allongée dans les convulsions générales* (*Virch. Arch.
XL. Bd* I. H. 1868), et en excitant l'encéphale sur des animaux au
moyen d'une aiguille, il a cherché à préciser les limites du *centre
convulsif*. Lorsqu'on excite le plancher du quatrième ventricule, on
trouve pour limites, en bas la partie supérieure de l'*alæ cinereæ* ; la
limite supérieure est située au-dessus du *locus cœruleus* ; la limite
interne est constituée par le bord supérieur de l'*eminentia teres* ; la
limite externe est plus difficile à déterminer, elle serait formée en
dehors par le bord latéral de *locus cœruleus* et en bas par le tubercule acoustique et le *fascic. gracilis*. La profondeur de la piqûre est
indifférente. Il ne faut pas croire que l'excitation d'un petit nombre

de fibres motrices soit la cause des crampes; elle serait impuissante à faire naître des convulsions générales ; il s'agit dans ces cas de mouvements réflexes. Comme après la section de la moelle allongée, les crampes ne se produisent que par l'excitation de la surface qui unit le bord inférieur de la protubérance avec le bord supérieur du tubercule acoustique, il en résulte que le centre convulsif qui transmet les excitations des fibres sensitives aux fibres motrices n'est pas situé dans la moelle allongée, mais dans la protubérance, ce qui concorde avec les recherches de Schiff et de Deiters, ainsi qu'avec certaines observations pathologiques (d'hémorrhagie de la protubérance).

Les rapports des lésions de la moelle ou de certains nerfs rachidiens avec l'épilepsie ont été aperçus pour la première fois par Brown-Séquard, qui a élucidé cette question par de nombreux travaux (voy. *Soc. biol.*, 1850, *Arch. gén.*, 1856, *Lancet*, 1861, *Bulletin de l'Acad. de méd.de Paris*, janvier 1869). Ces recherches réussissent le mieux sur les cobayes; après avoir incisé transversalement une des moitiés latérales ou la partie postérieure de la moelle, dans les régions dorsale ou lombaire, on voit pendant les trois ou cinq semaines qui suivent, en pinçant la peau de la partie latérale du cou ou de la face (zone épileptogène), survenir des crampes épileptiformes, qui plus tard se produisent aussi spontanément. On obtient les mêmes résultats en incisant la moelle tout près du bulbe, ainsi qu'en incisant le nerf sciatique près de son origine. Mais il n'y a pas d'épilepsie, si la moelle a été atteinte immédiatement au-dessus du point d'émergence des racines du nerf sciatique. On continuait à produire expérimentalement des attaques chez les cobayes, même après l'ablation du cerveau, de la protubérance, du cervelet, en entretenant la respiration artificielle. Dans un cas, les petits d'un des animaux rendus ainsi épileptiques avaient des attaques spontanées d'épilepsie.

Chez un cobaye, la zone épileptogène s'étendait le long de la colonne vertébrale jusqu'aux dernières vertèbres dorsales, et se retrouvait aussi de l'autre côté, après la section des nerfs sciatiques. Brown-Séquard a fait connaître dernièrement une observation intéressante (*Arch. physiol.*, mars 1872); ces attaques, ainsi que les convulsions consécutives à une hémorrhagie, pouvaient être arrêtées en faisant arriver immédiatement dans la cavité buccale de l'acide carbonique en abondance (action d'arrêt sur les terminaisons du nerf vague); J. Rosenthal est parvenu de la même manière à supprimer l'apnée dans les convulsions provoquées par la strychnine.

Westphal a montré (*B. klin. Wschr.*, n° 38, 1871) *que chez les cobayes, des coups sur la tête peuvent donner naissance immédiatement à des attaques épileptiformes, et que dans ces cas on peut les repro-*

duire encore au bout de plusieurs semaines, en pinçant la peau de la zone épileptogène. Les coupes transversales de la moelle cervicale et de la moelle allongée montraient, comme *lésions constantes*, de petites hémorrhagies, atteignant le volume d'une tête d'épingle, dans les substances blanche et grise. Souvent les lésions s'étendaient en bas usqu'à la moelle dorsale, et il y avait ordinairement un épanchement sanguin dans la cavité de la dure-mère spinale; rarement on constatait une légère hémorrhagie à la base du cerveau. D'après les observations récentes de Ferrier, *en faisant passer de forts courants induits à travers l'un des hémisphères cérébraux*, on produit des crampes épileptiformes du côté opposé. (Un fait analogue a été constaté en Amérique par Bartholow; chez une femme près de mourir, qui avait un carcinome de la voûte du crâne du côté gauche, laissant à nu l'hémisphère cérébral correspondant, les courants induits donnaient lieu à de l'épilepsie du côté opposé.)

D'après Magnan (*Études expérimentales sur l'alcoolisme*, Paris, 1871), *les injections d'essence d'absinthe chez les chiens donnent lieu à l'épilepsie avec stupeur consécutive*. A l'autopsie de ces animaux, on trouve : hyperémie intense de la moelle allongée; sur des coupes minces du cerveau et de la moelle, coloration rose généralisée et forte injection vasculaire.

Ajoutons aussi pour terminer cette question, que Brown-Séquard, chez ses animaux épileptiques, a noté un *rétrécissement des vaisseaux de la pie-mère cérébrale*. Les recherches de Lovèn, de Nothnagel et d'autres, ont montré que l'irritation des nerfs périphériques agissait de la même façon sur les vaisseaux cérébraux; ce qui explique l'apparition d'accidents épileptiques sous l'influence d'irritations périphériques.

Symptomatologie.

L'épilepsie type est caractérisée par trois sortes de phénomènes : troubles de l'intelligence, de la sensibilité et du mouvement, qui dans les cas intenses apparaissent brusquement et en même temps, et dans les formes moins graves se succèdent suivant un certain ordre, tandis que les attaques les plus légères (petit mal) se composent d'un seul ordre de symptômes. Ces troubles des différentes fonctions sont ordinairement précédés de symptômes passagers d'excitation à la périphérie; c'est l'*aura*, ou première manifestation périphérique du spasme vasculaire qui commence à se faire dans les parties centrales, et sur la nature duquel nous nous expliquerons plus loin. Suivant les variations de ce spasme vasculaire, l'*aura* peut affecter alternativement les fonctions sensorielles, la sensibilité ou la motilité (vertiges, angoisse, illusions des sens, sensations doulou- reuses, crampes, etc.). L'*aura* présente souvent une marche ascen- dante, qui peut s'expliquer par l'expansion des irritations centrales de bas en haut ; la possibilité d'interrompre quelquefois l'attaque par la ligature du membre pourrait s'interpréter comme l'effet d'une contre-stimulation appliquée à temps.

Lorsque commence la véritable attaque d'épilepsie, le malade tombe sans connaissance en poussant un cri aigu (crampe réflexe des muscles phonateurs et respirateurs), la face est presque toujours décolorée ; puis survient une crampe tonique des parois abdominales et des muscles inspirateurs, qui dure de 10 secondes à 1 minute, et est remplacée alors par des convulsions cloniques, s'étendant aux mem- bres et au tronc. La tête est renversée en arrière, la face défaite et livide est agitée de secousses, le regard est fixe, de l'écume paraît à la bouche, les dents grincent et mordent la langue, les carotides sont distendues, la respiration étouffée ; de temps en temps surviennent des secousses électriques ; le pouce est replié dans la main, le pouls petit, la connaissance perdue ainsi que le pouvoir réflexe ; tels sont les traits bien connus de cette triste maladie ; on observe plus ou moins souvent des sueurs partielles, des vomissements, du météo- risme, l'émission involontaire de l'urine et des fèces, des érec- tions.

Après que le stade convulsif a duré de 2 à 5 minutes, ces symp- tômes tumultueux s'apaisent peu à peu. Les mouvements saccadés disparaissent, il survient un relâchement de tout le corps, la respi- ration est bientôt moins haletante, la cyanose s'efface, le pouls se relève, la connaissance revient, ou bien le malade tombe dans un profond sommeil, troublé par du délire et des tressaillements fré- quents. Les attaques laissent ordinairement après elles, pendant un certain temps, de l'abattement, du trouble dans les idées, de l'affai- blissement de la mémoire, du malaise ; plus rarement de l'obscur- cissement de la vue, des parésies ou des hémiparésies.

La *pâleur cadavérique* du début de l'attaque, qui constitue un symptôme si important pour le diagnostic de l'épilepsie, est donnée comme très-fréquente par Trousseau, Brown-Séquard, Sieveking, Radcliffe ; tandis que Russel-Reynold (*Epilepsy, its Symptoms, Treat- ment and Relations*, etc., London, 1861), ne la signale que dans un quart de ses observations. Chez beaucoup de mes malades, la pâleur durait à peine quelques secondes ; dans ces conditions elle peut facilement passer inaperçue. Il n'est pas rare que les malades atteints d'épilepsie chronique aient habituellement le teint pâle, et cette pâleur peut très-bien augmenter sans qu'on le remarque.   .

L'épilepsie, dont nous venons de décrire la forme la plus élevée (haut mal), comporte certaines variétés, se distinguant par l'intensité, la durée et le nombre des accidents. Dans une forme déjà plus atténuée, il y a un trouble plus ou moins complet de la connaissance, mais sans cri et sans écume à la bouche ; il n'y a pas de crampe des muscles du larynx, et il manque encore la cyanose, les battements des carotides, la saillie des yeux. La forme la plus légère de la maladie est celle qu'on désigne sous le nom de *vertige épileptique* ou petit mal ; dans cette forme, les malades s'interrompent brusquement dans leur travail, dans leur conversation, restent immobiles pendant quelques secondes, puis se remettent à leur occupation antérieure. D'autres fois, les malades sont pris tout à coup de vertige, sont forcés de s'asseoir, perdent connaissance d'une manière tout à fait passagère, ou même incomplétement, et ne présentent que des secousses fugitives aux paupières, aux bras ou aux mains. A la fin de ce genre d'attaques, le malade revient à lui, jette autour de lui un regard étonné, et tout se dissipe au bout de 5 à 8 minutes.

L'existence d'une zone épileptogène chez l'homme n'a été constatée jusqu'ici que dans quelques cas d'épilepsie traumatique. Dans le cas de Schnee, la plaie de tête qui avait donné naissance à l'épilepsie avait laissé une cicatrice très-douloureuse, et l'on pouvait provoquer une attaque en touchant cette cicatrice : on excisa la cicatrice, dans laquelle on trouva de la névrite, et l'épilepsie disparut. Dans un cas tout récent de Neftel (*Arch. f. Psych.*, VII, Bd. 1877), l'épilepsie s'est développée chez un jeune homme à la suite d'un coup sur la tête ; il y avait une zone hyperesthésique épileptogène au-dessus de l'œil droit, avec anesthésie au point correspondant du côté sain, et paralysie du nerf frontal. On employa d'abord sans succès un traitement médicamenteux, on eut recours ensuite à l'électricité (le pôle négatif à la nuque, le pôle positif avec courant stabile dans la fosse auriculo-mastoïdienne), qui favorisa la disparition des douleurs spontanées et des autres symptômes de la maladie.

L'*ophthalmoscopie* a donné dans l'épilepsie des résultats particulièrement intéressants, qui nous permettent d'apprécier l'état de la circulation cérébrale d'après celle de la rétine. Köstl et Niemetschek ont constaté (*Prag. Vjschr.*, I et II, Bd, 1870) une *anémie rétinienne* avec pâleur de la papille, et des *battements des veines centrales*, surtout à l'œil gauche, par suite de la réplétion incomplète de la carotide interne, avec augmentation de pression dans le système veineux. Tcbaldi (*Riv. clin.*, IX, 1870) a reconnu aussi la décoloration de la papille, un développement de la circulation veineuse, et en examinant l'œil immédiatement après l'attaque, une réplétion notable des veines avec vacuité relative des artères, phénomènes consécutifs à l'anémie artérielle, et à l'hyperémie veineuse, dont les vaisseaux cérébraux sont le siége pendant l'épilepsie.

Dans le plus grand nombre des cas, les épileptiques présentent des troubles psychiques plus ou moins accentués. Avant l'attaque il y a, comme nous l'avons dit, du malaise, une prostration intellectuelle et des illusions des sens de différente nature ; on remarque de la surexcitation intellectuelle. Pendant le paroxysme, on observe quelquefois du délire, mais dans le petit mal seulement. Après l'attaque, on note les degrés divers de ce que Falret appelle la folie épileptique (*De l'état mental des épileptiques*, in *Arch. gen.*, 1860-61). Dans les formes légères les malades ont des accès de tristesse, ils sont moroses, profondément découragés, ils ont de la peine à associer leurs idées, ils errent sans but déterminé, et montrent une tendance à la destruction, ou même au vol, à l'incendie et au meurtre ; lorsqu'enfin ils recouvrent leur calme et reprennent connaissance, ils ne peuvent se rendre bien compte de ce qui leur est arrivé. Dans les formes plus graves, ils ont une vive surexcitation avec manie, des visions effrayantes, des hallucinations, et un délire complet. Chez les mêmes malades, on peut constater des degrés intermédiaires ou des alternatives entre les deux formes extrêmes. La folie épileptique peut durer depuis quelques heures jusqu'à deux jours.

Dans les formes chroniques, les troubles psychiques deviennent permanents. D'après Esquirol (*Des maladies mentales*, t. Ier, p. 274, Paris, 1838), sur 385 femmes épileptiques, on trouve chez 46 de l'hystérie ; chez 145 de l'imbécillité ; chez 50 de l'exaltation ou de l'affaiblissement de la mémoire ; chez 48 de la manie ; et chez 8 de l'idiotie. Hoffmann (dans ses observations sur les maladies mentales et l'épilepsie, 1859) dit avoir trouvé : sur 35 épileptiques, 17 cas d'imbécillité ; 12 cas de manie ; 2 de délire furieux ; et 2 malades seulement complétement saines d'esprit. D'après Schröder Van der Kolk, les formes légères de l'épilepsie entraînent souvent des troubles psychiques plus profonds, que les formes convulsives graves.

Les attaques épileptiques surviennent ordinairement sans régularité ; on ne leur voit suivre que rarement, et pendant peu de temps, un type déterminé. Chez les enfants et les sujets jeunes, les attaques présentent une plus grande fréquence que chez les sujets plus âgés. Presque toujours les attaques sont isolées ; ou rarement on les voit se produire par *groupes*, composés de paroxysmes à succession rapide, pouvant occuper plusieurs heures ou même plusieurs jours, et mettre rapidement en danger la vie du malade.

Il.y a aussi une autre forme grave de l'épilepsie, étudiée et décrite avec soin par Calmeil, Trousseau, Delasiauve, Charcot et plus récemment par Bourneville, sous le nom d'*état de mal*. Ses caractères sont les suivants : succession rapide d'attaques, avec des rémissions presque nulles et sans retour de la connaissance (stade convulsif) ; état comateux consécutif à ces attaques, avec abolition du pouvoir réflexe, sauf quelques augmentations passagères (stade méningé) ; hémiplégie plus ou moins complète et durable ; accélération du pouls et de la respiration ; et surtout *élévation notable de la température* (de 40 à 43°) qui persiste même dans l'intervalle des attaques, et peut s'exagérer encore après leur disparition (Bourneville). La durée de ces graves accidents peut être de 3 à 9 jours ; dans plus de la moitié des cas, ils se terminent par la mort. Dans quelques observations recueillies à la Salpêtrière, on a trouvé une *atrophie cérébrale unilatérale et un épanchement sanguin dans la pie-mère*, expliquant la paralysie du côté opposé du corps.

Étiologie.

Les causes de l'épilepsie se rattachent soit à une prédisposition individuelle, soit à certaines circonstances occasionnelles. Parmi les *causes prédisposantes*, la plus considérable est l'*hérédité*. Celle-ci, dans son acception la plus stricte, peut se rapporter uniquement à l'épilepsie proprement dite (sur 521 épileptiques, Esquirol trouve 105 cas d'hérédité), ou bien, dans un sens plus large, elle peut résulter de la tendance aux affections nerveuses qui existe dans certaines familles. A ce dernier point de vue, Herpin (*Du pronostic et du traitement curatif de l'épilepsie*, Paris, 1852), recherchant l'état des parents de 243 épileptiques, a constaté une fois sur quatre environ l'hérédité des maladies nerveuses (épilepsie 7 fois, maladies mentales 18, apoplexie et hémiplégie 11, méningite et hydrocéphale 7). Cependant Petit (*Gaz. de Paris*, n° 18, 1860) cite des exemples de conjoints ayant eu des enfants et des petits enfants bien portants, quoique les parents fussent déjà épileptiques quand ils avaient eu leurs enfants.

L'épilepsie peut se montrer à tous les *âges*. La prédisposition la plus marquée se trouve dans l'enfance et jusqu'à l'âge de 30 ans ; le plus grand nombre des cas se rencontre entre 20 et 30 ans. *Chez les enfants* l'épilepsie peut exister dès la naissance ; dans les cas de syphilis congénitale, elle peut apparaître dans le cours des dix premières années, ou plus tard seulement chez les enfants qui ont eu

des attaques d'éclampsie pendant le premier âge. (Je connais une famille où deux enfants, nés d'une mère nerveuse, sont morts d'éclampsie; la troisième guérit de l'éclampsie et resta bien portante jusqu'à
l'âge de 12 ans; elle eut alors, en même temps que sa première
époque, et sans cause connue, sa première attaque d'épilepsie (petit
mal); elle est encore sujette, et depuis 15 ans, à des attaques (tantôt
graves, tantôt légères). Il est reconnu qu'au point de vue du *sexe*, le
sexe féminin est le plus exposé à l'épilepsie, ce qui peut s'expliquer
par l'impressionnabilité plus grande des femmes, et par l'influence
bien démontrée de la menstruation.

On sait aussi que certains *troubles de nutrition* entraînent une
faiblesse et une excitabilité maladives du système nerveux, et sous
l'influence des causes les plus légères peuvent donner naissance à
l'épilepsie. Tels sont : l'anémie, la chlorose, la scrofule, le rachitisme. Mais dans certains cas le sang n'est atteint que secondairement, après une épilepsie de longue durée. D'après Westphal l'*alcoolisme chronique* est une cause d'épilepsie chez les ivrognes;
chez des malades atteints de delirium tremens, un tiers avait eu auparavant des attaques d'épilepsie. Les observations de ce genre recueillies par Magnan n'ont trait qu'à des individus qui avaient fait
abus de l'absinthe.

Parmi les *causes occasionnelles*, il faut citer avant tout les *impressions morales*, soit qu'elles se manifestent subitement, comme la
frayeur, la colère, la surprise, soit qu'elles minent lentement la force
de résistance du système nerveux, comme font les chagrins, les soucis, la misère, les privations. Les *maladies de l'encéphale et de ses
enveloppes* pouvant causer l'épilepsie sont les exostoses crâniennes,
l'hypertrophie de certaines apophyses, les néoplasmes de la dure-
mère et les tumeurs cérébrales. Parmi celles-ci, ce sont les tumeurs
de la convexité, celles des lobes antérieur, moyen et postérieur, et
celles des ganglions moteurs qui s'accompagnent le plus fréquemment d'attaques épileptiques. Dans l'hydrocéphale, l'hypertrophie cérébrale, la syphilis cérébrale, les parasites du cerveau (cysticerques)
et dans les maladies mentales, on observe aussi des symptômes épileptiformes. Quant à l'*origine spinale de l'épilepsie* chez l'homme,
on en possède quelques observations que nous avons citées à propos
de la carie vertébrale et d'autres lésions de la moelle. Des cas d'*épilepsie consécutive à une lésion du nerf sciatique* ont été publiés par
Billroth (*Langenb. Arch.*, XIII, Bd, 1871, disparition des attaques
après avoir découvert le nerf sciatique adhérent) et Schäffer (*Aerztl.
Intelligenzbl.*, 1871). Des exemples d'*épilepsie consécutive à une plaie*

de tête ont été donnés par Kelp, Leyden, Meschede et d'autres, mais souvent, en même temps que le traumatisme, un sentiment de frayeur s'était produit dont il était difficile de faire exactement la part.

Les causes d'irritation partant des organes génitaux peuvent donner naissance à l'épilepsie par leur retentissement sur les centres. Nous nous sommes suffisamment expliqué, dans le chapitre relatif à l'hystérie, sur l'hystéro-épilepsie (épilepsie utérine des anciens). Dans un cas de C. Mayer, les attaques d'épilepsie cessèrent après la guérison d'une antéversion utérine. Chez les sujets jeunes, c'est surtout l'onanisme qui assez souvent développe et entretient l'épilepsie. J'ai vu deux cas où la maladie fit explosion après les premiers rapports sexuels, et dans lesquels l'influence de l'hérédité n'était pas douteuse.

L'origine réflexe de l'épilepsie est un fait aussi rare qu'intéressant, dont j'ai eu l'occasion d'observer un exemple. Une jeune femme de vingt-quatre ans, toujours bien portante antérieurement, est prise au bout de quatre mois de mariage, et après chaque rapprochement, de douleurs vives dans le ventre, auxquelles s'ajoutent bientôt des crampes avec perte de connaissance. Pendant les semaines suivantes, cette femme, s'étant abstenue du coït, jouit d'une santé parfaite. Ayant cru pouvoir s'y livrer de nouveau, elle est reprise de ses accidents épileptiques, qui depuis lors reviennent spontanément, même sans l'influence du coït, d'abord à l'époque des règles seulement, et ensuite en dehors même des époques (de 5 à 6 fois par jour). La malade ne se décide à réclamer les soins d'un médecin qu'après s'être séparée de son mari. A l'examen on trouve à la partie antérieure et inférieure du vestibule du vagin, au niveau des débris de la membrane hymen, et de la muqueuse contiguë, un point très-sensible; on provoque une attaque d'épilepsie chaque fois qu'on presse sur ce point, et en le touchant même légèrement avec le nitrate d'argent; si l'on prolonge l'examen, l'attaque dure beaucoup plus longtemps. L'utérus est normal, partout insensible à la pression; d'ailleurs aucun symptôme d'hystérie. Les eaux minérales ferrugineuses et le traitement local furent sans résultats. Les attaques d'épilepsie ne disparurent qu'après l'excision des parties sensibles. Actuellement elles ont cessé depuis deux ans, et la femme songe à se marier de nouveau.

Enfin des *irritations périphériques* (rétractions cicatricielles, corps étrangers, helminthes, névromes) peuvent mettre en cause l'encéphale, par irradiation directe ou par voie réflexe, et donner naissance aux symptômes de l'épilepsie. Levinstein a publié (*Deutsche Klinik*, oct. 1867) l'observation de deux malades qui, après avoir porté des fardeaux, furent pris de secousses dans le bras; peu de temps après elles se montrèrent aussi à la face et aboutirent à une perte de connaissance. La découverte des circonstances étiologiques détermina le traitement à employer chez ces malades (la guérison fut obtenue par les courants continus).

Nature de l'épilepsie.

On a pu voir plus haut que, depuis quelques années, les expérimentateurs se sont beaucoup occupés de la pathogénie des affections épileptiques. Bien qu'on ne soit pas encore parvenu à découvrir les altérations intimes qui leur servent de base, cependant l'expérimentation nous a révélé différentes circonstances capables de donner naissance aux accidents de l'épilepsie. Nous allons essayer, dans ce qui va suivre, de mettre en relief les points essentiels des théories actuellement régnantes sur cette question.

La théorie de la *congestion artérielle* de Solly paraît insuffisante pour expliquer les accidents épileptiques. Cette hypothèse est contredite par l'apparition de convulsions chez les animaux qui ont perdu leur sang, ainsi que par les expériences des Kussmaul et Tenner : en produisant artificiellement une hyperémie cérébrale intense (par incision du grand sympathique cervical, avec ligature des veines jugulaires internes et externes), ils ont vu survenir de l'étourdissement, de la faiblesse des jambes, l'exophthalmie et le ralentissement de la respiration, mais jamais de convulsions épileptiformes. Il faut considérer aussi que dans l'épilepsie, il y a perte de connaissance à un moment où la face est encore pâle, et que dans les cas où l'afflux sanguin est considérable vers le cerveau (comme dans l'hypertrophie du ventricule gauche) on a bien observé des vertiges, de l'apoplexie et des paralysies, mais jamais l'épilepsie (Romberg). L'apparition d'attaques épileptiformes sous l'influence de *stases veineuses* est mise en doute par Kussmaul ; cependant les recherches de Landois et Herrmann, que nous avons citées plus haut, en auraient donné la démonstration directe.

D'après Schröder Van der Kolk, la condition pathogénique de l'épilepsie serait une excitabilité exagérée de la moelle allongée, où l'on trouverait toujours, ainsi que dans les parties voisines, une dilatation des vaisseaux. Cette dilatation vasculaire augmentant en raison de la durée des accidents, donne lieu d'une part à des mouvements réflexes par l'irritation congestive des cellules ganglionnaires, d'autre part à des exsudations, à un épaississement et enfin à une dégénérescence graisseuse des parois vasculaires. Le développement des vaisseaux s'étend aussi à l'écorce cérébrale, et là il entraîne, par l'irritation des cellules ganglionnaires, des troubles psychiques avec excitation, et plus tard l'imbécillité et l'idiotisme par la destruction des cellules. Les troubles de la parole et de la physionomie qu'on observe quelquefois, dans l'épilepsie, s'expliqueraient par les altérations des olives, des noyaux de l'hypoglosse et du facial. En admettant que les déductions de Schröder ne soient pas de tous points inattaquables, elles ont eu cependant le mérite d'appeler l'attention sur le rôle de la moelle allongée dans l'épilepsie, et des recherches ultérieures sont venues confirmer cette manière de voir.

Marshall-Hall a fait jouer à la *crampe tonique des muscles* du cou (trachélisme), et à la *crampe tonique des muscles du larynx* le principal rôle dans l'épilepsie, dont les symptômes seraient dus, les uns (perte de connaissance) aux obstacles apportés à la circulation en retour, les autres (crampes cloniques) à l'asphyxie. On peut opposer à cette théorie que l'attaque ne commence pas toujours, comme le suppo-. sait M. Hall, par le spasme de la glotte, mais dans le plus grand nombre des cas par la perte de connaissance; d'autres fois, les crampes cloniques sont complétement établies avant que le laryngisme se soit montré. M. Hall n'en conserve pas moins le mérite d'avoir montré le premier les analogies du spasme de la glotte et de la strangulation avec l'épilepsie.

Enfin, les recherches déjà citées de Kussmaul et Tenner démontrent que la perte de connaissance et les convulsions doivent être rapportées à *une anémie cérébrale subite et considérable*, celle-ci ayant son origine dans un *spasme des artères cérébrales*. Le point de départ de ce spasme vasculaire serait, d'après toutes les expériences déjà citées, dans *la moelle allongée* ; dans les attaques d'épilepsie engendrées par un spasme de la glotte, il serait dans les points d'origine du pneumogastrique et de l'accessoire. La perte de connaissance et l'insensibilité auraient alors leur source dans les hémisphères cérébraux, les convulsions dans la région excitable située derrière les couches optiques.

Examinons de plus près les symptômes caractéristiques qui se manifestent du côté du *système vasculaire*. Comme l'admettent la plupart des auteurs, presque tous les épileptiques pâlissent peu de temps avant l'attaque et au début de celle-ci. Dans quelques cas rapportés par Rosenstein (*Berl. klin. Wochenschr.*, n° 21, 1868), les troubles sensitifs constituant l'*aura* avaient pour siége des nerfs, dont on connaît les relations avec les nerfs vasculaires de l'encéphale (douleurs s'irradiant dans l'un des nerfs sus-orbitaires, dans l'occiput, les joues, et le nez, rougeur des narines, gonflement des paupières, et consécutivement pâleur de la face, perte de connaissance et convulsions) ; chez d'autres malades, l'*aura* consistait principalement en troubles du côté des nerfs vaso-moteurs. Chez des cobayes rendus épileptiques, Brown-Séquard a vu survenir au début de l'attaque un rétrécissement des artères de la pie-mère. Comme Voisin l'a reconnu plus tard sur des épileptiques, au moyen du sphygmographe (*Ann. méd.*

psychol., juillet 1867), le rétrécissement initial et le relâchement consécutif des artères se traduisent par les signes suivants : la ligne d'ascension du pouls, d'abord plus basse, se relève sensiblement, sa convexité devient plus pointue, et la ligne de descente est nettement dicrote. Le pouls a donné le même tracé chez des malades qui avaient seulement du vertige épileptique, tandis qu'on n'a constaté rien de semblable ni même d'approchant chez des sujets sains. Le spasme vasculaire est encore confirmé par un fait d'anomalie artérielle observé par Pereira ; la carotide provenait de la vertébrale par l'intermédiaire de la basilaire; ce malade était épileptique, et à toutes les attaques on constatait l'absence du pouls radial (par suite d'un spasme de la carotide et de la vertébrale). J'ai donné, p. 170, un cas de tumeur cérébrale, qui vient à l'appui de cette théorie; dans ce cas, les attaques épileptiformes s'accompagnaient d'une pâleur subite, le pouls devenait petit et faible. Enfin l'origine anémique de l'épilepsie est encore appuyée par des observations d'embolie de la carotide (comme dans un cas d'anévrysme de l'aorte, de la clinique d'Oppolzer) accompagnée pendant la vie de fortes attaques éclamptiques, et par les accidents analogues qui surviennent après certaines métrorrhagies puerpérales, et après certaines opérations de ligature de la carotide.

Par le fait, c'est l'hypothèse d'une *névrose vaso-motrice de l'encéphale*, qui nous rend compte de la façon la plus satisfaisante et la plus simple des phénomènes auxquels nous assistons pendant une attaque d'épilepsie. Un spasme vasculaire, parti du centre vaso-moteur, se généralise rapidement, et entraîne une anémie cérébrale, avec obstacle aux actions réciproques qui se passent entre le sang et le cerveau. Ce trouble circulatoire dans les hémisphères cérébraux donne lieu à la perte de connaissance, et agit d'autre part comme une excitation puissante sur le centre des mouvements convulsifs, situé dans la protubérance et la moelle allongée. Les noyaux et les fibres radiculaires des nerfs crâniens sensitifs, qui occupent cette région, et les fibres de la calotte souvent interrompues par des cellules ganglionnaires, transmettent facilement l'excitation aux fibres motrices.

L'anémie cérébrale doit aussi exciter fortement le centre respiratoire, qui touche aux régions que nous venons d'énumérer ; et l'excitation se propageant de proche en proche aux centres d'innervation des différents muscles respirateurs, il se produit une forte dyspnée et une crampe des muscles respirateurs, qui contribuent à augmenter la réplétion veineuse de l'encéphale. Le rôle de l'excitation du tri-

jumeau dans l'épilepsie, que Brown-Séquard a constaté dans ses recherches, s'explique par la part que prend la grosse racine à la composition de la région de la calotte.

Étant donnée cette excitabilité anormale des centres nerveux, qui
est le propre des épileptiques, il est très-probable que l'excitation des
centres cérébraux et spinaux, que nous venons de mentionner, se produit simultanément. Il paraît surtout en être ainsi dans les formes
graves et anciennes. Dans les formes plus légères, où ce sont tantôt
la perte de connaissance, tantôt les convulsions qui prédominent au
début, il semble que tout d'abord l'excitation d'un des centres l'emporte sur celle de l'autre. Il s'agit vraisemblablement alors du degré
primitif d'intensité et d'étendue qu'atteint l'irritation vaso-motrice.
Une excitation vaso-motrice s'apaisant rapidement, avec une répartition inégale du sang dans les lobes cérébraux, donnera lieu seulement au vertige épileptique, au petit mal. Un spasme vasculaire circonscrit serait la cause de l'épilepsie partielle ; les fortes attaques
dépendraient d'un spasme vasculaire central à retours périodiques
et à développement rapide ; l'état de mal serait produit par une irritation centrale continue, s'opposant au début au retour de la connaissance, et pouvant aboutir ensuite à des exsudations inflammatoires, peut-être même à une paralysie des centres vaso-moteurs.

Diagnostic.

On n'éprouve ordinairement aucune difficulté pour reconnaître une
attaque d'épilepsie vraie ; mais certaines formes prêtent à l'erreur,
surtout celles qui s'accompagnent de paroxysmes incomplets. L'*état
comateux* consécutif aux attaques *peut être confondu avec le coma
apoplectique* (comme l'ont vu Sauvages et Trousseau), surtout quand
on n'a pas assisté au début de l'attaque, ou que les crampes très-
fugitives ont échappé à l'observation. Quand ce coma se prolonge (ce
qui arrive dans certains cas, notamment chez les vieillards), le diagnostic est assuré lorsqu'on voit que pendant et immédiatement
après le coma il n'existe aucune paralysie.

*Les signes qui distinguent les attaques d'épilepsie des attaques
d'hystérie* ont été déjà exposés à propos du diagnostic de l'hystérie.
Dans l'*éclampsie* tous les signes caractéristiques sont les mêmes que
dans l'épilepsie ; on aura égard, pour écarter l'épilepsie, à la grossesse ou à l'état puerpéral, aux troubles de la sécrétion urinaire, à la
richesse des urines en albumine, à la présence de cylindres fibrineux,
aux hydropisies, à la découverte de carbonate d'ammoniaque dans le

sang extrait de la saignée. Il est beaucoup plus difficile de trouver des signes positifs pour distinguer l'*éclampsie* des enfants de l'épilepsie. En raison de la délicatesse d'organisation et de l'excitabilité particulière du cerveau des enfants, un afflux sanguin vers la tête, l'épuisement consécutif à la diarrhée, ou une incitation partie du tube digestif peuvent donner lieu chez eux à des accidents épileptiformes ; le médecin, pour formuler un diagnostic, doit tenir compte de toutes ces circonstances, comme de tout symptôme pouvant indiquer une affection des enveloppes crâniennes ou de l'encéphale ; on songera aux tumeurs cérébrales tuberculeuses, qui d'ailleurs s'accompagnent de troubles de la sensibilité, de la motilité et des organes des sens.

Beaucoup d'auteurs, dans leurs considérations sur l'épilepsie des adultes, se sont complu à établir des divisions artificielles péniblement justifiées. Ces classifications n'ont pas plus d'intérêt au point de vue théorique qu'au point de vue pratique. Le parti le plus simple, et comme toujours le meilleur, c'est de rechercher dans chaque cas d'épilepsie si la maladie est centrale ou périphérique, idiopathique ou symptomatique.

L'*épilepsie centrale idiopathique* se reconnaît sans difficulté dans la plupart des cas, en tenant compte des circonstances étiologiques. Les *formes symptomatiques* de l'épilepsie centrale se distinguent d'après les commémoratifs et d'après les autres signes caractéristiques, se rattachant à la nature de l'affection primitive. Les attaques épileptiformes qui surviennent comme phénomène intercurrent dans les *tumeurs cérébrales* (tumeurs de la convexité, des lobes antérieurs et postérieurs, des ganglions moteurs et du cervelet), sont presque toujours suffisamment expliquées par d'autres troubles simultanés du mouvement et de la sensibilité. Nous avons donné (p. 225) les signes probables d'une épilepsie causée par des *cysticerques* du cerveau. Les symptômes épileptiformes de la *syphilis cérébrale* et de la syphilis cérébrale congénitale, ont été exposés (p. 244-245). Les accidents épileptiformes de l'*hypertrophie cérébrale*, des *embolies de la carotide interne* (trois fois sur trente-neuf cas, d'après Lancereaux) s'accompagnent d'autres symptômes graves, dont nous nous sommes déjà occupés en temps utile. Dans *les folies paralytiques*, il survient des attaques épileptiformes au début, ou plus souvent à une période plus avancée ; mais presque toujours les parties atteintes de convulsions restent ensuite paralysées pendant un certain temps ; on observe des contractures pendant et après les attaques ; il n'est pas rare qu'on remarque à la suite de l'accident quelque embarras de la parole, ainsi que d'autres phénomènes caractéristiques de parésie ou de paralysie dans le système musculaire.

Dans l'*épilepsie périphérique*, des troubles du mouvement ou de la sensibilité précèdent la perte de connaissance ; la participation secondaire du cerveau, qui constitue les attaques, a lieu par irradiation ou par action réflexe. Pour diagnostiquer ce genre d'épilepsie, il faut qu'on trouve, par l'examen ou l'interrogatoire du malade, une irritation périphérique ou une lésion nerveuse, qui rende compte du point de départ de la maladie. Les épilepsies aussi entretenues par des helminthes, des cicatrices, des traumatismes (Levinstein), sont heureusement susceptibles de guérison.

La *simulation de l'épilepsie* est une fraude assez fréquente et quelquefois difficile à découvrir ; mais une observation attentive permettra de reconnaître la simulation. La satisfaction avec laquelle les simulateurs parlent de leur maladie, le temps et le lieu qu'ils choisissent pour leurs attaques afin d'arriver à leur but, contrastent singulièrement avec la manière d'être des vrais épileptiques, qui n'avouent leur état que timidement et avec tristesse. L'exagération des symptômes de l'attaque, la copie imparfaite de l'asphyxie, la fatigue qui survient promptement, les signes d'excitabilité que donne à l'improviste une forte excitation électrique, l'action de la lumière sur les pupilles (d'après Romberg, elles ne réagissent pas chez les véritables épileptiques) sont autant de motifs qui permettront de démasquer les imposteurs. Voisin a employé récemment, dans le même but, l'examen du pouls au sphygmographe ; nous avons vu que cet instrument donne chez les épileptiques un tracé particulier, en rapport avec le spasme vasculaire.

Pronostic.

Hippocrate, Galien, Morgagni, Boerhaave, Tissot, Odhelius admettaient la curabilité de l'épilepsie ; Esquirol, Georget, Valleix, Monneret, Delasiauve, Beau, etc., beaucoup plus enclins au doute, abandonnaient les malades à leur malheureux sort, sans autre tentative thérapeutique. A notre époque, Trousseau, Herpin, Portal ont essayé d'affranchir l'épilepsie de cette longue proscription, et Trousseau a fait valoir (*Gaz. des Hôpit.*, avril 1855) qu'en 12 ans il avait constaté 20 guérisons sur 150 cas d'épilepsie. On comprend que la guérison soit beaucoup plus contestable pour les médecins des hôpitaux que pour les médecins de la ville, les uns ayant surtout affaire à des formes invétérées, compliquées de maladies mentales, les autres voyant des cas qui sont soignés plus près de leur début. Quant aux guérisons spontanées, elles sont des plus rares (environ 4 pour 100 cas, d'après Beau et Maisonneuve).

Les éléments du pronostic sont : les conditions étiologiques de la maladie, l'âge auquel l'épilepsie est apparue ; la durée de la maladie et la fréquence des attaques. La *forme idiopatique* comporte un pronostic favorable, quand elle est traitée de bonne heure, et ne se complique d'aucune influence héréditaire. Il ne faut pas négliger de traiter même le petit mal, et tenir compte de toutes les circonstances individuelles. L'*épilepsie symptomatique* a peu de chances de guérir. La plus grave est celle qui se lie aux tumeurs cérébrales ; il y a beau-coup plus d'espoir, quand l'épilepsie est consécutive à la syphilis cérébrale ou à l'intoxication saturnine. Les formes compliquées de folie sont peu susceptibles de guérir ; cependant Schröder van der Kolk a cité des malades devenus aliénés sous l'influence de l'épilepsie, et qui ont guéri, après qu'on fut parvenu à triompher de l'épilepsie. Le pronostic est plus favorable dans l'*épilepsie réflexe ;* si l'on réussit à écarter les causes d'irritation, agissant à la périphérie, on se débarrasse en même temps de l'épilepsie.

Au point de vue l'*âge*, quand l'affection se montre pendant la période de la dentition, on dit qu'elle est curable ; on considère comme incurable celle qui débute pendant les premières années de la vie et se prolonge au delà de la puberté. Les cas qui se développent pendant l'adolescence, ceux notamment qui ont leur cause dans les organes génitaux (à l'exception de ceux qui succèdent à des habitudes d'onanisme invétérées), ont un pronostic plus favorable que ceux qui apparaissent dans l'âge adulte. L'épilepsie nocturne est plus dangereuse que l'épilepsie diurne, parce qu'elle surprend le malade pendant son sommeil et souvent quand il manque de toute surveillance. Les formes qui sont entretenues par la chlorose, l'anémie, des conditions défavorables, peuvent guérir quand on fait disparaître à temps ces influences. La *durée de la maladie* a la plus grande importance pour le pronostic. La guérison est d'autant plus difficile que l'épilepsie a duré plus longtemps. Le pronostic s'améliore d'autant plus que les attaques se montrent, pendant le cours de la maladie, plus rares, plus courtes et plus légères. Quand les malades ont de longues rémissions, pendant lesquelles ils ne présentent que du vertige épileptique, on peut presque toujours espérer la guérison, d'après Herpin, quand la maladie ne remonte pas au delà de 10 ans. Quand le nombre des attaques ne s'élève pas à 100, le pronostic n'est pas défavorable ; s'il y a eu de 100 à 500 attaques, la situation est compromise, et plus encore si ce dernier chiffre a été dépassé.

On doit être très-réservé dans son pronostic, et très-difficile sur les cas de guérison, en raison de la fréquence des *récidives*, qui s'observent même quand les attaques ont disparu depuis plusieurs années. Les attaques peuvent s'éloigner et s'atténuer sous l'influence d'un genre de vie et d'un régime sévères, les épileptiques peuvent jouir pendant des années d'une santé satisfaisante, mais en général ils n'arrivent pas à un âge avancé. La *mort* peut survenir pendant les attaques par une chute, par asphyxie, œdème pulmonaire, hémorrhagie cérébrale, rupture du cœur (Short et Voisin); en dehors des attaques elle est causée par le marasme, la tuberculose, le ramollissement cérébral et différentes maladies intercurrentes.

Traitement.

Au début des accidents épileptiques, la question essentielle est de calmer l'impressionnabilité morbide des centres nerveux et la surexcitation du pouvoir réflexe, avant que les troubles fonctionnels s'établissant à l'état chronique, aient entraîné des altérations de texture dans les cellules nerveuses. Il n'y a de guérison possible que si l'on parvient à éteindre par un repos suffisamment complet et prolongé, l'éréthisme particulier des centres nerveux. Pour qu'il soit question de guérison en fait d'accidents épileptiques, il faut que pendant une suite d'années le système nerveux n'ait présenté aucun dérangement ; que son intégrité ait été mise à l'épreuve par des stimulations nombreuses et des plus variées. En procédant ainsi, on verrait se réduire à bien peu toutes les guérisons qu'on a célébrées jusqu'ici.

Pendant l'attaque il faut être en garde contre les blessures que le malade pourrait se faire en tombant, on évitera qu'il se précipite hors de son lit, qu'il se morde la langue (en introduisant entre les arcades dentaires un bouchon, ou une petite plaque de bois recouverte d'un linge), on débarrassera la bouche des mucosités qui s'y accumulent, et qui pourraient provoquer des symptômes d'asphyxie. Parry a employé la compression des carotides ou la chloroformisation, pour abréger des accès de suffocation d'une durée inquiétante ; ces moyens ne seraient indiqués que dans des cas extrêmement rares.

Pour le traitement de l'épilepsie, il faut commencer par le *traitement causal*, ce qui est presque toujours beaucoup plus facile à dire qu'à faire. Il faut avant tout, pour chaque malade, procéder à une exploration aussi minutieuse que possible des différents organes. Les cicatrices rétractées, les tumeurs, les séquestres osseux, les corps

étrangers, les helminthes, les concrétions, donnent lieu quelquefois
à des accidents épileptiques, qui ne disparaissent qu'après la suppression de leur cause. Dans les cas de Rosenstein, où des excitations
vaso-motrices précédaient l'attaque, et chez deux malades de Levinstein, qui après avoir porté des fardeaux, avaient éprouvé des secousses dans les membres supérieurs, aboutissant à de véritables convulsions épileptiques, la guérison fut obtenue par un traitement tonique,
et par l'application du courant continu sur les nerfs malades.

Chez les sujets jeunes, délicats, surtout aux environs de la puberté,
en augmentant méthodiquement l'énergie du système nerveux, en
calmant son excitabilité anormale, en développant sa force de résistance contre toutes les excitations, on prépare évidemment les conditions les plus favorables à la guérison. Un séjour prolongé à la campagne, l'éloignement de toute stimulation de l'esprit et des sens, et
un traitement hydrothérapique bien conduit (frictions, demi-bains,
affusions dorsales) font disparaître les attaques; je sais que ce résultat est possible dans beaucoup de cas. Chez un jeune homme que j'ai
connu, l'épilepsie consécutive à l'onanisme disparut par un usage
modéré du coït.

Les auteurs se sont appliqués à mettre leur thérapeutique d'accord avec leurs
vues théoriques. Schröder Van der Kolk, pour combattre l'hyperémie des centres
nerveux, appliquait des sangsues à la nuque, des ventouses scarifiées, des sétons,
et donnait l'infusion de digitale à haute dose (3 gr. sur 280, une ou deux cuillerées à bouche, trois à quatre fois par jour). La théorie toute particulière de
M. Hall (trachélisme et laryngisme) entraînait comme traitement la trachéotomie,
de même que les idées de Tissot sur le rétrécissement du crâne avaient pour conséquence la trépanation; on ose à peine rappeler aujourd'hui de pareilles erreurs
thérapeutiques.

Quant au *traitement médicamenteux*, nous ne nous occuperons pas
des moyens disparus depuis longtemps, et nous parlerons seulement
des remèdes anciens qu'on emploie encore, et des remèdes nouveaux
dont nous connaissons un peu mieux l'action.

Les *sels de zinc* (oxyde, valérianate et lactate de zinc) ont été vantés
par Herpin, qui en aurait obtenu de bons effets (dans plus de la moitié de ses observations), surtout chez les enfants et les sujets âgés.
Les préparations de zinc doivent être données chez les enfants à dose
croissante, depuis 0,05 jusqu'à 0,50 par jour, et pendant plusieurs
mois; chez les adultes, on donne de 0,50 à 3 gr. par jour, et l'on ne
suspend le traitement que si l'on n'observe aucun résultat après que
le malade a absorbé de 50 à 100 gr. du remède. D'autres observateurs sont beaucoup plus réservés dans leurs éloges sur cette médication.

Les *préparations de cuivre, de bismuth et d'antimoine* sont peu employées aujourd'hui, sauf quelquefois le *sulfate de cuivre ammoniacal* (de 0,05 à 0,07 par jour, Herpin).

Le *nitrate d'argent* est une des préparations métalliques les plus recommandées. On le prescrit en pilules ; on commence par en donner de 0,006 à 0,02, deux fois par jour, et l'on va par doses progressives jusqu'à 0,20 dans les 24 heures. Je n'ai jamais vu l'argyrisme se produire avant que le malade ait pris 5 gr. du remède. En tout cas, on fera bien de suspendre parfois le traitement quand il durera depuis longtemps, surtout si les malades se plaignent de crampes d'estomac. On a cité des cas de guérison complète par ce traitement ; mais dans beaucoup de cas, les seuls résultats obtenus étaient des accidents d'argyrisme. Trousseau a vu un malade qui n'avait éprouvé aucune amélioration malgré l'argyrisme, et malgré la castration et la trachéotomie qu'on lui fit subir plus tard en Angleterre.

D'après des recherches que Charcot et Ball ont faites sur des chiens (*Dictionn. encycl. des sciences médic.*, article *Argent*), après un usage peu prolongé du nitrate d'argent, on trouve des taches dans la moitié inférieure du duodénum, jusqu'à la valvule iléo-cœcale ; quand l'ingestion a duré plusieurs mois, il y a une coloration ardoisée uniforme des intestins, et des taches noirâtres à la base des dents et sur les gencives. *Chez l'homme*, les premiers effets de l'argent sont des gastralgies, des coliques, des démangeaisons et des éruptions papuleuses ; à une période ultérieure surviennent le cercle bleu foncé à la base des dents (Duguet), la coloration de la muqueuse des joues, et la stomatite (notée pour la première fois par Guipon, de Laon) : le véritable argyrisme ne paraît qu'après une médication plus longue (4-5 gr.). Quand l'organisme est imprégné d'argent, il peut y avoir une *albuminurie argentique*, comme Liouville l'a observée (*Gaz. des Hôp.*, n° 119, 1868) chez une femme qui avait eu une coloration brune de la peau après avoir pris 7 gr. de nitrate d'argent, et dont les urines contenaient encore de l'albumine, bien que le traitement fût discontinué depuis cinq ans. La femme étant morte quelques mois après, on trouva dans les plexus choroïdes, dans les capsules surrénales, et surtout dans la substance corticale des reins, une poussière très-abondante formée de petits grains noirs ou bleuâtres ; les canalicules urinaires étaient altérés comme dans la maladie de Bright.

La *liqueur de Fowler* se donne à la dose de 5 à 10 gouttes par jour, sur un morceau de sucre, et agit favorablement sur la forme de la maladie.

Les *préparations ferrugineuses*, surtout le carbonate et le cyanure de fer, produisent souvent de bons effets chez les anémiques.

La *belladone*, employée d'abord par Greding, a été vantée plus récemment surtout par Michéa et Trousseau. En raison de la décomposition facile des feuilles et de l'extrait de belladone, et des proportions inégales d'atropine qu'ils contiennent, même à l'état frais, il vaut mieux prescrire l'*atropine* (à l'état de sulfate, d'après Michéa à l'état de valérianate acide). D'après Skoda (*Allg. med. Zeit.*, n° 14, 1860), l'atropine serait relativement le remède le plus sûr contre l'épilepsie. On dissout de 0,03 à 0,05 de sulfate d'atropine dans 5 gr. d'eau et on donne 1 ou 2 gouttes par jour de cette solution. On augmente chaque semaine d'une goutte par jour, on s'arrête à la dernière dose dès que la maladie présente une amélioration manifeste, et l'on diminue ensuite suivant une progression inverse. De temps en temps il faut suspendre le traitement, surtout s'il survient une dilatation exagérée des pupilles, une grande sécheresse de la gorge, de la faiblesse musculaire et des troubles des sens.

Le *bromure de potassium* a été donné pour la première fois contre l'épilepsie, en Angleterre, par Locock et M'Donnel. Ce dernier auteur a signalé l'efficacité du remède donné à haute dose. Depuis quelques années, il a été beaucoup employé en France et en Allemagne. Il faut s'assurer de sa pureté. Celui que nous avons à Vienne et qui provient des salines est tout à fait pur, comme je m'en suis assuré, tandis que dans certains pays, où on l'extrait de plantes marines, il contient de l'iode (il donne alors, avec une solution de sublimé, un précipité rougeâtre d'iodure de mercure, réaction très-sensible).

D'après les recherches entreprises par Eulenburg et Guttmann sur des animaux à sang chaud et à sang froid (*Virch. Arch.*, 1 Heft, 1867), le bromure de potassium agit principalement sur le système nerveux central, et diminue le pouvoir moteur, aussi bien que les perceptions sensitives et l'excitabilité réflexe, jusqu'à les abolir entièrement. Pour obtenir des résultats à peu près comparables chez l'homme, il faut recourir à de *fortes doses de bromure de potassium*; on commence par 4 gr. par jour (que le malade dissout lui-même dans un verre d'eau sucrée, ou qu'il enveloppe dans un pain azyme), et l'on augmente, dans les cas ordinaires, jusqu'à 6 ou 9 gr. par jour; dans les formes graves, on commence par ces dernières doses et l'on va jusqu'à 12 gr., rarement plus loin. J'ai acquis la certitude que ce médicament est plus efficace dans les cas récents que dans les cas invétérés; même dans ceux-ci il atténue presque toujours le nombre et la violence des attaques. Radcliffe, Brown-Séquard, Russel-Reynolds, Voisin, Legrand du Saulle, Pletzer, Eulenburg, ont cité des exemples de guérison durable par le bromure de potassium; dans l'*hystérie épileptique*, dont les attaques surviennent avec les menstrues, on se trouve bien de le prescrire un certain temps avant chaque époque.

D'après les observations de Guttmann et Sander, c'est la base alcaline qui agit en propre sur le système nerveux, mais le *chlorure de potassium* n'a pas donné les mêmes effets. On a cité quelques inconvénients de l'emploi du bromure de potassium : apparition de pustules d'acné, beaucoup plus rarement d'angine ou de troubles gastriques, disparaissant après une courte suspension du traitement. Le remède peut être donné pendant plusieurs mois de suite, avec quelques intervalles, et la gravité de la maladie mérite bien qu'on accorde tout le soin et tout le temps nécessaires au traitement. Pour les organismes sensibles on emploie le *bromure de sodium*, qui serait, d'après mes observations, un moyen plus doux que le même sel de potassium.

Le *curare* a été recommandé contre l'épilepsie d'abord par Thiercelin (*Acad. des sciences*, nov. 1860), et ensuite par Benedikt ; j'ai essayé, dans un certain nombre de cas, une solution de 0,05 de curare dans 5 gr. d'eau, avec addition de 3 à 4 gouttes d'alcool absolu ; pendant 2 ou 3 mois, je faisais tous les deux jours une injection sous-cutanée, en allant progressivement de 0,004 à 0,009. Chez sept malades que j'ai soignés ainsi (dont 4 cas sans antécédents héréditaires, et 2 d'hystérie épileptiforme), et chez 5 autres malades traités de la même façon à l'asile des aliénés de Vienne, le médicament n'a produit aucun effet durable. Plus tard Beigel, Voisin et Liouville sont arrivés au même résultat. Dans une de mes observations (voy. *Wien. med. Presse*, n° 6, 1867), après une injection de 0,01, il y eut des *symptômes d'intoxication* consistant en nausées, vertiges, rougeur de la face, battements douloureux des tempes, abattement général, accélération du pouls et soif vive ; par l'analyse chimique des urines, on y trouva du sucre. Ces accidents disparurent par le repos et un traitement simple.

Les *narcotiques* doivent être administrés avec prudence dans l'épilepsie. J'ai vu une malade (*l. c.*) qui, à la suite d'une violente émotion, avait 15 ou 20 attaques par jour ; son agitation et les cris qu'elle poussait m'engagèrent à lui faire pendant trois jours une injection sous-cutanée de 0,01 de morphine ; la malade devint plus calme, et resta six mois sans attaques. La *quinine* est quelquefois utile contre l'épilepsie intermittente.

Mentionnons enfin le *procédé de Chapman* : il applique sur le dos du malade, pendant une durée de 2 à 18 heures suivant les cas, un tube de caoutchouc rempli d'eau glacée, puis il frictionne les extrémités plongées dans l'eau chaude, les enveloppe à sec, et recommande ensuite des exercices violents, des inspirations profondes, etc. Dans l'*état de mal*, la thérapeutique est impuissante ; dernièrement Browne aurait eu de bons effets des inhalations prudentes de *nitrite d'amyle*.

CHAPITRE XXX

ÉCLAMPSIE (ÉPILEPSIE AIGUË).

Sous le terme générique d'éclampsie, on a réuni des états de nature différente qui ont été appelés aussi épilepsie aiguë, en raison
de leur grande analogie avec l'épilepsie, et qui ont pour caractère
commun des alternatives de crampes toniques et cloniques, avec
perte de connaissance. En l'absence de toute autre base, on s'est appuyé sur l'étiologie pour distinguer les différentes sortes d'éclampsie.
Nous allons donc étudier successivement l'éclampsie des femmes enceintes et des accouchées, l'éclampsie des enfants, l'éclampsie toxique et l'éclampsie causée par des influences contagieuses et miasmatiques.

A. ÉCLAMPSIE DES FEMMES ENCEINTES ET DES ACCOUCHÉES.

Cette affection, peu fréquente à tout prendré (un cas environ sur
500 grossesses), survient dans les deux ou trois derniers mois de
la grossesse, mais beaucoup plus souvent à l'époque de l'accouchement, et surtout pendant les périodes de dilatation et d'expulsion.
Les primipares sont les plus exposées à cette maladie (environ 80
pour 100 des cas, C. Braun); les femmes robustes, sanguines, jeunes ou nerveuses, sont en général plus atteintes que les femmes
faibles et âgées. Les pluripares, qui ont eu antérieurement de l'é-
clampsie, conservent quelquefois une certaine prédisposition (Litz-
mann).

L'éclampsie peut éclater subitement ou s'annoncer par quelques
prodromes. Telles sont : une agitation insolite, de la céphalalgie, des
douleurs à l'épigastre ou dans l'utérus, de la lourdeur des membres,
des illusions des sens, etc. S'il se joint à ces symptômes du gonflement œdémateux, surtout aux grandes lèvres et autour des malléoles, si l'urine contient de l'albumine, ou si par l'analyse du sang on
y découvre du carbonate d'ammoniaque, il y a tout lieu de craindre
une attaque d'éclampsie (dans un cas, Oppolzer et Braun ont pu
en prédire l'apparition deux jours à l'avance, d'après les résultats
de l'analyse du sang). L'attaque d'éclampsie présentant le même
tableau symptomatique que l'épilepsie, nous pouvons sans incon-

vénient en omettre la description. L'attaque peut durer de quelques minutes à un quart d'heure, et est suivie d'un état comateux. Souvent la maladie se termine après un seul paroxysme ; dans les éclampsies où de longs intervalles séparent les attaques, chacune de celles-ci est précédée des prodromes que nous avons indiqués ; dans les formes graves, les malades ne sortent du coma que pour retomber dans une nouvelle attaque, et la mort arrive sans qu'elles aient repris connaissance. Quand les attaques s'arrêtent, le stade de coma dure souvent plusieurs jours, jusqu'au retour graduel de la connaissance et des fonctions sensorielles. La mémoire est souvent très-éprouvée dans ces cas : les femmes ne savent pas qu'elles sont accouchées, et refusent de reconnaître leur enfant.

Les douleurs et l'accouchement subissent des modifications très-différentes suivant les cas. Si le paroxysme se produit pendant les premiers temps de l'accouchement, l'utérus est contracté et dur au toucher, mais sans que cette circonstance influe sur la dilatation du col, et la marche de l'accouchement est retardée. Quand l'éclampsie survient au moment de l'expulsion spontanée, la sortie de l'enfant se fait très-rapidement ; souvent il n'y a pas trace de douleurs lorsque paraît l'attaque, mais l'éclampsie provoque des douleurs, et, par suite, la sortie de l'enfant est presque toujours avancée. Pourtant l'éclampsie et les douleurs peuvent être séparées par un intervalle de plusieurs semaines, et alors quand surviennent les douleurs, la femme accouche presque toujours d'un enfant mort. Quant à la cause de la mort du fœtus, elle ne doit pas tenir, comme le voulait Kiwisch, à des troubles circulatoires survenus dans les vaisseaux placentaires, mais plutôt à une intoxication urémique communiquée à l'enfant par le sang de la mère. On a trouvé plusieurs fois des quantités notables d'urée dans le sang du cordon ombilical, chez des enfants qui étaient nés vivants, la mère ayant eu des attaques de convulsions urémiques.

La *terminaison de la maladie* est très-variable. Certaines femmes résistent parfaitement et guérissent complétement. D'autres, au contraire, ont à peine échappé aux dangers de l'éclampsie, qu'un autre se présente ; c'est la fièvre puerpérale, pour laquelle les processus exsudatifs de l'éclampsie semblent créer une prédisposition, et qui emporte presque toujours les malades. Beaucoup succombent déjà aux attaques éclamptiques ; d'après C. Braun, sur 44 femmes, 9 meurent pendant les convulsions et 5 des suites de la fièvre puerpérale. La mort peut survenir par asphyxie, par hémorrhagie, par infiltration séreuse du cerveau, par inflammation cérébrale secondaire ou par œdème pulmonaire. Un fait beaucoup plus important et plus frappant, que l'on constate souvent à l'autopsie, c'est l'altération *des reins* avec lésions correspondant au stade d'hyperémie ou d'exsudation de la maladie de Bright ; en raison de la courte duréc de l'affection, il est très-rare de rencontrer le stade de dégéné-rescence graisseuse et d'atrophie rénale.

Les auteurs sont encore divisés d'opinion quant à la *nature de l'éclampsie*. Comme Frerichs l'a démontré le premier dans un ouvrage classique (*Die Bright'sche Krankheit*, Braunschweig, 1851), l'éclampsie des femmes en couches s'observerait seulement chez celles qui ont été atteintes pendant leur grossesse de dégénérescence brightique des reins. Par suite des troubles morbides de la sécrétion urinaire, l'albumine du sang passe dans l'urine, tandis qu'inversement l'urée du sang est éliminée en quantité insuffisante par l'urine ; de là résulte une accumulation d'urée dans le sang. Il y a alors *transformation de l'urée en carbonate d'ammoniaque dans la masse sanguine*, par l'action d'un ferment peu connu, ou d'influence délétère sur les centres nerveux et attaques éclamptiques. La présence d'urée dans le sang ne suffit pas, par elle-même, à donner naissance aux symptômes en question, car, d'après les recherches expérimentales de Frerichs, l'injection d'urée dans le sang ne produit pas l'éclampsie ; souvent aussi on trouve de l'urée dans le sang de malades ayant succombé à une maladie de Bright, et n'ayant présenté pendant la vie aucun symptôme d'urémie.

D'après Treitz, la sursaturation du sang par l'urée dans la maladie de Bright, a pour conséquence une élimination de l'urée par le tube intestinal ; les matières qu'elle y rencontre la transforment en carbonate d'ammoniaque, et de là elle passe dans le sang et provoque l'éclampsie par *ammoniémie*.

Dernièrement, Spiegelberg et Gscheidlin sont parvenus à constater la présence du carbonate d'ammoniaque dans le sang d'une éclamptique (*Arch. f. Gynaek.*, 1 Bd.); Stockvis, Spiegelberg et Heidenhain ont réussi à provoquer des attaques éclamptiformes sur des animaux, par injection de carbonate d'ammoniaque dans la veine ou l'artère crurale. Les expériences de Rosenstein (*Virch. Arch.*, 56 Bd., 1872) ont donné les mêmes résultats positifs ; les attaques ne cessaient de se produire qu'après séparation de l'encéphale et de la moelle. Mais l'ammoniaque ne donnait lieu qu'à des attaques éclamptiformes, tandis que l'intoxication urémique produit des convulsions, du délire et du coma.

La théorie que nous venons d'exposer a été vivement combattue à différentes époques par Kiwisch, Scanzoni et Krause, qui n'attribuaient à la maladie de Bright qu'une importance secondaire et la considéraient comme une complication accidentelle, attribuant bien plutôt l'éclampsie à l'action mécanique de la grossesse et de l'accouchement sur les nerfs (raideur du segment inférieur de l'utérus, abondance du liquide amniotique, présentations transversales, interventions manuelles, hémorrhagies abondantes). On devrait alors considérer l'éclampsie puerpérale comme une éclampsie réflexe, semblable à l'épilepsie réflexe et provoquée par des irritations périphériques.

D'après les observations recueillies par Braun à la Maternité de Vienne, sur 24 000 accouchements il y a eu 44 cas d'éclampsie ; dans 8 autres cas, elle ne constituait qu'une complication accidentelle de la grossesse et reconnaissait pour causes 2 fois l'hystérie, 4 fois l'épilepsie habituelle, 1 fois une hémorrhagie cérébrale capillaire et 1 fois l'intoxication par l'oxyde de carbone. Dans les autres cas, il y avait toujours de l'albuminurie. D'après les observations citées, chez le plus grand nombre des malades en question, l'éclampsie aurait été sous la dépendance immédiate d'une maladie de Bright ; dans un nombre considérable d'autopsies, la dégénérescence des reins a été constatée, et il faut remarquer en outre que les symptômes de l'urémie, tels qu'on les observe sur les animaux après l'extirpation des deux reins, se présentent là de la même façon que dans l'albuminurie aiguë des femmes enceintes ; que déjà avant l'apparition de l'éclampsie, on trouve de l'albumine et des cylindres fibrineux dans l'urine des femmes enceintes ; c'est surtout la présence des cylindres fibrineux dans l'urine qui est le fait important, car l'albumine peut y exister pendant une grossesse normale ; pour la proportion moyenne de l'albumine dans l'urine, chez les albuminuriques sans éclampsies, Blot donne 33 pour 100, et chez les éclamptiques environ 74 pour 100. Pourtant l'affection rénale ne paraît pas suffisante pour rendre compte du processus morbide dans tous les cas d'éclampsie ; pour certains cas, il faudrait tenir compte de l'anémie cérébrale consécutive à des hémorrhagies profuses, des modifications de la masse sanguine qui prédisposent à la fièvre puerpérale, et pour le plus grand nombre des cas, il y aurait à admettre, comme dans l'épilepsie, une excitabilité anormale du système nerveux ; celle-ci, sous l'influence de la grossesse et surtout des douleurs, ou par suite de la compression exercée par l'utérus sur le plexus sacré, donnerait lieu aux convulsions.

Au point de vue du *diagnostic*, on comprend tous les inconvénients d'une confusion entre des attaques éclamptiques et d'autres paroxysmes à symptômes analogues, puisque le pronostic et le traitement se ressentiraient également de cette erreur. Un médecin attentif confondra difficilement l'éclampsie urémique avec les accidents de la cholémie, avec des symptômes d'intoxication, la chorée des femmes enceintes, et avec les attaques syncopales ou lès crampes qu'on observe quelquefois pendant la grossesse. D'après les recherches récentes de Bourneville, la *température dans l'urémie s'abaisse continuellement jusqu'à la mort, tandis que dans l'éclampsie puerpérale elle suit une marche ascendante* (jusqu'à 42 — 43°). L'abaissement de la courbe est un signe favorable pour le pronostic. Les convulsions hystériques et épileptiques seraient la cause d'erreur la plus fréquente ; nous avons donné en détail les signes distinctifs de ces affections, dans les chapitres consacrés à l'hystérie et à l'épilepsie.

Lorsqu'il s'agit de malades chez lesquelles on a constaté l'existence de crampes avant la grossesse, si, une fois enceintes, elles présentent des accidents semblables, on les rapportera facilement à leur véritable nature, et le résultat négatif de l'examen des urines (absence d'albumine et de cylindres fibrineux) aura ici une grande importance. Dans les accidents convulsifs dont nous nous sommes occupés précédemment, le pronostic n'a pas ce haut degré de gravité qui appartient aux attaques d'éclampsie. Les premiers n'arrêtent pas la grossesse, influent peu sur la vie de l'enfant, et n'offrent pas plus de dangers pour la mère qu'en dehors de l'état de grossesse, tandis que chaque attaque d'éclampsie compromet au plus haut point la vie de la mère, aussi bien que celle du fœtus.

Le médecin est particulièrement embarrassé pour formuler un diagnostic, lorsqu'il se trouve en présence d'une femme enceinte atteinte pour la première fois de convulsions, et que les antécédents ne lui fournissent aucun éclaircissement. S'il ne trouve en outre aucun gonflement œdémateux sur le corps, rien d'anormal dans les urines, il est forcé de suspendre son diagnostic, aussi longtemps que de nouvelles attaques ne l'ont pas édifié davantage. Une seconde ou une troisième attaque peut amener des résultats décisifs. du côté de l'urine, et tirer le médecin d'une pénible incertitude. Si l'on ne trouve pas d'albumine dans l'urine, même après plusieurs attaques, et si l'entourage de la malade affirme nettement qu'elle n'avait pas auparavant d'accidents épileptiques, ni hystériques, il faut songer alors à une atteinte du cerveau ou de ses enveloppes, à une affection typhoïde, à la cholémie, etc.; et chercher de nouveaux éclaircissements dans l'évolution ultérieure des symptômes.

Le *pronostic* est défavorable dans la plupart des affections éclamptiques ; il l'est d'autant plus que les attaques se succèdent plus rapidement, que les malades ne reprennent pas connaissance pendant les intervalles, et que la quantité d'albumine augmente dans l'urine après chaque attaque. La mortalité varie de 30 à 80 pour 100. Le pronostic, au point de vue de la mortalité, est donc beaucoup plus grave que dans l'épilepsie, mais beaucoup plus favorable au point de vue de la curabilité. Dans l'éclampsie des femmes enceintes, il y a souvent avortement ou accouchement prématuré, environ dans 25 pour 100 des cas (Braun); on voit rarement les convulsions s'arrêter et l'accouchement se faire normalement sans accidents éclamptiques. D'une manière générale, le danger est d'autant plus grand que les attaques se montrent à une période moins avancée de la grossesse, car alors on est encore fort loin des douleurs, et les attaques en se répétant peuvent faire périr la mère et l'enfant bien avant l'accouchement.

Pendant la période de dilatation, surtout quand la dilatation se fait lentement, par suite d'une déformation du bassin ou d'une position vicieuse de l'enfant, il en résulte une stase du sang veineux dans les reins, et le pronostic est défavorable; il est meilleur quand l'éclampsie n'apparaît que pendant la période d'expulsion, car alors l'accouchement peut se terminer promptement, et les convulsions prendre fin immédiatement, ou peu de temps après. Dans la plupart des cas, les crampes éclamptiques cessent une fois l'accouchement terminé ; pendant la période de délivrance, l'atonie de l'utérus peut donner lieu à des hémorrhagies, et dans certains cas le délivre n'est pas expulsé et doit être extrait artificiellement. Quelquefois les attaques durent encore pendant les suites de couches, et dans certaines formes très-graves elles pourraient, comme on l'a avancé, ne faire leur apparition que pendant les suites de couches (depuis les premiers jours jusqu'à la sixième semaine). Quelquefois, suivant le siége et l'intensité des modifications secondaires de la période puerpérale, les malades conservent pendant longtemps, voire même pendant toute leur vie, des troubles psychiques (mélancolie, manie, imbécillité). La maladie peut encore laisser à sa suite l'amaurose, l'héméralopie, l'hémiplégie, des contractures. Si les symptômes de l'affection rénale et les œdèmes persistent encore plusieurs semaines après l'accouchement, on passe alors à un état chronique qui durera longtemps ; pourtant la guérison s'observe encore dans ces cas, bien plutôt que dans les maladies de Bright reconnaissant une autre origine.

L'influence de l'éclampsie *sur l'enfant* est des plus néfastes ; il meurt presque la moitié des enfants, et d'autant plus sûrement que l'éclampsie s'est développée à une période moins avancée de la grossesse. Les enfants à terme, viables, ne sont pas autrement menacés

par l'urémie qui existait chez la mère, car on n'a pas constaté l'hérédité de ces accidents ; une seule fois, dans un cas de Simpson,
on a trouvé de l'albuminurie chez l'enfant d'une femme éclamptique.

Quant au *traitement de l'éclampsie urémique*, il faut s'attacher
surtout à la *prophylaxie*, qui aura pour effets d'atténuer les symptômes de la maladie de Bright. On s'efforce de combattre l'hydrémie
au début par un régime fortifiant, des toniques, des bains tièdes ;
pour neutraliser le carbonate d'ammoniaque dans le sang, on donne
l'*acide benzoïque* (de 0,30 à 0,60 par dose, d'après Frerichs), le jus
de citron, l'acide tartrique avec de l'eau glacée ; pour favoriser
l'élimination de l'urée par les urines, on recommande des *boissons
abondantes* ; on remédie aux congestions vers la tête par des lavements laxatifs.

La thérapeutique a mis en œuvre les moyens les plus énergiques
contre les manifestations redoutables des attaques. Les *émissions
sanguines générales*, souvent employées autrefois, le sont beaucoup
plus rarement de nos jours, car elles pourraient facilement augmenter
l'hydrémie et l'épuisement des malades, et favoriser l'apparition de
thromboses puerpérales et de la pyémie. Sauf le cas de cyanose intense et de battements énergiques des carotides, et chez les malades
fortement constituées, où une saignée pratiquée au moment opportun
pourrait prévenir une hémorrhagie cérébrale, il faut rejeter complétement la pratique des saignées répétées à de courts intervalles.

Le *traitement par les opiacés* donne de bons résultats, surtout
après l'accouchement, quand les attaques surviennent pendant les
suites de couches, et que les autres anesthésiques n'agissent pas
assez rapidement. On donne l'opium à la dose de 0,05 à 0,08, la
morphine à la dose de 0,01 à 0,02 ; quand la déglutition est empê-
chée, on prescrit toutes les heures un lavement avec 15-20 gouttes
de teinture d'opium, jusqu'à cessation des crampes ; les meilleurs
effets reviennent aux *injections sous-cutanées de morphine* (de 0,01
à 0,02). S'il y a du coma, on doit s'abstenir des opiacés, car on ne
saurait alors contrôler suffisamment leurs effets toxiques.

La *chloroformisation* serait un moyen des plus utiles, d'après
l'expérience des accoucheurs. Elle doit être pratiquée, d'après Braun,
au moment où une agitation plus marquée, une rigidité croissante
des muscles brachiaux et la jactation annoncent l'approche d'une
attaque ; on continue les inhalations jusqu'au calme et au sommeil
(1-2 minutes). Pendant l'attaque et pendant le stade de coma, il faut
suspendre l'anesthésie, et laisser arriver de l'air frais aux poumons.

La chloroformisation peut même être employée dans les cas de trismus persistant, et de plus, en accélérant la marche de l'accouchement, elle contribue puissamment à sauvegarder la vie de l'enfant.
Braun rapporte 16 cas d'éclampsie traités par le chloroforme et les
acides, et suivis d'une guérison complète. Quand l'accouchement est
retardé chez des femmes atteintes de maladie de Bright, Chailly
conseille (*Union médic.*, 1853) une chloroformisation légère comme
moyen prophylactique. Depuis quelque temps on a beaucoup employé
l'*hydrate de chloral* contre l'éclampsie.

Pour les *applications froides*, on se sert de *compresses d'eau glacée*,
dont on enveloppe complétement la tête (ce qui est plus praticable
chez ces malades agités, que les applications de sangsues aux apophyses mastoïdes). Pendant les paroxysmes, et surtout pendant le
stade de coma, on se trouve bien des *affusions froides sur la tête*,
en plaçant la malade sur le bord du lit.

Les moyens *révulsifs* énergiques recommandés par quelques auteurs : hémospasie (botte de Junod), tartre stibié, ammoniaque, etc.,
ne donnent pas de résultats particulièrement utiles. Quant aux
mesures de précaution à prendre pendant les attaques, nous les avons
indiquées à propos de l'épilepsie. Dans un cas d'éclampsie puerpérale
publié par Lange (*Prag. Vjschr.*, IV, Bd., 1868), les attaques ayant
éclaté avant l'accouchement, continuèrent pendant les suites de
couches, malgré les émissions sanguines locales, les applications de
glace, les inhalations de chloroforme et les injections de morphine ;
on *injecta* 245 *gr.* de sang défibriné, tandis qu'on faisait une saignée
de 490 gr. à l'autre bras. Aussitôt la respiration se releva, la cyanose
disparut, il y eut encore une attaque plus faible, la connaissance
revint bientôt après, et la malade guérit complétement.

Le *traitement obstétrical* de l'éclampsie varie suivant la période de la grossesse
ou de l'accouchement dans laquelle on se trouve. Dans la seconde moitié de la
grossesse, on ne doit provoquer l'accouchement artificiel que dans les cas menaçants, où le fœtus est déjà mort et où il s'agit de sauver la mère (Braun). Pendant
la période d'expulsion, quand la tête est arrêtée, on l'amène avec précaution au
moyen du forceps : on voit alors cesser les attaques, et le plus souvent on sauve
l'enfant. Quand l'éclampsie survient au début de la période de dilatation, la plupart des accoucheurs sont d'avis d'accélérer le travail (par l'introduction d'une
sonde de caoutchouc, etc.); mais il faut s'abstenir de toute manœuvre violente.
Quand la dilatation est déjà avancée, il faut, d'après Braun, rompre les membranes; quand les attaques se prolongent et que l'enfant avance lentement, on fait
la dilatation digitale du col, et si ensuite les attaques se répètent encore, on se
décide, suivant les cas, pour l'application du forceps, ou pour la version sur les
pieds.

B. ÉCLAMPSIE DES ENFANTS.

L'éclampsie des enfants et des nouveau-nés est une affection aussi importante que celle qui précède, mais moins connue dans sa nature et moins exactement délimitée. On embrasse sous cette dénomination des états convulsifs des plus variés qui peuvent s'observer chez les enfants, et qui ont pour caractère commun des convulsions dangereuses pour la vie, avec perte complète ou partielle de connaissance.

Les *symptômes* propres de la maladie sont souvent précédés de certains phénomènes significatifs. On peut citer comme tels : l'indocilité des enfants, leur grande tendance à tomber, leur sommeil agité, troublé par des rêves effrayants, des grincements de dents et des cris ; les crampes des muscles de la face et des yeux, les soubresauts des mains. Après une durée plus ou moins longue de ces prodromes, mais quelquefois tout à fait subitement, on voit éclater les attaques éclamptiques, qui sont semblables à celles des adultes, et se manifestent sous forme de crampes toniques et cloniques, avec perte de connaissance. Presque toujours les convulsions sont d'abord circonscrites à certaines parties du corps, et la connaissance en partie conservée ; plus tard elle disparaît complétement, en même temps que les convulsions augmentent d'étendue et d'intensité. Dans la plupart des cas, le tronc est atteint de crampes toniques, et les membres de crampes cloniques. La cyanose intense de la face, le gonflement des veines jugulaires, la respiration sifflante, souvent saccadée, le pouls presque toujours fréquent et petit, témoignent des troubles graves qui se passent dans les organes circulatoires et respiratoires.

La *durée* des attaques est très-variable. Tantôt elles se terminent franchement, tantôt elles traînent pendant des heures et même des jours, la connaissance reste troublée, les petits malades sont agités et extrêmement irritables. L'éclampsie, qu'elle soit partielle ou généralisée, prend fin après un ou deux paroxysmes, ou bien se divise en une série d'attaques, à retours plus ou moins fréquents.

Dans les cas qui se terminent par la mort, on trouve comme *lésions anatomiques :* hémorrhagies des muqueuses, gonflements œdémateux, épanchements dans le cerveau et dans d'autres organes, ruptures musculaires, luxations et même fractures (par suite de la violence des mouvements convulsifs dans l'éclampsie).

Au point de vue *étiologique*, la plupart des auteurs invoquent les maladies nerveuses chez les parents et l'influence héréditaire, comme créant chez beaucoup d'enfants une prédisposition aux affections éclamptiques. Comme on les observe le plus souvent à l'époque de la première dentition, on croyait avoir trouvé dans l'évolution dentaire la véritable cause de la maladie ; mais c'est une hypothèse peu fondée, et il vaut mieux se rappeler que ces faits se passent précisément pendant les années où le cerveau de l'enfant est doué d'une délicatesse et d'une excitabilité si marquées, et qu'alors les causes locales (hyperémie, ou anémie cérébrale suite de diarrhée), aussi bien que les excitations périphériques, peuvent facilement donner naissance à des symptômes convulsifs.

Il existe encore une autre cause des accidents convulsifs chez les enfants, ce sont les exanthèmes aigus : scarlatine, variole, rougeole, qui toutefois se montrent le plus communément après l'âge de 2 ou 3 ans. Les affections stomacales des enfants (lait de mauvaise qualité, aliments indigestes), les affections intestinales (les vers, par exemple, sauf chez les nourrissons où ils ne se développent pas encore), et les maladies des reins (dégénérescence brightique consécutive à la scarlatine, passage de calculs à travers les reins ou la vessie), peuvent être autant de causes des accidents éclamptiques. Dans certains cas peu fréquents, ils sont provoqués chez les nourrissons par des affections mentales de la mère ou de la nourrice, chez les enfants plus âgés par des émotions. Les maladies de l'encéphale (méningite, tuberculose cérébrale aiguë, tumeurs cérébrales) peuvent aussi être la source de phénomènes éclamptiformes ; enfin ceux-ci peuvent résulter d'irritations des nerfs périphériques (blessures, piqûres).

Au point de vue du *diagnostic*, on cherche à distinguer si l'affection qu'on a sous les yeux est centrale ou périphérique, idiopathique ou symptomatique, distinction qu'il n'est pas possible d'établir dans beaucoup de cas. Que de fois n'arrive-t-il pas que des altérations existent dans le système nerveux central, sans que nous soyons à même de les soupçonner, et moins encore de les constater ? Lorsqu'on ne trouve sur quelque partie éloignée du corps aucune des affections que nous avons mentionnées, pouvant être une source d'irritation pour les centres nerveux, on arrivera peut-être, par une observation prolongée et attentive, à découvrir de quelle sorte d'éclampsie il s'agit.

Nous sommes revenus à plusieurs reprises, dans les précédents chapitres, sur les signes distinctifs des différentes maladies cérébrales qui s'accompagnent de symptômes éclamptiques. Dans l'*hydrocéphale aigu*, les crampes sont ordinairement précédées de symptômes cérébraux (céphalalgie, anomalies pupillaires, contracture de la nuque, retard du pouls, rétraction du ventre, etc.), les symptômes de la maladie subsistent dans les intervalles des attaques, tandis que la véritable éclampsie des enfants ne s'accompagne pas en général des symptômes cérébraux en question, et ne présente aucun signe caractéristique en dehors des attaques. Dans l'affection décrite en détail, par Elsässer, sous le nom de *crâniotabes* (*der weiche Hinterkopf*, etc., Stuttg., 1843), et qui conduit souvent à l'éclampsie, on constate, dans le voisinage de la suture lambdoïde, des points où le crâne est réduit à l'épaisseur d'une feuille de papier, ou même des pertes de substance complètes dans les os, avec adhérence de la dure-mère au péricrâne. Les symptômes concomitants de cette affection sont la sensibilité de l'occiput au contact et dans la position couchée, l'insomnie, la rareté des cheveux, de l'irritabilité, des crampes accompagnées de spasme de la glotte. La moitié des enfants succombe. A l'autopsie, on trouve de l'hyperémie et de l'inflammation des méninges spinales. Le crâniotabes est une forme de rachitisme, qui se développe ordinairement vers le deuxième quart de la première année, tandis que les crampes éclamptiques ne se montrent que dans le troisième quart (pendant le cours de la dentition, qui est retardée chez les rachitiques).

Le *pronostic*, d'après tout ce qui précède, est presque toujours des plus graves. Il est le plus défavorable dans l'éclampsie centrale, symptomatique, et alors la maladie est le plus souvent mortelle. Dans l'éclampsie idiopathique, un grand nombre des enfants échappent à la mort et guérissent complétement, mais conservent souvent des traces de la maladie : contractures des membres, strabismes, embarras de la parole, hémiplégies, imbécillité. La fréquence des attaques ou les rechutes répétées sont des conditions très-fâcheuses pour le pronostic. Quelquefois aussi la maladie peut laisser à sa suite de l'épilepsie habituelle. Dans l'éclampsie réflexe, les attaques peuvent disparaître si l'on en supprime la cause, ou quand celle-ci se supprime spontanément.

Le *traitement de l'éclampsie infantile* doit s'attacher surtout à la prophylaxie. Les enfants qui montrent une certaine tendance aux mouvements convulsifs, ou dont la mère avait des attaques, seront pourvus d'une alimentation saine et surtout animale : ils coucheront dans une chambre bien aérée; on leur évitera les efforts intellectuels précoces; ils habiteront la campagne, et on les habituera aux lotions froides, faites journellement sur tout le corps.

Dans les attaques légères, on emploiera comme moyens calmants les lavements froids, additionnés de vinaigre, et les bains tièdes. Dans les attaques graves et chez les enfants d'un certain âge, on se trouve bien du *chloral* à doses progressives, ou des *inhalations de chloroforme;* mais celles-ci ne doivent être poussées que jusqu'au relâchement musculaire, et non pas jusqu'à l'anesthésie complète. S'il y a des symptômes de stase manifeste et des troubles respira-toires, on prescrit des *frictions sur le corps* avec des linges chauds, des révulsifs cutanés, des lavements irritants, à l'intérieur un peu de vin, des infusions aromatiques avec quelques gouttes de teinture de musc. Quand il y a des menaces de collapsus, la plupart des auteurs recommandent les *affusions froides sur la tête, dans un bain tiède.* Chez les enfants en pleine dentition, on pratique souvent en Angle-terre l'*incision des gencives;* ce moyen ne peut guère contribuer à faciliter la sortie de la dent, mais il agit plutôt par l'hémorrhagie que fournissent les gencives tuméfiées, congestionnées, et diminue ainsi l'étranglement dont elles étaient le siége.

C. ÉCLAMPSIE TOXIQUE.

L'expérience nous apprend qu'un très-grand nombre de poisons de toute sorte peuvent donner lieu aux attaques d'éclampsie les plus redoutables. Ce sont certains poisons métalliques, des gaz irrespi-rables et des poisons d'origine organique.

Parmi les poisons métalliques, la première place dans cette ques-tion appartient au plomb. Cependant l'*éclampsie saturnine* est une maladie rare. Elle est presque toujours associée à d'autres symp-tômes d'intoxication saturnine chronique, coliques, arthralgies, pa-ralysies saturnines, délire, troubles des sens, accès de manie, et en général elle ne dure pas au delà de quelques jours. D'après Tanquerel des Planches, un cinquième des malades atteints de cette affection pourrait guérir; Grisolle a perdu presque tous ses malades. Déjà le premier de ces auteurs se prononçait nettement contre toute relation de cette forme d'éclampsie avec l'urémie et l'albuminurie, car il n'avait pu découvrir chez ses malades ni albumine dans l'urine, ni lésions des reins. Plus récemment, Rosenstein (*Schuchardt's Zeitschr. f. pr. Heilk.*, 4 H., 1867) a démontré par une série de recherches sur des chiens (les animaux mouraient d'amaurose saturnine et d'éclampsie, après ingestion prolongée d'acétate de plomb), que l'intoxication sa-turnine chronique ne provoque ni albuminurie, ni altérations anato-miques des reins; que malgré une diurèse moins abondante, on ne trouve pas de carbonate d'ammoniaque, et seulement une proportion minime d'urée dans le sang; qu'après la mort des animaux on con-state *par l'analyse chimique la présence du plomb dans le cerveau,* et qu'il faut voir dans l'*anémie cérébrale* la cause anatomique de l'éclampsie. De même chez l'homme on a trouvé, après l'éclampsie saturnine, une coloration terne du cerveau, le parenchyme exsangue, quelquefois induré, les ventricules vides; à l'analyse chimique, on découvrait du sulfate ou de l'albuminate de plomb.

Au point de vue du *traitement*, on faisait jouer autrefois un rôle important à la médication antiphlogistique et aux saignées. Dans ces cas, Stoll prescrivait l'opium, surtout quand il y avait du délire et des accès maniaques. Tanquerel administrait l'huile de croton, mais son emploi ne donnait pas des effets plus durables que le traitement purgatif de la Charité. Aujourd'hui on s'attache davantage au traitement symptomatique : émissions sanguines locales, compresses froides sur la tête, affusions froides, opium quand il y a des douleurs et du délire.

Dans les *empoisonnements par les gaz irrespirables*, oxyde de carbone, hydrogène carboné, il y a également des accidents éclamptiques. Dans ces cas il faut avant tout soustraire le malade à l'action des gaz délétères; s'il y a une congestion intense, on pratique une saignée; si la respiration est suspendue, on institue la respiration artificielle. Si l'on a sous la main un appareil à induction, il faut, d'après Ziemssen, faire la faradisation du nerf phrénique au niveau du cou. S'il y a du sopor et de la cyanose, quelquefois on se trouve bien des affusions froides sur la tête, des frictions sur tout le corps, des lavements vinaigrés.

Les *poisons végétaux* (acide prussique, conicine, nicotine, picrotoxine extraite du menispermum cocculus, cicuta aquatica, œnanthe crocata) donnent aussi lieu à des convulsions éclamptiformes, avec symptômes de tétanos et de trismus. La symptomatologie et le traitement de ces différents cas présentent encore beaucoup de lacunes; nous renvoyons, pour l'étude de chacun de ces poisons, aux traités spéciaux.

Pour terminer, nous dirons encore un mot des *éclampsies d'origine contagieuse et miasmatique*. L'éclampsie précède quelquefois l'apparition des exanthèmes aigus, mais elle cesse promptement. L'éclampsie est beaucoup plus grave quand elle se montre pendant la période d'état de ces maladies, quand elle s'accompagne d'un mouvement fébrile intense, d'une maladie de Bright, comme aux périodes avancées de la variole et de la scarlatine, ou de pyoémie et de méningite, comme dans la variole. On peut observer aussi des symptômes éclamptiques dans la première période de la fièvre typhoïde, dans le rhumatisme articulaire aigu, dans l'érysipèle de la face, sans qu'il y ait ni méningite ni encéphalite. Dans quelques cas on trouve dans le cerveau des foyers métastatiques, ou seulement une légère infiltration séreuse du parenchyme, un état de fluidité du sang, un relâchement de la musculature du cœur; souvent même on ne constate aucune de ces modifications, et l'on reste dans une ignorance complète sur la cause des accidents éclamptiques. L'éclampsie existe aussi dans l'angine pseudo-membraneuse, dans l'œdème de la glotte, dans le spasme glottique des enfants (asthme thymique); ici les accidents peuvent être rapportés aux obstacles qui empêchent l'afflux du sang artériel vers le cerveau.

Certaines maladies abdominales, l'atrophie aiguë du foie, le passage de calculs rénaux ou biliaires, peuvent s'accompagner aussi de crampes éclamptiques. Enfin les fièvres intermittentes graves de certaines contrées présentent des paroxysmes éclamptiformes, qui cèdent à de fortes doses de quinine.

CHAPITRE XXXI

TÉTANOS.

Le tétanos est une névrose spinale du mouvement, caractérisée par une surexcitation morbide des facultés motrices et du pouvoir réflexe, avec alternatives de contractions musculaires tantôt convulsives, antôt toniques, à marche aiguë et très-souvent mortelle.

Dans l'ignorance complète où l'on était jusqu'à notre époque des ésions anatomiques du tétanos, on a attribué, pour en caractériser es différentes formes, une importance exagérée aux conditions étiologiques. On admettait des tétanos traumatique, rhumatismal, des nouveau-nés, hystérique, inflammatoire, toxique, intermittent, endémique. On sacrifiait ainsi à des classifications stériles toute vue d'ensemble sur la maladie, on subdivisait le cadre nosologique, et l'on rapprochait des états fort disparates, comme le tétanos hystérique, qui n'est autre chose qu'une crampe musculaire tonique, à arche rapide et bénigne; ou bien le tétanos intermittent (la *tétanie* u *tétanille*), qui est une crampe réflexe partielle, pouvant succéder à des affections très-diverses, et sans aucun caractère de gravité.

Dans ce qui va suivre, nous considérerons ensemble le tétanos et le rismus, qui sont presque toujours associés. Nous ferons la description symptomatique des différentes formes de tétanos à propos de leurs conditions étiologiques, et nous traiterons en détail des formes isolées du trismus quand il sera question du diagnostic.

Anatomie pathologique.

Dans les anciennes autopsies (celles de Lepelletier, Curling, Froriep, Friedrich) on se contentait de reconnaître l'hypérémie, les exsudations séreuses de la moelle et de ses méninges, ou l'inflammation (gonflement avec nodosités et rougeur, Froriep) partant des nerfs au niveau de la blessure et remontant jusqu'au parenchyme de la moelle, avec une continuité plus ou moins évidente. Dans les cas d'Aronssohn et de Swan, on trouvait une injection et une inflammation des ganglions semi-lunaires.

Dans ses importantes recherches sur la structure du tissu conjonctif dans le système nerveux (1856), Rokitansky a montré le premier que dans le tétanos, les *altérations du tissu conjonctif* consistent en principe dans le *dépôt d'une substance semi-liquide, grisâtre, colloïde*, qui infiltre en abondance les éléments de la moelle, les écarte les uns des autres et apparaît sur les coupes, dans la substance débordante, comme des stries blanches sur un fond mat et grisâtre. Dans les cas moins avancés, on découvre au microscope une substance délicate, semi-liquide, parsemée de petits noyaux granuleux, un état variqueux et une désagrégation des tubes nerveux, et des granulations graisseuses, des corpuscules colloïdes et amyloïdes. Les observations de Demme sont venues plus tard confirmer ces faits (*Beitr. zur path. Anat. des Tetanus*, 1859), et montrer que les lieux d'élection de cette prolifération du tissu conjonctif sont, outre la moelle, la moelle allongée avec le quatrième ventricule, les *Crura medullæ ad cerebellum et ad corpora quadrigemina*.

D'après des travaux de Lockhart-Clarke (*Med.-chir. Transact.*, vol. 48, 1865), dans neuf cas de tétanos examinés par lui, il y avait des *altérations inflammatoires avec ramollissement (granular desintegration)* dans la substance grise de la moelle, surtout autour du canal central ; souvent les cornes grises avaient perdu leur symétrie, leurs vaisseaux dilatés étaient entourés d'un exsudat abondant, renfermant des noyaux et des débris de tubes nerveux. Dickinson a décrit des altérations semblables (*Eod. loc.*, vol. 51, 1868) dans un cas de tétanos traumatique, terminé par la mort au bout de huit jours. Dans des recherches récentes (*Arch. de physiol.*, n° 1, 1872), Michaud a trouvé dans quatre cas de tétanos traumatique les lésions d'une myélite centrale suraiguë : coloration rouge hortensia de parenchyme de la moelle ; dans la substance blanche jusqu'à la protubérance, et surtout dans les parties centrales des colonnes grises, de petites taches d'une consistance semi-liquide, avec prolifération nucléaire abondante dans une substance fondamentale finement granuleuse ; ces lésions semblaient résulter d'une exsudation fournie par les vaisseaux énormément développés, et se rencontraient principalement dans le voisinage des vaisseaux. Les proliférations nucléaires étaient abondantes dans le canal central, qui peut s'oblitérer complétement, ainsi que dans la commissure postérieure. La région lombaire était la plus gravement atteinte ; dans un cas il y avait aussi une méningite spinale aiguë. Du coté des *nerfs périphériques*, il y avait des extravasats dans le névrilemme des deux nerfs sciatiques ; dans deux cas, une atrophie de la myéline, avec prolifération abondante des noyaux dans la gaîne de Schwann. Hayem a étudié dernièrement deux cas de tétanos (*Arch. de physiol.*, 1874), où l'on trouvait également une exsudation colloïde dans les substances blanche et grise de la moelle, et dans un cas un gonflement des tubes nerveux ou même des cellules nerveuses.

Symptomatologie.

Il est rare que le tétanos envahisse simultanément toutes les parties du système musculaire. En général, le paroxysme est précédé de certains symptômes : frissons, oppression, tiraillements douloureux à la nuque, raideur de certains muscles, douleurs lancinantes partant surtout de la blessure, bâillements, embarras de la déglutition et de la parole. Ces prodromes peuvent durer quelques heures ou plusieurs jours ; les muscles de la mâchoire sont pris alors d'une crampe tonique, qui s'étend ensuite aux muscles du cou, du thorax, de l'abdomen et des extrémités. A ce moment on trouve presque toujours les muscles raides comme du bois ; dans quelques cas cette rigidité est moins prononcée, elle n'atteint pas toujours tous les muscles au même degré, souvent elle passe de l'un à l'autre ; les membres se placent plus souvent dans l'extension que dans la flexion. Les muscles de la face n'échappent pas à ces phénomènes. Pendant les exacerbations périodiques des crampes, on voit les traits du visage revêtir l'expression de la douleur ou du rire sardonique, le front et les sourcils se froncent, le regard est fixe, les lèvres se crispent et laissent voir les dents, souvent la langue est prise et mordue entre les arcades dentaires.

Au plus haut degré de la maladie, le corps peut être courbé en arc
à convexité antérieure (*opisthotonos*) ; la disposition inverse (*empros-
thotonos*) est très-rare, Friedrich ne l'a vue que 3 fois sur 522 cas,
et l'incurvation latérale (*pleurosthotonos*) une seule fois ; quelquefois la rigidité représente exactement une ligne droite (*orthotonos*).
L'opisthotonos, qui est la forme la plus fréquente, s'accompagne souvent de douleurs lancinantes, constrictives, dans le dos ou à l'hypo-
gastre, douleurs qui arrachent des cris aux malades. Les contractions
pourraient avoir en différents points une si grande violence, qu'elles
iraient jusqu'à des déchirures des muscles, mais surtout de leurs
faisceaux primitifs (Bowmann, Todd) ; les faisceaux musculaires présentent alors des ruptures transversales, sans lésion du sarcolemme.
Dans un cas de tétanos (empoisonnement par la strychnine chez un
suicidé de 19 ans), le muscle cardiaque était sain en apparence, mais
je trouvai sur plusieurs points différents des ruptures transversales
nombreuses des fibres musculaires, avec des extravasations sanguines, les unes ponctuées, les autres rappelant par leur disposition élé-
gante des branches de corail.

Dans la plupart des cas, les crampes musculaires ne se manifestent
pas seulement pendant la journée ; quelquefois la nuit en exagère
l'intensité. Pendant les paroxysmes, les mouvements volontaires sont
complétement abolis ; ils reparaissent dans l'intervalle des attaques ;
les rémissions peuvent être complétement franches, ou bien occupées
encore par de légères secousses. Souvent la seule intention d'exécuter
un mouvement suffit pour provoquer des crampes ; il en est de même
des moindres excitations, un simple attouchement, une secousse imprimée au lit, un léger courant d'air. La connaissance et les fonctions des sens ne subissent aucune modification pendant les attaques.
Cette situation pénible plonge les malades dans un état d'angoisse et
d'oppression. Presque toujours ils sont privés des bienfaits du sommeil, les secousses convulsives leur ôtent tout repos ; dans les cas les
plus heureux, où les muscles s'apaisent sous l'influence d'un sommeil calme, dès le réveil la rigidité musculaire reprend avec toute sa
violence.

La *sensibilité* présente dans le tétanos des troubles considérables.
Au début il y a des douleurs dans la nuque, dans le dos, à l'épigastre
ou dans les muscles qui sont atteints de crampes ; quelquefois les
douleurs se montrent sur des points éloignés, s'irradiant suivant le
trajet des nerfs ou des racines nerveuses. Dans deux cas observés par
Demme, il y avait diminution de la sensibilité au contact et à la douleur, et abolition de la sensibilité à la température. Nous avons parlé

précédemment de l'accroissement énorme de l'excitabilité réflexe.
On découvre aussi des modifications profondes du côté *de la respi-*
ration et de la circulation. Les muscles respiratoires sont atteints en
grande partie des crampes toniques, l'automatisme des mouvements
respiratoires est entretenu par le diaphragme. La respiration est ordinairement courte, difficile, interrompue ; au moment des attaques,
elle est pénible et intermittente, avec symptômes consécutifs de dyspnée, oppression, lividité de la peau, sueurs et éruptions miliaires.
Quand l'attaque est passée, la respiration redevient plus profonde et
plus lente, pour reprendre son rhythme normal pendant les rémissions. En général, il y a aussi des altérations des mouvements car
diaques. Le pouls est fréquent et plein, souvent intermittent ; quand
des paroxysmes graves se succèdent rapidement, il est petit et sac-
cadé. Dans un cas observé par Howship, on trouva à l'autopsie (pratiquée onze heures après la mort) le cœur fortement contracté et dur.
L'existence d'une crampe toxique du cœur est encore confirmée par
l'observation de tétanos toxique que j'ai rapportée plus haut, et où
l'on trouvait au microscope des déchirures et des ruptures vasculaires dans les faisceaux musculaires du cœur.

La *voix* est plus ou moins rauque et voilée, la parole aphone ; dans
quelques cas elle est presque inintelligible, ou même impossible. La
déglutition est presque toujours embarrassée dès le début, quelquefois accompagnée d'une sensation d'ulcération dans la gorge. La
bouche est alors sèche, la langue chargée, la salive visqueuse, la soif
vive, l'appétit très-diminué. La constipation est un symptôme fréquent du tétanos ; elle s'accompagne souvent de flatulence et de
ténesme. Mais dans certains cas, quelques-uns des accidents que
nous venons d'énumérer pourraient être mis sur le compte des
moyens employés. La sécrétion urinaire peut être normale ; s'il y a
de la dysurie et de l'anurie, la transpiration devient plus abondante.
L'urine est ordinairement alcaline, quelquefois elle contient du sucre
(Demme) ; les phosphates terreux sont augmentés, l'urée diminuée ;
on ne trouve que des traces d'albumine.

Comme Wunderlich l'a montré le premier, et comme l'ont confirmé
plus tard les recherches de Billroth, Fick, Ebmeier, Erb, Ferber et
Leyden, il y a quelquefois dans le tétanos (surtout dans le dernier
stade), une *élévation considérable de température*, élévation qu'on ne
voit qu'exceptionnellement dans les maladies fébriles (jusqu'à 43-44°C,
jusqu'à 44,7 dans un cas), et qui serait encore suivie *après la mort*
d'une nouvelle ascension de plusieurs dixièmes de degré, d'après
Wunderlich. Chez un cheval atteint de tétanos, Unterberger a vu la

température finale monter au-dessus de 42° C. Les éruptions miliaires se font sans élévation de température. Pourtant il n'y a le plus souvent, même dans les cas graves de tétanos, que des températures subfébriles, et chaque fois que la température dépasse légèrement les degrés inférieurs de la chaleur fébrile, on doit y voir l'annonce de quelque complication du tétanos. Les températures excessives qui ont été signalées, de même que les hyperthermies qu'on observerait dans les lésions aiguës du cerveau et de la moelle cervicale (Brodie), seraient la preuve, d'après Wunderlich, que le cerveau est le siége d'actions modératrices, dont la paralysie entraîne un accroissement morbide des processus de calorification.

Les différentes espèces de tétanos offrent, sauf quelques modifications légères, le même tableau symptomatique. Dans le *trismus et le tétanos des nouveau-nés*, on trouve certaines particularités inhérentes aux conditions des premiers âges de la vie. Le tétanos des nouveau-nés se montre dans les 5 ou 6 jours qui suivent la chute du cordon. Il s'annonce par quelques prodromes (sommeil agité, convulsions isolées, relâchement des traits du visage, les enfants refusent le sein parce qu'ils ne peuvent plus téter) ; quant à l'attaque, elle débute aussi dans ce cas par du trismus, des contorsions de la face, et des troubles de la déglutition. Ensuite les crampes toniques s'étendent au cou, aux muscles respiratoires, à ceux du dos (assez souvent sous forme d'opisthotonos), et aux extrémités. Ici encore l'excitabilité réflexe est tellement vive, qu'un simple contact, un mouvement de déglutition provoquent des secousses convulsives de quelques minutes de durée, qui se reproduisent spontanément avec une violence de plus en plus grande et des rémissions de plus en plus courtes, et se terminent presque toujours par la mort au bout de 2 ou 3 jours, avec des symptômes de collapsus.

Pour terminer, il nous reste à dire quelques mots de la *tétanie.* Elle se montre sous la forme de crampes toniques circonscrites, attaquant par accès les différents muscles des extrémités. Elle a pour signes caractéristiques ses apparitions intermittentes, l'atteinte symétrique des muscles, et la cessation des contractions par la compression des artères (Trousseau). Erb a réussi dans deux cas (*Arch. f. Psych.* IV Bd. 1873), en agissant sur les nerfs rachidiens, à provoquer le tétanos à la fermeture de la cathode avec des courants relativement faibles, ainsi qu'à l'ouverture de l'anode (c'était la première fois qu'on observait ces faits sur l'homme vivant). Cette excitabilité morbide du centre spinal disparaît en général sous l'influence du traitement.

Étiologie.

Le tétanos n'est pas spécial à l'espèce humaine, il existe aussi chez les animaux; ainsi sous les tropiques, où la maladie est plus fréquente à tous les points de vue, les bœufs et les chevaux sont sujets à un tétanos presque toujours mortel, avec asphyxie. Si l'on fait abstraction de ces foyers endémiques de la zone torride, ainsi que des guerres de certaines époques, on voit que dans les conditions ordinaires les cas de tétanos atteignent un chiffre relativement peu élevé.

A l'hôpital général de Vienne, dans la période décennale 1855-1864, sur 259911 malades, il y a eu 50 cas de tétanos, soit 2,59 pour 1000 malades. A l'hôpital de Guy, on a noté pendant 32 ans (1825-1857), 72 cas de tétanos sur 113020 malades, soit seulement 1,13 pour 1000. A Bombay, au contraire, Peat a compté de 1845 à 1851, 195 cas de tétanos sur 26719 malades, soit 32,5 tétaniques sur une moyenne annuelle de 4453 malades, ou 7,5 pour 1000.

Au point de vue de l'*âge*, l'expérience nous apprend que les cas de tétanos les plus nombreux s'observent de 10 à 30 ans (39,2 pour 100, d'après Thamhayn). Quant au *sexe*, les hommes sont beaucoup plus exposés au tétanos que les femmes. Sur les 50 tétaniques fournis par l'hôpital de Vienne, on trouve 37 hommes et 13 femmes (74 pour 100 et 26 pour 100; Thamhayn avait compté, sur 597 tétaniques, 529 hommes et 68 femmes, soit 83 pour 100 et 16 pour 100). La *race* influe également sur la fréquence de la maladie; dans les relevés de Peat figurent 11929 indigènes, dont 161 atteints de tétanos ont fourni 115 morts; tandis que sur 2733 Européens, on compte 21 tétaniques et 13 morts. Par conséquent, les indigènes sont non-seulement plus sujets au tétanos que les Européens (1,3 pour 100 et 0,77 pour 100), mais encore y succombent dans une plus forte proportion (71,4 pour 100 et 61,9 pour 100).

La *constitution*, le *genre de vie* ne paraissent jouer aucun rôle important. Quant aux *conditions climatériques et atmosphériques*, il semble qu'on ait exagéré leur influence. Certains médecins militaires ont recueilli des observations de tétanos en grand nombre, tandis qu'à d'autres époques de guerre, malgré des écarts de température considérables, des blessures et des opérations très-nombreuses, on n'a vu que très-peu de tétanos. Sous les tropiques, où les changements de température sont si accusés, le tétanos, comme Thamhayn le fait remarquer avec raison, est habituellement aussi rare que partout ailleurs; mais sous l'influence de conditions encore mal déterminées, il vient frapper subitement les hommes et les animaux, sur les montagnes, dans les vallées et les plaines, dans les localités sèches et humides, chaudes et tempérées. Les épidémies sont variables, tantôt bénignes, tantôt meurtrières.

A part le *refroidissement*, il existe encore d'autres conditions étiologiques pouvant donner naissance au processus morbide qui a reçu le nom de tétanos. On peut à la rigueur le diviser en tétanos rhumatismal, traumatique, toxique et des nouveau-nés. Le plus grand nombre des cas de tétanos a sa source dans les *blessures des nerfs périphériques :* écrasements, blessures de différente nature, fractures compliquées, ouvertures d'abcès, amputations des membres, opérations sur les différentes régions du corps. Quant au *siége des blessures,* Thamhayn a relevé les proportions suivantes dans ces 395 cas : pour la main et les doigts, 27,42 pour 100 ; pour la cuisse et la jambe, 25,08 pour 100 ; pour le pied et les orteils, 22,19 pour 100; pour la tête, la face et le cou, 10,99 pour 100 ; pour le bras et l'avant-bras, 8,09 pour 100. Sur 21 cas de tétanos traumatique, observés par Busch pendant la campagne de Bohême en 1866, il y avait 18 cas de fracture par coup de feu des membres inférieurs.

On a vu aussi le tétanos survenir à la suite de *lésions centrales* (chutes sur la tête ou le dos, sans lésion extérieure appréciable). La stimulation réflexe du système spinal peut être provoquée et entretenue par une *irritation des fibres sensitives, partant de la périphérie ou des organes internes.* Les cas qui ont reçu le nom de *tétanos idiopathique* pourraient être rattachés, par une observation attentive, à quelque cause traumatique interne. C'est ainsi qu'on a vu apparaître le tétanos sous l'influence de l'accouchement, d'affections utérines, d'irritations intestinales, d'exsudations inflammatoires irritant le pneumo-gastrique ou le phrénique. Je donne ici un cas intéressant de *tétanos survenu pendant la résolution d'une pneumonie,* que j'ai observé à l'hôpital général de Vienne.

Un malade atteint de pneumonie droite prend (au onzième jour de la maladie) un lavement simple, pour combattre une constipation datant de plusieurs jours; à la suite du lavement, il se plaint d'une douleur à l'anus, douleur qui devient de plus en plus vive au bout de deux jours; quand on presse sur la région coccygienne, qui est douloureuse même spontanément, on provoque des contractions réflexes des muscles fessiers; le pouls est à 100. Malgré l'administration immédiate d'extrait de chanvre indien, puis d'opium à haute dose, il survient dans la nuit des accidents tétaniques, et le jour suivant du trismus, dé l'opisthotonos, avec le pouls à 152, mais sans troubles de la connaissance; le malade meurt le surlendemain. A l'*autopsie* on trouve : imbibition séreuse du cerveau, coloration rouge-brunâtre de l'écorce cérébrale, le lobe inférieur du poumon droit hépatisé et friable, le cœur contracté. Les veines de l'anus sont fortement dilatées; à 2 centimètres environ au-dessus de l'orifice anal existe une *ulcération grande comme une pièce de cinquante centimes, à bords mal délimités.* Les méninges spinales sont injectées, *la moelle fait saillie sur les coupes, elle est parsemée d'une substance grisâtre, transparente, augmentant de haut en bas (reconnue au microscope pour du tissu conjonctif embryonnaire).* Il est probable que dans ce cas le tétanos avait succédé comme complication à l'ulcération du rectum.

Il résulte d'un très-grand nombre d'observations, que le tétanos survient le plus fréquemment dans la période de cicatrisation des plaies. Dans les plaies compliquées, dans les pertes de substance avec arrêt de la suppuration, le tétanos serait plus fréquent, d'après Watson, que dans les plaies récentes et simples. La violence des symptômes ne présente en général aucune corrélation avec la gravité des désordres locaux. Le temps qui s'écoule entre la blessure et l'apparition du tétanos est aussi des plus variables. Sur 700 cas de tétanos rassemblés par Thamhayn, il y avait 603 cas traumatiques et 97 idiopathiques.

Le *tétanos toxique* est produit par les poisons que fournissent les strychnées et par leurs alcaloïdes (*strychnine et brucine*), soit que le poison soit porté par le sang au système nerveux central, soit qu'on le mette directement en contact avec la moelle, comme dans les expériences sur les animaux. Après la destruction de la moelle, la strychnine ne provoque plus ni crampes dans les membres, ni contractions intestinales violentes ; s'il y a lésion partielle de la moelle, les crampes toniques se montrent seulement dans les muscles en rapport avec les parties intactes de la moelle. L'incision transversale et l'isolement des cordons postérieurs empêchent les crampes tétaniques de se manifester. Si l'on incise toutes les racines postérieures des nerfs rachidiens, avant l'empoisonnement par la strychnine, il ne se produit pas de crampes quand on irrite la peau. La décapitation des animaux avant l'empoisonnement, ou l'extirpation de la moelle allongée, ne suppriment pas les crampes réflexes. L'application du poison sur les nerfs périphériques seulement, est sans effet.

L'action tétanisante de la strychnine varie à doses égales, et dépend évidemment de la force de résistance du système spinal. Taylor rapporte qu'un médecin trouva la mort pour avoir ingéré 0,05 de strychnine. Christison considère cette dose comme mortelle, quand elle est introduite dans le sang par une plaie. On a reconnu qu'une dose de 0,02 peut causer un opisthotonos non suivi de mort. Sur deux malades dont Watson a rapporté l'histoire, et qui avaient absorbé chacun par erreur 0,07 de strychnine, l'un eut un tétanos complet, tandis que l'autre éprouva seulement du vertige, des tremblements, des troubles de la déglutition et de la parole, et des crampes à la nuque. D'après Christison, il faudrait considérer comme un signe favorable chez l'homme, après l'ingestion d'une préparation de noix vomique, l'absence de manifestations tétaniques pendant les deux premières heures ; il y a alors toutes chances pour que le malade échappe à la mort. Van Hasselt, en compulsant tous les faits de ce genre que renferme la littérature médicale, n'a trouvé qu'un seul exemple de tétanos survenu seulement au bout de trois heures ; mais le sujet était un mangeur d'opium, chez qui l'influence du narcotisme a dû favoriser la guérison. Orfila raconte qu'un homme empoisonné par la strychnine, ayant pris de fortes doses d'opium, ne mourut qu'au bout de soixante-dix-neuf heures. D'après Andral et Magendie, l'action de la *brucine* serait de 12 à 32 fois plus faible que celle de la strychnine.

On a vu des malades empoisonnés par la strychnine avoir la vie sauve, même après des crampes répétées et des accidents asphyxiques. Dans ces cas, les crampes diminuaient de fréquence et d'intensité, et disparaissaient enfin complétement, laissant après elles pendant long-temps de l'abattement, des parésies des membres et de' la torpeur intellectuelle. Dans les empoisonnements plus graves, les crampes des mâchoires, du dos et des membres augmentent rapidement d'inten-sité, les yeux sont saillants, les pupilles fortement dilatées ne se con-tractent plus sous l'influence de la lumière, l'action du cœur devient faible et irrégulière, la respiration est haletante et aboutit à la cya-nose, les perceptions des sens et la connaissance s'obscurcissent. En général il y a plusieurs attaques, la mort survient au bout de quelques minutes ou d'un quart d'heure, avec des symptômes d'as-phyxie et de collapsus général.

Le *tétanos des nouveau-nés* est souvent de nature traumatique, quand il se fait une inflammation de l'ombilic après la chute du cor-don. La fréquence des crampes tétaniques dans ces conditions est im-portante au point de vue étiologique. Mais ce serait aller trop loin que de vouloir rapporter toujours le trismus et le tétanos des nou-veau-nés à des affections de l'ombilic. Les enfants robustes supportent les accidents de ce genre sans le moindre inconvénient. Les refroi-dissements subits, les blessures (la circoncision d'après Löwen-stein), peuvent donner naissance à des crampes tétaniques chez les enfants. Il existe en outre dans les auteurs de nombreuses observa-tions d'hypérémie, d'infiltration séreuse du cerveau et de ses ménin-ges, d'apoplexie méningée, d'engorgement des sinus veineux, d'hypé-rémie des méninges spinales, de congestion pulmonaire, etc., où l'on avait noté pendant la vie un tétanos probablement secondaire. Il n'est presque jamais question de l'examen microscopique des centres nerveux. La maladie se rencontre le plus souvent du cinquième au douzième jour après la naissance ; ensuite et jusqu'à l'âge de 5 ans, elle devient de plus en plus rare.

Nature du tétanos.

Les symptômes cliniques et les résultats anatomiques concourent à démontrer l'atteinte du système spinal dans le tétanos. Dans les premières années de ce siècle, on considérait la maladie comme de nature franchement inflammatoire ; cette théorie a fait couler bien du sang, car tous les malades étaient soumis alors aux émissions san-guines les plus déraisonnables. Plus tard on inclina vers l'opinion

que le trismus et le tétanos étaient uniquement un trouble fonctionnel, une exagération des actions réflexes, sans altération simultanée
des organes, sans lésions matérielles. Les lésions rencontrées sur les
nerfs blessés, et suivies quelquefois jusqu'à la moelle, donnèrent
naissance plus récemment à la théorie réflexe, tandis que d'autre
part la théorie qui attribuait au sang le rôle pathogénique initial,
trouvait des défenseurs autorisés.

Si l'on examine ces différentes opinions, on voit que la théorie de l'irritation réflexe est encore celle qui nous fournit les explications les
plus satisfaisantes sur le processus tétanique. L'action du froid ou d'une
blessure sur les nerfs périphériques entraîne, par voie réflexe, un
état d'éréthisme vasculaire dans le système spinal, état qui se pro-
duira d'autant plus facilement qu'il s'agira de nerfs plus sensibles
ou plus surexcités. *Cet éréthisme vasculaire impressionne surtout la
substance grise, qui est plus riche en vaisseaux capillaires que la
substance blanche;* pour la même raison aussi, dans les empoisonnements, la substance grise reçoit aussitôt par le sang une quantité
relativement plus considérable du principe toxique. Une irritation
intense du réseau si délicat des cellules nerveuses doit aboutir à
l'hypérémie, et celle-ci, en raison de la sensibilité excessive de ces
éléments, peut produire à elle seule des crampes réflexes. La disparition prompte de ces hypérémies, avant qu'il se soit fait des changements de texture plus marqués, expliquerait comment tant de cas
peuvent se terminer favorablement ; tandis que si les processus congestifs se répètent et se prolongent, ils donneront lieu à des proliférations nucléaires, à la formation de tissu conjonctif embryonnaire,
avec accidents mortels. Dans un certain nombre de cas, il se fait
à partir de la blessure une névrite ascendante, qui se propage
par les racines postérieures à la substance blanche et surtout à la
substance grise de la moelle, et se termine par une myélite centrale
à marche suraigüe, comme cela résulte positivement des observations que nous avons rapportées en commençant.

La plus grande sensibilité et l'action plus complexe des cellules
nerveuses dans la moelle allongée, nous expliquent pourquoi celle-ci
est atteinte dans ses fonctions plus tôt que la moelle elle-même. L'atteinte du noyau du facial et du noyau moteur du trijumeau, situés dans
la moitié supérieure du bulbe, a pour conséquence les crampes toniques de la mâchoire et de la face, par lesquelles débute la maladie ;
les lésions s'étendant ensuite à la partie inférieure du bulbe, qui
comprend les noyaux de l'hypoglosse, du pneumo-gastrique, du glosso-
pharyngien et de l'accessoire, on voit survenir les troubles de la pa-

rôle, de la respiration, de la déglutition et de la phonation. Le processus morbide peut gagner encore le point d'entrecroisement des fibres motrices des extrémités, et un grand nombre de nerfs vasculaires qui ont leurs centres dans la moelle allongée, ainsi que les différents amas de subtance grise, avec les prolongements et les communications qu'ils envoient dans la moelle. La participation de la substance grise de la moelle nous montre pourquoi les deux moitiés du corps sont presque toujours atteintes simultanément des crampes tétaniques, et pourquoi le tétanos unilatéral (pleurosthotonos) est si rare. Quand cet état de surexcitation des fonctions motrices du système spinal se prolonge et s'aggrave, il en résulte une paralysie qui gagne la moelle allongée, et c'est là le plus souvent la cause de la mort.

On a de nombreuses observations à opposer à l'opinion que *l'irritation locale des nerfs serait l'unique cause du tétanos*. Ainsi, après des lésions considérables des nerfs des membres supérieurs ou inférieurs, j'ai vu se faire de l'anesthésie, de l'atrophie et des paralysies, mais sans la moindre trace de manifestations tétaniques. Remak a observé des cas assez nombreux de névrite noueuse traumatique, sans qu'il y fût jamais question de crampes réflexes, à plus forte raison de trismus ni de tétanos. Froriep a rencontré un exemple d'inflammation et de gonflement du nerf sciatique, qu'on pouvait suivre jusqu'à la moelle, et pendant la vie il n'y avait eu aucun accident tétanique.

Velpeau, Betoli, Thompson, Spencer Wells, Róser et Heiberg ont soutenu l'idée que le tétanos est une *maladie zymotique*, reconnaissant pour cause un virus ou un miasme *sui generis*. Ces auteurs s'appuient sur la grande analogie qui existe entre le tétanos et l'hydrophobie; sur les circonstances assez fréquentes où le tétanos revêt des allures épidémiques ou endémiques ; ils supposent que la surface de la plaie, troublée dans ses sécrétions, engendre une substance toxique, dont l'absorption donnerait lieu à une maladie du sang. A ces arguments on peut d'abord objecter, que les partisans de la fermentation ont négligé de contrôler leurs opinions par des analyses du sang, ou en inoculant les liquides sécrétés par la plaie, le suc musculaire ou l'urine des tétaniques ; d'ailleurs cette théorie laisserait inexpliqués les cas où la section d'un nerf malade, l'extraction d'un corps étranger, la chute d'une ligature, la réduction de fractures avec déplacement considérable (Langenbeck), ont fait cesser promptement les accidents tétaniques. Dans de pareils cas on ne peut pas raisonnablement mettre en cause le sang ; il est bien plus naturel de voir la cause première du mal dans les lésions locales des nerfs. D'après les recherches de Funke et Ranke, tandis que le tissu nerveux au repos a une réaction alcaline, il prend une *réaction acide* dans le tétanos. Heidenhain a constaté aussi cette acidité du système nerveux central, mais elle n'est pas démontrée jusqu'ici pour les nerfs périphériques. Il est difficile de voir dans ce fait l'influence d'une maladie du sang sur les fonctions nerveuses ; il résulte plutôt des troubles de nutrition provoqués dans la moelle par le tétanos.

Diagnostic et Pronostic.

On voit, en parcourant la littérature médicale, que les auteurs ont considéré comme du tétanos beaucoup de cas où il s'agissait seulement de différentes formes de crampes toniques, atteignant le tronc et les membres. Dans tous ces exemples, on a complétement perdu de vue le signe caractéristique de l'*augmentation morbide des actions réflexes.* Les maladies le plus souvent confondues avec le tétanos sont la méningite spinale, la catalepsie, l'hystérie, l'hydrophobie, et la crampe des muscles masticateurs.

Dans la méningite spinale on voit survenir, au milieu de symptômes fébriles, des crampes toniques à la nuque, au dos et dans les membres ; mais elles se distinguent des véritables crampes tétaniques par l'absence de cette augmentation énorme de l'excitabilté réflexe, par l'absence des rémissions périodiques, et par les contractures, les atrophies musculaires, les paralysies qui persistent après l'évolution du stade d'acuité (Voy. pour plus de détails p. 296). La crampe tonique qu'on peut observer dans l'hystérie, se caractérise par sa courte durée, par son mélange avec divers accidents hystériques, par l'absence d'excitabilité réflexe anormale. Dans la rigidité cataleptique (surtout dans le *catochus* des anciens), il y a perte de connaissance, suppression des mouvements réflexes, abolition des fonctions des sens et de la sensibilité à la douleur ; de plus, on découvre presque toujours dans les antécédents quelques indices d'hystérie, de grande chorée ou de maladies mentales. Dans l'épilepsie et l'éclampsie, la raideur tétanique est passagère ; la nature des crampes, leur apparition subite, le cri caractéristique qui les précède, la perte de connaissance, l'abolition des fonctions des sens, la prompte terminaison des convulsions, l'état de l'urine dans l'éclampsie chez les femmes enceintes, ce sont là des points de repère suffisants pour le diagnostic.

Il existe aussi dans l'hydrophobie une exagération des actions réflexes, des accidents tétaniques, des crampes de la respiration et de la déglutition. Mais on a là de nombreux signes qui excluent le tétanos: l'apparition beaucoup plus tardive de l'hydrophobie après la blessure, la sensibilité excessive des malades au moindre courant d'air, leur répulsion pour l'eau, pour les objets brillants, dont la vue ou le contact provoquent aussitôt des crampes terribles, la précipitation insolite qu'ils apportent dans tous leurs mouvements et souvent jusque dans leur conversation, les accès de perte de connaissance avec délire furieux qu'ils présentent quelquefois. La crampe tonique de la portion motrice du trijumeau (crampe faciale des masticateurs, Romberg), s'observe dans le ramollissement cérébral, l'inflammation du cerveau ou de ses enveloppes, ou par suite d'irritation des nerfs sensitifs ; on en reconnaîtra la véritable nature, dans le premier cas, par les symptômes concomitants ; quand elle est d'origine périphérique, par l'intégrité de la déglutition, la préservation des autres parties du système musculaire, l'absence de paroxysmes convulsifs. Enfin les accidents tétaniques qui peuvent survenir dans la fièvre typhoïde, les exanthèmes aigus, la pyœmie, la fièvre intermittente (dans les régions tropicales), se reconnaîtront facilement à leur apparition et à leur cessation irrégulières, et surtout à l'ensemble des symptômes propres à chacune de ces maladies.

Nous ne possédons dans le tétanos aucun signe déterminé qui nous permette de formuler une conclusion certaine sur la *terminaison* de chaque cas particulier. L'expérience nous apprend que la guérison est encore possible, même au cas d'une violence exceptionnelle des symptômes ; par contre, il peut se faire des rémissions trompeuses, auxquelles succèdent de nouvelles attaques avec tous leurs dangers, ou pendant lesquelles les malades meurent d'épuisement. Tout ce qu'on peut dire d'une manière générale, c'est qu'on peut espérer une issue favorable quand le malade jouissait antérieurement d'une bonne santé, quand il est au-dessous de 10 ans ou au-dessus de 30, quand la blessure est simple et récente, quand les symptômes sont modérés, quand les troubles de la respiration, de la circulation et de la nutrition ne sont ni trop graves ni trop précoces, quand la peau, d'abord sèche et froide, recouvre sa chaleur et son humidité; enfin quand la température du corps revient à la normale.

Les auteurs donnent des chiffres très-différents pour la mortalité. D'après Watson, la terminaison serait favorable pour le tiers et jusqu'à la moitié des cas peu intenses et traités à temps. Dupuytren, Rayer, Cloquet ont perdu presque tous leurs malades, mais chez eux intervenaient des conditions très-défavorables. Sur 24 cas soignés par Busch pendant la guerre de Bohême, il y eut 7 guérisons (33 1/3 pour 100). D'après Sims, les chances favorables augmentent quand la maladie dure 7 jours ou dépasse un multiple de 7 jours. Pourtant il y a des cas où la maladie se termine par la mort, après avoir duré plus de 20 jours. Le pronostic est fatal quand le pouls s'élève rapidement et se maintient au delà de 100, et quand on note les températures excessives que nous avons signalées au début.

Traitement.

Quand on veut apprécier les différentes méthodes thérapeutiques et les médicaments employés contre le tétanos, il ne faut pas perdre de vue que des cas même graves peuvent guérir spontanément; que le traitement peut être administré très-près du moment où la maladie aurait guéri naturellement, auquel cas on n'aurait aucun droit à se prévaloir du résultat; et qu'il est très-difficile de faire la part de chaque remède, quand souvent on emploie tant de moyens différents dans un seul et même cas. Si l'on considère le nombre considérable de succès obtenus par les moyens les plus différents, et d'autre part le nombre tout aussi grand des insuccès en dépit de tous les efforts, on reste convaincu que nous ne possédons aucun traitement spécifique du tétanos, et que dans chaque cas, l'intervention médicale doit avoir pour objet d'atténuer les conséquences de la lésion locale, d'apaiser au moins en partie le trouble du système nerveux, et de sauvegarder les forces du malade jusqu'à la cessation naturelle de la maladie.

Nous examinerons en premier lieu les différents procédés qui constituent le *traitement externe.* Les *sections nerveuses*, pratiquées par quelques auteurs, restent souvent sans effet, parce qu'on n'est pas sûr d'atteindre toujours au juste le nerf primitivement lésé, et que les centres nerveux sont déjà pris quand la section n'est pas faite de bonne heure. Il ne faut recourir à l'*amputation* que si la nécessité s'en impose pour d'autres raisons. Langenbeck se prononce en général contre l'amputation, parce qu'elle est sans utilité après l'apparition du trismus et du tétanos, et souvent sans indications avant. La *saignée* a peu de suffrages; employée avec précaution, elle pourrait être utile dans certains cas accompagnés d'hypérémies dangereuses. On s'est servi aussi de *sangsues*, de ventouses scarifiées, de moxas le long de la colonne vertébrale. Les *applications de glace* sur la colonne vertébrale ont été recommandées par Todd et surtout par Carpenter (celui-ci aurait guéri 16 malades sur 17 par ce seul traitement). Les *bains chauds de plusieurs heures* ont une action favorable. Les *enveloppements dans le drap mouillé,* suivis de demi-bains refroidis, seraient très-efficaces, d'après Ebert et Stein, contre l'excitabilité réflexe et les paroxysmes tétaniques. Enfin on s'est servi de *lavements excitants* (à la térébenthine, Campbell), et de pommades opiacées ou de liniments chloroformés, pour calmer les douleurs locales.

Parmi les *agents anesthésiques*, on a employé surtout le *chloroforme* et l'*éther*. Le chloroforme diminue les crampes, mais seulement pendant la durée de l'anesthésie; aussitôt après, les accidents tétaniques reparaissent. D'après Hobart, on n'obtiendrait aucune amélioration durable, même en prolongeant la chloroformisation pendant plusieurs jours ; cette pratique pourrait même, d'après une autopsie, aboutir à une forte congestion des bronches, avec accumulation de mucosités. Dick, Ord et d'autres ont donné le chloroforme à l'*intérieur*, combiné avec d'autres agents sédatifs. Dernièrement, on a cité de bons résultats de l'*hydrate de chloral* à doses progressives.

Les *substances narcotiques* étaient en honneur de toute antiquité, certains auteurs recommandent spécialement quelques-unes d'entre elles. L'*aconit*, vanté par Paget, Campbell, et tout récemment encore par Wunderlich (teinture d'aconit, de 5 à 10 gouttes 3 ou 4 fois par jour en augmentant les doses), diminue la fréquence du pouls et retarde les convulsions.

La *belladone*, d'après Dupuy et Fournier, atténue la rigidité des muscles, plutôt en employant l'*atropine* en injections hypodermiques, qu'en donnant le remède à l'intérieur. On a donné l'extrait de *cannabis indica* à la dose de 0,20 à 0,30 d'heure en heure (mais il n'est pas toujours facile de l'avoir de bonne qualité). La *ciguë* (0,07 à 0,15 d'éxtrait toutes les heures ou toutes les deux heures) est surtout recommandée par les médecins anglais; d'après Christison, son action serait la même que celle de l'aconit. La *nicotine* aurait le pouvoir, d'après des recherches sur les grenouilles, de neutraliser l'action tétanisante de la strychnine ; Harrison et Haughton en ont donné toutes les deux ou trois heures de 2 à 4 milligrammes, en solution dans l'eau et l'alcool; elle diminuerait l'action du cœur et les crampes musculaires, en activant les fonctions de la peau..Cette substance est un poison énergique du cœur et ne serait pas toujours sans danger; dans la plupart des cas, il conviendrait de la remplacer par de forts *lavements de tabac*. L'*opium* est un moyen palliatif des plus usités et des plus efficaces ; on le donne à haute dose, de 0,05 à 0,10 toutes les heures, jusqu'à l'apparition des phénomènes de relâchement : dans le tétanos périodique, on lui associe la quinine; les malades en supportent quelquefois des quantités incroyables. On a aussi employé la *morphine* en injections sous-cutanées, surtout dans le trismus. Les bons résultats que certains auteurs attribuaient à cette médication ont manqué dans bien des cas observés à l'hôpital général de Vienne.

D'autres moyens ont été essayés de nos jours, par l'expérimentation et par la clinique: le bromure de potassium, le curare, l'extrait de fève de Calabar et l'électricité. Le *bromure de potassium*, dont nous avons signalé maintes fois l'influence dépressive sur les actions réflexes, a été surtout recommandé par Thompson. Il faut le donner à haute dose, de 16 à 18 gr. par jour. Le *curare* était déjà connu de Fontana comme antidote de la strychnine (*Traité sur le venin de la vipère*, Florence, 1784), et Brodie a démontré en 1811, dans des expériences sur des chevaux, qu'il faisait cesser l'état tétanique des muscles. Les expériences modernes de Cl. Bernard ont prouvé que le curare abolit l'excitabilité de la moelle et des troncs nerveux moteurs, mais sans affecter l'excitabilité des muscles. Les premiers essais sur l'homme ont été faits en 1859, par Vella; il s'est servi, contre le trismus, de compresses imbibées de curare et appliquées sur la blessure. Peu de temps après, Demme et Gherini ont publié des cas de tétanos guéris par des injections sous-cutanées ou intra-musculaires de curare. D'après Demme, on ne saurait avoir recours *trop tôt* à ce moyen, surtout dans les crampes tétaniques se propageant de la périphérie au centre, qui restent longtemps localisées et offrent le plus de chances de guérison. La dose à injecter varie de 0,01 à 0,07 ; au bout de quelques minutes, les crampes diminuent et le pouls se ralentit ; on peut revenir à une nouvelle injection au bout de trois à quatre heures, quand l'effet est passé. Sur 11 cas de tétanos par coup de feu, traités par Busch au moyen de curare (guerre de Bohême), il a eu 5 guérisons. L'*extrait de fève de Calabar* s'emploie aussi de préférence en injection sous-cutanées, de 0,02 à 0,07 toutes les deux ou trois heures ; il est très-utile d'ajouter à la solution du carbonate de potasse, pour diminuer la douleur que cause l'injection et prévenir les abcès. Jusqu'à 1868, on connaissait six exemples de guérison par ce traitement.

Quant à l'*électricité*, dès l'année 1838, Matteucci avait réussi à diminuer pendant quelque temps la violence des attaques dans un cas de tétanos traumatique, au moyen des courants continus (pile de Volta de 40 éléments). Dans un cas publié par M'Dowall (*Lancet*, 1861), après une seule application de l'appareil électro-magnétique, on avait vu diminuer la dyspnée, et les crampes se suspendre pendant deux heures. Le médecin étant parti, le malade ne fut pas électrisé davantage et mourut bientôt. Nobili, et plus récemment Ranke, ayant vu des grenouilles tétanisées entrer en relâchement sous l'influence des courants constants, E. Mendel a essayé le traitement galvanique dans plusieurs cas de tétanos chez l'homme, avec de bons résultats (*Berlin. klin. Wschr.*, n° 38, 1868). Il plaçait le pôle négatif sur les

vertèbres cervicales, le pôle positif sur l'un des membres supérieurs
ou inférieurs, et faisait agir le courant pendant 10 à 15 minutes. Le
relâchement ainsi obtenu devenait persistant après plusieurs séances,
et le malade finissait par guérir.

CHAPITRE XXXII

HYDROPHOBIE.

Dans l'antiquité, Asclépiade, et après lui Pline, ont enseigné les premiers que la morsure d'un chien enragé communique la rage à
l'homme et aux animaux; et, vu l'impossibilité où se trouvent ces
malades d'avaler de l'eau, l'affection fut nommée *hydrophobie*. Plus
tard, ces faits étant tombés dans l'oubli, ce fut C. Aurelianus qui les
rappela à ses contemporains. Pendant le moyen âge, et même à une
époque plus rapprochée de nous, on attachait les malheureux atteints
de la rage, pour les empêcher de répandre la maladie par des morsures
ou par leur salive. Au commencement de ce siècle, on a plusieurs
fois mis en doute la nature spécifique de l'hydrophobie, et l'on voyait
dans la maladie tantôt un catarrhe épidémique de l'arrière-gorge,
avec participation secondaire du cerveau, tantôt un tétanos-trauma-
tique ou une névrose psychique. De nos jours toutes ces théories sont
abandonnées, et l'on considère l'hydrophobie comme une névrose cérébro-spinale de nature contagieuse.

Quand des sujets sont mordus par des animaux enragés ou soup-
çonnés de rage, chiens, chats, loups, renards, et ne reçoivent pas
immédiatement les secours nécessaires, ils sont pris en général de
cette névrose toxique si particulière et si redoutable, qui constitue
l'hydrophobie. La durée de la *période d'incubation* est variable;
d'après les relevés de Hamilton et Thamhayn, elle serait comprise le
plus souvent entre 18 et 59 jours ; dans les cas les plus précoces, la
maladie éclate dès la première semaine ; quelquefois cependant
elle se fait attendre plusieurs mois, et il existe des exemples très
rares, et sujets à caution, où l'incubation aurait duré des années.
Comme *prodromes de la maladie* on a observé souvent : des frissons, de l'abattement, du dégoût pour les liquides, des embarras
de la déglutition et de la respiration, des sensations douloureuses
au voisinage de la morsure, ou des douleurs s'irradiant de ce point
le long des troncs nerveux, enfin des secousses dans les membres

et des troubles psychiques. La durée de ce stade est de 1 à 4 jours.

La véritable explosion de la maladie peut se faire par l'augmentation des prodromes que nous venons d'énumérer, ou bien d'une manière brusque. Aux premiers embarras de la déglutition peut succéder un spasme intense du pharynx, et la respiration, déjà difficile, s'aggraver de véritables crampes des muscles respiratoires ; ou bien le malade est pris tout d'un coup, au moment où il veut boire, d'un paroxysme spasmodique épouvantable. Dans les cas moins graves, les malades peuvent encore boire, mais ils portent le verre à leur bouche très-précipitamment, et avalent en toute hâte. En leur cachant les yeux, en leur présentant les liquides dans des vases non transparents, on triomphe quelquefois facilement de ces désordres de la déglutition.

Ce *sentiment de répulsion pour l'eau* peut s'accroître ensuite à un tel degré, que des paroxysmes éclatent immédiatement à la seule vue, au seul contact des liquides, au bruit qu'on fait en les versant, ou même si l'on vient à tordre des compresses auprès d'un lit voisin. Dans les cas graves, l'impossibilité d'avaler les liquides est absolue (la déglutition des substances solides est presque toujours difficile, mais conservée). Si le malade essaye de boire, si la peau est mouillée ou aspergée par un liquide, il survient des crampes avec asphyxie, des convulsions du pharynx, de la face, de tout le corps, au milieu d'une surexcitation générale très-prononcée. Un morceau de glace qu'on met fondre sur la langue provoque un paroxysme ; il en est de même de la déglutition de la salive, aussi presque tous les malades ont-ils du crachotement. Il est remarquable qu'à ce moment les malades (d'après Thamhayn et Voltolini) supportent en général assez bien les bains chauds.

L'excitabilité très-vive des sens se manifeste par une *sensibilité extrême aux courants d'air les plus légers, à la lumière ou aux objets brillants* ; sous l'influence de ces causes, les malades font des mouvements d'inspiration énergiques, renversent la tête en arrière, ou même sont pris de secousses généralisées. L'approche de personnes étrangères ou antipathiques, un bruit soudain, les odeurs fortes, les paroles désagréables provoquent une nouvelle explosion des accidents spasmodiques. Les malades apportent une précipitation extraordinaire dans tous leurs mouvements, quelquefois ils sont d'une loquacité étonnante. *Chez les enfants*, l'hydrophobie revêt ordinairement les caractères d'une affection mentale, les phénomènes hyperesthésiques dominent, sans symptômes tétaniques particuliers.

La *face* est d'une pâleur ou d'une lividité très-prononcée, empreinte d'inquiétude ou de tristesse. Les yeux sont ordinairement fixes et vitreux, plus rarement ils roulent dans les orbites ; les pupilles sont dilatées, et parfois se contractent passagèrement sous l'influence de la lumière. On observe, dans le cours de la maladie, des *mouvements convulsifs* des muscles de la face, de la mâchoire, du cou et du tronc, et même des crampes tétaniques de certains membres. Les malades accusent des *sensations douloureuses* dans la tête, le cou, le dos, l'épigastre, ou dans le membre où a eu lieu la morsure.

La *connaissance* reste souvent intacte jusqu'à la mort ; dans certains cas elle est abolie dès le troisième ou le cinquième jour, et le malade présente des illusions des sens, du délire, de l'exaltation, ou même des accès de fureur et de folie, avec ou sans envie de mordre. Dans la plupart des cas il y a de l'*insomnie,* mais on peut observer aussi des phases de demi-sommeil.

La *respiration* souvent ne présente rien de particulier dans l'intervalle des attaques ; pendant les paroxysmes elle est plus ou moins pénible, haletante et irrégulière, quelquefois la dyspnée devient excessive. Le trouble respiratoire peut être isochrone aux crampes pharyngées et laryngées, ou bien les précéder. En général les malades évitent les inspirations profondes, parce qu'elles provoquent facilement des convulsions. Le *pouls* est fréquent et plein au début, dans les périodes ultérieures de la maladie il augmente de faiblesse et de fréquence.

Les *organes digestifs* sont ordinairement peu atteints ; malgré la vive exaltation de la sensibilité générale, les nerfs de l'estomac réagissent très-faiblement sous l'influence du tartre stibié, et d'après Schuh on pourrait souvent le donner à haute dose sans résultat. L'appétit est d'habitude supprimé dans la situation lamentable de ces malades. La soif est presque toujours excessive, et accompagnée d'une sensation de brûlure dans la gorge ; la salive, rejetée au dehors par une sputation fréquente, est d'aspect mousseux, muqueux ou gluant. Les papilles décrites par Marochetti sous le nom de lysses se trouveraient, dans les premiers jours de l'incubation, sur les côtés du frein de la langue. Dans un cas publié dernièrement par Créquy, l'urine contenait du sucre en abondance.

Vers la fin de la maladie, qui est presque toujours fatale, les symptômes s'aggravent jusqu'à la mort. Les malades sont très-agités, et ne cessent de cracher autour d'eux ; sur la peau couverte de sueur apparaissent des taches bleues ; il survient assez souvent des vomissements d'une matière semblable à une infusion de café, spumeuse, sanguinolente ; le pouls est remarquablement faible ; les malades meurent brusquement de convulsions, ou avec perte de connaissance au milieu de symptômes de jactation. Parfois il se fait, quelques heures avant la mort, un calme trompeur, dans lequel les malades peuvent même retrouver la possibilité de boire ; déjà Avicenne avait signalé la signification fâcheuse de ce symptôme.

Anatomie et histologie pathologiques.

Parmi les résultats des autopsies relevées par Thamhayn, on trouve mentionnés plusieurs fois : abondance du sang dans le cerveau, coloration foncée de la substance corticale, foyers de ramollissement dans la couche optique ou le corps strié, forte *vascularisation de la moelle allongée*, congestion des méninges spinales, congestion de la moelle avec ramollissement partiel ; quelquefois on a trouvé aussi le grand sympathique et le phrénique injectés, ainsi que les branches cérébrales du pneumo-gastrique. Dans quelques cas, les nerfs périphériques, dans le bras qui avait été mordu, présentaient une coloration rougeâtre. L'appareil respiratoire était presque toujours fortement hypérémié ; les papilles de la langue et de la gorge étaient quelquefois remarquablement saillantes, çà et là on trouvait de petites bulles sur la face inférieure de la langue.

Meynert a entrepris pour la première fois (en 1869) des recherches histologiques du plus grand intérêt, sur le cerveau et la moelle de deux sujets morts d'hydrophobie dans le service d'Oppolzer (un garçon et une petite fille) ; chez ces malades, la rage avait affecté les allures d'une maladie mentale, avec des phénomènes d'hyperesthésie prédominants, des crampes passagères des muscles respiratoires, surtout au moment de boire, mais sans accidents tétaniques.

Dans le premier de ces cas, voici ce que présentait la moelle : le reticulum avait conservé sa finesse ; *les vaisseaux étaient remplis de sang* (celui-ci stagnant, comparable à de petites masses colloïdes), *leurs parois en partie atteintes de dégénérescence amyloïde ; sur quelques-uns d'entre eux, la tunique adventice présentait des proliférations nucléaires.* Une partie des fibres nerveuses était entourée d'une substance médullaire notablement gonflée, résistant aux actions mécaniques (tractions) ; on voyait tous les *degrés intermédiaires aboutissant à la dégénérescence colloïde et à la destruction des éléments ;* sur certains points les cylindres axiles avaient disparu. Ces lésions étaient un peu plus prononcées dans la moelle lombaire que dans la région cervicale.

Dans le second cas on trouvait dans la moelle *le reticulum du cordon postérieur hypertrophié* par un gonflement excessif des corps étoilés ; *dans le cordon antéro-latéral, le reticulum était transformé en petits faisceaux finement grenus*, les vaisseaux remplis de sang, et leurs parois en partie atteintes de dégénérescence amyloïde. *L'écorce et la substance médullaire du cerveau présentaient un grand nombre de vacuoles irrégulières*, ne renfermant pas toutes des éléments figurés, et repoussant les faisceaux de la substance blanche sous forme de détours arqués, ce qui arrive surtout à un bon nombre de vaisseaux évidemment en collapsus, tandis que d'autres sont gorgés de sang, avec phénomènes de stagnation. *Dans les espaces péri-vasculaires on trouve des traces de substance colloïde*, de même que dans quelques-unes des vacuoles creusées dans le tissu nerveux. *Les cellules nerveuses de l'écorce cérébrale présentent en grand nombre des signes de destruction moléculaire, d'autres sont fortement gonflées et sclérosées.*

D'après Meynert, il s'agit là d'un processus œdémateux, résultant d'une exsudation des vaisseaux d'abord fortement hypérémiés. Cet exsudat commençait à s'étendre au tissu nerveux (car on ne constatait pas d'oblitération des espaces péri-vasculaires). D'autre part, il avait l'apparence d'une matière colloïde très-mince, ayant gagné, par un échange avec les substances protéiques parsemées dans le tissu, leurs qualités optiques.

Dans un cas plus récent de Hammond, l'examen microscopique de l'*écorce cérébrale* montrait un développement et un épaississement des vaisseaux, la couche externe et, à un moindre degré, la seconde couche des cellules nerveuses étaient infiltrées de granulations graisseuses et de corpuscules amyloïdes ; les ganglions cérébraux étaient normaux. Dans la moelle allongée, dans les *noyaux du pneumo-gastrique et de l'hypoglosse*, il y avait également un développement des vaisseaux, les cellules ganglionnaires, d'apparence granuleuse, étaient très-diminuées de nombre et de volume ; la même dégénérescence atteignait les racines nerveuses du pneumo-gastrique, de l'accessoire et de l'hypoglosse. Des altérations analogues existaient dans la substance grise de la moelle ; dans la substance blanche, prolifération nucléaire des cellules de la névroglie. Cl. Albutt aurait constaté les mêmes faits dans deux cas d'hydrophobie.

Pour compléter ces données, nous ajouterons les résultats obtenus par le professeur Ragsky (*OEster. Jahrb.* Aug. 1843) au moyen de l'*analyse chimique du sang dans l'hydrophobie*. Il a constaté que le sang a une réaction neutre, tandis qu'à l'état normal sa réaction est faiblement alcaline; il ne contient que 73,59 pour 100 d'eau, au lieu de 80 pour 100 environ comme moyenne normale ; parties solides, 2,9 pour 100 seulement, au lieu de 4,42. Pour 1000 parties on trouve 4,8 de fibrine, 133 d'hématoglobuline, 80,2 d'albumine, 12,4 de matières extractives et salines, et 796,6 d'eau. Il serait à désirer que de nouvelles analyses fussent entreprises dans ce sens.

Nature de l'hydrophobie.

Les symptômes pathognomoniques, aussi bien que les lésions histologiques constatées dans le cerveau et la moelle, nous prouvent que dans la *rage humaine* il s'agit d'une altération toxique des centres nerveux. Le poison rabique qui s'inocule par la morsure agit, selon toute apparence, comme un ferment fixe. Le rôle du sang chez l'homme, comme agent de transport du principe morbide, est démontré par les recherches de Hertwig (*Hufeland's Journ.* 1828, p. 168), qui a vu l'intoxication transmise par le liquide extrait des canaux salivaires, ainsi que par les sangs veineux et artériel. Magendie et Breschet ont inoculé deux chiens avec succès, avec la salive d'un homme mort d'hydrophobie. Les lésions œdémateuses constatées par Meynert permettent de supposer une transsudation vasculaire dans les tissus adjacents, facilitée encore par les altérations qu'on a trouvées dans les vaisseaux.

On peut appliquer à l'intoxication rabique la remarque que nous faisions dans le chapitre précédent ; la moelle allongée subit des altérations plus intimes que la moelle, aussi voit-on se prendre en première ligne les centres de la respiration et de la déglutition. Les phénomènes qui se manifestent bientôt après, hyperesthésies, sensations douloureuses, accidents convulsifs et tétaniques, dénotent l'invasion du système spinal par l'action toxique, les troubles psychiques répondent à l'invasion de l'écorce cérébrale ; ces symptômes trouvent leur raison matérielle dans les altérations de texture signalées pour la première fois par Meynert dans les centres nerveux.

Les prodromes qui précèdent de un à quatre jours l'invasion de la maladie sont évidemment les premières manifestations de l'irritation toxique. La durée de la période d'incubation dépend de l'énergie du poison, du temps plus ou moins long que les altérations de texture mettent à se développer et à se révéler par des troubles caractéristiques. La réceptivité de l'organisme est des plus variables, comme Hertwig l'a prouvé expérimentalement pour les animaux ; sur 59 animaux inoculés, 14 fois seulement l'intoxication a eu lieu : chez les uns, une seule inoculation suffisait pour produire l'infection; d'autres n'étaient contaminés qu'après 3 ou 4 inoculations. L'expérience apprend aussi que chez l'homme certaines causes occasionnelles, diminuant la force de résistance du système nerveux (émotions, excès, refroidissements), favorisent l'explosion de l'hydrophobie.

Diagnostic et pronostic.

Le diagnostic de l'*hydrophobie rabique* a pour basés certaines le fait d'une morsure antérieure, et l'aggravation progressive des crampes de la respiration et de la déglutition. Les accidents hydrophobiques qu'on observe quelquefois sous l'influence d'autres maladies seront facilement reconnus avec un peu d'attention. L'*hydrophobie imaginaire* est le propre des esprits peureux à l'excès, qui s'exaltent d'après des accidents chimériques ; on n'y trouve aucune trace de la surexcitation des actes réflexes, et le traitement moral est le seul à employer. Quant à l'*hydrophobie spontanée*, on ne peut admettre qu'elle soit démontrée jusqu'ici chez l'homme. Dans l'*hydrophobie hystérique*, il existe bien aussi des crampes du pharynx et de la glotte, mais ces attaques sont en général de courte durée, elles s'accompaguent d'autres symptômes hystériques, de troubles caractéristiques du mouvement et de la sensibilité. Nous avons discuté, dans le chapitre précédent, les *signes distinctifs du tétanos* et de l'hydrophobie. Enfin l'*hydrophobie symptomatique*, qui s'observe comme complication rare des maladies du pharynx et du larynx, d'affections cérébrales, de la fièvre typhoïde, des fièvres pernicieuses, se reconnaîtra sans difficulté d'après les autres symptômes de la maladie.

Le *pronostic* est, en général, des plus défavorables. Sur 216 cas rassemblés par Thamhayn, il n'y a que 6 observations de Smith (dont 4 après morsure de chiens certainement enragés) où la maladie se termina par la guérison, soit une proportion de 1 sur 36. La plupart des hydrophobes meurent au quatrième ou cinquième jour, à dater du premier paroxysme. D'après les lois médicales de l'Autriche, tout individu soupçonné de rage doit rester 42 jours sous la surveillance des médecins. À l'expiration de ce délai, quand il n'y a eu jusque-là aucun symptôme général, *il y a une grande probabilité* que la maladie n'est plus à redouter.

Le pronostic est plus favorable, quand le virus a été détruit par la cautérisation immédiatement après la blessure, ou dans les 24 ou 48 heures. D'après les dernières observations de Renault, l'absorption du virus par la plaie se ferait avec une telle rapidité, qu'on aurait peu de chose à espérer même de la cautérisation immédiate. Cependant dans bon nombre de faits observés soit dans notre pays, soit à l'étranger, une cautérisation énergique pratiquée dans les 24 où 48 heures a prévenu l'explosion de la maladie. Il existe des cas dans la littérature médicale où la maladie s'est développée, avec une marche plus lente il est vrai, malgré une cautérisation faite le lendemain de la morsure; mais il y en a d'autres qui ont guéri, où la cautérisation n'avait été faite qu'au bout de plusieurs jours ; de ces faits on doit conclure qu'il y a toujours à compter avec la réceptivité individuelle du blessé, ainsi qu'avec l'énergie du virus.

Traitement.

Le premier soin du médecin doit être d'instituer le *traitement prophylactique*. Le moyen le plus sûr est de *nettoyer la plaie et de cautériser avec le fer rouge ou la potasse caustique;* la pierre infernale n'est pas suffisante. La blessure doit être maintenue ouverte pendant 5 à 6 semaines au moyen d'onguent basilicum, car l'expérience a prouvé que si la maladie se déclare, les symptômes sont moins graves si la plaie a suppuré. Si la morsure change d'aspect, ou si elle devient le siége d'une sensibilité insolite, il faut ouvrir sans retard la cicatrice et la faire suppurer. Dans un cas de Hooper terminé par la guérison (*Med. Times*, May, 1847), la cicatrice s'était rouverte et avait suppuré spontanément. En outre, il faut avoir soin que le malade conserve un repos absolu. Dans les cas de blessures multiples, comme on en voit sur nos frontières à la suite de luttes contre des loups enragés, Fuchs a eu de bons résultats en mettant aussitôt les malades dans des *bains de sublimé* concentrés (qui cautérisaient toutes les parties entamées).

Les efforts tentés pendant des siècles pour découvrir un *antidote* de la rage sont restés sans résultats. Aucun des moyens préconisés n'a réussi à se maintenir dans la thérapeutique. Aussi de nouvelles recherches sur les chiens ne seraient-elles pas inutiles au point de vue du traitement. Les *injections d'eau chaude dans les veines*, pratiquées par Magendie sur des chiens, ont aussi déterminé chez l'homme un apaisement notable des symptômes les plus menaçants, mais seulement pour un certain temps. A en juger par les heureux effets de la *transfusion* dans l'éclampsie, ce moyen serait à essayer aussi contre l'hydrophobie. La *saignée, l'amputation* de la partie mordue, doivent être évitées à cause de leur action débilitante et surexcitante. L'*opium*, la *belladone*; les *cantharides* (intus et extra), les *mercuriants* seuls ou combinés avec le *musc*, sont aussi inefficaces que les innombrables moyens extraordinaires qui ont été proposés. Les *bains chauds* procurent un certain calme; Buisson aurait obtenu de bons effets des bains de vapeur, Gosselin des sudations abondantes. Ajoutons enfin que Schivardi aurait fait cesser les accidents hydrophobiques en employant pendant plusieurs jours le *courant* continu (de la plante des pieds au front); mais son malade mourut d'épuisement. Les résultats obtenus par plusieurs auteurs dans le tétanos, par les *injections de curare* pratiquées à temps, sont un encouragement pour essayer du même moyen dans l'hydrophobie. Récemment Offenberg (*Diss. inaug.*, Berlin, 1875) a publié un cas où des injections de 0,02 de curare (sept doses dans l'espace de cinq heures et demie) firent disparaître complétement les spasmes, l'hydrophobie et la photophobie; ces symptômes furent remplacés par une paralysie des membres, qui ne céda qu'au bout de 2 mois, la malade conservant encore une lenteur et une lourdeur très-grandes dans la marche.

CLASSE VI

NÉVROSES AVEC TREMBLEMENT ET TROUBLES DE COORDINATION.

CHAPITRE XXXIII

TREMBLEMENT ET PARALYSIE AGITANTE.

a. Tremblement.

Le tremblement, impossible à méconnaître même pour les profanes quand il est tant soit peu marqué, ne pouvait échapper à un observateur aussi sagace que Galien. D'après lui, lorsqu'une paralysie résultait d'une diminution dans les fonctions nerveuses, celles-ci n'étant d'ailleurs pas abolies, mais seulement affaiblies et diminuées, il se produisait des tremblements. Le tremblement, ou τρόμος, n'était provoqué que par les mouvements, tandis que le παλμός donnait lieu à des oscillations même pendant le repos. En raison des affinités étroites qui existent entre le tremblement et les crampes (σπασμός), on pouvait considérer le tremblement comme un degré inférieur des crampes.

Cette théorie, digne d'attention et par son ancienneté et par son originalité, a conservé jusqu'à nos jours toute sa valeur pratique. Nous considérons encore le *tremblement* comme une série de crampes musculaires cloniques intermittentes, à courtes excursions, pouvant être provoquées aussi bien par une action centrale que par des excitations périphériques. Le tremblement peut être produit *expérimentalement* sur des animaux décapités, en faisant agir sur la moelle un courant faible fourni par un appareil d'induction à interruptions lentes (Volkmann) ; en répétant la même expérience sur des grenouilles empoisonnées par la nicotine, on les voit aussitôt agitées de tremblements par tout le corps. Mais ils ne se produisent pas, si l'on a préalablement injecté du curare ou détruit les centres nerveux ; le tremblement se manifeste encore, quand la protubérance et la

moelle allongée ont été conservées (Vulpian). D'après Schiff, en détachant un nerf moteur de son centre (le facial ou l'hypoglosse par
exemple), on verrait survenir des mouvements d'oscillation dans les
muscles, que cette section nerveuse a paralysés : ces mouvements exis-
teraient pendant deux jours, et pourraient durer des semaines ou
même des mois.

Chez l'homme, le tremblement dénote un état anormal d'excitation
des centres nerveux. Ce surcroît d'excitabilité peut avoir sa source
dans l'*encéphale*, comme dans les commotions psychiques (chagrin,
frayeur, angoisse), où l'on voit tout le corps saisi de tremblements;
ou bien le tremblement s'observe comme premier symptôme d'excitation de la motilité dans les tumeurs, les scléroses ou les ramollissements, atteignant les ganglions cérébraux ou les parties contiguës
(Ducheck, Leyden, Charcot). Très-souvent, on reconnaît que l'excitabilité morbide, qui accompagne le tremblement, a son point de départ dans *la moelle*. Des spasmes musculaires intermittents pourraient
donc se produire dans les différentes dégénérations de la moelle (à la
suite de traumatismes, dans l'atrophie musculaire progressive) sous
forme de secousses limitées, ou de crampes cloniques plus étendues
occupant les membres, le tronc ; ce sont alors des crampes réflexes
succédant à l'irritation de la moelle, et surtout de la substance grise.
Il n'est pas rare que le tremblement ait pour cause un raccourcissement des muscles antagonistes, entraînant des mouvements tremblés et saccadés. Dans les cas d'excitabilité intense des centres nerveux (comme dans la sclérose cérébro-spinale, certaines formes de
myélite et d'ataxie), l'influence de la volonté suffit pour irriter les
nerfs moteurs et provoquer des tremblements très-marqués dans les
membres.

Tandis que dans les affections dont nous venons de parler, le tremblement ne survient qu'à la suite de mouvements volontaires, d'excitations psychiques, ou même d'impulsions périphériques (comme les
mouvements passifs), il est par contre une autre série de cas, dans
lesquels le tremblement persiste même pendant le repos, et ne disparaît que sous l'influence du sommeil. Dans ces cas, l'impulsion volontaire agit encore pour augmenter l'intensité des tremblements. Les
dépenses de force momentanées conservent habituellement leur
vigueur normale, mais souvent elles s'accompagnent d'un épuisement
très-marqué. Les formes de cette espèce résultent de l'action de substances toxiques (alcool, opium, poisons métalliques), ou de maladies
graves (fièvre typhoïde et intermittente, pneumonie des ivrognes).
Dans ces états d'excitabilité morbide des centres nerveux, les oscilla-

tions du courant sanguin suffisent à provoquer des crampes musculaires. Dans les formes récentes, l'action motrice et sensitive du courant galvanique sur les nerfs peut être notablement augmentée, et diminuée au contraire dans les formes anciennes. Dans la sclérose des centres nerveux, et dans les tremblements qui dépendent de l'axe spinal, on peut souvent provoquer des tremblements intenses au moyen de forts courants d'induction.

Le tremblement peut n'affecter qu'une partie des membres, plus souvent des supérieurs que des inférieurs, ou bien les muscles du cou et de la tête. Mais dans d'autres cas presque tous les muscles en sont atteints, y compris ceux de la face, de la mâchoire inférieure et de la langue, et la parole est notablement embarrassée. Quelquefois les mouvements tremblés se limitent aux muscles oculaires (sous forme de nystagmus). Le tremblement peut aussi, comme nous l'avons montré plus haut, se montrer d'une manière passagère sous l'influence de certaines impressions sensorielles, ou dans le cours de certaines maladies ; quelquefois le tremblement constitue un symptôme qui dure toute la vie. Quant aux modifications qu'il peut subir dans son intensité, elles dépendent ordinairement des causes que nous avons indiquées plus haut.

Au point de vue *étiologique*, il convient de remarquer, en premier lieu, que le tremblement attaque de préférence les sujets nerveux et facilement excitables. Les enfants délicats, nés d'une mère nerveuse, présentent assez souvent du tremblement pendant les premières années de leur vie ; on s'en aperçoit à la manière dont ils tiennent leur cuiller, ou dans leurs premiers exercices d'écriture ; il disparaît ensuite à mesure que les enfants se fortifient. Le sexe féminin, plus sensible et plus facilement excitable, présente en général une plus grande prédisposition au tremblement que le sexe masculin. Pour celui-ci, ce sont les surexcitations des fonctions génitales, et surtout l'onanisme, qui déterminent des formes précoces et opiniâtres de tremblement. A un âge plus avancé, le tremblement peut être déterminé par l'alcoolisme chronique, l'opiophagie, l'abus de tabac fort, l'action des vapeurs mercurielles ou des préparations saturnines auxquelles l'organisme est soumis dans certaines professions, l'usage prolongé et intempestif de cosmétiques ou de fards contenant du mercure ou du plomb. Il n'est pas rare que les maladies graves laissent à leur suite, comme nous l'avons dit plus haut, un tremblement des membres, de même les hémorrhagies abondantes, l'hystérie, les causes morales dépressives prolongées ou répétées, les efforts physiques ou intellectuels. Nous avons signalé, dans les premiers chapitres, le rôle de certaines maladies du cerveau et de la moelle dans la production du tremblement. Enfin, l'affaiblissement particulier à la vieillesse est encore une cause qui favorise l'apparition du tremblement.

Quant au *traitement du tremblement*, il consiste à agir sur la cause première du mal, à diminuer l'excitabilité anormale des centres, et à supprimer certaines influences nuisibles. Le tremblement nerveux de l'enfance et de la puberté se combat par des lotions sur tout le corps avec de l'eau froide ou du vinaigre, ensuite au moyen d'affusions fraîches sur le dos dans un demi-bain tempéré. Dans l'anémie ou la faiblesse générale consécutives aux maladies graves, on ajoutera aux moyens précédents les eaux minérales ferrugineuses, la quinine, les vins légers et le séjour dans les montagnes.

Dans le tremblement résultant d'une vive excitabilité du système spinal, Eulenburg (*Berl. klin. Wschr*, n° 46, 1872) a obtenu de bons effets de l'*arsenic*. Se basant sur les recherches de Sklarck (*Arch. de Reichert et du Bois*, 1866), qui avait vu les préparations d'acide arsénieux déterminer une paralysie des portions sensibles de la moelle, avec conservation des fonctions motrices, Eulenburg a donné d'abord la liqueur de Fowler à l'intérieur, mais sans succès; le tremblement ne disparut que par les *injections sous-cutanées* (une partie de liqueur de Fowler pour deux parties d'eau; le tiers ou la moitié de la seringue représentant de 0,11 à 0,17 du mélange, une fois par jour, et ensuite tous les deux jours).

On obtient souvent d'excellents effets de l'*hydrothérapie* dans les différentes formes de tremblement; elle diminue l'excitabilité morbide des centres, et l'excès des actions réflexes. On commence par des irrigations dorsales fraîches dans un demi-bain dont on abaisse graduellement la température; plus tard on fait précéder le demi-bain de lotions humides; à mesure que le système nerveux reprend de l'énergie, on passe aux douches et aux grands bains. Les *bains de mer* sont utiles aussi dans ces cas.

Dans certaines formes de tremblement nerveux, le *traitement électrique* paraît avantageux. On fait passer des courants galvaniques stabiles ascendants ou descendants à travers la colonne vertébrale, et de là vers les nerfs des membres affectés de tremblement; cette pratique vaut mieux que la faradisation, parce que des courants à tension trop forte augmentent l'excitabilité des centres, et peuvent aggraver le tremblement. Dans le tremblement limité des mains, comme chez les convalescents de fièvre typhoïde, dans le tremblement saturnin et mercuriel, on peut faire disparaître les mouvements tremblés, en excitant modérément les muscles de la main au moyen des courants induits. Déjà au siècle dernier, De Haen (*Ratio medendi*, t. I, 1757) traitait avec succès, au moyen de la machine électrique, des cas de tremblement chez des ouvriers travaillant les métaux. Les formes de tremblement graves et invétérées résistent à l'électricité. On a obtenu de bons effets, dans certains cas de tremblement, d'une *gymnastique* bien réglée.

Le *tremblement alcoolique* est heureusement modifié, dans la plupart des cas, par la morphine ou l'extrait d'opium à l'intérieur ou en injections sous-cutanées. Quand ces moyens, ainsi que la digitale à à haute dose, se montrent insuffisants, le *chloral* est indiqué (3-5 grammes en une fois). Il faut, en pareil cas, recourir à des doses d'autant plus élevées, que le malade est habitué à des spiritueux plus forts. Dans plusieurs cas de *tremblement mercuriel* et *sénile*, Oulmont se serait bien trouvé de l'*hyosciamine* (0,003 à 0,012 par jour).

b. Paralysie agitante.

La paralysie agitante représente la forme la plus grave du tremblement ; elle a été observée et décrite avec soin pour la première fois par Parkinson (*Essay on the shaking palsy*, London, 1817). La gravité de cette affection résulte de son intensité particulière, de son accroissement et de son extension continus, et de sa terminaison par une paralysie généralisée. Ici, le tremblement est un signe caractéristique de la déchéance de la motilité ; il est aussi le précurseur de la paralysie.

Les *lésions anatomiques* propres à la paralysie agitante ne sont pas encore connues. Dans les cas de Parkinson, Marshall-Hall, Oppolzer, Lebert, etc., on a trouvé des indurations et des hyperplasies de la protubérance, des tubercules quadrijumeaux et de la moelle allongée, mais l'examen histologique fait défaut ; d'ailleurs, si l'on en juge par les lésions décrites, ces cas appartiendraient à la sclérose en plaques, dont les caractères distinctifs n'étaient pas encore connus à cette époque. On a rencontré aussi quelquefois des foyers de ramollissement dans le cervau ou le bulbe, de l'encéphalite et de la sclérose de la corne d'Ammon (Chwostek) ; ces lésions doivent être considérées comme des complications accidentelles.

On doit attacher plus d'importance aux altérations constatées récemment dans trois cas par Charcot et Joffroy (*Soc. de Biol.* 1871). Dans tous ces cas il y avait une oblitération du canal central par prolifération des éléments épithéliaux, un développement de noyaux autour du canal, une forte pigmentation des cellules nerveuses, surtout dans les colonnes de Clarke ; dans deux cas, il y avait des amas de corpuscules amyloïdes, et dans l'un une sclérose partielle de la protubérance. Quant à la signification pathologique de ces altérations inflammatoires de la moelle et des autres régions, de nouvelles recherches et de nouvelles observations en décideront.

L'explosion de la paralysie agitante est souvent précédée de prodromes : congestions de la tête, insomnie chronique, irritabilité manifeste, secousses ou sensations passagères de faiblesse dans les membres. La confirmation de la maladie se traduit par un léger tremblement, le plus souvent aux membres supérieurs ; il se montre d'abord, dans quelques groupes musculaires de peu d'étendue, souvent sous forme de petits mouvements de pronation et de supination de l'avant-bras, se succédant très-rapidement. Au début, ces mouvements involontaires peuvent être complétement dominés par le malade, ou atténués en soutenant le membre où ils se passent ; ils cessent également pendant le sommeil. Plus tard, le mouvement trémulant augmente d'intensité, il s'exagère sous l'influence des émotions, du froid, des efforts, et s'étend à une moitié du corps, souvent à droite pour commencer ; à une période ultérieure, il gagne le bras et la jambe du côté opposé, et les muscles de la mâchoire inférieure, des lèvres et de la langue. Les formes paraplégique et alterne du tremblement sont rares. Si le malade se place dans l'extension, et qu'on lui soutienne le tronc de chaque côté, le tremblement s'arrête pour un certain temps. Les malades ont ordinairement la physionomie immobile, les yeux très-limités dans leurs mouvements ; souvent leur bouche est remplie de salive qu'ils ont de la peine à avaler, la parole est dure, quelquefois saccadée, l'écriture pointue et oblique.

Si l'on explore attentivement la *motilité*, on y découvre tôt ou tard des troubles caractéristiques. Les muscles des extrémités, du tronc, et le plus souvent ceux de la nuque sont *rigides* et donnent aux malades une sensation de crampe, les mouvements volontaires sont raides et ralentis (Charcot). Si la tension tonique prédomine dans les fléchisseurs, le cou et le tronc s'inclinent en avant dans la station droite ; les membres supérieurs d'abord, et ensuite les membres inférieurs prennent une attitude demi-fléchie. Le pouce est ordinairement en adduction, dirigé vers la paume de la main, les mouvements des articulations des phalanges et du carpe sont notablement gênés, les malades ne peuvent porter en arrière la main à leur épaule. Dans la marche, le corps s'incline vers le côté hémi-parésié. Quand la maladie se prolonge, il survient, comme l'a fait ressortir Charcot, une attitude caractéristique des membres : flexion des premières phalanges, forte extension des phalangines, flexion légère des phalangettes. La démarche est précipitée et incertaine. Sauvage et Sagar ont donné comme signe pathognomonique une *tendance à courir, et à tomber en avant ou en arrière* ; elle n'existe pas toujours, et n'est qu'une complication des périodes ultérieures, consécutive à l'effort que font les malades pour maintenir leur centre de gravité dans la base de sustentation. On arrive quelquefois à imprimer aux malades un mouvement de recul, en exerçant une traction imperceptible sur leurs vêtements (Charcot). Plus la maladie approche de sa terminaison fatale, plus on voit les parésies se changer en paralysies. Le tremblement persiste alors pendant le sommeil, qui peut être troublé par les secousses que le malade communique à son lit; vers la fin, les embarras de la parole, de la mastication, de la déglutition, aboutissent à une abolition complète de ces différentes fonctions.

Les *troubles de la sensibilité* sont les suivants : sensation *d'engourdissement* dans les doigts, *douleurs névralgiques* dans les membres affectés de tremblement, *douleurs à la nuque ou dans le dos* (observées par Blasius et Topinard), *sensibilité* de certains points de la *colonne vertébrale* ou des *troncs nerveux* à la pression, *sensation de froid* dans les extrémités affectées, ou *sensation anormale de chaleur*, sans élévation de température (Charcot). L'*exploration électrique* fournit, dans les premiers temps, des réactions normales ; à une période ultérieure de la maladie, il y a diminution de la contractilité électrique des muscles de l'avant-bras et de la main. L'excitabilité galvanique des nerfs est normale au début, plus tard elle est souvent diminuée ; la réaction est quelquefois accrue, quand les symptômes d'excitation se généralisent.

Topinard a publié l'observation d'un médecin (*Gaz. des hôpit.* n° 21, 1866) qui avait des *illusions de la vue, une augmentation des désirs sexuels*, et du *diabète sucré*. Les *troubles psychiques* font partie des symptômes terminaux, et s'accompagnent d'inappétence, de relâchement des sphincters, et d'eschares gangréneuses des téguments. Les malades meurent d'hypostase ou d'œdème pulmonaires, dans un état de marasme, de sopor et de délire.

Comme *causes* de la paralysie agitante, on donne les maladies débilitantes, et l'action prolongée du froid. Les secousses morales (comme la frayeur), qui dans les dix premières années de la vie, chez les sujets prédisposés, donnent naissance à la chorée, à l'épilepsie, à l'hystérie, déterminent souvent, à un âge plus avancé, la paralysie agitante. J'ai vu un homme de 60 ans, auquel on avait

ouvert un anthrax de la nuque ; il fut pris aussitôt d'un tremblement du bras droit, qui empêcha de panser la plaie, et qui s'étendit ensuite aux autres membres. Quand les centres nerveux sont
doués d'une excitabilité anormale, soit héréditaire, soit acquise sous
l'influence de fortes excitations, chaque période de la vie présente
des réactions particulières, affectant principalement la sphère motrice ; il en résulte quelquefois des formes morbides doubles, comme
le montre un fait rapporté page 478, où l'hystérie était combinée à
des symptômes de paralysie agitante. Parmi les causes prédisposantes, la vieillesse tient le premier rang. Dans un cas, j'ai vu la
paralysie agitante survenir dans les extrémités paralysées, à la suite
d'une apoplexie cérébrale.

La paralysie agitante est assez souvent confondue avec des tremblements de différentes sortes. Une observation attentive permettra
d'arriver au *diagnostic* exact. Les signes différentiels de la *sclérose
des centres nerveux* ont été exposés dans le chapitre consacré à cette
maladie. La distiction *de la chorée et de la paralysie agitante* sera
discutée plus loin, à propos de la chorée. Dans le *tremblement sénile*,
ce n'est pas seulement les membres, mais surtout la tête, qui sont
agités de mouvements continuels de tremblement ; de plus, on ne
rencontre ici ni douleurs névralgiques, ni hémiparésie, ni la raideur
musculaire caractéristique, ni la déformation des mains, ni la tendance aux mouvements de propulsion ou de recul. Le *tremblement
alcoolique* se caractérise par l'état d'agitation des malades, par le délire dans lequel ils sont poursuivis par toute sorte de visions ima-
ginaires (surtout par de petits animaux), par la diminution du tremblement sous l'influence des spiritueux, ainsi que des opiacés à haute
dose. Le *tremblement mercuriel* est presque toujours précédé de salivation, ulcérations de la gorge, gonflement des gencives, fétidité de
l'haleine, diarrhée, perte d'appétit et abattement. Le *tremblement
saturnin* se reconnaît à l'existence antérieure de coliques de plomb,
d'arthralgies, à l'état de la bouche, aux parésies musculaires, et à
l'abolition partielle de la contractilité électro-musculaire dans les
extenseurs du bras. Le *tremblement des mangeurs d'opium* s'accompagne des signes suivants : coloration livide de la face, physionomie
abattue ; regard éteint, pupilles très-rétrécies, amaigrissement considérable, constipation opiniâtre, perte d'appétit, tendance au vertige,
aux préoccupations mornes, attitude mal assurée du corps. Le *pronostic* de la paralysie agitante est absolument défavorable, dans les
formes de longue durée ou à développement rapide. Quant la maladie est plus récente et moins étendue, elle est susceptible d'une cer-

taine amélioration ; quant aux guérisons, elles sont excessivement
rares, et les rechutes très-fréquentes.

Dans la plupart des cas, le *traitement* doit se borner à circonscrire
ou à modérer quelques-uns des symptômes. Les succès, d'ailleurs
exceptionnels, ne sont aussi que momentanés. Les traitements par la
strychnine, l'ergotine, l'opium, le curare, l'extrait de fève de Calabar,
n'ont donné aucun résultat encourageant. Certains auteurs auraient
prescrit les *equæ minérales* sulfureuses avec quelque utilité. Elliotson
aurait eu un cas de guérison par l'usage prolongé du *carbonate de
fer*. Romberg a employé des *affusions froides dans un bain chaud*.
Dans les cas récents, le *traitement galvanique* (courants stables à
travers la colonne vertébrale et de là vers les extrémités nerveuses)
peut améliorer le tremblement et les douleurs, mais sans augmenter
les forces ; dans les formes invétérées, l'électricité ne sert à rien. Les
pratiques hydriatiques mitigées (frictions, enveloppements de courte
durée, demi-bains refroidis avec affusions dorsales) ont une action
tonique, favorisent l'appétit et le sommeil. L'*hyosciamine* réussirait,
d'après Charcot, à modérer les accidents. Eulenburg s'est bien trouvé
des *injections sous-cutanées de liqueur de Fowler*, comme nous les
avons indiquées plus haut ; les recherches entreprises à la Salpêtrière
n'ont pas donné d'aussi bons résultats. Ordenstein aurait réussi avec
le *nitrate d'argent*.

CHAPITRE XXXIV

CHORÉE ET SES DIFFÉRENTES FORMES.

Après avoir développé dans les chapitres précédents les affections
avec crampes, d'origine cérébrale et spinale, nous allons examiner
une autre espèce de troubles centraux de la motilité, les *troubles de
coordination*. Comme nous l'avons déjà montré dans la théorie de
l'ataxie, on voit, dans une série d'états pathologiques, des troubles
graves affecter les centres de la coordination dans le cervelet et le
mésocéphale, ainsi que les conducteurs sensitifs qu'ils envoient dans
les cordons postérieurs ; il en résulte des solutions de continuité
dans les rapports de ces centres avec le système spinal des cellules
ganglionnaires, et de sérieux obstacles à la transmission des impulsions motrices parties des ganglions cérébraux.

En raison des préceptes posés antérieurement, nous appelons *troubles de la coordination* ces désordres de la motilité, dans lesquels l'atteinte porte sur le concours harmonique de certains muscles ou de certains groupes musculaires, en vue de mouvements déterminés, tandis que l'action isolée de chaque muscle demeure intacte. Dans les maladies que nous allons étudier à ce point de vue, les conducteurs de la coordination peuvent éprouver, sur leur long parcours, des *troubles d'une grande étendue* (comme dans la *chorée*), ou seulement des *lésions circonscrites* (comme dans la *crampe des écrivains* et le *bégayement*).

A. GRANDE CHORÉE.

La *grande chorée* résulte d'un état d'irritation de certains organes consacrés à la coordination, et des conducteurs centrifuges qui se rendent des cellules de l'écorce cérébrale aux appareils moteurs. De nouvelles recherches histologiques, rigoureusement poursuivies, feront sans doute découvrir dans la grande, comme dans la petite chorée, de fines exsudations autour des vaisseaux, dans les substances corticale et médullaire du cerveau, et dans les conducteurs de la moelle, et nous expliqueront pourquoi on observe des troubles psychiques, combinés aux désordres de la coordination.

La grande chorée (chorea Germanorum) se compose de mouvements spasmodiques, revenant par accès dans certains groupes musculaires, avec les apparences d'une direction motrice intentionnelle. Cette crampe de la coordination est constituée par des mouvements tantôt simples, tantôt complexes et entremêlés ; dans cet état, les malades exécutent, contre leur volonté, des combinaisons de mouvements tout à fait extraordinaires très-difficiles à reproduire à l'état normal, et se répétant sous l'influence d'incitations psychiques toutes particulières.

Symptomatologie.

Les symptômes de la chorée pouvant revêtir une grande variété d'aspects, il faut nous borner à retracer les traits les plus saillants, les types les mieux marqués. Dans la plupart des cas, le paroxysme est précédé de *prodromes* consistant en symptômes d'excitation du côté de la motilité, de la sensibilité ou des fonctions psychiques. Secousses isolées, tremblements, nausées, céphalalgie ou rachialgie, battements de cœur, difficulté de la respiration, sensations douloureuses, agitation, illusions des sens, visions, tels sont les prodromes les plus ordinaires de l'attaque ; mais dans quelques cas, celle-ci éclate tout d'un coup.

Le paroxysme proprement dit se compose de séries de mouvements très-différents de nature et d'intensité, suivant les groupes musculaires qui sont le siége de ces actes involontaires. On voit les malades courir, sauter, s'élancer, danser, grimper, tournoyer, frapper ou piétiner avec leurs membres, crier comme des animaux, se donner en spectacle comme des acrobates, déclamer avec emphase comme des acteurs, débiter des chansons et des poésies, même en langue étrangère, etc. Ils se livrent dans tout cela à une dépense de force extraordinaire, ils font preuve d'une adresse et d'une sûreté qu'ils seraient incapables d'appliquer aux mêmes usages dans l'état normal. Le paroxysme conserve souvent le même caractère pendant toute sa durée, ou bien il présente des phases et des alternatives diverses.

Dans les états graves, accompagnés d'extase, il peut y avoir de l'anesthésie et de l'analgésie, des tremblements, des contractures, des parésies ou des paralysies, des accidents cataleptiques ou tétaniques, avec abolition de l'excitabilité réflexe. La connaissance et les fonctions des sens sont en grande partie obscurcies. Dans les cas moins graves, les sens et les facultés psychiques sont peu atteints : les malades ont mieux conscience de ce qui leur arrive, et peuvent même exécuter çà et là des mouvements volontaires. Chez quelques malades, on constate une acuité plus grande des perceptions sensorielles, un surcroît d'énergie intellectuelle, mais toujours en rapport avec le genre d'éducation du sujet. Dans certains états d'exaltation, les malades tiennent des discours, composent des poésies, avec une facilité surprenante ; leurs idées tristes, leurs pressentiments deviennent pour eux de la clairvoyance. Égarés par ces incidents inaccoutumés, et encouragés par leur entourage, certains sujets donnent libre cours à leur imagination, et ajoutent par leurs narrations aux apparences mystiques de leur maladie.

Le paroxysme peut se terminer en une seule fois, ou disparaître graduellement ; on voit alors cesser les phénomènes d'exaltation et les accidents spasmodiques du système musculaire, et les malades, fatigués de corps et d'esprit, s'endorment pour un temps plus ou moins long. Dans les formes légères, le retour à l'état normal se fait après des symptômes spasmodiques de courte durée ; d'autres fois les malades restent visiblement épuisés, mal à l'aise, de mauvaise humeur, et ne se remettent qu'au bout de quelques jours. Les attaques peuvent se montrer à toute heure du jour ou de la nuit, sans aucun type déterminé ; mais, par contre, elles présentent quelquefois une régularité des plus remarquables. Une de mes malades annonçait chaque fois, dès le matin, si l'attaque qu'elle devait avoir dans la soirée serait forte ou faible ; elle s'en apercevait, disait-elle, à une sensation de tension dans les nerfs.

La durée des attaques varie de quelques minutes à plusieurs heures ; on les voit même, dans des cas plus rares, atteindre plusieurs jours, mais alors avec quelques rémissions. Franque a publié (*Journ. f. Kinderheilk.* 1867, p. 226) une observation de chorée ayant duré deux ans et demi, chez un garçon atteint de mouvements de rotation, de sautillement et de tressaillement ; après les attaques, l'urine contenait du sucre, dans les intervalles elle était normale ; plus tard, dans un autre cas, chez une femme atteinte de grande chorée, on trouva aussi du sucre dans l'urine, seulement à la suite des attaques.

Dans la plupart des cas, la maladie se termine au bout d'un certain temps ; mais en général les malades conservent pour longtemps, et souvent pour toute leur vie, une excitabilité maladive du système nerveux, les prédisposant aux accidents les plus variés. Dans quelques cas ils sont pris d'hystérie, exceptionnellement d'épilepsie ou de maladies mentales. La *mort* est une terminaison très-rare, et arrive presque toujours par des complications ou par épuisement.

On a trouvé dans la chorée des *lésions anatomiques* grossières : hypérémie veineuse du cerveau et de la moelle, hémorrhagies méningées, épaississements inflammatoires des nerfs rachidiens (Day), ramollissement de la moelle (Vecchietti) ; de ces faits nous ne pouvons tirer aucun éclaircissement sur le processus de cette affection. On y arrivera sans doute, en pratiquant l'examen microscopique complet du cerveau et de la moelle, dans les cas de chorée.

Étiologie.

La grande chorée s'observe surtout chez des sujets qui ont reçu de leurs parents, par hérédité, une susceptibilité morbide particulière, ou chez lesquels ces conditions se sont réalisées à l'époque de la puberté. D'apres les relevés de Wicke (*Monogr. des gr. Veitstanzes,* etc. Leipzig, 1864), sur 107 malades, la chorée avait éclaté 84 fois entre 10 et 20 ans, et 62 fois entre 10 et 16 ans. Les deux tiers des malades appartenaient au sexe féminin. Les conditions étiologiques de la chorée sont les suivantes : excitations psychiques, liaisons amoureuses, désirs sexuels, onanisme, troubles de la menstruation, chlorose. Par cette étiologie et par des ressemblances indéniables dans les traits principaux de la maladie, on est autorisé à considérer presque toujours la grande chorée comme très-proche parente de l'hystérie.

L'exaltation religieuse peut aussi donner naissance à la grande chorée. Beaucoup d'auteurs attribuent à cette cause les épidémies de danse de Saint-Guy observées au moyen âge. Mais comme l'a montré Hecker (dans ses *Maladies populaires du moyen âge*), il y avait, dans ces accidents, des formes de maladies mentales, s'accompagnant à un degré plus élevé de manifestations convulsives et extatiques. De nos jours, Davidson (*Edinb. Med. Journ.* 1867, t. XIII, p. 124) a donné la relation d'une *choréomanie* épidémique de Madagascar ; chez les gens des classes inférieures, superstitieux et exaltés sous l'influence de bouleversements politiques et sociaux, et principalement chez les jeunes femmes, on vit survenir, pendant des heures entières, des accès de danse, avec mouvements de rotation de la tête, mouvements d'élévation et d'abaissement des bras. Il s'agit là plutôt de manie que de chorée. Cantani nous apprend (*Il Morgagni*, 1872) que la grande chorée s'observe fréquemment dans l'Italie méridionale.

Diagnostic et Pronostic.

Si l'on jette un coup d'œil sur les faits consignés dans les auteurs, on s'aperçoit qu'on a confondu sous le nom de grande chorée, souvent sans aucun discernement, des cas de convulsions avec exaltation, d'aliénation mentale, de crampes saltatoires, et même certaines formes de petite chorée à marche insidieuse, avec exacerbations intermittentes. Un triage attentif de tous ces faits disparates ne peut être que favorable à la justesse de nos interprétations.

La grande chorée se distingue des maladies mentales proprement dites par l'explosion, sous forme de paroxysmes, d'impulsions motrices irrésistibles ; par la coexistence fréquente de convulsions toniques et cloniques partielles ; par son apparition à l'époque de la puberté, ordinairement à la suite de commotions morales, et par la fréquence de manifestations hystériques, entremêlées aux autres symptômes. Les *crampes saltatoires* (dont Bamberger a décrit les deux premiers cas en 1859, et Guttmann un autre plus récemment) ont les caractères suivants : aussitôt que le malade, dans la station verticale, touche le sol de ses pieds, son corps est vivement lancé en l'air. Ces crampes sont de nature réflexe, et très-probablement déterminées par une irritation spinale. Dans la petite chorée, il n'y a pas d'attaques périodiques, les crampes musculaires toniques et les mouvements associés se font sans apparence d'aucune direction intentionnelle, les fonctions psychiques sont plus rarement et plus légèrement atteintes, la coordination des mouvements présente des désordres plus marqués. Dans le somnambulisme, que nous avons décrit comme une variété de l'hystérie, il y a bien, comme dans la grande chorée, une aliénation des fonctions psychiques, et des phénomènes d'incoordination. Mais ici les attaques ne se montrent jamais que pendant le sommeil, et les mouvements n'affectent pas le caractère spasmodique qu'ils ont dans la chorée.

Le *pronostic* de la grande chorée est subordonné au degré et à la durée de la maladie. Quand elle n'a pas un caractère de chronicité trop prononcé, et que la nutrition a peu souffert, la fin de la puberté, le mariage, une modification heureuse dans le genre de vie, peuvent déterminer une disparition spontanée de la maladie. Les formes intenses, à marche longue et traînante, compromettent la nutrition, mènent à l'anémie et à la cachexie. Bien que la vie elle-même ne soit menacée que dans des cas très-rares, cependant dans les formes invétérées le pronostic est grave, et d'autant plus, que la maladie a poursuivi plus obstinément sa marche pendant des années, qu'elle a récidivé pour des causes plus légères, et qu'elle a porté une atteinte plus profonde à l'état physique et moral des malades. Le passage de la chorée aux maladies mentales proprement dites, ou à l'épilepsie, constitue, comme nous l'avons indiqué, une grande exception ; il est beaucoup plus fréquent qu'elle laisse à sa suite des accidents hystériques.

Traitement.

L'anémie et l'état névropathique qu'on rencontre chez la plupart des malades réclament avant tout un traitement tonique. Les moyens à recommander sont les préparations ferrugineuses légères, les bains et les eaux ferrugineuses, un séjour prolongé dans l'atmosphère stimulante de la campagne, des exercices modérés au grand air. Les *narcotiques* sont généralement mal supportés par les malades ; on les réservera comme moyen adjuvant, contre les paroxysmes violents et douloureux. Les *sels de zinc* à haute dose ont été recommandés dernièrement, surtout par Stunde. Les *antispasmodiques* réussissent, dans quelques cas, à régulariser les attaques.

Dans les formes graves, on arrive quelquefois à suspendre les attaques au moyen de la *quinine*, en la donnant longtemps à haute dose

(2 à 3 grammes par jour). Il est à remarquer que dans ces cas on n'a jamais observé de symptômes d'intoxication. J'ai employé le *nitrate d'argent* dans un cas (chorée martelante datant de plusieurs mois, chez un jeune homme atteint d'infiltration des sommets des poumons); au bout de huit jours de traitement (de 0,01 à 0,02 par jour), les paroxysmes avaient disparu, et l'usage du médicament ayant été continué, ils n'étaient pas revenus au bout de plusieurs mois. J'ai donné sans succès l'*atropine* chez ce malade, ainsi que dans un autre cas. Ajoutons enfin que le *traitement moral* bien conduit, la préservation judicieuse de toutes les causes de trouble, l'appel à la volonté du malade, et la *méthode hydrothérapique mitigée*, rendent le plus souvent de bons services. On évitera les applications excitantes d'eau froide, pour leur préférer les frictions partielles des extrémités, les demi-bains refroidis, les affusions dorsales, et plus tard les frictions humides.

B. PETITE CHORÉE.

Elle est désignée par Galien sous le nom de *scelotyrbe* et confondue par les médecins de l'antiquité avec les affections nerveuses les plus diverses; c'est vers le milieu du siècle dernier qu'elle a été plus exactement reconnue et décrite par Sydenham, Ewart, de Haen, etc., sous les noms de *chorée de Saint-Guy, ballismus*. L'époque actuelle a puissamment contribué à éclaircir l'histoire de cette maladie nerveuse; mais c'est tout récemment qu'on a découvert l'origine centrale de ce trouble si caractéristique de l'incoordination, découverte appuyée par l'expérimentation et par l'anatomie pathologique.

La petite chorée (chorea Anglorum) est constituée par des secousses musculaires et des mouvements associés, plus ou moins continus, se produisant sans troubles de connaissance, principalement sous l'influence des incitations motrices volontaires, et sans appropriation apparente à un but déterminé, c'est-à-dire avec incoordination. Cette définition comprend les signes les plus caractéristiques de la petite chorée, laissant de côté ses symptômes accessoires. Elle s'applique également aux différentes formes de la petite chorée, qu'il s'agisse d'une chorée idiopathique, ou d'une chorée secondaire, symptomatique ou réflexe.

ANATOMIE PATHOLOGIQUE ET RECHERCHES EXPÉRIMENTALES.

Dans les observations anciennes de Cruveilhier, Romberg, etc., il est question de *foyers de ramollissement dans différentes parties de l'encéphale*. Parmi les auteurs plus modernes, Broadbent (*Brit. med.*

Journ. Apr. 1869), et après lui Tuckwell, Ogle, Russel, H. Jackson, ont signalé dans la chorée des *embolies capillaires du corps strié et de la couche optique*, avec production de cellules granuleuses autour des vaisseaux. Aitken a trouvé le poids spécifique du corps strié et de la couche optique très-diminué, par rapport au poids spécifique des autres parties de l'encéphale. Dans la moelle, *le tissu conjonctif de nouvelle formation*, qui avait été vu dans d'autres maladies aiguës avec crampes, a été constaté pour la première fois par Rokitansky (*l.c.*) dans la chorée. Brown-Séquard et Gendron ont observé un *ramollissement de la moelle*; Tuckwell (*Brit. med. clin. Review*, 1867). dans un cas de végétations des valvules du cœur, a noté des *foyers de ramollissement embolique* dans les hémisphères cérébraux et dans la substance corticale, ainsi que dans les cordons postérieurs de la moelle, aux régions cervicale et dorsale; L. Clarke (*eod. loc.*, 1868) a observé, outre des exsudations granuleuses dans le corps strié, un ramollissement de la moelle.

Dans un cas de chorée publié par Meynert (*Ztschr. der Wien. ges. d. Aerzte*, Febr. 1868), l'examen microscopique montra, pour un grand nombre de cellules de l'écorce cérébrale, un *gonflement hydropique* et une *dégénération moléculaire du protoplasma*; une *sclérose partielle des cellules* dans l'écorce de l'insula, ainsi que dans les ganglions cérébraux, avec *multiplication considérable des noyaux des cellules nerveuses*; dans la substance médullaire comprise entre les ganglions, une forte *prolifération des noyaux du tissu conjontif*; dans la moelle, un *gonflement* des cellules du réticulum. Tout récemment Elischer (*Virch. Arch.* 61, Bd. 1874), a obtenu les résultats suivants, dans un cas de chorée chez une femme enceinte : dans le corps strié, prolifération nucléaire, épaississement du tissu conjonctif, développement de la tunique adventice des petits vaisseaux; mêmes altérations pour la tunique interne dans le noyau lenticulaire; division des noyaux des cellules nerveuses dans l'avant-mur; de même *dans la moelle*, épaississement et prolifération nucléaire dans les vaisseaux, altération inflammatoire de l'épithélium du canal central, prolifération nucléaire dans le tissu conjonctif autour des cellules nerveuses grises, qui sont d'un aspect terreux, dépourvues de noyau et remplies de pigment; la substance blanche hyperémiée; dans les cordons latéraux et postérieurs, un tissu fibrillaire parsemé de noyaux; dans les nerfs périphériques, diminution des faisceaux, avec interposition d'un tissu conjonctif abondant; dans les interstices de ce tissu, de petites hémorrhagies.

Au point de vue de la *localisation des lésions* qui déterminent les secousses choréiques, Chauveau a entrepris il y a quelques années des expériences intéressantes sur les chiens (*Arch. génér.* Mars 1865). Chez un animal atteint de chorée généralisée, on sectionna la moelle près du crâne, et les convulsions persistèrent pendant plusieures heures jusqu'à la mort, sans affaiblissement ni modification. *Par conséquent, les mouvements choréiques n'étaient sous la dépendance ni du cerveau, ni du cervelet.* Chez deux autres chiens choréiques, avec paralysie et atrophie partielles des membres supérieurs, l'incision, pratiquée comme dans l'expérience précédente, fut également sans influence sur les convulsions. Mais après incision de la moelle dorsale, on vit diminuer les mouvements convulsifs de la queue et des membres inférieurs, les muscles restant sensibles aux excitations mécaniques. À l'autopsie, on trouva les muscles atrophiés amincis, mais non dégénérés, et les cordons nerveux intacts. De la cessation des crampes coïncidant avec l'arrêt des battements cardiaques, ainsi qu'avec l'incision de la moelle dorsale, il faut conclure, d'après Chauveau, que *le processus morbide de la petite chorée réside dans la moelle.* Les recherches entreprises par Longet, Bert et Clarville conduisent au même résultat.

Legros et Onimus ont institué ensuite d'autres expériences sur des chiens choériques (*Compt. rend.*, t. LXX, 1870); en mettant à nu la moelle et en excitant les cordons postérieurs avec un scalpel, on voyait les mouvements choréiques s'exagérer dans une proportion énorme. Ils disparaissaient, si on refroidissait la moelle au moyen d'un courant d'air, pour revenir bientôt, après une application d'eau chaude. Les secousses n'étaient pas diminuées par l'excision des racines postérieures, mais seulement après une excision partielle des cordons et des cornes postérieurs; si l'excision atteignait une plus grande profondeur, les mouvements cessaient complétement. L'application d'un courant constant sur la moelle augmentait la chorée; au contraire, l'irritation électrique portée à la périphérie diminuait l'intensité et la fréquence des mouvements; le courant induit provoquait des secousses musculaires tétaniques. De ces recherches, Legros et Onimus concluent que *le siége de la chorée doit être dans les cellules nerveuses des cornes postérieures, ou dans les fibres qui relient ces cellules aux cellules motrices.*

L'influence du cerveau sur les mouvements choréiques (chorée consécutive à l'apoplexie, au ramollissement), démontrée par les observations pathologiques, est encore confirmée par l'expérience suivante, pratiquée à l'Institut de pathologie expérimentale de Vienne; qu'il me soit permis de la citer ici, quoique entreprise pour un autre but. Chez un chien atteint depuis longtemps de mouvements choréiques surtout dans le membre antérieur droit, on fait une injection de petites graines de fleurs par la carotide interne gauche (dans le but de déterminer une embolie cérébrale). A partir de ce moment, l'animal ne peut plus ni se lever, ni changer de place; *malgré l'abolition des mouvements volontaires, des convulsions choréiques violentes se produisent aux membres antérieurs, aux paupières et à la queue,* et durent pendant deux jours jusqu'à la mort de l'animal. Autopsie : encéphalite du lobe antérieur gauche, ramollissement du corps strié gauche, *embolie de l'artère sylvienne gauche* (des branches se rendant aux lobes antérieur, moyen et postérieur). A l'examen microscopique de la substance cérébrale, pratiqué par le docteur Scheiber, on trouve sur plusieurs points des *îlots de prolifération conjonctive.* Les troubles déterminés expérimentalement dans la circulation cérébrale avaient donc, en suspendant le fonctionnement des ganglions moteurs, augmenté les mouvements choréiques, probablement par irritation des centres de coordination situés dans le mésocéphale et le cervelet.

Symptomatologie.

Les prodromes ne sont pas constants et consistent en malaise intellectuel, excitabilité anormale, battements de cœur, vertiges passagers, abattement. Les premières secousses se montrent ordinairement à la face, aux épaules, aux mains (souvent alors on accuse les enfants de mauvaise volonté et on les punit); bientôt elles s'étendent à la moitié supérieure ou inférieure du corps. Souvent les deux côtés sont pris, mais l'un plus fort que l'autre; quelquefois on constate seulement de l'*hémichorée.* D'après Sée (*Mém. de l'Acad. de Méd.* 1850, t. XV, p. 373), sur 154 cas, 97 fois la chorée était exclusive ou prédominante au côté gauche.

Les mouvements choréiques peuvent atteindre tous les muscles de la vie de relation, à l'exception des sphincters inférieurs. Ce sont des contorsions de la tête et du tronc, des grimaces du visage, de la rotation des yeux, du strabisme, des mouvements incessants de la langue, des secousses dans les épaules; les bras et les mains s'agitent et se contournent, se fléchissent et s'étendent; pendant la marche, les jambes trépignent, fléchissent ou s'entre-croisent; on s'imagine le spectacle pénible et ridicule que peuvent donner les malades en pareil cas. Cet état particulier d'agitation musculaire a été appelé par Bouillaud *folie musculaire,* et par Bellingham *insanity of muscles.*

Dans les formes légères, ce tressaillement des muscles est assez modéré ; mais, dans les cas d'une certaine intensité, l'exécution de mouvements combinés devient presque impossible aux malades. Ils ne peuvent se maintenir dans la station verticale, leur corps s'agite dans tous les sens ; une fois couchés, ils risquent de tomber hors du lit, ils dérangent et déchirent leurs vêtements et leurs couvertures ; la peau, soumise à des frottements continuels, s'écorche, surtout au niveau des saillies osseuses ; la langue et les joues sont mordues quelquefois profondément. Cette convulsion désordonnée des muscles dure pendant le jour presque sans interruption ; pendant la nuit, les malades n'ont ordinairement que peu de sommeil et de repos : ils sont troublés par des rêves, se retournent dans leur lit et se réveillent en sursaut.

Les *mouvements volontaires*, dans la petite chorée, n'arrivent à leurs fins qu'avec des détours, car les mouvements actifs sont troublés par des contractions des antagonistes ou des muscles voisins. Ces mouvements ajoutés causent aux malades une grande gêne dans leurs occupations habituelles ; on comprend la peine qu'ils doivent éprouver pour manger, écrire, coudre, et dans le jeu des instruments de musique. Les mouvements respiratoires sont irréguliers, la parole embarrassée, le pouls souvent accéléré ; ces phénomènes tiennent au fonctionnement spasmodique des muscles de la respiration, du larynx, du pharynx, et peut-être aussi du cœur. Il est vrai que les malades parviennent, par la volonté, à dompter pour un temps leurs mouvements spasmodiques ; mais cet effort de volonté agit lui-même comme cause d'excitation, et entraîne un redoublement des désordres musculaires. Il en est de même quand on veut s'opposer passivement à la turbulence des muscles. Dans un cas de chorée, j'ai observé, au plus fort du paroxysme, une *dilatation pupillaire très-marquée* des deux côtés ; elle n'était modifiée ni par l'approche d'une source lumineuse, ni par l'introduction d'une électrode mince entre la sclérotique et la conjonctive ; après la fin de l'attaque, elle disparaissait spontanément (crampe du dilatateur des pupilles, par irritation du centre cilio-spinal).

La *sensibilité* est remarquablement augmentée, surtout dans les formes graves au début. La peau est hyperesthésiée, les pincements, les piqûres ou l'irritation électrique déterminent une vive sensibilité et des mouvements réflexes. La colonne vertébrale est extrêmement sensible à la pression, surtout à la région cervicale et à la région dorsale supérieure. On constate souvent, quand les tressaillements musculaires se prolongent, une constriction de la tête, un sentiment d'accablement.

Les *facultés psychiques* sont plus ou moins altérées, ce qu'expli-

quent les altérations trouvées par Meynert dans l'écorce cérébrale.
J. Frank, Romberg, Hasse, Skoda, ont observé des troubles psychiques dans le cours de la petite chorée. Marcé, dans son Mémoire à l'Académie, a noté des cas du même genre, et dernièrement Leidesdorf a fait remarquer les sensations de frayeur, les hallucinations des sens, et notamment de la vue, qui surviennent chez certains choréiques. On comprend que s'il existe des complications fébriles, les désordres intellectuels ne devront plus être rapportés à la chorée seulement. J'ai observé plusieurs cas de chorée simple avec affaiblissement de la mémoire, diminution notable de l'entendement, et absence de justesse dans la formation des idées. Une femme atteinte de chorée, à la suite d'un accouchement ancien, présentait une jactation insolite, de la loquacité, et souvent se mettait à pousser des cris sauvages, en pleine connaissance ; cet état fut calmé par plusieurs séances d'anesthésie chloroformique incomplète, et plus tard, la malade ayant pris la variole (un cas de variole avait été reçu dans la même salle) se trouva débarrassée de sa chorée après sa guérison ; elle devint alors complétement tranquille et raisonnable.

J'ai pratiqué l'*exploration électrique* dans trois cas de chorée unilatérale, observés très-près du début, et j'ai trouvé une *augmentation notable de la contractilité électro-musculaire* (avec un courant faible, et par comparaison avec le côté sain ou avec d'autres malades du même âge). Par l'exploration galvanique, je constatai une *excitabilité très-prononcée*, se manifestant par des secousses de fermeture au pôle négatif et des contractions galvanotoniques avec des courants faibles, ainsi que par des secousses d'ouverture de la cathode. *L'augmentation de l'excitabilité dans les nerfs sensitifs* se révélait, à l'exploration électrique, par une sensibilité exagérée de la peau à l'action du courant, et par ce fait, qu'en plaçant les pôles d'un courant constant ou induit sur la région cervicale ou dorsale inférieure de la colonne vertébrale, il se produisait des sensations excentriques, soit dans les doigts, soit dans les genoux ou les orteils ; une fois même, ces sensations étaient croisées.

La chorée affecte, en général, une marche *chronique*, qui dure souvent de 6 à 8 semaines ; dans les formes graves, elle ne se termine qu'au bout de 4 à 5 mois. Les cas observés par certains auteurs, dans lesquels la chorée a duré plusieurs années, ou même une grande partie de la vie (voyez plus haut le cas de Romberg), étaient probablement déterminés par des lésions organiques du cerveau. Il devait en être de même chez les malades dont parle Trousseau, et qui avaient conservé une hémiplégie à la suite d'une chorée du jeune âge. J'ai observé une fois des parésies passagères des membres dans la petite chorée.

Étiologie.

Dans l'énumération des *causes prédisposantes* de la chorée, il faut citer en première ligne l'*excitabilité héréditaire de l'appareil de la coordination;* cette disposition héréditaire ne se traduisant pas toujours par la transmission directe d'affections choréiques, mais étant réalisée souvent, comme je l'ai constaté dans une longue suite d'exemples, par l'existence d'affections nerveuses chez les parents ou d'autres membres de la famille. L'excitabilité anormale de l'appareil de la coordination n'est qu'un degré plus élevé de l'excitabilité générale du système nerveux, qui existe toujours en pareil cas chez les jeunes sujets, et qui se traduit par une vivacité extraordinaire, un développement intellectuel précoce, de la brusquerie, une nature impatiente, volontaire.

L'*âge* constitue également une prédisposition à la chorée. D'après les relevés statistiques de Sée et d'autres, la proportion la plus élevée (environ un tiers des cas) appartient à la période comprise entre la seconde dentition et la puberté. Aux âges plus avancés, on ne rencontre plus que des cas isolés. D'après Levick, la chorée s'observerait plus souvent dans les *classes inférieures de la population* que dans les classes aisées, et par suite plus souvent dans les hôpitaux que dans la pratique privée. Le *sexe* a une grande influence sur la détermination des états choréiques, puisque, d'après Sée, à l'hôpital des enfants, à Paris, les trois quarts des choréiques sont des petites filles. Les conditions d'excitabilité, qui disposent si souvent, pendant la période de développement de la femme, à l'hystérie, comportent aussi une tendance à la chorée, que tant d'analogies rapprochent de l'hystérie. L'anémie, la chlorose, les troubles de menstruation, les affections psychiques, la grossesse, qui font éclore l'hystérie chez les sujets prédisposés, peuvent aussi favoriser l'apparition des accidents choréiques.

Quant aux *rapports de la chorée avec le rhumatisme,* on les avait remarqués dès le commencement de ce siècle. Déjà Stoll (qui attribuait la chorée à une obstruction des premières voies) savait que la chorée peut s'associer au rhumatisme articulaire aigu, et l'on trouve des observations analogues dans Bright, Bernt, Bouteille, Copland, Abercrombie, Babington, etc. L'apparition de bruits cardiaques dans la chorée a été signalée par Addison, et ensuite par Todd. Tandis que Romberg et Grisolle considéraient seulement le rhumatisme et les affections cardiaques comme des complications accidentelles de la chorée, Watson démontrait, d'après 509 observations de Hugues et 56 de Kirkes, que sur 12 cas de mort le cœur avait été trouvé 10 fois malade et 2 fois sain, et que, sur 104 cas observés avec soin, 15 seulement étaient exempts de bruits cardiaques ou de rhumatisme. Sur 128 enfants atteints de chorée, Sée à trouvé (*l. c.*) 61 cas de rhumatisme articulaire aigu, résultat d'autant plus important que les enfants, comme on sait, sont rarement affectés de rhumatisme.

Senhouse, Heslop et Roger ont cherché ensuite à établir cliniquement les rapports de la chorée avec le rhumatisme, la péricardite et l'endocardite, établissant, comme trait d'union entre les deux affections, qu'elles sont l'expression commune d'un seul et même état pathologique. D'après Roger, la chorée fait son apparition chez les enfants presque toujours au déclin du rhumatisme articulaire. En général, le rhumatisme n'est ni violent ni opiniâtre ; plus l'affection articulaire est aiguë, grave et étendue, plus elle se complique, soit au début, soit plus tard, d'affections cardiaques ; et plus la chorée se montre discrète et atténuée, plus aussi diminue la violence de ces complications.

D'après des observations plus récentes faites à Prague par Steiner (*Prag. Vjschr.*, III, Bd., 1868), ce rapport pathologique n'aurait pas une valeur absolue, car sur 252 cas de chorée soignés à l'hôpital des enfants, 4 fois seulement elle s'était déclarée dans le cours d'un rhumatisme articulaire aigu. Il semble résulter de là que, probablement sous l'influence de causes locales, la coïncidence des deux maladies s'observe plus souvent dans certains pays, et que certaines conditions rendent plus fréquente et plus intense l'action de l'inflammation rhumatismale sur les séreuses, les articulations, les méninges spinales et les centres de la coordination.

D'après Hughes et Trousseau, la chorée serait assez fréquente aussi à la suite de la scarlatine, ce qui serait justifié par les rapports entre le rhumatisme et la scarlatine, car, d'après Trousseau, un tiers des scarlatineux serait atteint d'affections articulaires (à forme légère), et quelquefois même de péricardite et d'endocardite. Mentionnons enfin que les médecins anglais (Todd, Smith, Beale), pour prouver la genèse rhumatismale de la chorée, ont avancé que dans cette maladie l'urine présenterait les signes de la diathèse rhumatismale : poids spécifique élevé, quantités considérables d'urée, urates et oxalate de chaux.

NATURE DE LA CHORÉE.

Comme on a pu le voir par l'exposé des symptômes cliniques, l'incoordination des mouvements est le fait dominant du tableau symptomatique de la chorée. La chorée n'est que l'expression caractéristique de certains troubles irritatifs, agissant plus ou moins profondément sur l'appareil de la coordination. Il s'agit de déterminer le siége et la nature de ces troubles.

La *participation de la sphère cérébrale* à ces désordres est démontrée par les symptômes d'irritation, qu'on observe du côté de différents nerfs crâniens moteurs, par l'altération des idées et de la parole, par le développement d'affections psychiques. On peut citer encore, comme preuves à l'appui, l'apparition de la chorée dans l'apoplexie, le ramollissement et les tumeurs du cerveau, ainsi que l'aggravation consécutive aux excitations psychiques (colère, frayeur, etc.). Nous avons rapporté en commençant une expérience, où des troubles de circulation déterminés dans le cerveau avaient imprimé une plus grande violence aux secousses choréiques ; chez les malades, il suffit d'un effort exagéré de la volonté pour mettre en jeu l'excitabilité morbide des centres nerveux. La raison anatomique de ces faits est dans les exsudations constatées au microscope, par Meynert, autour des vaisseaux du cerveau, de la moelle, ainsi que dans la substance grise. L'hypothèse d'un état d'excitation des centres de la coordination, contenus dans le mésocéphale et le cervelet, et de sa propagation aux conducteurs de la motilité, se trouve donc justifiée par l'intervention positive du cerveau dans la chorée.

Le *rôle de la moelle dans la chorée* se comprend, si l'on considère les importantes altérations de la conductibilité sensitive dans les cordons postérieurs, révélées par l'anatomie pathologique et confirmées par l'expérimentation. L'excitabilité exagérée du système spinal se manifeste encore par l'hyperesthésie cutanée, qu'on constate quelquefois dans la chorée, ainsi que par les réactions anormales au courant galvanique. Enfin, l'irritation du centre cilio-spinal s'exprime par une dilatation spasmodique des pupilles, dans les attaques choréiques graves (comme dans l'observation rapportée plus haut).

De toutes les données cliniques et anatomiques qui précèdent, il résulte que *dans la petite chorée, l'appareil de la coordination est atteint dans ses portions cérébrale et spinale.* La forme de la maladie est sensiblement modifiée, suivant que l'affection prédomine dans l'une ou l'autre de ces parties. Dans les cas de guérison, les symptômes d'excitation disparaissent lorsque cessent les hyperémies fonc-

tionnelles, qui accompagnent les irritations motrices et leur irradiation aux cellules voisines (mouvements associés), ou quand se
résorbent les exsudations légères qui ont pu se former ; c'est seulement dans des cas très-rares que les altérations formatrices des
parois vasculaires, des fibres et des cellules nerveuses, aboutiraient
à des lésions secondaires, à des troubles persistants sur un segment
quelconque de l'appareil de la coordination.

La chorée qui se manifeste dans le rhumatisme articulaire, dans
les inflammations du péricarde ou de l'endocarde, dans les affections des organes sexuels chez la femme, dans les irritations intestinales, etc., cette chorée est d'origine réflexe ; elle est causée par une
exagération congénitale dans l'excitabilité de l'appareil de la coordination, celui-ci étant ébranlé dans son fonctionnement par l'évolution
de la puberté, par les commotions psychiques, par la débilité constitutionnelle. D'après Bright, l'irritation partie du péricarde pourrait se propager jusqu'à la moelle par le nerf phrénique. On trouvera
cette question traitée en détail dans un travail de Cyon : sur la
chorée et ses rapports avec le rhumatisme articulaire (*Med. Jahrb.
d. Wien. Ges. d. Aerzte*, 1861, 2 Heft).

Diagnostic et Pronostic.

Dans un grand nombre de cas, comme chez les enfants, pendant
la puberté, la grossesse ou l'état puerpéral, l'appareil symptomatique
est beaucoup trop expressif pour prêter à la confusion avec d'autres
formes morbides. Chez les adultes, certains états s'accompagnant
de crampes cloniques présentent des ressemblances plus ou moins
grandes avec la chorée, mais s'en distinguent facilement par des
signes bien déterminés.

Nous avons discuté dans le chapitre précédent les bases essentielles
du diagnostic entre la grande et la petite chorée. La paralysie agitante se distingue par sa prédilection pour les âges avancés, par la
démarche particulière des malades, la rigidité musculaire, et la
déformation des mains ; les actes volontaires ne sont pas troublés,
comme dans la chorée, par des mouvements surajoutés, les membres
agités de tremblements restent plus facilement en repos quand ils
sont soutenus, enfin il n'est pas rare que la maladie se termine par
de véritables paralysies. Dans les crampes de la face chez les adultes
(tic convulsif), les crampes musculaires sont symétriques, paroxystiques, et limitées à certains muscles de la face et du cou. L'affection
que Dubini a nommée chorée électrique (soubresauts musculaires
et secousses électriques de tout le corps, à la suite de douleurs dans

la tête et le dos), ainsi que la chorée tétanique, sont probablement sous la dépendance de maladies aiguës du cerveau, de la moelle ou de leurs enveloppes, et par suite ne constituent pas des formes essentielles. Les mouvements choréiques que nous avons signalés dans certaines tumeurs cérébrales, sont accompagnés d'autres symptômes de tumeurs.

Par conséquent, en présence de mouvements choréiques, on devra toujours se demander s'il s'agit d'une affection primitive ou idiopathique (il serait plus exact de la considérer alors comme une affection sympathique, par irritation des centres de la coordination, suite de chlorose, d'anémie) ; ou bien si la chorée constitue soit un symptôme d'une affection cérébrale ou spinale, soit un phénomène réflexe dans les conditions que nous avons indiquées précédemment ; cette distinction sera possible dans la plupart des cas, par une observation attentive des symptômes.

Le *pronostic* de la petite chorée est généralement favorable ; la plupart des malades guérissent complétement ; la terminaison fatale, suite d'épuisement, de marasme, de décubitus ou de complications inflammatoires, s'observe exceptionnellement. L'insomnie opiniâtre, qui débilite les malades, comporte, d'après Trousseau, un pronostic fâcheux, quand il s'y ajoute du délire et de la fièvre. Quand la chorée est symptomatique, c'est l'affection première qui règle le pronostic. Dans la chorée ordinaire, les symptômes s'amendent d'une manière progressive et continue, jusqu'à la guérison. La disposition morbide qui entretenait les troubles de coordination peut s'éteindre spontanément, à mesure que l'organisme des jeunes malades gagne en énergie, ou bien elle cède aux moyens employés pour relever les forces du système nerveux. Que ces deux circonstances fassent défaut, l'expérience prouve qu'il n'est pas rare alors d'observer des *rechutes*, aboutissant presque toujours à des formes graves et rebelles. Les récidives sont, en général, beaucoup plus fréquentes pour le sexe féminin. Des formes récentes de chorée peuvent être coupées par des maladies intercurrentes (exanthèmes aigus).

Traitement.

Partant de ce principe qu'il s'agissait d'une irritation inflammatoire de la moelle épinière, on employait autrefois dans la chorée les *antiphlogistiques* (saignées générales ou émissions sanguines le long de la colonne vertébrale), les *dérivatifs* (Rasori et Laennec recommandaient le tartre stibié, à l'intérieur ou sous forme d'emplâtres). De nos jours, les sangsues ou les ventouses scarifiées sur la colonne vertébrale ne s'emploient que chez les malades sanguins et vigoureux.

Parmi les médicaments *nervins*, on vante le *fer* dans les cas d'anémie, le *zinc* (oxyde ou valérianale de zinc, 1 gr. à 1 gr. 50 par jour), le *bismuth* et le *nitrate d'argent*. L'*arsenic* (sous forme de *liqueur de Fowler*) est surtout recommandé par Romberg ; il en prescrit de 3 à 5 gouttes, trois fois par jour. J'ai donné dans deux cas des doses progressives de liqueur de Fowler, jusqu'à 8 gouttes par dose, et j'ai obtenu une diminution rapide des symptômes choréiques, sans aucun phénomène d'intoxication. D'après Lewis Smith (*Med. Rec.*, 1872), les *injections sous-cutanées de liqueur de Fowler*, employées suivant les règles que nous avons tracées précédemment, seraient utiles dans les formes rebelles.

Quant aux *narcotiques*, ils ne doivent être employés que dans les états de surexcitation très-prononcée. Contre l'insomnie opiniâtre, on prescrira, outre les bains tièdes, des *injections sous-cutanées de morphine*, ou des doses d'*opium* répétées toutes les heures, jusqu'à apparition du sommeil. Dans certains cas graves, Trousseau a vu les malades supporter des doses énormes d'opium. Les *inhalations de chloroforme* ont été employées avec succès par Marsh, Prévost, Fuster, Géry, etc., surtout dans les chorées avec mouvements convulsifs violents. J'ai pu reconnaître l'utilité de l'anesthésie chloroformique, dans les cas de surexcitation violente avec jactation ; moyennant les précautions nécessaires (vacuité de l'estomac, surveillance du pouls et de la respiration, renouvellement fréquent de l'air pendant l'inhalation), l'anesthésie peut être répétée deux fois par jour et plusieurs jours de suite, et par ce moyen on obtient presque toujours le calme. D'après Trousseau et Lubelsky, les *irrigations d'éther sulfurique sur la colonne vertébrale* seraient utiles dans les formes opiniâtres, à répétitions. La *strychnine*, recommandée par Trousseau et Forget, a donné peu de résultats à Sée ; en tout cas, vu l'excitabilité générale des malades, elle doit être maniée avec précaution.

Parmi les *médicaments nouveaux*, le *bromure de potassium* (à dose progressive) amènerait, d'après Dumont, une amélioration rapide des symptômes. Ogle vante l'action de la *teinture de fève de Calabar* (5 grammes de fève de Calabar pour 35 grammes d'alcool) ; il en donne de 10 à 20 gouttes trois fois par jour dans de l'eau. Turnbull aurait obtenu dans six cas, de très-bons effets du *sulfate d'aniline* (de 0,05 à 0,08 trois fois par jour); Steiner ne les a pas constatés dans ses recherches. Il faut signaler, comme un effet désagréable de cette préparation, qu'après un usage prolongé les lèvres, la langue, les ongles, et même les mains se colorent en bleu, tandis que la peau prend une teinte sombre. Après suspension du remède, la coloration disparaît en vingt-quatre heures. L'*hydrate de chloral* donne aussi de bons résultats.

Enfin l'*électricité* et l'*hydrothérapie* doivent trouver place dans le traitement de la chorée.

Déjà de Haën (*Ratio medendi*, 1757, Ire partie, p. 145) mentionne dix cas de chorée traités au moyen de la *machine électrique* (300-350 secousses pendant une demi-heure ou trois quarts d'heure). Fothergill (1778) a guéri par le même moyen une jeune fille choréique âgée de dix ans. Au commencement de ce siècle, on a employé souvent la *pile de Volta* contre la chorée. De nos jours encore, certains médecins anglais appliquent à leurs choréiques de fortes étincelles d'électricité statique sur la colonne vertébrale. La *faradisation musculaire* a été employée par Duchenne ; la *faradisation cutanée*, par Bequerel et Briquet ; ce dernier auteur administrait préalablement le chloroforme, en raison de l'hyperesthésie cutanée. Me basant sur un grand nombre d'observations, je donne la préférence au *courant continu* ; on fait passer un courant stabile, de moyenne intensité, de la colonne vertébrale vers les terminaisons nerveuses des parties malades (pendant trois à cinq minutes) ; je n'ai pas remarqué, comme Onimus, que le sens du courant fût important pour les résultats. Dans beaucoup de cas, les crampes musculaires se sont amendées très-vite ; d'autres fois, au contraire, on n'y parvenait qu'au bout de quelques semaines.

La *méthode hydriatique* était employée déjà depuis longtemps dans la chorée, de la manière suivante : on plaçait les malades dans un demi-bain tiède et on arrosait la colonne vertébrale avec de l'eau fraîche, tombant d'une hauteur modérée et à petit jet. On obtient une action calmante et fortifiante beaucoup plus marquée, comme je l'ai éprouvé dans un grand nombre de cas, par les *enveloppements humides* de tout le corps, jusqu'au retour d'une chaleur modérée, et en donnant ensuite un demi-bain à 22° C., refroidi graduellement jusqu'à 18° C., pendant lequel on pratique fréquemment des affusions et des frictions sur tout le corps. Dans les formes graves, on renouvelle ces pratiques matin et soir, et le malade doit se livrer ensuite à un exercice modéré au grand air.

CHAPITRE XXXV

CRAMPE DES ÉCRIVAINS (CRAMPE DE LA MAIN AVEC INCOORDINATION).

Sous la dénomination impropre de crampe des écrivains, on a réuni non-seulement les crampes de la main qui rendent l'écriture impossible, mais encore les accidents plus ou moins analogues qui viennent mettre obstacle aux travaux de couture, de tricot, de dessin, au jeu du piano ou du violon. Nous allons donc examiner dans ce qui va suivre, sous les noms de *crampe de la main avec incoordination*, *névrose des artisans*, ces crampes qui résultent évidemment de troubles de coordination, portant sur des actes moteurs délicats et complexes.

Symptomatologie.

Les crampes de la main avec incoordination, telles qu'elles se manifestent pendant l'écriture, se montrent le plus souvent dans le domaine du nerf médian (crampe des fléchisseurs), ou du nerf radial (extension brusque des doigts), ou enfin du nerf cubital (déviation de la main vers la droite et en dehors). Du côté du nerf médian, la crampe peut être *tonique*, auquel cas le pouce et l'index se recourbent et saisissent convulsivement la plume ; d'autres fois c'est une crampe *clonique*, et alors ces deux doigts sont agités d'un mouvement de propulsion, qui souvent fait tourner la plume autour de son axe.

Au début de l'affection, on éprouve, seulement après avoir écrit pendant longtemps, une sensation désagréable de tension dans la main, et dans les premiers temps on n'y fait guère attention, jusqu'à ce que la main se fatiguant de plus en plus, et étant bientôt prise de tremblements, ainsi que les doigts, on soit obligé de se reposer souvent et longtemps en écrivant. A mesure que cette difficulté pour écrire devient plus sensible, les pleins et les déliés se resserrent davantage, les caractères sont petits, mal formés et embrouillés. Que l'on cherche alors à corriger cette imperfection de l'écriture en redoublant d'attention et d'efforts dans le maniement de la plume, on provoque sans s'en apercevoir une aggravation dans les crampes et la faiblesse de la main, aggravation qui aboutit ensuite à des crampes complètes des fléchisseurs, des extenseurs, ou à des crampes cloniques de certains muscles des doigts, et qui se traduit par une tension douloureuse, plus prononcée à l'avant-bras dans le sens de l'extension, et remontant jusqu'aux muscles de l'épaule et du thorax.

Si l'on analyse en détail la *série physiologique des actes qui concourent à l'écriture*, comme l'ont fait Duchenne et surtout Zuradelli (*Del crampo degli scrittori, Gaz. med. ital. Lombard,* n°s 36-42, 1857), on voit que l'écriture résulte de la combinaison de mouvements délicats et complexes, exigeant une coopération harmonique et précise, et un fonctionnement alternatif de certains muscles des doigts. Le tracé des pleins et des déliés, auquel concourent le pouce et les deux premiers doigts, s'obtient, pour la première moitié, par une extension synergique des dernières phalanges et une flexion des premières (au moyen des interosseux, des lombricaux, du fléchisseur, de l'opposant et de l'extenseur du pouce); pour la seconde moitié, c'est une action inverse produite par une contraction simultanée du fléchisseur profond et de l'extenseur commun des doigts; la translation de la main de gauche à droite dans le sens des lignes, les mouvements d'immersion et de relèvement de la plume, sont obtenus par les contractions du petit rond, du sous-épineux et du deltoïde (avec l'aide des fléchisseurs).

Il résulte de là, que dans la nombreuse série des mouvements qui composent l'écriture, on met surtout à contribution les petits muscles, qui, dans certaines conditions d'excitabilité individuelle, peuvent être facilement surmenés et atteints d'une crampe; celle-ci se répétant, il en résulte une faiblesse progressive des mouvements combinés, pouvant à la fois compromettre jusqu'à la faculté d'écrire. Suivant que les mouvements que nous avons énumérés sont embarrassés à des degrés différents, ou déjà même abolis, on voit se manifester les *différentes formes de la crampe des écrivains.* Quelquefois c'est le tracé des déliés qui est manifestement pénible, la première et la seconde phalange formant entre elles, pendant la flexion, un angle plus obtus.

Les muscles le plus fréquemment atteints de crampe sont les petits muscles des phalanges, ainsi que ceux du pouce. La crampe peut se manifester sous forme de *secousses cloniques (crampe avec tremblement),* ou sous forme de *crampe tonique des fléchisseurs,* atteignant principalement le pouce, qui enfonce alors la plume dans le papier. Il peut se produire passagèrement une *crampe des extenseurs,* qui éloigne brusquement la plume du papier; c'est, en somme, un symptôme assez rare, qui doit être causé par un spasme des muscles qui dirigent la main dans son mouvement de translation. On observe de temps en temps, au début de la maladie, des crampes isolées, faisant obstacle particulièrement à l'un ou à l'autre des mouvements de l'écriture ; en général, les crampes et les troubles fonctionnels occupent les différents muscles des doigts et du pouce, et si l'on continue le travail quand même, elles gagnent les muscles de l'avant-bras et du bras.

La crampe des artisans n'est pas seulement provoquée par l'écriture ; chez les sujets prédisposés, elle se manifeste aussi dans d'autres travaux : la couture, le tricot, le dessin, le jeu du piano, du violon ou de la harpe ; chez les graveurs, les compositeurs d'imprimerie, etc., tous travaux exigeant une agilité soutenue dans les mouvements des doigts et de la main. Les mouvements plus grossiers, qui mettent moins en jeu les muscles des doigts et du bras, ne provoquent pas de semblables accidents.

Comme *troubles de la sensibilité*, on constate chez quelques malades des douleurs *névralgiques*, des *points douloureux* le long des nerfs du bras, de la *sensibilité* à la pression et à l'excitation électrique sur certains points de la colonne vertébrale. L'*exploration électrique*, dans certaines formes de crampe des écrivains, révèle des *perversions dans le mode normal des contractions*; la secousse de fermeture à l'anode se produit, pour certains nerfs, plus vite et à un degré plus prononcé que la secousse de fermeture à la cathode, ou bien les secousses d'ouverture au pôle négatif apparaissent plus tôt qu'au pôle positif. On constate encore des anomalies de l'excitabilité primitive, et un accroissement de l'irritation par l'action des pôles. Eulenburg (*loc. cit.*) a fait aussi les mêmes observations.

Étiologie.

La cause la plus fréquente de la maladie est l'*effort excessif*, auquel sont soumis principalement les petits muscles des doigts dans les différentes professions que nous avons signalées. Les plumes de fer, en raison de leur dureté et de leur moindre élasticité, devraient favoriser le développement de la crampe des écrivains ; mais il est prouvé qu'elles n'en sont pas la seule cause, car la maladie se montre quelquefois chez des gens qui ont toujours écrit avec des plumes d'oie. Dans quelques cas de crampe clonique des écrivains, Remak aurait constaté une *inflammation chronique du nerf médian;* il dit aussi que l'*irritation inflammatoire de rameaux nerveux purement sensitifs* (comme le rameau superficiel du nerf radial) pourrait donner naissance à la crampe des écrivains; il a guéri ses malades par l'application locale du courant constant.

Dans la question étiologique, il y a lieu de tenir grand compte de la *prédisposition*. Chez les malades que j'ai observés, il y avait presque toujours des conditions anormales de sensibilité, de nature héréditaire. C'étaient des sujets très-impressionnables ou très-craintifs, qui souffraient plus ou moins de palpitations nerveuses, de crampes dans différentes parties du corps, d'accidents hystériques. Sur 25 cas de crampe des écrivains rassemblés par Fritz, il y avait 7 fois du strabisme, des secousses choréiques, des crampes de la déglutition, etc. Les influences *dynamiques* et *traumatiques*, que l'on a données comme causes occasionnelles, constituent des exceptions.

Quant à *la nature de la crampe des écrivains*, il faut la chercher principalement dans la susceptibilité morbide de certains individus. L'irritation produite par les efforts manuels, partant des rameaux musculaires sensitifs (Fritz), et en outre, selon moi, des nerfs qui se distribuent aux articulations des doigts et de la main, détermine, par voie réflexe, un trouble dans l'action coordonnée des muscles ; de là un désordre de plus en plus grand dans le jeu régulier et combiné des actions musculaires, une perturbation spasmodique de leur fonctionnement, et un épuisement manifeste de l'appareil de la coordination, qui n'arrive à cet état de faiblesse que par la surexcitation consécutive à la fréquence des crampes.

On peut *provoquer artificiellement la crampe des écrivains*, comme je l'ai essayé sur moi-même et sur différents sujets, au moyen de l'excitation faradique. Si l'on applique en même temps les conducteurs sur les deux premiers interosseux et sur l'éminence thénar, pendant que la main écrit, et qu'on fasse passer un courant fort, il se produit alors, surtout dans le tracé des déliés, une crampe tonique dans les extenseurs du pouce et de l'index ; les caractères deviennent contournés, la plume roule sur elle-même et enfin abandonne le papier. Si le courant agit à la face dorsale de l'avant-bras, au niveau des points moteurs de l'extenseur propre de l'index et du long extenseur du pouce, la plume est soulevée, et si le courant dure un certain temps, les doigts sont pris de tremblements et d'une crampe persistante. Si l'on se sert de deux appareils d'induction, d'une intensité différente, on détermine dans la main qui écrit des crampes d'une force inégale.

Le siége central de ces troubles de coordination occupe en général une étendue peu considérable, car nous avons vu précédemment que l'incoordination atteint rarement d'autres catégories de mouvements. A ce point de vue, la crampe des écrivains se rapproche des troubles de coordination de la parole qui constituent le bégayement, et l'on pourrait appeler la crampe des écrivains un bégayement de la main ou de l'écriture. Pourtant, dans la crampe des écrivains, le point symétrique des centres nerveux, du côté opposé, a une tendance à se prendre, car si l'on s'exerce à écrire de la main gauche, celle-ci à son tour est bientôt atteinte de la crampe.

Diagnostic et Pronostic.

La crampe des écrivains peut être confondue avec des états analogues, comme on en voit à la suite de maladies du cerveau et de la moelle. Dans l'ataxie unilatérale, des accidents ressemblant à la crampe des écrivains peuvent se montrer (j'en ai vu jusqu'ici deux exemples) parmi les premiers symptômes de la maladie. Mais ces accidents sont presque toujours combinés avec des troubles de sensibilité (engourdissement, anesthésie, névralgies) dans les doigts et les bras, quelquefois même dans d'autres parties du corps et jusque dans les membres inférieurs; on constate, en outre, des crampes musculaires passagères, de l'excitation sexuelle et une augmentation manifesté de la réaction galvanique. Zuradelli a observé des cas de crampe des écrivains, avec hyperesthésie ou anesthésie, perte de la sensibilité au contact ou à la douleur, ou de la sensibilité musculaire; ces symptômes devaient relever d'une cause centrale, car on n'en voit jamais de pareils dans les cas ordinaires.

Dans les maladies cérébrales, les mouvements combinés des doigts ou de la main peuvent être troublés par des crampes et des parésies, simulant la crampe des écrivains. Mais alors il existe de l'incertitude et de la faiblesse, même dans les travaux grossiers, et l'on découvre des troubles sensitifs, des parésies, dans l'extrémité inférieure du même côté, et plus tard dans la sphère des nerfs crâniens. Dans l'hystérie, l'atrophie musculaire progressive et la paralysie saturnine, on observe après des efforts une crampe des écrivains symptomatique, auxquels cas d'autres signes caractéristiques nous éclairent sur la véritable nature de la maladie.

Les mouvements tremblés, que présentent certaines formes de crampe des écrivains, se distinguent des autres espèces de tremblement, en ce que ceux-ci se manifestent aussi dans des mouvements n'exigeant pas d'action coordonnée, ce qui n'est pas le cas pour la crampe des écrivains; ces autres tremblements ont d'ailleurs une marche plus continue.

Le *pronostic,* dans la crampe des mains avec incoordination, est d'autant plus défavorable que la maladie est plus enracinée et plus étendue. Les formes légères, qui se manifestent quelquefois au milieu de symptômes d'anémie, de dyspepsie, et après des efforts répétés, peuvent être arrêtées par un traitement reconstituant, méthodique, et par la suppression de toute occupation manuelle exigeant des efforts. Des formes même plus avancées peuvent, avec les ménagements nécessaires, rester stationnaires au même point pendant plusieurs années, et offrir même un degré appréciable d'amélioration, qui se perd toutefois si l'on s'écarte des précautions indispensables. Pour une partie de ces cas, il reste certaines chances de guérison, avec un traitement approprié et une attention soutenue. Les formes graves et étendues peuvent obtenir quelque amélioration, mais laissent peu d'espoir de guérison.

Traitement.

On traitait autrefois la crampe des écrivains par les narcotiques, les toniques, les stimulants, les nervins et les vésicatoires, moyens dont on a reconnu l'inefficacité complète. La *strychnine*, employée récemment par quelques médecins, est trop dangereuse, même à petites doses, pour que son emploi comme moyen adjuvant soit justifié. Le *traitement chirurgical* (section musculaire sous-cutanée) a réussi dans un cas de Stromeyer, où la crampe était limitée au long fléchisseur du pouce ; l'opération, pratiquée d'autres fois par Dieffenbach et Langenbeck, a échoué ou n'a donné qu'un succès passager. D'après la discussion à laquelle nous nous sommes livré plus haut, sur la pathogénie de cette affection, il y a peu à attendre du traitement chirurgical. Les *procédés mécaniques* imaginés par Gerdy, Cazenave et d'autres, n'ont pas d'action durable. Le *massage* réussit mieux.

L'*hydrothérapie* méthodique (frictions, enveloppements de courte durée suivis de demi-bains, affusions dorsales, douches légères sur la région lombaire et la nuque), un séjour prolongé à la campagne et les bains de mer, sont d'une heureuse influence pour combattre l'excitabilité nerveuse des malades et atténuer leurs crampes. L'électricité donne aussi de bons résultats dans cette affection ; mais le nombre des guérisons reste toujours très-faible, comparé à celui des améliorations. Duchenne, M. Meyer, ont obtenu dans quelques cas de bons effets par le traitement galvanique des muscles atteints. Il faut préférer ici le courant constant, en raison de sa moindre tension ; on fait passer un courant stabile d'intensité moyenne à travers la partie supérieure de la colonne vertébrale, ou de là vers le plexus brachial, puis vers les nerfs et les muscles malades, pendant trois à cinq minutes. Dans quelques cas, j'ai trouvé très-avantageux de combiner la galvanisation avec quelques séances de faradisation localisée aux muscles parésiés, ou avec un traitement hydrothérapique léger.

Pour que le traitement, quel qu'il soit, donne des résultats, il est de toute nécessité que le malade *s'abstienne complétement,* pendant six mois ou un an, des travaux auxquels il se livrait auparavant. Il n'y reviendra que *graduellement,* et avec lenteur ; il sera utile de prescrire avant cela une *gymnastique,* soigneusement graduée, *des articulations des doigts et de la main,* ainsi que des *exercices rhythmiques des muscles brachiaux.*

CHAPITRE XXXVI

BÉGAYEMENT.

Parmi les troubles circonscrits de la coordination, il faut ranger encore cette modification pathologique de la faculté du langage qu'on désigne sous le nom de bégayement. Cette affection se place donc naturellement après la crampe des écrivains, tandis que par certains traits impossibles à méconnaître elle témoigne clairement de sa parenté avec la chorée.

Le bégayement, déjà connu d'Aristote, de Galien, de Mercurialis, n'a été l'objet d'une interprétation et d'un traitement rationnels que depuis une quarantaine d'années, et encore n'est-il pas admis dans la pratique médicale sur un pied d'égalité avec les autres maladies. Dans ce qui va suivre, nous discuterons au point de vue clinique la pathogénie du bégayement, ainsi que son traitement. Pour de plus amples détails, nous renverrons le lecteur à la brochure de Colombat (*Du bégayement et de tous les autres vices de la parole,* 1840), au travail de Klencke (*die Heilung des Stotterns,* Leipzig, 1860), à mon mémoire sur la théorie et le traitement du bégayement (*Wien. médic. Wochenschr.,* 1861, nᵒˢ 35-38), et aux écrits récents de Lehwess, Coën, Chervin (*Du bégayement,* Paris, 1867), etc.

Symptomatologie.

Le bégayement se développe vers l'âge de 5 à 10 ans, ou peu après, et se trahit d'abord par la prononciation difficile de certaines syllabes, par les efforts répétés et les saccades qui accompagnent l'émission des consonnances linguales, labiales et gutturales. Si le bégayement se montre dès les premières années de l'enfance, il devient un obstacle au développement intellectuel, car alors on croit avoir affaire à un enfant chétif et on lui évite soigneusement tout effort d'esprit. Il arrive ainsi que le bégayement, dont on attend la disparition du développement naturel de l'enfant, augmente de plus en plus avec les années et devient opiniâtre.

Plus tard, dans les degrés prononcés du bégayement, on voit, pendant le parler, la face agitée de secousses et de contorsions, correspondant aux efforts de volonté auxquels se livre le malade ; la langue est attirée convulsivement en haut et en bas, ou se prend entre les arcades dentaires ; la tête est déviée de côté ; les yeux roulent dans leurs orbites, avec une expression d'angoisse ; la salive est projetée par jets dans les contractions convulsives des commissures labiales ; les muscles de la mâchoire et les lèvres se raidissent par moments, tandis que l'expiration reste suspendue ; la face est turgescente et d'une expression pénible. Après de nombreux efforts d'expiration et des mouvements répétés de la langue, les lèvres finissent par se fermer, et cette sorte d'accès de suffocation se termine par l'émission d'un son. Dans les formes graves, la scène ne tarde pas à se renouveler : chaque fois que le malade veut exprimer une idée, il en est empêché par la désobéissance des organes du langage ; dans cette situation misérable, il est aliéné de la société de ses semblables, l'exercice d'une profession ou même l'existence tout entière lui deviennent insupportables.

Le chant et la déclamation s'exécutent parfaitement chez la plupart des bègues ; ce n'est que dans les cas très-prononcés que leur infirmité devient très-apparente quand ils récitent des poésies. En chuchotant, ou même en parlant à voix basse, les bègues prononcent les mots avec une facilité surprenante. Sous l'influence de la gêne ou de conditions morales dépressives, la parole sort péniblement sous forme de fragments de mots ; la colère, les disputes, une conversation animée entre gens de connaissance, facilitent le langage.

La prononciation des voyelles, qui se fait avec phonation, c'est-à-dire avec intervention du larynx et de la glotte, ne présente aucune difficulté particulière pour la plupart des bègues. Le *bégayement vocal* (bégayement pour les voyelles initiales), constitue une forme grave de la maladie. La prononciation des consonnes a une part beaucoup plus grande dans les phénomènes pathologiques du bégayement. Dans la prononciation des consonnes à l'état normal, il ne se fait aucun changement, ou seulement des modifications insignifiantes, dans les rapports du larynx et de l'os hyoïde ; mais l'air expiré, qui est envoyé par la glotte et va s'échapper par l'orifice buccal, rencontre sur son trajet des passages obstrués ou rétrécis, et c'est son émission à travers ces sortes de défilés qui donne lieu aux diverses consonnances. Suivant le point où se fait cette occlusion ou ce rétrécissement, entre le larynx et l'orifice buccal, Brücke (dans son ouvrage classique sur la phonation) divise les consonnes en trois ordres, répondant chacun pour leur articulation à un département particulier, et se subdivisant en deux séries ; il appelle toniques les sons isolés dont la prononciation s'accompagne de vibrations manifestes dans les parois du thorax et du larynx, et atoniques ceux qui ne donnent pas lieu à ces vibrations.

Pour envisager à un point de vue pratique les vices du langage, je crois qu'on peut admettre trois centres pour l'émission des sons, un antérieur, un moyen et un postérieur. Le centre ou espace antérieur, où se forme le premier groupe des consonnes de Brücke, se ferme ou se rétrécit par l'ouverture et l'occlusion rapides des lèvres supérieure et inférieure, ou de la lèvre supérieure et des incisives ; c'est ainsi que se prononcent les consonnes *p*, *b*, *f*, *v*, *m*. Dans l'espace moyen, correspondant à la formation du second groupe de Brücke, l'occlusion ou le rétrécissement s'opèrent au moyen de la partie antérieure de la langue et des incisives supérieures, ou de la partie antérieure de la voûte palatine ; les lettres ainsi formées sont *t*, *d*, *l*, *n*, *s*. L'espace postérieur, où prennent naissance les consonnes du troisième groupe, se ferme au moyen des moitiés postérieures de la langue et de la voûte palatine : ici se placent les lettres *k*, *g*, *ch*, *j*. Quant à la lettre *r*, elle appartient également aux trois groupes, pouvant être labiale, linguale et gutturale, ou mieux uvulaire ; certaines langues, comme le chinois, ne possèdent pas d'*r* ; cette lettre est remplacée le plus souvent par un *l*.

D'après ces aperçus de physiologie, on voit que la formation des sons peut nous fournir dans le bégayement la base de plusieurs divisions. Ainsi, l'état dans lequel les sons ressortissant à l'espace antérieur sont émis avec des mouvements involontaires, convulsifs, des lèvres et de la partie antérieure de la langue, était déjà désigné par Colombat sous le nom de *bégayement labio-choréique* (en raison de ses analogies avec la chorée) ; par contre, il appelait *bégayement gutturo-tétanique* cette variété où l'émission des sons correspondant à l'espace postérieur et en partie à l'espace moyen, s'accompagne d'une certaine raideur du pharynx et du larynx. C'est à proprement parler le même symptôme dans les deux cas, avec un siége différent. En général, les deux formes se combinent, pour le grand

désagrément et du malade, et de son médecin. La difficulté pour
l'émission des sons est d'autant plus grande, qu'il s'agit de prononcer avec la même valeur et suivant une succession rapide, des sons
appartenant aux différents groupes que nous avons établis.

Étiologie.

Ici, comme pour les troubles de coordination que nous avons
étudiés précédemment, la véritable cause pathogénique réside dans
une excitabilité morbide héréditaire, se réfléchissant de préférence,
à toute stimulation, sur les organes de la parole. Les enfants affectés
de bégayement sont en général des natures délicates, vives, très-facilement excitables, chez lesquelles il suffit d'une cause tout à fait
passagère et subite (frayeur, colère, causes traumatiques), pour
provoquer le bégayement. L'affection est rarement héréditaire. Ainsi
j'ai observé une petite fille de 10 ans affectée de bégayement, dont
le père était bègue, et le grand-père, comme je l'appris plus tard,
avait été bègue jusqu'à l'âge de 40 ans, époque à laquelle son infirmité disparut. Les premières années de la vie jusqu'à 20 ans, le sexe
masculin, fournissent le plus fort contingent de cas au bégayement.
D'après Chervin (*l. c.*), dans la période de 1852-1862, 6773 conscrits
en France ont été déclarés impropres au service pour cause de bégayement. D'après les recherches consciencieuses de Chervin, il y aurait en France un bègue sur mille âmes.

L'anémie, la chlorose, l'affaiblissement consécutif à la masturbation, favorisent l'apparition du bégayement chez les sujets prédisposés.
Il peut aussi se montrer comme symptôme concomitant dans d'autres troubles de coordination. J'ai connu un officier qui fut obligé de
prendre sa retraite parce qu'il avait été, pendant le développement
d'une ataxie locomotrice, pris d'un bégayement qui lui rendait tout
commandement impossible (*bégayement spinal*). Parmi les cas de
crampe des écrivains rassemblés par Fritz, plusieurs fois il y avait
en même temps du bégayement.

Nos vues sur la *nature du bégayement* sont aujourd'hui plus nettes
qu'à l'époque de Colombat, qui l'attribuait encore à une perversion
des irradiations cérébrales et à une surexcitation des muscles du langage. Comme on a pu le voir par les considérations physiologiques
que nous avons présentées plus haut, sur la formation de la parole,
la prononciation des consonnes dépend principalement du point sur
lequel l'air expiré rencontre une oblitération ou un rétrécissement,
avant de s'échapper par l'orifice buccal. Plus les différents sons à

émettre appartiennent à des groupes distincts les uns des autres, plus les organes correspondants doivent se succéder rapidement dans leur jeu, plus il faut de sûreté et de précision dans la modification des rapports entre les différentes parties de l'appareil, et plus aussi les bègues éprouvent de difficultés à former leurs mots de sons réguliers et harmoniques.

Il s'agit donc dans le bégayement d'un *trouble de coordination portant sur l'émission des sons*, trouble circonscrit comme celui de la crampe des écrivains. La cause du bégayement est une faiblesse congénitale de l'appareil de la respiration et de la phonation, situé dans la moelle allongée ; cet appareil, ébranlé dès l'enfance par quelque secousse psychique, ne se rétablit plus et répond ensuite à la seule impulsion de la volonté par des mouvements incoordonnés. La stimulation s'irradie aux fibres efférentes des noyaux nerveux voisins, et détermine les mouvements spasmodiques concomitants des muscles de la face, des yeux, de la langue et même du cou. La respiration irrégulière, interrompue et haletante des bègues avait déjà attiré l'attention de Colombat.

Par suite des expirations courtes, irrégulières, dont ils ont pris l'habitude, et sous l'influence d'excitations psychiques, la provision de l'air contenu dans le thorax se perd en vain avant d'être employée pour la formation des mots. L'anxiété et l'embarras croissant toujours, les troubles de coordination de la parole augmentent et s'étendent davantage. Les bègues s'efforcent de remédier aux troubles de l'expiration en contractant leurs muscles abdominaux. Tandis qu'ils retiennent leur respiration et qu'ils pressent au moyen des muscles abdominaux, il se fait (comme Czermak l'a démontré à l'aide du laryngoscope) une occlusion du larynx par juxtaposition des cartilages aryténoïdes et des apophyses vocales, jusqu'à ce que les cordes vocales se touchent par leurs bords, et que l'épiglotte, formant une convexité par sa face interne, s'applique sur la glotte et en complète l'occlusion.

La stimulation se propage aussi du côté du pneumogastrique, et se manifeste sur les constricteurs du pharynx innervés par lui, le muscle glosso-palatin, et en partie aussi le muscle thyro-hyoïdien ; la contraction de ces muscles fait appuyer la langue sur la voûte palatine, le pharynx se rétrécit et s'immobilise, la communication de la bouche avec les fosses nasales est en partie supprimée, et toute issue se trouve ainsi fermée à l'air expiré. Ce n'est qu'après des efforts réitérés et le soulèvement de l'épiglotte, que l'air expiré se fait jour violemment ; ou bien, sous l'influence du manque d'air et du besoin

de reprendre haleine, la glotte s'élargit et l'isthme du gosier, préalablement rétréci, se relâche. Alors finissent ces accidents dyspnéiques ;
la répétition fréquente de la même scène entretient et aggrave le
trouble de coordination, tant qu'on ne parvient pas, par un traitement
rationnel, à rétablir l'harmonie entre la respiration et les autres
mouvements musculaires, et à remettre la coordination en bon chemin, avec l'aide de la volonté.

Diagnostic et Pronostic.

Le bégayement ne saurait être méconnu par les médecins, pour peu
qu'ils y prêtent quelque attention. C'est avec le bredouillement qu'on
le confond le plus souvent. Celui-ci consiste dans une difficulté des
mouvements pour l'articulation de certaines consonnes, avec intégrité de la phonation ; il ne s'accompagne jamais d'accidents spasmodiques, congestifs, ni de difficulté de la respiration. Les bégayements
qui surviennent dans les maladies cérébrales sont déterminés par des
troubles moteurs dans la sphère de l'hypoglosse, ou bien sont de nature aphasique ; le bégayement des tumeurs cérébrales et des paralysies faciales (surtout doubles) consiste dans une difficulté pour la
prononciation des labiales, dans une paralysie motrice des lèvres ou
de la langue.

Ces troubles de la parole sont confondus à tort, par certains auteurs, sous la dénomination de bégayement. Il faut les appeler *alalie ;*
ils n'ont rien de commun avec les troubles de coordination. Parmi
ceux-ci, il faut ranger aussi le bégayement spécial qui se produit
quelquefois dans l'ataxie. Toutes les autres prétendues variétés du
bégayement (b. constitutionnel, nerveux, psychique, etc.) sont déterminées, comme nous l'avons dit plus haut, par une faiblesse congénitale de l'appareil présidant à la coordination de la parole, et par
conséquent ne méritent pas d'être érigées en espèces distinctes.

Le *pronostic* n'est pas défavorable chez les individus jeunes et d'une
bonne santé, à part leur excitabilité nerveuse. Les degrés légers du
bégayement disparaissent souvent d'eux-mêmes à un âge plus avancé.
Les formes graves et anciennes sont d'autant plus rebelles, d'après
mes observations, que le bégayement vocal est plus prononcé, que
les mouvements choréiques et les accidents dyspnéiques se manifestent avec plus d'étendue et d'intensité. Toutes choses égales d'ailleurs, les jeunes gens d'un certain âge guérissent mieux du bégayement que les enfants ; ceux-ci, en raison de la vivacité de leur esprit,
de la mobilité de leurs impressions, résistent aux efforts les plus

persévérants, tandis que les sujets plus âgés, soucieux de l'existence et de l'avenir, apportent plus d'énergie et d'attention pour se débarrasser de leur infirmité. L'hérédité aggrave beaucoup le pronostic. Les rechutes ne sont pas rares.

Traitement.

Les divers expédients de la thérapeutique ancienne : gargarismes astringents, frictions d'huile de croton au devant du larynx, l'incision du frein de la langue recommandée par Guy de Chauliac, la section des génioglosses de Bonnet, la cruelle opération de Dieffenbach par excision cunéiforme de la langue, les procédés mécaniques inventés par Itard (1817), et plus tard par Hervez de Chégoin, Wutzer et Colombat pour la cavité buccale, tout cet échafaudage de vieux moyens mérite tout au plus d'être mentionné; mais il n'en est plus question dans la pratique. La gymnastique labiale instituée en Amérique par Mme Leigh, et perfectionnée par Malbouche, l'application constante de la pointe de la langue contre la voûte palatine, sont par elles-mêmes insuffisantes comme traitement du bégayement. Je n'ai pas observé de meilleur effet des courants constants et induits longtemps continués (au niveau du larynx, de l'hypoglosse, ou à travers la tête). Il n'y a guère mieux à espérer de la galvanisation du nerf phrénique et des muscles respirateurs, pratiquée dernièrement par quelques médecins, car dans tous ces cas on avait également donné de grands soins au rhythme respiratoire et à la gymnastique du langage.

La *méthode rhythmique* a été instituée d'abord par Colombat, puis perfectionnée par Klenke et d'autres. Je l'ai vu employer jusqu'ici avec succès, dans des cas nombreux de bégayement. Le but à poursuivre avant toute chose, c'est de dompter cette forme de respiration précipitée, irrégulière, qu'on remarque chez la plupart des bègues. Pour reprendre l'habitude d'un certain rhythme, le malade doit tenir longtemps les yeux fixés sur le bâton avec lequel on bat la mesure devant lui, et apprendre à régler sur cette mesure ses mouvements d'inspiration et d'expiration. On met entre les deux temps un intervalle tantôt plus court, tantôt plus long; on bat alternativement une mesure plus vive ou plus lente, tantôt accélérant, tantôt ralentissant la respiration. Chez les malades qui savent chanter, il est bon de combiner la gymastique respiratoire avec des exercices de vocalise, crescendo et decrescendo, en prolongeant et en soutenant la note aussi longtemps que possible.

Quant à la correction de la parole elle-même, on y arrive le mieux, d'après ce que j'ai observé, en faisant parler longtemps le malade par syllabes, sur une mesure à quatre temps, et pas à trop haute voix. Le médecin doit toujours battre la mesure lui-même ; le malade en fait autant de son côté, en frappant de petits coups sur sa cuisse. La mesure est comme un régulateur qui empêche la précipitation de la parole, et oblige le malade à surveiller attentivement la succession des mots : c'est là une partie importante de la gymnastique de la parole.

Avant que le malade commence à parler, il doit faire d'abord de profondes respirations, et prononcer les mots suivant un rhythme régulier, en accompagnant la mesure par des mouvements de la main. Chaque phrase doit être scandée comme un mot à plusieurs syllabes, lentement, avec une intonation distincte, et toutes les syllabes doivent avoir une durée égale. A chaque ponctuation dans le courant d'une phrase, le malade doit faire une nouvelle respiration avant la fin de la précédente, sans interrompre pour cela le rhythme de la prononciation. Il faut en outre surveiller les intonations vicieuses du malade ; et quand la langue est trop vivement projetée au dehors, quand elle se prend entre les arcades dentaires ou qu'elle s'arrête trop longtemps au fond de la cavité buccale, il faut aussitôt reprendre le malade, lui expliquer ses fautes et l'exercer à s'en corriger.

Pour éviter les rechutes, surtout dans les formes graves, il est nécessaire de continuer la gymnastique (pendant six mois, un an et même davantage), jusqu'à ce que le malade se soit habitué à parler correctement. L'éducation et la surveillance des bègues se font le mieux dans les établissements spéciaux institués à cet effet; mais on est souvent obligé d'y recourir dans la pratique privée, en s'aidant de la bonne volonté du malade et en initiant l'entourage aux principes de la méthode.

CLASSE VII

CHAPITRE XXXVII

NÉVROSES TOXIQUES.

Après avoir considéré dans les chapitres précédents les processus
morbides du système nerveux cérébro-spinal à forme irritative et
dépressive, nous allons examiner maintenant les accidents consécutifs à l'action de certaines substances toxiques sur les centres nerveux, ou sur des nerfs et des groupes musculaires déterminés.

a. Affections nerveuses saturnines.

Parmi les préparations métalliques, le *plomb et ses composés* méritent une attention particulière en raison de la fréquence et de la gravité de leurs effets sur les systèmes nerveux et musculaire. Le plomb
peut pénétrer dans l'organisme par différentes voies; le plus souvent
c'est par le *tube digestif*, moins souvent par les *muqueuses* (observations de M. Meyer, Erdmann, Möller, Geenen, etc., de saturnisme consécutif à l'usage de tabac à priser contenant du plomb; observation de
Sabatier, où des coliques saturnines et de l'arthralgie étaient survenues après des applications prolongées d'acétate de plomb sur les
yeux, pour une blépharophthalmie). Le carbonate de plomb peut s'introduire aussi par les *poumons*, comme je l'ai constaté sur des lapins
(Recherches expérimentales sur la pénétration des substances pulvé-
rulentes dans l'organisme, et leur action sur le système nerveux,
Jahrb. der Gesellsch. d. Wien. Aerzte, 1866), et chez les ouvriers
de différents métiers (Observations sur l'influence du plomb sur l'organisme animal, *Zeitschr. f. prakt. Heilk.*, n° 48-51, 1865). Dans une
fabrique où l'on maniait du verre pilé contenant du plomb, pour
la construction d'appareils télégraphiques, Archambault a vu 16

femmes et 3 hommes, parmi le personnel, atteints d'affections saturnines. Enfin le plomb peut s'introduire dans l'organisme *à travers la peau intacte*, comme l'ont prouvé les observations de Schottin (empoisonnement par l'usage de lames de plomb, pour la teinture des cheveux; à l'autopsie, ramollissement gélatineux, saturnin, à la base du lobe moyen gauche), ainsi que les cas d'Eulenburg, Spörer, etc. J'ai vu aussi se produire des symptômes manifestes de saturnisme, après l'usage prolongé de fards contenant du plomb (arthralgies, tremblements, faiblesse musculaire, embarras de la parole et des idées).

La réceptivité pour l'action toxique du plomb varie beaucoup suivant les individus. J'ai vu survenir des paralysies très-étendues des extrémités, sans qu'il eût existé auparavant ni coliques, ni névralgies, ni tremblement. D'autres fois on observe des attaques répétées de coliques, des *troubles de la menstruation* chez les femmes employées à la fonte des caractères, une anémie intense avec souffle cardiaque, des avortements fréquents, ou des accouchements d'enfants mort-nés, sans qu'à la suite de tous ces accidents il se' produise des symptômes de paralysie.

Les individus atteints à plusieurs reprises de coliques éprouvent de la faiblesse dans les membres et souvent perdent leur force musculaire, au point de ne plus pouvoir se livrer à des travaux un peu pénibles, mais sans présenter de véritables paralysies. Dans deux cas de ce genre, avec polyurie, je trouvai *l'urine fortement albumineuse*. Quelques auteurs ont vu ces accidents aller jusqu'à la néphrite. Quand à la suite de violentes coliques, il survient des arthralgies, auxquelles s'ajoute du délire, ne fût-il que passager, *il faut redouter l'apparition d'attaques éclamptiques*; un médecin attentif, en présence de ces symptômes prémonitoires, prendra en temps utile les mesures que peut lui fournir la thérapeutique.

Quand il existe une disposition morbide héréditaire aux affections centrales, l'absorption du plomb peut avoir une influence encore plus délétère sur le système nerveux. Aussi Duchesne (*Gaz. méd. de Paris*, 1863) a publié l'observation d'un tailleur de cristaux, travaillant dans le plomb, dont le père et le frère étaient morts d'épilepsie, et qui après avoir présenté de la constipation, de la céphalalgie et un liséré bleuâtre des gencives, fut atteint d'une *éclampsie saturnine avec méningite consécutive*, diagnostic qui fut confirmé à l'autopsie. Orfila, Meurer, Devergie ont constaté la présence du plomb dans le cerveau des sujets morts d'affections saturnines; d'après les travaux anciens d'Empis et de Robinet, ainsi que d'après les recherches expérimentales instituées plus récemment par Heubel sur des chiens (*Pathogen. u. Sympt. d. chron. Bleivergiftung*, Berlin, 1871), le plomb se trouvait presque en quantité plus considérable dans le cerveau et la moelle que dans le foie et les reins. D'après les recherches d'Heubel, et contrairement aux résultats antérieurs de Gusserow (*Virch. Arch.*, XXI. Bd), les muscles sont moins riches en plomb que le système nerveux central.

Gueneau de Mussy et Lemaire ont publié (*Gaz. des Hôp.*, juillet, 1863) l'observation d'un peintre de 30 ans, mort au milieu de symptômes éclamptiques après plusieurs attaques de coliques et de délire ; à l'autopsie on trouva *dans l'encéphale une hémorrhagie considérable, dont le foyer anfractueux, rempli de caillots, communiquait avec le quatrième ventricule ;* le cœur et les poumons avaient un aspect normal. Quand des symptômes cérébraux avec paralysie se produisent chez un saturnin, on est souvent autorisé à rattacher les accidents cérébraux à l'intoxication saturnine. Duchenne raconte l'histoire d'un peintre de la clinique de Trousseau, qui fut pris, après plusieurs attaques de coliques, d'une hémiplégie que l'on considéra comme saturnine, jusqu'à ce qu'on en découvrît l'origine centrale, en constatant que la contractilité et la sensibilité électromusculaires étaient normales. A l'autopsie, on trouva une hémorrhagie abondante dans l'un des lobes cérébraux. J'ai publié aussi l'observation d'un peintre (*Électrothérapie*, 2ᵉ édit., observ. 32) qui avait (outre la coloration des gencives, et de l'anémie) une hémiplégie droite considérée comme saturnine, jusqu'à ce que l'exploration électrique eût révélé le caractère cérébral de la maladie. On trouva à l'autopsie une *hémorrhagie dans la partie externe du corps strié et du noyau lenticulaire à gauche ;* les artères de la base étaient indurées.

L'*éclampsie saturnine* a été rapportée par Traube (*Med. Centralzeit.*, 1861), et par Rosenstein (*Schuchardt's Zeitschr.*, 1867), à une anémie cérébrale capillaire, causée par un œdème cérébral. Heubel est parvenu de son côté (*l. c.*) à démontrer l'anémie et l'augmentation de la proportion d'eau dans la substance cérébrale. L'albuminurie saturnine et l'atrophie granuleuse des reins, observées par Ollivier et Lancereaux (*Union med.*, 1864), n'ont pas été retrouvées par Rosenstein et Heubel. J'ai vu, à l'hôpital général de Vienne, un cas d'*encéphalopathie saturnine*, intéressant en raison de sa terminaison favorable ; il s'agit d'un peintre de 24 ans qui, après six attaques de coliques saturnines, fut pris un jour de *convulsions* à la face et aux extrémités, avec vomissements, perte de connaissance et ralentissement du pouls. On eut recours à douze sangsues aux tempes, à des compresses froides sur la tête, à des dérivatifs intestinaux, et tous les symptômes menaçants disparurent en quelques jours. Mentionnons enfin l'*amaurose saturnine*, qui se rencontre chez les saturnins, et que Rosenstein a observée aussi sur des chiens empoisonnés par le plomb. Meyer a publié (*Union méd.*, 1868) l'observation d'une blanchisseuse de dentelles atteinte de céphalalgie, de convulsions et d'amblyopie, chez laquelle on trouva à l'ophthalmoscope une *névro-rétinite;* un traitement dérivatif améliora la vision, sans apporter de changements notables dans l'état du fond de l'œil.

Dans 5 cas de névro-rétinite saturnine de Hutchinson (*Ophthalm. hospit: Rep.*, VII), la médication resta sans succès. Un cas de névro-rétinite bilatérale (nombreuses taches blanches autour de la papille optique) chez un saturnin, avec guérison complète de l'affection oculaire, a été récemment publié par Stricker (*Berl. Charité-Annal.*, I, 1874).

Les *troubles de la sensibilité et de la motilité*, survenant dans le cours des affections saturnines, revêtent souvent les caractères de *symptômes médullaires.* L'excès de la sensibilité peut se manifester par une hyperesthésie des parties superficielles, ou par des névralgies des parties profondes. L'*hyperesthésie cutanée*, comme je l'ai observé dans plusieurs cas, accompagne souvent les paroxysmes douloureux, tandis qu'après leur disparition on ne la constate plus qu'à un faible degré. Cette hyperesthésie, à peine mentionnée par les auteurs, alterne le plus souvent avec de l'anésthésie, et par suite se rapproche des troubles sensitifs de l'hystérie, avec leurs manifestations changeantes ; ceux-ci se reconnaissent toutefois aux autres symptômes caractéristiques de la maladie.

Les accidents décrits par les auteurs sous le nom d'*arthralgies* sont, d'après mon expérience, de nature névralgique, et doivent être considérés comme des *névralgies vagues*. On en a pour preuves leur périodicité, leurs récidives fréquentes, l'existence de points douloureux à la pression, dans le voisinage de la colonne vertébrale, les crampes musculaires partielles, les sensations de picotement ou d'engourdissement qui se manifestent à la fin de l'attaque. Ces névralgies saturnines peuvent se montrer aux extrémités supérieures ou inférieures, à la région lombaire, dans les espaces intercostaux, et même dans les branches du trijumeau. Les douleurs térébrantes ou déchirantes affectent principalement les fléchisseurs, tandis que les paralysies sont plus spéciales aux extenseurs. D'après les observations de Tanquerel, sur 52 cas de coliques saturnines, il y a 32 arthralgies. Dans les cas de Sieveking (*Lancet*, I Bd., 1861), on trouve 7 observations de névralgies saturnines chez des hommes, et seulement un cas à ca ractères douteux chez une femme.

L'*anesthésie saturnine* est un symptôme plus fréquent, et par suite mieux observé. Tanquerel l'avait placée trop bas dans l'échelle de fréquence des différents accidents; plus tard elle a été mieux étudiée par Beau (*Arch. gén.*, 1848). Cet auteur a observé l'anesthésie chez 30 ouvriers en plomb, dans les couches superficielles ou profondes des membres, plus rarement au tronc et à la tête; ni les attouche- ments ni le pincement des muqueuses ne provoquaient de sensations douloureuses. Sur d'autres points, la sensibilité au contact était con- servée, et il y avait seulement *analgésie*. Mais Beau va trop loin, lors- qu'il avance que la sensibilité à la douleur doit toujours manquer, là où la sensibilité au contact est supprimée.

Falk distingue, dans les affections saturnines chroniques (*in Virch. Handb. der Path. u. Therap.*, p. 210), une *anesthésie superficielle* et une *anesthésie profonde*. Au début de l'amélioration, celle-ci disparaît plus tôt que la première. Smoler, dans 15 cas d'intoxication saturnine, a trouvé l'analgésie cutanée plus ou moins étendue; il n'y avait pas d'anesthésie, mais la localisation des impressions se fai- sait mal (ce qui pouvait être considéré comme de l'anesthésie incomplète). Ar- chambault a publié récemment des observations analogues. Chez des saturnins paralytiques, avec abolition de l'excitabilité des troncs nerveux, j'ai trouvé de l'analgésie sur une grande étendue des parties paralysées, ordinairement avec con- servation de la sensibilité au contact. On a observé beaucoup plus rarement, et jusqu'ici sans aucune relation avec la paralysie, la perte de la sensation de brû- lure que donne le badigeonnage au moyen de la cathode d'une batterie, d'ailleurs parfaitement appréciable pour la sensibilité. Quant à la nature spinale de l'anal- gésie saturnine, après les explications que nous avons données précédemment il n'est guère possible de conserver aucun doute. Dans deux cas d'intoxication saturnine, avec abolition de la sensibilité et perte de connaissance, Tanquerel a observé de la *catalepsie*, avec flexibilité cireuse.

Les *troubles de la motilité d'origine saturnine* sont infiniment plus graves et plus pénétrants. Ils peuvent affecter les appareils muscu- laires les plus différents. Chez les chevaux employés dans les fabri- ques de minium, Trousseau a observé une *paralysie des muscles de la glotte* (les vétérinaires connaissent d'ailleurs cet accident sous les noms de cornage, de dyspnée). Les animaux ont une respiration nor- male au repos; mais quand ils se remuent, elle devient précipitée, bruyante, ils ont de la sueur et des tremblements de tout le corps, jusqu'à ce qu'enfin ils tombent épuisés. Quand la maladie se prolonge, on ne sauve la vie de ces chevaux qu'en leur pratiquant la trachéo- tomie, et en maintenant la fistule ouverte pendant plusieurs années. Dans des cas de ce genre, Günther, Gurlt, Hedwig ont constaté à l'au topsie une atrophie, et une décoloration des nerfs récurrents, avec gonflement et dégénérescence graisseuse des dilatateurs de la glotte.

D'après Romberg, dans les états analogues chez l'homme, la moitié gauche du larynx serait ordinairement plus prise, et se laisserait repousser en dedans plus facilement que le côté sain ; en exerçant une pression énergique et prolongée sur le cartilage aryténoïde du côté malade, tout en fixant la moitié saine du larynx, on voit la respiration s'accélérer, comme sous l'influence des mouvements violents. Indépendamment de ces signes indiqués par Romberg, l'examen laryngoscopiqué chez l'homme fournirait des données importantes sur l'aspect et la forme de la glotte, sur la difficulté ou l'abolition des mouvements dans la corde vocale du côté malade. Comme paralysies partielles de la région laryngée, Tanquerel a observé 16 cas d'aphonie et 15 cas de bredouillement et de bégayement d'origine saturnine (*psellismus saturninus*). On trouve des faits analogues cités dans Baglivi et de Haen. Ces paralysies des muscles du larynx et de la parole se combineraient assez souvent avec des paralysies partielles des muscles du tronc, et auraient presque toujours une marche chronique.

La *paralysie saturnine* se manifeste après un état d'épuisement des forces ; elle peut affecter des groupes de muscles isolés, ou bien toute la musculature des extrémités supérieures ou inférieures ; elle porte plus rarement sur les muscles du thorax et du dos, sur ceux de la phonation et de la parole, sur les intercostaux et le diaphragme (Duchenne). Sur 98 cas de paralysie des membres supérieurs, Tanquerel ne l'a vue que 5 fois se généraliser, et 1 fois seulement sur 15 cas de paralysie des membres inférieurs ; dans tous les autres cas la paralysie était partielle.

La paralysie saturnine affecte ordinairement les muscles *suivant un ordre déterminé*. A la paralysie de l'extenseur commun des doigts succède celle des extenseurs de l'index et du petit doigt ; viennent ensuite le long extenseur du pouce, le cubital postérieur, le court extenseur et le long abducteur du pouce. Le long supinateur conserve le plus souvent son excitabilité électrique ; dans les paralysies étendues, le deltoïde et le triceps se prennent plus tôt que le biceps. J'ai pourtant observé et publié un cas où la paralysie s'était propagée de haut en bas. La paralysie des extrémités inférieures est beaucoup plus rare, et porte principalement sur les extenseurs de la cuisse et de la jambe. L'*hémiplégie saturnine*, décrite par Stoll, Tanquerel et Andral, est très-rare. Dans la *forme paraplégique*, les sphincters sont toujours épargnés.

Comme *lésions anatomiques*, les anciens observateurs ont noté, dans les autopsies de saturnins, un gonflement, une dégénérescence graisseuse et une décoloration des muscles paralysés, un rétrécissement des vaisseaux sanguins, la diminution de l'hématoglobuline dans le sang ; Lancereaux a signalé (*Gaz. méd.*, mov. 1862) une dégénérescence granuleuse ou graisseuse de la myéline. Gombault a publié récemment (*Arch. de physiol.*, vol. IV, 1873) une observation de paralysie saturnine des membres supérieurs et inférieurs chez une fleuriste ; la moelle et les racines nerveuses étaient intactes ; dans les *muscles*, conservation des stries transversales par places seulement, çà et là augmentation de volume des fibrilles musculaires, avec formation de fissures, et prolifération des noyaux ; dans les nerfs périphériques, à côté de fibres intactes du nerf radial, d'autres présentent une myéline granuleuse, certaines gaînes sont presque complétement vides ; les cylindres d'axe bien conservés ; sur des coupes tranversales, prolifération nucléaire du tissu conjonctif intra-fasciculaire. Dans une observation ultérieure de *paralysie saturnine* par Westphal (*Arch. f. Psychiat.*, IV Bd., 1874), les *muscles* atteints étaient émaciés, avec disparition partielle des stries transversales, et multiplication des noyaux musculaires ; sur des coupes transversales du *nerf radial* après durcissement, on trouve une diminution notable des fibres à myéline ; les espaces intermédiaires tachetés de rouge, faiblement colorés, sont groupés sous forme de petits cercles, et représentent des coupes tranversales de fibres nerveuses comme on l'a observé sur des nerfs régénérés ; ces fibres étaient plus nombreuses dans le tronc nerveux que dans ses branches (affection primitive du nerf radial) ; la moelle, les cornes antérieures et les racines nerveuses étaient intactes.

Dans un cas de saturnisme chronique (avec dyspepsie, coliques, vomissements, diarrhée et collapsus mortel), Kussmaul et Maier ont trouvé (*D. Arch. f. klin. Med.*, IX Bd. H. II) une *sclérose des ganglions cœliaque et cervical supérieur*, avec prolifération du septum conjonctif et déformation des cellules ; dans le cerveau et la moelle, une *périartérite* peu prononcée (une altération inflammatoire des capillaires cérébraux pourrait donner lieu, dans le saturnisme, à des ruptures vasculaires et à des extravasations) ; on constata, en outre, une *atrophie des tuniques muqueuse et musculaire de l'estomac* (stroma conjonctif à fibres amincies, creusé de lacunes et contenant des gouttelettes graisseuses) ; les plaques de Peyer et les follicules isolés étaient rares et complétement atrophiés, la tunique sous-muqueuse de l'intestin épaissie par prolifération abondante du tissu conjonctif. Ici, la raison anatomique de la dyspepsie peut être placée dans le catarrhe gastro-intestinal chronique, avec atrophie des glandes lymphatiques ; pendant les coliques, il y avait eu irritation des fibres sensitives des ganglions abdominaux, ainsi que du tissu conjonctif qui entoure et traverse ces ganglions. Ségond a trouvé aussi une induration du ganglion cœliaque chez des sujets qui avaient succombé à la colique endémique de Cayenne; d'après Tanquerel, cette maladie, ainsi que la colique végétale du Poitou, du Devonshire, de Madrid, sont de nature saturnine.

L'exploration électrique dans les paralysies saturnines présente autant d'intérêt au point de vue de la science qu'au point de vue pratique. L'électricité a été employée avec succès d'abord par Gardane (*Conject. sur l'électricité méd.*, etc., Paris, 1768), et bientôt après par Hàen (*Ratio medendi*, t. III, 1771). Dans les premières années de ce siècle, on a pratiqué l'électro-puncture; les médecins anglais ont eu recours à l'électricité statique (encore employée par quelques-uns, comme Gull), en faisant dégager sur l'épine dorsale les étincelles d'une machine électrique.

Plus tard, les recherches de Duchenne ont montré que la contractilité et la sensibilité électriques sont diminuées dans les muscles paralysés, et que la contractilité s'éteint dans chacun des muscles suivant l'ordre que nous avons indiqué précédemment. Les muscles atrophiés et ne se contractant plus sous l'influence de l'électricité, ne sont plus susceptibles de guérir spontanément; si l'on se sert d'un courant fort, il pénètre à travers les couches atrophiées, jusqu'aux fléchisseurs. Dans plusieurs des cas que jai observés, *la contractilité électro-musculaire avait été atteinte avant la motilité volontaire; dans le cours de la guérison, celle-ci peut se rétablir, tandis que la contractilité électro-musculaire reste encore abaissée à un degré très-prononcé.* Dans quelques cas de paralysie saturnine, Eulenburg et Erb ont constaté une abolition de la contractilité farado-musculaire, avec conservation de la contractilité galvano-musculaire.

Dans les formes de paralysie graves et étendües, on peut (comme je l'ai montré dans mon traité d'électrothérapie) *suivre la diminution ou l'abolition de l'excitabilité galvanique depuis les racines nerveuses jusqu'aux plexus et aux troncs nerveux* (nerf radial); dans les paralysies moins étendues, les racines nerveuses restent perméables à l'excitation galvanique. Par conséquent, l'*excitabilité peut exister dans les parties voisines du centre, lorsqu'au contraire elle a disparu dans les régions périphériques;* elle peut être conservée dans les plexus, tandis qu'elle est déjà abolie dans les troncs nerveux. Sous l'influence de la guérison, le retour de l'excitabilité se fait *du centre à la périphérie*, et s'avance graduellement des racines et des plexus vers les troncs nerveux.

Le *traitement* des affections saturnines doit avoir pour but de fa-

voriser l'élimination du poison et de combattre les accidents pénibles
de la maladie. Contre les coliques, on donne avec succès l'*opium* à
haute dose. Dans les formes très-douloureuses, il importe qu'il soit
absorbé rapidement. A l'occasion de mes recherches sur la résorption
et l'absorption des préparations iodées (*Sitzb. der Kais. Akad. d.
Wiss.*, XLVI Bd., 1872, et *Med. Wschr.*, 1863), en essayant l'absorption de l'iode par les intestins, j'ai démontré aussi les avantages
pratiques des lavements opiacés et de l'absorption intestinale dans
les coliques de plomb. Les résultats sont encore plus rapides avec
les *injections hypodermiques de préparations opiacées ou belladonées*.
Il faut se hâter de recourir à l'injection, dès que se manifestent les
premiers signes d'une attaque ; dans les coliques rebelles, on y revient
encore pendant les périodes de rémission. D'après Didierjean (*Gaz.
hebd.*, VII, 1870), les ouvriers des fabriques de minium qui boivent
plusieurs fois par jour, pendant leurs repos, du lait frais, ne sont
jamais pris de coliques ni d'autres affections saturnines.

Contre les différentes formes de l'intoxication saturnine, on emploie généralement le *traitement à l'iodure de potassium*, mis en honneur par Melsens, et devenu
classique depuis. On part de l'hypothèse que l'iodure de potassium a la propriété
d'amener à une combinaison soluble le plomb accumulé dans l'organisme, et d'en
favoriser l'élimination. D'après les recherches attentives d'Overbeck, Waller et
Schneider, de Vienne, l'emploi de l'iodure de potassium ne favorise pas d'une
manière sensible l'élimination du mercure. Le fait étant démontré pour le mercure, il n'y a guère de motif plausible pour admettre une élimination plus active
du plomb sous l'influence de l'iodure de potassium. Nous manquons sur ce point
de recherches expérimentales, et l'observation n'y supplée pas suffisamment.
Dans les affections saturnines chroniques, il faut longtemps pour que les composés plombiques soient éliminés par les émonctoires naturels (foie, tube digestif,
reins). Tant que l'organisme, profondément atteint, n'a pas recouvré son fonctionnement normal sous l'influence de la rénovation vitale, l'iodure de potassium,
comme j'ai pu m'en convaincre maintes fois, ne peut rien pour le relèvement de
l'organisme malade, pour la régularisation des fonctions troublées.

Pas plus que par l'iodure de potassium, je n'ai obtenu de bons
effets, dans la cachexie saturnine, du traitement électrique immédiat.
Je me suis bien trouvé de l'*électricité*, seulement après qu'on avait
obtenu une amélioration positive de l'état général, sous l'influence
des bains tièdes, d'un air pur, d'une bonne alimentation et du vin. En
raison des faits que nous avons énoncés plus haut, il faudra, surtout
dans les formes graves de paralysie saturnine, comprendre autant
que possible, dans le courant électrique, les parties centrales des
conducteurs nerveux, et diriger un courant galvanique labile, descendant, des racines vers les plexus et les troncs nerveux (tous les
jours pendant huit à dix minutes). On fait agir de cette manière le

ourant galvanique sur les nerfs, à une époque où les fibres nerveuses ntra-musculaires ne sont pas encore perméables, et où l'application ocale du courant faradique aurait peu d'utilité. On fera bien, dans a plupart des cas, d'instituer un *traitement mixte*, en alternant tous es deux jours la galvanisation des troncs nerveux avec la faradisation es muscles paralysés. Dans les cas graves, la guérison exige plusieurs ois.

L'expérience a démontré que les *bains tièdes* répétés, et ensuite les *ains de vapeur* de courte durée, suivis de douches sur les membres aralysés, réussissent chez les saturnins, tandis qu'en général ils upportent mal les bains chauds. Dans les *bains sulfureux* vantés par anquerel, l'action appartient moins au soufre qu'au bain lui-même t à sa température. Les *préparations de strychnine et de brucine*, mployées par Fouquier, ont été chaudement préconisées par Tanuerel; sur 40 cas soumis par lui à ce traitement, le plus grand ombre aurait guéri, les autres auraient éprouvé une amélioration ositive. Dans un cas de paralysie saturnine, j'ai obtenu de bons efets des *injections hypodermiques de strychnine* (1-5 milligrammes ous les deux jours). Enfin le *traitement hydrothérapique* exerce une eureuse influence sur les dyscrasies saturnines et leurs conséquences. Au commencement, on fait tous les jours des frictions humides, uivies de demi-bains à 18°-16° C.; on pratique ensuite des enveloppéments humides (jusqu'au retour de la chaleur), puis des affusions dans un demi-bain, et enfin des douches locales ou des grands bains de courte durée. Cette méthode fournit, comme j'ai pu m'en convaincre, de merveilleux résultats. Dans la répartition des succès entre les différentes méthodes thérapeutiques, la nature est bien loin de l'injustice et de la partialité qui sont chose fréquente chez les hommes.

Les *affections nerveuses mercurielles* doivent être mentionnées à la suite des maladies saturnines. Elles se produisent à la suite de l'absorption de préparations mercurielles par la peau ou par les muqueuses, ou après l'inhalation de vapeurs mercurielles répandues dans l'atmosphère ; elles peuvent entraîner des troubles plus ou moins profonds dans les organes périphériques et centraux. Dans ce dernier cas, on voit survenir des arthralgies mercurielles, des affections des organes des sens, des tremblements dans les membres supérieurs et inférieurs, des paralysies généralisées des bras et des jambes ; quand l'intoxication agit sur l'encéphale, ce sont des vertiges, de l'insomnie, de l'hypochondrie, des attaques épileptiformes, quelquefois même, mais rarement, de la manie et de l'idiotie.

Au point de vue *thérapeutique*, après avoir soustrait le malade à l'action ultérieure du mercure, on en provoque l'élimination en excitant les fonctions intestinales et rénales, au moyen des bains, du séjour à la campagne. Dans les tremblements et les parésies mercuriels, de Haen avait déjà obtenu 9 guérisons (*Ratio med:*, t. III, p. 201-209) par l'électricité. J'ai aussi obtenu de bons résultats de la galvanisation des nerfs ou du traitement faradique des muscles parésiés, dans plusieurs cas de tremblement mercuriel et de parésie (chez les chapeliers, qui manient des préparations au sublimé).

Dans l'*intoxication arsenicale chronique,* on voit survenir, au milieu de symptômes céphaliques, avec névralgies vagues, sensation d'engourdissement, anesthésie, des tremblements des membres, une atrophie et une paralysie des extenseurs aux membres supérieurs, et de la paraplégie. Dans un cas que j'ai publié, ainsi que dans une seconde observation du Smoler (*Zschr. f. prakt. Heilk.,* n°s 19 et 20, 1863), la contractilité et la sensibilité électro-musculaires étaient considérablement diminuées. Chez le dernier de ces malades, qui avait conservé au même degré de la faiblesse des jambes, même après un temps assez long, on obtint une augmentation rapide de la contractilité électrique et un prompt retour de la motilité, en pratiquant tous les jours la faradisation des muscles.

Les paralysies et les troubles de la parole déterminées par l'*oxyde de carbone* peuvent se rattacher à des foyers de ramollissement cérébral (Th. Simon), mais dans les cas graves seulement. Les atrophies et les paralysies des jambes consécutives aux inhalations de *sulfure de carbone* (ouvriers des fabriques de caoutchouc, Delpech) sont des accidents rares. On peut en dire autant de la paralysie des doigts causée par l'*aniline* (comme dans une observation de Clemens avec blessure de la peau), des *paralysies phosphoriques* de l'avant-bras (Gallavardin), ainsi que des paralysies consécutives aux *intoxications légères* (par l'acide cyanhydrique, la nicotine, etc.).

CHAPITRE XXXVIII

TROUBLES NERVEUX DES MALADIES FÉBRILES.

On peut observer des troubles nerveux et des paralysies multiples, aussi bien pendant la durée qu'après la terminaison des maladies fébriles ; ces accidents sont l'expression de phénomènes soit d'irritation, soit de dépression, dans le système cérébro-spinal, ou d'altérations périphériques survenues dans les nerfs et les muscles. Le caractère anatomique de ces lésions n'est pas encore suffisamment éclairci à tous les points de vue. Dans ce qui suit, nous allons passer en revue les troubles nerveux contemporains des maladies fébriles (*subfébriles*), et ceux qui succèdent à leur évolution (*post-fébriles*).

TROUBLES NERVEUX CONSÉCUTIFS AUX MALADIES INFECTIEUSES.

Dans le cours de la *fièvre typhoïde,* on peut observer toute une série de troubles nerveux, depuis les formes les plus légères jusqu'aux plus graves. Parmi les *troubles de la sensibilité,* le plus précoce est l'*hyperesthésie,* qui a été mise en évidence surtout par Fritz (*Gaz. méd.,* n°s 5-7, 1864). Elle fait partie des premiers symptômes de la maladie, tantôt ne durant que quelques jours, tantôt persistant encore dans la deuxième semaine. Cette hyperesthésie s'observe surtout chez les femmes et les enfants, toujours plus excitables. Quelquefois elle est assez prononcée pour que le plissement de la peau, une légère pression de l'ongle, et même, dans les cas les plus marqués, le poids des couvertures, causent aux malades les plus vives douleurs. L'hyperesthésie cutanée occupe toujours une étendue considérable du tégument externe, aux membres ou au tronc; sa direction est ordinairement ascendante. L'hyperesthésie musculaire, souvent combinée à des douleurs musculaires spontanées et à l'hyperesthésie cutanée, est pour les malades la source d'accidents insupportables ; elle leur rend impossible tout mouvement, les condamne à un repos absolu, et peut aboutir à des contractures des plus pénibles. L'hyperesthésie musculaire peut occuper presque tous les muscles des extrémités, ainsi que le cou, le thorax et l'abdomen. Elle fait ordinairement son apparition en même temps que l'hyperesthésie cutanée. L'*anesthésie,* plus ou moins étendue, est un symptôme souvent assez rebelle, et appartenant presque toujours à la convalescence. J'ai observé dans les jambes (aux mollets), à la suite de fièvres typhoïdes, une anesthésie des couches superficielles et une hyperesthésie des parties profondes, comme Türck l'a noté dans les névralgies.

Chez un convalescent de fièvre typhoïde, âgé de 20 ans, observé à l'hôpital général de Vienne, il y avait une *anesthésie du nerf médian gauche,* des faces antérieure et externe du membre inférieur du même côté, une *mydriase droite avec affaiblissement de l'accommodation, et une perte de l'ouïe à droite* (la montre n'était entendue que si on l'appliquait sur le pavillon de l'oreille ; le tympan, examiné par Politzer, fut trouvé normal). En faisant passer des courants galvaniques forts de l'épine dorsale au plexus brachial, ou du plexus au nerf médian, on constatait l'absence de sensibilité périphérique dans les trois premiers doigts; la motilité était partout conservée. On obtint une amélioration rapide par la galvanisation.

Citons encore, parmi les troubles nerveux de la fièvre typhoïde, les *douleurs névralgiques*, qui surviennent dès la première semaine dans certains nerfs (souvent du côté du nerf occipital, du sus-orbitaire, Nothnagel), ou bien qui se montrent seulement à la suite de la maladie dans la colonne vertébrale, les lombes, dans les nerfs des bras ou des pieds, et peuvent même s'accompagner d'hyperesthésie passagère.

J'ai publié (*Med. Presse*, n° 3, 1867) l'observation d'un typhique très-éprouvé par la maladie, présentant des taches hémorrhagiques sur la poitrine, et atteint au quatrième septenaire d'une eschare à la tubérosité externe du coude gauche, avec gonflement de la face externe de l'avant-bras; il survint en outre une *névralgie du nerf radial et de ses rameaux cutanés externes*, qui apportait une gêne considérable dans les mouvements de la main. Le malade mourut au cours de la cinquième semaine, et à l'autopsie on trouva : pneumonie hypostatique gauche, hypertrophie aiguë de la rate, gonflement et pigmentation des plaques de Peyer et des follicules isolés. *Sur le condyle externe du coude gauche et au niveau de sa partie moyenne*, un ganglion lymphatique très-augmenté de volume, logeant dans une de ses dépressions le nerf cutané médian; *la veine basilique, accolée au ganglion hypertrophié, subissait une compression évidente*. Le nerf radial n'était pas atteint.

Nous avons déjà parlé de la *contracture*, parmi les *troubles de la motilité* consécutifs à la fièvre typhoïde. Elle peut aussi laisser à sa suite différentes sortes de *paralysies*. Ainsi la paralysie des cordes vocales a été observée par Türck chez les adultes, par Bierbaum et Friedreich chez les enfants. Hervieux et Griesinger ont publié des observations de ptosis et de strabisme externe ; dans un cas de ce genre, terminé par la mort, on ne découvrit d'altérations ni dans le cerveau, ni dans les nerfs. Wunderlich, Griesinger et Seitz ont rapporté des cas de paralysie complète ou incomplète des extrémités inférieures. Dans une observation de Leudet (*Gaz. des hôp.*, n° 58, 1861), pendant la convalescence d'une fièvre typhoïde légère, on vit survenir une *paralysie ascendante*, qui s'étendit des membres inférieurs aux membres supérieurs, puis aux muscles de la respiration, et se termina par la mort après une durée de six jours. On ne trouva d'altérations ni dans les centres nerveux, ni dans le larynx. Un garçon de seize ans soigné par M. Meyer avait conservé, à la suite d'une fièvre typhoïde, une anesthésie de la moitié droite du corps, une atrophie du bras droit, et une paralysie complète des muscles animés par le nerf cubital du côté droit. Des observations que j'ai recueillies à l'hôpital général de Vienne pendant deux épidémics de fièvre typhoïde, il résulte que les paralysies consécutives varient en étendue et en intensité. Dans les cas légers, il y a seulement parésie de certains groupes musculaires, le malade ne peut fermer le poing, la pression de la main est très-faible, l'écriture très-difficile ; les sensibilités électro-musculaire et électro-cutanée sont notablement diminuées. Dans les formes graves et heureusement plus rares, la paralysie peut atteindre une moitié du corps ou les deux extrémités inférieures.

J'ai eu à soigner, chez un homme de 26 ans, 5 mois après une fièvre typhoïde grave, une *hémiplégie gauche;* les mouvements de l'épaule et du coude étaient très-difficiles, ceux du cou-de-pied ne s'exécutaient qu'avec beaucoup d'efforts. La contractilité électro-musculaire était un peu diminuée, seulement à la jambe (par comparaison avec le côté sain). Dans deux cas (chez des garçons de 14 et 16 ans), 6 et 9 mois après la fièvre typhoïde, l'hyperesthésie avait disparu, et on constatait très-nettement une *paralysie des jambes*, qui fut prise par plusieurs médecins pour une paralysie spinale. La contractilité électro-musculaire était très-diminuée ou abolie dans les extrémités inférieures, ainsi que l'excitabilité galvanique des nerfs. Sous l'influence des bains tièdes, d'une bonne alimentation et du vin, la sensibilité se rétablit graduellement, puis la motilité; on vit ensuite reparaître l'excitabilité galvanique des nerfs, tandis que la contractilité électro-musculaire, alors même que le malade pouvait déjà marcher, ne revint que plus tard et peu à peu, surtout aux jambes.

Les troubles nerveux concomitants ou consécutifs à la fièvre typhoïde peuvent être d'origine centrale ou périphérique. Comme preuves de leur nature cérébrale, on observe souvent des symptômes d'irritation ou de dépression (contractures unilatérales, tremblements, aphasie, délire partiel ou maniaque, folie aiguë, hémiplégie avec conservation de la contractilité électro-musculaire). L'origine *spinale* de beaucoup des troubles nerveux en question est démontrée par certains symptômes concomitants (hyperesthésies ou anesthésies étendues aux deux côtés du corps, paralysies de la vessie et du rectum) ; par la paralysie ascendante aiguë observée par Leudet, montant des membres inférieurs aux bras et se terminant rapidement par la mort; par les faits d'atrophie musculaire progressive, d'ataxie ou de sclérose de la moelle à la suite de la fièvre typhoïde (observation d'Ebstein chez un typhique atteint de troubles de la parole et de la coordination) ; enfin par l'atrophie du grand sympathique constatée par Astegiano dans un cas d'ulcérations étendues à une moitié du corps. Dans quatre cas de Beau il y avait, outre de l'hypérémie spinale, des foyers de ramollissement dans la substance grise. Certaines monoplégies consécutives à la fièvre typhoïde sont d'origine *périphérique;* telles sont les paralysies de groupes musculaires distincts, dépendant de troubles de nutrition dans les nerfs correspondants, avec anesthésies partielles et abolition de l'excitabilité électrique. Dans quelques cas, on peut rapporter ces symptômes à une névrite à marche favorable.

Zenker a démontré le caractère périphérique d'un grand nombre de paralysies consécutives à la fièvre typhoïde, en faisant connaître les *lésions anatomiques de la substance musculaire* (*Veränderungen der willkürl. Muskeln im Typhus abdom.* 1864). Zenker distingue une *dégénérescence granuleuse* (dépôt de fines granulations moléculaires dans la substance contractile des faisceaux musculaires), et une *dégénérescence cireuse* (transformation de la substance contractile en une matière homogène, incolore, cireuse, brillante, avec disparition des stries transversales). Ces dégénérations se rencontrent le plus souvent dans les adducteurs de la cuisse, le transverse de l'abdomen, le psoas, les obturateurs, le triceps, le petit pectoral ; quelquefois elles existent symétriquement des deux côtés. Elles semblent atteindre leur plus grand développement pendant la deuxième ou au début de la troisième semaine, se maintenir au même point pendant les troisième et quatrième semaines, pour disparaître pendant les cinquième ou sixième semaines.

A cette époque, on voit se former dans le périmysium des cellules tantôt petites, rondes, anguleuses, tantôt plus grosses, fusiformes et ramifiées, ou bien des faisceaux allongés, parsemés de groupes nucléaires, dont la transformation en fibres musculaires est démontrée par l'apparition de stries transversales, et qui présentent une grande analogie avec les formes qu'on observe pendant le développement embryonnaire des muscles striés. D'après Waldeyer, la régénération des fibres se ferait par les tuyaux des cellules musculaires (*Muskelzellenschläuchen*), d'après E. Neumann, par la scission longitudinale des anciennes fibres.

Les altérations de la substance musculaire, décrites plus tard par Hayem (*Arch. de physiol.*, t. III, 1870), dans la fièvre typhoïde et d'autres maladies fébriles, sont de nature inflammatoire. Popoff a constaté récemment (*Virch. Arch.*, 61 Bd., 1874), dans un grand nombre de maladies infectieuses, fièvre typhoïde et typhus exanthématique, choléra, fièvre récurrente, affections puerpérales, pyoémie, des transformations granuleuses du tissu musculaire (inflammation musculaire parenchymateuse de Virchow). A côté de la dégénérescence cireuse et de l'augmentation des noyaux musculaires, on voyait dans les muscles malades des *altérations inflammatoires des tuniques moyenne et interne des vaisseaux ;* il en résultait une diminution de résistance, qui rendait compte des ruptures vasculaires et des hémorrhagies observées dans le tissu musculaire. Les artères des autres organes ne présentaient aucune altération.

Le *pronostic* des troubles nerveux, dont nous venons de nous occuper, est favorable ; dans la plupart des cas ils se terminent par la guérison, qui toutefois ne survient pas avant trois ou sept mois dans la forme paraplégique (Kennedy, Rilliet). Quand la convalescence traîne en longueur, on prescrit avec avantage le séjour à la campagne, les eaux ferrugineuses légères ; dans les anesthésies et les parésies persistantes des membres, on obtient de bons effets de l'électrothérapie (galvanisation des troncs nerveux, faradisation de la peau et des muscles), ainsi que de l'hydrothérapie (frictions, enveloppements de courte durée, demi-bains refroidis; contre l'anesthésie, douches locales). Quand les troubles psychiques se prolongent, il faut recourir aux procédés hydrothérapiques mitigés ; contre les états d'excitation, Delasiauve recommande la quinine et le camphre en lavements ; dans les formes graves avec torpeur, on aura recours à l'acétate d'ammoniaque (30-40 gouttes par jour), à l'exercice en plein air, aux voyages, et au traitement moral.

Troubles nerveux consécutifs aux maladies fébriles aigües et aux exanthèmes. On observe aussi des troubles de la sensibilité et du mouvement, comme conséquences du rhumatisme aigu, de la pneumonie, de la pleurésie (Durozier), de la bronchite et de la tuberculose; les troubles du mouvement ont été surtout étudiés par Gubler (*Arch. gén.*, 1860) sous le nom de « paralysies amyotrophiques » ; mais ils ne résultent pas toujours, comme il le croit, de névrites avec troubles de nutrition de la substance musculaire. J'ai publié un cas de paraplégie consécutive à une pneumonie, où la paralysie de la jambe droite était accompagnée d'une anesthésie de la partie antérieure de la cuisse, avec diminution de la contractilité et de la sensibilité électro-musculaires. La guérison fut obtenue en quatre semaines par la faradisation et les bains tièdes. Nous avons déjà cité, page 24, l'abolition de la contractilité et de la sensibilité électro-musculaires, observée dans un cas de rhumatisme cérébral avec mélancolie très-prononcée.

A la suite des *exanthèmes aigus*, on peut observer de nombreux troubles moteurs et sensitifs, de nature tantôt centrale, tantôt périphérique. Ainsi on a vu après la *rougeole* des hémiplégies (Barthez et Rilliet), des paralysies généralisées (Liégeard) ou circonscrites. Après la *scarlatine* on a signalé l'hémiplégie (Kennedy), la paraplégie (Revillout, Shepherd), et la paralysie apoplectiforme avec aphasie persistante (Eulenburg). La *variole* laisse quelquefois à sa suite des troubles graves, rebelles, sous forme d'aphasie (chez un malade que j'ai soigné, elle s'accompagnait de symptômes céphaliques), d'hyperesthésie initiale avec anesthésie consécutive, et de paralysies concomitantes. Ce sont quelquefois des paralysies circonscrites des membres supérieurs, plus souvent des formes paraplégiques affectant les extrémités inférieures. Dans deux cas de ce genre, Westphal a trouvé dernièrement (*Arch. f. Psych.*, IV Bd) une myélite disséminée par places (ramollissement avec production de cellules granuleuses), et affectant la substance blanche, surtout au niveau des cordons latéraux, et les colonnes grises ; mêmes résultats dans un cas de phthisie pulmonaire, avec troubles moteurs et sensitifs dans les jambes. Ajoutons enfin qu'on a observé dans l'*érysipèle* des paralysies des nerfs crâniens et des paraplégies, le plus souvent à terminaison favorable.

Troubles nerveux diphthéritiques. Les premières observations de paralysies diphthéritiques (Ghisi, Fothergill) datent du siècle dernier et n'avaient guère attiré l'attention. On se préoccupa davantage des troubles nerveux diphthéritiques après les travaux d'Orillard (1831) et Herpin (1843), et ils furent ensuite étudiés avec soin par Trousseau (*Gaz. des hôp.*, 1855), Bretonneau (*Arch. gén.*, 1855), Maingault (*De la paralysie diphthérique*, 1860), Jenner (*Diptheria*, etc., 1861), Weber (*Virch. Arch.*, 1862), etc. Après la terminaison de la maladie locale, qui occupe le plus souvent la gorge, beaucoup plus rarement la peau, les fosses nasales, les conjonctives, la vulve, ou le conduit auditif externe, il peut s'écouler un intervalle de quelques jours ou de plusieurs semaines, avant que se manifestent les premiers indices des troubles nerveux. Ce sont, dans beaucoup de cas, des vomissements violents et un ralentissement du pouls. *La paralysie du pharynx et du voile du palais* (avec troubles de la déglutition, voix nasonnée, impossibilité de sucer, de se gargariser, de souffler, anesthésie de la luette et du voile du palais, abolition de l'excitabilité faradique) est un des symptômes les plus précoces et les plus fréquents. La paralysie diphthéritique peut ensuite gagner les muscles les plus divers, l'épiglotte, les cordes vocales, la langue, les muscles oculaires, le sphincter des pupilles et le tenseur de la choroïde, avec mydriase et paralysie de l'accommodation.

J'ai observé, à l'hôpital des enfants Saint-Joseph, à Vienne, un cas de *paralysie faciale diphthéritique*, que je crois unique jusqu'ici (*Med. Presse*, n° 26, 1868) ; les muscles moyens de la face, atteints de paralysie, avaient perdu leur contractilité faradique, mais en conservant leur excitabilité au courant continu ; après la guérison de la paralysie, la même différence subsistait dans l'action des deux courants. L'enfant, âgé de 2 ans et demi, mourut au bout de 14 jours (de catarrhe intestinal chronique); à l'examen microscopique, on ne trouva rien d'anormal. Le même fait négatif a été constaté par Ziemssen (*die Elektricität in der Medizin*, 1866), dans un cas de paralysie diphthéritique du voile du palais et du pharynx; enfin Leube (*Arch. f. klin. Med.*, VI, Bd) a observé dans l'angine diphthéritique une prédominance des secousses à la fermeture de l'anode sur la fermeture de la cathode dans le muscle azygos de la luette.

Outre les petits muscles dont il vient d'être question, la paralysie atteint aussi ceux *du tronc et des extrémités*. On peut observer en cela tous les degrés possibles, depuis une légère incertitude dans la marche, jusqu'à l'ataxie (Eisenmann et Brenner), mais rarement jusqu'à une paralysie complète. La contractilité et la sensibilité électro-musculaires sont ordinairement diminuées, ainsi que l'excitabilité galvanique des nerfs; celle-ci est quelquefois augmentée, mais seulement dans les troubles de coordination très-prononcés. Comme *troubles sensitifs* on observe, au début, de l'hyperesthésie, ensuite de l'anesthésie, jusqu'à une légère sensation d'engourdissement. Les *troubles visuels* (asthénopie, dilatation des pupilles, hypermétropie, plus rarement myopie, sans modifications visibles à l'ophthalmoscope) apparaissent souvent, d'après ce que nous avons dit plus haut, en même temps que les troubles de la déglutition. Les autres organes des sens sont aussi plus ou moins affectés. Pendant la période de paralysie, on a vu des *paralysie de la vessie et du rectum ;* Trousseau, Maingault, etc., ont observé chez les hommes jeunes une *impuissance* durant plusieurs semaines, quelquefois même des mois. *Les caractères de l'affection primitive sont sans aucune relation avec l'intensité des troubles nerveux consécutifs*, car on voit des formes légères de diphthérie être suivies de paralysies, quand d'autres fois des cas graves se terminent sans accidents nerveux. Sur 190 observations de Weber et d'autres auteurs, on trouve 16 fois des troubles moteurs (soit environ 8, 5 pour 100); à l'hôpital des Enfants, sur 210 cas de diphthérie, Roger a compté 36 cas de paralysies, soit plus de 16 pour 100. Le poison de la diphthérie est transmissible directement par les solutions de continuité du tégument externe, aussi les plus grandes précautions sont-elles nécessaires pour prévenir de la diphthérie des plaies dans les hôpitaux.

Dans un cas de Patterson (*Med. Times*, nᵒ 858, 1868), un homme fut atteint d'une paralysie de toutes les extrémités, à la suite d'une ulcération phagédénique de l'index droit; cet homme, ayant une légère écorchure à ce doigt, l'avait introduit dans la bouche de son enfant, atteint de diphthérie ordinaire. Le père n'avait rien contracté à la gorge. Au moment des épidémies de diphthérie, les plaies d'opération, même chez les malades isolés, sont disposées aux affections diphthériques, comme l'a prouvé dernièrement la mort regrettable de l'illustre Griesinger ; après l'ouverture d'un vaste abcès périty phlique, il fut pris de diphthérie de la plaie ;

celle-ci pourtant redevint tout à fait simple et était déjà cicatrisée, lorsqu'il fut pris de symptômes paralytiques étendus (muscles de la parole, de la déglutition, des extrémités, enfin de la respiration), et succomba au bout de 70 jours.

Dans les cas de mort subite, que Thompson a observés chez des convalescents présentant du ralentissement du pouls, des syncopes, des vomissements, souvent des attaques épileptiformes, on trouvait dans le ventricule droit des caillots durs, stratifiés, adhérant aux piliers charnus et aux tendons. Dans d'autres cas, les malades succombaient à la dégénérescence graisseuse du cœur, à une pneumonie intercurrente, à la maladie de Bright ou à la paralysie du diaphragme.

Quant aux *altérations anatomiques des systèmes nerveux et musculaire* dans la paralysie diphthéritique, nous sommes jusqu'ici très-pauvres en observations. D'après Buhl *(Zschr. f. Biol.* III, Bd. 1867), l'exsudat diphthéritique, qui consiste dans une infiltration nucléaire du tissu conjonctif et du tissu muqueux, se retrouverait aussi dans la gaîne des nerfs paralysés; Charcot et Vulpian ont constaté de leur côté, dans la paralysie diphthéritique du pharynx, une dégénération des nerfs moteurs du voile du palais. D'après les recherches expérimentales de Oertel *(Arch. f. klin. Med.*, VIII, Bd. 1871), la diphthérie de l'homme serait transmissible aux animaux et caractérisée par une prolifération abondante de spores de micrococcus. Dans un cas d'ataxie diphthéritique, on a trouvé des proliférations nucléaires étendues dans les muqueuses, dans la substance musculaire (avec atrophie et dégénérescence graisseuse), dans les méninges et les vaisseaux du cerveau et de la moelle, dans les cornes antérieures, autour du canal central (exsudat croupal riche en cellules), et dans les gaînes des nerfs. Il y avait en outre des hémorrhagies capillaires dans les substances blanche et grise des centres nerveux, dans les gaînes des racines nerveuses et des nerfs périphériques. De nouvelles observations sont encore nécessaires pour confirmer ces résultats.

D'après l'opinion de tous les observateurs, le *pronostic* est généralement favorable. Suivant l'intensité et l'étendue des troubles nerveux, la guérison peut se faire en quelques semaines, ou, dans les cas graves, au bout de six mois et au delà. Un ralentissement persistant du pouls (au dessous de 40 par minute) constitue, d'après Weber, un symptôme inquiétant.

Un certain nombre de cas guérit par les ferrugineux, le grand air, une bonne alimentation et les bains. Quand les paralysies se prolongent, on obtient de bons effets des *injections sous-cutanées de strychnine*, de 5 milligrammes à 1 centigramme par jour, de la faradisation localisée et de l'excitation galvanique des nerfs. Mais il ne faut pas attendre trop longtemps avant de recourir à l'*électricité*. On accélère la guérison par son emploi judicieux et soutenu. On a aussi obtenu de bons résultats de l'*hydrothérapie* méthodique et des *bains de mer*.

CHAPITRE XXXIX

PARALYSIES ANÉMIQUES ET RÉFLEXES.

Après les nombreuses formes de paralysie que nous venons de passer en revue, nous allons étudier celles où l'action motrice des centres nerveux est entravée par un affaiblissement général de l'organisme et une insuffisance morbide de l'afflux sanguin (paralysies anémiques essentielles) ; nous verrons ensuite les cas où des arrêts limités de la circulation entraînent des troubles locaux de la motilité (paralysies anémiques ou ischémiques locales) ; nous terminerons enfin par les paralysies dites réflexes, et nous ferons voir qu'elles semblent résulter rarement de troubles morbides réfléchis sur les centres nerveux, mais bien plutôt d'altérations centrales primitives.

PARALYSIES ANÉMIQUES ET ISCHÉMIQUES.

Les altérations qualitatives de la masse sanguine que laissent après elles les maladies générales graves exercent souvent une influence fâcheuse sur les fonctions motrices des centres nerveux. Les modifications importantes du sang, consistant dans la diminution des globules rouges et l'augmentation de l'eau, peuvent aboutir à ces formes de *paralysies anémiques* qu'on observe après beaucoup de maladies chroniques, diarrhée profuse, dysenterie, scorbut, métrorrhagies, hémorrhagies intestinales, hématurie, diabète, chlorose intense, fièvres intermittentes graves et cachexies diverses. Dans ces cas, la marche est toujours difficile et devient complétement impossible à la fin ; dans les membres, dont la paralysie est presque toujours incomplète, on trouve la température abaissée et la contractilité électro-musculaire diminuée ; cependant, les mouvements sont encore possible en partie pendant le repos au lit, la vessie et le rectum conservent en général leur fonctionnement normal.

Dans les *paralysies ischémiques*, les troubles moteurs et sensitifs sont causés par une suspension partielle ou complète de l'afflux du sang artériel. Les premières recherches sur ce sujet ont été entreprises par Stenson (*Elem. myolog. specimen*, Flor., 1667) ; en comprimant ou en liant l'aorte abdominale sur des lapins, au-dessous des artères rénales, il produisait une paraplégie complète des membres postérieurs, qui disparaissait au bout d'un certain temps quand la compression n'avait pas été trop prolongée. D'après Longet, Stannius, Schiff, Kühne, Vulpian, et surtout d'après les recherches de Schiffer (*Centralblatt*, n⁰ˢ 37 et 38, 1869), la paraplégie et l'anesthésie obtenues dans les expériences de Stenson seraient la conséquence de l'anémie spinale, par oblitération des branches spinales des artères lombaires. L'excitabilité des nerfs diminuait du centre à la périphérie, ainsi que la contractilité électro-musculaire, qui persistait plus longtemps.

Barth a observé sur une femme de 50 ans (*Arch. génér.*, 1855) un cas de *paraplégie ischémique ;* on trouva à l'autopsie, au-dessous du point d'émergence des artères rénales, une *oblitération de l'aorte* par un caillot solide. Chez un malade de Gull (*Dublin quarterly Journ.*, 1856), qui avait présenté une paraplégie et une anesthésie à invasion subite, avec paralysie des sphincters, on constata l'absence de pulsations dans l'aorte abdominale et les artères des extrémités inférieures, mais par contre une dilatation des artères mammaires ; pendant les mois suivants, il s'établit une circulation collatérale par les artères thoraciques et abdominales, et la motilité s'améliora, mais l'absence de pulsations persista dans l'aorte abdominale et ses branches. On voit beaucoup plus souvent des *paralysies limitées à certains membres*, par oblitération ou compression de leurs troncs artériels ; le caractère intermittent de ces paralysies a pour causes l'insuffisance de l'afflux sanguin et l'épuisement facile des nerfs ; ainsi un malade de Charcot (*Gaz. méd.*, 1859) avait une attaque de paralysie de la jambe droite après avoir marché peu de temps, et chaque fois la paralysie disparaissait par le repos. A l'autopsie on trouva un *anévrysme de l'iliaque primitive droite*, avec *transformation fibreuse du tiers inférieur du vaisseau*, et rétrécissement considérable des branches correspondantes. Frerichs a publié aussi un cas analogue (sans autopsie).

Dans des expériences sur des lapins, que j'ai citées précédemment (compression des artères iliaque et crurale d'un côté, sur des animaux curarisés, ou seulement narcotisés), il y avait de la rigidité musculaire, et j'ai constaté, en outre, par l'électro-poncture, une *diminution graduelle de l'excitabilité musculaire farado-galvanique, jusqu'à abolition complète* (au bout de deux heures environ). Quand on cessait la compression des artères, on voyait l'*excitabilité des muscles aux deux courants se rétablir suivant une gradation évidente*. Si l'on cessait de pratiquer la respiration artificielle sur l'animal curarisé, la contractilité électro-musculaire s'éteignait dans le membre qui avait été privé de sang, beaucoup plus vite que dans son congénère dont la nutrition avait été entretenue plus longtemps par le courant sanguin. Comme épilogue à ces expériences, je donne ici dans ses traits principaux une observation, recueillie dans le service du Dr Scholz, de *paralysie ischémique de la jambe gauche avec disparition rapide de l'excitabilité galvanique*, par suite d'un *anévrysme de l'artère crurale gauche.*

Un homme de 50 ans raconte que, le 31 octobre 1869, il a été pris subitement, pendant la marche, d'une douleur violente dans la jambe gauche, rendant tout mouvement ultérieur impossible, et ayant nécessité, le jour suivant, le transport du malade à l'hôpital genéral de Vienne. En l'examinant, on trouve dans la région du trou ovale une tumeur solide, à peu près de la grosseur d'une châtaigne, à soulèvements isochrones avec le pouls crural, et ne faisant entendre aucun bruit à l'auscultation.

Appelé au bout de deux jours auprès du malade, je trouve la cuisse gauche beaucoup plus froide que la droite, ses mouvements d'extension à peine appréciables, *la contractilité et la sensibilité électro-musculaires considérablement diminuées dans les extenseurs de la cuisse* (par comparaison avec les muscles correspondants du côté sain). Le 3 novembre (4 jours après le début de la maladie), on constatait par *l'excitation faradique, une abolition de la contractilité électro-musculaire* à la face antérieure de la cuisse gauche. Le lendemain apparurent à la jambe gauche les premiers signes d'une coloration livide; la gangrène fit des progrès incessants pendant les semaines suivantes; il y eut plusieurs frissons, et le malade mourut le 24 novembre.

À l'autopsie, on trouva au voisinage du trou ovale un *anévrysme sacciforme, gros comme une noisette, provenant de la face postérieure de la crurale gauche*, soulevant cette artère, et s'ouvrant dans sa cavité par une ouverture elliptique, de la grandeur d'un grain de café; autour de cet orifice, la paroi artérielle paraît épaissie, et par la forte tension existant au-dessous du collet de l'anévrysme, le calibre de l'artère est tellement rétréci qu'il ne laisse plus passer qu'une sonde de petit calibre; le sac de l'anévrysme est rempli de caillots jusqu'au niveau de la cavité artérielle. L'artère fémorale profonde et le point d'émergence de l'artère poplitée sont oblitérés par des thrombus solides, adhérents.

B. PARALYSIES RÉFLEXES.

Les paralysies réflexes, telles qu'on les observe dans les affections du tube digestif, de l'utérus, des voies urinaires (Leroy d'Étiolles), seraient, d'après Romberg, Stanley, Graves, des paralysies motrices spinales, produites par une suspension de l'influence sensitive des fibres du grand sympathique; pour Brown-Séquard, elles résulteraient d'une irritation chronique des organes génito-urinaires, avec rétrécissement consécutif des vaisseaux de la moelle et atrophie de la partie correspondante. Pour justifier son opinion, Romberg s'est appuyé surtout sur les recherches de Comhaire, qui a vu survenir chez les chiens, après l'extirpation d'un rein, une parésie du membre postérieur correspondant. Mais Gull a fait remarquer l'importance des lésions nerveuses inséparables de ce genre d'expériences ; il fait ressortir aussi ce fait d'observation, que la paraplégie s'observe presque exclusivement dans les cas chroniques, alors que l'innervation des muqueuses est déjà émoussée ; les paralysies en question résulteraient donc de l'inflammation des organes urinaires propagée jusqu'à la moelle. Remak considère ces affections comme des névrites sacro-lombaires. Enfin Jaccoud a émis l'opinion que l'irritation de la vessie enflammée agit par épuisement sur le centre spinal, sans fournir d'ailleurs aucune considération physiologique ou pathologique à l'appui de cette opinion.

Levisson a été plus heureux dans ses démonstrations expérimentales (*Arch.*, de Reichert et Dubois-Reymond, 1869) ; il a vu survenir chez les animaux une paralysie de l'arrière-train, à la suite d'une ligature ou de pincements des membres antérieurs ; des froissements de l'utérus, des reins, de l'intestin ou de la vessie produisaient aussi, outre une abolition de l'excitabilité réflexe, une paralysie des membres postérieurs durant aussi longtemps que le traumatisme et pouvant disparaître ensuite ; c'était comme un arrêt dans le fonctionnement des centres nerveux moteurs, par suite d'une irritation excessive des fibres sensitives.

Tandis que ces recherches sont propres à démontrer que des irritations nerveuses périphériques peuvent suspendre d'une manière passagère les fonctions de la moelle (conductibilité et action réflexe), il résulte des expériences récentes de Tiesler et Feinberg que de violentes irritations périphériques peuvent se propager jusqu'à la moelle et l'entraîner dans le processus morbide. En cautérisant le nerf sciatique sur des lapins, Tiesler (*Ueber Neuritis, Diss. Königsb.*, 1869) a déterminé une paraplégie et la mort des animaux en quelques jours. A l'autopsie on trouvait, *outre un foyer d'inflammation au point cautérisé, un second foyer dans la moelle*, correspondant au point d'entrée des racines du sciatique. Chez des animaux enduits de vernis, qui succombaient avec du tremblement, de l'hyperesthésie, des anesthésies partielles, de l'augmentation des réflexes, des crampes et de la paralysie, Feinberg a trouvé (*Centralblatt*, n° 35, 1873), outre une dilatation des vaisseaux cutanés, des capillaires du poumon et des ramifications de la veine-porte, une *hypérémie des méninges*, et *une rougeur foncée de la moelle cervicale* (apoplexies capillaires) ; dans les cas qui se prolongeaient, il y avait une *forte prolifération de la névroglie, avec atrophie des tubes nerveux par compression.* Ainsi, l'irritation des nerfs cutanés aurait pour effet une paralysie réflexe des centres de l'innervation vasculaire dans la moelle.

Si l'on examine les observations de paralysie réflexe que nous fournit la littérature médicale, on trouve dans un grand nombre de cas des lésions matérielles de la moelle. Les anciens faits de paralysies consécutives à des affections génito-urinaires laissent à désirer comme précision, surtout au point de vue de l'état de la moelle. Des observations plus récentes ont donné à cet égard des résultats positifs.

Dans plusieurs cas de ce genre (obs. de Fournier, Mannkopf, Feinberg), on a trouvé des tumeurs entre les vertèbres et les méninges spinales ; une fois c'était une tumeur provenant du mésentère, avec ramollissement de la moelle : dans les cas de Gull (paraplégie suite de cystite ou de néphrite), il y avait méningite spinale, ramollissement, atrophie ou dégénérescence graisseuse d'une partie des cordons antérieurs. Chez un malade de Kussmaul (*Würzb. Zeitschrift,* IV Bd., 1863) atteint de paraplégie, suite d'inflammation chronique des voies urinaires, on voyait une dégénérescence graisseuse des tubes nerveux dans les deux nerfs sciatiques, avec dégénération athéromateuse des artères du bassin. Dans un autre cas de Kussmaul et Mayer (*Arch. f. klin. Med.* 5, H. 1866), c'était une paralysie ayant débuté par de la fièvre et de la néphrite, et s'étant étendue rapidement à tous les membres, avec de vives douleurs musculaires et de l'insensibilité à l'excitation électrique ; la cause était une périartérite noueuse (épaississement et nodosités dans un très-grand nombre d'artères, prolifération nucléaire et cellulaire abondante dans les parois vasculaires, dégénérescence granuleuse ou graisseuse des muscles, avec accumulation de graisse dans les filets nerveux situés autour des nodosités artérielles). Sur trois observations rapportées par Leyden (in *Dissert. inaugur.*) de paraplégies suites d'affections vésicales, avec symptômes d'excitation du mouvement et de la sensibilité au début, et plus tard avec paralysie, on trouva deux fois à l'autopsie un ramollissement diffus de la moelle.

Il faut encore tenir compte ici d'une circonstance trop négligée en général. L'affection vésicale constitue parfois, même pendant des années, le seul symptôme d'une maladie spinale à marche latente. Dans plusieurs cas qui m'ont été adressés par le professeur Dittel, l'exploration de la vessie avait donné des résultats négatifs, tandis que par un examen attentif de la motilité ou de la sensibilité, on trouvait une diminution ou une abolition des différentes formes de la sensibilité dans les jambes ; au tronc, une excitabilité anormale des troncs nerveux ou de la sphère génitale, etc. Souvent, dans les cas de ce genre, les symptômes spinaux tardent à se manifester clairement ; comment pourrait-on les faire procéder de l'affection vésicale existant longtemps auparavant ? Il est très-probable qu'on a considéré comme des paraplégies réflexes beaucoup de cas de myélite centrale à marche aiguë, surtout lorsqu'on ne découvrait pas d'altérations caractéristiques à l'examen macroscopique de la moelle.

L'interprétation de Lewisson sur les paralysies réflexes n'est applicable qu'à un petit nombre de cas et à des formes rares. Ainsi Echeverria rapporte l'histoire d'une malade (*Americ. med. Times*, 1865), atteinte d'antéversion utérine et d'ulcérations du col, et qu'il soumit à l'action d'un courant faible, en plaçant l'un des pôles sur la symphyse du pubis et l'autre sur le col de l'utérus. Il se produisit aussitôt des douleurs violentes et des tremblements dans les jambes, qui furent complétement paralysées pendant quatre heures ; les symptômes de paralysie ne disparurent complétement qu'au bout de quatorze heures. Dans un second cas de Nonat, il y eut perte de connaissance et paraplégie à la suite d'une cautérisation du col.

Chez une malade de Landry, la paralysie disparut après redressement de l'utérus infléchi. J'ai publié l'observation d'une jeune fille de 23 ans, qui avait depuis trois semaines, à la suite de douleurs· et de crampes abdominales, une parésie des jambes ; les douleurs ayant cessé, tout mouvement restait encore impossible hors du lit. Par le toucher, je trouvai une épingle profondément enfoncée dans le vagin ; les douleurs et la parésie disparurent rapidement après l'extraction du corps étranger. La jeune fille avoua plus tard que, sur le conseil d'une voisine, elle s'était introduit une épingle dans le vagin pour faire couler ses règles plus abondamment.

D'après ce qui précède, on peut compter que le cadre des paralysies réflexes se rétrécira de plus en plus, à mesure que l'examen objectif de tous les cas douteux sera pratiqué avec plus de soin. Les paralysies réflexes fonctionnelles ne formeront plus alors que de rares exceptions.

Au point de vue du *traitement*, il nous reste à faire remarquer que, dans les cas de paralysie réflexe, on s'adressera autant que possible à la maladie primitive, pour avoir recours, suivant les circonstances, à un *traitement iodé*, aux *bains*, à l'*hydrothérapie* ou à la *méthode galvanique* (courants dirigés de la colonne vertébrale vers les nerfs des extrémités malades). Après avoir calmé les douleurs, on s'appliquera à améliorer la motilité. Le courant constant est à recommander pour le traitement de la névrite (dans les affections vésicales, Leyden admet une névrite sacro-lombaire pouvant remonter jusqu'à la moelle).

CLASSE VIII

NÉVROSES DE L'APPAREIL SEXUEL.

CHAPITRE XL

NÉVROSES DE L'APPAREIL SEXUEL.

La dernière subdivision de nos études sur les troubles nerveux sera constituée par les névroses du système sexuel; un bon nombre d'entre elles se présentent à l'observation du médecin comme des maladies en apparence essentielles, tandis que d'autres formes ne sont que des symptômes concomitants de diverses maladies du système nerveux; enfin, quelques troubles assez rares des fonctions génitales ont leur cause, comme nous le verrons par la suite, dans des affections périphériques.

A. PERTES SÉMINALES.

On désigne en général sous le nom de *spermatorrhée* tout écoulement involontaire du sperme, se produisant ordinairement pendant le jour et sans érection. Mais on reconnaît par une observation plus attentive que les véritables flux spermatiques sont très-rares, en prenant pour caractère distinctif la présence des spermatozoïdes. Dans la plupart des cas, les soi-disant pertes séminales ne sont constituées que par du liquide muqueux et prostatique, dont l'émission peut s'accompagner de sensations voluptueuses. Chez les sujets qui présentent ces phénomènes, une action modérée du bulbo-caverneux suffit pour provoquer un écoulement intermittent de mucus et de liquide prostatique. Chez beaucoup de malades, cette spermatorrhée n'est qu'une conséquence des pollutions, et se produit avec une érection très-incomplète.

En général, les pertes séminales involontaires ont lieu pendant la nuit, dans un état d'érection plus ou moins complète, et c'est ce qu'on désigné sous le nom de *pollutions*. Leurs *conditions étiologiques* les plus fréquentes sont : la masturbation pendant l'enfance et la jeunesse (surtout chez les sujets d'une vive excitabilité naturelle), les pensées érotiques (entretenues par des lectures ou des images obscènes), et les surexcitations du système génital par des excès vénériens. Dans beaucoup de cas, l'affection a pour bases des lésions anatomiques et des troubles fonctionnels. Dans la constipation habituelle, l'évacuation de matières fécales dures s'accompagne assez souvent d'une perte séminale (reconnaissable au microscope), laissant après elle, et souvent pendant plus d'une heure, une sensation désagréable dans l'urèthre. Les *maladies du rectum* (hémorrhoïdes, oxyures abondants, comme dans deux cas que j'ai observés), les *maladies de la vessie* (calcul, catarrhe), des *vésicules séminales*, *de la prostate*, *de l'urèthre* (blennorrhagie), *du gland* (herpès, phimosis, accumulation de sébum), peuvent provoquer et entretenir les pollutions.

Enfin, certains *états d'irritation de la moelle* s'accompagnent de pollutions fréquentes. Quoique ne partageant pas les sombres prévisions de Tissot, qui menaçait de folie, d'amaurose, d'impuissance et d'ataxie, presque tous les malades atteints de pollutions, nous devons cependant reconnaître que les pollutions fréquentes, se répétant pendant plusieurs années, ne sont pas sans dangers, comme dénotant une diminution dans l'énergie du système nerveux spinal. Nous nous sommes expliqué plus longuement sur ce point à propos de l'étiologie de l'ataxie, page 377.

Les pollutions plus modérées et plus rares, sans influence sur les forces et la nutrition, peuvent disparaître spontanément, en réglant le genre de vie et le coït. Mais les pertes séminales qui, par leur fréquence, débilitent rapidement l'organisme pendant la jeunesse et persistent pendant des années, finissent par épuiser le système nerveux, altèrent sa force de résistance contre les influences extérieures, conduisent à l'hypochondrie, à une faiblesse intellectuelle très-prononcée, et deviennent assez souvent la cause d'affections spinales. Les pollutions du stade d'excitation de l'ataxie s'accompagnent ordinairement d'autres signes caractéristiques : névralgies fréquentes, surtout sciatiques, fatigue facile, diplopie passagère, faiblesse pendant le coït, excitabilité électrique augmentée.

Pour le *traitement des pollutions*, il faut avant tout s'adresser à leur cause. Contre les hémorrhoïdes, la constipation habituelle, les oxyures du rectum, on prescrira des lavements d'eau froide, de vinaigre, ou des lavements additionnés de sublimé. Il n'est pas moins important de *régler le genre de vie* des sujets affectés de pollutions.

Des exercices physiques et des travaux intellectuels modérés sont indiqués pour entretenir l'équilibre des forces, et prévenir les rêves
érotiques ou les égarements de l'imagination. L'alimentation doit être
fortifiante, à l'exclusion des préparations grasses, épicées, et des
boissons échauffantes. Le soir, le malade prendra seulement un peu
de lait ou une glace, en buvant très-peu, car la réplétion de la vessie
provoque facilement des érections. Il couchera sur des matelas et des
oreillers durs, peu couvert, et en évitant le décubitus dorsal; un
sommeil prolongé et la sieste dans la journée doivent être évités.

Parmi les *médicaments internes,* on emploiera *la quinine et le
fer* chez les sujets anémiques. Le *camphre,* le *lupulin,* de 2 à 4 décigrammes matin et soir, le *bromure de potassium,* 2 à 3 grammes par
jour, ont une action sédative sur les érections; la *daturine* est une
préparation infidèle et coûteuse. On obtient aussi de bons effets de la
belladone (extrait, à l'intérieur ou en suppositoire), de l'*atropine* (en
augmentant les doses avec précaution). Je dois citer la *teinture de
Fowler* comme un excellent sédatif des fonctions génitales; on en
donne, pendant longtemps, de 5 à 10 gouttes sur un morceau de
sucre avant de se mettre au lit. J'en ai obtenu aussi de bons effets
contre le *priapisme.*

Lallemand recommandait la *cautérisation de la région prostatique*
au moyen d'un crayon de nitrate d'argent dissimulé dans un cathéter;
deux ou trois cautérisations, renouvelées à deux ou trois semaines d'intervalle, devaient faire disparaître la maladie dans la plupart des cas.
Dittel (de Vienne) a imaginé un moyen moins douloureux et plus précis,
consistant à introduire avec le porte-caustique, jusqu'à la région
prostatique, un *suppositoire uréthral* au beurre de cacao et nitrate
d'argent (8-12 milligrammes), en surveillant sa position par le toucher
rectal. On emploie aussi les introductions intermittentes de *sondes
élastiques* ou de *bougies de cire* enduites d'onguent belladoné, enfin
le *cathéter* métallique; on trouve presque toujours de l'hyperesthésie
du canal de l'urèthre.

Le *traitement hydrothérapique* est le moyen le plus prompt et le
plus efficace pour arrêter les pollutions à leur début. On connaît depuis
longtemps l'action bienfaisante des lotions froides sur tout le corps
(à l'exception des organes génitaux). On obtient des effets encore plus
fortifiants et plus durables par les bains de siége de courte durée,
pris le matin, et suivis de frictions humides; plus tard on les combine
avec des demi-bains refroidis, des affusions dorsales, de petites
douches sur le périnée ou sur la région lombaire. Pour le *traitement
électrique,* on place l'anode d'une batterie de force moyenne sur la

région lombaire, et on promène la cathode pendant trois ou quatre minutes le long du cordon spermatique, de la verge et du périnée. Les
séances trop longues ou trop fréquentes sont nuisibles.

B. IMPUISSANCE.

L'impossibilité de pratiquer le coït naturel avec une fréquence ou
une énergie suffisantes, est désignée vulgairement sous le nom d'*impuissance*. La capacité physiologique pour les plaisirs sexuels varie
beaucoup suivant les individus, tout autant que la faim, la soif, le
sommeil, la force musculaire ; elle dépend de l'état des forces physiques, du genre de vie matérielle, et de la puissance de l'habitude.

J'ai eu tout dernièrement l'occasion de constater l'influence de l'habitude et de
la disposition morale sur l'innervation sexuelle : un propriétaire, marié à une
jeune et jolie femme, avait dû s'abstenir de rapprochements pendant 8 mois, pour
une maladie de sa femme, consécutive à un avortement; quand elle fut guérie,
ses sentiments pour elle n'avaient pas changé, mais il fut incapable de se livrer
au coït, quoiqu'il n'y éprouvât aucune difficulté avec d'autres femmes, plus âgées
et moins attrayantes que la sienne. Quand il était près de sa femme, il était obligé
de se représenter en imagination une autre personne, pour provoquer l'érection;
l'accouplement devenait alors possible, mais n'allait pas jusqu'à l'éjaculation, tandis
que l'acte s'exécutait complétement avec d'autres femmes.

L'impuissance, surtout dans les grandes villes, est très-souvent la
conséquence de l'onanisme longtemps continué, des excès *in Venere
et Baccho* ; elle est beaucoup plus rarement un symptôme d'une affection centrale. Quand la masturbation n'a pas été continuée trop
longtemps ni avec trop d'acharnement, l'impuissance sexuelle reconnaît ordinairement pour cause l'absence de désirs pour les rapprochements naturels. Les sujets jeunes, avertis à temps du danger
de leurs mauvaises habitudes, peuvent recouvrer leurs facultés génériques par la fréquentation des femmes, et guérir complétement en se
mariant de bonne heure. On peut espérer aussi une terminaison favorable quand, après des habitudes de masturbation modérées, les
malades jeunes et d'ailleurs bien portants, n'ayant que des érections
incomplètes lorsqu'ils tentent de se livrer au coït, se découragent et
renoncent aux rapprochements sexuels. Dans ces cas, on peut remonter l'état général et le moral, par un traitement hydrothérapique
et électrique approprié. Les plus gravement atteints sont les malades
qui, depuis leur enfance et l'âge de la puberté, s'étant adonnés, pendant des années et sans ménagement, au vice de la masturbation,
sont déprimés au physique et au moral, et n'éprouvent plus que des
érections rares et incomplètes ; ici le pronostic est grave quant au

retour des fonctions génitales, mais chez les sujets jeunes il n'est pas
absolument défavorable.

Dans l'impuissance consécutive à des excès sexuels ou à des pollutions opiniâtres, il y a souvent un désir du coït plus fréquent et plus
intense qu'à l'état normal, mais l'érection est incomplète et l'éjaculation presque toujours précipitée. En pareil cas, il faut instituer sans
retard un traitement, en exhortant le malade à se modérer et à mé-
nager le peu de forces qui lui reste. Dans les formes invétérées, on
trouve (comme Schulz l'a remarqué le premier) la peau du gland et
des bourses molle, pâle, souvent traversée de dilatations variqueuses,
froide et peu sensible au contact; le pénis est flasque et rétracté,
les testicules sont mous et ne présentent plus à la pression leur sensibilité normale. Les érections sont très-rares et incomplètes, la dépression morale presque toujours très-grande. Ces malades, lorsqu'ils
ont déjà atteint un certain âge, sont à peine susceptibles de quelque
amélioration. Chez les sujets de 20 ou 30 ans, on peut espérer
jusqu'à un certain point le retour des forces par un traitement et un
régime convenables.

Enfin, l'impuissance peut exister comme symptôme dans les maladies de la moelle. Dans quelques cas, l'affaiblissement de la puissance génésique est le premier signe d'alarme d'une ataxie en voie
d'évolution; mais le plus souvent elle passe inaperçue, surtout en
l'absence d'autres troubles du mouvement ou de la sensibilité, qui
peuvent n'apparaître que des années plus tard. Chez les malades
dans la force de l'âge, ayant des antécédents assez orageux au point
de vue sexuel, une diminution rapide des facultés viriles est de nature
à inspirer de sérieuses réflexions au médecin. Celui-ci fera bien de ne
pas considérer la chose comme sans importance, mais de soumettre
son malade pendant plusieurs années à un traitement hydrothérapique
et électrique réconfortant, en lui recommandant sans cesse de mé-
nager ses forces, surtout s'il existe des maladies des centres nerveux
chez les ascendants ou les collatéraux.

Dans beaucoup de cas on voit les pollutions persister pendant des
années, résister à tous les moyens, et s'accompagner au début d'une
augmentation des désirs sexuels, pour aboutir ensuite à l'impuissance
et se compliquer enfin de symptômes spinaux. Les symptômes d'excitation apparaissant à la suite de refroidissements ou de fatigues excessives (névralgies vagues, sciatique, diplopie passagère, érections ou
pollutions fréquentes pendant la nuit), s'accompagnent souvent d'une
abolition précoce de la puissance virile; celle-ci se manifeste par une
éjaculation précipitée, des érections incomplètes, ou par une impuis-

sance passagère, intermittente, et se termine par la suppression des sensations voluptueuses et l'extinction complète des fonctions sexuelles.

Il résulte de ce qui précède que, dans l'impuissance au début, il faut mettre tous ses soins à en découvrir les conditions pathogéniques, ce qui est important non-seulement pour le pronostic, mais surtout pour le traitement; car il n'est pas indifférent de savoir si l'on est en présence d'une impuissance causée par des excès sexuels, par une dépression morale, ou si l'impuissance constitue un symptôme initial d'une affection spinale. Souvent aussi le médecin est consulté par ce genre de malades sur l'opportunité d'un mariage. Chez les malades de la première catégorie, après que l'impuissance est guérie ou très-positivement améliorée, on peut permettre le mariage avec une personne d'une nature calme, pour conserver les forces qui survivent encore; tandis que les malades présentant des symptômes spinaux doivent être détournés du mariage, dans l'intérêt de leur conservation personnelle.

Dans le *traitement de l'impuissance*, l'électricité et l'hydrothérapie sont les moyens les plus efficaces. Pour le *traitement électrique*, on fait d'abord passer un courant constant à travers la colonne vertébrale (pendant 5 minutes); ensuite on promène la cathode sur le périnée, le cordon spermatique, les testicules, le dos de la verge (pendant 6-8 minutes), en appliquant l'anode sur la région lombaire. Les séances ont lieu d'abord tous les deux jours, ensuite tous les jours (pendant 6-8 semaines); s'il y a une sensation de froid et d'engourdissement dans le pénis, on applique le pinceau électrique sur le gland et le dos de la verge, et on excite les corps caverneux au moyen d'un électrode humide. Duchenne avait recours à l'introduction d'un excitateur jusqu'au *veru montanum*, tandis que l'autre conducteur humide reposait sur le périnée; ce moyen, d'après Lallemand, agirait sur l'atonie des vésicules séminales et des canaux éjaculateurs; son emploi exige de grandes précautions, non moins que l'excitation faradique des testicules, dont l'abus peut déterminer des névralgies.

Pour le *traitement hydrothérapique*, il faut se régler d'après les conditions individuelles. Dans l'impuissance consécutive aux excès et à des causes morales, on aura recours pendant longtemps aux enveloppements humides (jusqu'au retour d'une chaleur suffisante), suivis de demi-bains, de bains entiers, et dans la journée de douches sur le sacrum et le périnée; dans quelques cas je me suis bien trouvé de combiner l'hydrothérapie avec l'électricité. Chez les malades affaiblis, timorés, et chez ceux qui présentent des symptômes d'excitation de la moelle, on prescrira des frictions humides (avec un drap trempé dans de l'eau à 18°-20° C.), et ensuite des demi-bains refroidis et des affusions dorsales. L'eau à une basse température, les douches, les grands bains, doivent être évités à cause de leur action excitante.

C. Aspermatisme.

Sous le nom d'aspermatisme on désigne cet état morbide dans lequel l'érection et même les sensations voluptueuses existent, mais sans éjaculation. Cette affection, qui présente des particularités tout à fait remarquables, peut avoir sa source dans les altérations pathologiques les plus variées.

L'absence d'éjaculation pendant le coït peut être la conséquence d'une masturbation prolongée, comme dans un cas de Cosmano-Duméuz (*Gaz. méd. de Paris*, nᵒˢ 17-19, 1863). Quand il existe de l'*atonie des voies séminales*, celles-ci répondent plus difficilement à l'influence cérébrale qu'aux réflexes médullaires provoqués par l'onanisme. On voit toutes les différences que peut présenter l'innervation cérébrale d'après les observations de Hieguet (*Bullet. de l'Acad. roy. de Belgique*, t. II, 1861), où l'émission du sperme, impossible pendant le coït, avait lieu cependant sous l'influence de rêves érotiques. Dans un cas de Schmitt (*Würzb. Zeitschr.*, III Bd., p. 361-366), il n'y avait émission de sperme ni dans le coït, ni dans les pollutions, et cependant le sujet éprouvait, comme à l'état normal, des sensations voluptueuses et de l'abattement après le coït; on supposa une ouverture commune des deux canaux éjaculateurs dans les vésicules prostatiques, et une oblitération de ces dernières.

Gosselin est un des premiers qui aient étudié avec soin les conditions pathologiques de l'*oblitération des voies séminales* (*Arch. gén.*, sept. 1853). D'après cet auteur, il peut y avoir oblitération des canaux déférents, ou de l'épididyme au niveau de la queue, d'où obstacle à l'arrivée du sperme dans les vésicules séminales (les oblitérations de la tête de l'épididyme sont sans influence sur le cours du sperme); enfin il peut y avoir des oblitérations partielles ou totales dans les tubes séminifères des testicules. Malheureusement Gosselin n'indique pas si tous les sujets porteurs de ces anomalies étaient aussi affectés d'aspermatisme.

L'atrophie double des testicules, les dégénérescences tuberculeuse et caséeuse de l'épididyme, la cryptorchidie bilatérale, l'absence congénitale des canaux déférents (observations de Gosselin et J. Hunter), l'hypertrophie considérable de la prostate, surtout les inflammations et les abcès dans le voisinage de la prostate, et les rétrécissements très-prononcés de l'urèthre (d'après Petit), peuvent être autant de causes d'aspermatisme. Dans un cas de Lapeyronie (aspermatisme après une blennorrhagie guérie), l'écoulement du sperme n'avait lieu qu'après diminution de l'érection ; à l'autopsie, pratiquée au bout de plusieurs années, on trouva une *cicatrice au niveau du veru montanum*, lequel regardait vers la vessie ; le tissu cicatriciel avait altéré la direction des canaux éjaculateurs de telle sorte, que leur embouchure était tournée vers le col de la vessie, ce qui fut clairement démontré par une injection des canaux déférents et des vésicules séminales.

Chez un malade de Demarquay, qui avait reçu un coup de feu atteignant la vessie et le rectum, le testicule droit fut pris ensuite d'inflammation et s'atrophia ; du côté gauche, le canal déférent et la vésicule séminale avaient été atteints par la blessure, ce qui rendait compte de l'aspermatisme que le malade présenta par la suite. Dans un cas de C. Dumenez (abcès volumineux par contusion du périnée), après ouverture de l'abcès et guérison, le pénis restait sec pendant le coït, bien que le malade eût la sensation de l'émission du sperme. L'examen microscopique de l'urine y révéla la présence de spermatozoïdes, le sperme s'écoulait donc dans la vessie. L'aspermatisme peut succéder aussi à la taille bilatérale, quand les canaux éjaculateurs ont été coupés, ou bien quand ils changent de direction par la cicatrisation de la plaie de la vessie, et que l'écoulement du sperme se fait dans la vessie.

Au point de vue du *pronostic*, l'aspermatisme n'est pas une affection grave par lui-même, mais il peut le devenir quand il se prolonge, par son influence sur le moral. Les malades tombent alors dans une profonde mélancolie, fuient la société de leurs semblables et peuvent finir par l'aliénation mentale ; aussi dans le cas de Dumenez, cité plus haut, le malade se figurait avoir changé de sexe, et écrivait de longues lettres à un amant imaginaire.

Ι *Traitement de l'aspermatisme* ne peut être que rarement suivi de succès ; dans l'atonie des voies d'excrétion du sperme, de même que dans l'impuissance, l'électricité (surtout l'introduction d'un excitateur jusqu'au *veru montanum*) et l'hydrothérapie peuvent être utiles, comme le prouve l'observation de Vicquet.

CLASSE IX

CARACTÈRES GÉNÉRAUX DES PARALYSIES PÉRIPHÉRIQUES.

Le domaine des affections nerveuses périphériques comprend les différents états morbides des nerfs cérébraux et spinaux, depuis les racines et les plexus jusqu'aux prolongements qui constituent les troncs et les rameaux nerveux. Sur les divers points de ce parcours, les nerfs peuvent être soumis à des influences traumatiques et rhumatismales, à des actions mécaniques (compression, déchirure, commotion). Suivant l'intensité de la cause, il survient des paralysies complètes ou incomplètes, totales ou partielles. Les altérations inflammatoires des muscles que nous avons décrites dans les chapitres précédents, comme conséquence des maladies aiguës, peuvent aussi donner lieu à des paralysies périphériques.

Les lésions des racines nerveuses antérieures dans l'intérieur du canal rachidien (affections inflammatoires, atrophie par des néoplasmes), déterminent des paralysies motrices par suspension de la conductibilité. Dans les affections des *racines nerveuses* au delà du ganglion spinal, la paralysie s'étend ordinairement sur le territoire de plusieurs nerfs, et s'accompagne d'une anesthésie correspondante. Si l'atteinte porte sur les *plexus*, la paralysie occupe des étendue plus ou moins considérables; en général, elle est limitée à un seu côté du corps; elle se montre, par exemple, sur le territoire d plexus lombaire, dans les cas d'exsudats circonscrits ou de foyer de suppuration dans le bassin; très-rarement elle affecte la form paraplégique, dans les cas de productions morbides volumineuses o multiples, comprenant les plexus lombaires ou les nerfs de la que de cheval des deux côtés. Ces *paraplégies périphériques* se caractér sent par l'existence d'une paralysie symétrique dans des départ ments nerveux circonscrits, tandis que ceux qui correspondent à d troncs nerveux plus profonds restent indemnes ; il y a de plus une diminution rapide de la nutrition et de la contractilité électro-musculaire sur le trajet des nerfs atteints.

Les paralysies causées par une *névrite* peuvent résulter d'une compression exercée par les méninges sur les racines constitutives des troncs nerveux, d'un gonflement inflammatoire et d'un épaississement de la gaîne des nerfs, ou d'une dégénérescence de la myéline. Les paralysies se développant avec de vives douleurs névralgiformes s'accompagnent, lorsqu'elles siégent dans les nerfs mixtes, de troubles de la sensibilité, d'atrophie musculaire, de diminution de la contractilité électro-musculaire et de troubles trophiques. Quand la paralysie occupe isolément un seul tronc nerveux, elle se limite ordinairement aux régions dépendant de ce nerf et aux groupes musculaires correspondants.

Les *réactions électriques* présentent, dans les paralysies périphériques, certains signes caractéristiques, dont la découverte apporte de nouveaux éclaircissements à l'interprétation des phénomènes pathologiques. Les manifestations des nerfs et des muscles sous l'influence des excitations électriques varient en raison du processus de dégénération qui existe au début, et de la régénération qui se produit plus tard. Tout en réservant une discussion plus approfondie des phénomènes électriques pour le chapitre consacré aux paralysies traumatiques, nous dirons ici seulement que l'excitabilité des nerfs aux deux courants diminue et finit par s'éteindre complétement, à mesure que la dégénération progresse du centre à la périphérie dans les ramifications nerveuses. Sous l'influence de la guérison, la motilité volontaire se réveille souvent plus tôt que l'excitabilité farado-galvanique des nerfs. Du côté des muscles, on constate une diminution précoce et une abolition complète de leur contractilité faradique, tandis que leur excitabilité galvanique est conservée, souvent même augmentée. Plus tard, cette dernière réaction s'éteint d'une façon continue, à mesure que la réaction faradique et la motilité volontaire reparaissent dans les muscles paralysés.

Signalons enfin la complication fréquente de *troubles vaso-moteurs et trophiques* dans les paralysies périphériques. A la dilatation vasculaire et à l'élévation de température du début succèdent, dans les stades ultérieurs, un ralentissement de la circulation, une coloration livide et un abaissement de température. Les troubles trophiques ne se manifestent pas seulement par une atrophie considérable de la musculature, mais il survient aussi assez souvent des troubles généraux de la nutrition, une atrophie de la peau, des anomalies des

sécrétions, des exanthèmes, des altérations dans les éléments épithéliaux et dans les articulations; il y a même, dans les troubles graves
de la nutrition, des destructions gangréneuses. Quant à la véritable
nature de ces désordres nutritifs, et à leurs rapports avec les centres
trophiques de la moelle, nous en reparlerons plus longuement à
propos des paralysies traumatiques.

CHAPITRE XLI

LÉSIONS NERVEUSES RHUMATISMALES.

Parmi les influences extérieures, le *froid* et le *froid humide* sont
celles qui exercent l'action la plus délétère sur la sphère nerveuse.
Les funestes effets du froid sur les fonctions du système nerveux spinal ont été exposés en détail à propos de l'étiologie de l'ataxie. De nos
jours, on a cherché par l'expérimentation à reproduire les symptômes observés dans l'*action locale du froid* sur les nerfs. Les recherches entreprises par Eckhard, J. Rosenthal et Afanasieff se rapportent à l'action de différentes températures sur les nerfs des grenouilles.
Dans son excellent travail sur le sens du toucher et la sensibilité
générale (*Wagner's Handwörterb. d. Physiol.* III Bd., p. 481-588),
E. H. Weber étudie les propriétés des nerfs cutanés de l'homme,
d'après des expériences faites sur lui-même et sur d'autres sujets.
Dans les expériences avec des températures inférieures à 0°, les sensations douloureuses présentaient de grandes différences pour des
points de la peau tout à fait voisins l'un de l'autre, suivant les irrégularités de distribution des nerfs sensitifs sur lesquels agissait le
froid. C'est surtout la douleur que cet éminent observateur avait en
vue dans ses recherches.

J'ai fait des recherches et des observations analogues sur l'action
du froid sur les nerfs moteurs et sensitifs (*Wien. Med., Halle,* 1864,
N°ˢ 1-4), en cherchant à déterminer plus exactement l'*influence du
froid sur les troncs nerveux*. Mes observations ont porté sur l'état de
la sensibilité et de la motilité, sur les oscillations de la température,
et sur les réactions électriques de certaines régions périphériques
soumises à l'action du froid. J'ai fait sur moi-même des applications
de glace (de 2 à 4 minutes) sur les nerfs du bras et du pied; le nerf
cubital était celui qui se prêtait le mieux à l'observation des phéno-

mènes. Les mensurations thermométriques étaient faites dans les deuxième et quatrième espaces interdigitaux, qui présentaient la même température avant l'expérience. Pour donner un résumé sommaire des phénomènes ainsi obtenus par la réfrigération des troncs nerveux, on peut les diviser en trois ordres, correspondant aux signes fournis par la sensibilité, par la motilité et par la température.

Le premier effet de la glace est une *exaltation douloureuse dans les fonctions des fibres nerveuses sensitives;* si l'action de la glace se prolonge, ce premier phénomène disparaît graduellement, et à la fin se produit un *engourdissement de l'excitabilité* des fibres nerveuses.

Les *fonctions motrices des muscles* sont affectées par le froid, de telle sorte qu'au début on constate une *augmentation de leur excitabilité,* tandis que si on prolonge l'expérience la réaction des muscles s'affaiblit graduellement, *diminue enfin d'une façon très-évidente,* et se supprime presque complétement (par suspension de la conductibilité nerveuse). Au début de l'expérience, une excitation électrique, qui serait à peine ressentie dans les conditions normales, détermine déjà des contractions musculaires, tandis que, dans la seconde période, l'excitabilité et la motilité des muscles sont en voie de disparition ; ces faits s'observent très-bien sur les derniers doigts dans la réfrigération du nerf cubital.

L'influence des applications de glace sur la température se manifeste ordinairement, au début de l'expérience, par un *abaissement de température* de 0,5 à 1°C. ; rarement cet abaissement est précédé d'une légère ascension thermique. *A mesure que la conductibilité nerveuse est plus profondément troublée, l'abaissement se transforme en une élévation de température.* Outre la paralysie de la motilité, on constatait aux derniers doigts et à la main des symptômes d'hyperémie (rougeur, chaleur). Après qu'on a supprimé la source de froid, il faut un temps assez long (40-50 minutes) pour que la température revienne à son degré normal.

Nous avons vu que, le nerf cubital une fois paralysé, on observait une *élévation de température dans les derniers doigts* (de 34,4 à 35,6 C.) ; *en même temps la température des autres doigts présentait un abaissement considérable* (de 34,4 à 27,7 C.) ; l'élévation de température tient à une action réflexe sur les nerfs vaso-moteurs, et à une augmentation de l'afflux sanguin dans les vaisseaux dilatés. Cette *paralysie réflexe des nerfs sympathiques sous l'influence du froid* me semble présenter de grandes analogies avec les symptômes observés par Cl. Bernard et Budge dans la section du grand sympathique cervical. Là aussi, du côté de la section, la température de l'oreille était augmentée, tandis qu'elle était diminuée dans l'oreille du côté sain. Ces faits expérimentaux confirmés plus tard par Waller, Eulenburg, Szymanowski, peuvent s'appliquer en grande partie aux phénomènes pathologiques.

C'est ainsi que Duchenne a publié l'observation d'un jardinier, qui avait eu les extrémités supérieures et inférieures trempées pendant longtemps dans de l'eau froide, et qui fut pris d'abord d'hyperesthésie, puis d'anesthésie de la peau, avec abolition de ce que Duchenne appelle la conscience musculaire ; le malade n'était pas capable d'exécuter un mouvement déterminé quand on détournait ses regards, tandis qu'il y arrivait parfaitement, dès qu'il pouvait regarder ses membres (nous avons discuté en détail la nature de ce phénomène particulier, page 473). J'ai rapporté un cas où la malade, ayant subi l'action d'un vent aigre au moment où elle avait très-chaud, on constata d'abord de l'hyperesthésie, et bientôt après une abolition de la sensibilité au contact à la face, au cou, et dans les membres du côté droit ; il était impossible à la malade de se maintenir pendant quelques secondes sur le pied droit, ni d'accomplir aucun travail délicat avec la main droite ; la contractilité et la sensibilité électro-musculaires étaient diminuées, par rapport au côté gauche. La paralysie de la sensibilité, qui persistait encore au bout de 2 semaines, fut guérie en 3 séances par la faradisation cutanée et musculaire.

Au point de vue *étiologique*, l'expérience nous enseigne que le vaste réseau des nerfs périphériques court le plus de dangers lorsque le corps, échauffé et couvert d'une transpiration abondante, est exposé subitement à l'action du froid, ou traverse coup sur coup des couches d'air à différentes températures. Les accidents déterminés par l'humidité ou par le froid se limitent, dans la plupart des cas, à de petits espaces ; c'est l'une des extrémités supérieures ou inférieures, ou seulement une partie d'un membre, qui est prise de cette paralysie que j'ai appelée *paralysie par réfrigération* (l. c.), pour la distinguer de la forme paralytique qu'on désigne vulgairement comme *rhumatismale*, et qui n'évolue pas avec les symptômes que nous avons indiqués précédemment.

Dans certains cas, la paralysie par réfrigération peut abolir la sensibilité dans une grande partie, sinon dans toute l'étendue de la surface du corps. Binz a décrit, sous le nom d'anesthésie périphérique généralisée, un cas de ce genre chez une jeune fille qui avait dormi la nuit près d'une fenêtre ouverte ; outre l'anesthésie cutanée, toutes les muqueuses (même celle du vagin) étaient insensibles aux piqûres d'épingle, le goût et l'odorat étaient abolis. Guérison au bout de huit jours, par des frictions sur tout le corps. Dans un cas de Worms, chez un soldat échauffé par la course, puis exposé à un courant d'air, l'une des jambes fut d'abord prise de roideur, puis l'autre le lendemain, le troisième jour le tronc devint insensible, le

cinquième jour la parole embarrassée. À une période ultérieure il
survint de l'anesthésie de toute la surface du corps, de l'analgésie
des pieds et des muqueuses, ainsi que de l'anaphrodisie. Cet état
dura cinq jours et céda complétement à l'emploi de bains de vapeur
et de l'électricité. Romberg, Meyer, Kaulich, Griffith, Christophers,
ont observé aussi ces mêmes troubles de la sensibilité sous l'influence
du froid, s'étendant plus ou moins à la motilité, et à des régions du
corps plus ou moins étendues. La paralysie par réfrigération peut
occuper les deux extrémités inférieures, ou l'une des moitiés du
corps. Hoppe, Romberg et E. H. Weber ont publié des exemples de la
forme hémiplégique.

Dans le cas de ce dernier auteur, il s'agit d'un homme âgé qui s'était assis près
d'une fenêtre ouverte, le corps étant couvert de sueur, et qui fut pris de paralysie
motrice et d'analgésie de la moitié droite du corps (avec conservation de la sensibilité au contact). Chez un malade que j'ai observé (*Med. Halle*, 1864), il survint, à
la suite d'un fort refroidissement, d'abord de l'hyperesthésie, puis de l'analgésie, de
l'anesthésie cutanée et musculaire du côté droit du corps; elles comprenaient les
territoires nerveux des parties antérieures et postérieures des membres, s'arrêtant
sur le tronc à la ligne médiane, et remontant jusqu'à la zone de distribution des
rameaux antérieurs de la quatrième paire cervicale, ce qui démontrait l'origine
spinale de ces phénomènes. Le traitement par les courants continus, dirigés de
l'épine dorsale vers les nerfs et les muscles atteints, amena une guérison complète
en trois semaines.

Quant à la *nature des paralysies du mouvement et de la sensibilité par réfrigération*, on peut dire, en se basant sur les expériences
et les faits pathologiques rapportés précédemment, que les troubles
en question, lorsque le froid se borne à une action superficielle,
sont la conséquence d'une action directe du refroidissement sur les
nerfs vasculaires de certaines régions; et quand l'influence du froid
se fait sentir plus profondément, qu'ils résultent d'une irritation
réflexe des systèmes vaso-moteur et spinal. En faveur du caractère
local de ces phénomènes, on peut invoquer les paralysies du trijumeau et du facial, les névralgies faciales produites par l'action du
froid, l'anesthésie locale obtenue par le procédé de Richardson (pulvérisation d'éther ou de liquides analogues), l'anesthésie des mains
qu'on observe chez les blanchisseuses; on peut citer enfin les faits
observés par Nothnagel (*Arch. f. klin. Med.* II Bd., 2 Heft), d'anémie locale et de troubles de la sensibilité (par suite d'un spasme
des capillaires artériels des mains et des avant-bras), surtout chez
des femmes occupées à des lavages dans l'eau froide. J'ai connu
aussi un homme de 50 ans, d'un tempérament névropathique,
qui, chaque fois qu'il s'exposait à la fraîcheur pendant l'automne,

était pris aux deux mains d'un pareil spasme vasculaire, surtout dans les trois premiers doigts, qui devenaient engourdis, pâles et mous, comme cadavériques, mais revenaient promptement à l'état normal sous l'influence de la chaleur.

L'influence réflexe du froid sur le système vaso-moteur et spinal est prouvée par un grand nombre d'observations. Comme le montrent les recherches relatées plus haut sur les applications de glace, surtout au niveau du nerf cubital, l'augmentation de température qu'on voit survenir sur le trajet de ce nerf n'est que la conséquence d'une paralysie réflexe des nerfs sympathiques. L'élévation de températnre dans les membres, que Chapman a obtenue dernièrement par l'application de la glace sur la colonne vertébrale; les nombreux exemples cités plus haut d'analgésie, ou même de troubles de la motilité des extrémités, à la suite de refroidissements violents ; enfin les irritations vasculaires du système spinal déterminées par un refroidissement des pieds ou du dos, avec prolifération consécutive du tissu conjonctif, ce sont là autant de preuves de la profonde action réflexe du froid sur le grand sympathique et le système spinal.

Le *diagnostic* des paralysies par refroidissement repose sur la constatation de l'action du froid, le corps étant échauffé, et des troubles consécutifs du côté de la sensibilité et du mouvement. Le *pronostic* de cette affection est généralement favorable. Dans les formes légères, et chez les sujets jeunes, d'une bonne santé antérieure, la maladie peut rétrocéder spontanément et guérir dans l'espace d'une à deux semaines. Dans les formes plus étendues et plus rebelles, elle ne disparaît qu'au bout de plusieurs semaines.

Le *traitement* des paralysies à frigore se compose, dans les formes légères, de *bains de vapeur*, terminés par une douche. Quand la maladie se prolonge, il faut recourir à l'*iodure de potassium* intus et extra, et ensuite à l'*électricité*. Contre les paralysies de la sensibilité, on emploie le pinceau électrique sec; quand l'anesthésie occupe les parties profondes, on mouille préalablement la peau. A mesure que la sensibilité reparaît graduellement, on diminue aussi la force du courant électrique. Dans les paralysies compliquées de troubles sensitifs, on obtient de bons résultats de la faradisation des muscles, et surtout de la galvanisation des nerfs rachidiens et des nerfs musculaires. On se trouve aussi très-bien du *traitement hydrothérapique* (frictions, enveloppements humides jusqu'au retour de la chaleur, suivis de demi-bains et de douches). Quelques auteurs recommandent les bains de mer.

Les formes désignées ordinairement sous le nom de *paralysies rhumatismales* sont des troubles de la motilité circonscrits, résultant de l'action du froid et se manifestant à l'avant-bras, à l'épaule, à la nuque ou au membre inférieur. La plus fréquente est la *paralysie de l'avant-bras*, dans laquelle les muscles de la région externe, innervés par le radial, et plus exposés au froid que les autres, sont le plus souvent pris. D'après le simple aspect extérieur, cette affection se distingue difficilement des paralysies traumatiques, saturnines et hystériques. Pourtant, dans les blessures du nerf radial, tous les muscles qui en dépendent sont paralysés, et ont perdu plus ou moins régulièrement leur contractilité électrique. La paralysie saturnine affecte de préférence certains muscles, et dans un ordre déterminé ; elle se montre presque toujours en même temps (mais non pas au même degré) dans les deux bras. Dans la paralysie hystérique, la contractilité électro-musculaire est conservée, les sensibilités électro-musculaire et électro-cutanée sont diminuées ou abolies.

Dans les cas récents de paralysie rhumatismale de l'avant-bras, la contractilité électro-musculaire est conservée, la sensibilité électro-musculaire presque toujours augmentée ; dans les affections anciennes, avec ou sans complication d'atrophie musculaire, on constate une diminution modérée du raccourcissement électrique et de la sensibilité. Dans ces cas, la motilité se rétablit par la faradisation des muscles, ainsi que par les courants continus labiles (de l'épine dorsale vers le nerf radial ou vers les extenseurs). Les bains de vapeur ou les eaux minérales combinées avec l'électricité, donnent aussi de bons résultats.

Il n'est pas rare d'observer la paralysie rhumatismale à la suite du *rhumatisme musculaire*. Mais elle n'apparaît qu'après la cessation des douleurs, dans les premières tentatives de mouvement accomplies par les malades. Comme Froriep l'a montré le premier (*Ueber Heilwirkungen der Elektricität*, I, H. *die rheumat. Schwiele*, 1843), il se produit, dans les formes morbides rhumatismales, des exsudations, qu'il a désignées, suivant le siége, sous le nom d'épaississement du tissu conjonctif, de la peau, des muscles ou du périoste. La myosite rhumatismale essentielle procède du tissu cellulaire aponévrotique, ou du tissu conjonctif interstitiel des muscles. La richesse vasculaire des muscles, qui favorise le développement de l'inflammation, en favorise aussi la résolution, ou bien elle conduit aux différentes terminaisons de l'inflammation : abcès, induration, transformation calcaire des exsudats, dégénérescence graisseuse. Après la période des symptômes d'irritation peuvent apparaître de l'amaigrissement, un abaissement de température et des troubles moteurs (paralysies, contractures).

Dans beaucoup de cas le *rhumatisme musculaire* paraît être une névralgie des rameaux cutanés et musculaires, qui auraient subi l'influence du froid. Beau avait déjà montré (*Arch. gén.*, déc. 1862) que les muscles les plus sensibles au froid sont ceux qui occupent les couches superficielles, immédiatement au-dessous de la peau (occipito-frontal, deltoïde, trapèze, masse sacro-lombaire). Pour préserver les muscles malades de nouvelles souffrances, la nature provoque une contraction réflexe dans les muscles voisins. Ainsi, dans le *rhumatisme du deltoïde*, le bras est fixé contre le tronc par le raccourcissement des muscles des parois antérieure et postérieure de l'aisselle ; dans le *rhumatisme du trapèze*, le muscle malade est placé dans le relâchement et la résolution par la contraction du sterno-mastoïdien du côté opposé ; dans le *lumbago*, la colonne vertébrale est inclinée vers le côté malade par le carré des lombes (peut-être aussi par les intercostaux). Le traitement doit être réglé sur cette connaissance exacte de la pathogénie.

Le rhumatisme musculaire, quoique bénin par lui-même, peut cependant aboutir ensuite à la contracture, à la paralysie. Le *traitement du rhumatisme musculaire* peut être entrepris avec succès à ses différentes périodes. Le *rhumatisme musculaire* aigu guérit souvent de lui-même par le repos et un traitement simple. Les formes chroniques, compliquées d'atrophie, de parésies ou de symptômes du côté des articulations, réclament la faradisation locale au moyen d'un courant secondaire, ou les applications locales de courants galvaniques. On se trouve bien aussi de l'emploi quotidien et longtemps continué des enveloppements humides jusqu'au réchauffement du corps, et suivis de demi-bains et de douches ; de même pour l'emploi des eaux minérales. Les *contractures rhumatismales* récentes guérissent rapidement par le passage d'un courant galvanique ascendant ; dans les cas chroniques, les meilleurs moyens sont l'excitation faradique des antagonistes correspondants, ou la galvanisation locale avec des courants de plus en plus forts. Les *paralysies rhumatismales* cèdent à l'emploi prolongé du courant induit ou du courant constant labile. Nous reviendrons sur ces points avec plus de détails, en traitant des affections de chaque nerf en particulier.

On range ordinairement dans la catégorie des paralysies musculaires rhumatismales ces états dans lesquels la *propagation d'inflammations articulaires rhumatismales* provoque des *processus myopathiques*. Ainsi l'arthrite rhumatismale de l'épaule peut gagner le deltoïde ou les muscles voisins ; l'inflammation des vertèbres cervicales peut déterminer un torticolis, la périostite de différentes régions, une paralysie des couches musculaires sus-jacentes. Nous avons tracé plus haut les règles du traitement de ces paralysies.

Ajoutons enfin que, si le rhumatisme est un cadre élastique dans lequel on relègue tout ce qu'on ne peut placer convenablement ailleurs, souvent aussi le rhumatisme musculaire n'est qu'un masque sous lequel des affections sérieuses peuvent rester longtemps dissimulées. L'atrophie musculaire progressive, la carie vertébrale et d'autres affections spinales sont souvent prises trop légèrement à leur début pour du rhumatisme musculaire, tandis que par une analyse plus approfondie des symptômes on découvrirait certains troubles initiaux du mouvement et de la sensibilité, certaines réactions électriques qui révéleraient presque toujours en temps utile le danger de la situation.

CHAPITRE XLII

LÉSIONS NERVEUSES TRAUMATIQUES.

La méthode expérimentale nous a rendu des services éminents, surtout à une époque récente, pour la connaissance des troubles nerveux déterminés par les traumatismes. Du moment qu'elle est arrivée à rattacher les processus anatomiques, ainsi que les désordres fonctionnels, aux différents degrés de la dégénérescence et de la régénération des nerfs, elle nous a donné une interprétation plus exacte de certains phénomènes délicats, elle a comblé des lacunes considérables dans l'observation clinique, et dans beaucoup de cas elle a assuré l'identité des processus, par la concordance de ses découvertes avec celles de la pathologie. Avant d'approfondir la question au point de vue clinique, nous ferons connaître les résultats des recherches cliniques et expérimentales de notre époque.

Relativement aux *altérations anatomiques des nerfs*, on savait déjà, par les anciennes expériences de Nasse, Stannius, Günther sur des animaux, que, lorsqu'il n'y a pas réunion du nerf sectionné, il survient une atrophie des fibres primitives dans le bout périphérique. Waller a trouvé sur des chiens (*Müller's Arch.* 1852, p. 392), 12 jours après la section du pneumogastrique, une désorganisation du bout périphérique du nerf, la myéline transformée en granulations, la gaîne nerveuse en grande partie atrophiée; au bout de 4 semaines, il y avait régénération de tubes nerveux. Les recherches ultérieures de Schiff (*Arch. für gem. Arbeit.* 1853), Valentin (*Zeitschr. f. rat.*

Med. XI Bd. 1861), Lent (*De nerv. dissect. commut. ac regener.* 1855), Bruch (*Zeitschr. f. Zool.* VI Bd. 1854), et Hjelt (*Virch. Arch.* XIX Bd. 1860), ont confirmé également l'atrophie et la désorganisation du bout périphérique des nerfs, et finalement la résorption de la substance médullaire transformée en graisse. Ces modifications se propagent, en deux mois chez les jeunes animaux, en six à sept mois chez les plus âgés, jusque dans les dernières ramifications périphériques des nerfs.

La *réunion des deux bouts du nerf* se fait, dans les cas favorables, par première intention (Bruch), et souvent alors, sans dégénération préalable, la conductibilité et les réactions normales se rétablissent au bout d'un mois (Lacrousille, *Union méd.* 1864). Dans les solutions de continuité considérables, la réunion s'opère au moyen d'un cal, procédant à la fois des bouts central et périphérique du nerf; d'après Hjelt (*l. c.*), ce serait une tuméfaction ou un bourgeonnement, formé par une prolifération nucléaire dans le tissu conjonctif interstitiel. D'après les expériences de Philipeaux et Vulpian (*Gaz. méd. de Paris*, n° 27 et suiv. 1860), et les observations de Schuh (*Med. Wochenschr.* 1863), l'excision de fragments d'une longueur de treize millimètres permettrait encore la régénération et le rétablissement de la conductibilité.

Après l'excision de fragments considérables des nerfs sciatique et crural sur des animaux, Mantegazza a trouvé (*Gaz. Lombard.* 1865 et 1867) une multiplication des noyaux musculaires, un trouble granuleux, une dégénérescence graisseuse partielle ou un simple amincissement des faisceaux primitifs, enfin une atrophie des muscles, avec hyperplasie du tissu conjonctif interstitiel. Il y avait en outre, aux membres paralysés, de la périostite, des abcès, des affections osseuses avec carie et nécrose, des ostéophytes et une hypertrophie de la substance spongieuse des os. Presque à la même époque, et sans connaître ces faits, Erb entreprenait des recherches expérimentales sur les paralysies périphériques (*Arch. f. klin. Med.* V Bd. 1868), et constatait *dans les nerfs*, à côté de la dégénération déjà citée de la myéline, la persistance des cylindres d'axe; sous l'influence de la guérison, qui se faisait très-lentement, une régénération de la myéline à marche centrifuge; dans le névrilemme, une abondante infiltration cellulaire; un épaississement notable, et augmentant progressivement, du tissu conjonctif du névrilemme. *Dans les muscles:* atrophie notable des fibres (réduites en quatre ou cinq semaines à moins de la moitié de leurs dimensions normales), aspect trouble, mais sans disparition complète des stries transversales, multiplication considérable des noyaux musculaires; comme transformation ultime de la substance contractile, une dégénérescence cireuse et un crevassement des fibres. Dans le tissu conjonctif interstitiel, une accumulation considérable et précoce de cellules rondes, avec augmentation consécutive très-notable du tissu conjonctif.

Dans *la reproduction* des nerfs divisés, d'après Robin (*Journ. de l'anat. et de la phys.*, V. 3, 1868), la gaîne externe des tubes nerveux se forme d'abord aux dépens de noyaux juxtaposés; par l'adossement des noyaux, les cordons intermédiaires deviennent plus longs et plus larges, pour constituer enfin les gaînes des tubes nerveux. Ensuite apparaissent des deux côtés des cordons deux lignes pâles, parallèles; au centre des tubes nerveux de nouvelle formation se montre d'abord une myéline liquide, réfringente, au bout de six à neuf semaines il y a par places des dépôts plus abondants sur la gaîne (avec aspect variqueux des tubes); le cylindre d'axe n'est visible qu'au bout de trois à quatre mois.

D'après les recherches de Hertz (*Virch. Arch.* 46 Bd. 3 H., 1869), la substance intermédiaire participe activement au processus régénérateur, par multiplication des cellules (aux dépens des globules blancs du sang), et transformation en véritables fibres nerveuses; les cellules du névrilemme jouent aussi un rôle important, par la transformation de leurs noyaux en fibres rubanées qui s'unissent aux anciennes et aux nouvelles fibres nerveuses. Citons enfin les observations récentes de Bizzozero et Golgi (*Wien. med. Jahrb.*, 1 H. 1875); après excision des nerfs sciatique et crural sur des lapins, ces auteurs ont observé des gonflements articulaires et des ulcérations sur les extrémités; dans les muscles superficiels, les symptômes déjà signalés comme conséquence des sections nerveuses; par contre, dans les muscles profonds, qui étaient couenneux et lardacés, le tissu fibrillaire était remplacé par un développement considérable de cellules graisseuses.

On a très-rarement l'occasion de pratiquer, sur l'homme, des *recherches nécroscopiques sur les lésions nerveuses traumatiques*. Dans quelques cas de luxation de l'épaule observés par Nélaton, Empis et Flaubert, il s'était produit, à la suite de tentatives violentes de réduction, une déchirure des nerfs soit dans le plexus brachial, soit entre les scalènes, soit à leur naissance de la moelle.

Ius récemment Vulpian (*Arch. de physiol.* 1869) a examiné les muscles dans un cas de désarticulation de la cuisse (six mois auparavant en enlevant une tumeur, on avait reséqué un morceau de nerf sciaique); il a trouvé les altérations histologiques indiquées par Mantegazza et Erb, et qu'il avait déjà pu constater dans les muscles de la langue, après excision du nerf hypoglosse.

Tillaux a fait des recherches basées sur des *tractions* et des mensurations dynamométriques (*Des affections chirurgicales des nerfs*, Paris, 1866), recherches très-intéressantes au point de vue de la force nécessaire pour l'arrachement des nerfs (on incisait les parties molles en laissant intact le rapport entre les nerfs et les extrémités). Ces expériences ont montré que pour l'arrachement du nerf sciatique, il fallait une force de 54-58 kilogr., pour le médian et le cubital de 20 25 kilogr., pour l'arrachement simultané de ces deux nerfs, une force de 39 kilogr. Ces recherches ont montré aussi que le nerf sciatique se déchire le plus facilement à son point d'émergence hors du bassin. Avant que la déchirure se produise, les nerfs se prêtent à une extension considérable, qui, pour le médian et le cubital, peut atteindre 15-20 centimètres.

Nous passons maintenant des recherches anatomiques et expérimentales aux *symptômes cliniques des lésions nerveuses traumatiques*, et nous aurons surtout en vue les nerfs spinaux, qui sont le plus fréquemment atteints par les traumatismes. Les troncs nerveux sont exposés à différentes sortes de lésions traumatiques : section, écrasement, arrachement, commotions violentes, luxation, compression persistante, cautérisation, suppuration ; ces différentes causes, suivant le degré d'intensité de leur action, déterminent des troubles plus ou moins profonds dans la sensibilité, la motilité et la nutrition des muscles atteints. La lésion minime des fibres sensitives dans les troncs nerveux blessés, par rapport à la gravité des troubles moteurs, a été encore confirmée par des observations récentes. D'après les recherches de Schiff sur la moelle, cette circonstance devrait s'expliquer par une vulnérabilité plus grande des fibres motrices comparativement aux fibres sensitives. Comme le prouvent les recherches sur l'électricité que j'ai fait connaître précédemment, (méningite spinale, atrophie musculaire progressive, paralysie saturnine), la sensibilité peut encore persister en grande partie, même après l'abolition de la motilité.

Parmi les *troubles de la sensibilité*, il faut citer en première ligne l'*hyperesthésie traumatique*. Elle peut avoir son siége, sur les régions atteintes, soit dans la peau, soit dans les muscles. Un fait très-remarquable, mais en somme assez rare, c'est l'hyperesthésie généralisée (telle qu'elle a été observée par les médecins militaires américains, dans deux cas par Smoler, et par moi-même chez un blessé de la guerre de Bohême). Cette hyperesthésie peut, après la cicatrisation de la blessure, s'étendre sur le tronc, et même sur tout le corps à un tel point, que le malade ne peut plus supporter le moindre contact, le plus léger courant d'air, et qu'il n'obtient quelque repos et ne parvient à exécuter quelques mouvements, qu'en se couvrant les membres de compresses *d'eau froide* fréquemment renouvelées. L'excitation déterminée par la blessure semble s'étendre jusqu'aux racines postérieures et aux colonnes grises, et y provoquer une excitabilité exagérée. *Traitement* : compresses froides, bains prolongés, injections sous-cutanées de morphine.

L'*anesthésie* (de la peau et des muscles) qui accompagne souvent la paralysie motrice des troncs nerveux mixtes, peut être incomplète ou complète, et dans ce dernier cas elle dénote que la région a été complétement isolée du centre spinal. Si elle coexiste avec des troubles de la motilité, à la suite de douleurs vives suivant la distribution anatomique des nerfs, on est autorisé à admettre une *névrite traumatique*. Lors du retour de la sensibilité, l'anesthésie se transforme en hyperesthésie, comme nous l'avons déjà constaté pour la période d'amélioration des paralysies apoplectiques et hystériques. Le *traitement* consiste dans l'emploi du pinceau faradique (avec le courant secondaire) ; ou dans le passage de forts courants labiles à travers l'épine dorsale et les nerfs.

Les *névralgies traumatiques* occupent en général une portion plus ou moins limitée du tronc nerveux, avec certains points douloureux. La névralgie de la saignée est causée par une blessure du nerf musculo-cutané, et non pas du médian, comme on le croyait autrefois. Les douleurs affectent souvent le caractère de paroxysmes, avec des rémissions plus ou moins longues. Le *traitement* consiste, pour les cas légers, dans l'emploi de compresses froides, d'enveloppements humides jusqu'au retour de la chaleur, suivis de demi-bains refroidis, et dans les vésicatoires ou les injections sous-cutanées de morphine. Dans les cas graves ou chroniques, on est quelquefois forcé de recourir au cautère actuel ou potentiel, à la section sous-cutanée des nerfs (neurotomie), voire même à l'excision (neurectomie).

Dans un cas consigné dans le rapport des médecins américains (*Gunshotwounds and other injuries of nerves*, Weir Mitchell, Morehoose et Keen, Philadelphia, 1864), on reséqua un morceau du médian long de 2 centimètres, avec un succès passager. Dans un cas d'Ollier (compression du nerf radial dans un canal osseux accidentel, suite de fracture du bras), la guérison fut obtenue par l'ouverture de ce canal. Dans deux cas de névralgie traumatique (sciatique par froissement de la hanche contre une roue, névralgie du péronier, suite d'un coup sur le mollet), j'ai vu la guérison survenir par le passage de courants galvaniques stables de l'épine dorsale aux nerfs, et des nerfs aux muscles (pendant 4-6 semaines).

Parmi les *troubles de la motilité d'origine traumatique*, les plus rebelles et les plus pénibles sont la contracture et la paralysie. Dans beaucoup de cas la *contracture* est une crampe tonique des antagonistes, déterminée par la paralysie de certains muscles. La roideur articulaire qu'on observe à la suite des fractures ou d'autres accidents, tient en grande partie à l'immobilité forcée des membres dans les appareils inamovibles ; dans ces cas on prévient souvent toute conséquence fâcheuse par des mouvements passifs, exécutés souvent et avec précaution. Dans d'autres cas, la contracture à la suite des traumatismes est d'origine réflexe, lorsque dans les blessures de régions nerveuses très-sensibles, comme les articulations, il existe une vive hyperesthésie, qui peut aboutir par voie réflexe à un raccourcissement spasmodique des parties qui cherchent à éviter la douleur. Dans ces cas, on provoque aussi quelquefois des phénomènes réflexes par l'excitation de certains points de nerfs éloignés.

Traitement : Quand la contraction spasmodique des muscles dure depuis peu de temps, quand il n'y a encore aucune atrophie, que l'influence de la volonté se fait encore sentir, et que la crampe varie suivant les jours, on peut, d'après les médecins américains, obtenir le relâchement des muscles en y injectant de l'atropine, ou en les éthérisant. Dans les contractures de cause réflexe, on se trouve bien du traitement galvanique pour les nerfs blessés, et du traitement faradique pour les muscles paralysés.

La connaissance clinique des *paralysies traumatiques* nous vient des excellents travaux de Duchenne. Après les services rendus par l'électricité d'induction pour le diagnostic, le pronostic et le traitement de ces affections, la galvanisation, plus employée à notre époque, a contribué pour une part importante à étendre et à préciser les symptômes ; ainsi s'est trouvée complétée la séméiologie électrique. Les découvertes de la pathologie expérimentale s'accordent en grande partie avec les observations cliniques. Les symptômes pris dans leur ensemble, impriment un caractère bien reconnaissable à ces types morbides.

Parmi les *recherches expérimentales* entreprises à notre époque, il faut citer avant tout celles de Erb (*D. Arch. f. klin. Méd.* IV et V Bd. 1868), et celles de Ziemssen et Weiss (*eod. loc.,* IV Bd. p. 579-594). Quant à la terminaison des changements apportés aux réactions électriques, les recherches de Erb ont montré que le muscle et le nerf se comportent tout différemment. Dans les nerfs, l'excitabilité aux deux courants diminue graduellement au début de la paralysie, pour disparaître complétement au bout d'une ou deux semaines. Au bout d'un temps variable, elle se rétablit très-lentement (en procédant du bout central) ; l'excitabilité galvanique reparaît en général un peu plus tôt que l'excitabilité faradique. Ordinairement, l'excitabilité électrique ne revient que longtemps après le retour des mouvements volontaires ; le bout nerveux périphérique peut donc redevenir perméable aux incitations de la volonté, avant qu'il ait recouvré sa réceptivité pour les excitations extérieures. Ces faits, constatés en partie par Schiff (dans l'empoisonnement des nerfs par la conicine), sont suffisamment établis, non-seulement par un grand nombre d'expériences sur les animaux, mais aussi, comme nous le verrons, par les observations au lit du malade.

Dans *les muscles*, l'excitabilité aux deux courants diminue régulièrement aussi, dans les premières semaines. L'excitabilité faradique s'éteint ensuite de plus en plus, tandis que l'excitabilité galvanique augmente notablement à partir de la fin de la deuxième semaine (elle est relativement plus forte pour la fermeture de l'anode que pour la cathode). Ensuite, au bout d'un temps variable, l'excitabilité galvanique commence à redescendre jusqu'au-dessous de la normale, tandis que l'excitabilité faradique se rétablit lentement. Simultanément et presque parallèlement à l'augmentation de l'excitabilité galvanique, les muscles présentent un accroissement de leur excitabilité mécanique.

Quant aux processus anatomiques qui correspondent, dans les muscles et dans les nerfs, à ces modifications de l'excitabilité, nous les avons déjà exposés au commencement de ce chapitre. Ces lésions anatomiques présentent, suivant Erb, la plus grande analogie avec l'inflammation, surtout avec ces formes chroniques qui, dans certains organes, aboutissent à la cirrhose ; l'origine de ces lésions devrait être rapportée aux fibres vaso-motrices et trophiques faisant partie des troncs nerveux intéressés par le traumatisme. Erb pense aussi, que la conductibilité et l'excitabilité mécanique ont pour intermédiaires les cylindres d'axe régénérés, et que l'excitabilité électrique est liée à l'existence de la gaîne de myéline ; ainsi tomberait l'hypothèse d'Eulenburg, d'une force spécifique pour l'excitabilité des nerfs.

Ziemssen et Weiss, en appliquant sur les nerfs des ligatures d'une force variable avec des fils de soie, ont déterminé des paralysies variant d'intensité et de durée. Les paralysies *légères* sont caractérisées par l'abolition de la motilité, la perte de la contractilité farado-musculaire, l'augmentation de l'excitabilité galvano-musculaire, l'affaiblissement de l'excitabilité électrique des nerfs. Dans les paralysies de *moyenne intensité*, il y a perte de la motilité ; au bout d'un ou deux jours les nerfs sont complétement inexcitables aux deux courants, l'excitabilité galvano-musculaire augmente, l'excitabilité farado-musculaire baisse jusqu'à suppression complète (le fait se produit d'autant plus vite, que le traumatisme a agi sur les nerfs plus près des muscles, et d'autant plus lentement, que la conductibilité a été interrompue plus près du centre). La durée de ces paralysies est de 3 à 6 mois, après quoi l'état normal se rétablit graduellement. Les *paralysies du degré le plus prononcé* (par excision d'un nerf), présentent à peu près les mêmes modifications que les paralysies moyennes, seulement l'excitabilité galvano-musculaire n'augmente pas, mais s'abaisse parallèlement à l'excitabilité faradique jusqu'à suppression complète, pour se rétablir au bout de 6 à 8 mois, en même temps que la conductibilité. On observe constamment dans les muscles une atrophie avec durcissement et contracture, qui disparaissent après le retour de la conductibilité.

Les résultats obtenus sur les animaux sont applicables en grande partie à la marche des phénomènes chez l'homme. L'*excitabilité des nerfs* aux courants induit et constant subit, dès le début de la paralysie, une diminution qui gagne vers la périphérie; à la fin de la deuxième ou troisième semaine, les nerfs perdent manifestement leur excitabilité aux deux courants; l'excitabilité électrique des nerfs renaît lorsque se rétablit la motilité; on constate de bonne heure, et d'une manière passagère, des secousses de fermeture à la cathode; l'expérience a confirmé l'apparition de tous ces symptômes caractéristiques chez l'homme. L'excitabilité électrique des nerfs est indépendante de leur excitabilité par la volonté.

Dans *les muscles*, il y a au début perte de l'excitabilité électrique en général, puis *augmentation de l'excitabilité galvanique avec abolition persistante de la réaction faradique* (comme le montrent les cas de paralysie traumatique des nerfs du plexus brachial, rapportés par Ziemssen, Grünwald, Erb, Eulenburg, ou les cas de névrite traumatique de Brenner). Ce fait assez rare aurait sa source, d'après les recherches de Neumann, dans les circonstances suivantes : la substance musculaire, dépourvue de nerfs, serait insensible à l'action momentanée du courant induit, ainsi qu'au courant galvanique, lorsqu'il agit également par interruptions; tandis qu'elle répond par des secousses au courant de batterie, dont la durée dépasse une action instantanée, ces secousses étant toutefois manifestement lentes et tardives. A l'augmentation de l'irritabilité galvanique, s'ajoute presque toujours un accroissement de l'excitabilité mécanique des muscles (Erb). A une période ultérieure, survient une diminution de l'excitabilité galvanique, avec retour graduel de l'excitabilité faradique directe. Les modifications dans l'excitabilité de la substance musculaire sont donc différentes des phénomènes propres aux nerfs. Dans certains cas, où la faradisation à travers la peau ne provoquait aucune contraction, j'ai vu se produire un raccourcissement local des muscles par *l'électro-puncture*. Il est probable qu'il ne s'agissait dans ces cas que d'une différence quantitative dans le courant, qui traversait les muscles excités sous de très-petits espaces.

La sensibilité électro-musculaire et électro-cutanée est ordinairement moins altérée dans les paralysies traumatiques, d'après Duchenne, que la contractilité ; elle est abolie seulement dans les cas où le nerf est complétement isolé du centre spinal. Les muscles légèrement atteints dans leur contraction et leur sensibilité électriques, se relèvent rapidement sous l'influence de la faradisation, tandis que les muscles privés de leur contractilité et de leur sensibilité faradiques sont bientôt pris d'atrophie. Pourtant un muscle peut conserver ses mouvements volontaires, quoiqu'ayant perdu en très-grande partie sa contractilité électrique ; quelquefois un muscle est paralysé, et reste cependant excitable au courant faradique.

Les paralysies causées par le froissement des plexus nerveux affectent parfois les caractères de l'atrophie musculaire progressive, comme je l'ai observé chez un garde forestier, qui avait reçu sur l'épaule gauche un chêne abattu (représentant, disait-il, quatre cordes de bois) ; il y eut d'abord perte de connaissance, puis gonflement du membre supérieur, et au bout de six mois, atrophie du bras et de l'avant-bras, perte des mouvements dans l'épaule et le coude, abolition de la contractilité électrique dans la plupart des muscles du bras (sauf l'extenseur commun des doigts, le long abducteur du pouce et les muscles du poignet, qui présentaient encore une réaction très-faible). Dans un second cas (guerre de Bohême), une balle avait pénétré au-dessus du creux axilaire, et il était resté une lésion partielle du plexus brachial (paralysie et perte de la contractilité électrique dans la plupart des muscles extenseurs). Ce dernier cas fut beaucoup amélioré par la galvanisation, mais le premier très-peu.

Un fantassin ayant reçu, pendant la bataille de Sadowa, un coup de feu à la moitié inférieure du creux poplité, à gauche, fut examiné (5 jours après) à l'hôpital de Vœslau (près de Vienne). On constata l'abolition des mouvements volontaires, de l'excitabilité faradique et galvanique dans les nerfs péronier et tibial, et de la contractilité électrique dans les muscles des régions antérieure et postérieure de la jambe ; les orteils et le dos du pied étaient insensibles en très-grande partie, certains muscles seulement réagissaient lentement à un fort courant continu (tibial antérieur, long péronier); *le nerf sciatique avait été atteint par le coup feu juste au point où il se divise.* Au bout de 20 jours, par l'emploi des bains tièdes et de la faradisation intermittente, la sensibilité reparut d'abord, puis peu à peu les mouvements redevinrent possibles dans le lit; à la fin de la 6ᵉ semaine, le malade pouvait déjà marcher, mais il fut bientôt évacué, et je ne constata pas alors une amélioration sensible dans l'excitabilité des nerfs aux deux courants, ni dans la contractilité farado-musculaire.

La *sensibilité récurrente* (conservation de la sensibilité périphérique après section complète des nerfs) a été constatée par Laugier, Nélaton, Duchenne, ensuite par Revillout et Richet, et le plus souvent à propos du nerf médian. Ce symptôme s'explique par l'hypothèse qu'il existe entre les nerfs du bras des anastomoses, qui, dans la section d'un de ces nerfs, entretiennent le courant centripète dans les autres; comme l'ont montré Laveran (*Thèse de Strasb.* 1868), et Arloing et Tripier (*Arch. de phy.* II, 1869), dans les tronçons nerveux périphériques, qui restent sensibles, on découvre au bout de quelque temps un certain nombre de fibres nerveuses qui ont échappé à la dégénération. On peut admettre aussi, que des filets récurrents du cubital et du radial, ou des anastomoses entre le médian et le cubital (Gruber), apportent la sensibilité aux filets du médian situés au-dessous de la section. D'après Letiévant (*Traité des sect. nerv.* 1873), la sensibilité suppléée pourrait s'établir indirectement par ébranlement des papilles sensitives cutanées les plus voisines; pour la motilité suppléée (conservation des fonctions motrices sans régénération), ce seraient les muscles voisins animés par d'autres nerfs, qui pourvoiraient aux fonctions des muscles paralysés.

Les *troubles vaso-moteurs*, survenant dans le cours des lésions nerveuses traumatiques, s'expliquent par la richesse des gros troncs nerveux des membres en fibres vaso-motrices. D'après les recherches de Cl. Bernard et de Schiff, la section du plexus brachial, du nerf sciatique est suivie de rougeur du membre, et d'élévation considérable de la température. De même chez l'homme, dans la section des gros troncs nerveux, on observe un *stade aigu de la paralysie vaso-motrice*, c'est-à-dire élévation de température au début, par accroissement subit dans l'afflux du sang artériel; vient ensuite un *stade chronique*, où le ralentissement du courant sanguin et l'hyperémie passive aboutissent à un abaissement de température. Outre ces phénomènes, que les auteurs n'ont pas suffisamment différenciés, il existe encore différentes sortes de *troubles trophiques*. Ainsi, dans deux cas de Hutchinson (*Med. Times and Gaz.* n° 659, 1863), la section des nerfs du bras s'accompagnait de lividité de la peau, d'incurvation des ongles, et de lésions de l'extrémité des doigts (paronyxis); les médecins américains, ainsi que Rouget, Fisher, etc., ont observé en outre des modifications de la peau (aspect luisant, *glossy skin*, éruptions eczémateuses, troubles de sécrétion), ainsi que des arthropathies. On a constaté expérimentalement et en clinique, des ulcérations gangréneuses des parties superficielles, par blessure des troncs nerveux; dans une observation de paralysie cubitale, qui sera rapportée plus loin, on vit des poils pousser en abondance sur le dos de la main du côté blessé ; Schiff et Rettberg ont noté le même fait sur les animaux, après la section des nerfs du pavillon de l'oreille et des membres.

D'après Brown-Séquard et Charcot, ces troubles trophiques se produiraient chez l'homme seulement dans les cas d'irritation des nerfs, tandis que chez les animaux, les symptômes inflammatoires manquent dans la névrotomie, et se manifestent seulement dans les contusions des nerfs. Quant à l'atrophie musculaire, si prononcée et si rapide dans les paralysies traumatiques, elle s'explique mal par la seule abolition des fonctions musculaires, car dans les paralysies cérébrales, même complètes et datant de plusieurs années, la nutrition et la réaction des muscles ne sont pas particulièrement altérées. Les troubles de nutrition des muscles, comme ceux des autres appareils, doivent être considérés comme des *désordres traumatiques de l'innervation trophique* ; d'autant plus que les faits anatomiques et cliniques précédemment discutés, pour un grand nombre de maladies, conduisent à admettre l'existence de centres trophiques dans les cellules des colonnes grises antérieures, lesquels centres seraient en rapport avec les parties périphériques au moyen de fibres trophiques.

Dans un fait relatif à notre dernière guerre (communiqué par le docteur Herzog), il y avait une *paralysie du nerf péronier, avec élévation de température au début* dans la partie correspondante ; plus tard, la guérison s'étant faite par seconde intention, on nota un abaissement considérable de température, de la cyanose, et une *gangrène superficielle des parties molles* aux phalanges onguéales.

Dans une paralysie du *nerf cubital droit* (par coup de sabre reçu en duel dans la parade de tête), je trouvai au bout de 4 mois une paralysie motrice et sensitive des doigts correspondants, une dépression au niveau du quatrième espace interosseux, une atrophie de l'éminence hypothénar, une coloration bleuâtre du petit doigt, et sur la partie dorsale correspondante de la main droite, des touffes de poils qui n'auraient pas existé, au dire du malade, avant la blessure, et qui contrastaient très-nettement avec l'état glabre de la main gauche. Des *mensurations thermométriques* ayant été faites (dans une chambre à la température de 16° C.), on trouva à droite, entre le petit doigt et l'annulaire 27°,2, à gauche 34°,8 C. ; entre l'indicateur et le médius, à droite 54°,2, à gauche 34°,5 ; sur la face dorsale du petit doigt, à droite 26°,2, à gauche 52°,2 C. ; par l'excitation faradique ou galvanique du nerf ou des muscles, la température montait à droite, entre le petit doigt et l'annulaire à 50°,6. Les muscles paralysés restaient insensibles au courant d'induction ; par la galvanisation (50 petits éléments de Siemens), on obtenait des contractions lentes de l'éminence hypothénar et du quatrième interosseux ; quand on faisait passer des courants galvaniques de l'épine dorsale aux nerfs, ou des courants faradiques des nerfs aux muscles, on obtenait des réactions motrices et sensitives. Sous l'influence d'un traitement mixte continué pendant six semaines, quelques-uns des muscles du petit doigt redevinrent sensibles au courant faradique, la main droite reprit une partie de ses fonctions et s'améliora aussi au point de vue de la température.

Les différents nerfs sont inégalement exposés aux lésions traumatiques, en raison de leur situation. Ainsi, d'après la statistique de Londe, sur 37 cas les lésions portaient : sur le médian, 6 fois; sur le radial, 5 ; sur la saphène interne, 3 ; sur le sous-orbitaire, 3 ; sur le pathétique, le facial, le cubital, le sciatique et les nerfs des doigts, chacun 2 fois ; et sur 10 autres nerfs, chacun 1 fois.

Mentionnons encore ici les *paralysies traumatiques réflexes*, mieux approfondies dans ces derniers temps, surtout par les médecins américains (*l. c.*). A la suite d'une blessure ou d'une contusion par une balle, on voit survenir des paralysies, soit du mouvement, soit de la sensibilité, ou des deux ensemble, dans une extrémité éloignée de la blessure, tandis que les parties du corps directement atteintes restent indemnes de ces phénomènes. Comme nous nous sommes déjà occupé du caractère des paralysies réflexes en général (p. 649-653), nous ferons seulement remarquer à propos des formes traumatiques, que l'excitation déterminée par la blessure peut donner lieu à des modifications dans une grande étendue des centres nerveux, s'il existe une excitabilité anormale du système nerveux, comme il arrive, parmi les névroses générales, pour le tétanos ; si au contraire l'irritation se propage à des départements plus circonscrits des centres nerveux, il se fera des paralysies isolées. Dans ce dernier cas, on découvre presque toujours dans certains nerfs une sensibilité exagérée à la pression, une augmentation de l'excitabilité réflexe et galvanique.

Le *pronostic*, dans les paralysies traumatiques, est subordonné au degré de lésion des nerfs. Si la continuité est abolie dans la totalité d'un nerf, et la nutrition fortement altérée, le passage de l'affection à l'état chronique ne peut qu'en augmenter les dangers. Moins la contractilité et la sensibilité électro-musculaires ont été atteintes, plus tôt l'électricité se montre efficace, d'après Duchenne ; si la contractilité est abolie, tandis que la sensibilité a peu ou point souffert, le pronostic est favorable. Lorsque tout phénomène de raccourcissement et de sensibilité est anéanti, les muscles paralysés succombent à l'atrophie, alors même qu'ils sont encore excitables par le courant faradique. Quand il y a perte de la contractilité farado-musculaire et conservation de la contractilité galvano-musculaire, cela dénote un caractère de gravité de la paralysie. Même dans les lésions profondes des nerfs, un traitement persévérant peut sauvegarder, au moins en partie, les fonctions des extrémités. Le retour de la sensibilité, la transformation de l'anesthésie en hyperesthésie, constituent, selon Duchenne, des signes favorables, indiquant le commencement de l'amélioration, et après lesquels on voit la température, la tonicité musculaire et la motilité volontaire revenir graduellement à la normale. Suivant la gravité du cas, il faut un espace de deux, quatre, six mois et même davantage, pour arriver à un résultat souvent assez peu satisfaisant. D'après les observations récentes de Bärwinkel (*Arch. d. Heilk.* XII Bd. 1871), si l'on exerce une compression sur les troncs nerveux mixtes *au-dessous* du point lésé, et qu'on provoque ainsi des sensations à la périphérie, on peut en conclure que les nerfs sensitifs ont conservé leurs rapports avec le centre, ce qui s'applique aussi en partie aux fibres motrices. En l'absence de ces effets de la compression, on n'est autorisé à admettre une solution de continuité que si l'on découvre en même temps des symptômes d'irritation dans les nerfs.

Au point de vue du *traitement*, Duchenne est partisan de la faradisation des muscles paralysés ; il la pratiquait au début avec des courants assez forts, à secousses rapides, et ensuite avec des courants plus faibles (par séances de dix à quinze minutes tous les jours). Duchenne avance que le traitement faradique serait plus efficace et plus indiqué dans les paralysies anciennes que dans les cas récents. J'estime que, sans entraver le travail de reproduction, pour stimuler la nutrition et l'activité musculaires, et pour prévenir les altérations de texture, on peut recourir de bonne heure à l'électricité. Il n'est pas démontré que le courant constant ait une action plus positive sur la marche des paralysies graves. Le traitement qui m'ait encore le mieux réussi, c'est d'alterner tous les deux jours la galvanisation des nerfs au moyen de courants descendants (en partant de l'épine dorsale et des plexus), et l'application de courants induits sur les muscles. Il faut attendre de nouveaux faits chirurgicaux pour se prononcer sur la valeur de la *suture nerveuse*.

CHAPITRE XLIII

MALADIES DES NERFS CRANIENS ET RACHIDIENS.

MALADIES DES NERFS PÉRIPHÉRIQUES EN GÉNÉRAL.

Dans le traitement des maladies des nerfs périphériques (racines nerveuses, troncs nerveux et ramifications périphériques), on est arrêté aussitôt par la difficulté insurmontable de déterminer rigou-

reusement les conditions étiologiques de ces affections, encore obscures à tant de points de vue. Nous nous limiterons à la partie
symptomatique de la question, et pour répondre uniquement aux
exigences de la pratique; nous exposerons les différentes maladies
nerveuses d'après leurs signes cliniques, signalant ce qui nous est
connu des altérations anatomiques, et mettant au service du diagnostic et du traitement une analyse minutieuse des symptômes. Avant
d'aborder les affections des nerfs crâniens et rachidiens en particulier, nous ferons une revue générale des formes morbides les plus
importantes, savoir : l'atrophie, l'hypertrophie et le névrome, la névrite et les névralgies.

a. Atrophie des nerfs.

L'atrophie des nerfs est un processus concomitant des affections
centrales et périphériques les plus diverses. Dans les premiers chapitres de ce livre, il a été question en détail de l'atrophie survenant
dans les maladies cérébrales. Pour l'atrophie des racines des nerfs
crâniens dans la paralysie bulbaire, pour l'atrophie qui s'empare de
troncs nerveux tout entiers dans les affections spinales, et pour
l'atrophie des cordons et des racines antérieurs dans l'atrophie musculaire progressive, on se reportera aux chapitres correspondants.
Quant à l'atrophie des nerfs des organes des sens, elle a été exposée
à propos des tumeurs cérébrales.

Dans les parties centrales aussi bien que dans les nerfs périphériques, l'atrophie peut être *primitive*, et causée par une dégénérescence
amyloïde spontanée; ou bien elle est *secondaire*, et l'on peut alors
remonter assez exactement à ses causes. L'atrophie nerveuse a quelquefois sa source dans un obstacle à l'afflux sanguin. Les solutions
de continuité des nerfs, leur séparation des foyers centraux de nutrition, les obstacles à la reproduction des extrémités sectionnées,
telles sont les causes qui aboutissent en général à l'atrophie des nerfs
atteints. Dans beaucoup de cas, l'inflammation, par l'exsudat plus
persistant ou la prolifération conjonctive qu'elle détermine, peut
amener l'atrophie des nerfs, qui adhèrent presque toujours aux parties environnantes. Enfin c'est souvent la compression qui, par sa
longue durée, devient une cause d'atrophie nerveuse. La compression peut succéder à un traumatisme; ou bien ce sont des tumeurs,
la carie, la périostite des canaux osseux destinés au passage des
nerfs, ou enfin des exostoses, des anévrysmes, des dégénérescences
glandulaires qui provoquent l'atrophie des nerfs.

Le nerf atteint d'atrophie est ordinairement aminci, d'un aspect gris ou jaunâtre ; le microscope fait voir un nombre considérable de fibres nerveuses vides ; dans d'autres la myéline, puis le cylindre d'axe se transforment en graisse, le névrilemme se sclérose ; les nerfs atrophiés auraient (d'après Bibra) une proportion d'eau très-inférieure à la normale.

Quand l'atrophie nerveuse reconnaît pour causes une inflammation ou une compression, elle est souvent précédée de symptômes d'irritation, tels que paresthésies, névralgies, secousses isolées ; quand la conductibilité est abolie, il y a anesthésie, paralysie motrice, perte de l'excitabilité réflexe et de la contractilité électro-musculaire. Cette succession des symptômes s'observe nettement dans les compressions du trijumeau par certaines tumeurs cérébrales, dans la paralysie du facial par carie du temporal. L'ophthalmie destructive dépendant de l'atrophie du trijumeau a été étudiée page 195.

Au point de vue du *traitement*, il nous suffira de dire qu'il doit être dirigé principalement contre l'affection qui sert de base à l'atrophie. C'est elle qui doit être soumise, autant que possible, à un traitement approprié, avant qu'elle ait abouti à l'atrophie nerveuse. Si le nerf est déjà pris d'atrophie, il n'y a plus guère d'amélioration à espérer.

b. Néoplasmes des nerfs et nevrómes.

À la suite des solutions de continuité des nerfs, on a reconnu, par l'expérimentation et la clinique, une régénération de la substance nerveuse, dont nous nous sommes occupé dans le chapitre précédent à propos des lésions nerveuses traumatiques. Dans les moignons d'amputation il se forme quelquefois, pendant le stade de cicatrisation, un gonflement en masse du tronc nerveux, qui devient excessivement sensible au contact (les douleurs sont alors rapportées à la partie enlevée, c'est ce qu'on nomme la sensation d'intégrité des amputés) ; Wedl a constaté un enroulement des fibres nerveuses de nouvelle formation (désigné par Lebert sous le nom de névrome cicatriciel). Virchow a noté le développement de fibres nerveuses dans les exsudations de la plèvre ; Rokitansky et Virchow ont vu la multiplication des ganglions nerveux dans les tumeurs de l'ovaire. Dans ce que l'on considère comme une prolifération du tissu conjonctif des nerfs, il se dépose dans la substance nerveuse une matière transparente, colloïde, d'abord gélatineuse, ensuite cornée. Cette altération est appelée dégénérescence colloïde ; elle affecte principalement les nerfs dans leur trajet intra-crânien, plus rarement ceux qui proviennent du système spinal, et s'étend de la périphérie vers le centre, ou inversement.

Parmi les néoplasmes des nerfs, il faut citer encore le *pseudo-névrome.* C'est une tumeur plus ou moins circonscrite, variant depuis le volume d'un grain de millet jusqu'à celui d'un œuf, dure, élastique, se déplaçant ordinairement avec le nerf, et d'une sensibilité très-vive à la pression. Ce névrome paraît représenter en général une production conjonctive, provenant du tissu interstitiel normal ou des enveloppes des faisceaux nerveux, et contenant quelquefois seulement des cavités kystiques remplies de matière colloïde. Dans la plupart des cas, le névrome siége sur le côté des nerfs, ou bien il prend naissance dans l'intérieur même du nerf, en écartant l'une de l'autre les fibres nerveuses en forme de réseau. Les *tumeurs,* se développant au dépens du névrilemme, peuvent être des myxomes, des lipomes, des fibromes, ou des tumeurs diathésiques. Les *névromes vrais* sont beaucoup plus rares ; d'après Virchow ils contiennent, outre un feutrage de faisceaux conjonctifs, des tractus de fibres nerveuses dirigées dans le même sens.

Les nerfs rachidiens sont le siége le plus fréquent des névromes; ils sont plus rares sur les nerfs crâniens et le grand sympathique. Ces tumeurs nerveuses sont ordinairement isolées; quelquefois on en trouve plusieurs d'un petit volume sur le même nerf; dans une préparation fraîche recueillie sur une vieille femme et présentée dans une séance de la Soc. des méd. de Vienne par Klob, la plupart des troncs nerveux étaient couverts de névromes disposés comme les grains d'un chapelet, et variant depuis la grosseur d'une noisette jusqu'à celle d'un œuf d'oie, sans que leur existence se soit révélée pendant la vie par aucun phénomène remarquable. Des exemples analogues de névromes en chapelet ont été rencontrés et décrits par Smith, Maher, Payen, Kupferberg, et tout dernièrement par Heller (*Virch, Arch.*, 44 Bd).

Nous ne savons encore que peu de chose sur l'*étiologie* du névrome. On a invoqué le plus souvent un traumatisme, une compression, une influence rhumatismale comme les causes de l'irritation inflammatoire et de la néoplasie. Les névromes solitaires seraient beaucoup plus fréquents chez les femmes. L'âge ne semble jouer ici qu'un rôle secondaire.

Parmi les *symptômes* du névrome, il faut citer avant tout la douleur vive qui existe déjà sous forme de névralgie quand le névrome est encore à l'état latent; dans les tumeurs nerveuses dont nous avons donné précédemment les signes caractéristiques, la douleur se montre sous forme de paroxysmes de plus en plus fréquents et facilement provoqués par la compression ou le simple contact; elle s'irradie par la compression vers le trajet périphérique du nerf, s'accompagne d'une sensation d'engourdissement et de fourmillement, rarement de symptômes d'excitation de la motilité (secousses, tremblements, contracture) ou de phénomènes de dépression (anesthésie et parésies). Quelquefois il survient par voie réflexe des névralgies étendues, des convulsions partielles ou générales.

Quand les névromes occupent les parties superficielles, ils sont accessibles à l'exploration quand on examine le tronc nerveux, et par leur mobilité, la possibilité de les déplacer, leur développement graduel et sans accidents généraux, ils se distinguent du *cancer des nerfs*; celui-ci, dans ses différentes formes, se développe à la périphérie des nerfs soit primitivement, soit secondairement, avec des douleurs; il adhère avec les parties environnantes, prolifère rapidement, s'ulcère et s'accompagne d'infiltration des ganglions lymphatiques, de cachexie, et de paralysie complète de la sensibilité ou du mouvement.

La *marche* des névromes est presque toujours chronique; ils ne menacent pas directement la vie, mais agissent défavorablement sur l'état général par la violence des douleurs, l'insomnie et les troubles digestifs. Le *traitement* est surtout chirurgical. Les fondants et les nervins sont sans effet utile, les narcotiques procurent seulement un calme momentané. Le moyen le plus efficace est encore l'*extirpation*; on enlève la tumeur en ménageant le plus possible les fibres nerveuses. Si l'on est forcé de comprendre une partie du nerf dans l'opération, il reste à la périphérie un trouble fonctionnel correspondant. On a observé quelquefois des récidives. Dans les cas de névromes multiples, on ne peut guère atteindre par le bistouri que l'une ou l'autre des tumeurs douloureuses.

c. Inflammation des nerfs (névrite).

Les hyperémies simples et les ecchymoses légères, que l'on constate sur la gaîne des nerfs dans différentes affections aiguës et diathésiques (parfois c'est uniquement de l'hyperémie cadavérique), ne suffisent pas pour faire admettre une inflammation des nerfs; il faut, pour cela, constater l'existence d'altérations plus profondes. A côté de la rougeur, des pertes de substance, du relâchement et de l'infiltration du névrilemme, le nerf enflammé lui-même paraît injecté, tuméfié; entre les différents faisceaux de fibres est déposé un exsudat séreux, gélatineux ou fibrineux. C'est seulement quand l'inflammation a duré un certain temps, que les tubes nerveux sont pris de dégénérescence graisseuse. On sait aussi, d'après les recherches récentes de Hjelt (*l. c.*) sur la névrite artificielle, que l'irritation inflammatoire s'ac-

compagne de prolifération nucléaire, de coagulation et de transformation graisseuse des fibres nerveuses.

L'inflammation des nerfs procède ordinairement du stratum conjonctif du névrilemme, la myéline n'est prise que secondairement.
Suivant le degré d'hyperplasie et l'abondance des noyaux dans les
gaînes nerveuses externe ou interne, suivant la prolifération nucléaire
et l'épaississement fibrillaire qui peuvent se faire dans la gaîne de
Schwann, le processus inflammatoire est constitué par une *périnévrite*
ou une *névrite interstitielle*. L'exsudat provoqué par l'inflammation
peut se résorber, dans les cas légers, avant que les fibres nerveuses
aient subi des modifications persistantes. Quand l'inflammation affecte
une marche chronique, la gaîne des nerfs devient épaisse, fibreuse,
résistante, souvent adhérente aux tissus adjacents ; la substance nerveuse demeure intacte dans les formes légères, dans les cas graves
elle s'atrophie sous l'influence de la compression exercée par l'exsudat.
Si la substance épanchée s'organise, il y a formation de tissu conjonctif, avec épaississement et sclérose des nerfs, disparition des éléments nerveux. Dans les inflammations traumatiques, ainsi que dans
les suppurations se propageant jusqu'aux nerfs par contiguïté, il
peut y avoir infiltration purulente et nécrose de la substance nerveuse.

Parmi les *symptômes de la névrite*, le plus important est la douleur ; elle est ordinairement continue, rarement rémittente ou même
intermittente ; elle augmente par la pression et les mouvements,
mais la simple douleur à la pression (comme l'a montré Virchow)
n'est pas une preuve suffisante de névrite. La douleur n'existe pas
seulement dans la partie enflammée, elle s'irradie aussi vers la périphérie, et s'y accompagne de fourmillements et d'engourdissement.
La fièvre ne se montre que dans les névrites étendues. Si l'exsudat
augmente, ou comprime les nerfs pendant longtemps, les symptômes
d'irritation du début (hyperesthésie, irradiations douloureuses et
soubresauts), sont suivis d'anesthésie et de paralysie. Les paralysies
de la motilité et de la sensibilité se compliquent de troubles trophiques des muscles, quelquefois de la peau (éruptions de zona) et des
articulations ; ce sont autant de conséquences de l'irritation inflammatoire des nerfs. La *lèpre anesthésique* (éléphantiasis des Grecs)
résulterait aussi, d'après Virchow (*die Krankh. Geschw.* II Bd.
1864-65), d'une périnévrite avec prolifération cellulaire entre les tubes
nerveux. D'après Bœck et Danielssen (*Traité de la spedalsked*, 1848),
et d'après les observations plus récentes de Steudener (*Beitr. z.
Pathol. der Lepra*, 1867), les processus inflammatoires peuvent s'é-

tendre des nerfs périphériques jusqu'aux racines nerveuses et même jusqu'à la moelle (formation de canalicules dans la substance grise, Steudener). Nous avons vu également, à propos des paralysies réflexes, qu'elles peuvent être causées par une névrite ascendante, gagnant jusqu'à la moelle, ce qui paraît vraisemblable d'après les expériences déjà citées de Tiesler et Feinberg (*l. c.*).

Au point de vue *diagnostique*, la névrite se distingue de la névralgie par la continuité des douleurs, qui montrent rarement des rémissions ou des intermissions, par l'absence de points douloureux circonscrits, par la sensibilité particulière des nerfs aux excitations électriques (surtout au courant induit), et par les phénomènes consécutifs d'atrophie musculaire, de paralysie motrice et sensitive. En général, il faut une observation longue et attentive pour reconnaître la névrite. Le rhumatisme musculaire, souvent très-douloureux, se reconnaît à son extension diffuse, à l'absence d'autres accidents périphériques, et au réveil des douleurs plus accusé par les mouvements que par la pression. Les maladies des vaisseaux qui cheminent avec les nerfs sont caractérisées par la douleur subite, l'absence de pouls, l'abaissement de température, l'abolition de la sensibilité et de la nutrition (embolie artérielle), par l'induration appréciable des veines, l'œdème étendu et la stase veineuse concomitante (thrombose veineuse) ; on confondra donc difficilement ces phénomènes avec ceux de la névrite.

L'*étiologie* de l'inflammation des nerfs est variable. Une influence rhumatismale intense, des lésions traumatiques, la compression, les inflammations et les suppurations dans le voisinage des nerfs peuvent donner naissance à une névrite. Plus tard, la névrite peut guérir (comme nous l'avons indiqué) par résorption prompte de l'exsudat ; dans les cas défavorables où elle affecte une marche chronique, elle se termine par des troubles plus ou moins graves de la sensibilité et du mouvement.

Pour le *traitement* de l'inflammation des nerfs, il est bon de recourir dès le début aux antiphlogistiques. On a souvent de bons effets des émissions sanguines locales, des compresses froides, des bains tièdes prolongés (avec les précautions nécessaires à l'entrée et à la sortie du bain). J'ai eu aussi à me louer des *enveloppements humides*, prolongés jusqu'au retour de la chaleur, et suivis de demi-bains à 24-20° centigrades (de cinq à huit minutes). Contre les douleurs violentes, on pratique sur des points éloignés des *injections sous-cutanées de morphine*. Dans les cas chroniques, on prescrit l'*iodure de potassium* ; mais les *bains iodés*, les *eaux thermales indifférentes* et les *bains de boue* ont une action beaucoup plus positive pour faire résorber les produits de l'inflammation. Pour combattre les troubles consécutifs du mouvement et de la sensibilité, le meilleur moyen est l'électricité (galvanisation des nerfs et faradisation des muscles). Elle peut être combinée utilement avec un traitement hydrothérapique ou thermal.

d. Névralgies.

On appelle *névralgies* des douleurs qui se montrent sur les différents segments des nerfs, depuis leur origine jusqu'à la périphérie, et apparaissent le plus souvent par accès, soit spontanément, soit par pression sur certains points déterminés. La production de douleur exige qu'une faible excitation s'empare très-vite des fibres nerveuses, mais une irritation violente peut, par son intensité, remplacer la propagation amoindrie. Des troubles de nutrition de la myéline (quelquefois consécutifs à des troubles de circulation) déterminent également des sensations douloureuses. Celles-ci sont réglées en général par l'intensité première ou l'accroissement de la cause excitante, par la durée de l'excitation, ainsi que par le degré d'épuisement des nerfs. D'après les recherches de Schiff, dans les nerfs hyperémiés, la réceptivité aux excitations est augmentée, mais non pas le pouvoir conducteur. Les retours périodiques des névralgies seraient causés par des incitations intérieures organiques agissant par intervalles ; l'épuisement de l'activité nerveuse exagérée peut être causé par un amoindrissement soit de la réceptivité du point irrité, soit de la conductibilité des fibres, soit de la perception centrale.

Comme les fibres nerveuses qui se dirigent vers la peau pénètrent, à des hauteurs différentes, de l'extérieur dans les troncs nerveux, la compression ou les autres excitations des nerfs affectent plus tôt les faisceaux externes que les faisceaux internes ; il en résulte que la douleur semble courir, suivant le trajet des nerfs, de haut en bas. Les douleurs lancinantes *le long des troncs nerveux* se produisent surtout sous l'influence de fortes excitations à action rapide, comme cela arrive dans les chocs brusques sur le coude, ou par l'effet d'un froid excessif.

C'est la disposition de la mosaïque centrale qui détermine la loi des manifestations périphériques. Une irritation des fibres sensitives intra-médullaires dans les colonnes grises, se traduira dans les expansions terminales des nerfs par des sensations douloureuses. Les racines postérieures des nerfs rachidiens, les nombreux filets sensitifs situés entre le tégument externe et les aponévroses, et pénétrant en partie jusqu'aux muscles, fournissent autant de points faibles qui donnent prise aux névralgies dans le vaste réseau du système nerveux périphérique.

Quand le siége de l'incitation est central, on comprend que l'appareil nerveux terminal, affecté de douleurs intermittentes, ne présente aucune altération morbide. Dans les affections périphériques des nerfs sensitifs, on peut constater quelquefois des *altérations de texture*. Nous citerons à ce propos : le gonflement des nerfs et un trouble granuleux de leur myéline, dans la périostite des orifices osseux (nerfs sus-orbitaire, sous-orbitaire, alvéolaire inférieur, mentonnier, etc.) ; les épaississements de la gaîne des nerfs, dans l'inflammation des parties environnantes ; la prolifération du tissu conjonctif entre les faisceaux nerveux, de cellules cancéreuses entre les tubes nerveux (comme dans un cas qui sera rapporté plus loin à propos de la sciatique) ; les renflements en massue des nerfs dans les moignons d'amputation, qui peuvent donner naissance à des névralgies ; enfin dans cette catégorie rentrent encore les névralgies dépendant d'une compression exercée par des tumeurs voisines, d'affections vertébrales, d'une stase veineuse dans les tissus nerveux. Nous reviendrons sur ces points en traitant des névralgies en particulier.

Parmi les *symptômes des névralgies*, le phénomène capital est *la douleur*. Elle suit, dans la plupart des cas, le trajet anatomique du nerf, et se montre sous forme d'*attaques*, séparées entre elles par des intermissions complètes, souvent par des rémissions seulement. Les malades accusent des douleurs fulgurantes (avec ou sans hyperesthésie cutanée), térébrantes, perçantes, piquantes, brûlantes, etc. La névralgie faciale, l'ataxie douloureuse sont les formes qui donnent lieu aux paroxysmes douloureux les plus violents. Il y a souvent certains points qui constituent le siége des douleurs accusées par les malades ; celles-ci peuvent aussi se propager à d'autres branches des racines nerveuses, et s'irradient presque toujours du centre à la périphérie, quelquefois aussi en sens inverse.

Valleix a découvert le premier des *points douloureux* qui constituent un caractère important des névralgies ; on les trouve le plus souvent aux points où les nerfs sortent de leurs canaux osseux pour se répandre à la surface des os, lorsqu'ils émergent à travers des orifices aponévrotiques ou musculaires, ou dans les régions où des nerfs cutanés importants s'anastomosent entre eux. Ce sont en général des points douloureux circonscrits, que l'on découvre par une exploration attentive, en prenant avec le doigt sur le trajet des nerfs, et qui existent dans la plupart des névralgies. Mais il y a des cas, et j'en ai rencontré souvent, où les points douloureux ne se montrent *que pendant les attaques*, et manquent aux autres moments. Dans les cas douteux, j'ai souvent découvert, par l'*exploration électrique*, certains points des nerfs très-sensibles au courant électrique (courant continu ou induit), tandis que les autres parties du même nerf, ou les points symétriques du côté sain, n'étaient pas particulièrement affectés par l'électricité. Les douleurs, dans les névralgies, peuvent aussi s'étendre secondairement à d'autres filets nerveux (issus des mêmes racines), ou bien, dans les cas d'excitabilité extrême du système nerveux, elles se propagent *par irridation* jusque dans des parties éloignées.

Türck avait déjà observé, dans quelques névralgies, une *hyperesthésie* ou une *anesthésie*, et plus récemment Nothnagel (*Virch. Arch.*, 54 Bd) a montré qu'elles accompagnent habituellement les névralgies des extrémités, celles des nerfs superficiels du tronc et de la tête. Au début des douleurs (de 2 à 8 semaines), on trouve de l'hyperalgésie cutanée, plus tard la sensibilité de la peau est diminuée ; ces deux phénomènes se montrent sur tous les filets nerveux correspondants, ou bien s'étendent à toute la moitié du corps atteinte (Türck), et disparaissent au cours de la guérison. D'après Nothnagel, l'hyperesthésie résulterait d'une irradiation des incitations à un grand nombre de cellules nerveuses sensitives ; l'anesthésie aurait pour cause un épuisement des cellules nerveuses, consécutif à une surexcitation prolongée. Dans plusieurs de mes observations, ces troubles de la sensibilité dépendaient évidemment d'excitations vaso-motrices.

Il n'est pas rare que les névralgies s'accompagnent de *symptômes réflexes* particuliers, qui s'expliquent par les nombreuses communications des fibres radiculaires postérieures avec la substance grise de la moelle. Aussi nous voyons, dans la névralgie faciale, des contractions des muscles de la face succéder à l'excitation sensitive ; dans les névralgies des extrémités, celles-ci sont le siége de crampes musculaires plus ou moins étendues ; les mouvements du cœur et de la respiration peuvent eux-mêmes être altérés dans leur rhythme. Il est rare (comme il arrive quelquefois dans le stade d'irritation de l'ataxie) que des crampes musculaires préexistantes soient remplacées par des névralgies ; c'est ainsi qu'une dépression du pouvoir réflexe peut faire manquer le phénomène de Goltz, lorsque l'excitation des intestins (ce qui, dans d'autres circonstances, provoque un arrêt du cœur par l'intermédiaire du pneumogastrique) se combine avec une irritation intense des nerfs sensitifs des extrémités. Enfin, il faut ranger aussi parmi les actions réflexes les *troubles vaso-moteurs* déterminés par l'excitation des éléments nerveux du grand sympathique (qui sont mélangés de fibres sensitives). Telles sont les anomalies de la circulation et des sécrétions qu'on peut observer dans les névralgies, les éruptions cutanées, les troubles de nutrition (comme dans la prosopalgie) ; nous y reviendrons en détail à propos des névralgies en particulier.

L'*étiologie* des névralgies renferme encore de nombreuses obscurités. Leurs causes sont des plus diverses, tantôt générales, tantôt locales. Parmi les causes générales, la plus importante est l'*excitabilité anormale* du système nerveux, soit dans ses organes centraux, soit dans ses expansions périphériques ; elle peut être héréditaire, ou provoquée par des influences extérieures. L'expérience montre que les pères affectés d'accidents nerveux transmettent assez souvent à leurs fils une certaine disposition aux troubles nerveux, aux névralgies ; de même les mères atteintes de névralgies de la tête, de rachialgie, de cardialgie, etc., transmettent cette prédisposition à leurs filles. Mais je ne crois pas qu'il y ait lieu d'admettre l'hypothèse hasardée par Anstie (*Neuralgia and diseases that resemble it*, London 1871), qui suppose une faiblesse héréditaire des cellules nerveuses des cordons postérieurs, déterminant, par une irritation centripète prolongée, une atrophie interstitielle de ces cellules, avec terminaison par guérison (?) ou par dégénérescence.

Le *sexe* a une certaine influence, en ce sens que certaines névralgies (intercostale, lombo-abdominale) se rencontrent plus souvent chez les femmes, tandis que la sciatique est plus fréquente chez les hommes. Jusqu'à l'âge de 30 ans, les femmes sont en général plus exposées aux névralgies que les hommes, ce qui doit tenir en grande partie aux conditions sexuelles (menstruation, chlorose, grossesse). *Les saisons et les changements de température* ont une influence positive sur l'apparition des névralgies. Dans un tiers des cas rassemblés par Valleix et d'autres auteurs, l'invasion de la maladie avait eu lieu pendant les mois froids ou variables de l'année. Le vent, le froid humide, le refroidissement du corps pendant la transpiration peuvent affecter seulement les terminaisons nerveuses périphériques, ou porter leur action jusqu'aux fibres centrales le long des troncs et des racines nerveuses, en déterminant des névralgies excentriques. L'habitation dans des maisons humides, froides, le séjour dans des pays très-exposés aux vents (voyez à propos de la sciatique), sont des causes fréquentes de l'apparition ou des récidives des névralgies. Enfin, les névralgies notées par Günsburg et Leudet (*Arch. gén.*, février 1864) dans certains cas de phthisie et de chlorose, doivent résulter de l'influence d'un sang vicié sur le système nerveux.

Les causes locales des névralgies sont centrales ou périphériques. Les *causes centrales* procèdent du cerveau ou de la moelle. Parmi les affections cérébrales, certains états congestifs (ceux, par exemple, qui précèdent l'apoplexie) peuvent s'annoncer par des névralgies ; ou bien celles-ci constituent un symptôme concomitant de l'inflammation, des tumeurs, de la sclérose, du ramollissement. Les affections spinales au début affectent assez souvent les apparences de névralgies vagues. Les douleurs lancinantes avec hyperesthésie cutanée sont un symptôme fréquent de l'ataxie au début. La spondylite du segment supérieur de la colonne vertébrale s'accompagne aussi au début de névralgies des plexus cervical et brachial, des espaces intercostaux. Un grand nombre des névralgies hystériques, dyscrasiques et toxiques peut être rangé aussi dans cette catégorie.

Parmi les *causes périphériques*, il faut mentionner : les lésions locales des nerfs ou de leur gaîne, suites de traumatisme, de compression, de déchirure, d'inflammation ; la périostite et la carie des os voisins, et surtout des orifices osseux par lesquels passent les nerfs ; les affections rhumatismales des filets nerveux articulaires et musculaires ; les stases dans les canaux veineux voisins des nerfs, et l'athérome des artères ; la compression des nerfs par des anévrysmes, des ganglions dégénérés, des néoplasmes, des gommes syphilitiques, par les inflammations et les tuméfactions des organes internes, par des corps étrangers ; dans tous ces cas, les circonstances des irritations inflammatoires ou mécaniques, la nature des tumeurs influent sur les caractères de la névralgie.

Il sera question plus loin des *névralgies développées par voie réflexe et par irradiation.*

Le *diagnostic* des névralgies est en général plus difficile que leur *localisation.* Des douleurs qui suivent le trajet des nerfs, qui reviennent sous forme de paroxysmes, et qui présentent certains points douloureux, montrent qu'il s'agit d'une névralgie ; en l'absence de ces différentes conditions, on ne peut admettre une névralgie qu'avec plus ou moins de vraisemblance. Comme d'ailleurs les névralgies sont presque toujours un symptôme de divers états morbides, la question la plus importante, au point de vue clinique, est de découvrir la source première des accidents névralgiques. Disons à ce propos que certains auteurs de nos jours se donnent une peine inutile, lorsqu'ils divisent les névralgies en groupes artificiels, reposant beaucoup plus sur des vues personnelles, que sur des signes objectifs réels.

En présence d'une névralgie, le médecin doit avant tout, dans l'intérêt du pronostic et du traitement, distinguer si la névralgie est seulement l'expression d'une irritation locale, ou si elle ne constitue pas plutôt le signe périphérique de processus morbides centraux. Dans la plupart des cas, il est possible, par une considération attentive des autres phénomènes morbides, de se former une opinion sur la nature de la névralgie. Quelquefois il faut observer longtemps le mode de développement de la maladie pour recueillir des données suffisantes; il y a même des cas assez rares où la cause originelle des névralgies nous échappe complétement pendant la vie. Nous allons exposer les traits les plus saillants qui servent à caractériser les névralgies.

Les *névralgies d'origine cérébrale* s'accompagnent de maux de tête (surtout au front et aux tempes); elles se montrent sur une moitié du corps, et constituent des douleurs déchirantes sur le trajet de certains nerfs (comme dans la prosopalgie), avec contractions réflexes de la face, hyperesthésie générale ou symptômes psychiques. Les névralgies symptomatiques des tumeurs cérébrales (névralgie faciale, douleurs tantôt fixes, tantôt vagues dans la nuque, douleurs dans les membres) sont caractérisées par la céphalalgie périodique, le vertige, la névralgie du trijumeau avec anesthésie consécutive, par l'apparition de convulsions, par les signes précoces de névrorétinite, les parésies de différents nerfs crâniens, et plus tard aussi des extrémités. Les *névralgies spinales* sont presque toujours précédées de paresthésies précoces (sensations de froid, fourmillements dans les doigts et les orteils, engourdissement). La brachialgie ou la rachialgie à retours périodiques, avec sensations douloureuses dans le dos, dans l'une ou l'autre jambe (douleurs lancinantes dans le nerf sciatique avec hyperesthésie cutanée, au début ou dans le cours de l'ataxie); la diplopie intercurrente, l'inégalité manifeste des pupilles; la disposition à la fatigue; l'excitation génitale concomitante; la sensibilité extrême au vent et à l'humidité; l'excitabilité anormale au courant galvanique en certains points déterminés : telles sont les circonstances qui révèlent l'origine spinale des névralgies.

Les *névralgies hystériques* se montrent, en général, après des commotions morales ou des attaques d'hystérie ; elles se reconnaissent à leurs modifications rapides quant au siége et à l'intensité, ainsi qu'à la coexistence d'autres troubles du mouvement et de la sensibilité. (Voir pour plus de détails, p. 493.) Les névralgies hystériques sont d'origine cérébrale ou spinale, mais rarement de nature périphérique. Les *névralgies mercurielles* et *saturnines* sont presque toujours d'origine périphérique et se reconnaissent par les autres symptômes, ainsi que par les commémoratifs. Les *névralgies anémiques*, qui surviennent quelquefois dans la tuberculose, la chlorose, la fièvre intermittente, doivent tenir à l'influence d'un sang vicié sur le système nerveux, et se reconnaissent facilement d'après l'ensemble de la maladie.

On ne songera aux *névralgies arthritiques* que chez les individus âgés, et s'il existe en même temps du gonflement et de la raideur des articulations ; on ne connaît pas bien, jusqu'à présent, l'influence de la névrite noueuse sur ce genre d'affections. Les *névralgies syphilitiques*, qu'on observe dans les cas de syphilis positive, doivent être rapportées à une périostite ou à une ostéite. Pour les *névralgies traumatiques*, nous renvoyons à la page 675. Les *névralgies rhumatismales* se limitent en général aux dernières ramifications nerveuses de la peau, des aponévroses, des muscles, des articulations ; elles résultent de l'impression du froid. Les *névralgies des muqueuses*, de l'urèthre, du rectum, de l'estomac (gastralgie), de l'intestin, des parois abdominales (revêtant les apparences d'une péritonite), sont presque toujours des phénomènes concomitants d'affections centrales, d'accidents hystériques. Enfin des douleurs d'origine périphérique peuvent s'irradier sur des nerfs sensitifs éloignés, et donner lieu, au cas d'une excitabilité anormale (chez les personnes nerveuses, surtout chez les femmes), à des *névralgies irradiées*. Telles sont la douleur d'épaule dans les calculs hépatiques, la douleur dorsale dans le cancer de l'estomac, les douleurs fémorales dans les calculs rénaux, etc.

Le *pronostic* des névralgies dépend de l'affection qui leur sert de base. Les formes périphériques peuvent guérir, dans certains cas, par un traitement approprié ; d'autres fois, au contraire (comme dans certaines affections cérébrales et spinales), elles opposent une résistance opiniâtre au traitement, et l'on est réduit à une action palliative. Les névralgies hystériques, toxiques, et celles qui dépendent de l'anémie, cèdent à l'amélioration de l'état général. Les névralgies entretenues par des maladies périphériques, disparaîtront quand on aura enlevé la cause d'irritation qui y donnait lieu. En général, les névralgies récentes, survenant chez des sujets jeunes, sont plus susceptibles de guérison que les formes chroniques, compliquées, affectant des individus âgés. Tout le monde sait quelle est la fréquence des rechutes dans les névralgies. La persistance des points douloureux est une menace de récidive.

Dans le *traitement* des névralgies, on s'occupera surtout de modifier leurs causes. Mais, en général, il est beaucoup plus facile de découvrir, que de faire disparaître la cause. Dans la plupart des cas, on s'efforce d'émousser autant que possible la réceptivité morbide des nerfs, ou de supprimer leur pouvoir conducteur (comme dans la prosopalgie). On n'y arrive souvent que partiellement, et il reste encore au médecin à procurer au moins à son malade quelque soulagement, quelques instants de repos au milieu de la désespérante monotonie de ses douleurs.

Dans les névralgies d'origine rhumatismales, on a des succès rapi-

des en employant dès le début les antiphlogistiques, les diaphoréti-
ques, les bains de vapeur, les enveloppements humides (une demi-
heure à une heure), suivis de demi-bains refroidis, et le courant
électrique. Quand la maladie affecte une marche chronique, il faut
continuer pendant longtemps, et d'une manière méthodique, l'emploi de ces derniers moyens, ainsi que des différentes eaux thermales. S'il existe un fond d'anémie, on a recours au traitement tonique,
aux eaux ferrugineuses (Franzensbad, Spa, Pyrmont, etc.) ; si l'on
découvre une périostite, à l'iodure de potassium. Dans les névralgies
toxiques, on prescrit les bains tièdes, une alimentation reconstituante, et on favorise les sécrétions.

Le *traitement palliatif* consiste à atténuer l'excitabilité anormale
des nerfs. Parmi les médicaments nouveaux employés dans ce but, le
bromure de potassium (de 2 à 4 grammes par jour) rend quelquefois
de bons services. Dans les névralgies périodiques, on prescrit la *quinine* à haute dose (seule ou combinée aux opiacés), ou la *liqueur de
Fowler*. Les *opiacés à l'intérieur* et les *préparations d'acide cyanhydrique* sont mal supportés par beaucoup de malades ; ils déterminent assez souvent des accidents gastralgiques graves, et leur action
calmante est d'ailleurs assez lente. En pareil cas, il faut donner la
préférence aux *injections sous-cutanées* de morphine, d'extrait d'o-
pium, d'atropine, etc., bien qu'elles n'aient en général qu'une efficacité passagère, et que les guérisons persistantes soient l'exception.

Si l'on veut associer la morphine et la quinine pour l'usage hypodermique, il
faut employer des solutions aqueuses de chlorhydrate de morphine et de bisulfate
de quinine, car j'ai démontré (*Méd. Presse*, n° 22, 1867) que le mélange de solutions concentrées d'acétate de morphine et de bisulfate de quinine donne lieu à
un précipité caséeux de sulfate neutre de quinine insoluble, avec formation de
sulfate de morphine et d'acide acétique hydraté (d'après la loi des doubles substi-
tutions). Les accidents graves que Nussbaum a observés sur lui-même à la suite de
ces injections (démangeaisons vives sur tout le corps, rougeur de la face, bruits
d'oreilles, phosphènes, pouls à 150-170) sont des faits excessivement rares.

L'administration des opiacés par voie endermique est peu usitée
en raison de ses nombreux inconvénients ; les pommades à la *vératrine* et à l'aconitine (0,05 à 0,15 incorporés à de l'axonge) sont
quelquefois utiles. Les *vésicatoires volants* (Valleix) réussissent surtout dans les névralgies aiguës, rhumatismales. L'*anesthésie locale*
(Richardson), les *inhalations de chloroforme* n'agissent que pendant
la durée de leur application. Le liquide de Bernatzik (chloroforme
18 grammes, acétate de morphine 0^{gr},2, alcool rectifié 0^{gr},8) agit
bien dans les névralgies des nerfs dentaires (frictions prolongées sur
les points douloureux), mais seulement pour quelque temps.

L'*électricité* a été beaucoup employée de nos jours et a réussi dans un nombre considérable de névralgies ; mais les affections névralgiques centrales, compliquées, étendues et anciennes résistent quelquefois à tout traitement électrique. Pour la faradisation on emploie le plus souvent le courant secondaire, le pinceau électrique placé sur le trajet des nerfs ; avec le courant continu (qui mérite la préférence en raison de sa moindre tension), on applique l'anode aussi près que possible du centre, sur les branches des racines nerveuses ou sur les plexus, et la cathode sur les points douloureux (séances de trois à quatre minutes, avec des courants modérés, dont on augmente graduellement la force). Dans les névralgies spinales on fait passer des courants galvaniques à travers la colonne vertébrale, des courants stabiles à travers les troncs nerveux ; dans les formes cérébrales on applique localement des courants faibles, ou bien on leur fait traverser la tête par l'intermédiaire des apophyses mastoïdes ; dans les névralgies de la base du cerveau et arthritiques, certains auteurs recommandent la galvanisation du grand sympathique à la région cervicale.

Dans le *traitement hydrothérapique* on s'efforce d'atténuer l'excès de la sensibilité locale ou générale, et de calmer l'éréthisme des nerfs ou de leurs centres, en agissant sur le vaste réseau sensitif de la peau. On prescrit au début des demi-bains de 24-22°, en abaissant graduellement leur température ; contre les douleurs vives, on combine les bains avec des enveloppements humides d'une demi-heure et des affusions dorsales ; on n'aura recours aux douches locales que si l'on a reconnu l'existence de névralgies périphériques. S'il s'agit de névralgies de cause centrale, on aura soin d'atténuer l'action excitante du froid, et on évitera toute pratique stimulante, en tenant compte des conditions individuelles.

Souvent les malades, au milieu de leurs tourments, n'ont plus d'autre refuge que l'*opération*. La plupart des chirurgiens sont partisans de l'excision d'un fragment considérable du nerf, de la *neurectomie*, pour prévenir la réunion des deux bouts ; d'après Bruns, il faut reséquer au moins 1 centimètre du nerf ; quelques auteurs seulement (de nos jours Stromeyer et O. Weber) sont favorables à la simple section des nerfs (*névrotomie*). L'opération est indiquée quand la névralgie occupe une région circonscrite, quand il existe des causes de compression ou des douleurs vives et rebelles (comme celles du trijumeau). Bien que l'excision des nerfs n'ait souvent qu'une utilité passagère, et que la névralgie se reproduise sur d'autres branches, cependant une suspension assez longue des douleurs est toujours un bienfait, que le malade sera, mieux que personne, en état d'apprécier.

I. — MALADIES DES NERFS CRÂNIENS

En étudiant les affections des nerfs crâniens, nous consacrerons d'abord une revue sommaire à certaines formes centrales, pour nous occuper principalement des troubles survenant sur le trajet périphérique de ces nerfs. Aux trois types fondamentaux exprimant leurs fonctions physiologiques, correspondra dans ce qui va suivre l'exposé clinique des troubles affectant les nerfs des sens spéciaux, les nerfs crâniens moteurs et les nerfs crâniens mixtes.

CHAPITRE XLIV

A. TROUBLES DES NERFS DE SENSIBILITÉ SPÉCIALE.

En suivant l'ordre anatomique, nous trouvons ici les névroses des nerfs olfactif, optique, acoustique et glosso-pharyngien. Pour éviter des redites, nous nous contenterons de rappeler la part que prennent les nerfs sensoriels aux affections centrales, dont nous avons parlé précédemment, et nous porterons de préférence notre attention sur les maladies périphériques de ces nerfs.

a. Maladies du nerf olfactif.

Les principaux troubles à mentionner du côté de ces nerfs sont l'*hyperesthésie* (hyperosmie) et l'*anesthésie* (anosmie). On peut observer une hyperesthésie passagère chez certains sujets devenus très-nerveux à la suite de maladies prolongées; elle se rencontre le plus fréquemment chez les hystériques et les aliénés. Dans ce dernier cas, où il existe des sensations olfactives subjectives, on constate quelquefois un ramollissement du nerf olfactif, des néoplasmes de la base s'étendant jusqu'au lobe antérieur, un ramollissement ou une décoloration du bulbe olfactif, des adhérences des nerfs olfactifs avec la dure-mère. Dans un cas de Bérard, malgré l'absence des nerfs de

la première paire, les sensations olfactives avaient existé pendant la
vie (anomalie des perceptions centrales ou de la conductibilité). Dans
un fait publié tout récemment par Sander (*Arch. f. Psych.*, 1873), il
y avait des attaques épileptiques avec sensations subjectives de l'odorat, et l'on trouva une destruction de la bandelette olfactive gauche
par une tumeur. Dans l'hyperosmie, il faut toujours traiter la maladie fondamentale.

L'*anosmie* est beaucoup plus fréquente et plus importante. Dans
des cas exceptionnels, elle peut être congénitale; ou bien héréditaire,
comme dans un cas de Cloquet, avec développement imparfait des
filets des nerfs olfactifs ; il y a une anosmie temporaire dans le coryza, où le gonflement de la muqueuse nasale et l'accumulation du
mucus abolissent la perception des impressions olfactives, ainsi que
dans les paralysies faciales, où l'application des ailes du nez contre
la cloison des fosses nasales fait obstacle à la pénétration de l'air
chargé des particules odorantes. L'anosmie se produit encore dans
les tumeurs de la base du cerveau (voy. p. 173), dans les abcès de
la glande pituitaire (Oppert), rarement dans le gonflement syphilitique du périoste et de la muqueuse (chez un malade de Romberg, un
traitement mercuriel fit disparaître l'affection) ; elle existe enfin dans
l'hystérie (presque toujours avec anesthésie du trijumeau). Une abolition partielle ou totale du sens de l'odorat peut résulter aussi de la
rhinite chronique, de lésions périphériques (chute sur la face et le
nez), ou de l'usage trop prolongé d'injections irritantes; on l'observe
quelquefois aussi à la suite de la fièvre typhoïde et de la méningite,
et dans ces cas la perte de l'odorat guérit en général spontanément.
L'anesthésie de la première paire peut se combiner avec celle du trijumeau (comme chez les hystériques ou certains aliénés), et alors la
muqueuse nasale a perdu son excitabilité réflexe; d'autres fois c'est
une anosmie simple, et *malgré la perte de l'odorat les fosses nasales
ont conservé leur sensibilité normale.* Dans un cas de ce genre rapporté par Pressat, on constata l'absence des nerfs olfactifs à la base
du cerveau, ainsi que l'absence des orifices de la lame criblée de
l'ethmoïde, mais avec conservation des orifices destinés aux nerfs
ethmoïdiens. Chez les malades que nous avons cités en premier lieu,
le retour des perceptions olfactives s'obtient par un traitement général reconstituant ; dans l'anosmie liée au rhumatisme chronique,
à un traumatisme, à l'hystérie, on se trouverait bien de la faradisation de la muqueuse nasale (Duchenne, Beard et Rockwell). Dans
tous les autres cas, il est presque inutile de compter sur une amélioration.

b. Maladies du nerf optique.

Les sensations de lumière, de couleur, les illusions provoquées par une incitation anormale du nerf optique sont considérées comme de l'*hyperesthésie*. Celle-ci peut succéder à une irritation soit directe, soit indirecte des nerfs optiques, dans leur portion centrale. Les états congestifs de l'encéphale, le développement de tumeurs cérébrales, de certaines maladies mentales (hypochondrie, extase), l'hystérie, la grande chorée, l'alcoolisme et le narcotisme chroniques, l'inhalation de gaz toxiques peuvent devenir autant de *causes* d'hyperesthésie optique. Parmi les causes locales, on peut citer les maladies et l'atrophie des nerfs optiques à leur périphérie (compression, extravasat), les états congestifs et inflammatoires de la rétine, l'impression brusque d'une vive lumière, l'application à des travaux délicats. L'hyperesthésie des nerfs optiques a ordinairement une marche chronique, et peut constituer un symptôme menaçant, surtout dans les affections centrales, où elle est assez souvent l'avant-coureur de l'anesthésie optique. Comme *traitement*, on a recours à l'application de sangsues sur les apophyses mastoïdes, aux compresses froides sur la tête, aux demi-bains refroidis, aux lavements irritants, au tartre stibié à dose réfractée, au repos prolongé de l'œil, au séjour à la campagne, moyens qui réussissent quelquefois au début.

L'*anesthésie du nerf optique* est désignée, suivant la perte partielle ou complète de la faculté visuelle, sous les noms d'*amblyopie* ou d'*amaurose*. Parmi les altérations centrales du chiasma ou des nerfs optiques, il faut mentionner surtout les épaississements conjonctifs de la gaîne du nerf optique, la névrite optique et ses conséquences (voy. p. 171-72). Outre l'atrophie plus ou moins avancée du nerf, on trouve (comme l'ont indiqué Virchow et Leber) des altérations de la névroglie, formation abondante de tissu conjonctif dans l'intérieur des faisceaux, augmentation fréquente des éléments cellulaires, développement de cellules granuleuses et de corpuscules amyloïdes. Dans un cas de folie paralytique avec amaurose unilatérale, Meynert trouva le corps géniculé externe du même côté, et le corps géniculé interne du côté opposé, atrophiés et sclérosés.

Le *diagnostic* se confirme par l'examen ophthalmoscopique; la diminution ou l'abolition complète des mouvements de la pupille tiennent à l'absence de réflexes rétiniens. Comme Türck l'a découvert le premier, dans l'anesthésie optique la pression sur les vertèbres cervicales ou les apophyses mastoïdes peut avoir momentanément une influence favorable ou défavorable sur la faculté visuelle (par action réflexe du trijumeau). Les *causes* centrales de l'anesthésie optique sont : la névrorétinite suite de tumeurs cérébrales, le ramollissement, les hémorrhagies, l'hydropisie des ventricules, l'atrophie optique de l'ataxie, les troubles cérébraux hystériques, la cachexie paludéenne, la maladie de Bright, l'intoxication saturnine, la syphilis; dans ce dernier cas, la maladie revêt les apparences ordinaires de l'amaurose cérébrale (atrophie des nerfs optiques), tandis que dans la syphilis oculaire, l'ophthalmoscope révèle les symptômes d'une rétinite ou d'une rétino-choroïdite (Sichel). L'affection est d'origine périphérique dans les traumatismes du globe oculaire, les inflammations et hémorrhagies de la rétine et des parties voisines, les tumeurs de la rétine, les compressions glaucomateuses, les tumeurs de la base du cerveau ou les épanchements des méninges étendant leur action jusqu'au chiasma. La marche de la maladie est en général chronique, le pronostic presque toujours défavorable. Les formes paludéenne, hystérique, saturnine, syphilitique et hémorrhagique peuvent guérir par un *traitement* approprié.

Avant la découverte de l'ophthalmoscope, on connaissait déjà l'emploi de la *strychnine* contre l'atrophie des nerfs optiques, et Nagel, Woinow, Hippel, etc., l'ont dernièrement remise en honneur (sous forme d'injections hypodermiques); des observations plus suivies, auxquelles je puis ajouter mon expérience personnelle, n'ont pas confirmé la valeur de ce moyen. On a employé récemment la *santonine* (Schön); mais on ne sait encore s'il y a de meilleurs résultats à en attendre.

c. Névroses du nerf acoustique.

Les névroses acoustiques, naturellement plus obscures et beaucoup plus inaccessibles à nos investigations, ont été grandement éclaircies par les nouveaux procédés d'exploration, et notamment par la méthode galvanique de Brenner. Le nerf auditif étant sain, si l'on applique un des pôles dans le méat auditif préalablement mouillé ou sur le tragus (Erb), l'autre pôle à la nuque ou sur le côté interne du bras, et qu'on régularise la force du courant au moyen des rhéostats, le nerf acoustique répond à l'exploration galvanique avec la formule normale de réaction : à la fermeture de la cathode (KaF), à l'action permanente de la cathode (KaD) et à l'ouverture de l'anode (AO).

S'il existe, au contraire, des accidents d'irritation ou de dépression du nerf acoustique, on constate des modifications des formules exprimant les réactions normales.

L'*hyperesthésie* acoustique peut être d'origine centrale, comme dans les céphalalgies chroniques, les hyperémies cérébrales, les états d'irritation du cerveau et de la moelle, l'hystérie, les maladies mentales (le plus souvent avec hallucinations de l'ouïe), etc.; parmi les causes périphériques, une tension exagérée des muscles et des osselets de l'ouïe, avec compression secondaire sur le labyrinthe, peut entraîner un surcroît d'excitabilité du nerf acoustique. D'après les recherches récentes de Lucae (*B. klin. Wschr.*, 1874), le muscle tenseur du tympan préside à l'accommodation pour les tons musicaux, et le muscle de l'étrier à l'accommodation pour les sensations auditives plus aiguës et non musicales ; dans la paralysie du muscle de l'étrier, on constate une pénétration et une finesse anormales de l'ouïe (pour les tons et les bruits), c'est-à-dire de l'*hyperacousie;* celle-ci s'observe aussi quelquefois dans les paralysies faciales.

L'hyperesthésie acoustique simple, suite de troubles de la conductibilité, de lésions intra-crâniennes des nerfs auditifs, ou combinée avec des paralysies des muscles oculaires, de la mydriase, etc., se manifeste, d'après Brenner, par une excitabilité anormale de l'ouïe à des courants faibles, ainsi que par une intensité et une durée beaucoup plus grandes des sensations auditives (forts tintements provoqués par la fermeture de la cathode et persistant jusqu'à l'ouverture). Ces réactions pourraient donc se formuler ainsi :

```
KaF (tintement aigu)
KaD (   id.      continuel)
KaO (réaction nulle)
AF  (     id.       )
AD  (     id.       )
AO  (tintement de plus en plus faible)
```

Quand l'affection est plus prononcée, *l'hyperesthésie s'accompagne de changements qualitatifs* dans les réactions en question. Le cas le plus fréquent est de constater, outre des sensations auditives perverties, une réaction anormale (à l'oreille malade seulement), pour la fermeture de la cathode, l'action permanente de l'anode (AD), et plus rarement pour l'ouverture de la cathode. La réaction pathologique serait donc la suivante :

```
KaF (tintement accentué)
KaD (   id.      continu)
KaO (sifflement)
AF  (   id.      aigu)
AD  (   id.      continu)
AO  (tintement de plus en plus faible)
```

Quand l'excitabilité morbide de l'ouïe, combinée avec l'hyperesthésie simple, existe depuis longtemps, les réactions normales s'affaiblissent de plus en plus, jusqu'à ce que les réactions anormales subsistent seules. On voit alors survenir, d'après Brenner, des phénomènes inverses de ceux qui se produisaient pour l'hyperesthésie simple (renversement des réactions), et pour l'oreille malade les phénomènes peuvent s'exprimer ainsi :

```
KaF (réaction nulle)
KaD (     id.     )
KaO (tintement de plus en plus faible)
AF  (   id.    aigu)
AD  (   id.    continu)
AO  (réaction nulle)
```

Dans les affections auditives anciennes et profondes, il y a, d'après Brenner, une forme particulière de surexcitation auditive, consistant en *hyperesthésie* avec formule inverse pour l'oreille non irritée. Cet état se caractérise par ce fait remarquable, qu'en faisant agir le courant sur une oreille, il y a réaction non-seulement du nerf auditif de ce côté, mais aussi du nerf du côté opposé.

OREILLE GALVANISÉE	OREILLE NON GALVANISÉE
KaF (tintement)	(réaction nulle)
KaD (id. continu)	(id.)
KaO (réaction nulle)	(tintement de plus en plus faible)
AF (id.)	(id. aigu)
AD (id.)	(id. de plus en plus faible)
AO (tintement de plus en plus faible)	(réaction nulle)

Enfin, l'excitabilité anormale du nerf acoustique peut disparaître, tandis que le renversement de la formule persiste, et on a alors une *modification des réactions sans hyperesthésie concomitante*. On peut observer aussi, d'après Brenner, des modifications de la formule sans hyperesthésie concomitante (comme dans les paralysies faciales).

Le *traitement galvanique* de l'hyperesthésie acoustique a donné quelques succès. Ce sont surtout les tintements d'oreilles nerveux, qui, d'après Brenner, diminuent par la fermeture de l'anode et l'action permanente de l'anode, tandis qu'au contraire ils s'exagèrent par l'ouverture de l'anode et la fermeture de la cathode ; aussi doit-on, pour éviter toute cause persistante d'irritation, procéder très-doucement à l'ouverture et à la fermeture du courant. Dans les hyperesthésies avec formule inverse de l'oreille non irritée et sensations acoustiques subjectives, il faut, d'après Brenner, appliquer sur les deux oreilles l'anode divisée en deux branches. Benedikt recommande contre les bruits d'oreilles, l'emploi de courants alternes (modification de l'excitabilité par renversement du sens du courant). J'ai vu, dans quelques cas, les accidents se calmer après la galvanisation, mais presque toujours il y avait tôt ou tard des rechutes. Dans ces cas, on a quelquefois de bons effets d'un séjour prolongé dans les contrées alpestres ou dans l'air marin.

L'*anesthésie du nerf acoustique* ou torpeur (réactions faibles ou complétement absentes pour la fermeture de la cathode, pour l'action permanente de la cathode, l'ouverture de l'anode ou le renversement du courant, Brenner) s'accompagne presque toujours de troubles graves et persistants de la faculté auditive, reconnaissant pour cause des troubles de conductibilité dans les fibres centrales ou périphériqués du nerf acoustique. Indépendamment des altérations, encore très-mal connues, que peut subir le noyau de l'acoustique dans les processus médullaires, indépendamment de certaines affections en foyer du mésocéphale, des régions postérieures et du cervelet, il faut encore tenir compte ici des néoplasmes de la base, des augmentations de la pression intra-crânienne (en raison des communications démontrées par E. Weber entre l'espace arachnoïdien et le labyrinthe), des affections organiques du labyrinthe lui-même, et probablement aussi de certaines formes de névrite de l'acoustique encore peu étudiées. Dans deux cas de surdité nerveuse, Hiebrich a pu constater récemment (*Arch. f. Psych.*, V. Bd., 1874) l'intégrité du labyrinthe et de la caisse du tympan, et poursuivre jusque dans la moelle allongée une dégénération amyloïde du nerf acoustique. La surdité qu'on observe dans l'ataxie, l'hystérie, la fièvre typhoïde, les exanthèmes aigus doit tenir, soit à des désordres profonds, soit, dans les formes curables, à des altérations légères des méninges. La *surdi-mutité* a sa source dans des malformations de l'oreille moyenne et interne, soit congénitales, soit acquises pendant l'enfance à la suite de maladies cérébrales.

La *thérapeutique* ne peut espérer ici que de très-minces résultats. L'hyperesthésie acoustique aurait été améliorée quelquefois par la galvanisation (Brenner), en employant des courants forts, mais non douloureux, et en alternant le courant de l'anode à la cathode ; Duchenne, Erdmann, etc. ont obtenu des succès par la faradisation de l'oreille dans la surdité nerveuse ; Duchenne a réussi également dans un cas de surdi-mutité.

d. Névroses des nerfs gustatifs.

Pour terminer nos considérations sur la pathologie des nerfs de sensibilité spéciale, nous examinerons les faits les plus saillants de l'histoire normale et pathologique des organes du goût, bien que les nerfs qui se distribuent à ces organes, appartiennent en réalité, aux nerfs mixtes. Le plus important des nerfs gustatifs de la langue est le glosso-pharyngien, qui se distribue principalement au tiers postérieur de cet organe, mais aussi, à sa partie antérieure, au moyen d'un filet découvert par Hirschfeld. D'après les recherches de Stannius, il préside exclusivement, dans les parties correspondantes de la langue, à la sensation d'amertume. Quant aux autres perceptions gustatives, elles sont perçues par des fibres nerveuses de différents ordres. Ce sont surtout les fibres de la corde du tympan, et celles du lingual, qui pourvoient aux fonctions gustatives de la région antérieure de la langue. La section ou les lésions de la corde du tympan en dedans de l'oreille moyenne (Bernard, Lussana, Neumann) anéantissent la gustation dans le tiers antérieur de la langue, de même que la section de ce nerf avant sa réunion avec le lingual, à la base du crâne. Chez l'homme, la résection du nerf lingual prive la partie antérieure de la langue de toute faculté gustative (Busch, Inzoni, Vanzetti, etc).

Ainsi qu'il résulte des recherches de Schiff (*Molesch.. Unters.*, X Bd., et *Il Morgagni*, 1870), les fibres de la corde du tympan quittent le facial au niveau du ganglion géniculé, cheminent avec les nerfs grand et petit pétreux superficiels, passent par les ganglions otique et sphéno-palatin, pour arriver au trijumeau et gagner le cerveau avec la deuxième branche de ce nerf. Au contraire, d'après Lussana (*Arch. de physiol.*, 1869 et 1872), les fibres de la corde du tympan arrivent au cerveau avec le facial, et le tronc du trijumeau ne renferme aucune fibre gustative. Les faits pathologiques témoignent en faveur de l'opinion de Schiff. Dans les paralysies du trijumeau au niveau de la base du crâne, avec intégrité du facial, le goût est altéré dans la moitié antérieure de la langue. Erb a rassemblé et analysé avec soin les observations qui parlent dans ce sens (*Arch. f. klin. Med.*, XV Bd., 1874). D'autre part, d'après les résultats nécropsiques rapportés par Ziemssen, Wachsmuth, etc. (en excluant les cas compliqués de lésions de la cinquième paire), il n'est pas probable que le tronc de facial, au niveau de la base du crâne, renferme des fibres gustatives pour la partie antérieure de la langue. Dans certains cas de paralysie faciale isolée, on constate une altération ou la perte du goût dans la partie correspondante de la langue, ce qui doit tenir à l'atteinte simultanée des fibres de la corde du tympan contenues dans le facial.

Toutes les questions qui précèdent demandent à être éclaircies par la physiologie, la clinique et l'anatomie pathologique ; il nous reste encore à considérer, comme faits intéressants, l'hyperesthésie et l'anesthésie des nerfs gustatifs. L'*hyperesthésie du goût* (hypergeusie), ou surexcitation anormale des perceptions gustatives, s'observe quelquefois dans les états névropathiques prononcés, l'hystérie et la mélancolie. Pour apprécier d'une manière scientifique cette hyperesthésie du goût, il faut tenir compte des recherches de Valentin (*Lehrb. d. Physiol.*, II Bd.) sur les conditions minima d'excitabilité gustative, ainsi que des degrés de sensibilité récemment établis par Keppler, suivant la concentration différente des solutions. J'ai déjà reconnu depuis longtemps que, dans des états d'irritation des centres, chez des personnes très-nerveuses, anémiques, hystériques, il suffit de courants galvaniques ascendants faibles (surtout par la fermeture et l'action permanente de l'anode) appliqués sur les vertèbres cervicales ou dorsales supérieures, pour provoquer une sensation gustative d'origine électrique. Le courant doit exercer, dans ces cas, une action excitante sur les centres correspondants.

L'*anesthésie du goût* (ageusie) s'observe à la suite de la section chirurgicale du nerf lingual, dans les névralgies, ainsi qu'après les paralysies traumatiques ou intra-crâniennes du trijumeau (Hirschberg). J'ai rapporté aussi des cas de tumeur de la base (p. 174), où l'on constatait, outre une anosmie unilatérale, l'abolition du goût sur la moitié gauche de la langue. Dans l'observation de Böttcher, relatée dans le même chapitre, le malade se plaignait d'une sensation de brulûre et d'amertume dans la bouche, et à l'autopsie on trouva une tumeur de la base comprimant le glosso-pharyngien et le pneumogastrique, lesquels étaient atteints de dégénérescence graisseuse. On a observé également la perte du goût dans l'atrophie du glosso-pharyngien, suite de compression par des tumeurs au niveau du trou déchiré postérieur. Mais dans les cas rapportés par Longet (dans sa *Physiologie nerveuse*), l'affection était compliquée de lésions du trijumeau, du pneumogastrique et de l'accessoire. Enfin dans l'anesthésie, suivant qu'une seule ou les deux moitiés de la cavité buccale et de la langue sont anesthésiées, il y a aussi ordinairement une abolition du goût incomplète ou complète. En général il existe en même temps des anesthésies d'autres nerfs des sens (olfactif, optique, acoustique), et de l'anesthésie de la peau, des muqueuses et des articulations.

Le *pronostic* de l'anesthésie du goût dépend de la nature de la maladie fondamentale. Dans les troubles gustatifs par paralysie faciale rhumatismale, la guérison se fait spontanément ; les anesthésies du goût de cause centrale (cérébrale ou spinale) comportent un pronostic défavorable ; il est meilleur dans l'ageusie hystérique. Quant au rétablissement des fonctions gustatives après l'excision chirurgicale du lingual ou du facial, nous manquons jusqu'ici de faits d'observation suffisants. Dans l'anesthésie du goût d'origine hystérique, Duchenne aurait eu des succès par la faradisation de la langue.

CHAPITRE XLV

B. MALADIES DES NERFS CRANIENS MOTEURS (NERFS OCULAIRES, FACIAL ET HYPOGLOSSE).

a. Maladies des muscles oculaires.

Les *symptômes d'excitation de la motilité* du côté des muscles oculaires ne s'observent guère que dans les affections cérébrales et spinales avec crampes, ainsi que dans l'hystérie. Les contractures des muscles oculaires peuvent résulter d'une irritation directe partant de quelque processus pathologique, ou d'une longue paralysie du muscle antagoniste. Les spasmes des muscles de l'iris sont rarement consécutifs à des états d'irritation des centres, propagés jusqu'au centre ciliospinal (on trouvera plus de détails sur ce point dans des chapitres précédents). Les crampes cloniques des muscles externes de l'œil, tantôt avec simples oscillations, tantôt avec mouvements involontaires de rotation, constituent le *nystagmus*. Il est toujours double, et peut être provoqué par des causes centrales (méningite, hydrocéphale), par des causes périphériques, comme les affections utérines, les helminthes, la carie dentaire, ou par une maladie des milieux de l'œil et de la rétine. D'après les recherches d'Adamück et Ferrier, l'origine du nystagmus serait dans les tubercules quadrijumeaux antérieurs.

Le *pronostic* de ces accidents dépend de l'intensité des causes centrales ; en général, il n'est pas favorable. Le *traitement* a pour but d'apaiser l'irritation du système central. Les résultats relativement les meilleurs sont fournis par l'atropine, la quinine, le bromure de potassium, les procédés hydrothérapiques mitigés, et par le traitement électrique que nous exposerons à propos des paralysies des muscles oculaires.

Les *paralysies des muscles oculaires* peuvent être soit une complication, soit un symptôme initial d'affections centrales, ou résulter de causes périphériques. Les *paralysies de l'oculo-moteur commun* sont les plus fréquentes, et s'observent dans les circonstances suivantes : refroidissement; syphilis (atteignant le nerf dans ses portions centrale ou périphérique); tumeurs orbitaires; processus méningés circonscrits de la base du crâne; tumeurs des pédoncules cérébraux (paralysie de l'oculo-moteur du côté de la tumeur, avec tendance à se propager au nerf du côté opposé); hémorrhagies et ramollissement des ganglions cérébraux, du pédoncule cérébral et des parties voisines; *ataxie* (quelquefois avec paralysie simultanée d'autres nerfs oculaires); enfin diphthérie, anévrysmes de la carotide (Lebert). La *paralysie de l'oculo-moteur externe* simple ou double survient dans les affections centrales, et dans le rhumatisme, la syphilis, les lésions orbitaires, les traumatismes et les tumeurs cérébrales; il est de même de la paralysie du *nerf pathétique*.

Les *paralysies oculaires d'origine cérébrale* peuvent atteindre les muscles partiellement ou en totalité, exister symétriquement des deux côtés, ou s'étendre progressivement à plusieurs nerfs oculaires. Ces paralysies constituent assez souvent (sous forme d'insuffisance et de diplopie) les premiers signes d'affections cérébrales chroniques (tumeurs, inflammations de la base, anévrysmes du cerveau), et dans ce cas on reconnaît leur véritable caractère aux conditions suivantes : coexistence de céphalalgie, de vertiges, apparition précoce d'une névro-rétinite (hyperémie et gonflement), de mouvements convulsifs plus ou moins circonscrits ou généralisés, de lourdeur des extrémités (ordinairement à forme hémiplégique); embarras de la parole, troubles des facultés intellectuelles; accidents ultérieurs du côté d'autres nerfs crâniens; parésies ou paralysies des membres.

Les *paralysies oculaires d'origine spinale* (prodrome fréquent de l'ataxie) s'accompagnent de névralgies vagues dans les branches des plexus cervical et brachial, dans le sciatique; elles se compliquent de sensations anormales dans le dos, dans les genoux ou la plante des pieds, d'excitation sexuelle (pollutions, érections fréquentes, diminution de la puissance virile), d'une tendance à la fatigue, se manifestant quelquefois dès le lever, d'une sensibilité extrême au vent et à l'humidité, et d'augmentation de l'excitabilité galvanique des troncs nerveux. Les *paralysies oculaires d'origine bulbaire* (de l'oculo-moteur externe, commun) résultent d'une affection des noyaux nerveux correspondants, dans la paralysie labio-glosso-pharyngée et l'ataxie, et s'accompagnent d'autres signes caractéristiques de ces maladies. Les *paralysies oculaires d'origine périphérique* sont ordinairement de cause rhumatismale; elles évoluent sans autre symptôme d'une affection centrale et affectent principalement les oculo-moteurs commun et externe. D'après les expériences de E. H. Weber, les régions oculaires, surtout au niveau des angles interne et externe, seraient particulièrement sensibles au froid et à la chaleur.

Le *diagnostic* ne présente aucune difficulté particulière dans la plupart des paralysies oculaires. Dans la *paralysie complète de l'oculo-moteur commun*, la paupière supérieure est tombante, l'œil n'est plus mis en mouvement que par le droit externe et le grand oblique; il y a par conséquent un strabisme externe, et l'œil n'accompagne pas celui du côté sain dans ses mouvements; ce sont des mouvements de la tête qui y suppléent. La pupille est modérément dilatée (paralysie du sphincter de l'iris), l'œil ne s'accommode plus que pour une seule distance visuelle (paralysie du tenseur de la choroïde). Dans la paralysie isolée de la branche supérieure, il y a du ptosis, mais l'œil conserve ses mouvements de latéralité; dans la paralysie de la branche inférieure, il n'y a pas de ptosis, mais du strabisme externe (paralysie du droit interne) et de la dilatation pupillaire. Les mouvements de rotation du globe oculaire et l'accommodation sont également troublés.

La *paralysie de l'oculo-moteur externe* est caractérisée par le strabisme interne, la diplopie dans la partie externe du champ visuel; l'œil conserve d'ailleurs ses mouvements. Dans la paralysie du *pathétique*, la position de l'œil est peu modifiée, mais la vue est troublée par la formation de deux images, disposées obliquement l'une au-dessus de l'autre. Quand la tête s'incline vers le côté sain, les deux images se confondent, elles s'écartent au contraire dans l'inclinaison vers le côté paralysé; au début, la tête est penchée en avant (pour dominer la partie supérieure du champ visuel), plus tard la tête tourne autour de l'axe vertical (vers le côté sain), pour amener les objets dans les deux moitiés symétriques du champ visuel. Pour les signes délicats de ces affections, surtout dans les paralysies compliquées, nous renvoyons aux recherches de Gräfe (*Arch.*, I Bd., 1854) et aux travaux cliniques de Arlt (*Krankh. d. Auges*, III Bd., 1856).

La considération des paralysies oculaires est particulièrement intéressante pour l'étude clinique des paralysies en général. Dans le jeu délicat et harmonique des muscles oculaires, le fait le plus significatif, c'est que les formes et les degrés divers des troubles fonctionnels reconnaissent des causes différentes. La diplopie et le strabisme peuvent résulter d'une inégalité dans l'énergie des muscles oculaires des deux côtés ; l'un de ces muscles, dans les différents mouvements de l'un ou des deux yeux, se fatigue plus vite, fournit moins de force que son congénère, ne peut pas se maintenir comme à l'état normal au point maximum de sa course, sans que d'une manière absolue sa mobilité soit positivement compromise. Cet affaiblissement unilatéral de l'énergie musculaire peut être d'une nature passagère, comme dans les irritations cérébrales légères ; il peut présenter des alternatives correspondant aux modifications de l'état cérébral ; il se manifeste surtout dans le rayon de l'accommodation, dans la convergence ou la divergence très-prononcée des axes visuels. Une légère diminution dans la tonicité d'un muscle oculaire peut ne se révéler par aucun signe pathologique. Si l'énergie baisse d'une quantité notable, on s'aperçoit, dans les excursions de l'œil, d'une position anormale, et l'action des antagonistes révèle alors un défaut d'harmonie dans une certaine direction. A un degré encore plus prononcé de la parésie, le muscle antagoniste prend le dessus même à l'état de repos, et l'œil prend quelquefois des attitudes pathognomoniques persistantes, qui peuvent aboutir, dans certains cas, à de véritables paralysies. Enfin, il existe des troubles dans les mouvements associés des deux yeux, entraînant secondairement des troubles fonctionnels du côté des muscles, dans la vision binoculaire.

Quant aux *lésions anatomiques* dans les troubles des mouvements oculaires, il est beaucoup plus rare de rencontrer des altérations de la substance musculaire, que des altérations des cordons nerveux et de leurs origines centrales. Par le fait, certains troubles d'innervation, encore peu prononcés et à leur début (première période des tumeurs cérébrales ou de l'ataxie), se manifestent par de la diplopie et du strabisme, avant que le système musculaire ait subi nulle part aucune atteinte. Ces phénomènes offrent assez souvent une répression spontanée, puis reparaissent ensuite avec des signes d'irritation de la sensibilité (paresthésies, névralgies), ce qui prouve bien qu'il existe dans les centres nerveux des processus morbides à développement lent. Pour les mêmes motifs, la ténotomie, pratiquée quelquefois par les oculistes dans les diplopies de cette espèce, ne peut donner que des résultats incomplets ; l'opération peut diminuer, mais non pas faire disparaître entièrement la différence de hauteur des deux images, car celle-ci varie beaucoup suivant l'angle de l'œil, suivant le côté vers lequel se font les mouvements ; en corrigeant l'écart dans un sens, on détermine une aggravation du symptôme dans le sens opposé, et l'on ne peut compenser entièrement les désordres inhérents à une innervation insuffisante.

Le *pronostic* des paralysies oculaires est plus ou moins défavorable, selon la nature et le degré de la maladie qui leur donne naissance. Dans les affections cérébrales graves (tumeurs, ramollissement), il n'y a aucun espoir d'amélioration ; dans les processus circonscrits des méninges, dans les hémorrhagies du pédoncule cérébral, la paralysie (de l'oculo-moteur commun) peut rétrocéder. Les paralysies oculaires de l'ataxie disparaissent souvent d'elles-mêmes dans les premiers temps, sans qu'on puisse en tirer aucune conclusion favorable sur la marche du processus central. Les paralysies périphériques comportent en général un pronostic favorable. Mais ici encore les formes chroniques (avec atrophie et dégénérescence graisseuse des muscles) sont presque toujours incurables.

Le *traitement* des paralysies oculaires doit être institué le plus tôt possible. L'*électrothérapie* est la méthode qui rend relativement les meilleurs services. En raison de la situation profonde des muscles de l'œil, et de leur excitabilité motrice peu prononcée, la faradisation est moins indiquée ici que la galvanisation ; à l'exemple de Benedikt, on fait tous les jours une application d'une demi-minute, en employant de 3 à 15 éléments de Siemens, suivant la sensibilité particulière de la peau. On place l'anode sur le front ; quant à la cathode, dans la paralysie de la paupière, du droit interne et du grand oblique, on la place au voisinage du grand angle de l'œil ; dans la paralysie du droit supérieur, sur le rebord supérieur de l'orbite ; dans la paralysie du droit externe, sur l'os malaire ; dans le cas de mydriase, l'anode est appliquée sur la paupière fermée. Eulenburg et moi nous avons appliqué le courant continu *directement sur la sclérotique*, dans des cas de paralysie oculaire ; on se sert pour cela de courants très-faibles, de 1 à 2 éléments de Siemens, et d'une électrode recourbée, de l'épaisseur d'une aiguille à tricoter, qu'on applique pendant une ou deux minutes sur la sclérotique, le plus près possible de l'insertion musculaire. Les courants faradiques déterminent facilement une hyperémie locale, qui d'ailleurs ne tarde pas à disparaître.

b. Maladies du nerf facial.

1. CRAMPES DES MUSCLES DE LA FACE.

On observe souvent un état d'excitation du nerf facial qui constitue la *crampe mimique de la face*, ou *tic convulsif*, et qui peut résulter d'une irritation du nerf dans l'encéphale, d'une irritation réflexe, ou de causes agissant sur le trajet périphérique du nerf. On reconnaît rarement à cette affection une origine héréditaire. Je connais cependant une famille où la mère, un fils, une fille, et deux autres parents du côté maternel, sont atteints de crampes faciales plus ou moins étendues. Dans les émotions, les maladies mentales, les affections du cerveau et de ses enveloppes, et dans les grandes névroses (épilepsie, éclampsie, tétanos, chorée, hystérie), il survient des

crampes toniques ou cloniques de la face, qui sont d'origine centrale, et dont nous avons parlé à propos de ces différentes maladies.
Nous nous occuperons donc uniquement, dans ce qui va suivre, du
spasme facial par action réflexe, ou par irritation directe sur le
trajet du nerf.

Les cas de cette espèce reconnaissent pour causes : des refroidissements, des plaies de la face, la compression des filets nerveux
périphériques. Ainsi chez un malade de Schuh, la crampe faciale
(avec prosopalgie) était causée et entretenue par un cholesteatôme
de la base du cerveau ; chez un malade de Romberg, par une inflammation des ganglions lymphatiques au niveau du tronc du facial ;
dans un cas d'Oppolzer, par une carie du rocher. J'ai observé, ainsi
que Remak, plusieurs paralysies faciales périphériques, consécutives
à une otite (probablement avec destruction du canal de Fallope), et
pendant lesquelles on vit se développer des crampes des muscles
faciaux.

Les spasmes de la face sont beaucoup plus souvent de *nature
réflexe*, par irritation du trijumeau, carie dentaire, périostite, irritation ou inflammation du globe oculaire, des paupières, de la conjonctive. La crampe décrite par Gräfe, avec points douloureux à la
pression sur le trajet périphérique des rameaux sensitifs, doit tenir
à un gonflement des nerfs dans l'intérieur de leurs canaux osseux.
Mentionnons encore ici une crampe observée par Remak dans la
névrite cervico-brachiale (avec nodosités sur le trajet du nerf),
crampe partant de la main et du bras pour s'étendre au cou et à la
face du même côté. Citons enfin les crampes réflexes de la face consécutives aux irritations intestinales (helminthes), et aux maladies
du système sexuel chez la femme.

Les crampes du facial peuvent être *toniques;* tels sont la rigidité des traits, le sillonnement de la face, la tension musculaire
qu'on observe dans le tétanos, à la suite des refroidissements, des
paralysies faciales, ou par une excitation faradique trop intense ;
ou bien ce sont des crampes *cloniques*, avec mouvements grimaçants
du front, des sourcils, battements des paupières, des joues, du nez,
des lèvres, de la langue et des muscles du cou, entraînant une modification profonde dans l'expression de la physionomie et l'attitude
de la tête. Les contractions sont alors séparées par des intervalles de
relâchement, et reparaissent souvent dans les mêmes muscles suivant un certain rhythme, sans que les malades se plaignent d'aucune
fatigue. Les émotions, les efforts favorisent l'apparition de ces mouvements convulsifs et en augmentent l'intensité.

Au point de vue du *diagnostic*, il s'agit avant tout d'éliminer les crampes faciales dépendant d'affections centrales ; celles-ci s'accompagnent ordinairement de convulsions des membres, de troubles des facultés psychiques et des sens. C'est par une observation approfondie qu'on décidera, si le nerf facial est exposé à une irritation directe sur quelque point de son parcours, ou si la crampe se produit par voie réflexe, auquel cas on trouvera quelquefois une irritation des nerfs sensitifs aux environs de l'œil, sur les branches du trijumeau, dans la cavité buccale.

Le *pronostic* n'est pas défavorable, dans les cas tout à fait récents ou peu anciens, dans les spasmes circonscrits, ou dans ceux qui relèvent d'une influence rhumatismale. Mais dans les formes anciennes, intenses et étendues, de tic convulsif, ayant gagné jusqu'aux portions motrices du trijumeau et à l'accessoire de Willis, il est exceptionnel d'obtenir une amélioration positive et plus encore la guérison.

Le *traitement* du spasme facial varie avec ses causes. Les cas résultant d'un refroidissement guérissent par des révulsifs cutanés énergiques, des bains de vapeur, des douches faciales (avec de l'eau d'abord tempérée et graduellement refroidie) ; les enveloppements humides jusqu'au retour de la chaleur, suivis d'affusions sur la tête dans un demi-bain refroidi, conviennent aussi dans ces cas, ainsi que dans les formes peu anciennes et peu étendues, pour diminuer l'excitabilité réflexe. On peut arriver au même résultat par les injections sous-cutanées d'atropine et de morphine, par le bromure de potassium à haute dose. Dans un cas rebelle, Sander aurait obtenu la guérison par l'introduction hypodermique de la strychnine ; de même Gualla par le curare. Dans deux cas de crampe faciale avec blépharospasme intense, Romberg aurait eu un succès persistant, par la section du nerf sus-orbitaire ; Gräfe se serait bien trouvé de la névrotomie, dans les cas d'irritation de l'œil et de ses annexes. Dieffenbach a guéri un malade par la section sous-cutanée des muscles atteints de crampe.

Remak dit avoir triomphé plusieurs fois des crampes faciales, par la galvanisation du grand sympathique. Dernièrement Frommhold et après lui Erb ont guéri complétement le spasme facial au moyen de courants d'induction de plus en plus forts (application du pôle positif sur la nuque, du pôle négatif sur les muscles atteints de crampes).

2. PARALYSIE DES MUSCLES DE LA FACE.

Après avoir exposé, dans ce qui précède, les formes de paralysie faciale par lésions du noyau du facial, et du nerf pendant son trajet à la base ou dans l'intérieur du cerveau, nous allons considérer les paralysies de la septième paire consécutives aux causes agissant sur ses terminaisons périphériques. Selon la nature et l'intensité de la cause, le tableau symptomatique de l'hémiplégie faciale présente des différences importantes, dont Charles Bell, et après lui Romberg, ont eu le mérite d'établir la distinction. De nos jours, avec le secours de l'expérimentation, la question a fait encore de nouveaux progrès.

Nous passons donc aux *paralysies faciales périphériques*, et nous exposerons, au point de vue clinique, leurs types les plus saillants, ainsi que les symptômes caractéristiques qu'elles fournissent par l'électricité. Pour faciliter notre étude, nous classerons ces paralysies d'après leurs causes et nous les diviserons en six groupes, dans lesquels nous donnerons des exemples de chacune des formes (j'ai donné, in *Wien. Med. Presse*, 1868, une description minutieuse des différentes formes de paralysies faciales, avec vingt observations personnelles).

1. Citons en première ligne les *paralysies faciales par affections de la base du crâne*. Dans les tumeurs de la base du cerveau, ainsi que dans la compression des racines du facial au niveau de la protubérance, le nerf est frappé de paralysie dès la première étape de son trajet périphérique. Dans ces formes intra-crâniennes de paralysie faciale, la paralysie est totale, et son origine périphérique se révèle par les actions différentes des courants galvanique et faradique, que j'ai mises en relief. Des observations de ce genre ont été déjà étudiées en détail pages 196 et 208-209.

2. Dans les *paralysies faciales par suppuration ou par hémorrhagie dans l'intérieur de l'appareil auditif*, suivant le degré et l'ancienneté de la lésion du facial, on constate la diminution ou l'abolition de la contractilité électro-musculaire, ainsi que de l'excitabilité faradique et galvanique du nerf. Dans une observation de Erb (carie tuberculeuse du temporal, paralysie du facial gauche, avec abolition partielle de l'excitabilité faradique), le nerf facial flottait librement dans une cavité remplie de pus, et était entouré d'une masse adhérant intimement avec le névrilème (tissu conjonctif avec cellules rondes disséminées) ; on trouvait aussi, entre les fibres nerveuses, un tissu conjonctif fibrillaire avec des noyaux ovales, et dans une partie des fibres il y avait destruction de la myéline et production de granula-

tions graisseuses. Quelques rameaux du facial et quelques branches de la patte d'oie présentaient les mêmes dégénérations. Dans les muscles, il y avait augmentation du tissu conjonctif interfibrillaire, formation de noyaux et atrophie des fibres musculaires, dont une partie était atteinte de dégénérescence cireuse.

Dans les cas chroniques que j'ai eu l'occasion de soigner chez des adultes, j'ai tout au plus obtenu quelque amélioration; un seul cas de paralysie faciale aiguë, suite d'otite, guérit complétement par des injections faiblement astringentes, et l'iodure de potassium. Chez les enfants, quand l'affection auriculaire avait rétrocédé (hyperémie intense ou transsudation dans l'aqueduc de Fallope), j'ai vu disparaître bientôt l'hémiplégie faciale. Les fibres du facial sont atteintes à des degrés divers dans l'otite. Ainsi, j'ai publié un cas où la paralysie, durant depuis vingt-deux ans, remontait à un catarrhe purulent de l'oreille moyenne, avec perforation du tympan que le malade avait eu dans son enfance (le centre du tympan était occupé par une cicatrice épaisse, Politzer). L'excitabilité faradique et galvanique était abolie dans les muscles supérieurs de la face, elle existait encore à un faible degré dans les muscles inférieurs. Le tronc du nerf était complétement insensible à la galvanisation; quand on touchait la région temporale, il se produisait des secousses dans les lèvres. Le traitement galvanique améliora seulement le jeu de la physionomie.

Les *paralysies faciales par hémorrhagie dans l'aqueduc de Fallope* (ordinairement après une chute sur l'oreille) s'accompagnent au début de perte de connaissance, d'écoulement sanguin par l'oreille, de faiblesse consécutive de l'ouïe, et souvent de déviation de la luette et des piliers vers le côté paralysé. Dans les *lésions du nerf grand pétreux superficiel*, il y a obliquité de la luette et des piliers (ce qui arrive aussi dans d'autres paralysies faciales); mais la simple déviation de la luette, surtout quand elle est très-longue et touche la base de la langue, se rencontre assez souvent dans l'état de santé.

J'ai publié une observation de paralysie faciale, remontant à une chute avec commotion pendant l'enfance; le cas était intéressant en raison de sa grande ancienneté (36 ans) et de ses symptômes électriques. La paralysie occupait la moitié droite de la face (occlusion incomplète des paupières, impossibilité de froncer le nez, forte déviation de la bouche pendant la parole, déviation de la luette et des piliers vers la droite); le frontal et le sourcilier répondaient faiblement à l'excitation faradique, l'orbiculaire des paupières présentait des contractions fibrillaires seulement dans sa moitié inférieure, le sphincter buccal seulement dans la lèvre supérieure; dans les muscles du menton, il y avait à peine quelques traces de contractions. Dans l'excitation faradique du tronc nerveux, les muscles directement excitables se contractaient seuls. Un courant ascendant, avec 20 éléments de Siemens, provoquait dans les muscles supérieurs de la face, de faibles mouvements ; aux lèvres supérieure et inférieure, il fallait un courant de 35 éléments pour donner des secousses visibles. La galvanisation du nerf ou de ses branches ne déterminait de contractions positives qu'avec 30 éléments.

3. Les *paralysies faciales rhumatismales* sont, de toutes les paralysies faciales de cause externe, les plus nombreuses et les plus étendues (la branche oculaire est presque toujours prise en même temps). D'après les recherches de E. H. Weber, outre les paupières, les joues aussi seraient remarquables par leur sensibilité à la chaleur et au froid. On voit des malades qui ont eu plusieurs fois dans leur vie des paralysies rhumatismales des deux moitiés de la face, mais très-rarement d'un seul côté.

D'après Wachsmuth, l'irritation *à frigore* affecterait les fibres vaso-motrices, qui y sont très-exposées à leur entrée dans le trou stylo-mastoïdien ; de là un arrêt, voire même une suppression de l'afflux sanguin vers le facial, avec abolition rapide de l'excitabilité, fourmillements et goût métallique ; d'après les recherches de Cl. Bernard, ces phénomènes seraient sous la dépendance des fibres du grand sympathique, qui s'unissent sur plusieurs points à la corde du tympan.

Les *symptômes de la paralysie faciale unilatérale* se lisent, en quelque sorte, au premier coup d'œil. La joue paralysée est tombante, flasque et sans expression, les fossettes et les sillons caractéristiques sont effacés. Du côté paralysé le front semble plus lisse et plus élevé, il ne peut plus se froncer, les deux sourcils ne peuvent plus se rapprocher. Par la paralysie de l'orbiculaire des paupières, il y a impossibilité de fermer volontairement les paupières ; la paupière inférieure est tombante, la fente palpébrale béante (lagophtalmos), l'œil pleure abondamment ; l'aile du nez est aplatie, le sillon naso-labial effacé, la commissure labiale tirée vers le côté sain ; par la paralysie unilatérale de l'orbiculaire des lèvres, la bouche se ferme mal, de sorte que la salive et les liquides s'écoulent par côté. Les mouvements des lèvres pour siffler, souffler, sucer ou cracher, et la prononciation des labiales sont embarrassés ou complétement impossibles. En raison du relâchement du buccinateur, les aliments se logent facilement entre la joue et les arcades dentaires, et le malade est obligé alors d'aller à leur recherche avec les doigts (les chats exécutent aussi ce mouvement avec leurs pattes, après la section du facial). Tout effort un peu prononcé des muscles de la face, comme dans le rire, le parler, fait apparaître davantage la difformité de la physionomie.

Les paralysies faciales, comme toutes les paralysies périphériques en général, présentent dans leurs symptômes de grandes diversités, qui ont été étudiées par Ziemssen (dans son livre sur l'électricité, 1866), et plus récemment par Erb (*Arch. f. klin. Med.*, XV Bd., 1 H, 1874). Les particularités et les modifications des phénomènes électriques dans les paralysies faciales rhumatismales sont intéressantes, non-seulement au point de vue théorique, mais aussi au point de vue pratique.

L'*exploration électrique* dans les paralysies faciales rhumatismales permet de constater différents degrés d'altération dans les nerfs et les muscles. Dans les *formes légères* (par simple gonflement du périoste dans l'aqueduc de Fallope), les muscles et les filets nerveux ne présentent, même au bout d'une semaine, aucune modification appréciable dans leurs réactions faradique et galvanique. Dans la *forme moyenne,* établie surtout par Erb, l'excitabilité électrique des filets nerveux est seulement diminuée, la contractilité farado-musculaire abolie, la contractilité galvano-musculaire augmentée ; aussi, dans tous ces cas, altérations légères du côté des nerfs, affectant peu leur excitabilité électrique, tandis que dans les muscles s'établissent les profondes modifications que nous connaissons déjà. Dans les formes graves (avec névrite faciale), nerfs et muscles présentent des altérations très-marquées. Dans les nerfs, l'excitabilité faradique et galvanique diminue à partir du début de la paralysie jusqu'à disparition complète : le nerf peut cependant avoir conservé son excitabilité galvanique dans quelques-unes de ses branches. Le retour de l'excitabilité nerveuse demande un temps plus ou moins long, sans relations avec l'excitabilité du nerf par la volonté. Dans les *muscles*, il y a, au début de la paralysie, diminution des réactions faradique et galvanique ; à partir de la fin de la deuxième semaine l'*excitabilité faradique disparaît, tandis que l'excitabilité galvanique augmente* (Baierlacher, Schulz, Neumann, Ziemssen, Rosenthal, Erb, Eulenburg) ; de plus l'excitabilité mécanique, d'après Erb, est augmentée ; à mesure que l'amélioration se dessine, les effets du courant galvanique s'atténuent, et l'on voit ordinairement se relever les réactions des muscles au courant faradique et à la volonté.

Quant à la raison physiologique de ces singuliers phénomènes électriques (nous savons qu'ils se produisent aussi dans les paralysies saturnines et traumatiques), Neumann de Königsberg a fait connaître le premier les faits suivants : s'il y a absence de l'excitabilité farado-musculaire, avec conservation de l'excitabilité galvano-musculaire, ce phénomène particulier se reconnaît d'une manière positive, non pas par des courants de direction différente se succédant rapidement, ni par le renversement du courant, mais seulement par un courant d'une certaine durée, si peu considérable qu'elle soit, pourvu qu'on dépasse une impression momentanée, avec le courant galvanique constant. Quant au moyen d'un mécanisme, on rend aussi le courant de la pile galvanique presque instantané, il ne provoque pas non plus de contractions. Ces mêmes particularités ont été constatées ensuite par Neumann (sur des préparations musculaires épuisées) et par Brücke (*Sitzb. der Kais. Akad. d. Wiss. math. naturw. Klasse*, LVI Bd., III H., 1867) sur des grenouilles empoisonnées par le curare. Sur l'une des pattes, préalablement liée, il suffit de courants d'induction beaucoup plus faibles que sur la patte soumise au poison, tandis que celle-ci, au contraire, s'agite par les courants faibles d'une pile galvanique. Le courant galvanique d'une roue de Volta, à rotation rapide, provoquait du tétanos dans le membre intact, tandis que le membre empoisonné restait au repos.

Le *pronostic* des paralysies faciales rhumatismales est en général favorable. Dans l'enfance, chez les sujets jeunes, bien portants, les paralysies faciales *à frigore* guérissent souvent d'elles-mêmes. Dans ces formes, on ne constate pendant la première et la deuxième semaine aucune modification notable de la contractilité faradique et galvanique, ni de l'excitabilité des filets nerveux. La forme moyenne (avec diminution peu prononcée de l'excitabilité des nerfs, abolition de la réaction faradique des muscles, augmentation de leur réaction galvanique) se termine favorablement au bout de quatre à six semaines. Dans les formes graves (avec abolition complète de l'excitabilité nerveuse et des réactions électriques anormales dans les muscles paralysés), il se fait des troubles graves de nutrition (névrite), dont la réparation exige des semaines ou même des mois (six à neuf mois). Certaines paralysies faciales de cette dernière classe passent à l'état chronique et deviennent incurables ; le traitement électrique ne peut plus qu'améliorer le jeu de la physionomie, et atténuer la sensation pénible de tension musculaire. Le *traitement* des paralysies faciales rhumatismales consiste, pour les cas récents, en bains de vapeur suivis de douche faciale à une température modérée, avec de l'iodure de potassium à l'intérieur ; dans les formes anciennes, la strychnine, administrée avec les précautions nécessaires, donne de bons résultats (méthode endermique ou hypodermique, doses de 2-5 milligrammes chez les adultes, plus faibles chez les enfants). Mais le plus efficace est le *traitement électrique* appliqué suivant les règles et en temps voulu.

Dans les cas récents, on peut très-bien se contenter de l'électricité d'induction, en appliquant le courant secondaire, pendant trois à cinq minutes, sur les muscles ou les filets nerveux paralysés. On évitera les courants à forte tension, à interruption rapide, qui pourraient provoquer, par surexcitation, de la *raideur musculaire électrique*. Pour prévenir immédiatement les difformités acquises par le traitement, il faut employer, d'après Remak, des courants constants stabiles de dix à vingt éléments de Siemens ; les contractures récentes peuvent disparaître par ce moyen; quant aux contractures anciennes, on ne peut que les corriger tant bien que mal par la myotomie, ou en provoquant une contracture faradique du muscle homologue (Duchenne). Pour la galvanisation, on place l'anode sur les vertèbres cervicales, la cathode sur les muscles paralysés; pour exciter le nerf facial ou ses branches, on place l'anode dans la fossette mastoïdienne, et la cathode, mise en mouvement, sur la patté d'oie ou les différents filets nerveux (sur la tempe pour les muscles supérieurs, en dehors de l'arcade zygomatique pour les paupières et la lèvre supérieure, sur la branche montante du maxillaire pour le menton et la lèvre inférieure).

L'*excitation galvanique par la cavité buccale* (l'anode sur la muqueuse de la joue, la cathode sur les muscles paralysés) se recommande, d'après mes observations, à cause de la pénétration plus facile du courant dans les couches musculaires, et parce qu'il faut ainsi un plus petit nombre d'éléments pour produire des contractions, ce qui est important surtout au voisinage de l'œil. Dans les formes rebelles, compliquées de difformités de la face, on se trouve bien d'alterner la galvanisation des nerfs avec la faradisation des muscles. Landois et Mosler ont guéri un de ces cas (*Berl. klin. Wschr.*, 1868) en appliquant simultanément un courant galvanique descendant, et à son pôle négatif un courant induit (faradisation électrotonique).

4. Les *paralysies faciales traumatiques* résultent de lésions diverses, telles que : piqûre, coup de sabre, coup de feu, coups sur les joues (Brodie), compression par le forceps, section du nerf dans les opérations, compression par des tumeurs, cicatrices profondes (comme dans les suppurations de la parotide). Suivant l'intensité de la cause traumatique, il y a paralysie faciale complète, ou seulement paralysie de certaines branches et des muscles correspondants. Chez les singes anthropomorphes, dont la bouche se ferme aussi par un sphincter, la paralysie faciale se comporte comme chez l'homme (d'après Shaw et Bell), tandis que chez les chiens, les chats et les lapins, la section du facial détermine une déviation de la face vers le côté paralysé, ce que Schiff explique par la solution de continuité du sphincter à la lèvre supérieure, constituant une sorte de bec-de-lièvre naturel. Chez deux lapins à moitié développés, sur lesquels Brücke (*Vorles. über Physiol.*, II Bd., 1873) avait extirpé le facial à sa sortie de l'aqueduc de Fallope, Schauta trouva, au bout de plusieurs mois, une paralysie de la moitié correspondante de la face, avec perte de l'excitabilité faradique et augmentation de l'excitabilité

galvanique. Sur l'un de ces animaux, on trouva une atrophie des muscles paralysés, avec disparition des stries transversales et production de tissu conjonctif. Du côté paralysé, les glandes salivaires étaient diminuées de volume, les os de la face déviés vers le côté malade et amincis (conséquence des modifications circulatoires provoquées par l'absence du jeu des muscles).

Si j'en juge d'après deux de mes observations, ainsi que d'après un fait publié par Ziemssen, dans les premières semaines qui suivent la section du facial, les mouvements volontaires et l'excitabilité faradique disparaissent dans les muscles où se distribuent les filets nerveux lésés, avec conservation, souvent même augmentation de l'excitabilité galvanique; ces remarques sont confirmées par les observations de Erb sur les dégénérations musculaires commençantes, à la suite des sections nerveuses. Les filets nerveux perdent leur irritabilité aux deux courants. L'excitation du tronc nerveux détermine un raccourcissement, dans les seuls muscles encore excitables par le courant faradique ; les muscles pris isolément obéissent à la volonté, mais non à l'excitation électrique. A mesure que le pouvoir conducteur des nerfs se rétablit graduellement, l'irritabilité électrique reparaît ordinairement plus vite dans le tronc que dans les branches ; il peut y avoir au début augmentation de la réceptivité au courant galvanique, et de la sensibilité électro-musculaire.

Les faits pathologiques s'accordent avec les résultats de l'expérimentation. En tuant les nerfs par le curare ou les vapeurs de conicine, on voit également disparaître l'excitabilité nerveuse, tandis que les muscles conservent leurs réactions électriques (Schiff, Wundt, Fick, Brücke). Les paralysies faciales traumatiques sont d'une nature assez rebelle, il leur faut des mois pour guérir, la motilité volontaire semble se rétablir plus facilement que l'excitabilité électrique; la meilleure méthode de traitement est d'alterner le courant constant avec le courant induit.

Dans les travaux publiés en Amérique, à la suite de la guerre de Sécession (*Arch. f. klin. Chir.* de Langenbeck, Billroth et Gurlt, 8, Bd.), on trouve trois cas de blessure du facial par coup de feu. Dans le premier et le troisième cas (section probable du nerf par une balle entrée près du conduit auditif externe, avec fracture de l'apophyse mastoïde), il y avait, outre la paralysie faciale, perte de l'ouïe, altération du goût, embarras de la parole; la contractilité électro-musculaire était abolie, la faradisation, continuée pendant des mois, demeura sans effet. Dans le second cas, la balle avait pénétré au côté gauche du cou, au niveau de l'apophyse épineuse de la troisième vertèbre cervicale, au-dessous du conduit auditif externe, et elle fut extraite immédiatement en arrière du maxillaire inférieur, dont le bord était fissuré. Outre la perte de l'ouïe, il se fit une paralysie faciale complète, qui guérit complétement en six semaines par la faradisation (simple froissement du nerf).

5. Les *paralysies faciales syphilitiques*, quand elles résultent d'une affection de la substance cérébrale, revêtent les caractères des paralysies intra-cérébrales. Au contraire, les lésions spécifiques du nerf facial à la base du cerveau sont de nature périphérique, d'après les recherches électriques de Ziemssen (*Virch. Arch.*, 13 Bd., 1858).

Chez le malade en question, après évolution de la syphilis secondaire, on vit survenir de la diplopie, puis une paralysie complète du facial droit, du pathétique, des deux oculo-moteurs externes, une paralysie incomplète du facial et de l'oculomoteur commun à gauche, ainsi que de la plupart des extenseurs et fléchisseurs de la main. L'exploration faradique montra une abolition de la contractibilité électrique dans les muscles paralysés, une diminution considérable dans les muscles simplement parésiés (ce qui confirma le diagnostic d'une affection syphilitique extra-cérébrale). A l'autopsie, on trouva à la base les restes d'une inflammation chronique de la pie-mère, avec exsudat et formation d'un tissu conjonctif dont la rétraction avait étranglé le nerf facial; dans le bout central, il y avait une accumulation modérée de granulations graisseuses, dans le bout périphérique une dégénérescence correspondant à la compression, et une transformation graisseuse des muscles paralysés.

Dans une de mes observations, après plusieurs récidives de syphilis, il survint une périostite du tibia, du temporal et de l'apophyse mastoïde à gauche, et le facial gauche se paralysa, à l'exception de sa branche supérieure. Le tronc nerveux ne répondait pas à l'excitation faradique, les muscles donnaient seulement des contractions faibles. Le malade commença un traitement iodé, mais ne tarda pas à quitter Vienne. Davaine a publié un cas semblable sur plusieurs points.

Dans un autre cas observé à la clinique du professeur Sigmund, l'excitabilité faradique du tronc nerveux, comme celle des muscles, étaient abolies dans la moitié paralysée de la face; tandis que le courant galvanique déterminait des secousses musculaires, l'excitabilité du tronc nerveux avait, au contraire, considérablement diminué, et ne se manifestait qu'avec un courant d'une assez grande force (vingt-quatre éléments de Siemens). Ces résultats me décidèrent à admettre une cause morbide comprimant le tronc nerveux lui-même (probablement dans le canal osseux du facial). L'examen de l'oreille ayant été pratiqué peu de temps après par un spécialiste, le Dr Gruber, on constata l'existence d'une otite syphilitique, avec exsudation dans l'aqueduc de Fallope, sans lésion du tympan.

6. J'ai observé un cas de *paralysie faciale diphthérique* (voyez

p. 644), où l'exploration électrique donnait les mêmes résultats que dans les paralysies périphériques.

Nous donnons ici les principales *complications* qui peuvent se présenter dans les différentes classes de paralysie faciale périphérique, et qui sont importantes pour diagnostiquer la hauteur à laquelle les fibres nerveuses sont atteintes.

a). *Paralysie du nerf auriculaire postérieur*, avec abolition des fonctions du nerf occipital et des muscles rétracteurs de l'oreille, du côté paralysé ; Erb a découvert récemment (*loc. cit.*) un signe beaucoup plus *caractéristique* de cette paralysie, c'est l'abolition de l'excitabilité faradique et l'augmentation de l'excitabilité galvanique des muscles. Cette paralysie indique que la lésion siége en dehors de l'aqueduc de Fallope.

b). *Paralysie de la corde du tympan* : d'après les considérations exposées dans les chapitres précédents, les fibres de la corde du tympan contenues dans le facial donnent le goût à la région antérieure de la langue. On trouve, dans la littérature médicale ancienne et moderne, de nombreux exemples d'hémiplégie faciale avec *abolition ou diminution du goût dans la moitié correspondante de la langue*. J'ai rapporté (*W. med. Presse*, 1868, obs. 7) un cas de paralysie faciale rhumatismale du côté gauche, avec céphalalgie, *bruits d'oreilles et picotements sur la langue ; en frictionnant la moitié gauche de la langue avec du sucre en poudre, ou en la badigeonnant avec du sirop, le malade accusait un goût acide ;* des cristaux de sulfate de magnésie paraissaient acides et amers, la teinture d'opium amère ; à droite, la gustation était normale. Il existe quelquefois une *diminution de la sécrétion salivaire* (avec sensation de sécheresse unilatérale), qui s'explique par l'atteinte simultanée des nerfs sécréteurs que le facial envoie aux glandes parotide et sous-maxillaire. Les symptômes précédents indiquent que la lésion siége dans le canal de Fallope, au-dessus du point d'émergence de la corde du tympan.

c). La *paralysie du nerf de l'étrier* au-dessous du ganglion géniculé, a pour conséquence l'*hyperacousie* de Willis, ou hyperesthésie de l'ouïe, observée aussi par Roux, Wolf, Landouzy, et de nos jours par Hitzig et Lucae. On trouvera des détails sur ce point dans un chapitre précédent, à propos des névroses du nerf acoustique.

d). *Paralysie du nerf grand pétreux et superficiel :* outre la paralysie des muscles externes de la face, on a cité une *déviation avec difficulté des mouvements du voile du palais*, et une altération du goût. Siége de la lésion : au niveau du ganglion géniculé, à l'entrée des fibres gustatives et à la sortie des fibres motrices des piliers. La seule déviation de la luette est un fait sans importance, car nous avons déjà dit que très-souvent, surtout quand elle est longue, elle est naturellement dirigée vers l'un ou l'autre côté.

e) Mentionnons enfin la *dureté de l'ouïe*, avec *réaction acoustique anormale*, signalées par Brenner dans les paralysies faciales. On trouve quelquefois une hyperesthésie acoustique avec réaction anormale en examinant l'oreille du côté paralysé. J'ai publié un cas d'hémiplégie faciale droite (*Elektrothérapie*, 2ᵉ édit., 1875, obs. 94), où l'exploration galvanique de l'oreille droite donnait les résultats suivants :

KaF	sifflement
KaD	sifflement
KaO	réaction nulle
AF	id.
AD	faible sifflement
AO	sifflement

Pour terminer, il nous reste à parler ici de la *paralysie faciale double*.

La paralysie bilatérale, déjà connue de Bell, Sanders, Grisolle et Romberg, a été plus complétement étudiée de nos jours par Davaine, Trousseau et Wachsmuth. D'après Schiff, quand on coupe le facial des deux côtés, les animaux ne peuvent plus fermer la bouche, les joues restent flasques même pendant les mouvements de mastication, les aliments introduits dans la bouche retombent en partie au dehors, tandis qu'une autre partie se loge entre les joues et les gencives ; de là de grandes difficultés dans la formation du bol alimentaire et dans la déglutition. Les chats cherchent alors à s'aider de leurs pattes. Chez l'homme, la diplégie faciale entraîne l'immobilité de la face et la fixité des traits ; les joues et les commissures labiales sont tombantes ; les ailes du nez, privées de leurs mouvements, sont entraînées mécaniquement dans les inspirations profondes, ainsi que les joues, qui se laissent également gonfler par l'air expiré. Le nasonnement de la voix et la prononciation défectueuse des labiales rendent la parole presque inintelligible ; pour peu que la tête penche en avant, la salive s'écoule à travers les lèvres entr'ouvertes ; la mastication et la déglutition sont très-difficiles, les aliments s'arrêtent en chemin, et les malades sont obligés de les pousser avec les doigts vers l'entrée du pharynx.

La forme *centrale* de la diplégie faciale s'observe quelquefois dans la paralysie labio-glosso-pharyngée (par affection des noyaux du facial) ; elle peut exister à un degré moins prononcé, dans certaines maladies cérébrales chroniques. On se reportera, pour plus de détails, aux chapitres correspondants. La paralysie peut être *périphérique*, et causée par différentes maladies intra-crâniennes, mais extra-cérébrales, du nerf facial. Ainsi les tumeurs de la base, les exostoses de l'apophyse basilaire, les anévrysmes, les exsudats des méninges, peuvent déterminer par compression une dégénérescence atrophique du facial, et les nerfs voisins ne sont pas toujours épargnés. D'après Jaccoud et Pierreson (*Arch. gén.*, II Bd., 1867), le facial, de même que les autres nerfs, seraient pris quelquefois d'une atrophie spontanée, par hyperplasie du tissu conjonctif et développement de corpuscules amyloïdes. La diplégie faciale périphérique peut encore avoir sa source dans une maladie du rocher (inflammation, carie, nécrose, ou otite syphilitique, comme dans l'observation déjà citée de Ziemssen). Dans un cas observé par Ehrmann, à Alger (*Med. Chir. Monatshefte*, mars 1863), il y avait une double paralysie faciale consécutive à une otite tuberculeuse bilatérale. A l'autopsie, on trouva seulement des deux côtés une carie de l'oreille moyenne, l'aqueduc de Fallope étant parfaitement intact ; *le névrilème du facial contenait des globules purulents en très-grand nombre* (participation de la gaine du nerf à l'inflammation de l'oreille moyenne). Enfin la diplégie faciale peut être d'origine rhumatismale, soit que le froid ait agi en même temps sur les deux moitiés de la face, soit que la paralysie ait envahi d'abord un côté, et l'autre quelque temps après.

Le *diagnostic* de la diplégie faciale périphérique n'offre pas de grandes difficultés, une fois qu'on a éliminé les causes centrales. Dans la paralysie faciale double, d'origine rhumatismale, les mouvements de la langue et le timbre de la voix ne sont pas altérés, et les troubles de déglutition diminuent quand on ferme les narines : symptômes qui affectent une tout autre marche dans les formes cérébrales, comme nous l'avons exposé en temps utile. Le *pronostic* dépend de la nature de la maladie. Le *traitement* ne peut donner des résultats que dans certaines formes périphériques. Dans un cas de paralysie double de la face publié par Bärwinkel (*Arch. f. Heilk.*, I, Bd., 1867), du côté droit les muscles paralysés étaient insensibles au courant faradique, mais sensibles au courant galvanique, à gauche les réactions électriques étaient normales ; il y avait en outre de la céphalalgie, de la diplopie, de l'incertitude dans la marche. Après dix mois de traitement électrique, la guérison était presque complète.

c. Maladies du nerf hypoglosse.

Les *crampes* affectant le domaine de l'hypoglosse ne sont que très-rarement de nature périphérique. En général, elles accompagnent des troubles profonds, épilepsie, hystérie, chorée, méningite ; il survient quelquefois des crampes cloniques partielles (tremblements fibrillaires) dans l'atrophie musculaire progressive, les névralgies du lingual et le tic convulsif. Les crampes de la langue sont donc tantôt de cause centrale, tantôt de cause périphérique.

La *paralysie du nerf hypoglosse* est rarement aussi d'origine périphérique, comme dans les tumeurs cérébrales de la base, dans la compression de l'hypoglosse à son point d'émergence, et dans l'extirpation des tumeurs de la langue, quand des fibres de l'hypoglosse ont été comprises dans l'opération. La paralysie de la langue est ordinairement unilatérale, de cause centrale, et s'observe dans l'hémorrhagie, les embolies, le ramollissement, les tumeurs cérébrales, dans la paralysie progressive des aliénés ; dans la paralysie labio-glosso-pharyngée, elle peut présenter différents degrés, jusqu'à l'abolition complète des mouvements ; dans l'atrophie musculaire progressive, elle s'accompagne de symptômes d'atrophie.

Après la section de l'hypoglosse sur les animaux, ainsi que dans la glossoplégie unilatérale chez l'homme, la langue tirée au dehors se dévie non pas vers le côté sain, mais vers le côté malade ; Schiff attribue ce fait à la prédominance du génio-glosse du côté sain, ce muscle dirigeant la pointe de la langue vers le côté opposé. Quand la langue est tirée en arrière, l'action du stylo-glosse l'entraîne vers le côté sain.

La paralysie de la langue, dans ses formes et degrés divers, ne doit pas être confondue avec les cas où le langage est altéré par troubles de la coordination, ou du pouvoir conducteur centrifuge, comme dans les affections en foyer du côté des ganglions moteurs, de la protubérance et du plancher du quatrième ventricule (lésions du noyau de l'hypoglosse ou de ses fibres radiculaires ascendantes).

Le *pronostic* est défavorable dans la plupart des cas. Le *traitement* de la paralysie linguale consiste à remonter l'énergie des centres nerveux. On peut quelquefois améliorer les fonctions de la langue par une application prudente de courants galvaniques à travers la tête ; en y joignant la faradisation ou la galvanisation locale de la langue et de l'hypoglosse, et un traitement hydrothérapique reconstituant.

CHAPITRE XLVI

C. MALADIES DES NERFS CRANIENS MIXTES

(Trijumeau, pneumogastrique et accessoire).

---

a. Maladies du nerf trijumeau.

Les différentes affections de la cinquième paire sont : pour les branches sensitives, la *névralgie* ou *l'anesthésie*; pour la troisième branche, les *crampes toniques* ou *cloniques*, ou les *paralysies*; pour les maladies du nerf tout entier, les *troubles* de la sensibilité et de la motilité.

1. NÉVRALGIE DU TRIJUMEAU.

La névralgie des différentes branches du trijumeau (prosopalgie, douleur faciale de Fothergill, tic douloureux) a attiré depuis très-longtemps l'attention des médecins, comme le prouvent les travaux très-anciens d'Arétée, et les études plus modernes et plus approfondies d'André (1756) et de Fothergill (*Med. Obs. and Inquiries*, London, 1773, t. V, p. 129). Plus tard Pujol, Meglin, Chaussier, Bell, Valleix, Romberg, Schuh, Langenbeck, etc., ont fait faire de grands progrès à la connaissance et au traitement des névroses douloureuses de la face.

Quant aux *altérations anatomiques* du nerf ou des tissus environnants, dans la prosopalgie, on a constaté les faits suivants : hyrémie chronique et rougeur du névrilème, épaississement du névrilème, suite de névrite, dégénérescence granuleuse partielle de la myéline, gonflement et nodosités sur les branches réséquées du trijumeau (tissu conjonctif enclavant les fibres nerveuses, comme dans le gonflement des nerfs sur les moignons d'amputation); périostite, hypertrophie concentrique (Gross), ostéophytes ou carie des canaux osseux, exostoses dans les racines de la dent de sagesse (Thompson, *Glasgow Med. Journ.*, 1867), très-rarement exostoses dans la cavité crânienne (comme dans un fait intéressant qui sera rapporté à propos de l'étiologie), ou exostoses du rocher pénétrant dans le ganglion de

Gasser (Chouppe). Enfin, des altérations inflammatoires peuvent se
faire dans les divers ganglions du trijumeau : ganglion sphéno-
palatin (Carnochan), ganglion de Gasser (cas de Wedl, avec transformation calcaire et développement considérable des vaisseaux), névrome du ganglion de Gasser avec prolongement à travers le trou
ovale dilaté, enfin compression du trijumeau par des néoplasmes du
cerveau. Dans beaucoup de cas de prosopalgie, on n'a trouvé aucune
altération organique dans les nerfs, mais le nombre de ces cas devra
diminuer, à mesure que les recherches microscopiques se générali-
seront.

Parmi les *symptômes* du tic douloureux, la *douleur* est le plus
important. Très-souvent, elle existe pendant assez longtemps comme
une sensation plus ou moins désagréable, avant d'arriver à un véritable paroxysme ; ou bien quelquefois elle éclate subitement. La douleur est en général d'une violence excessive, les malades la disent
brûlante, perçante, fulgurante, ou la comparent à un ébranlement
du cerveau. Les douleurs apparaissent souvent d'elles-mêmes, sans
aucune cause, ou bien elles sont provoquées par une émotion, par
une friction ou une piqûre légères des joues, par un courant d'air
faible, ou même par le parler. Un des cas les plus pénibles est celui
où la névralgie est réveillée par les mouvements de mastication et de
déglutition ; les malades alors osent à peine prendre quelques aliments liquides, et négligent les soins de propreté de la bouche, qui
prend une mauvaise odeur par l'accumulation du tartre dentaire.

La prosopalgie peut constituer une douleur *continue*, et dans ce
cas elle se manifeste avec moins de violence, par une sensation de
compression ou de brûlure ; ou bien elle éclate en ces *paroxysmes*
si redoutés des malades, augmentant alors d'intensité et de fréquence, et procédant assez souvent de certains points pour s'étendre
vers le centre, plus rarement vers la périphérie. Les douleurs continues affectent ordinairement certains lieux d'élection, que Valleix
a mis en évidence sous le nom de *points douloureux*. Ce sont, *sur le
trajet de la première branche :* un *point frontal* de l'émergence du
nerf frontal, un *point palpébral* sur la paupière supérieure, un *point
sus-orbitaire*, correspondant au nerf du même nom, un *point à l'angle
externe de l'œil*, appartenant au nerf lacrymal, et *deux points sur la
face latérale du nez ;* un supérieur, correspondant à l'angle interne
de l'œil, au niveau du nerf sous-trochléateur, et un inférieur, à
l'union de l'os propre du nez et du cartilage triangulaire, répondant
au nerf ethmoïdal. Sur le *territoire de la deuxième branche* on trouve :
le *point sous-orbitaire* (pour le nerf du même nom), le *point génien,*

au niveau de l'arcade zygomatique, un *point maxillaire* sur le bord antérieur du masséter (correspondant à un filet muqueux du nerf ptérygopalatin), un *point palatin* pour le nerf palatin descendant, et un *point gengival* sur la face antérieure ou postérieure des gencives, correspondant à des rameaux antérieur, médian ou postérieur du nerf dentaire supérieur. Sur *le parcours de la troisième branche*, il y a : un *point temporal* en avant du tragus, un *point pariétal* à l'union des nerfs frontal, temporal superficiel et occipital, un *point maxillaire* dans la région de l'articulation temporo-maxillaire, un *point lingual* pour le nerf lingual, et un *point mentonnier* au niveau du menton.

Souvent les malades indiquent eux-mêmes ces points douloureux, au niveau desquels la pression réveille, dans les filets nerveux, une sensibilité excessive, qui peut s'accroître jusqu'à l'apparition d'un paroxysme. On trouve aussi des points douloureux à la pression au niveau des apophyses épineuses et transverses des vertèbres cervicales supérieures (point apophysaire de Trousseau). Les attaques de douleur partent ordinairement des points douloureux que nous venons d'énumérer, et de là s'étendent suivant une direction centripète ou centrifuge. Dans certains cas pourtant ces points ne sont pas ressentis par le malade, et on ne les détourne pas non plus dans les intervalles exempts de douleurs. On constate alors certains points douloureux seulement *au moment des attaques*. Ces sortes de névralgies sont ordinairement de cause centrale.

Les *complications motrices et vaso-motrices* de la prosopalgie sont des crampes faciales réflexes du côté malade, plus rarement du côté sain, et des sensations irradiées à l'occiput, à la nuque, à l'épaule, au thorax et dans les membres. On observe aussi dans la prosopalgie des troubles de sécrétion, par suite des rapports des branches du trijumeau avec des fibres vaso-motrices. Ce sont : dans la névralgie de la première branche, une augmentation de la sécrétion lacrymale, surtout à la fin du paroxysme, par suite du relâchement des vaisseaux de la glande lacrymale ; dans les affections des deuxième et troisième branches, une hypersécrétion du mucus nasal et de la salive, les vaisseaux de la membrane de Schneider étant innervés par des fibres vaso-motrices du trijumeau, et celles-ci excitant par voie réflexe la glande sous-maxillaire (d'après les recherches de Ludwig et Rahn) ; il y a aussi, sur la moitié de la face atteinte de névralgie, une sécrétion sudorale, le trijumeau contenant des fibres nerveuses destinées aux vaisseaux cutanés.

On peut observer encore d'autres troubles vaso-moteurs dans les névralgies de la cinquième paire : gonflement, rougeur et élévation de température du côté de la névralgie (Schuh), disposition aux inflammations érysipélateuses (Anstie); on a vu quelquefois du zona, une décoloration de la face, les poils se hérisser ou tomber. Quant à l'ophthalmie par affection du trijumeau, il en a déjà été question à propos des tumeurs de la base du cerveau, et plus loin nous y reviendrons encore en détail. Comme *troubles trophiques*, Romberg, Notta, Brodie, Niemeyer ont observé une hypertrophie de la joue malade. L'atrophie unilatérale de la face, qui accompagne rarement la névralgie, sera étudiée dans le chapitre des trophonévroses.

Les *causes* de la maladie sont les suivantes : tumeurs de la fosse cérébrale moyenne et de la base du cerveau (avec névralgie dans les cas d'irritation prolongée, et anesthésie dans les cas de dégénération nerveuse), foyers de suppuration, néoplasies de la protubérance, anévrysmes de la carotide au niveau de la selle turcique (Romberg), processus morbides englobant le ganglion de Gasser. Quand j'étais étudiant, j'ai vu, à la clinique de Schuh, un cas de prosopalgie datant de neuf ans; le nerf mylo-hyoïdien ayant été réséqué, l'artère maxillaire interne fut atteinte, et l'hémorrhagie nécessita la ligature de la carotide primitive; le malade succomba au bout de quatre mois à l'infection purulente, et on trouva à l'autopsie un *stéatome gros comme une noisette au point d'émergence du trijumeau*, que la tumeur entourait comme un anneau. Il survient quelquefois des névralgies faciales dans les maladies de la moelle cervicale, dans l'ataxie, dans l'hystérie (irritation des fibres du trijumeau qui viennent du cordon postérieur et de la partie la plus inférieure de la moelle allongée). Une cause fréquente de névralgie est la *périostite des orifices osseux traversés par le trijumeau*. D'après Hyrtl, les branches qui passent par des pertuis osseux étroits (nerfs sus-orbitaire, sous-orbitaire, zygomatique, dentaires supérieur et inférieur) sont souvent prises de névralgie, tandis que les branches qui ont une large issue par le trou sphéno-palatin ne sont presque jamais malades. Nous avons déjà mentionné précédemment les exostoses des os du crâne et des maxillaires. Les tumeurs de la mâchoire peuvent être aussi une cause de névralgie faciale. Parmi les *causes occasionnelles*, la plus fréquente est le *refroidissement*.

Le plus grand nombre des névralgies et des récidives appartient aux mois les plus froids. Après la sciatique, c'est la névralgie du trijumeau qui se produit le plus souvent *à frigore*. Les *traumatismes* (corps étrangers, cicatrices suites de plaie de la face) sont une cause très-rare de névralgie; dans un cas d'Allan, on enleva du trou sus-orbitaire une concrétion calcaire grosse comme un pois, et la névralgie de ce nerf disparut. Dans un second cas de Gilmore (*Brit. med. Journ.*, 1867), il y avait une névralgie faciale remontant à 8 ans, et consécutive à une fracture du crâne par coup de pied de cheval. Il existait une dépression entre le frontal et le temporal du côté droit; Gilmore n'hésita pas à pratiquer la trépanation, et trouva une *exostose longue de plus de 2 centimètres*, faisant saillie dans la cavité crânienne. On enleva cette tumeur, et la névralgie disparut.

Les femmes, surtout pendant leur jeunesse, sont plus exposées au tic douloureux que les hommes. Le plus grand nombre des cas est entre 30 et 50 ans. Les personnes nerveuses, d'un caractère irritable, ont une prédisposition particulière. Les exemples d'hérédité sont très-rares. On observe quelquefois à un âge avancé des névralgies faciales intenses, accompagnées de symptômes réflexes et d'une excitabilité psychique anormale (*névralgie épileptiforme* de Trousseau); j'ai vu aussi plusieurs fois des vieillards (60, 70 ans) atteints de mélancolie, avec complication de névralgies des rameaux dentaires; ces cas doivent avoir leur source dans des altérations séniles des tissus (*canaux osseux ou artères*). Dans les pays à malaria, on observe souvent une névralgie sus-orbitaire (*métapodynia*) qui affecte la marche d'une fièvre intermittente, et qui était et est encore considérée par les médecins comme une *fièvre larvée*. Mais la tuméfaction de la rate manque presque toujours dans ces cas, et quand elle existe, elle peut se rattacher à une fièvre intermittente antérieure; de plus, l'action de la quinine ne démontre pas l'identité des névralgies en question avec la fièvre intermittente, elle s'y comporte seulement comme dans les affections périodiques en général; il est donc plus naturel d'admettre que l'influence de la malaria donne naissance à certaines névralgies qui, par leur marche fébrile, périodique, présentent des analogies avec la fièvre intermittente, mais n'en sont pas une forme larvée.

La *marche* des névralgies du trijumeau est très-variable. Les formes aiguës ont un type assez régulier; au contraire les formes chroniques ont des allures irrégulières, et se composent d'une série d'attaques se succédant rapidement, durant de 30 secondes à 1 minute, et constituant en réalité un paroxysme très-prolongé; les malades peuvent être ainsi tourmentés pendant des jours ou des semaines, puis les douleurs s'éteignent pour un temps souvent assez long, pour éclater de nouveau sous l'influence d'un changement de temps, d'un courant d'air ou d'une émotion. Il n'est pas rare qu'il survienne par la suite une hyperesthésie générale excessive, ou des troubles psychiques; la maladie est souvent un véritable martyre, on l'a même vue quelquefois se terminer par le suicide.

Le *diagnostic* du tic douloureux offre souvent de grandes difficultés, moins pour constater la névralgie que pour en déterminer la nature et l'origine. Des douleurs correspondant au trajet anatomique du trijumeau, revenant par accès, et présentant souvent (mais non toujours) certains points douloureux, permettent d'affirmer l'existence d'une névralgie faciale. Son origine intra-cérébrale se reconnaît principalement aux signes suivants : absence de points douloureux dans l'intervalle des attaques, apparition de ces points pendant les paroxysmes, hyperesthésie générale excessive, contractions réflexes étendues (à la face, dans les membres) pendant et après l'accès, surexcitation psychique ou dépression. Quand la lésion est intra-crânienne, les filets nerveux accessibles aux explorations présentent ordinairement, en dehors des attaques, quelque point particulièrement sensible ; la pression sur ces points peut même provoquer un paroxysme; la douleur occupe plus nettement un filet nerveux déterminé, et l'examen fait quelquefois découvrir des affections de la périphérie. Dans beaucoup de cas, le diagnostic n'est possible qu'avec plus ou moins de probabilité, et l'on n'arrive à une plus grande certitude que par une observation prolongée.

Il suffira d'une certaine attention pour éviter de confondre la prosopalgie avec d'autres affections analogues. La confusion la plus fréquente est avec les maux de dents; mais une exploration attentive des dents au moyen d'une sonde ou d'eau froide fera bientôt reconnaître la dent ou la racine malade; celle-ci enlevée, les douleurs disparaissent, tandis que la véritable névralgie du trijumeau ne peut qu'empirer par l'extraction des dents. Les inflammations de l'articulation temporo-maxillaire, ou de l'antre d'Highmore pendant un coryza, déterminent bien de vives douleurs dans la face, mais celles-ci ne siégent pas sur des filets nerveux déterminés ; on en reconnaît d'ailleurs l'origine en constatant le gonflement ou la distension des régions enflammées; les douleurs disparaissent après l'ouverture spontanée ou artificielle des abcès. La migraine (hémicrânie) se distingue du tic douloureux par l'augmentation graduelle des douleurs, la durée plus courte des attaques, leur apparition beaucoup plus rare, leur renouvellement à l'époque des règles, la coexistence fréquente de troubles vaso-moteurs, de dilatation pupillaire unilatérale, souvent de vomissements, enfin par l'absence de points douloureux, qui sont ordinairement remplacés par une hyperesthésie circonscrite.

Les douleurs irradiées de la face, qu'on observe quelquefois dans la leucorrhée chronique, dans les maladies de la matrice, se distinguent facilement de la prosopalgie par le fait de l'affection locale, par l'absence de points douloureux et par l'hyperesthésie générale. Dans un cas de Cerise (*Annal. med. psychol.*, mai 1845), la douleur faciale disparut après l'extirpation d'un corps fibreux de l'utérus.

Les névralgies de la cinquième paire dépendant de tumeurs cérébrales sont compliquées de diplopie, vertiges, céphalée chronique, symptômes de névro-rétinite, crampes et paralysies des membres ; on ne trouve pas là non plus de points douloureux sur la face. Dans les tumeurs de la base, où la névralgie du trijumeau se termine ordinairement par de l'anesthésie, d'autres nerfs voisins sont pris en même temps, et l'on constate les symptômes de tumeur que nous connaissons. Les douleurs faciales dans les affections spinales s'accompagnent de névralgies vagues dans le bras ou la jambe, d'excitation génésique, d'épuisement de la motilité, etc. Les névralgies faciales hystériques marchent de pair avec d'autres symptômes caractéristiques de l'hystérie, les douleurs saturnines avec d'autres signes de l'intoxication.

Le *pronostic* varie selon la nature, l'intensité et l'ancienneté de la névralgie. Les formes centrales ne peuvent céder spontanément que si le nerf subit une destruction. Les névralgies faciales aiguës, périodiques, sont celles qui offrent le plus de chances de guérison. Parmi les cas chroniques, à marche irrégulière, ceux où la douleur occupe un espace circonscrit et où existent des points douloureux, peuvent être améliorés ou guéris par une opération ; en l'absence de ces symptômes, et surtout quand l'affection dure depuis longtemps, les chances de guérison diminuent ; beaucoup de ces cas durent presque toute la vie. En général, la proportion des guérisons est plus considérable chez les sujets jeunes que chez les gens âgés.

La terminaison par la mort est, en somme, très-rare. La douleur, l'insomnie et l'alimentation insuffisante peuvent amener quelquefois une diminution inquiétante des forces. Dans certains cas, on a vu, comme causes de la mort, la gangrène de la plaie après l'opération, des abcès métastatiques, ou un érysipèle avec méningite.

Dans le *traitement de la prosopalgie*, il faut porter avant tout son attention sur la nature de la maladie. Dans les névralgies récentes et périodiques, on se trouve bien ordinairement de la quinine à haute dose ; si trois ou quatre jours de ce traitement n'ont pas donné de résultat, on sait, par les observations de Schuh, qu'il n'y a pas davantage à en attendre par la suite. Quelquefois l'association de la quinine avec les opiacés réussit mieux ; enfin si l'on échouait ainsi, on prescrirait cinq à six gouttes de liqueur de Fowler toutes les trois heures. S'il y a des signes de périostite, on aura recours à l'*iodure de potassium*, aux émissions sanguines locales ; chez les chlorotiques, où la névralgie faciale n'est qu'une douleur irradiée, on prescrira le *fer*. Les *préparations métalliques* ont presque complétement perdu leur crédit. Les pommades à la *vératrine* (Turnbull, 0,10 à 0,20 pour 4 grammes d'axonge), ou à l'*aconitine* (Watson, 0,07 à 0,15 pour 4 grammes d'axonge), appliquées en frictions pendant plusieurs minutes sur le siége de la douleur, ne produisent qu'un soulagement momentané. Les *fumigations* pratiquées tous les jours pendant plusieurs mois, sur le côté malade de la face, avec des substances riches en huiles essentielles, ont une action calmante. J'ai vu un cas guérir après neuf mois de ce traitement.

Dans les formes chroniques, à marche irrégulière, on a renoncé aujourd'hui aux procédés désagréables de l'ancienne médecine ; destruction locale des nerfs par la potasse caustique (André), ou par le fer rouge (Rust). Les *dérivatifs* sont encore d'un emploi assez fréquent : emplâtres révulsifs, vésicatoires volants de Valleix, cautérisation transcurrente de Jobert, frictions à l'huile de croton. On a pratiqué de nos jours des *injections sous-cutanées* d'une solution assez concentrée de *nitrate d'argent*, au voisinage du nerf malade; leurs effets sont nuls, ou seulement de courte durée. Les *injections sous-cutanées d'opium* constituent un moyen palliatif bien préférable dans la plupart des cas; elles calment promptement la violence des douleurs, et on peut les répéter deux et trois fois par jour pendant des mois (un an et demi chez un de mes malades) sans aucun trouble de la digestion, comme il s'en produit presque toujours par l'usage interne de l'opium à haute dose. Mais à la fin les injections sous-cutanées perdent aussi leur vertu. J'ai vu deux cas de névralgie frontale et sus-orbitaire, datant de plusieurs mois, et qui cédèrent après quelques semaines d'injections sous-cutanées de morphine, sans avoir reparu au bout de deux ans.

Parmi les nouvelles méthodes, l'*électricité* et l'*hydrothérapie* sont le plus fréquemment employées. Le courant induit doit être manié avec prudence, en raison de sa plus forte tension; on touche les points douloureux avec une électrode en forme de pinceau, jusqu'à l'apparition d'un léger érythème. Avec le courant continu, qui est moins irritant, on applique l'anode sur les vertèbres cervicales, ou en dessous des apophyses mastoïdes; la cathode, qui doit être peu épaisse, agit par courants stables sur les points douloureux (en augmentant la force du courant). L'influence du courant galvanique sur les phénomènes circulatoires et trophiques, triomphe quelquefois de formes même invétérées; j'ai observé le fait à plusieurs reprises, et les cas publiés par Niemeyer, Wiesner, etc. le confirment.

Dans la plupart des cas, on obtient au moins une amélioration (qui se fait déjà sentir au bout de quelques séances); les attaques deviennent plus rares et plus faibles, et en cas de rechute, les malades réclament d'eux-mêmes un nouveau traitement. Dans certaines formes chroniques, le traitement électrique échoue complétement. La *méthode hydriatique* (enveloppements humides quotidiens, de vingt à trente minutes, suivis de demi-bains refroidis, avec affusions) m'a donné souvent de bons effets pour calmer l'excitabilité morbide des nerfs de la face. Mais les pratiques irritantes (eau froide, douches, etc.) doivent être sévèrement proscrites.

Quand on a épuisé tous les moyens de traitement, il n'y a plus de ressource que dans une opération. L'inutilité de la *névrotomie simple* l'a fait abandonner presque complétement. Les ouvrages contemporains n'ont en vue que l'excision des nerfs (*neurectomie*), qui doit porter, d'après Bruns, sur une longueur d'*un centimètre au moins*. Comme la névralgie du trijumeau affecte le plus souvent la seconde branche, c'est presque toujours de cette branche qu'il s'agit de réséquer des portions plus ou moins considérables, et pour approcher davantage de la source de la névralgie, on excise souvent la seconde branche tout entière à sa sortie du trou grand rond, afin d'isoler ses rameaux de toute communication avec l'encéphale. Schuh a entrepris le premier l'opération dans la fosse ptérygo-palatine, pour atteindre avec le couteau le nerf dentaire supérieur et postérieur; c'est là une tentative tout à fait exceptionnelle.

L'excision de la seconde branche se fait par le procédé de Carnochan, modifié par Bruns et O. Weber; ou par résection ostéoplastique du maxillaire supérieur, de Billroth; mieux encore par le procédé de A. Wagner, qui évite les lésions osseuses ainsi que l'ouverture du sinus maxillaire, et mérite ainsi de figurer parmi les préceptes de la chirurgie conservatrice. Tous ces essais témoignent des tendances de la chirurgie moderne, à concilier le manuel opératoire avec le plus de ménagements possibles. Dernièrement Lücke (*D. Zschr. f. Chir.*, IV Bd., 1874) a fait la résection de la seconde branche par la résection temporaire de l'arcade zygomatique, en sectionnant d'abord le nerf à sa sortie du canal sous-orbitaire, et ensuite, au moyen de ciseaux courbes, au niveau du trou grand rond.

D'après Bruns, l'opération est indiquée quand la douleur occupe un siége fixe et une étendue peu considérable; quand les paroxysmes sont provoqués par des causes extérieures, agissant sur les terminaisons périphériques des nerfs; dans les cas où la cause de la maladie siége en un point, au delà duquel le nerf est accessible au bistouri; et dans ces cas de douleurs intolérables, menaçant d'anéantir les forces du patient. La possibilité des récidives ne doit pas faire renoncer à la résection; bien que son action curative puisse s'étendre seulement à quelques mois, à deux ou trois ans, la résection n'en prolonge pas moins l'existence de plusieurs années, sans offrir, dans la plupart des cas, de graves dangers. D'après les derniers relevés de Bruns et A. Wagner, sur 135 cas de neurectomie, l'opération a échoué 9 fois; il y a eu 6 cas de mort, et des récidives au bout de plusieurs mois 52 fois, au bout de plusieurs années (jusqu'à trois ans) 20 fois; il n'y avait pas de récidive au bout de plusieurs mois 18 fois, au bout de plusieurs années 25 fois; la durée de la guérison n'est pas indiquée dans 24 cas.

Mentionnons enfin la *ligature de la carotide*, imaginée de nos jours en raison de la diminution des douleurs par la compression de la carotide. Elle a été proposée par Nussbaum, et pratiquée 11 fois avec succès; Patruban a eu 6 guérisons sur 7 cas, 1 cas s'est terminé par la mort. De nouvelles observations chirurgicales sont nécessaires pour apprécier la valeur de la ligature de la carotide comme opération radicale.

2. CRAMPES DU TRIJUMEAU.

Après avoir considéré les phénomènes d'excitation morbide dans les parties sensitives de la cinquième paire, il nous reste à parler de ceux qui affectent la portion motrice du trijumeau. On les désigne sous le nom de *crampe massétérine*, crampe tonique ou clonique du masséter. La *crampe tonique des releveurs de la mâchoire inférieure* (temporal et masséter) constitue le trismus, dont il a été parlé précédemment; la *crampe clonique* alterne entre ces deux muscles et les abaisseurs de la mâchoire inférieure (ventre antérieur du digastrique et mylo-hyoïdien), c'est le claquement des dents de la fièvre; j'ai vu se produire aussi ces spasmes de la mâchoire dans l'hystérie, avec d'autres crampes cloniques; la *crampe tonique des abaisseurs de la mâchoire inférieure* est plus rare et se manifeste par l'ouverture de la bouche (*divaricatio maxillæ inf.*). La *crampe tonique des muscles latéraux de la mâchoire* (ptérygoïdiens externe et interne) se traduit par un mouvement automatique du maxillaire et des grincements de dents; il existe une observation de Leube (*Arch. f. klin. Med.*, 1 Bd.), de crampe tonique de ces mêmes muscles chez une hystérique; la contracture des ptérygoïdiens du côté droit portait la mâchoire inférieure à gauche, et la rangée dentaire inférieure dépassait en dehors la rangée supérieure. Le cas guérit en trois jours par les courants induits et l'arsenic à l'intérieur.

Les *causes* de ces crampes peuvent être des affections centrales, apoplexie, ramollissement cérébral, méningite, affections en foyer de la protubérance et de la moelle allongée, hystérie, épilepsie, tétanos et hydrophobie; ou bien les crampes sont d'origine périphérique, suite de refroidissement, de méningite de la base, ou de tumeurs, irritant la portion motrice du ganglion de Gasser. Les crampes ont quelquefois aussi une origine réflexe, et peuvent être provoquées par des douleurs dentaires, une dent cassée, des irritations de l'intestin ou de l'utérus. En examinant avec attention, on évitera de confondre le trismus avec une inflammation ou une ankylose de l'articulation temporo-maxillaire. Dans le trismus rhumatismal, il n'y a pas cette excitabilité réflexe excessive qui est le propre du tétanos. Le trismus et le tétanos des nouveau-nés ont été traités page 566. Le pronostic est favorable dans les crampes d'origine périphérique, mais réservé dans les formes centrales.

Pour le *traitement* des crampes de la mâchoire, dans les formes centrales, il doit être antiphlogistique et dérivatif; dans la forme réflexe, il doit s'adresser à la cause de l'irritation. Les injections sous-cutanées de morphine ou d'atropine, les lavements à la teinture d'opium ou au chloroforme réussissent quelquefois. Dans le resserrement rhumatismal des mâchoires, on a recours aux bains de vapeur, aux courants faradiques successivement croissant appliqués sur les muscles, ou aux courants galvaniques stables.

3. PARALYSIES DU TRIJUMEAU.

La portion sensitive et la portion motrice du trijumeau peuvent être atteintes isolément de paralysie; il est rare que toutes deux le soient en même temps. L'*anesthésie du trijumeau*, comme nous l'avons montré plus haut, peut être de cause centrale, comme dans l'apoplexie, l'ataxie, l'hystérie, et dans les maladies atteignant la grosse racine de la cinquième paire, entre la protubérance et les olives; nous en avons parlé avec les détails nécessaires dans d'autres chapitres.

Nous avons surtout en vue, en ce moment, l'anesthésie périphérique, qui peut être causée par des troubles de conduction, ou par l'abolition de l'excitabilité locale du trijumeau. Les causes de cette affection sont les suivantes : refroidissements, traumatismes, opérations chirurgicales, carie des canaux osseux, suppuration des parties molles, tumeurs ou exsudats de la base du cerveau; elle existe aussi dans la lèpre norvégienne, décrite par Danielson et Boeck, et où l'on a trouvé une sclérose des nerfs périphériques.

L'anesthésie peut être complète avec suppression de la sensibilité au contact, à la douleur et à la température; ou bien elle est incomplète, les fortes impressions sont encore ressenties, ou quelques-unes des formes de la sensibilité sont encore différenciées. Comme chaque portion du tégument de la face est alimentée par des filets nerveux de différentes branches, une exploration attentive de la maladie exige l'emploi de l'aiguille, du compas ou du pinceau électrique.

- La *paralysie de la première branche* détermine le rétrécissement de la pupille, l'insensibilité de la conjonctive, de la paupière supérieure, de la peau du front, une diminution de la sensibilité sur la peau de la partie inférieure et externe du nez, et l'abolition de la faculté tactile dans la partie antérieure de la muqueuse nasale. La *paralysie de la deuxième branche* entraîne l'absence de sensibilité à la paupière inférieure, dans les parties correspondantes de la joue et du nez, dans la moitié de la lèvre supérieure, dans les régions moyenne et postérieure de la muqueuse nasale, dans la muqueuse de la voûte palatine, du voile du palais, de la luette, dans les dents et les gencives de la mâchoire supérieure. Dans la *paralysie de la troisième branche*, il y a perte de la sensibilité cutanée en avant de l'articulation temporo-maxillaire, sur la face externe de l'oreille, à la région temporale, dans une partie du conduit auditif externe, dans la moitié de la lèvre inférieure, en dedans et en dehors, à la langue, sur la muqueuse buccale, les amygdales, les dents et la gencive de la mâchoire inférieure. Dans les lésions de petits filets nerveux, la paralysie atteint seulement la surface cutanée correspondante.

Les malades affectés d'anesthésie sont très-exposés aux blessures, aux inflammations et aux abcès des parties périphériques. La gencive hyperémiée, ulcérée, saigne facilement, et peut même se gangrener en certains points, sous l'influence de causes défavorables. Chez les lapins, auxquels on a sectionné le trijumeau dans la cavité crânienne, au moyen du névrotome, il survient facilement des ulcérations ou des croûtes sur le nez, les lèvres, le palais, quelquefois sur la langue, qui présente des taches blanches, ou sur d'autres parties exposées à des pressions.

Les symptômes les plus caractéristiques et les plus graves sont les *troubles de nutrition de l'œil*, comme Magendie les a observés le premier (*Journal de phys. expérim.*, t. IV, 1824), après la destruction du trijumeau sur des lapins, dans l'intérieur du crâne. Outre les symptômes mentionnés précédemment, il survenait, au bout de huit jours, de la rougeur de la conjonctive et de l'iris, un trouble, une décoloration et une ulcération centrale de la cornée, puis l'ouverture et l'atrophie de l'œil. Les premières observations de ce genre chez l'homme ont été publiées par Landmann et Ch. Bell, et depuis lors on a recueilli plusieurs autres faits de fonte purulente de l'œil, surtout dans les tumeurs comprenant le trijumeau au voisinage du ganglion de Gasser. J'en ai rapporté deux observations personnelles, p. 196 (avec anesthésie douloureuse) et p. 210.

Des recherches ultérieures de Snellen (*Arch. f. holländ, Beitr. z. Nat. u. Heilk.*, Bd., 1858), il résulterait que la suppuration oculaire est uniquement la conséquence de lésions mécaniques, la conjonctive anesthésiée étant privée de ses réflexes et de son rôle protecteur. En fixant l'oreille restée sensible au devant de l'œil insensible, ou en protégeant celui-ci par une capsule, on a réussi à prévenir l'ophthalmie (Büttner, *Zschr. f. rat. Med.*, XV Bd., 1862). Dans les observations récentes de Bärwinkel (*Arch. f. klin. Med.*, XII Bd., 1874) et de Spencer Watson (*Med. Times*, 1874), chez des malades présentant des symptômes de tumeur, on a pu guérir, par l'occlusion artificielle des paupières, une ulcération de la cornée au début, sans modifications dans la paralysie et l'anesthésie faciales.

D'autres observations prouvent que les troubles de nutrition de l'œil ne sont pas sous la dépendance de l'anesthésie; celles de Bock (*Müller's Arch.*, 1844) et de Friedreich (*Beitr. z. Lehre v. den. Schädel-geschw.*, 1853), qui ont vu, chez des malades atteints de tumeur, une ophthalmie se développer malgré la conservation de la sensibilité; on peut citer encore à ce propos un fait expérimental de Samuel (*Die trophischen Nerven*, 1860, p. 61), qui, ayant déterminé une irritation violente du ganglion de Gasser sur des lapins, au moyen de courants induits, vit se déclarer une ophthalmie aiguë, accompagnée d'une hyperesthésie de l'œil.

Meissner a déduit de ses recherches (*Zschr. f. rat. Med.*, XXIX Bd.) une interprétation différente des symptômes consécutifs à la section du trijumeau. Chez les animaux dont l'œil resta sensible, mais fut pris d'inflammation, le nerf était lésé dans sa partie médiane; dans trois autres cas de névrotomie incomplète, où les fibres les plus internes avaient été épargnées, l'œil insensible et laissé à découvert ne devint pas le siége de troubles de nutrition. Ce seraient donc des fibres trophiques, contenues dans la partie centrale du nerf, dont la section donnerait lieu aux inflammations oculaires névro-paralytiques. Cette manière de voir est confirmée par des recherches de Schiff (*Centralbl.*, 1867), sur l'ophthalmie par lésion du trijumeau, avec conservation de la sensibilité. Sinitzin a entrepris plus récemment des recherches d'un grand intérêt (*Med. Centralbl.*, n° 11, 1871). Il a constaté que l'extirpation du ganglion cervical supérieur du grand sympathique faisait disparaître l'ophthalmie dépendant du trijumeau, quand elle n'était pas trop avancée; si on faisait d'abord l'extirpation du ganglion, et ensuite la section du trijumeau, l'inflammation oculaire ne se produisait pas. Après la section du grand sympathique, l'œil du côté opéré acquérait une résistance plus grande aux irritations extérieures; l'introduction de petits fils de verre y déterminait des désordres moins graves que du côté sain, où l'œil était facilement pris d'inflammation. Après l'excision du ganglion cervical supérieur, il y avait dans l'œil une augmentation de l'afflux sanguin, visible à l'ophthalmoscope, et une élévation de température, auxquelles revient une part importante dans les symptômes observés.

De ces expériences nombreuses, de signification diverse et en partie incomplètes, est résultée une grande divergence d'opinions. Tandis que quelques auteurs attribuent l'ophthalmie à une irritation traumatique, pour d'autres le rôle principal reviendrait ici aux fibres trophiques de la cinquième paire, fibres qui auraient leur origine dans le ganglion de Gasser, comme celles que l'on peut suivre, d'après les recherches d'Axmann et d'autres, à leur sortie des ganglions spinaux. Enfin, pour Charcot et Friedreich, c'est une irritation inflammatoire (névrite descendante) qui déterminerait les troubles trophiques de l'œil. Dans une expérience de Büttner, après des incisions multiples dans le ganglion de Gasser et une ophthalmie purulente à marche rapide (malgré l'application immédiate d'un appareil protecteur), on trouva une inflammation traumatique du ganglion, se continuant presque dans la branche ophthalmique. D'après les recherches récentes de Feuer (*Wien. Méd. Jahrb.*, t. II, 1877), la kératite après la section du trijumeau, est provoquée par la cessation des mouvements des paupières, la partie de la cornée située dans l'ouverture des paupières se nécrose d'abord, et cette nécrose provoque par irritation une inflammation réactive du tissu ambiant, laquelle tend à l'élimination de la partie nécrosée. La protection artificielle de l'œil opéré empêche la formation de cette kératite. Le dernier mot de cette question est à demander encore à une étude attentive des faits expérimentaux et de la pathologie humaine.

Le *diagnostic* consiste à distinguer l'origine centrale ou périphérique de l'anesthésie du trijumeau. Dans les formes centrales, la troisième branche est ordinairement la seule atteinte; il faut alors porter son attention, outre les commémoratifs, sur les parésies ou paralysies de la face, de la langue, des mâchoires ou des membres. L'anesthésie par tumeurs de la base a pour signes caractéristiques les symptômes céphaliques, l'atteinte simultanée de nerfs crâniens voisins, la transformation fréquente de la névralgie faciale en anesthésie, les réactions électriques de la paralysie faciale, et les troubles trophiques déjà cités. L'existence antérieure de périostites, d'abcès, de tuméfactions locales et de douleurs permettront d'attribuer l'anesthésie à une périostite ou à une carie des canaux osseux. Les influences syphilitique, traumatique ou rhumatismale seront facilement reconnues (chez les individus d'ailleurs bien portants).

A l'exception des anesthésies liées à ces dernières affections, le *pronostic* est généralement défavorable, parce que nous sommes peu capables d'atteindre la cause de la maladie. Les anesthésies de longue durée s'accompagnent presque toujours d'altérations persistantes dans la texture des nerfs.

Dans l'anesthésie du trijumeau de cause centrale, la *thérapeutique* n'a guère de résultats à espérer. Contre des tumeurs ou des corps étrangers accessibles, on aura recours à un traitement chirurgical; si l'on découvre une périostite, l'iodure de potassium est indiqué. Quand la maladie est de cause périphérique, on prescrit des frictions volatiles, des révulsifs cutanés, des douches froides sur la face; un des moyens les plus efficaces est le pinceau électrique, avec un courant secondaire successivement croissant.

Dans un cas d'anesthésie syphilitique de la moitié postérieure de la joue (avec nécrose circonscrite du maxillaire et de la voûte palatine), j'ai obtenu la guérison par un traitement à l'iodure de potassium, suivi de la faradisation.

La *paralysie motrice de la petite racine du trijumeau* produit une paralysie des muscles de la mâchoire, à l'exception du buccinateur, qui est innervé par le facial. Dans la *paralysie des masticateurs*, les muscles sains tirent la mâchoire inférieure de leur côté, pendant la mastication. La cause de cette paralysie est souvent centrale (méningite, extravasats, tumeurs); des processus morbides de la base du cerveau peuvent atteindre d'abord la portion sensitive, puis la portion motrice du trijumeau, et dans ces cas on trouvera d'autres symptômes propres aux maladies de la base. Le *pronostic* est généralement défavorable. Le *traitement* électrique (faradisation des muscles de la mâchoire) pourrait peut-être amener une amélioration dans quelques cas.

b. Maladies du nerf pneumogastrique.

Malgré les anastomoses qui établissent des rapports intimes entre le pneumogastrique et l'accessoire de Willis, et s'opposent à une connaissance précise des fonctions remplies par chacun de ces nerfs, nous allons cependant essayer, au point de vue clinique et guidés par les faits, de tracer, autant que possible isolément, l'histoire physiologique et pathologique de ces deux nerfs. Nous allons donc commencer par les affections du pneumogastrique, que nous considérons, avec Volkmann, Hyrtl, Valentin, comme un nerf mixte, ses branches motrices étant beaucoup trop nombreuses pour les faire dériver des anastomoses peu importantes de l'accessoire.

Le *rameau pharyngien* du pneumogastrique est à la fois moteur et sensitif. L'excitation du nerf vague à sa sortie du trou déchiré postérieur détermine des contractions du pharynx et de l'œsophage; dans les cas favorables, on en voit aussi se produire dans certains muscles du voile du palais (Valentin). Comme *phénomène d'excitation* des nerfs pharyngiens, on peut citer la boule hystérique, qui le plus souvent n'est pas de nature spasmodique, car elle n'empêche pas les malades d'avaler. Dans la *paralysie* des rameaux pharyngiens du pneumogastrique, la déglutition est très-embarrassée, presque impossible même au cas d'affection bilatérale.

Le *nerf laryngé supérieur* est surtout sensitif; son excitation chez les animaux se traduit par une vive expression de douleur. L'excitation de sa portion centrale, et principalement de son rameau interne, détermine, d'après J. Rosenthal (*Die Athembewegungen und ihre Beziehungen zum Vagus*, Berlin, 1862), un arrêt de l'inspiration et une contraction des muscles expirateurs, avec relâchement simultané du diaphragme. Le rameau interne préside aux mouvements réflexes de la toux, quand un corps étranger irrite la muqueuse du larynx, (d'après les recherches de Nothnagel, la toux ne se produit chez les animaux qu'en excitant la face inférieure des cordes vocales, et en bas jusqu'au cartilage cricoïde). L'excitation du nerf laryngé supérieur donne lieu aussi à des mouvements de toux. La section des deux nerfs laryngés supérieurs entraîne un ralentissement du rhythme respiratoire; et comme la paralysie du crico-thyroïdien arrête les mouvements de rotation du cartilage cricoïde et diminue la tension des cordes vocales, la voix des animaux prend une raucité très-marquée.

Le *nerf laryngé supérieur* est sujet à certains états particuliers d'excitation, tandis que les paralysies y sont rares. Parmi ces états d'*excitation*, on peut citer le spasme de la glotte et la coqueluche. Le *spasme* de la glotte (laryngite striduleuse, asthme de Kopp) est une maladie asphyxique spéciale à l'enfance, éclatant presque toujours pendant la nuit chez des sujets en parfaite santé, avec pâleur ou boursouflement de la face, renversement de la tête en arrière, inspiration sifflante souvent terminée par un cri. Après le paroxysme, on observe assez souvent des crampes éclamptiques généralisées. Les trois premières années de la vie, le rachitisme infantile, l'anémie et les troubles digestifs qui l'accompagnent, telles sont les circonstances qui fournissent le plus fort contingent à cette maladie; elle est d'ailleurs beaucoup plus fréquente en hiver qu'en été. On l'observe quel-

quefois chez les adultes à la suite de refroidissements, et dans l'hystérie.

On donne, comme cause de la laryngite striduleuse, un spasme des
constricteurs de la glotte, quoique le fait n'ait pas été reconnu directement au laryngoscope pendant l'accès. La marche de la maladie est
ordinairement chronique, mais sans gravité ; la mort par asphyxie
est une terminaison rare. *Traitement :* pendant l'accès, injections
froides, inhalations d'éther ou de chloroforme, attirer la base de la
langue en avant et en haut avec le doigt, relever l'épiglotte (Krahner);
dans l'intervalle des attaques, frictions humides, bromure de potassium (à haute dose) et préparations toniques.

La *coqueluche* (*tussis convulsiva*) et la *toux spasmodique de l'hystérie* rentrent aussi dans cette catégorie ; ce sont des convulsions
spasmodiques des muscles expirateurs, avec spasme de la glotte, et
suspension intermittente des inspirations. D'après les recherches de
J. Rosenthal (*l. c.*), l'excitation du nerf laryngé supérieur déterminerait des symptômes analogues. La sécrétion catarrhale, contagieuse,
de la coqueluche, produit, par instants, une irritation croissante des
filets nerveux dans la muqueuse du larynx, d'où apparition des paroxysmes caractéristiques. Dans les formes hystériques, l'excitation
doit partir du centre spinal. *Traitement :* les moyens les plus efficaces sont les préparations belladonées, le bromure de potassium à
haute dose, les inhalations de chloroforme, les pulvérisations de teinture de jusquiame, de belladone, de nitrate d'argent (Rehn) ; le gaz
d'éclairage réussit moins bien.

Lorsque commence la *paralysie* du nerf laryngé supérieur dans le
choléra, la voix devient faible et rauque, et reprend seulement un
peu de force lors des crampes violentes dans les mollets. Dans la paralysie de la branche interne (celle qui innerve la muqueuse du larynx et de la face postérieure de l'épiglotte), les parties correspondantes sont anesthésiées. Romberg a constaté le fait chez des cholé-
riques qui ne réagissaient nullement à l'inhalation de vapeurs de
benjoin.

Le *nerf récurrent* est le véritable nerf de la phonation, car, à
l'exception du crico-thyroïdien, il innerve tous les autres muscles du
larynx. Galien avait déjà observé que les cochons ne peuvent plus
crier, après la ligature de leurs nerfs récurrents. La section des deux
rameaux laryngés inférieurs détermine une paralysie des dilatateurs
de la glotte et des tenseurs des cordes vocales. Dans cet état, l'air inspiré peut provoquer, chez les jeunes animaux, l'accolement des
bords de la glotte et l'asphyxie, tandis que pendant le repos, les ani-

maux adultes, qui ont la glotte plus large, peuvent compenser la diminution de l'air par une respiration plus fréquente. Mais dans la respiration forcée (lorsque les animaux courent), les cordes vocales relâchées s'appliquent l'une contre l'autre, entraînant des accidents d'asphyxie. Nous avons parlé, page 632, de la paralysie des muscles de la glotte, qu'on observe chez les chevaux employés dans les fabriques de plomb (à l'autopsie, atrophie et décoloration des filets du nerf récurrent).

Chez l'homme, les paralysies des cordes vocales ne sont bien connues que depuis la découverte du laryngoscope (voy. les travaux de Türck, Brinton, Gerhard, Lewin, Schnitzler, Ziemssen, Bäumler, etc.). Les causes primitives, centrales, de la paralysie du récurrent, peuvent être les suivantes : apoplexie, tumeurs cérébrales, paralysies multiples des nerfs crâniens, hystérie, diphthérie, fièvre typhoïde et maladies de l'appareil génital. Viennent ensuite les causes périphériques de cette paralysie : inflammations, traumatismes, cancer, sarcome, tumeurs des ganglions lymphatiques, goître, anévrysme de l'aorte (Traube), du tronc brachio-céphalique, de la sous-clavière, épanchements du péricarde (Bäumler), lésions du larynx ou de l'œsophage, tuberculose ou induration pulmonaires. Sur le cadavre on a constaté l'atrophie du nerf récurrent, l'atrophie et la dégénérescence graisseuse des muscles paralysés.

La paralysie du récurrent peut être complète ou incomplète, unilatérale ou bilatérale. Dans la paralysie double complète, voici, d'après Ziemssen, ce que l'on découvre au laryngoscope : relâchement cadavérique des deux cordes vocales et des cartilages aryténoïdes, aphonie absolue, expulsion d'une énorme quantité d'air quand le malade veut parler ou tousser, impossibilité de tousser fortement et d'expectorer, pas de dyspnée chez les adultes, sauf à la suite d'exercices ou d'efforts. Quand il y a une paralysie incomplète et inégale des deux côtés, le tableau est le même, mais les mouvements des cordes vocales et la phonation restent encore possibles à un faible degré.

Par le *diagnostic*, on arrive souvent à déterminer la nature de la paralysie, en se basant sur les causes que nous avons énumérées plus haut. Mais, dans certains cas, il est impossible de reconnaître si la paralysie du récurrent est traumatique, rhumatismale, névropathique ou myopathique. Le *pronostic* varie suivant la nature des cas, et en grande partie aussi (d'après Ziemssen), suivant l'intégrité où l'abolition de l'excitabilité aux deux courants, dans les muscles et les filets nerveux paralysés ; la constatation de ces signes présente de grandes difficultés techniques, et exige une longue étude du malade.

Comme *traitement*, le courant électrique employé de bonne heure est celui qui donne les meilleurs résultats; mais il n'en est pas ainsi de toutes les paralysies hystériques. On pratique la faradisation du larynx à travers la peau au moyen de courants secondaires, d'intensité croissante, ou bien on introduit dans l'intérieur du larynx, en s'aidant du miroir, une électrode de forme appropriée, tandis que l'autre pôle, appliqué sur le cartilage thyroïde, est mis en communication avec un courant induit ou galvanique de force moyenne; on peut encore pratiquer la galvanisation du nerf laryngé inférieur, en appliquant fortement un conducteur peu épais dans le sillon qui sépare la trachée de l'œsophage.

Le *plexus pulmonaire du nerf vague*, formé par les nerfs bronchiques et des rameaux du grand sympathique, peut déterminer, soit par une *excitation du pneumogastrique*, soit par voie réflexe, un spasme des muscles bronchiques, résultat qui s'obtient aussi expérimentalement par irritation du nerf vague ou de la muqueuse. Les anciens auteurs décrivaient déjà cette affection sous le nom d'*asthme nerveux*. Elle peut être produite par une influence psychique agissant sur les origines cérébrales du pneumogastrique, par des tumeurs comprimant le tronc du nerf, par voie réflexe comme dans l'hystérie (asthme utérin), par un refroidissement, par l'inhalation de poussières irritantes (quantités très-faibles d'ipécacuanha chez les femmes nerveuses). L'*asthme bronchique* se manifeste par accès, séparés par des intervalles plus ou moins longs.

L'attaque éclate souvent pendant la nuit; le malade, réveillé par l'oppression, est obligé de s'asseoir sur son lit; le murmure vésiculaire disparaît, la respiration devient sifflante et de plus en plus bruyante. Sous l'influence de la dyspnée, le malade tombe dans un état d'angoisse, la face pâlit, le front se couvre d'une sueur froide, la tête se renverse en arrière, les bras se raidissent, et tous les muscles respirateurs agissent convulsivement pour soulever la cage thoracique; les battements cardiaques sont violents, irréguliers, le pouls petit et faible, la température du corps abaissée. Cet état se prolonge environ un quart d'heure, ou rarement au delà; quelquefois, les voies se rétablissant, l'air pénètre violemment et avec bruit, ou bien la dyspnée cesse graduellement, avec expectoration d'un mucus épais, mélangé d'air; en même temps que disparaît l'irritation des nerfs sensitifs, il se fait un relâchement des nerfs vaso-moteurs et une dilatation des vaisseaux glandulaires (nous avons vu le même phénomène se produire dans la névralgie du trijumeau).

Le *pronostic* n'est pas défavorable, surtout dans les cas récents; même dans les formes anciennes, la vie est rarement en danger; je connais un cas d'asthme bronchique durant depuis plus de 30 ans, et le sujet de cette observation est un négociant très-occupé, et exposé à de grandes fatigues.

Le *traitement* consiste, pendant les attaques, à frictionner énergiquement la poitrine et les extrémités inférieures, à laisser pénétrer de l'air frais, et à appliquer des révulsifs cutanés ; le malade prend, par petites gorgées, du café fort, du thé ou une glace (Romberg) ; Trousseau badigeonnait le fond de la gorge avec de l'ammoniaque étendue, Fauré faisait respirer des vapeurs ammoniacales en fermant les narines ; les injections sous-cutanées de morphine, les inhalations de chloroforme, les vomitifs ne sont indiqués que dans les cas graves. Pendant les périodes de rémission, on prescrit avec avantage l'usage prolongé de la belladone, de la liqueur de Fowler, de l'iodure de potassium (principal élément du remède d'Aubrée). J'ai obtenu aussi de bons effets par l'emploi méthodique de l'air comprimé, par le changement d'air, et surtout par un séjour prolongé dans les climats méridionaux et dans une atmosphère marine. Chez les personnes jeunes, nerveuses, ou chez les hystériques, le meilleur traitement est de faire, dans l'intervalle des attaques, des *frictions humides sur tout le corps* (avec de l'eau pas trop froide) ; les attaques disparaissent ainsi ou reviennent plus rares et plus faibles, dans les formes invétérées.

Parmi les *symptômes paralytiques affectant la fonction pulmonaire du nerf vague*, il faut citer tout d'abord l'*hyperémie névro-paralytique* et ses conséquences, par section du pneumogastrique. Comme les nerfs vasculaires du poumon marchent avec le tronc du pneumogastrique, la lésion de ce nerf détermine une dilatation des vaisseaux pulmonaires, une congestion sanguine et une infiltration séreuse du parenchyme. Valentin a observé un fait qui prouve que cette hyperémie n'est pas de cause mécanique ; les marmottes, pendant le sommeil hivernal, n'avalent pas, ne sécrètent pas de liquide buccal, et n'ont pas la respiration notablement altérée, et cependant la section du nerf vague provoque chez elles de la congestion pulmonaire. Les mêmes désordres des poumons peuvent être causés par les lésions chirurgicales, la compression du nerf par des dégénérescences tuberculeuses ou cancéreuses des ganglions (surtout ceux qui siègent à la bifurcation des bronches), par les anévrysmes des vaisseaux thoraciques, etc.

Chez un malade de Hayem (qui avait le pouls à 120-150 malgré la digitale), on trouva à l'autopsie le nerf vague entouré d'une masse néoplasique, avec dégénérescence graisseuse de la plupart des tubes nerveux. Pendant l'ablation d'une tumeur du côté gauche du cou par Roux, après la ligature de la carotide, la respiration s'arrêta, le pouls se ralentit, et, malgré le relâchement immédiat de la ligature, le malade succomba au bout d'une demi-heure ; à l'autopsie, on trouva le pneumogastrique compris dans la ligature. Sur un homme écrasé par une voiture, et mort bientôt après d'asphyxie, Burggraeve trouva un épanchement considérable entourant le nerf vague et le grand sympathique du côté gauche. Stromeyer, Demme, etc., ont rapporté des blessures par coup de feu de pneumogastrique (avec diminution ou suppression du bruit respiratoire dans le côté atteint, accès de suffocation et petitesse du pouls). Dans l'observation de Stromeyer, on trouva le nerf écrasé. Pour les faits plus récents, nous renvoyons à l'intéressante revue de Guttmann (*Ueber Vaguslähmung, Virch. Arch.*, 59 Bd., 1873).

L'arrêt du cœur est causé beaucoup plus rarement par l'irritation que par la paralysie du pneumogastrique. Czermak a expérimenté sur lui-même (*Prag. Vjschr.*, 1868) la compression digitale prolongée du pneumogastrique à droite, et a pu déterminer ainsi des arrêts du cœur avec oppression. Dans une observation recueillie à la clinique de Skoda et publiée par Heine, (*Müller's Arch. f. Physiol.*, 1841), les symptômes avaient été ceux d'une angine de poitrine; à l'autopsie, Rokitansky trouva le *grand nerf cardiaque* épaissi et englobé dans une tumeur noire, de la grosseur d'une noisette; plus bas, les *filets du pneumogastrique gauche* se rendant au plexus pulmonaire étaient également comprimés par un ganglion lymphatique hypertrophié, d'un bleu noirâtre. Plus récemment, Concato et Rossbach ont observé aussi le retard et l'arhythmie du pouls par compression du nerf vague.

L'*angine de poitrine* (névralgie cardiaque) est une névrose du cœur, à forme paroxystique, s'accompagnant de douleurs irradiées vers les nerfs du cou ou du bras, et attribuée soit à une hyperesthésie du plexus cardiaque, soit à des troubles moteurs des nerfs cardiaques. La maladie éclate presque toujours brusquement par une constriction douloureuse de la poitrine, avec sensation pénible de défaillance, mais d'une durée assez courte. L'angine de poitrine peut accompagner différentes affections cardiaques (hypertrophie, surcharge graisseuse, lésions des valvules aortiques, ossification des artères coronaires), ou succéder à des émotions, à des chagrins. Le *pronostic* est assez mauvais. *Traitement* pendant l'attaque : inspirations d'éther avec précautions, opium à petite dose; pendant les intervalles, quinine, liqueur de Fowler à dose progressive.

Lüdwig et Cyon ont découvert un *nerf dépresseur* (*Sächs. akad. Berichte*, 1868), rameau cardiaque sensitif du pneumogastrique, dont l'irritation centrale diminuerait la tonicité vasculaire; nous connaissons trop peu les fonctions de ce nerf chez l'homme pour entreprendre avec succès son histoire pathologique.

Pour en finir avec les affections du pneumogastrique, il nous reste à examiner les *troubles nerveux de sa portion abdominale*. On peut ranger dans cette catégorie la cardialgie nerveuse, la boulimie et la polydipsie, le vomissement nerveux et la paralysie des fonctions stomacales. La *cardialgie* (gastrodynie) est une névralgie des fibres sensitives de l'estomac, se manifestant par attaques périodiques avec douleur constrictive du creux épigastrique, et irradiations dans le dos et le thorax; par les progrès de la douleur, le malade gémit, se tord, et est obligé de se coucher; il y a excitation réflexe des nerfs vasculaires et cardiaques, pâleur de la face, refroidissement des membres, pouls petit, irrégulier, et ordinairement rétraction de la région stomacale. L'attaque dure de quelques minutes à une demi-heure, et se termine par des éructations, un peu de vomissement et de la transpiration.

La cardialgie nerveuse s'observe le plus souvent chez des sujets anémiques, hystériques et affaiblis par des écoulements (onanisme, leucorrhée); dans les maladies de l'utérus et des ovaires, quelquefois dans les affections cérébrales et spinales et les dyscrasies. Dans la plupart des cas, on la distinguera facilement des affections organiques de l'estomac. *Traitement :* dans l'intervalle des attaques, on aura recours, suivant les cas, aux préparations ferrugineuses, au valérianate de zinc, à la belladone, au bismuth, à un traitement gynécologique, à l'hydrothérapie méthodique (bain de siége refroidi, frictions, puis enveloppement humide et demi-bain). Pendant l'attaque elle-même, les injections sous-cutanées de morphine sont le moyen le plus expéditif.

On peut rattacher encore les sensations morbides de faim et de soif à *une irritation des fibres sensitives de l'estomac.* La *boulimie* consiste dans une sensation douloureuse de faim, d'une fréquence insolite, s'apaisant par une nourriture peu abondante, plus rarement par des aliments bizarres, et revenant à de courts intervalles, pendant le jour ou même pendant le sommeil, avec une violence insurmontable. La *boulimie* s'observe dans l'hystérie, dans les états névropathiques très-prononcés, les maladies mentales, le diabète, à la suite des pyrexies graves et de la syphilis (Fournier). *Traitement :* hydrothérapie méthodique prolongée, d'après les principes déjà posés; à l'intérieur, liqueur de Fowler, opium (de préférence en injections sous-cutanées), *codéine* (Emminghaus, 0,01 trois fois par jour). La sensation morbide de soif ou *polydipsie* est encore une forme d'hyperesthésie du nerf vague, à laquelle participent les fibres sensitives des muqueuses buccale et pharyngienne. La polydipsie s'observe dans les maladies déjà énoncées; traitement comme pour la boulimie.

Il existe un autre état très-différent des précédents, la *polyphagie*, dans laquelle le malade ne peut se rassasier que par des quantités extraordinaires d'aliments. Les faits expérimentaux et les observations pathologiques concourent à démontrer, dans ce cas, une anesthésie des fibres stomacales du nerf vague. D'après Legallois, Brachet, etc., les animaux montrent également, après la section du pneumogastrique au cou, une faim insatiable. Chez un malade de Swan (atteint de dyspnée, polyphagie et vomissements fréquents), on trouva une atrophie des deux pneumogastriques; dans un cas de Bignardi, ils étaient parsemés de petits névromes rougeâtres ; dans le fait de John-son (absence complète des sensations de faim et de soif) il y avait un ramollissement de la moelle allongée, et une compression des origines du pneumogastrique à gauche par une dilatation anévrysmale de l'artère vertébrale. La polyphagie s'observe dans l'hystérie, l'épilepsie et les maladies mentales. *Traitement* : opiacés, surtout en injections sous-cutanées, liqueur de Fowler; chez un hypocondriaque qui s'était bien trouvé des eaux de Carlsbad, seulement dans les deux premières semaines du traitement, j'ai vu les accidents disparaître par l'hydrothérapie longtemps continuée.

Enfin, le *vomissement nerveux* doit encore trouver place ici. Indépendamment de ses causes centrales, le vomissement peut avoir lieu par irritation périphérique, réflexe, des fibres sensitives du pneumogastrique, comme dans l'irritation du rameau auriculaire, des filets respiratoires, etc. Le vomissement nerveux se voit surtout dans la grossesse, l'hystérie, la chlorose, il s'accompagne souvent de troubles digestifs, de cardialgie et de pneumatose stomacale; même après des vomissements répétés, les hystériques ne dépérissent pas, car une partie des aliments est conservée. En général, on n'a pas de peine à distinguer de ces cas les altérations de texture de l'estomac (catarrhe chronique, ulcère, etc.). *Traitement :* antihystériques, faradisation de la région stomacale, injections sous-cutanées de morphine, valérianate de caféine, etc.

La *paralysie de l'estomac* doit être attribuée pour la plus grande partie, d'après ce qui précède, à une diminution dans l'énergie du pneumogastrique. Par l'accumulation de son contenu, gaz, solides et liquides, l'estomac prend un développement considérable, comme on le voit dans la fièvre typhoïde, le choléra et les dégénérations stomacales. Le *traitement* doit consister, autant que possible, à relever l'énergie du système nerveux.

c. Maladies de l'accessoire de Willis.

Bien que l'accessoire renferme presque uniquement des fibres motrices, on peut cependant provoquer des sensations douloureuses en exerçant des tractions sur ses racines ; Hyrtl a découvert d'ailleurs sur l'accessoire des ganglions unilatéraux, dans lesquels plonge une partie de ses fibres, et qui démontrent que la douzième paire a aussi des fonctions sensitives. Si l'on extirpe des deux côtés, d'après le procédé de Cl. Bernard, la branche externe de l'accessoire, près de la base du crâne, avant sa jonction avec le pneumogastrique, on détermine, outre la paralysie du sterno-mastoïdien et du trapèze, une paralysie des mouvements du larynx, comme si l'on avait coupé le nerf récurrent. D'après Schiff, ce sont les racines provenant de la moelle allongée (au-dessus du calamus) qui président aux mouvements de la glotte. Après l'extirpation de la douzième paire, la tétanisation du pneumogastrique au cou ne provoque plus d'arrêt du cœur.

Dans les *affections de la branche externe de l'accessoire*, on observe des symptômes de crampe ou de paralysie. On donne, comme causes des *crampes musculaires*, le refroidissement, les maladies des vertèbres cervicales supérieures, les mouvements forcés de la tête, les excitations réflexes venant d'organes éloignés (comme dans l'hystérie). Les crampes dans la sphère du nerf spinal peuvent être toniques (torticolis, *collum obstipum*), et alors elles sont toujours unilatérales ; ou bien ce sont des crampes cloniques, occupant un seul, ou les deux côtés. Dans la *crampe tonique du sterno-mastoïdien*, la tête est tournée de côté et en avant, l'occiput est rapproché de l'épaule, l'oreille de la clavicule, le menton regarde du côté opposé. Dans les formes chroniques, il y a une obliquité très-marquée du cou et de la colonne vertébrale, dont la partie cervicale décrit une convexité vers le côté sain, avec déformations compensatrices dans les segments thoracique et lombaire. Dans la *crampe tonique du trapèze*, la tête tout entière est tirée fortement en arrière et de côté, sans rotation du menton, l'omoplate est attirée en haut, le muscle est dur et sensible quand on cherche à redresser la tête.

Pour le diagnostic des crampes toniques dépendant du spinal, on portera son attention sur les conditions étiologiques, sur les affections des vertèbres, sur les irritations réflexes, et le *traitement* sera institué en conséquence. Les formes rhumatismales ou traumatiques aiguës cèdent souvent aux bains chauds, aux bains de vapeur suivis de douches tièdes. On triomphe quelquefois des cas anciens au moyen de courants secondaires, graduellement renforcés, ou de courants galvaniques stabiles conduits à travers les nerfs et les muscles (séances de cinq à huit minutes).

La *crampe clonique unilatérale* se compose rarement de convulsions isolées des muscles sterno-mastoïdiens avec attitude correspondante de la tête; les muscles voisins, ceux de la mâchoire, de la face, du bras, sont aussi atteints de crampes; quand les convulsions se prolongent et augmentent de fréquence, il survient de véritables paroxysmes, dont l'intensité prend un accroissement énorme par les excitations psychiques, et qui empêchent le malade de s'occuper et de circuler. Quand les scalènes sont pris, on peut observer, d'après Romberg, de la raideur, de l'anesthésie et de l'œdème du bras, par compression du plexus brachial et des veines.

La *crampe clonique bilatérale des sterno-mastoïdiens* (*Salamm convulsion,* Newnham) se rencontre très-rarement chez les adultes; chez un malade de Brodie, elle alternait avec de la folie. Dans la plupart des cas, ce sont des enfants (depuis la dentition jusqu'à la puberté) qui présentent des paroxysmes de cette affection, d'une durée plus ou moins longue, quelquefois de plusieurs jours; il s'y joint des convulsions de la face, du strabisme, voire même des crampes généralisées et des troubles de la connaissance. Jusqu'ici, on n'a pas constaté à l'autopsie, si ces formes spasmodiques extraordinaires, et rares heureusement, se rattachent à des exsudations de la base du cerveau, ou à une irritation hyperémique des racines de l'accessoire (comme dans quelques cas d'indigestion, ou de vers intestinaux). On aurait observé quelquefois le passage de cet état à l'épilepsie, à la paralysie, à l'aliénation mentale. Les crampes en question peuvent aussi reconnaître d'autres causes : refroidissement, traumatisme, tumeurs, carie des vertèbres cervicales, lésions de la moelle cervicale, affections utérines, hystérie.

La terminaison de la maladie chez les enfants n'est pas toujours favorable. Le *traitement* des crampes cloniques du sterno-mastoïdien ne donne que rarement des résultats durables. Il en est ainsi de l'hydrothérapie, des préparations de zinc, d'arsenic, de fer, du bromure de potassium et des inhalations de chloroforme. M. Meyer a guéri par la faradisation un cas de crampes de la face et du sterno-mastoïdien. Le courant constant a donné aussi quelques succès, appliqué sur l'accessoire, sur les muscles, ou sous forme de courants longitudinaux et transversaux à travers la tête; dans les crampes graves, de cause réflexe, l'électricité est aussi peu efficace que les injections de morphine, l'atropine, les dérivatifs et les moyens orthopédiques.

Dans trois cas rebelles, Busch (*B. klin. Wschr.*, 1875) s'est bien trouvé de moxas appliqués de chaque côté des vertèbres cervicales, en entretenant longtemps la suppuration. La myotomie et la névrotomie (Busch) n'ont pas donné de bons résultats.

La *paralysie de tous les muscles du cou* (sterno-mastoïdiens et trapèzes) s'observe très-rarement; je ne l'ai rencontrée que dans un cas d'atrophie musculaire progressive très-prononcée; tous les muscles en question étaient réduits à l'épaisseur d'une feuille de papier, et pour empêcher sa tête de tomber en avant, le malade était obligé de la soutenir avec une cravate de carton. Les mouvements des muscles du cou étaient réduits à leur minimum, et ne s'accomplissaient que très-faiblement avec de grands efforts. Des paralysies *periphériques* du nerf spinal peuvent être causées par des refroidissements, des lésions traumatiques, les fractures des vertèbres cervicales, des tumeurs, les dégénérescences des ganglions lymphatiques, etc. Les deux paires de muscles innervées par l'accessoire peuvent être prises de paralysie, ou bien une seule d'entre elles, soit d'un seul, soit des deux côtés.

Dans la *paralysie unilatérale du sterno-mastoïdien*, il y a difficulté dans les mouvements volontaires de rotation vers le côté opposé, et le muscle, pendant ces mouvements, ne présente pas la forte saillie qui le fait reconnaître à l'état normal, tandis que cette particularité ne se remarque pas du côté sain; quand la paralysie unilatérale se prolonge, il s'établit un torticolis, par contracture du muscle sain. Dans la *paralysie bilatérale du sterno-mastoïdien*, la faculté de rotation de la tête est très-diminuée, la saillie des muscles effacée, et par suite la région latérale du cou s'aplatit visiblement.

Le *trapèze est souvent atteint de paralysie partielle* (surtout dans l'atrophie musculaire progressive); dans la paralysie du faisceau inférieur, l'omoplate s'éloigne de la ligne médiane du dos, l'épaule peut encore s'abaisser; mais quand les omoplates sont très-rapprochées, les rhomboïdes élèvent et attirent l'épaule autour de l'angle externe; dans la paralysie du faisceau moyen, l'omoplate est abaissée, le bord antérieur et l'angle interne s'écartent de la colonne vertébrale; dans la paralysie de la portion claviculaire, il y a une difficulté considérable dans l'élévation du bras jusqu'à la ligne horizontale. Dans la *paralysie des deux trapèzes*, les omoplates s'abaissent en dehors et en avant, le dos paraît plus large et plus voûté.

II. MALADIES DES NERFS RACHIDIENS

Comme complément à notre étude sur la pathologie et la thérapeutique des nerfs crâniens, il nous reste à étudier les maladies des nerfs rachidiens périphériques. Pour suivre l'ordre anatomique des distributions nerveuses, nous considérerons successivement les troubles nerveux dans les branches des plexus cervical et brachial, dans celles des nerfs thoraciques et du plexus lombaire, enfin dans celles du plexus sacro-coccygien.

CHAPITRE XLVII

A. TROUBLES NERVEUX DANS LES BRANCHES DES PLEXUS CERVICAL ET BRACHIAL.

Les quatre premières paires cervicales, qui constituent le plexus cervical, fournissent des fibres sensitives à l'occiput, et à la nuque jusqu'à l'épaule. Parmi les branches qui en proviennent, le nerf grand occipital, les nerfs cutanés cervicaux et le phrénique sont le plus fréquemment le siége de maladies.

1. NÉVRALGIE CERVICO-OCCIPITALE.

Cette névralgie, déjà connue de Bérard l'aîné, mais cliniquement établie surtout par Valleix, est en somme assez rare. Sa *cause* la plus fréquente est le refroidissement : beaucoup plus rarement la spondylite ou la périostite cervicale, les irritations de la moelle cervicale, les blessures des nerfs cervicaux, les corps étrangers, les adénites, tumeurs, les névrômes. Dans cette névralgie, les douleurs sont tantôt continues, sourdes et circonscrites, tantôt lancinantes, paroxystiques, s'étendant de l'occiput à la nuque et à l'épaule, et rendant impossible tout mouvement de la tête, ou même la mastication et la parole.

Les *points douloureux* indiqués par Valleix sont : 1° un *point occipital* entre l'apophyse mastoïde et la première vertèbre cervicale, à l'émergence du nerf grand occipital (dans une de mes observations, ce point correspondait à l'articulation de l'écaille de l'occipital avec le pariétal); 2° un *point cervical* entre le sterno-mastoïdien et le trapèze, un peu au-dessus du plan médian du cou, à l'émergence des nerfs du plexus cervical (ce point n'est pas constant); 3° en arrière de l'apophyse mastoïde, un *point mastoïdien*, correspondant aux nerfs petit occipital et grand auriculaire; 4° sur la circonférence de la bosse pariétale, un *point pariétal*, à la rencontre des rameaux du frontal, de l'occipital et du grand auriculaire; 5° sur la conque de l'oreille, un *point auriculaire* (non constant). Quelquefois la névralgie cervico-occipitale est combinée à de la névralgie du trijumeau ou du plexus brachial. Comme trouble de nutrition, j'ai observé la *chute des cheveux dans la région occipitale*. Le *diagnostic* repose sur l'existence des points douloureux circonscrits, et des paroxysmes partant de ces points. Ces éléments distinguent aussi la névralgie du rhumatisme musculaire de la nuque, qui est assez fréquent; mais alors les douleurs, au lieu de se limiter à certains points, occupent tous les organes musculaires, et s'augmentent à un haut degré par les mouvements. L'irritation de la moelle cervicale se caractérise par les symptômes concomitants; dans la spondylite cervicale, il y a des douleurs, au niveau de la colonne cervicale, à la pression et pendant les mouvements, de la déviation, des craquements, et la tête se relève plus facilement quand on soutient l'occiput.

Le *pronostic* de la névralgie simple est favorable; ordinairement, la guérison demande quelques semaines ou quelques mois, plus rarement des années. Le *traitement*, dans la névralgie symptomatique, doit s'adresser à la maladie principale. Dans la forme rhumatismale, on prescrit avec avantage les bains de vapeur et les vésicatoires volants; dans la forme intermittente, la quinine à haute dose. J'ai guéri un cas de ce genre en six semaines par la galvanisation avec des courants stabiles, d'intensité graduellement croissante (l'anode au cou, la cathode sur le point occipital). Dans un second cas, les injections sous-cutanées de morphine amenèrent une prompte amélioration; mais la guérison ne fut obtenue qu'au bout de plusieurs mois, par l'hydrothérapie (enveloppements humides de tout le corps, y compris la tête, jusqu'au retour de la chaleur, et ensuite demi-bains refroidis et affusions sur la tête).

Les troubles moteurs des nerfs de la nuque, avec phénomènes soit d'irritation, soit de paralysie, ont déjà été exposés précédemment; nous en compléterons l'étude plus tard.

2. TROUBLES NERVEUX DÉPENDANT DU PHRÉNIQUE.

Nous avons à considérer ici, comme accidents d'irritation, la névralgie du phrénique, la crampe clonique du diaphragme (hoquet), et la crampe tonique du même muscle, excessivement rare ; comme symptômes de dépression, la paralysie du diaphragme.

Sous le nom de *névralgie du phrénique* (Luschka et Henle le considèrent comme un nerf mixte) Falet (*Montpel. méd.*, 1866), et Peter (*Arch. génér.*, t. XVII, 1872) ont décrit une affection douloureuse, siégeant à la base du thorax, au niveau des insertions du diaphragme, et de là s'irradiant en haut jusqu'à la nuque et à l'épaule, sur le territoire du plexus cervical. En examinant avec soin, on trouve des *points douloureux* : sur les apophyses épineuses des 2e-6e vertèbres cervicales, sur le nerf phrénique à son passage dans la fosse susclaviculaire, au niveau des insertions antérieures du diaphragme qui correspondent aux 7e-10e côtes (plus rarement au niveau de ses insertions postérieures).

La névralgie diaphragmatique accompagne les mouvements continus du diaphragme, s'exaspère par moments, prédomine ordinairement dans le côté gauche, et s'observe comme affection primitive à la suite d'un refroidissement, chez les personnes anémiques et nerveuses. Comme affection secondaire, cette névralgie succède aux maladies du cœur et des vaisseaux, à la maladie de Basedow, à l'angine de poitrine, aux affections du foie, etc. (Peter). Les *signes diagnostiques* sont fournis par les symptômes précédemment énoncés et par les points douloureux. Le *traitement* doit être celui de la maladie principale, en y joignant les ventouses scarifiées, les vésicatoires et les injections sous-cutanées de morphine.

La *crampe clonique du diaphragme* (*hoquet*) consiste en contractions violentes, spasmodiques de ce muscle qui s'accompagnent d'un son inspiratoire, lequel est interrompu par un spasme momentané des constricteurs de la glotte; la scène se termine par une courte expiration. Suivant l'intensité et la durée de ces différents phénomènes, il peut y avoir des douleurs avec rétraction à l'épigastre, de l'embarras de la parole, des symptômes de dyspnée. Le hoquet peut résulter d'une irritation directe du nerf phrénique par des tumeurs du médiastin, des anévrysmes, dans la pneumonie et les exsudats pleurétiques (quand la plèvre médiastine est prise en même temps) ; ou bien le hoquet est de nature réflexe, comme dans les irritations du pharynx, de l'œsophage, de l'estomac, des intestins, du péritoine, dans la lithiase biliaire et rénale, dans les maladies de la prostate (Loquet) et de l'utérus. Le hoquet est de cause centrale dans l'hystérie, à la suite des émotions, des hémorrhagies, dans le choléra, les dysenteries graves, etc. Comme il survient en général dans la dernière période des maladies graves, son apparition est d'un fâcheux augure.

Pour combattre cette crampe qui constitue souvent un état pénible et des plus rebelles (surtout dans l'hystérie), le *traitement* sera dirigé principalement contre ses causes. Dans les formes légères, on fait avaler au malade de l'eau froide, des fragments de glace, des boissons acides. Dans le hoquet hystérique, on prescrit l'asa fœtida en lavements, des injections sous-cutanées de morphine (voy. p. 477-78), l'atropine à l'intérieur ou par la voie hypodermique, de petites inhalations de chloroforme. Plusieurs fois j'ai arrêté le hoquet par la galvanisation prolongée du nerf phrénique (séances quotidiennes de trois à cinq minutes). On calme aussi ces accidents par les frictions humides, les demi-bains avec affusions sur la tête et la nuque, les douches en cercle sur la base du thorax. Un moyen simple à employer dans les cas rebelles, c'est la compression circulaire de la base du thorax, avec flexion forcée de la tête sur la poitrine (pendant cinq à dix minutes) ; on obtient presque toujours ainsi le relâchement du diaphragme. Dans les formes opiniâtres, on a de bons effets du musc combiné avec les bains alcalins (Klein), et du cathétérisme de l'œsophage (Carcassonne). S'il existe en même temps quelque affection de l'appareil génital, on la combat par les moyens appropriés.

La *crampe tonique du diaphragme* (tétanos du diaphragme) est une affection des plus graves, mais heureusement très-rare. Sa symptomatologie a été tracée par Duchenne d'après des expériences sur des animaux, chez lesquels on provoquait la contracture du diaphragme par une faradisation énergique et prolongée du nerf phrénique. Les résultats ainsi obtenus ont été confirmés ensuite sur l'homme par les observations de Valette, Duchenne, Vigla, Oppolzer, Nesbit-Chapman (sur lui-même) et Fischl. Les faits de ce genre étaient consécutifs au refroidissement, au rhumatisme intercostal, à des commotions violentes ; la crampe du diaphragme peut se montrer comme symptôme partiel dans le tétanos, dans les attaques d'épilepsie et d'hystérie.

Cette crampe se traduit par des accidents graves d'asphyxie. Le malade s'affaisse rapidement ; on constate *l'immobilité et l'élargissement considérable de la moitié inférieure du thorax et des parois abdominales, avec abaissement du foie, inspiration très-courte, expiration prolongée et gémissante.* La face est cyanosée et exprime l'angoisse ; le pouls est très-petit et ralenti, la voix aphone et souvent interrompue ; dans la région thoracique inférieure et à l'épigastre, il y a de vives douleurs. Dans l'observation de Valette, terminée en 24 heures par la mort, on trouva seulement à l'autopsie une cyanose généralisée et une réplétion des veines. Tous les autres cas connus ont été rapidement améliorés et guéris.

Le *diagnostic* repose sur les symptômes qui viennent d'être exposés et sur le caractère aigu de la maladie. D'après Bamberger (*Würzb. Zeitschr.*, VIBd., 1865), on a dû considérer des cas de ce genre comme de l'asthme nerveux ; mais dans le spasme bronchique il n'y a ni abaissement manifeste, ni immobilité du diaphragme, et l'affection revêt un caractère périodique. Le *pronostic* n'est pas absolument défavorable, pourvu que le malade reçoive dans ses tourments un secours prompt et énergique. Vilga appliquait, sur la moitié inférieure du thorax, des compresses trempées dans l'eau bouillante ; elles déterminaient une vive douleur à la peau, mais sans vésiculation, et la respiration redevenait bientôt libre. Oppolzer, ayant eu affaire à un malade vigoureux, le sauva par une saignée d'une livre ; en même temps il recouvrit tout le thorax et la région épigastrique de farine de moutarde, et fit prendre à l'intérieur 0,12 de morphine. On devrait recourir aussi aux inhalations de chloroforme, aux injections sous-cutanées d'une solution concentrée de morphine. Duchenne employait une faradisation énergique, au moyen de conducteurs métalliques secs, ou de la brosse électrique, appliqués au niveau des mamelons ou à la base du thorax. Il serait préférable de faire passer un courant constant à travers les deux nerfs phréniques.

La *paralysie du diaphragme* se montre quelquefois comme symptôme partiel dans la paralysie des noyaux bulbaires, l'atrophie musculaire progressive, l'hystérie, la paralysie saturnine ; l'inflammation d'organes voisins (péritoine ou plèvre) peut donner lieu a une paralysie partielle du diaphragme. Il se fait alors des exsudats et de la suppuration dans la musculature du diaphragme, les stries longitudinales et transversales disparaissent en partie et sont remplacées par des granulations. Cette désorganisation partielle se traduit pendant la vie, par les signes d'une paralysie unilatérale du diaphragme.

Les *symptômes pathognomoniques de la paralysie du diaphragme* sont les suivants : *rétraction des parois abdominales pendant l'inspiration*, avec dilatation de la partie inférieure de la cavité thoracique ;

dans l'expiration au contraire, l'épigastre et les hypochondres s'abaissent, et le thorax se rétrécit. Dans la paralysie au début, la respiration est plus ou moins embarrassée, et se ralentit surtout visiblement quand le malade parle ou fait des mouvements ; il a de l'orthopnée, et dans l'inspiration il lui semble que ses intestins lui remontent dans la poitrine ; la voix est alors faible, ou presque complétement éteinte.

Les causes de la paralysie se déduisent des commémoratifs et de l'état pathologique antérieur. Le pronostic est défavorable, surtout dans les formes graves de paralysie bulbaire et d'atrophie musculaire progressive, où le diaphragme se prend ordinairement en dernier lieu. La paralysie du diaphragme, liée à l'hystérie et à l'intoxication saturnine, se termine souvent par la guérison. Comme *traitement*, on a la faradisation du diaphragme, ou la galvanisation des nerfs phréniques ; ces moyens réussissent au début de la paralysie, mais dans les cas anciens ils atténuent seulement les troubles respiratoires.

3. NÉVRALGIE CERVICO-BRACHIALE.

La névralgie du plexus cervico-brachial peut occuper tout le plexus, ainsi que la plus grande partie du membre supérieur, ou siéger seulement dans quelques-uns des nerfs du bras. La névralgie du plexus brachial était déjà connue de Cotugno (vers le milieu du siècle dernier) ; mais c'est Valleix qui a le premier appelé l'attention sur les points douloureux, et les travaux de Cruveilhier, Martinet, Neucourt et Notta sont venus augmenter nos connaissances sur cette maladie.

La *névralgie du plexus cervico-brachial* est beaucoup plus fréquente que celle du plexus cervico-occipital ; elle se montre ordinairement d'un seul côté (très-souvent à gauche), rarement des deux côtés, comme dans les affections vertébrales.

On peut citer les *causes* suivantes : action du froid ou de l'eau sur le bras (quelquefois avec gonflement inflammatoire des parties molles au cou), efforts excessifs, compression exercée par des tumeurs sur le plexus ou dans le creux axillaire, blessure des nerfs par des corps étrangers ou dans la saignée (blessure du nerf brachial cutané médian lorsque, par une anomalie, il passe au-dessus de la veine médiane), anévrysmes de la crosse de l'aorte (Hasse), formation d'un cal après fracture de la première côte (Canstatt), maladies de la colonne vertébrale (inflammation, tuberculose, cancer), irritation inflammatoire de la partie supérieure de la moelle, intoxication saturnine chronique. Dans la sténocardie, les affections du foie et de la rate, il y a souvent des douleurs s'irradiant vers le bras.

La douleur éclate parfois brusquement, en paroxysmes d'une durée variable ; mais même dans les intervalles, la pression sur le plexus brachial dans la fosse sus-claviculaire provoque de la douleur, et on peut reconnaître en outre certains points circonscrits qui sont le siège d'une douleur sourde, et où la pression réveille une très-vive sensibilité. Ces *points douloureux* sont : 1° le *point cervical*, situé en dehors des vertèbres cervicales inférieures, au point d'émergence des nerfs cervicaux inférieurs ; 2° le *point sus-scapulaire*, en dedans de l'angle formé par la portion acromiale de la clavicule et l'acromion ; 3° le *point deltoïdien*, au tiers inférieur du deltoïde, correspondant au nerf circonflexe ; 4° le *point axillaire*, dans le creux de l'aisselle, près de l'articulation de l'humérus, là où les six nerfs du plexus brachial sont accessibles ; 5° le *point médian supérieur*, au bord interne du biceps ; 6° le *point radial supérieur*, entre le tiers moyen et le tiers inférieur du bras, là où le nerf radial contourne l'humérus pour se diriger en dehors ; 7° le *point cubital supérieur*, au niveau du coude, entre le condyle interne et l'olécrâne ; 8° le *point du coude*, correspondant au nerf musculo-cutané ; 9° le *point radial inférieur*, à la face dorsale de l'avant-bras, là où la branche superficielle du nerf radial est comprise entre le long supinateur et le brachial interne ; 10° le *point médian inférieur* (point médio-carpien), là ou le nerf médian arrive vers les parties superficielles, entre les tendons du radial interne et du grand palmaire ; 11° à l'opposé du précédent, le *point cubital inférieur* (point cubito-carpien), près de l'apophyse styloïde du cubitus ; 12° les *points palmaires et digitaux*, correspondant aux nerfs des doigts dans la paume de la main.

Comme *symptômes concomitants* de ces névralgies on observe : des *crampes musculaires* douloureuses causées par une irritation des nerfs mixtes, ou par une action réflexe (crampe opiniâtre des fléchisseurs, dans deux cas de Notta, et dans une observation rapportée par moi in *Wien. med. Zeit.*, n°ˢ 7 et 8, 1866) ; des *troubles vaso-moteurs*, sous forme d'herpès zona au cou ou au bras, de pemphigus, d'urticaire, de panaris. Dans les affections vertébrales et les affections spinales commençantes, les brachialgies se compliquent quelquefois de névralgies intercostale et sciatique.

Le *diagnostic* a pour bases les commémoratifs, les lésions locales, l'existence de points douloureux sur le trajet des nerfs, les retours périodiques de la névralgie. Dans les cas où celle-ci est symptomatique, comme dans les affections des vertèbres, on a pour se guider les modifications dans l'attitude et dans les mouvements de la colonne vertébrale ; dans les maladies de la moelle, les symptômes bien connus des irritations médullaires. Les *névralgies de certains filets nerveux* (circonflexe, perforant de Casserius, médian, radial, cubital, cutané interne médian) se caractérisent par l'existence de foyers douloureux sur le parcours de ces nerfs. Le *pronostic* est subordonné aux causes, à la durée et à l'étendue de la névralgie. Celle-ci guérit en général d'autant plus facilement, qu'elle a une intensité et une étendue moindres, et qu'on a plus de prise sur ses causes périphériques. Les formes centrales sont quelquefois très-rebelles, mais presque toujours on vient à bout des attaques.

Traitement. Vésicatoires volants, injections sous-cutanées de morphine, bains chauds, eaux minérales, enveloppements humides de tout le corps (avec enveloppement séparé du bras) jusqu'au retour de la chaleur, et suivi de demi-bains à 24-20° C. J'ai plusieurs fois obtenu de bons résultats en dirigeant des courants galvaniques stabiles descendants des vertèbres cervicales vers le plexus et vers les différents points douloureux des nerfs. La névrotomie des nerfs superficiels, et ordinairement dans les cas de lésions périphériques, a été employée d'abord par Swan, et plus récemment par Bruns, Langenbeck, Nélaton, Schuh, Gherini, etc. Dans la plupart des cas on a obtenu la guérison, ou au moins la cessation de la douleur pendant plusieurs années. Parfois aussi l'excision de cicatrices rétractées produit de bons effets.

Les *nerfs du plexus brachial présentent encore d'autres troubles de sensibilité* tels que la névrite, l'hyperesthésie et l'anesthésie. La *névrite* (qui se termine quelquefois par des nodosités et un épaississement du nerf) peut succéder à un écrasement, à une blessure, à un refroidissement, à la fièvre typhoïde ou aux maladies fébriles. Pour les symptômes et le traitement de la névrite, nous renvoyons aux pages 688-90.

L'*hyperesthésie* peut être de cause périphérique et accompagner la névralgie brachiale, ou bien elle est de cause centrale comme dans l'hystérie, les lésions de la moelle cervicale.

L'*anesthésie* s'observe beaucoup plus souvent sur le trajet des nerfs brachiaux. Elle peut reconnaître les causes suivantes : solutions de continuité, suites d'opération, d'écrasement, de déchirure, ou de destruction des nerfs par des foyers de suppuration voisins ; compression par des tumeurs, des extrémités osseuses fracturées ou luxées ; obstacles à la circulation, comme dans les embolies des artères brachiales ; enfin l'anesthésie succède quelquefois à l'action du froid, de l'humidité, à une névrite ancienne ; elle est de cause centrale dans l'hystérie, dans les affections cérébrales, spinales et saturnines précédemment étudiées, et pour lesquelles nous renvoyons aux chapitres correspondants. Nous nous sommes déjà expliqué sur les différences de l'anesthésie (quant aux sensibilités au contact, à la pression, à la température). Le *pronostic* doit être basé sur les causes de la maladie; c'est elles aussi qu'il faut principalement avoir en vue pour le *traitement* : les différents modes de traitement ont déjà trouvé place dans les chapitres précédents.

4. CRAMPES ET PARALYSIES DES MUSCLES DES BRAS ET DU TRONC.

Nos connaissances sur les *affections avec crampes en général* présentant encore des lacunes considérables, nous restons très-souvent dans le doute sur la véritable origine des crampes qui peuvent se montrer aux membres supérieurs. Ici, comme dans toutes les maladies analogues, l'influence prépondérante appartient, non-seulement à la violence de l'irritation, mais surtout à l'*augmentation de l'excitabilité motrice.*

La disproportion entre l'intensité de l'irritation et l'effet moteur peut résulter, dans les crampes, d'une réceptivité anormale des appareils moteurs périphériques; elle peut encore avoir sa source dans les systèmes réflexes qui, dans la substance grise, unissent les fibres sensitives et leurs cellules d'origine aux cellules d'insertion des fibres motrices ; mais la cause principale de ces phénomènes sera surtout une excitabilité exagérée des centres nerveux.

La réceptivité anormale des appareils moteurs périphériques reconnaît ordinairement pour causes des inflammations locales, des lésions traumatiques. En pareil cas, les crampes sont presque toujours exactement circonscrites et de nature tonique. La source la plus fréquente de ces accidents spasmodiques est l'action réflexe, qui donne lieu à ce qu'on nomme les *crampes réflexes*. Il est extrêmement difficile, pour ne pas dire impossible, de déterminer le véritable point de départ de ces crampes réflexes ; on peut dire cependant que l'accroissement morbide de l'excitabilité reconnaît, suivant les cas, une des causes suivantes : affaiblissement des actions d'arrêt découvertes par Setschenow dans le cerveau des animaux; excitabilité augmentée des appareils réflexes contenus dans la moelle allongée et la moelle spinale ; réceptivité excessive des fibres centripètes aboutissant aux cellules réflexes.

Outre les excitations psychiques, qui prédisposent aux crampes réflexes par excitation des centres, ce sont principalement les irritations périphériques de parties riches en nerfs, tégument externe, muqueuse de l'appareil digestif, organes génitaux, articulations, etc., qui provoquent et entretiennent les crampes réflexes. Les *causes des crampes* peuvent être des irritations rhumatismales, traumatiques, plus rarement chimiques ; des troubles circulatoires, des excitations vaso-motrices partant des nerfs sensitifs. Enfin, la disposition aux crampes, qu'on a nommée *convulsibilité*, peut avoir sa source dans des troubles de nutrition (anémie, cachexie), ou dans une perversion héréditaire de l'excitabilité.

Les *crampes musculaires rhumatismales* affectent ordinairement, sous forme de *crampe tonique*, les muscles du cou et de l'épaule, le sterno-mastoïdien, la portion claviculaire du trapèze, les scalènes, les splenius, les obliques de la tête. Le torticolis, consécutif aux crampes des premiers de ces muscles, a été étudié avec les maladies du nerf spinal. La *contracture du rhomboïde* est une maladie rare (l'angle inférieur de l'omoplate est élevé et rapproché de la ligne médiane, le bord de l'omoplate présente une saillie se prolongeant vers le cou, la difformité s'efface dans les mouvements volontaires d'élévation du bras, Duchenne). *Traitement :* faradisation du muscle antagoniste, passage d'un courant galvanique stabile à travers les nerfs et les muscles; dans les cas récents on prescrit avec avantage, outre le repos musculaire, les bains chauds ou les bains de vapeur.

La *contracture traumatique* consiste, comme nous l'avons montré plus haut (p. 676), dans une contracture de certains muscles consécutive à une paralysie de leurs antagonistes; quelquefois elle est de cause réflexe : nous en avons déjà indiqué le traitement. La *crampe des artisans* (qui survient surtout aux mains, plus rarement aux pieds, chez les cordonniers, tailleurs, menuisiers, serruriers, etc.) est une crampe douloureuse des fléchisseurs, provoquée par un travail forcé. Dans la plupart des cas que j'en ai observés, les malades étaient dans l'âge de la puberté, à cette phase où le développement sexuel s'accompagne d'une excitabilité particulière du système nerveux. Dans les cas aigus, on calme les crampes en enveloppant les mains dans des linges chauds et humides (avec repos au lit); contre les douleurs, on a les bains chauds, le tartre stibié à dose réfractée, les injections sous-cutanées de morphine. Le courant faradique n'agit pas bien en pareil cas ; au contraire, on s'en sert avec succès dans les formes chroniques, où des parésies et des anesthésies partielles sont survenues à la suite de récidives. Nussbaum a observé il y a quelques années des faits très-intéressants (*Aerztl. Intelligenzbl.*, n° 9, 1872); il a réussi à guérir des contractures musculaires et des anesthésies rebelles par des tractions des nerfs du plexus brachial mis à nu ; dans un autre cas, il a guéri une ankylose du coude, avec contracture des quatrième et cinquième doigts, par l'extension du nerf cubital, qui avait contracté de fortes adhérences.

Les *crampes idiopathiques* sont des crampes partielles, ordinairement des fléchisseurs, se rencontrant surtout chez les enfants, et pouvant être prises à première vue pour un symptôme d'affection centrale. Des accidents analogues s'observent aussi chez les adultes, par refroidissement, à la suite des maladies graves, fièvre typhoïde, choléra, exanthèmes aigus, affections rénales, chez les femmes enceintes et en couches. Ces crampes doivent être, pour la plupart, d'origine réflexe. Le *traitement* est le même que pour les crampes précédemment étudiées. Les enveloppements humides (jusqu'au retour d'une chaleur agréable), suivis de demi-bains à 24-20°, font presque toujours disparaître ces accidents.

La *crampe des écrivains* est rangée, par le plus grand nombre des auteurs, dans cette catégorie; nous avons vu, page 617, que c'est un trouble de coordination dans les appareils musculaires dépendant du plexus brachial.

Paralysies du plexus brachial et du tronc. Ces paralysies sont en général limitées au territoire de certains nerfs, elles sont produites par des lésions des troncs nerveux ou par des processus myopathiques; les obstacles ainsi apportés à l'action nerveuse s'accompagnent d'abolition des mouvements volontaires ou même des mouvements réflexes, de troubles de la sensibilité, ralentissement de la circulation, abaissement de température, déchéance plus ou moins rapide de la nutrition musculaire et de la réaction faradique des muscles, souvent avec conservation de l'excitabilité galvanique. Comme causes de ces paralysies on peut citer la diathèse rhumatismale, les lésions traumatiques, les luxations, la compression exercée par des tumeurs, les périostites et la névrite. De nos jours, Duchenne (*Électris. local.*, 3ᵉ édit.) et Seeligmüller (*B. klin. Wschr.*, 1874) ont appelé l'attention sur les *paralysies* des enfants *suites d'opérations obstétricales* (forceps, version, traction); elles affectent surtout les muscles de l'épaule et du bras, et peuvent même se compliquer de fractures ou de luxations. Ces paralysies congénitales, liées ordinairement à une contusion limitée des plexus nerveux, guérissent par un traitement faradique ou galvanique promptement institué. Le pronostic est moins favorable dans les formes graves, invétérées; j'ai vu ainsi une hémiplégie, consécutive à l'emploi du forceps, où depuis dix ans l'on n'avait obtenu qu'une faible amélioration.

Parmi les *paralysies des muscles brachiaux en particulier*, les plus fréquentes et les plus importantes sont : la *paralysie du deltoïde*, avec abolition des mouvements en avant, en dehors ou en arrière, suivant qu'elle porte sur les portions antérieure, moyenne (cas le plus fréquent) ou postérieure du muscle (atrophie musculaire progressive); dans la paralysie totale, le bras est immobile et pendant, et le malade ne peut tendre la main que s'il la lance en avant, au moyen du grand pectoral.

Souvent le *sous-épineux* est pris en même temps (tous deux sont animés par le nerf circonflexe), et alors la rotation en dehors, l'élévation et l'abduction du bras, ainsi que le tracé des lignes droites dans l'écriture et le dessin (Duchenne), sont difficiles ou impossibles. Dans la *paralysie du grand rond, du sus-épineux et du sous-scapu-*

laire, le bras est tourné en dehors, avec abolition de la rotation en dedans.

Les *paralysies du sterno-mastoïdien et du trapèze* ont été exposées dans le chapitre précédent. Dans la *paralysie du rhomboïde* qui est assez rare, le bord interne de l'omoplate n'étant plus maintenu contre la paroi thoracique, l'omoplate s'écarte du tronc par son bord interne et son angle inférieur, les mouvements de translation de l'épaule vers la ligne médiane et les mouvements du bras en arrière sont très-limités.

La *paralysie du grand dentelé*, déjà connue de Bell et de Velpeau, a été étudiée de nos jours surtout par Duchenne, Neuschler, Wiesner, Niemeyer, Chvosteck; O. Berger en a tracé une monographie complète (*Lähmung, des N. thorac. long.*, Breslau, 1873). Cette paralysie n'est pas très-rare; pendant le repos, l'omoplate bascule autour de son axe et s'approche de la colonne vertébrale par son angle inférieur, le bord antérieur est abaissé; le bord interne dirigé obliquement en dehors et en haut, en forme d'aile. Le bras étendu ne peut s'élever que jusqu'à la ligne horizontale; pour l'élever complétement, il faut lui donner un point d'appui à l'extérieur et le tourner en avant. Quand le bras est élevé et dirigé en avant, on voit très-nettement le bord interne de l'omoplate s'écarter du tronc (*scapula alata*). Les causes de cette paralysie sont les traumatismes, la diathèse rhumatismale, le travail forcé des muscles de l'épaule. On observe aussi la paralysie simple ou double du grand dentelé dans l'atrophie musculaire progressive, les paralysies cérébrales ou spinales, à la suite de la fièvre typhoïde.

J'ai soigné, avec le professeur Weinlechner, un garçon de 15 ans, qui avait une *paralysie du grand dentelé à droite*, suite d'une *chute sur l'épaule*. Quand le bras était pendant, l'omoplate était en rotation autour de son axe, l'angle supérieur et interne plus élevé d'un centimètre environ que du côté gauche; l'angle inférieur était éloigné d'un demi-centimètre du thorax; quand le bras était étendu en avant, cette distance allait à un centimètre et demi, et l'on pouvait facilement introduire le doigt dans la fosse sous-scapulaire. La contractilité farado-musculaire était abolie, la contractilité galvano-musculaire conservée, le nerf grand thoracique droit ne réagissait pas. Au bout de quatre mois, les digitations du grand dentelé redevinrent apparentes dans les mouvements respiratoires, et on reconnut des contractions faibles au courant faradique. Mais il fallut encore huit mois (soit une année entière) de traitement continu par les deux courants pour que l'épaule droite perdît complétement sa difformité et reprît ses mouvements normaux.

Dans la *paralysie des extenseurs du dos* (masse sacro-lombaire et long dorsal), suite de traumatisme, rhumatisme, lésions cérébrales ou spinales, atrophie musculaire progressive, etc., il se fait une *scóliosè unilátérale*; dans la paralysie double, unc *cyphose paralyti-que,* avec inflexion du tronc; la colonne vertébrale ne peut se redres-ser spontanément, mais peut être amenée passivement dans la station droite; l'électricité peut rendre ici des services.

Parmi les *nerfs du bras,* le radial et le médian sont, d'après la statistique de Londe, les plus exposés aux lésions traumatiques, en raison de leur situation; de là des formes de paralysies soit névropa-thiques, soit myopathiques. Dans la *paralysie du nerf radial,* et des extenseurs de l'avant-bras, auxquels il se distribue, la main est pen-dante et dans la flexion, ainsi que les doigts, le pouce est dans l'ad-duction et la flexion. L'élévation du bras est impossible, comme l'extension des doigts et l'abduction du pouce; par suite de la perte des mouvements d'extension, les fléchisseurs eux-mêmes agissent plus faiblement. Les paralysies périphériques du nerf radial peuvent être de cause rhumatismale ou traumatique (coup sur l'avant-bras, compression par les béquilles, plaie par arme à feu, compression du bras pendant un sommeil prolongé, fait observé pour la première fois par de Haën). On trouve aussi des paralysies du nerf radial dans l'apoplexie, l'hystérie, l'atrophie musculaire progressive, la paralysie saturnine, la fièvre typhoïde (petites hémorrhagies dans les muscles extenseurs, avec dégénérescence de leurs faisceaux et de leurs filets nerveux, cas de Friedberg). Pour le diagnostic différentiel, nous ren-voyons à la page 669.

La *paralysie du nerf médian* est assez rare dans le rhumatisme; plus souvent elle reconnaît pour causes les traumatismes, les luxa-tions de l'épaule, des tumeurs comprimant le plexus brachial, la né-vrite (fièvre typhoïde et maladies aiguës), ou des affections centrales (atrophie musculaire progressive). Dans la paralysie du médian, les mouvements de pronation de l'avant-bras sont sensiblement embar-rassés; ordinairement la flexion de la main vers le bord radial, et la flexion des deux dernières phalanges sont plus ou moins compro-mises; c'est alors le long supinateur qui agit dans les mouvements de pronation et de flexion. Dans la *paralysie des muscles du pouce,* celui-ci est dans l'extension et l'abduction, et dirigé avec les autres doigts vers la paume de la main; dans la paralysie isolée de l'oppo-sant, le pouce a perdu la faculté d'opposition; dans la paralysie du fléchisseur et du court adducteur du pouce, celui-ci ne peut plus se mettre en contact avec la pointe des autres doigts, la préhension et les travaux délicats sont impossibles.

La *paralysie du nerf cubital* est le plus souvent consécutive à un traumatisme (voy. p. 681-82), aux fractures, aux luxations, plus rarement de cause rhumatismale ; ou bien elle est déterminée par une névrite (après la fièvre typhoïde ou les maladies aiguës), ou constitue un symptôme partiel de l'atrophie musculaire progressive. Dans la paralysie du cubital, la main est en abduction et a perdu ses mouvements d'adduction et de flexion au niveau du carpe. La paralysie de l'adducteur du pouce rend l'écriture, et en général la fixation des objets, difficiles ; la paralysie des muscles du petit doigt entraîne la perte de ses mouvements propres.

La *paralysie des interrosseux* est caractérisée par l'extension des articulations métacarpo-phalangiennes, avec flexion simultanée des articulations inter-phalangiennes par prédominance des fléchisseurs ; plus tard la face dorsale de la main se creuse, il y a subluxation et incurvation des doigts en forme de griffe, vers la paume de la main (déformations surtout évidentes dans l'atrophie musculaire progressive).

Quant au *traitement*, dans les paralysies des membres supérieurs, la galvanisation des nerfs, alternée avec la faradisation des muscles paralysés, est celui qui donne les meilleurs résultats. La gymnastique, l'hydrothérapie continuées peuvent concourir aussi au rétablissement de la motilité.

CHAPITRE XLVIII

B. TROUBLES NERVEUX DANS LES BRANCHES FOURNIES PAR LA MOELLE DORSALE ET LE PLEXUS LOMBAIRE.

1. NÉVRALGIE DORSO-INTERCOSTALE.

Sous le nom de *névralgie intercostale*, on désigne les douleurs siégeant dans les branches intercostales qui se dirigent des nerfs dorsaux vers le sternum et l'épigastre. Cette affection a été signalée vers la fin du siècle dernier, par Wedekind et Chaussier, et étudiée plus tard par Nicod, Bassereau, Valleix et Beau.

La névralgie intercostale est la plus fréquente de toutes les névralgies. Elle est beaucoup plus fréquente à gauche qu'à droite, et siége ordinairement dans un ou plusieurs des espaces intercostaux compris entre le 5e et le 9e. En général, elle débute insidieusement, augmente peu à peu d'intensité, et présente, comme les autres névralgies, des exacerbations et des rémissions. Les malades accusent une tension douloureuse autour du tronc et des élancements douloureux intermittents du dos vers le thorax. Tout mouvement tant soit peu violent, les respirations profondes, la toux, la mastication, voire même le simple contact des vêtements, peuvent réveiller la douleur. La névralgie intercostale s'observe surtout de 20 à 45 ans, et principalement chez les femmes nerveuses (Valleix).

Nous savons peu de chose sur les *altérations anatomiques* des nerfs dans la névralgie intercostale. Nicod et surtout Beau, dans les cas de douleurs intercostales chez des pleurétiques et des phthisiques, ont trouvé les nerfs enflammés, ou atrophiés et en dégénérescence graisseuse. On a vu aussi des névromes, et des épaississements de la gaîne des nerfs. Dans les cas ordinaires, on a rarement lieu de pratiquer des recherches nécroscopiques. On a signalé les *causes occasionnelles* suivantes : refroidissement, traumatisme, efforts exagérés, affections vertébrales (inflammation, carie, cancer), maladies des côtes, adénite, anévrysme de l'aorte, tuberculose, exsudations et épaississement de la plèvre. Une stase sanguine dans les veines intercostales peut aussi devenir une cause de névralgie ; c'est surtout à gauche que le fait se produirait, et il faudrait l'attribuer, d'après Henle, aux sinuosités et aux détours plus longs de la veine demi-azygos, qui reçoit le sang des espaces intercostaux inférieurs ; la réplétion des plexus veineux du côté gauche deviendrait ainsi une cause de compression pour les racines nerveuses. D'après Bassereau, la névralgie intercostale s'accompagne presque toujours de quelque affection utérine (congestion, sensibilité anormale, catarrhe et troubles menstruels) ; mais il semble qu'il ait aussi rangé dans cette catégorie des cas de névralgie lombo-abdominale. Enfin la névralgie intercostale est fréquente dans l'hystérie et les maladies de la moelle.

Les *points douloureux* de la névralgie dorso-intercostale sont : un *point dorsal*, un peu en dehors de l'apophyse épineuse, au niveau du trou intervertébral ; un *point latéral*, au milieu de l'espace intercostal, au niveau de la bifurcation du nerf intercostal (ce point n'est pas constant) ; un *point sternal* ou *épigastrique*, en dehors du sternum pour les nerfs intercostaux supérieurs, en dehors de la ligne médiane, à l'épigastre, pour les inférieurs.

Comme *complications*, on observe quelquefois une anesthésie circonscrite, et un *zona*, qui s'explique facilement par la présence de fibres vaso-motrices dans les nerfs dorsaux. L'apparition du zona doit être occasionnée, d'après ce que nous avons vu plus haut, par l'existence d'une névrite. Souvent la névralgie précède l'exanthème, d'autres fois elle lui succède et peut durer longtemps encore après lui.

Le *diagnostic* n'offre pas, en général, de difficultés particulières. Dans le rhumatisme intercostal, qui serait le plus facile à confondre avec la névralgie, la douleur est plus étendue, augmente plus par les mouvements et les respirations profondes que par la pression, et s'accompagne assez souvent de symptômes fébriles. Dans les douleurs intercostales lancinantes de la pleurésie, de la pneumonie et de la péricardite, on ne constate pas de points douloureux circonscrits, et l'examen physique révèle d'ailleurs des signes caractéristiques. Il en est de même pour la tuberculose, où la douleur se montre ordinairement dans les espaces intercostaux supérieurs, près du sternum. L'angine de poitrine se caractérise par une sensation de défaillance, par l'irrégularité du cœur et l'absence de points douloureux. Les douleurs intercostales, symptomatiques des affections spinales, se compliquent d'autres névralgies des bras et des jambes et de symptômes de dépression de la motilité. Dans les affections vertébrales, on reconnaîtra la nature des névralgies concomitantes par les signes pathognomoniques précédemment exposés.

En général, le *pronostic* de la névralgie intercostale n'est pas défavorable, mais il est assez commun qu'elle affecte une marche traînante ; dans les cas rebelles, la maladie peut se prolonger pendant un nombre d'années indéterminé.

Traitement. Il doit être dirigé avant tout contre la maladie principale, surtout l'anémie, l'hystérie et les affections utérines. Contre la névralgie elle-même on emploie, avec un succès plus ou moins prompt, les vésicatoires volants, la morphine par la méthode endermique ou hypodermique, des courants galvaniques stabiles dirigés à travers la colonne vertébrale et sur le trajet des nerfs intercostaux. D'après Anstie, l'application d'un vésicatoire au niveau des filets nerveux postérieurs agirait aussi favorablement sur la névralgie des branches antérieures, et empêcherait même le développement ultérieur de l'herpès. Souvent aussi on se trouve bien des enveloppements humides, suivis de demi-bains à 24-22° C., des douches locales, des bains de mer, des eaux de Gastein, Teplitz, Tüffer, Vöslau, Tobelbad, Wiesbaden, Baden-Baden, etc.

Mastodynie (*irritable breast* de Cooper). La névralgie de la glande mammaire doit être considérée comme une variété de névralgie intercostale (nerfs cutanés pectoraux). Cette manière de voir est appuyée par les circonstances suivantes : complication de brachialgies (la branche supérieure du premier nerf intercostal contribue à former le plexus brachial) ; apparition de douleurs analogues à la paroi interne de l'aisselle, dans le dos et à l'épaule, points auxquels se distribuent les nerfs cutanés pectoraux ; enfin, complication accidentelle de névralgie des parois abdominales (des filets du cinquième nerf intercostal se répandant jusque dans les muscles de l'abdomen).

Dans la névralgie mammaire, qui s'observe le plus souvent depuis l'époque de la puberté jusqu'à trente ans, la glande mammaire est, sur quelques points, le siége de douleurs lancinantes, s'irradiant vers l'épaule, le bras, et jusque dans la hanche et l'abdomen ; elles augmentent surtout avant la menstruation, et diminuent de violence pendant les règles. Cooper a trouvé quelquefois dans la glande mammaire des *nodosités mobiles* de la grosseur d'un pois à celle d'une noisette, extrêmement sensibles au contact, comme les névromes ; on les a reconnues pour des productions de tissu conjonctif. (On trouvera de nouveaux documents sur cette question dans mon travail, *Ueber Neuralgie der Mamma und neuralgische Brustdrüsenknoten, W. med. Presse*, n°s 2 et 3, 1873.) Dans un cas de Franque (*Med. Halle*, 1864), la mastodynie était liée à un carcinome du foie et de l'estomac (probablement comme névralgie irradiée). Dans une observation de Beigel (*Virch. Arch.*, XLII Bd., 1868), il s'agit d'une jeune fille de dix-neuf ans, qui n'avait jamais été enceinte, et qui avait été prise à l'âge de dix-sept ans de *galactorrhée*, avec douleurs consécutives dans les deux mamelles ; dans le cas de Fr. Schultze (*B. klin. Wschr.*, n° 42, 1874) on observa une *sécrétion de colostrum avec mastodynie double* (excitation réflexe des nerfs sécréteurs, par névralgie des nerfs cutanés de la mamelle).

Traitement. Relever la mamelle douloureuse et la recouvrir d'un cuir fin ; frictions de pommade belladonée ; à l'intérieur, opium, calomel (méthode de Cooper). Le traitement indiqué pour la névralgie intercostale conserve ici la plus grande partie de sa valeur.

2. NÉVRALGIE LOMBO-ABDOMINALE.

On comprend, sous ce nom collectif, les névralgies qui surviennent dans les branches du plexus lombaire. Suivant que la maladie affecte les branches antérieures ou postérieures des cinq nerfs lombaires, les douleurs rayonnent vers le dos et les fesses, ou bien vers l'abdomen et les organes génitaux externes. Sur une étendue aussi considérable, les affections névralgiques peuvent avoir pour siége différents filets nerveux ; aussi distingue-t-on la névralgie lombo-abdominale proprement dite, la névralgie testiculaire, l'hystéralgie, la névralgie du nerf obturateur et la névralgie crurale.

a. Névralgie lombo-abdominale. Le plus souvent elle reconnaît pour causes des affections occupant la portion lombaire de la colonne vertébrale, ou les environs du plexus lombaire, ou des maladies du bassin, des exsudations sur le psoas iliaque ; les conditions pathogéniques sont les efforts, les contusions, les refroidissements et l'hystérie. Les douleurs se montrent par paroxysmes ; elles sont ordinairement lancinantes et s'étendent, en suivant le trajet des nerfs, vers la partie postérieure du tronc, ou vers le bas-ventre, ou bien on les réveille en pressant sur certains points de ces régions. Les *points douloureux* sont : 1° un *point lombaire*, un peu en dehors des apophyses épineuses des vertèbres lombaires supérieures ; 2° un *point iliaque*, au-dessus du milieu de la crête iliaque, au point où le nerf iléohypogastrique pénètre dans le muscle transverse de l'abdomen; 3° un *point hypogastrique*, au-dessus du canal inguinal, un peu en dehors de la ligne blanche, là où le nerf iléo-hypogastrique traverse l'aponévrose du muscle oblique externe; 4° un *point inguinal*; 5° un *point scrotal* ou *labial*, sur le scrotum ou les grandes lèvres. On a observé, comme complications, une crampe du cremaster, une augmentation de l'appétit sexuel (priapisme et éjaculation, Notta).

La névralgie lombo-abdominale peut être confondue avec une myalgie rhumatismale (de la masse sacro-lombaire et du long dorsal). Mais au cas de rhumatisme, on trouvera des points de repère suffisants pour le diagnostic, dans l'attitude pathognomonique de la colonne vertébrale, avec convexité tournée vers le côté malade, dans la sensibilité de tout le muscle à la pression et surtout pendant les mouvements, et dans l'absence de points douloureux circonscrits. Pour éliminer les maladies de la moelle ou de la colonne vertébrale, on se reportera aux signes qui nous sont déjà connus. Les affections utérines (engorgement chronique, cancer), qui s'accompagnent quelquefois de douleurs au sacrum, dans les hanches et les aines, seront reconnues facilement par le toucher. Le *pronostic* et le *traitement* sont les mêmes que pour la névralgie intercostale.

b. Névralgie testiculaire. Cette affection excessivement pénible (*irritable testis* de Cooper, névralgie du plexus spermatique, d'après Romberg) se manifeste par des sensations douloureuses dans le testicule, le cordon et le périnée ; sans aucune modification appréciable de ces parties, elles deviennent, sur certains points, d'une sensibilité extrême à la pression. Les causes sont les excès vénériens, l'onanisme, les excitations sexuelles non satisfaites, l'uréthrite chronique, et les irritations de la moelle (comme au début de l'ataxie). Dans un cas que j'ai observé (*Wien. med. Zeit.*, n° 9, 1864), il y avait de l'hyperesthésie de l'urèthre, et après la miction on constatait l'écoulemen d'un liquide analogue au blanc d'œuf. On y découvrait au microscope des filaments muqueux, mais point de spermatozoaires (sécrétion gonorrhéique fournie par les vésicules de la prostate, les glandes de Cowper, ou les vésicules séminales).

L'hypothèse d'une affection inflammatoire serait contredite par l'aspect normal du testicule. Les coliques néphrétiques, dans lesquelles des douleurs s'irradient vers l'aine et le testicule, se distinguent de la névralgie testiculaire par les troubles de la sécrétion urinaire, l'apparition de concrétions, de gravier ou de sang dans l'urine. Les affections spinales commençantes se caractérisent par les troubles concomitants de la sensibilité et du mouvement. La marche est beaucoup plus favorable dans les cas aigus que dans les cas chroniques, qui durent souvent des années, récidivent facilement, et où parfois les douleurs atteignent un tel degré, que les malades réclament d'eux-mêmes la castration ; les chirurgiens l'ont pratiquée à plusieurs reprises (mais pas toujours avec succès). *Traitement.* Dans les cas aigus, on se trouve bien des frictions avec une pommade belladonée sur le testicule et le long du cordon (deux ou trois fois par jour), et des grands bains chauds. Dans les formes chroniques, on prescrit des vésicatoires volants, on fait passer un courant galvanique descendant à travers la colonne lombaire et le cordon spermatique ; on essaye les bains de siége refroidis, les enveloppements humides, les demi-bains, les affusions dorsales fraîches, les douches fines sur la colonne vertébrale et le périnée, et enfin les bains de mer, en préservant autant que possible les organes génitaux.

c. Hystéralgie. La névralgie utérine (*irritable utérus* de Gooch) est aussi une affection excessivement pénible et rebelle. L'utérus, tout en conservant ses conditions normales de volume, de mobilité et de température, devient le siége de douleurs spontanées très-violentes, et en général il est tellement sensible à la pression, que tout examen est impossible. Dans les cas observés par Scanzoni, les narcotiques et les nervins n'ont pas réussi. Les eaux thermales, l'hydrothérapie méthodique, les bains de mer, seraient probablement les moyens qui donneraient les meilleurs résultats dans cette maladie.

d. La *névralgie du nerf obturateur,* forme très-rare, a été observée dans des cas de hernie obturatrice étranglée. Elle consiste en des douleurs vives à la face interne de la cuisse, avec abolition des mouvements d'abduction, et s'ajoute aux symptômes d'étranglement. Le pronostic et le traitement se comprennent sans peine.

e. Névralgie crurale. Cette névralgie se manifeste par des paroxysmes douloureux sur les faces antérieure et interne de la cuisse et de la jambe, jusqu'au bord interne de la face dorsale du pied et au gros orteil ; elle était déjà connue de Cotugno, qui la désignait sous le nom de *sciatique antérieure* (*ischias antica*). Comme névralgie essentielle, elle est beaucoup plus rare que l'affection analogue de la face postérieure de la jambe, la *sciatique postérieure* (*ischias postica*); les deux formes se montrent souvent associées. On a noté, comme *causes* de cette affection, les refroidissements, les traumatismes, les ganglions lymphatiques dégénérés comprimant le plexus lombaire dans le bassin, les exsudations du muscle iliaque, les anévrysmes de l'artère iliaque, les hernies crurales étranglées, les luxations de la cuisse, la coxalgie, etc.

Les *points douloureux* sont: 1° un *point crural*, à l'émergence du nerf crural, au-dessous du ligament de Poupart ; 2° un *point fémoral antérieur*, là où le petit nerf saphène perfore le fascia lata, à la partie moyenne de la cuisse ; 3° un *point articulaire*, à la face interne du genou, là où le même nerf se divise ; 4° un *point plantaire*, au côté interne de la plante du pied ; 5° un point sur la *tubérosité du gros orteil* ; ces deux derniers points appartiennent au grand nerf saphène antérieur. On constate aussi quelquefois une hyperesthésie ou une anesthésie partielle, des fourmillements sur le trajet du petit nerf saphène ; de la rougeur, du gonflement et de la sueur sur le bord interne du pied (Bousseau), ou même une parésie et une atrophie des muscles de la cuisse (névrite?). Pour le *pronostic* et le *traitement*, nous renvoyons à ce qui en sera dit plus loin à propos de la sciatique.

CHAPITRE XLIX

C. TROUBLES NERVEUX DANS LES BRANCHES DU PLEXUS SACRO-COCCYGIEN

a. Névralgie sciatique.

Cette névralgie, qu'on désigne aujourd'hui par abréviation sous le nom de *sciatique*, n'était pas inconnue des médecins de l'antiquité. On en trouve la description dans les Œuvres d'Hippocrate et de Galien ; celui-ci la traitait par l'hydrothérapie, Aetius (543) par les bains de sable. Dans les siècles suivants, la sciatique est presque toujours confondue avec la coxalgie, et même avec le rhumatisme articulaire. C'est seulement Fernel (*De morb. arthrit.*, 1679), Tandlerus (1612) et Wideman (1630), ces deux derniers auteurs dans leurs travaux intitulés *De Ischiade*, qui ont élucidé quelque peu les vues confuses qui régnaient alors sur cette maladie, et c'est Petit (au milieu du siècle dernier) qui aborda le premier la section du nerf sciatique. La description et le traitement scientifiques de la névralgie en question sont dus à Cotugno (*De ischiade nervosâ posticâ commentarius*, Neap., 1764); après lui, c'est Valleix (*Traité des Névralgies*, Paris, 1841) qui a surtout augmenté et raffermi les progrès déjà accomplis, en ajoutant ses recherches personnelles aux travaux de ses devanciers. On trouvera la bibliographie et l'exposé complets de la question dans le travail de Lagrelette (*De la sciatique*, Paris, 1869).

La sciatique a son siége dans le plexus sciatique, formé par les 4e et 5e paires lombaires et par les deux premières paires sacrées. La névralgie, partant de la région lombaire inférieure, occupe la fesse et la cuisse, et s'étend jusqu'au creux poplité et à la partie voisine du mollet, quelquefois plus bas, jusqu'à la malléole externe, au talon et au bord externe du pied. Dans la plupart des cas, la névralgie se limite soit au segment supérieur, soit au segment inférieur de ce parcours.

Les *lésions anatomiques* de la sciatique nous sont très-imparfaitement connues. Dans un cas, Cotugno a trouvé un gonflement hydropique du nerf, qui se rattachait très-probablement à l'anasarque généralisée existant chez ce malade. Andral, Gendrin, Martinet ont vu plusieurs fois le nerf rouge, injecté; le névrilème infiltré de sérosité ou de pus; Béclard a trouvé le nerf d'une couleur jaune, parsemé de petites hémorrhagies, épaissi par places; Bichat l'a vu parcouru par des vaisseaux dilatés. Dupuytren, dans un cas de cancer, et Nœgelé, dans un cas d'éléphantiasis de la cuisse, ont observé la formation de nodosités et de kystes sur le nerf tibial. Au point d'émergence des nerfs appartenant au plexus sciatique, Hasse a vu le névrilème enflammé par un dépôt de granulations tuberculeuses, sans qu'on pût découvrir de tubercules dans le canal rachidien ni dans les nerfs.

Dans un cas de sciatique occasionné par un cancer ulcéré de l'utérus (*Med. Zeit.*, nos 12-13, 1864), j'ai trouvé le névrilème du nerf sciatique ecchymosé, voire même sclérosé, et attiré vers le pseudoplasma, celui-ci s'étendant jusqu'à la gaîne nerveuse. L'examen microscopique, après durcissement du nerf dans l'acide chromique, donna les résultats suivants : *Développement considérable du tissu conjonctif interstitiel autour de la coupe transversale des faisceaux nerveux, avec infiltration de grosses cellules cancéreuses, de formes diverses, pourvues de 1 ou 2 noyaux.* Dans un second cas de sciatique remontant à un an, à la suite d'un accouchement, il se forma à la fin un abcès dans la région sacrée; à l'ouverture, il s'écoula un pus fétide, et en sondant la cavité, on arriva sur un os rugueux. La malade mourut de pyémie, et on trouva à l'autopsie une *carie de la symphyse sacro-iliaque; dans le bassin, un foyer purulent entourant le nerf sciatique gauche, qui présentait une gaîne inégale, considérablement épaissie, et des tubes nerveux rouges, entourés de vaisseaux dilatés.*

Il est rare que la sciatique éclate brusquement et avec une grande violence ; dans la plupart des cas les douleurs augmentent graduellement. Ici, comme dans les autres névralgies, il existe en général une douleur sourde dans les parties profondes, surtout dans la fesse, s'irradiant de temps en temps en haut ou en bas, soit spontanément, soit par une cause extérieure, sous forme de douleurs brûlantes ou lancinantes.

Les nombreux *points douloureux* de la sciatique sont les suivants : 1° le *point lombaire*, sur la partie latérale des dernières vertébrales lombaires (d'après Romberg, ce serait une sensation associée ayant son siége dans les branches postérieures des nerfs sacrés) ; 2° le *point iliaque postérieur*, au niveau de l'épine iliaque postérieure et supérieure ; 3° le *point sacré* (de Trousseau), au niveau des vertèbres sacrées ; 4° le *point iliaque supérieur*, au milieu de la crête iliaque ; 5° le *point iliaque médian*, au sommet de l'échancrure sciatique ; 6° le *point iliaque inférieur*, ou point trochantérien, au bord postérieur du grand trochanter ; 7° le *point fémoral supérieur*, sur la tubérosité sciatique ; 8° le *point fémoral moyen*, correspondant au nerf cutané postérieur ; 9° le *point fémoral inférieur*, à la partie inférieure et interne du biceps fémoral (ces deux derniers inconstants) ; 10° le *point poplité*, au niveau de la division du nerf sciatique ; 11° le *point de la tête du péroné*, qui est contournée par le nerf péronier ; 12° le *point péronier profond*, avec des douleurs s'étendant en longueur ; 13° le *point sural*, sur le mollet ; 14° le *point tibial*, sur le bord du tibia ; 15° le *point malléolaire externe* ; 16° le *point malléolaire interne* (beaucoup plus rare) ; 17° le *point dorsal du pied*, au niveau des orteils ; et 18° le *point plantaire*, sur quelques points de la plante du pied.

De ces points douloureux, les plus fréquents et les plus marqués sont ceux de la région lombaire, du grand trochanter, de la tubérosité ischiatique, du creux poplité, de la tête du péroné et de la malléole externe. Pourtant il manque assez souvent l'un ou l'autre de ces points, et dans certaines sciatiques (surtout celles d'origine spinale) on ne découvre aucun point douloureux à la pression, bien que le malade accuse des douleurs sur le trajet du sciatique ; mais au moment des fortes attaques, on voit ordinairement se réveiller certains points douloureux. Entre les foyers douloureux bien circonscrits que nous venons d'énumérer, la peau n'est que peu ou point sensible ; c'est de là que partent en général les élancements douloureux intermittents, ainsi que ces douleurs que les malades désignent comme perforantes, brûlantes, coupantes, etc.

Dans les cas aigus, les malades sont forcés de garder le lit ; ils rapprochent la cuisse du tronc et fléchissent légèrement le genou, et c'est

ainsi qu'ils se trouvent le moins mal. Tout mouvement un peu prononcé, comme pour se retourner, et même la toux, l'éternument,
augmentent la douleur, ainsi qu'un décubitus prolongé sur le côté
malade. Tout d'abord, la douleur empêche de marcher sur la jambe
malade ; ensuite la marche redevient possible, mais avec une obliquité
et une claudication particulières, parce que les malades font porter
le poids du corps sur la jambe saine et ne marchent du côté malade
que sur la pointe du pied ; ils sont courbés un peu en arrière, et
s'avancent en se penchant en avant à chaque pas.

Les *symptômes concomitants et les complications* de la sciatique
sont, dans la sphère motrice : les crampes musculaires réflexes, quelquefois des contractures persistantes (du biceps fémoral) et des parésies, surtout dans les névralgies d'origine centrale. Comme *troubles
de la sensibilité*, on observe de l'hyperesthésie (sur des points circonscrits, notamment dans la sciatique lancinante de l'ataxie au début)
ou de l'anesthésie. Sur trois cas de sciatique publiés par Notta, dans
le premier il y avait, du côté malade, une anesthésie de la fesse et de
la région fémorale contiguë, symptôme qui disparut par la cautérisation linéaire ; dans les deux autres cas, au moment des attaques, la
peau était insensible au niveau des points douloureux. J'ai observé
un cas de sciatique intense (*Wien. med. Zeit.*, n° 12, 1865), avec hyperesthésie du mollet, et anesthésie de la face antérieure de la cuisse
(par conséquent dans les parties correspondant aux rameaux cutanés
du nerf crural).

Comme *troubles vaso-moteurs*, outre les sensations subjectives de
froid dans la jambe malade, on peut observer un abaissement réel de
la température (d'après mes mensurations thermométriques, elle
peut aller dans les cas chroniques jusqu'à 1,5 ou 2° C.), une diminution de la transpiration malgré la chaleur du lit (par comparaison
avec le côté sain), et une atrophie du côté affecté. Cette atrophie a été
constatée par Cotugno, Valleix, Louis, et mesurée de nos jours par
Nothnagel ; on trouve en même temps le membre froid et pâle. Dans
les cas aigus, on peut sans doute invoquer l'absence de mouvement
comme cause de l'atrophie ; mais dans les formes graves et chroniques, où l'atrophie porte principalement sur la jambe malade, il faut
admettre que les fibres sensitives irritées agissent par voie réflexe
sur les appareils vaso-moteurs, et que l'atrophie a sa source dans la
contraction prolongée des vaisseaux ; l'abaissement de température
et la diminution des sécrétions parlent en faveur de cette hypothèse.
On ne connaît qu'une observation de Graves, où la jambe malade présentait une hypertrophie considérable, qui disparut après un mois

de traitement par le cautère actuel. Braun (dans sa *Balnéothérapie*) dit avoir trouvé plusieurs fois du sucre dans l'urine chez les malades atteints de sciatique.

Dans l'*étiologie de la sciatique*, le refroidissement est la cause la plus importante que l'on puisse invoquer ; c'est à lui, en effet, qu'on peut faire remonter le plus fréquemment et le plus sûrement le développement de la maladie. A Vienne, ainsi que dans la plupart des pays, les cas les plus nombreux de sciatique appartiennent aux mois de l'année où l'on constate des vents froids et l'abaissement de la pression barométrique. Le chiffre des malades varie d'ailleurs suivant les pays et les endroits. A Vienne, où nous sommes assaillis par les vents, j'ai constaté dans ma pratique hospitalière que la sciatique est la névralgie la plus commune, surtout parmi les classes ouvrières.

Romberg nous apprend qu'à Berlin il y a relativement peu de sciatiques. A Naples, au contraire, Cotugno a trouvé la maladie assez fréquente. A Paris, c'est elle que Lebert a observée le plus souvent; dans certaines contrées marécageuses de l'Angleterre, le Cumberland, le Westmoreland, la sciatique est endémique. Elle n'est pas rare en Suisse, d'après Hasse; de même pour plusieurs villes d'Allemagne, comme Heidelberg et Würzbourg ; tandis qu'ailleurs, comme à Breslau, on en voit très-peu de cas.

L'exposition aux vents, à l'humidité, le contact d'un sol imprégné, les vêtements, les chaussures insuffisantes, le séjour dans des locaux humides, sont chez nous, surtout parmi les artisans, les causes les plus fréquentes et les plus positives de la sciatique. Dans les classes aisées, elle est beaucoup plus rare. Les *traumatismes*, les blessures (celle du nerf saphène dans la saignée du pied), les *efforts excessifs*, les *mouvements brusques*, peuvent aussi provoquer l'apparition de la sciatique.

La sciatique peut aussi être *symptomatique* dans les circonstances suivantes : inflammation du nerf sciatique, maladies du sacrum (carie, cancer), tumeurs et pseudoplasmas du bassin (cancer du bassin, Chomel), périostite des os iliaques, périmétrite, tumeurs de l'utérus et des ovaires, grossesse, déplacements de l'utérus (compression du plexus sacré), hypertrophie des ganglions rétro-péritonéaux, épanchements et abcès du péritoine (Niemeyer), concrétions de matières fécales solides, accumulation de noyaux de cerises dans l'S iliaque (Bamberger), distension des veines hémorrhoïdales et compression des nerfs sacrés, tumeurs sur le trajet des nerfs de la cuisse et de la jambe, anévrysmes de l'artère poplitée. La sciatique peut aussi se rattacher aux affections spinales, à l'hystérie et aux intoxications métalliques; elle peut succéder à l'état puerpéral, à la fièvre typhoïde, à la syphilis (cas de Cotugno, Cirillo, Plenk, Sandras, Romberg), à la blennorrhagie (5 cas de Fournier); elle peut exister enfin comme phénomène réflexe dans les névralgies dentaires et faciales (Brown-Séquard et Piorry).

Les hommes, plus exposés que les femmes à toutes les intempéries, sont aussi plus sujets à la sciatique. Dans le plus grand nombre de mes observations, les malades avaient de 25 à 35 ans; le sujet le plus jeune était une fille de 12 ans, le plus âgé un homme de 70 ans. La névralgie est ordinairement limitée à un seul côté; pourtant Valleix, Leubuscher, Romberg, etc., ont observé la forme bilatérale. Dans tous les cas où j'ai constaté une sciatique double, elle s'accompagnait de symptômes spinaux.

Le *diagnostic* de la sciatique ne présente, en général, aucune difficulté sérieuse. La névrite du nerf sciatique se caractérise ordinairement par un mouvement fébrile, des douleurs continues sur tout le trajet du nerf, sans points douloureux circonscrits, et se termine dans les cas graves par des symptômes de paralysie motrice et sensitive. Quant aux maladies des muscles, dans le rhumatisme des muscles de la hanche (myalgie rhumatismale), il y a du gonflement, une élévation de température et des douleurs étendues, avec absence des points douloureux caractéristiques; les mouvements d'ailleurs provoquent des douleurs beaucoup plus vives que la pression. Les abcès du psoas s'accompagnent, comme la sciatique, de douleurs dans la hanche et la région lombaire; mais la flexion et la rétraction de la cuisse, les douleurs vives que provoque l'extension forcée, la fièvre de suppuration, l'œdème du membre, le gonflement, puis la fluctuation à la face interne de la cuisse, constituent des signes distinctifs suffisants des abcès du psoas.

Parmi les affections osseuses, la périostite du fémur et la coxalgie pourraient en imposer, au début, pour une sciatique; mais la périostite du fémur se reconnaîtra d'abord par l'élévation de la température, puis par le gonflement, et par une douleur profonde ne s'exagérant que par une pression énergique. Dans la coxalgie, on est averti dès le début de l'inflammation articulaire par la douleur que provoquent tous les mouvements, surtout la rotation de la cuisse, et qu'on réveille également en frappant sur le talon, par retentissement sur la tête du fémur; plus tard, le gonflement de la hanche, l'effacement du pli fessier, la position inégale des deux membres inférieurs, l'entraînement du bassin dans les mouvements communiqués à la cuisse dans la position horizontale, empêcheront toute confusion avec la sciatique.

Il est des affections vasculaires qui s'accompagnent de douleurs dans la cuisse : telles sont l'embolie et la thrombose. Dans l'embolie de l'artère crurale, le véritable caractère de l'affection se révèle par l'absence de pulsations au-dessous du point oblitéré, par l'absence de points douloureux, le refroidissement du membre ; ensuite par l'apparition de phlyctènes remplies d'une sérosité roussâtre, et bientôt suivies de tous les signes de la gangrène. Il en est de même pour la thrombose des veines crurales, qui se reconnaît à la cyanose et à l'œdème, à la distension des veines sous-jacentes, surtout à la face dorsale du pied. Chez les sujets dépourvus d'embonpoint, on peut même sentir le cordon formé par la veine oblitérée.

La sciatique, symptomatique des affections spinales, occupe les deux côtés, au moins par intervalles ; elle manque souvent de points douloureux, et se combine avec d'autres symptômes d'irritation de la motilité et de la sensibilité ; ces signes la feront reconnaître facilement dans les cas tant soit peu avancés. Les douleurs sciatiques, qui surviennent quelquefois dans les affections hystériques et saturnines, s'accompagnent presque toujours d'autres symptômes caractéristiques. Il est souvent beaucoup plus difficile de distinguer si une sciatique, durant depuis peu, est de nature rhumatismale ou spinale. Il faut alors se régler sur d'autres considérations. Une sciatique qui se manifeste souvent par des douleurs fulgurantes et par quelques points d'hyperesthésie cutanée ; une sciatique qui se montre combinée à des paralysies oculaires, à une diplopie intercurrente ou concomitante ; une sciatique qui apparaît avec d'autres névralgies vagues, après des habitudes invétérées de masturbation, ou des pollutions opiniâtres ; celle qui se développe au milieu de phénomènes d'excitation génitale (pertes séminales fréquentes avec augmentation des douleurs névralgiques, éjaculation précipitée, érections incomplètes, sensations désagréables dans le dos ou dans les jambes après le coït) ; celle qui s'accompagne d'une sensibilité anormale aux abaissements de température et à l'excitation électrique, presque toujours sans points douloureux bien nets : toutes ces formes de sciatique doivent être considérées comme les manifestations d'une irritation de la moelle (et surtout d'une ataxie commençante).

Le *pronostic* de la sciatique dépend avant tout de sa nature. Les formes idiopathiques, rhumatismales, traumatiques, celles qui succèdent à l'état puerpéral, à la fièvre typhoïde, à la syphilis, et celles où une compression exercée sur les nerfs peut disparaître par une opération, tous ces cas sont susceptibles de guérison. De même, les douleurs sciatiques qui se montrent quelquefois dans l'hystérie et le saturnisme peuvent disparaître en traitant la maladie principale. En général, la guérison des formes idiopathiques ne se fait pas avant des semaines, et même des mois. Les cas récents, chez des sujets jeunes et bien portants auparavant, se terminent plus vite et plus favorablement que les névralgies anciennes affectant des individus âgés, bien que celles-ci ne soient pas absolument réfractaires à la guérison. Les sciatiques invétérées, récidivant facilement et résistant à tout traitement, les formes bilatérales, et les formes symptomatiques d'affections spinales, comportent presque toujours un pronostic défavorable.

Traitement. Quand on cherche à classer par ordre d'efficacité les moyens préconisés contre la sciatique par les auteurs, on n'en trouve qu'un petit nombre qui méritent encore quelque crédit. Dans les cas aigus, très-douloureux, et chez les individus robustes, les *émissions sanguines locales* sont indiquées (ventouses scarifiées, sangsues ; au cas d'hémorrhoïdes, sangsues à l'anus). Mais souvent on est forcé de recourir aux *injections sous-cutanées de morphine*, pour atténuer la violence des douleurs au point de les rendre supportables, et pour procurer au malade quelque repos pendant la nuit. Dans les sciatiques spinales chroniques, on est souvent réduit à persévérer longtemps dans l'emploi de ce moyen. On triomphe assez rapidement des douleurs, en appliquant plusieurs jours de suite des *vésicatoires volants* sur les points douloureux, surtout au niveau des branches postérieures, sur le sacrum (Anstie), et en frictionnant les parties dénudées avec un peu de morphine incorporée à de l'huile d'olive ou à de l'axonge. Betz a conseillé dernièrement l'application prolongée, en arrière du trochanter, d'un emplâtre de nitrate d'argent, jusqu'à ce qu'il se détache spontanément (nitrate d'argent pulvérisé, 1 gr. à 1,50 ; axonge, 15 gr.).

Au siècle dernier, Home et Thilenius employaient l'*essence de térébenthine* contre la sciatique ; elle a été reprise ensuite par Martinet et Montmahon, et vantée par Romberg, Récamier et Trousseau. On la prescrit incorporée à du miel (1 à 5 grammes de térébenthine pour 55 grammes de miel, une cuillerée à café matin et soir), ou sous forme de capsules, ou en pilules avec de la magnésie (Oppolzer). Hasse, Lebert et d'autres sont moins partisans de ce moyen ; il est d'ailleurs mal supporté par beaucoup de malades, et ne peut alors être utilisé qu'à l'extérieur, où il provoque quelquefois une éruption d'urticaire. On fait aussi des *frictions d'huile de croton* sur la face postérieure de la cuisse et de la jambe, en préservant les parties génitales; on est presque toujours obligé d'y revenir plusieurs fois avant qu'il se produise de l'eczéma et des pustules. Pour diminuer la sensation de brûlure que donnent ces éruptions, on recouvre le membre de compresses humides, et plus tard de poudre d'amidon. A l'hôpital général de Vienne, l'huile de croton m'a donné de bons résultats, même dans des cas rebelles.

Parmi les révulsifs, outre les vésicatoires volants, un des meilleurs est la *cautérisation linéaire* avec un cautère effilé (Jobert de Lamballe et Notta). Mais l'emploi de ce moyen rencontre chez presque tous les malades une opposition difficilement surmontable, et il est rare qu'ils ne se refusent pas à une seconde application. On peut recourir alors aux *cautérisations à l'acide sulfurique* sur le trajet des nerfs douloureux, recommandées surtout par Legroux. Elles causent une douleur vive pendant une heure ou deux et laissent des cicatrices végétantes sur les points touchés. Kollas (*Harless Annalen*, X Bd.) et Malgaigne ont mis en honneur un procédé emprunté à la médecine vétérinaire, la *cautérisation du pavillon de l'oreille* sur la face antérieure de l'hélix, du côté malade. De nos jours, elle n'est plus employée que par un petit nombre de médecins. (Nous avons déjà fait connaître, à propos des expériences de Brown-Séquard sur l'épilepsie, les rapports du sciatique avec le trijumeau.) La *section des nerfs périphériques*, de Vering, n'est applicable qu'aux petits filets nerveux; dans la plupart des cas où elle a été faite jusqu'ici (par Malagodi, Mayo, Nélaton, Szymanowski), elle n'a pas donné des résultats encourageants. En général, l'opération entraine des paralysies assez étendues de la sensibilité et du mouvement; dans un cas de Dieffenbach, publié par Romberg (excision d'un névrôme du sciatique), il se fit des ulcérations persistantes du talon et des suppurations osseuses (troubles trophiques par lésions nerveuses traumatiques). Dans plusieurs cas les opérés sont morts de pyoémie. Ajoutons enfin, au point de vue chirurgical, que Patruban (*Allg. Wien. med. Zeit.*, 43-53, 1872) a guéri une sciatique rebelle par l'isolement et l'extension du nerf (procédé de Nussbaum).

Combinant le traitement dérivatif avec les narcotiques, Trousseau prescrivait, dans la sciatique rebelle, des *trochisques narcotiques* (parties égales d'extrait de belladone et d'opium, avec poudre de gayac et mucilage de gomme adragant), qu'on introduisait pour la nuit dans une incision pratiquée au-dessous de l'échancrure sciatique; pendant le jour, on empêchait l'occlusion de la plaie en y maintenant 2 ou 3 pois à cautère ordinaires, de façon à constituer une sorte de séton. Dans la sciatique consécutive à l'accouchement, Basedow a eu recours plusieurs fois avec succès à l'*enveloppement de la jambe*, depuis les orteils jusqu'au genou.

Comme *traitement thermal*, on peut prescrire, surtout dans la sciatique chronique, les *eaux sulfureuses* de Wiesbaden, Aix-la-Chapelle, Baden près Vienne, Gastein, Pistyan, Teplitz, Trentsin, etc. Dans les sciatiques accompagnées de symptômes d'irritation du côté de la moelle, les eaux minérales à haute température sont ordinairement mal supportées et tendent facilement à augmenter les accidents médullaires ; nous avons insisté sur ce point à propos de l'ataxie.

Pour terminer cette revue thérapeutique, il nous reste à parler de deux moyens fréquemment utilisés de nos jours, l'*électricité* et l'*hydrothérapie*. Dans la sciatique périphérique, on obtient de bons résultats du traitement faradique (courant secondaire appliqué sur les points douloureux, pendant 5-10 minutes au moyen d'électrodes secs), ainsi que du courant continu descendant, stabile (l'anode sur le plexus lombaire et les racines nerveuses, la cathode sur les points douloureux). On emploie au début des courants faibles, dont on augmente ensuite l'intensité ; dans quelques cas où l'excitation électrique est mal supportée, on y prépare le malade pendant un certain temps par des injections sous-cutanées et des bains. Dans la sciatique de cause centrale, l'électricité se borne souvent à une action palliative, et les récidives exigent un traitement thermal ou hydrothérapique de longue durée ; il est souvent avantageux de le combiner avec l'électricité.

Le *traitement hydriatique* de la sciatique comprend différents procédés. Dans la méthode de Fleury, le malade, enveloppé de couvertures de laine, est enfermé dans un appareil à sudation, chauffé par une lampe à alcool ; la tête, recouverte de compresses mouillées, dépasse hors de la boîte ; le malade y reste de 10 à 20 minutes, jusqu'à ce qu'il transpire abondamment, et prend ensuite un bain frais ou une douche. La douche écossaise se compose d'une douche en pluie recevant alternativement de l'eau chaude et de l'eau froide ; quand la douche chaude a été administrée sur la jambe malade aussi longtemps qu'elle peut être supportée, on lui fait succéder une douche froide locale ou générale. Les cas récents se trouvent bien aussi des bains de vapeur suivis de frictions humides. Quelques médecins prescrivent des sachets de glace sur les points douloureux, des douches froides et des frictions sèches sur le membre malade, ou la douche filiforme (Fleury), qui constitue une sorte de pulvérisation à haute pression.

S'il est incontestable que ces différents procédés donnent des succès, surtout chez les sujets robustes et dans les formes périphériques (comme en témoignent les statistiques de Lagrelette), il convient cependant, dans un grand nombre de sciatiques, d'éviter toute température extrême. Une pratique beaucoup plus inoffensive, et applicable à tous les cas, consiste dans les enveloppements humides (jusqu'au retour de la chaleur sur tout le corps, et notamment sur les jambes), suivis d'affusions fraîches ou de demi-bains à 22-18° C., avec frictions sur les extrémités. •

b. Crampes et paralysies des extrémités inférieures.

Les crampes (toniques ou cloniques) des membres inférieurs peuvent constituer un symptôme partiel des névroses centrales avec crampes (hystérie, épilepsie, tétanos, chorée, etc.); d'autres fois elles se manifestent directement sous l'influence de la volonté, ou indirectement par action réflexe.

La *crampe des muscles de la hanche*, contracture spasmodique de la hanche de Stromeyer, est une crampe tonique du psoas-iliaque, du carré des lombes, et des muscles voisins, à la face antérieure de la cuisse; ses causes sont les inflammations, les névralgies de l'articulation coxo-fémorale, les abcès du psoas, ou les maladies du segment lombaire de la colonne vertébrale. La cuisse est alors fortement fléchie au niveau de la hanche, le bassin remonté, le membre raccourci, l'extension active difficile ou impossible, l'extension passive douloureuse et accompagnée d'une inclinaison du corps vers le côté malade.

Les *crampes des extenseurs ou des adducteurs de la cuisse* sont rares; les formes tonique et clonique s'observent dans les névroses centrales avec crampes, dans les névralgies de l'articulation du genou. Chez un ataxique, qui pouvait à peine se tenir debout les yeux fermés, j'ai constaté, en découvrant les cuisses, des spasmes cloniques des extenseurs, attirant la rotule en haut. La *crampe des fléchisseurs de la jambe* peut être une contracture de cause centrale (hystérie, affections spinales), ou succéder à des maladies du genou ou des muscles. Ainsi, j'ai vu une crampe tonique du biceps crural gauche, datant de trois semaines, chez un garçon dont la jambe gauche était restée enfoncée un certain temps dans un bourbier; le spasme guérit promptement par la faradisation des antagonistes.

Les *crampes des muscles antérieurs de la jambe* (*région du nerf péronier*) sont rares, et ont pour causes les refroidissements, les efforts excessifs; ou bien, c'est une contracture, au cas de paralysie des muscles antagonistes. La *crampe des muscles du mollet et de la plante du pied* (*région du nerf tibial*) est beaucoup plus fréquente. Ici se placent les *contractures* par affections spinales, maladies articulaires et paralysie du péronier, entraînant un pied bot équin. Les crampes toniques rapides, douloureuses, du *mollet* et de la *plante du pied*, sont causées par les efforts dans certaines professions, par une marche forcée, un refroidissement du pied, ou par une action réflexe comme dans le choléra. Schulz a observé chez les danseuses, dans les exercices sur la pointe du pied, des crampes très-violentes, commençant par la plante et s'étendant à la face dorsale du pied et au mollet (région du *nerf tibial* postérieur); elles guérissent par un traitement électrique approprié.

Les *crampes saltatoires*, dont il a été question page 599, sont probablement d'origine centrale; les *crampes toniques rhumatismales* des extrémités inférieures, avec *albuminurie*, décrites par Kussmaul (*B. klin. Wschr.*, n° 42-44, 1871), n'ont pas encore été bien définies comme nature.

Le *traitement* de toutes les crampes en question doit reposer sur les préceptes déjà formulés, en prêtant une attention soutenue à la maladie primitive qui peut leur donner naissance. Ventouses sur la colonne vertébrale, traitement galvanique ou faradique approprié, antispasmodiques, injections sous-cutanées de morphine, ténotomie ou orthopédie dans les formes anciennes, rebelles : tels sont les principaux moyens à mettre en œuvre.

Les *paralysies du nerf crural* et des *extenseurs de la jambe*, innervés par lui, s'observent à la suite des traumatismes, des froissements du plexus lombaire pendant l'accouchement, des maladies aiguës, des névrites, dans l'atrophie musculaire progressive, la paralysie infantile et la myélite. Presque toujours, la contractilité électrique est plus ou moins atteinte. Les formes graves ne compromettent pas seulement l'extension de la jambe, mais en même temps la *paralysie du psoas-iliaque* supprime la flexion de la jambe sur le bassin. Dans les formes bilatérales (après les accouchements difficiles), les malades, privées de l'usage de leurs jambes, sont condamnées à garder le lit.

Les *paralysies dans la sphère du nerf obturateur* (avec perte de l'adduction de la cuisse) et des *nerfs fessiers* (perte des mouvements d'abduction et de rotation de la cuisse) s'observent rarement, et comme symptôme partiel de lésions centrales, ou de paralysies généralisées à la suite des maladies aiguës.

Les *paralysies* des membres inférieurs, *dans la sphère du nerf sciatique et de ses branches*, sont les plus fréquentes. Le segment supérieur du nerf sciatique est pris beaucoup plus rarement que son segment inférieur, correspondant aux nerfs péronier et tibiaux. Ces sortes de paralysies reconnaissent pour causes principales les influences rhumatismales et traumatiques (accouchements, opérations, tumeurs du bassin). Nous avons rapporté, page 679, un cas de paralysie simultanée du tibial et du péronier, après une blessure par coup de feu du nerf sciatique à sa bifurcation. Les nerfs en question sont aussi le siége de paralysies plus ou moins étendues dans les différentes lésions nerveuses cérébrales et spinales, à la suite des maladies fébriles, dans la paralysie infantile spinale, dans l'atrophie musculaire progressive. Les *paralysies des fléchisseurs de la cuisse* sont tout à fait rares.

Parmi les *paralysies dans la sphère du nerf péronier*, celle du muscle *jambier antérieur* est caractérisée par l'abaissement de la pointe du pied, par l'abduction qui survient dans les tentatives de flexion, et par la forte saillie que forme le tendon de l'extenseur propre du gros orteil. Dans la *paralysie du muscle long péronier latéral*, le pied est dans l'adduction; dans la station droite, il prend la position du pied bot valgus, tandis que dans les tentatives d'extension, il passe au pied bot varus avec des douleurs; le pied se fatigue facilement et est le siége de douleurs vives dans la région malléolaire externe; à une période plus avancée, les contractions secondaires du court péronier et de l'extenseur commun des orteils déterminent une rotation complète du pied en dehors (pied plat valgus douloureux de Duchenne). Dans la *paralysie de l'extenseur commun des orteils*, l'extension active des premières phalanges des orteils est abolie, le pied est dans l'abduction et se fléchit difficilement.

Parmi les *paralysies dans la sphère du nerf tibial*, celle des *muscles du mollet* détermine ce qu'on nomme le pied creux, forme de valgus avec extension forcée du talon, excavation exagérée de la voûte plantaire, et déformations consécutives dans les articulations du pied. La *paralysie des fléchisseurs des orteils* abolit la flexion des deux dernières phalanges; dans la *paralysie des interosseux* il y a suppression des mouvements de latéralité des orteils, de la flexion dans le premier article, et de l'extension dans les deux derniers articles des orteils.

Le *diagnostic* de ces différents troubles de la motilité se fera facilement quand on aura exclu les contractures primitives ou antagonistes, et quand on reconnaîtra la conservation des mouvements passifs. Le *pronostic* est commandé par la cause, la durée de la maladie, et par les altérations secondaires des muscles et des articulations. Pour le *traitement*, les moyens les plus efficaces sont la galvanisation des nerfs, combinée avec l'excitation faradique des muscles, et la gymnastique et l'orthopédie rationnelles.

c. Coccygodynie.

Krukenberg, Nott, Simpson, Erichsen, Scanzoni, ont donné de nos jours le nom de *coccygodynie* à une sorte de névralgie des branches du plexus coccygien. Elle se traduit par une douleur vive dans le coccyx, surtout dans la station assise ou verticale, et la douleur s'irradie ordinairement vers le périnée, vers la région vésicale et même vers la hanche. Cette sensation pénible force les malades à s'asseoir de côté, sur une seule fesse, ou à s'introduire une main sous le siége. Quelques-uns éprouvent de très-grandes difficultés pour marcher, ainsi que pour aller à la selle. Les douleurs s'exagèrent par des secousses légères, comme celles de la toux et de l'éternument, et par la pression, surtout de bas en haut.

Comme *causes* de la coccygodynie, on a observé les suivantes : inflammation du coccyx et de ses ligaments, maladies du périoste, carie de la dernière vertèbre coccygienne (Nott), déplacement du coccyx par rétraction musculaire, fracture ou ankylose, peut-être quelquefois inflammation de la glande coccygienne. Cette névralgie se rencontre le plus fréquemment chez les femmes, après les accouchements difficiles, dans les affections utérines, l'hystérie, et par causes traumatiques.

Quant au *traitement*, Scanzoni prescrit des sangsues, des bains chauds, des compresses, des injections sous-cutanées de morphine. Dans un cas de Gosselin, la névralgie disparut après l'usage prolongé d'un coussin à air en caoutchouc (pour éviter les pressions), et de purgatifs doux. Dans les formes rebelles et très-douloureuses, il n'y a plus d'autres ressources que l'intervention chirurgicale. Celle-ci a été tentée pour la première fois dans l'Alabama (Amérique du Nord) par Nott, qui fit l'extirpation du coccyx (*Amer. Journ. of med. science*, t. III, 1832). Simpson, qui a obtenu plusieurs guérisons par une opération, avait recours à la section sous-cutanée des muscles et des ligaments s'insérant au coccyx; dans les cas graves, il faisait l'excision de l'os. De nos jours, Seeligmüller (*Neuropath. Beob.*, Iéna, 1873) a guéri par la faradisation une coccygodynie datant de douze ans (le pôle négatif dans le canal cervical, le pôle positif sur le sacrum); Amann n'a obtenu qu'une amélioration par le traitement galvanique.

NÉVRALGIES DES ARTICULATIONS (NÉVROSES ARTICULAIRES).

Pour compléter nos études sur les névralgies des plexus et des filets nerveux afférant aux différentes régions du corps, il nous reste à parler de ces affections nerveuses des articulations, signalées d'abord par Brodie (*Pathol. and surgic. observ. on diseases of the joints*, London, 1818), et étudiées ensuite par Stromeyer (*Handb. der Chirurg.*, 1844, et *Erfahr. über Localneurosen*, 1875), Esmarch (*Uber Gelenkneurosen*, 1872), Wernher (*Uber nervöse Coxalgie, D. Zschr. f. Chir.*, I Bd, 1872), et O. Berger (*B. klin. Wschr.*, 1875, et *D. Zschr. f. prakt. Med.*, 1874).

Comme l'a découvert Rüdinger (*Die Gelenksnerven des menschlichen Körpers*, 1867), il existe un grand nombre de ramifications nerveuses dans les ligaments, dans la capsule fibreuse et surtout dans la synoviale des grandes et des petites articulations des membres (ainsi que dans les articulations vertébrales) ; les nerfs articulaires proviennent en partie du système spinal, en partie du système sympathique. Plus récemment, Nicoladoni (*Wien. med. Jahrb.*, IV H., 1875) a fait des recherches approfondies sur les nerfs de la capsule articulaire du genou, chez le lapin. Cet auteur a exécuté de très-belles préparations au chlorure d'or (que j'ai eu plusieurs fois l'occasion d'examiner); elles démontrent que, sur certains points de l'articulation du genou, les nerfs sont très-abondants et affectent, dans leurs terminaisons ultimes, l'apparence de réseaux qui occupent, soit l'endothelium compact de l'intima de la synoviale, soit les éléments cellulaires de sa tunique adventice ; quelques-uns de ces réseaux nerveux contractent des rapports plus intimes avec les vaisseaux, et contribuent à la formation de corpuscules de Pacini. On admettra difficilement que les articulations du corps humain ne soient pas au moins aussi riches en nerfs que celles des animaux.

Cette abondance de nerfs dans les grandes et les petites articulations, ainsi que dans la peau environnante, permet de comprendre comment ces parties sont le siége de phénomènes d'irritation, qu'Esmarch et surtout Berger tiennent pour de véritables névralgies.

Comme *conditions étiologiques*, il faut citer en première ligne l'état névropathique congénital, ou acquis par le genre de vie et l'alimentation, puis l'anémie et l'hystérie. C'est pourquoi les femmes et les jeunes filles nous offrent si souvent des exemples des différentes formes de névralgies articulaires. Plusieurs fois aussi j'ai observé des névralgies de l'épaule, du coude et du genou chez de jeunes garçons qui s'étaient adonnés longtemps à la masturbation. Les *causes occasionnelles* sont les émotions, les traumatismes, les contusions, les froissements des articulations, la fatigue, plus rarement les influences rhumatismales. Quelquefois les névralgies articulaires sont provoquées par des troubles gastriques, des irritations de l'appareil sexuel (le grand symphatique abdominal a de nombreux rapports avec le plexus sacro-coccygien), et enfin par les maladies aiguës et les affections centrales (hémiplégie, ataxie, d'après Berger).

Les *symptômes des arthrites névralgiques* s'établissent graduellement ou font une apparition brusque. Le symptôme capital est la *douleur*, qui se montre avec des exacerbations périodiques dans certaines jointures, rayonne dans les parties environnantes, et augmente ordinairement vers le soir pour s'apaiser pendant la nuit (au contraire de ce qui arrive pour les inflammations articulaires). Quelquefois la douleur disparaît, si le malade se met immédiatement à marcher. L'apparition des règles tantôt atténue, tantôt aggrave les accidents névralgiques.

L'examen de l'articulation intéressée n'y laisse ordinairement découvrir aucune modification particulière. Il existe pourtant certains signes, comme on en trouve dans la plupart des névralgies. Ce sont des *points douloureux à la pression :* pour la hanche, entre le gros trochanter et l'ischion, et au voisinage de l'épine iliaque antéro-supérieure; pour le genou, sur le bord interne de la rotule, dans le creux poplité et au-dessus de la tête du péroné; pour le cou-de-pied, derrière les deux malléoles; pour l'épaule, au niveau des nerfs du plexus brachial et dans le creux axillaire; pour le coude, au niveau de l'épicondyle et de la tête du radius; pour le poignet, sur l'apophyse styloïde du cubitus. Il y a enfin, d'après mes observations, certaines formes de rachialgie et de soi-disant irritation spinale qui doivent être rapportées à une névralgie des articulations vertébrales ; ce sont les formes caractérisées par des douleurs lancinantes ou piquantes faisant des retours périodiques, s'exaspérant soit spontanément, soit après des émotions, des efforts, des mouvements forcés, et s'étendant le long de la colonne vertébrale, avec des points douloureux au niveau des apophyses épineuses et transverses, entre les deux épaules ou sur les omoplates, de l'hyperesthésie cutanée circonscrite, des sensations locales de chaud ou de froid, quelquefois avec complication d'autres arthralgies. Dans ces cas, il est rare qu'on trouve d'autres signes positifs d'hystérie ; une pression superficielle en certains points de la région dorsale ne provoque pas non plus, comme dans l'hystérie, des attaques caractéristiques avec sensation d'angoisse, constriction du cou ou de l'épigastre, etc.

Outre les points douloureux, les névralgies articulaires s'accompagnent d'une *hyperesthésie* diffuse dans les téguments environnants (Brodie) ; dans les cas de longue durée, il y a de l'*anesthésie* et des *paresthésies* irradiées (fourmillements, brûlures, Berger). Comme *troubles vaso-moteurs*, on note des changements périodiques dans la coloration et la température de la peau ; de temps en temps un œdème diffus autour de l'articulation, un gonflement considérable et de l'urticaire (Brodie). Wernher et d'autres ont publié des cas d'amaigrissement du membre et d'*atrophie des muscles* autour de l'articulation. Comme *troubles moteurs*, on peut observer des spasmes musculaires (souvent avec immobilisation du membre dans l'extension, ou pseudo-ankylose, disparaissant sous l'influence du chloroforme), et une faiblesse paralytique, même dans l'intervalle des attaques de névralgie.

Sur 80 cas de névrose articulaire relevés par Esmarch, on en trouve 58 pour le genou, 18 pour la hanche, 8 pour le poignet, 7 pour le cou-de-pied, 4 pour l'épaule et le coude, 1 seulement pour les articulations des doigts. Il n'est pas question ici de ces névralgies des articulations vertébrales que nous avons signalées comme fréquentes.

Le *diagnostic* peut être entouré de grandes difficultés, par ce fait que les inflammations ou les caries articulaires au début revêtent quelquefois toutes les apparences des arthrites névralgiques. En pareil cas, une observation prolongée fera reconnaître la véritable nature de la maladie. Un état névropathique très-prononcé, des signes positifs d'hystérie seront d'un grand secours pour le diagnostic. Mais le signe capital, comme l'a montré Esmarch, c'est la disproportion frappante entre l'intensité et la persistance de la maladie, et le peu d'importance des modifications articulaires. Les phénomènes suivants parlent en faveur d'une névralgie articulaire : paroxysmes douloureux, s'apaisant ordinairement pendant la nuit ; points douloureux ; hyperesthésie cutanée ; troubles vaso-moteurs ; peu de douleur au contact des extrémités articulaires ; émaciation peu prononcée, même après un repos absolu de plusieurs mois, moyen d'ailleurs sans avantages ; au contraire, dans les inflammations articulaires il y a une tuméfaction persistante, une flexion spasmodique du membre, une exagération des douleurs par la pression des extrémités articulaires, et le repos et les appareils agissent favorablement. Une exploration attentive permettra donc d'éviter toute erreur diagnostique préjudiciable et toute méprise thérapeutique, comme celles qui furent commises dans un cas rapporté par Brodie : pour une névralgie récidivée du genou, le malheureux patient subit consécutivement l'amputation de la cuisse, puis la résection du nerf sciatique, et enfin la désarticulation de la hanche.

Le *pronostic* est favorable chez les sujets jeunes et simplement nerveux ; il est plus suspect dans les formes invétérées et opiniâtres d'hystérie. Comme *traitement*, on a recours avec avantage aux affusions fraîches et aux douches sur la jointure, suivies de massage et de mouvements passifs (Esmarch) ; de même pour l'application du pinceau faradique, ou la galvanisation de l'article. L'air des montagnes, les bains de mer, l'hydrothérapie modérée, une gymnastique simple, l'arsenic et surtout un traitement moral approprié donnent aussi de bons résultats.

CLASSE X

CHAPITRE L

TROUBLES VASO-MOTEURS ET TROPHIQUES

Les névroses vaso-motrices et trophiques formeront le dernier cha-
pitré de nos études sur les maladies du système nerveux. Les *troubles
vaso-moteurs* dans les affections cérébrales et spinales, dans l'hystérie, l'épilepsie, les traumatismes périphériques, ont été exposés en
temps utile. Nous avons dit aussi comment les dernières recherches
expérimentales de Goltz (*Pflüg. Arch.*, IX Bd. 1874) et de Vulpian
(*Arch. de phys.*) sur les nerfs vaso-dilatateurs, sont faites pour apporter des modifications radicales dans les opinions admises jusqu'ici.
D'après Goltz, la dilatation vasculaire et l'élévation de température ne
doivent pas être rapportées à une paralysie des nerfs vaso-moteurs,
mais bien à un processus actif, à une suractivité fonctionnelle des
nerfs vaso-dilatateurs. Les fibres vaso-dilatatrices des nerfs proviennent directement de la moelle ou peuvent être mises en jeu par voie
réflexe, par l'excitation des fibres centripètes d'autres nerfs. Ces faits
expérimentaux demandent à être confirmés et élucidés par de nouvelles recherches ; toutefois ils nous donnent une explication plus satisfaisante de certains symptômes contradictoires de l'hystérie (voy.
page 471) et de la maladie de Basedow.

Quant aux *nerfs trophiques* et aux troubles qui en dépendent,
c'est une question controversée, et dont la solution se fera peut-être
longtemps attendre. D'après quelques auteurs, les éléments vaso-
moteurs contenus dans les troncs nerveux mixtes se paralyseraient
dans les cas d'arrêt de l'innervation centrale, et c'est eux qui entraî-
neraient alors un ralentissement de la circulation et une hyperémie
passive, avec troubles de nutrition dans les muscles. Pourtant l'ob-

servation montre que les paralysies motrices peuvent durer longtemps, avec des troubles fonctionnels et circulatoires évidents, mais
sans atteinte notable de la nutrition. Couyba et Charcot ont rattaché
à la névrite les troubles trophiques qui surviennent à la suite des
traumatismes des nerfs, et la même interprétation a été appliquée
plus récemment par Friedreich à la pathogénie de l'atrophie musculaire progressive : processus inflammatoires dans les muscles, puis
névrite intra-musculaire, se propageant par les troncs nerveux et les
racines jusqu'à la moelle. Nous avons analysé et réfuté cette théorie
dans le chapitre de l'atrophie musculaire progressive (p. 449-51).

Il est enfin une autre opinion qui gagne de plus en plus du terrain,
celle qui place dans la moelle la source principale des troubles trophiques. Comme nous y avons déjà insisté précédemment, des observations cliniques et anatomiques en nombre considérable s'accordent
à démontrer que dans les myélites centrales, soit primitives, soit
secondaires, comme dans les foyers bulbaires, dans la sclérose cérébro-spinale, dans la sclérose des cordons postérieurs, dans la
sclérose symétrique des cordons latéraux, dans la méningo-myélite
et la pachyméningite hypertrophique, en un mot dans toutes les lésions des colonnes grises antérieures de la moelle, on voit survenir
des troubles trophiques évidents des muscles, des articulations et de
la peau. La sclérose secondaire des cordons latéraux dans l'apoplexie
cérébrale, lorsqu'elle se propage en avant, et la myélite centrale, re-
produite expérimentalement depuis peu par Hayem, avec dégénération
exsudative des cornes antérieures, donnent naissance à de l'atrophie
musculaire progressive. Les cellules multipolaires de la substance
grise des cornes antérieures contiennent donc des centres trophiques
importants (Charcot). Mais l'influence trophique de la moelle ne peut
se faire sentir, sur les parties periphériques, que par certaines voies
de transmission ; aussi les solutions de continuité de ces conducteurs
trophiques, dans les lésions traumatiques des troncs nerveux périphériques, entraînent-elles des troubles de nutrition considérables
dans les muscles et les autres tissus. La théorie tropho-névrotique
est encore celle qui rencontre relativement le moins d'obstacles et
d'invraisemblance.

Dans ce qui suit, nous allons exposer les maladies des nerfs vaso-
moteurs et trophiques, que l'on a mieux approfondies de nos jours,
grâce aux découvertes de l'anatomie pathologique. Nous renvoyons,
pour des développements plus complets, aux travaux d'Eulenburg et
Guttmann sur la pathologie du grand sympathique (Berlin, 1873).

1. MIGRAINE (HÉMICRANIE).

On désigne sous ce nom une douleur de tête revenant par paroxysmes, et que connaissaient déjà les anciens médecins (Tissot, J. Frank, etc.), mais sans l'avoir bien distinguée des formes avec prosopalgie ; c'est Romberg, et, après lui, Leubuscher, qui ont fait de la migraine une névralgie cérébrale. Il y a une quinzaine d'années que Du Bois Reymond (*Arch. f. Anat. und Phys.* 1860), observant sur lui-même, constata certains phénomènes (artère temporale formant un cordon dur du côté du paroxysme, anémie de la face, enfoncement de l'œil, dilatation de la pupille, et enfin rougeur de l'oreille), d'où il établit que la migraine doit consister dans un tétanos des muscles vasculaires du côté intéressé, ou dans un tétanos des vaisseaux dépendant du grand sympathique cervical (*migraine sympathico-tonique*). Le spasme des muscles vasculaires, la compression exercée sur les nerfs sensitifs qui parcourent les vaisseaux, seraient les causes prochaines de la douleur, comme dans les crampes des mollets, les coliques et les tranchées utérines. D'après Eulenburg et Landois, les fluctuations du courant sanguin artériel, les hyperémies et les anémies temporaires d'une moitié de la tête, suffiraient à irriter les nerfs sensitifs du cuir chevelu, du péricrâne, des méninges crâniennes, ou les parties sensibles de l'encéphale, et à provoquer des attaques douloureuses.

D'après Möllendorf (*Virch. Arch.*, janvier 1868), la migraine consisterait dans un défaut d'énergie, survenant avec ou sans manifestations périodiques, dans les nerfs vaso-moteurs de l'une des carotides, d'où relâchement consécutif du vaisseau et fluxion artérielle vers le cerveau ; au contraire, d'après les recherches de Goltz, précédemment citées, il y aurait là une excitation active des nerfs vasodilatateurs. Comme symptômes secondaires, on note des hyperesthésies des sens et du cuir chevelu, des nausées et des vomissements ; comme symptômes de compression, de l'obscurcissement de la vue, de la difficulté dans les mouvements du globe oculaire, de l'engourdissement de la sensibilité. A l'appui de sa théorie, Möllendorf fait intervenir la suppression complète de la douleur par compression de la carotide du côté malade, le retour de la douleur quand on cesse la compression, l'exagération de la douleur par la compression de la carotide du côté sain ; la dilatation des vaisseaux centraux constatée une fois à l'ophthalmoscope du côté malade (rougeur scarlatineuse du fond de l'œil, dilatation de l'artère et de la veine centrales de la rétine, la veine bosselée et très-sinueuse), avec état normal de l'œil

'du côté sain ; enfin le ralentissement manifeste du pouls, la petitesse et la contraction des radiales, contrastant avec les battements
amples de la carotide et de la temporale (*migraine sympathico-para-
lytique*).

Parmi mes observations de migraines, j'ai relevé deux cas particuliérement caractéristiques. Chez l'un de ces malades, que j'ai eu plusieurs fois l'occasion d'examiner à la fin de ses attaques, le siége du mal se reconnaissait facilement à la
rougeur vive de la joue et de l'oreille gauche. Dans le second cas, j'ai pu suivre le
passage de la première période, celle du spasme vasculaire, à la seconde période,
angioparalytique ; c'était une jeune fille hystérique, chez qui la migraine commençait par une sensation de froid dans les doigts et les orteils des deux côtés (le bout
des doigts, pendant les plus fortes chaleurs de l'été, devenait complétement froid);
peu de temps après, *la face pâlissait et le pouls tombait à 60*; après le paroxysme,
les mains étaient le siége d'une forte chaleur et d'une transpiration abondante, et
les joues rougissaient, surtout la droite. *La pupille*, du côté malade, était *dilatée*.

La *céphalée vaso-motrice* d'Eulenburg (avec douleur fronto-tempo-
rale, rougeur et chaleur de la face et de l'oreille) n'est probablement
qu'une variété de la migraine avec spasme vasculaire. Quant à
celle-ci, ce n'est point une névralgie de l'encéphale ou du trijumeau, mais une maladie de la portion cervicale ou céphalique du
grand sympathique, ou des centres vaso-moteurs eux-mêmes. Le ralentissement du pouls qu'on observe dans la forme angioparalytique
doit être rapporté (d'après les recherches de Landois sur l'hyperémie
cérébrale artificielle) à l'irritation de la moelle allongée et des nerfs
vagues. Cette forme de migraine comporte également (comme nous
l'avons vu plus haut) des signes de paralysie du grand sympathique.
Comme *complications*, on a observé de l'entéralgie et de la diarrhée,
qui doivent tenir à une paralysie des nerfs vaso-moteurs abdominaux ; dans la forme tonique, il y a quelquefois du ptosis avec myosis (Berger), probablement par paralysie des fibres musculaires de
Müller, innervées par le grand sympathique et se rendant à l'orbiculaire des paupières. La salivation a été rapportée par Grützner
(V. p. 261) à l'excitation du centre de la salivation dans le bulbe.

La migraine affecte surtout les femmes, qui présentent pour la
plupart une excitabilité morbide, de l'anémie ou de l'hystérie. C'est
une affection des plus pénibles ; souvent même elle s'accompagne de
vomissements. Je l'ai observée chez des jeunes filles de 10 et 12 ans,
dont la mère était aussi atteinte de migraine ou d'un état névropathique très-prononcé; la maladie est assez fréquente aussi chez les
hommes, dans des conditions analogues. A l'époque de la ménopause, où le calme se fait dans le système vasculaire, la migraine
disparaît.

Traitement. Dans les formes périodiques : quinine, liqueur de Fowler (à doses progressives); dans les formes irrégulières : valérianate de caféine, *paulinia sorbilis* (2 à 4 gr. par jour), bromure de potassium à haute dose; chez les chlorotiques : ferrugineux, eaux minérales, séjour à la campagne. Dans la migraine avec spasme vasculaire, on a conseillé dernièrement de faire respirer au malade 2 à 5 gouttes de *nitrite d'amyle;* Filehne (*Pflüger's, Arch.* 9 Bd. 1874) le considère comme paralysant surtout les centres vaso-moteurs et les origines de pneumogastrique (de là le ralentissement considérable du pouls). Dans la migraine angioparalytique ou angiodilatatrice, Eulenburg et Berger vantent l'*extrait de seigle ergoté* (à l'intérieur ou en injections sous-cutanées). D'après mes observations, les différents moyens médicamenteux n'ont pas une action durable sur l'excitation des appareils vaso-moteurs; on réussit bien mieux à relever l'énergie des centres nerveux vasculaires par l'hydrothérapie, les bains de mer, l'air des montagnes, une gymnastique rationnelle et modérée. Quelquefois, l'*électrothérapie* donne aussi de bòns résultats. Frommhold emploie le courant induit primitif, en appliquant le pôle positif à la nuque, le pôle négatif sur l'orbite, le front, la tempe ou au sommet de la suture sagittale, pendant 3-5 minutes. Holst a institué avec plus de raison un traitement galvanique, avec un large conducteur sur le grand sympathique cervical, au bord externe du sterno-mastoïdien, et l'autre conducteur dans la paume de la main. Dans la forme spasmodique, on place l'anode sur le grand sympathique (pour en diminuer l'excitabilité); dans la forme avec dépression, on y place la cathode, et, pour avoir une excitation plus forte, on se sert d'une fermeture métallique et du commutateur.

2. ATROPHIE UNILATÉRALE DE LA FACE (HÉMIATROPHIE FACIALE).

Cette affection singulière, caractérisée par l'atrophie des parties molles, des os et des cartilages, sur une des moitiés de la face, a été appelée par Bergson prosopodysmorphie; par Samuel et Bärwinkel, atrophie nerveuse de la face; par Lande, aplasie lamineuse progressive de la face; par Eulenburg, hémiatrophie faciale progressive.

La maladie débute par l'apparition de *taches blanches* sur une moitié de la face; bientôt survient une *raréfaction intense du tissu adipeux sous-cutané*, et une *atrophie des différentes couches de la peau*, avec décoloration circonscrite ou chute des poils (à la tête, à la barbe, aux sourcils), et diminution ou abolition complète des sécrétions cutanées, surtout de l'enduit sébace. Dans les formes trèsaccusées, la peau est rude, boursouflée ou squameuse ; quelquefois la sensibilité y est augmentée, et elle est le siége de sensations névralgiques et de paresthésies circonscrites. Pendant longtemps, *les muscles* du côté intéressé ne présentent aucune modification appréciable dans leur volume ni dans leurs réactions électriques ; mais dans les formes très-avancées la face est souvent attirée légèrement du côté atrophié, et on trouve de l'amaigrissement et de l'atrophie des masséters, de la musculature des lèvres (Hueter, Lande, Hitzig, Guttmann), de la langue et des piliers du voile du palais. Les causes morales déterminent souvent une rougeur de la joue malade ; dans d'autres cas, ce fait ne se produit pas. Enfin *une atrophie extrême s'empare aussi du squelette osseux et cartilagineux de la face* (cartilages nasaux, os malaire, maxillaires supérieur et inférieur) avec déplacement des dents. La vue se conserve intacte.

Comme *conditions étiologiques*, on a noté les suivantes : exanthèmes aigus (diphthérie, Emminghaus), refroidissement, traumatisme, syphilis (cas de Græfe avec paralysie de l'oculo-moteur externe et du trijumeau à gauche), convulsions épileptiformes (M. Meyer, Brunner), affections cérébrales avec hémiplegie (Parry), avec névralgie du trijumeau et kératomalacie (Pissling), symptômes d'irritation de la moelle (observation personnelle, *Wien. med. Presse*, 1868). L'atrophie unilatérale de la face est beaucoup plus fréquente chez la femme ; les premières périodes de la vie, jusqu'à vingt ans, fournissent les cas les plus nombreux ; la maladie a une prédilection pour le côté gauche de la face.

Dans un cas publié par Brunner (*Petersb. med. Zschr.* II, Bd., 1871), une femme de vingt-sept ans est prise d'atrophie faciale gauche, ayant eu auparavant des attaques épileptiformes ; les cils et les cheveux blanchissent, il se forme des taches d'un gris jaunâtre, qui ensuite passent au brun ; il y a des douleurs dans la joue et l'œil gauches, et des élancements dans le cou et le thorax, jusqu'à la région épigastrique. En examinant la malade, on trouve une atrophie complète des muscles frontal et temporal gauches, moins prononcée dans les muscles de l'aile du nez, de l'arcade zygomatique, et des lèvres ; la contractilité faradique et galvanique, la sensibilité électro-musculaire sont normales, l'influence de la volonté se transmet bien aux fibres qui subsistent dans les muscles de la face.

On trouve en outre *la pupille gauche dilatée*, réagissant lentement à la lumière, un *léger degré d'exophthalmie*, un *abaissement de température* dans le côté malade de la face ; la sécrétion sudorale est supprimée, les battements cardiaques irréguliers, ordinairement accélérés. *Par la galvanisation du grand sympathique, on obtient un ralentissement immédiat du cœur, et une légère dilatation de la pupille ; la moitié atrophiée de la face présente alors une vive rougeur, et se couvre d'une transpiration abondante.* Le courant constant ne provoquait pas d'attaques épileptiques, ce qui arrivait au contraire avec les courants d'induction, même faibles.

Dans un cas d'atrophie gauche de la face rapporté par Guttmann (*Arch. d. Psych.*,

I, Bd., 1868), la galvanisation déterminait aussi du côté malade une rougeur qui persistait pendant une heure.

Pour Brunner, il s'agirait, dans son observation, d'une *irritation permanente du grand sympathique* (suite d'un processus inflammatoire ou d'une tumeur), comme dans les expériences de Biffi et de Cl. Bernard; là aussi la galvanisation après section du grand sympathique cervical déterminait la dilatation et la paresse de la pupille, l'exophthalmie, l'abaissement de la température, la pâleur de la conjonctive, de l'oreille et du nez. Quand on cessait la galvanisation, on voyait reparaître les symptômes opposés, propres à la section du sympathique. En l'absence complète de données anatomiques pouvant nous éclairer sur l'atrophie unilatérale de la face, nous en sommes réduits aux hypothèses. Certains auteurs admettent une atteinte des nerfs vaso-moteurs de la face dans les branches du trijumeau; d'autres, une lésion de ses fibres trophiques, ou du grand sympathique cervical, ses lésions traumatiques ayant occasionné un léger degré d'atrophie faciale. Dans un cas d'atrophie faciale limitée à la région du nerf sous-orbitaire, Bärwinkel a diagnostiqué une maladie du ganglion sphéno-palatin; il n'y a rien d'irrationnel non plus à supposer une névrite des nerfs faciaux correspondant aux parties atrophiées.

Le *pronostic* est défavorable, par ce fait que la maladie n'a d'autre chance de s'enrayer que dans un arrêt spontané de l'atrophie. Les *traitements* médicamenteux, hydrothérapiques et électriques sont restés jusqu'ici impuissants.

3. MALADIE DE BASEDOW.

Cette triade symptomatique (excitation cardiaque, goître et exophthalmie), déjà connue de Stokes, n'a été établie comme une forme morbide distincte que par Graves (1835) et Basedow, et depuis une vingtaine d'années on l'a observée plus souvent et avec plus d'attention. Le premier signe pathognomonique de la maladie est, en général, une *excitation cardiaque intense*, se produisant d'abord sous l'influence de causes excitantes, puis même à l'état de repos, avec accélération du pouls (120, 160 par minute), irrégularité du cœur, battements énergiques et souffle dans la carotide, dans les vaisseaux de la glande thyroïde ordinairement dilatés, et souvent jusque dans l'aorte abdominale. A l'exploration physique du cœur, souvent on ne trouve rien d'anormal; d'autres fois, après une longue durée de la maladie, on constate un souffle systolique et de l'hypertrophie cardiaque.

Au bout de quelques semaines ou de quelques mois, on voit apparaître une *tuméfaction de la glande thyroïde*; la glande est ordinairement tuméfiée dans un seul de ses lobes, traversée parfois d'artères faisant entendre un bruit de souffle; plusieurs années après, elle prend une consistance plus dure, et est soulevée régulièrement par les pulsations de ses vaisseaux. Soit à la même époque, soit plus tôt ou plus tard, *les deux yeux*, ou quelquefois un seul, deviennent de plus en plus *proéminents*, et finissent par revêtir cette fixité particulière de l'œil du bœuf. La fente palpébrale est largement ouverte, les battements des paupières sont rares et incomplets, et, comme Græfe l'a montré le premier, la paupière supérieure participe incomplétement aux mouvements d'élévation et d'abaissement du globe oculaire; Stellwag a observé l'abolition des mouvements de latéralité des deux yeux, avec conservation de la convergence des axes optiques (*Wien. med. Jahrb.*, XVII Bd., 1869); O. Becker a signalé, comme syptôme nouveau, des pulsations artérielles spontanées de la rétine (*W. med. Wschr.*, 1873). Dans beaucoup de cas, la cornée perd sa sensibilité; sa surface devient sèche, mate, et Græfe a vu 14 fois des ulcérations de l'œil (*Berl. klin. Wschr. Aug.*, 1867). Les pupilles sont tantôt dilatées, tantôt rétrécies ou normales; la conjonctive est rouge, quelquefois avec du chémosis; la sécrétion des larmes est souvent très-abondante. A l'ophthalmoscope, Græfe a trouvé, dans quelques cas seulement, une dilatation et de fortes sinuosités des veines de la rétine.

Comme *symptômes concomitants* du goître exophthalmique, on a observé, outre la parésie de la paupière supérieure, une paralysie partielle de la face et une double paralysie de l'oculo-moteur externe (Stellwag); comme *troubles sensitifs et vaso-moteurs*, on a noté les suivants : anesthésies partielles ou douleurs névralgiques sous la dépendance du trijumeau; dilatations vasculaires circonscrites sur le tégument externe (production d'érythème au contact du cuir chevelu, taches cérébrales de Trousseau), uni- ou bilatérales, quelquefois avec retours paroxystiques (Stellwag); rougeur d'une moitié de la face, avec pâleur anormale de l'autre côté; élévation de température (Teissier, Cheadle, Eulenburg, Guttmann), avec sensation de chaleur et hypersécrétion sudorale; gonflement œdémateux des paupières, de la conjonctive, des lèvres ou de la peau de la face; chez un malade de Stellwag, gonflement de toute la région cervicale, et accès d'asthme périodiques. Geigel, Solbrig et Andrews ont observé des troubles psychiques (exaltation, mélancolie et même manie); qui diminuèrent de violence à mesure que s'améliorait l'affection première.

La triade symptomatique du goître exophthalmique peut être dissociée par l'absence de l'un ou l'autre de ses symptômes essentiels. Ainsi, sur 58 cas relevés par Busch (*Lehrb. d. Herzkrankh*, 1868), les phénomènes cardiaques manquaient 3 fois et le goître 4 fois. Dans les cas de Praël et Fischer, la maladie de Basedow se bornait à une exophthalmie double; mais le diagnostic était confirmé par le défaut d'harmonie entre les mouvements des yeux et ceux des paupières, et par d'autres phénomènes généraux.

Les *recherches anatomiques* pratiquées dans un certain nombre de cas ont donné, comme *lésions locales*, une infiltration séreuse ou une prolifération du tissu adipeux rétro-oculaire; Naumann a trouvé une dégénérescence athéromateuse de l'artère ophthalmique; Recklinghausen et Schoch, une dégénérescence graisseuse des muscles oculaires; dans un cas de Schnitzler (*Med. Halle*, 1864), Rokitansky a vu la paroi interne de la cavité orbitaire, formée par l'ethmoïde, d'une dureté insolite, convexe, proéminant vers la cavité orbitaire et la rétrécissant très-notablement en arrière; les sinus de l'ethmoïde énormément dilatés, gorgés d'un mucus purulent, et leurs parois très-épaissies. Dans beaucoup de cas, la glande thyroïde présentait un gonflement hyperémique, de l'hyperplasie ou des dilatations vasculaires. Le cœur était souvent exempt d'anomalies; d'autres fois on a trouvé une dégénérescence amyloïde du muscle cardiaque, de la dilatation ou de l'hypertrophie, des lésions valvulaires, de l'atherôme des gros vaisseaux (de l'aorte ascendante, dans un cas de Praël).

Les *altérations* observées dans le *système nerveux* sont les suivantes: foyers de ramollissement à la base du lobe cérébral antérieur, ramollissement de la couche optique, des tubercules quadrijumeaux et du cervelet (observ. de Praël, lésions probablement d'origine embolique); *altérations diverses du grand sympathique*. Trousseau et Lancereaux, et plus récemment Knight, ont trouvé une augmentation du tissu conjonctif, une atrophie et une diminution des cellules nerveuses dans le grand sympathique cervical; Beveridge a vu un épaississement et une dégénérescence tuberculeuse du cordon sympathique, et des filets se rendant à l'artère thyroïdienne inférieure et à la vertébrale; de plus, une hypertrophie et une induration des ganglions cervicaux moyens et inférieurs, qui étaient remplis d'une masse granuleuse, et rappelaient l'aspect de ganglions lymphatiques tuberculeux; dans le cas de Moore, le ganglion cervical inférieur était presque complétement détruit et remplacé par du tissu conjonctif et adi-

peux. Recklinghausen et Biermer ont trouvé de l'atrophie, Virchow,
de l'hypertrophie et de l'épaississement interstitiel du grand sympathique cervical. Dans un cas de Geigel, le sympathique cervical des
deux côtés était environné d'une gaîne d'un tissu conjonctif épais,
riche en graisse ; mais dans les nerfs eux-mêmes et dans les ganglions,
à part une pigmentation brune intense de ces derniers, on ne découvrait au microscope aucune altération ; il y avait en outre des oblitérations du canal central de la moelle, autour duquel on voyait
la moelle augmentée de consistance, une légère prolifération de
la névroglie, et une réplétion manifeste des capillaires. Par contre,
dans les cas publiés par Paul, Fournier, Ollivier, Rabejac et Wilks,
le microscope ne révélait aucune altération du grand sympathique.

Les *conditions étiologiques* le plus fréquemment invoquées sont les commotions
morales vives, les efforts physiques ou intellectuels exagérés. Bouillaud a vu la
maladie se développer sous l'influence de l'onanisme, Græfe l'a vue atteindre en
quelques jours son maximum d'intensité, à la suite d'une excitation sexuelle insolite. Dans un cas de Begbie et un autre de Græfe, les premiers symptômes s'étaient
montrés à la suite d'un coup violent sur la tête. Comme *causes prédisposantes*, on
peut citer l'anémie (maladies graves, accouchement, hémorrhagies), l'état névropathique prononcé et l'hystérie. Sous l'influence de ces causes, on comprend que le
sexe féminin soit de beaucoup le plus sujet à la maladie. Sur 27 cas de Romberg et Henoch, il y a 24 femmes, et 20 sur 25 observations de Taylor ; Praël n'a
vu qu'un homme sur 9 cas ; d'après Græfe, la proportion serait d'un contre sept.
Le plus grand nombre des cas se déclare de 20 à 40 ans. Par exception, Stokes et
Trousseau ont vu la maladie chez des enfants, et chez des femmes après 60 ans.

Les opinions les plus diverses ont été émises sur la *nature* de cette
singulière maladie. Basedow, et plus récemment Hiffelsheim et Beau,
admettaient, comme phénomène primordial, une modification du
sang analogue à la chlorose ; mais l'expérience est contraire à cette
manière de voir, car chez le plus grand nombre des chlorotiques, il
n'existe aucun signe de la maladie en question, et le goître exophthalmique se développe aussi à l'état aigü chez des sujets d'ailleurs bien
portants, chez des hommes, des enfants, et à la suite des causes les
plus diverses (influences traumatiques, psychiques et sexuelles). On
ne peut pas admettre davantage l'explication de Piorry, Bouillaud, etc.,
qui rattachent les symptômes pathognomoniques de la maladie à la
compression exercée par la glande thyroïde hypertrophiée, sur les
vaisseaux et les nerfs du cou, ou sur le grand sympathique cervical
(Koeben) ; car la tuméfaction thyroïdienne n'apparaît pas en premier
lieu, et des goîtres très-volumineux, ou des tumeurs comprimant le
sympathique ne donnent jamais lieu aux mêmes phénomènes mor-

bides. L'hypothèse de Stokes, qui rattache le goître et l'exophthalmie à l'hypertrophie du cœur, n'est pas plus satisfaisante, car très-souvent, dans la maladie de Basedow, l'exploration physique du cœur ne révèle rien d'anormal, et d'autre part des affections organiques du cœur très-prononcées ne s'accompagnent d'aucun de ces symptômes.

Une théorie qui s'accorde beaucoup mieux avec la physiologie et avec les faits cliniques, est celle qui rapporte la maladie de Basedow à une affection du grand sympathique, et qui compte parmi ses adhérents Aran, Trousseau, Charcot, Friedreich, Geigel, Græfe, etc. On sait, d'après les expériences de Biffi et de Cl. Bernard, que la section du grand sympathique cervical détermine une dilatation des vaisseaux de la tête et du cou, et une élévation de température dans l'oreille du côté intéressé ; ensuite, la cornée s'aplatit, la pupille se contracte et le globe oculaire s'enfonce dans l'orbite ; tandis que par la galvanisation du bout central du grand sympathique, la fente palpébrale s'élargit, la cornée reprend sa convexité, et l'œil fait saillie hors de l'orbite. Partant de ces données expérimentales, Geigel (*Würzb. med. Zschr.*, 7 Bd., 1866) explique le goître exophthalmique par la paralysie des nerfs vasculaires céphaliques et cervicaux contenus dans le grand sympathique cervical, et par l'irritation concomitante de ses fibres oculo-pupillaires.

Plusieurs signes cliniques confirment le fait d'une paralysie du grand sympathique dans la maladie de Basedow. La paralysie des fibres vasculaires sympathiques du cou et de la tête déterminerait primitivement une réplétion sanguine, dont la persistance entraînerait l'accumulation du tissu adipeux dans l'orbite, et d'éléments colloïdes ou conjonctifs dans la glande thyroïde ; l'affaiblissement de l'action nerveuse dans les nerfs vaso-moteurs cardiaques du grand sympathique, commanderait l'exagération des battements cardiaques. D'autres faits encore viennent à l'appui de la même interprétation : l'élévation de température notée chez beaucoup de malades ; les ulcérations de la cornée, déjà considérées par Græfe comme de nature névroparalytique ; la rougeur et la chaleur unilatérales ou bilatérales de la face, observées par Stellwag et Geigel ; les dilatations vasculaires circonscrites du tégument externe, et les œdèmes partiels des muqueuses ; le fait de Græfe, où la maladie se développa rapidement en l'espace de quelques jours, après une excitation sexuelle intense, suivie pendant une demi-heure de troubles vaso-moteurs très-prononcés, etc.

Pour nous rendre compte, d'après la théorie précédente, des manifestations contradictoires du goître exophthalmique, nous sommes forcés d'admettre une excitation et une paralysie simultanées du grand sympathique, tandis que nous arrivons à une compréhension beaucoup plus naturelle et plus simple des troubles vaso-moteurs, en interprétant les symptômes d'après les dernières expériences de Goltz (*loc. cit.*). Si l'on admet que la dilatation vasculaire n'est pas un fait de paralysie, mais bien un processus actif, par fonctionnement exagéré des nerfs vaso-dilatateurs, on comprend alors que les dilatations vasculaires et les hyperémies prolongées dans la glande thyroïde et dans l'orbite provoquent l'hyperplasie et la prolifération conjonctives, la formation d'un goître et la saillie du globe oculaire; l'augmentation de l'afflux sanguin expliquerait aussi l'excitation des ganglions cardiaques, l'élévation de température plusieurs fois observée, et les phénomènes d'excitation psychique. Nous aurions donc affaire, dans la maladie de Basedow, à une névrose par irritation de l'appareil vaso-moteur; quant aux actions opposées des nerfs qui cheminent ensemble dans le grand sympathique, c'est à l'excitation de leurs centres médullaires respectifs qu'il faudrait les rapporter.

La *marche* de la maladie de Basedow est presque toujours chronique, et comprend des mois ou des années. Dans les cas récents et chez les sujets jeunes, la guérison est possible (comme le montrent les observations de Praël et d'autres); le plus souvent, on obtient une certaine amélioration, mais les récidives ne sont pas rares. *Traitement.* Cures de lait, de petit-lait ou de raisin, à la campagne (Græfe), petites doses de fer ou d'iodure de fer; contre les palpitations, applications de glace sur la région précordiale (Aran); dans quelques cas, Trousseau a obtenu de bons résultats d'un traitement hydrothérapique modéré. De nos jours, Dusch, Guttmann, Wietfeld et Chvostek ont eu, par la galvanisation dans la maladie de Basedow, des améliorations notables, avec diminution de la fréquence du pouls, du goître et des autres accidents. On fait passer, pendant 8-10 minutes, un courant galvanique stabile ascendant, de un à dix éléments, à travers le sympathique cervical (l'anode dans la fossette mastoïdienne, et la cathode sur le ganglion cervical supérieur); on le dirige aussi transversalement à travers la tumeur thyroïdienne; ou bien, on applique un courant ascendant sur les vertèbres cervicales et dorsales supérieures.

4. TROUBLES NERVEUX TRAUMATIQUES ET RHUMATISMAUX SOUS LA DÉPENDANCE DU GRAND SYMPATHIQUE.

Aux *lésions traumatiques du grand sympathique* appartiennent les symptômes d'excitation et de dépression des nerfs vaso-moteurs, quand le système sympathique est comprimé par des tumeurs, ou atteint par des traumatismes; phénomènes où l'on peut voir aussi, avec Goltz, une irritation fonctionnelle des nerfs vaso-constricteurs ou vaso-dilatateurs, comparable aux résultats obtenus par l'excitation ou la section expérimentales du sympathique cervical.

Dans les tumeurs de la région latérale du cou ou de l'orifice supérieur de la cavité thoracique, on voit souvent prédominer ce qu'on nomme les symptômes de dépression. C'est ainsi que dans les néoplasmes ou les tumeurs ganglionnaires du cou (Heineke, Ogle, Willebrand), dans les anévrysmes de l'aorte ou du tronc brachio-céphalique (Gairdner, Coates), on a observé un *rétrécissement des pupilles*; dans un de ces derniers cas, il y avait, sur la moitié de la face du côté intéressé, une *sueur froide*, alternant avec des bouffées de chaleur. Chez un malade de Verneuil, qui subit la ligature de la carotide pour une tumeur de la parotide, on nota peu de temps après une contraction persistante de la pupille; de la chaleur avec dilatation vasculaire à la tempe, à la gencive, et une transpiration abondante sur la moitié de la face du côté opéré; symptômes que l'on reproduit expérimentalement sur les animaux par la section du grand sympathique cervical.

Souvent les tumeurs des ganglions cervicaux, les anévrysmes de l'aorte, comme l'excitation électrique du sympathique cervical, déterminent la *dilatation des pupilles*. J'ai rapporté, page 335, des observations soit personnelles, soit empruntées aux auteurs, de carie, de tuberculose et de cancer des vertèbres cervicales supérieures, avec dilatation pupillaire unilatérale. Chez un malade de Kidd, pendant l'évolution d'un phlegmon suppuré du cou avec frissons, il y avait tantôt dilatation, tantôt contraction de la pupille droite, qui ne revint à l'état normal qu'après l'ouverture de l'abcès. Chez un malade atteint d'un goître kystique, avec mydriase et exophthalmie légère, Demme trouva à l'autopsie une rougeur notable du sympathique cervical gauche, et une infiltration séreuse des tissus adjacents. Dans un cas d'Eulenburg, un goître vasculaire du lobe droit s'accompagnait de mydriase, d'une parésie de l'accommodation, et d'un abaissement de température dans l'oreille droite; dans la maladie de Basedow, il n'y a pas de symptômes pupillaires, l'exophthalmie est double, et la température est augmentée dans les deux conduits auditifs. De nos jours, Gerhardt et Rossbach ont observé des irritations mécaniques du nerf vague (avec ralentissement du cœur), et du grand sympathique (avec dilatation pupillaire), par des tumeurs susclaviculaires et médiastines.

Les exemples de *lésions traumatiques isolées du grand sympathique cervical* sont extrêmement rares, et l'on n'en possède jusqu'ici qu'un très-petit nombre. Pendant la guerre d'Amérique, Mitchell, Morehouse et Keen (*l. c.*) ont vu un soldat qui avait reçu une balle du côté droit, en arrière de la branche inférieure du maxillaire, au niveau du bord antérieur du sterno-mastoïdien ; la balle, après avoir traversé le cou de part en part, était sortie à gauche, au-dessous et à un centimètre environ de l'angle inférieur du maxillaire ; la blessure avait guéri en six semaines. L'examen du malade, pratiqué à la dixième semaine seulement, montra *la pupille droite* (surtout l'œil étant dans l'ombre) *extraordinairement petite*, et du même côté il y avait *de la myopie, un léger ptosis, de la rougeur de la conjonctive et des douleurs frontales*. Plusieurs fois, à la suite d'efforts, on nota une *rougeur insolite de la moitié gauche de la face*. Au repos, la température était normale dans la bouche et les deux oreilles. Cet ensemble de symptômes s'accorde parfaitement avec les résultats de la section expérimentale du grand sympathique chez les animaux, ainsi qu'avec les observations pathologiques rapportées plus haut. Kämpf a présenté un soldat (*Ges. d. Wien. Aerzte,* 8 mars 1872) qui avait eu une blessure du sympathique droit, par plaie de la région cervicale, et qui présentait un *myosis paralytique droit*, sur lequel la galvanisation répétée fut sans influence.

Les blessures de la moelle cervicale et celles du plexus brachial entraînent aussi des troubles dépendant du grand sympathique cervical. Les troubles oculo-pupillaires qui se produisent en pareil cas, et leurs raisons anatomiques, ont été exposés page 328. J'y ai donné aussi un exemple de lésion de la moelle cervicale, avec un *ralentissement persistant du pouls*, et une *dilatation très-notable de la pupille gauche*. Rendu a publié ensuite des observations de fractures des vertèbres cervicales, où la mydriase unilatérale s'accompagnait d'autres symptômes d'excitation ; tandis que dans des luxations des vertèbres avec symptômes de paralysie, et dans mes deux observations de carie de l'apophyse odontoïde, rapportées page 334, on notait du myosis. Dans l'atrophie musculaire progressive, et dans certaines formes d'ataxie, on constate aussi un rétrécissement considérable de la pupille, du côté le plus malade. Dans ces cas, il survient quelquefois des attaques périodiques de sciatique (ordinairement avec hyperesthésie cutanée), pendant lesquelles une mydriase spasmodique se montre du même côté que la névralgie. J'ai constaté aussi, dans les paroxysmes de la chorée, une dilatation spasmodique des pupilles (voy. p. 605).

Dans les *lésions traumatiques du plexus brachial,* Hutchinson a noté un myosis unilatéral, un rétrécissement de la fente palpébrale, et une élévation de température du côté correspondant de la face; Seeligmüller a observé en outre (*B. klin. Wschr.*, 1870 et 1872) l'affaissement et l'atrophie de la joue du côté de la blessure, et dans un cas une paralysie du nerf cubital (avec atrophie et anesthésie, suites de névrite).

Parmi les troubles nerveux dépendant du grand sympathique cervical, il faut citer encore l'*hypersécrétion unilatérale de la sueur,* l'*hyperhidrose* ou l'*éphidrose unilatérales.* Dans les cas de compression unilatérale du grand sympathique, rapportés plus haut, nous avons déjà signalé d'un côté la production exagérée de la sueur. De nos jours, Nitzelnadel, Chvostek, etc., ont publié des cas d'éphidrose unilatérale liée à la maladie de Basedow ou au diabète ; sur le côté de la face qui était le siége de l'hypersécrétion sudorale, la pupille était rétrécie, la peau rouge et la température élevée. A la suite d'une parotidite suppurée, Botkin a vu du même côté une élévation de température, avec renforcement des pulsations dans les artères temporales et faciales. Chez le malade de Chvostek, la galvanisation du sympathique cervical déterminait une sueur profuse sur la moitié correspondante de la face, tandis que le malade de Nitzelnadel offrait un résultat tout contraire. Chez un malade de Fränkel (*Inaug. Diss.*, Breslau, 1874), atteint d'hypertophie du cœur et de la glande thyroïde, d'accès dypsnéiques, et d'hyperhidrose de la moitié gauche de la face, Ebstein trouva à l'autopsie, sur le *grand sympathique cervical gauche*, des nodules arrondis, gros comme des grains de sable, d'un brun noirâtre, qui furent reconnus au microscope pour des *dilatations variqueuses des vaisseaux, avec formation de cellules fusiformes dans la paroi vasculaire; les cellules ganglionnaires étaient fortement pigmentées*, remplies de corpuscules foncés. Un malade de Seguin (*Amer. Journ. of med. Science*, oct. 1872) présentait une *suppression de la sueur du côté droit de la face et du cou,* même quand il y avait une transpiration abondante du côté gauche ; à l'autopsie on trouva *le sympathique cervical droit adhérent à la gaîne des vaisseaux et du pneumogastrique*, avec injection vive du ganglion supérieur et des parties adhérentes.

Nous avons fait connaître, page 665, les phénomènes de spasme et de dilatation vasculaires produits expérimentalement par l'*action du froid sur les nerfs vasculaires cutanés*. Nothnagel a publié (*Arch. f. klin. Medic.*, 2 Bd., 1867) des observations relatives à l'influence du froid sur le développement de troubles nerveux vaso-moteurs. Dans tous ces cas, l'affection s'était montrée chez des femmes, surtout aux avant-bras et aux mains, après des lavages à l'eau froide. Il y avait de l'engourdissement, de la raideur des membres, des douleurs névralgiques, une diminution manifeste de la sensibilité, de la difficulté pour les petits mouvements, de la pâleur ou de la blancheur des doigts et des mains, et un abaissement réel de la température. C'est du spasme artériel causé par le froid, que dépendent l'anémie locale, ainsi que tous les autres troubles de l'innervation. Dans les affections vasculo-nerveuses, Chapman a agi sur les nerfs vasculaires, par des applications chaudes ou froides le long de la colonne vertébrale.

Dans un cas d'Eulenburg et Landois (*Wien. med. Wschr.*, n° 56, 1868), il s'agissait de spasmes vasculaires revenant par accès, surtout dans la sphère du nerf médian droit, et s'accompagnant de troubles de la motilité (tremblements avec flexion des doigts et opposition du pouce). Pendant le traitement galvanique, on vit survenir, comme phénomène intercurrent, une éruption d'urticaire à la paume de la main et à la face palmaire de l'avant-bras. Le *traitement* de ces névroses vasculaires rhumatismales doit avoir pour but le relâchement du spasme des vaisseaux ; on a pour cela les frictions énergiques, les liniments volatils, et surtout le courant continu. On fait passer un courant stabile des vertèbres cervicales au plexus brachial, pendant 3-5 minutes (Nothnagel).

Nous avons dit précédemment que, dans la fièvre, le stade de frisson s'accompagne d'un spasme vasculaire, avec pâleur consécutive des parties superficielles du corps ; dans le stade de chaleur, il y a dilatation des vaisseaux, rougeur de la peau et transpiration. Le point de départ de ces phénomènes doit être dans les centres spinaux de l'innervation vasculaire, surtout dans ceux de la moelle allongée. La fièvre résulte, pour Cl. Bernard, d'une parésie du grand sympathique; il s'appuie, dans cette manière de voir, sur ce fait que chez un animal atteint de fièvre, l'excitation du bout central d'un nerf sensitif fait cesser l'élévation de température.

5. ANGINE DE POITRINE VASOMOTRICE.

Nous avons déjà fait remarquer que l'imperfection de nos connaissances actuelles sur l'innervation cardiaque, et l'absence de données anatomo-pathologiques suffisantes, nous empêchent d'arriver à une interprétation clinique des troubles du système nerveux du cœur. Tout en renvoyant, pour les symptômes de l'angine de poitrine, à la page 747, nous dirons ici, pour être complets, qu'un certain nombre de faits tendent à démontrer une *participation* (au moins partielle) *du système grand sympathique aux symptômes de l'angine de poitrine.* D'après les recherches de Bezold (*Travaux du laboratoire de physiologie de Würzbourg,* 1867); le cœur reçoit des fibres sympathiques, les unes contenues dans le sympathique cervical, les autres provenant du cerveau et se rendant au ganglion cervical inférieur et aux plexus cardiaques, par la moelle cervicale et la moelle dorsale; ces fibres pourraient transmettre au cœur des incitations centrales, avec ralentissement de ses contractions. Une observation de Lancereaux (*Gaz. méd.,* 1864) montre que les altérations du plexus cardiaque peuvent donner lieu à des symptômes d'angine de poitrine; le malade, sujet à des attaques de sténocardie, fut emporté par l'une d'elles, et l'on trouva à l'autopsie des lésions de l'aorte, un rétrécissement considérable des artères coronaires, *une injection vive des parois vasculaires et du plexus cardiaque,* une accumulation de noyaux dans les filets nerveux et les ganglions, entre les tubes nerveux plus ou moins comprimés.

Comme les nerfs vasculaires du cœur sont contenus dans le grand sympathique, les recherches de Ludwig, de Thiry et des frères Cyon ont fait voir que, suivant qu'il y a excitation ou relâchement dans les appareils vaso-moteurs, on voit s'élever ou s'abaisser la pression dans le système aortique, et l'action cardiaque. Enfin les observations de Landois (*Corresp. Blatt. f. Psych.,* 1866) et de Nothnagel (*Arch. f. klin. Med.,* 3ᵉ Bd., 1867) tendent aussi à démontrer l'origine sympathique d'un grand nombre de cas de sténocardie. Le dernier de ces auteurs a publié, sous le nom d'*angine de poitrine vasomotrice,* des cas où les symptômes de la sténocardie avaient succédé à un spasme des vaisseaux artériels, ordinairement *à frigore.*

L'attaque s'annonce par des *symptômes subjectifs* : lourdeur, fourmillements, engourdissement, sensation de froid dans les membres, auxquels succèdent une anxiété précordiale et des battements de cœur, allant jusqu'à la syncope; quelquefois on note aussi des douleurs sourdes dans la région du cœur, de la dyspnée et des vertiges.

Comme symptômes *objectifs*, il y a : pâleur extrême de la face, des oreilles, des extrémités, cyanose des ongles aux doigts et aux orteils, diminution notable de la sensibilité, abaissement de température, sueur froide, visqueuse, sur la peau. Les battements cardiaques sont souvent plus nombreux, d'autres fois réguliers, rarement diminués, les bruits du cœur normaux, le pouls radial tendu, mais rarement ralenti; dans un cas il y eut émission d'une urine claire, abondante (urines nerveuses). Pour Nothnagel et Eichwald, les battements de cœur seraient causés par le surcroît de résistance que le cœur rencontre de toute part dans les vaisseaux contractés; l'angoisse et les douleurs précordiales, par les efforts exagérés auxquels se livre le cœur. Les accès de ce genre se montrent, avec une intensité et une durée variables, soit tous les jours, soit au bout de certains intervalles où la santé reste satisfaisante, ou bien qui sont occupés par des maux de tête persistants (Cordes).

L'affection ne se montre que chez les adultes, chez les hommes et les femmes de toutes classes et de toutes professions. Les *conditions étiologiques* sont surtout l'action du froid (lavage à l'eau froide, humidité des pieds, habitations humides). La maladie est plus fréquente en hiver et dans les climats rigoureux; elle disparaît ordinairement avec la belle saison, pour revenir l'hiver suivant. Le *pronostic* est presque toujours favorable; les cas anciens opposent une grande résistance au traitement, mais là encore on vient à bout des accidents. Le *traitement* consiste à diminuer le spasme vasculaire, à favoriser l'afflux du sang vers le tégument externe. Les grands bains et les bains de pieds chauds, les frictions sur les membres, les liniments excitants, etc., sont les moyens à employer; on évite l'action du froid sur les extrémités et on combat l'anémie. Les frictions avec de l'eau modérément froide servent à prévenir les rechutes.

6. NÉVROSES DU GRAND SYMPATHIQUE ABDOMINAL.

Nous rangeons dans cette catégorie certains troubles nerveux particuliers qui s'observent dans les viscères abdominaux, sous l'influence du grand symphatique abdominal et des nerfs cérébro-spinaux avec lesquels il communique.

L'*entéralgie* (*colique*) consécutive aux influences rhumatismales, aux excitations psychiques ou à l'hystérie, et qu'on désigne aussi comme une *hyperesthésie* ou une *névralgie du plexus mesentérique*, était déjà reconnue par les anciens auteurs pour une affection du grand sympathique. Le célèbre historiographe des affections saturnines, Tanquerel des Planches, avait placé principalement la colique de plomb sous la dépendance du grand sympathique (*Traité des maladies de plomb*, 1839); pourtant sur 49 autopsies de ce genre on a trouvé une seule fois les *ganglions abdominaux du grand sympathique augmentés* de 2 à 3 fois leur volume normal, et *colorés en gris jaunâtre*, comparés aux mêmes ganglions de deux autres sujets; Ségond aurait aussi trouvé les ganglions et quelques filets nerveux du grand sympathique, hypertrophiés et indurés (*Essai sur la névralgie du grand sympathique, colique de Poitou*, 1837). De nos jours, Kussmaul et Maier ont fait connaître un exemple de *sclérose des ganglions cœliaque et cervical supérieur* dans un cas de saturnisme chronique; nous l'avons cité en détail page 634.

D'après nos connaissances en physiologie, les nerfs moteurs que le grand sympathique envoie aux fibres musculaires des viscères et des vaisseaux, sont contenus, pour la plus grande partie, dans les racines antérieures, les postérieures servant à la transmission des excitations sensitives ou des impressions centripètes reçues par les mêmes filets sympathiques. La terminaison centrale des nerfs vasculaires abdominaux se fait dans le cerveau. Les lésions de la couronne rayonnante, de la couche optique et même du corps calleux, déterminent, d'après Valentin et d'autres, des hyperémies des viscères abdominaux, surtout de l'intestin grêle, des ramollissements et des ulcérations de la muqueuse; sur les animaux sacrifiés depuis peu, on constate souvent que l'irritation de la couche optique ou du pédoncule cérébral n'agit pas sur les muscles striés, mais fait contracter les fibres lisses de l'intestin et des autres viscères abdominaux.

Il résulte de ces considérations, dont une grande partie est applicable à l'homme, que les excitations centrales (comme les émotions) peuvent déterminer de l'entéralgie, surtout chez les sujets très-impressionnables; d'autre part, l'incitation anormale des muscles intestinaux ou des fibres nerveuses intra-musculaires (par le plomb? que Devergie, Meurer et Orfila ont retrouvé dans les parois intestinales chez les saturnins) pourrait gagner le centre par les voies de transmission indiquées plus haut, et provoquer des mouvements réflexes dans l'appareil musculaire de l'intestin. Par conséquent, les coliques ne seraient pas exclusivement une hyperesthésie simple du plexus mésentérique.

Les symptômes concomitants de la colique saturnine, *pâleur et refroidissement de la face*, ainsi que des membres, *retard, petitesse et dureté du pouls, irrégularité de la respiration*, doivent être rapportés (comme l'ont fait ressortir Eulenburg et Landois, *l. c.*) à une excitation du centre médullaire du pneumogastrique, et à un arrêt réflexe des mouvements cardiaques et respiratoires, par analogie avec les expériences de Goltz sur la percussion des intestins. Les fibres qui agissent par voie réflexe sur le pneumogastrique sont contenues d'après Bernstein (*Centralblatt*, n° 52, 1864) dans le système du grand sympathique et arrivent à la moelle par les rameaux anastomotiques. La section du grand sympathique au-dessus de ce point empêche l'expérience de percussion de Goltz. D'après Bernstein, chez les grenouilles, c'est le filet nerveux accompagnant l'artère mésentérique, qui transmet au système du grand sympathique les fibres réflexes des viscères abdominaux, et c'est par l'excitation de ce filet nerveux qu'on détermine l'arrêt du cœur. D'après les recherches récentes d'Asp, l'excitation du bout central du nerf trisplanchnique déterminerait un ralentissement du pouls et une élévation de la pression artérielle. Quant aux accidents de syncope notés par Romberg dans la colique de plomb, on ne peut affirmer jusqu'ici avec certitude qu'ils soient la conséquence d'un arrêt réflexe des actions cardiaques. La *constipation* intense, opiniâtre, qui accompagne presque toujours la colique de plomb, pourrait être attribuée à l'irritation prolongée du nerf trisplanchnique comme nerf d'arrêt des mouvements de l'intestin (Pflüger). Les recherches récentes de Basch et de S. Mayer (*Wiener akad. Sitz-Berichte*, 1870 et 1873), et de Hougkest van Braam (*Pflüg. Arch.*, 1873), ont montré que l'action d'arrêt du pneumogastrique résulte des fonctions vaso-motrices de ce nerf; le lieu d'origine des fibres vaso-motrices du pneumogastrique est dans la moelle allongée.

Authenrieth et après lui Romberg ont admis une *hyperesthésie du plexus solaire* (névralgie cœliaque), avec douleurs à l'épigastre, comme dans la gastrodynie névralgique (cardialgie), et irradiations dans le thorax et vers le dos; en l'absence de lésions matérielles constatées, et de base physiologique, on n'est pas suffisamment autorisé à rattacher ces phénomènes au grand sympathique. Les gastralgies, comme les crises gastriques qui s'observent quelquefois dans le stade d'irritation de l'ataxie, s'expliquent mieux par les filets sensitifs récemment découverts dans le pneumogastrique. L'extirpation du plexus solaire n'a provoqué que des troubles trophiques de l'estomac et de la partie supérieure de l'intestin grêle (voy. pour plus de détails, p. 388). On a admis aussi une *hyperesthésie du plexus hypogastrique* (sensations douloureuses dans les régions hypogastrique et sacrée, avec irradiations vers la cuisse et les nerfs hémorrhoïdaires), sur laquelle l'état actuel de nos connaissances physiologiques ne permet pas de se prononcer. L'*hyperesthésie du plexus spermatique*, que

Romberg et Hasse placent dans le plexus solaire, constitue la névralgie testiculaire, que nous avons citée avec les névralgies des troncs
nerveux cérébro-spinaux du plexus lombaire (Cooper et Leubuscher
lui attribuaient aussi la même origine).

A la même catégorie appartiennent encore la *névralgie du canal de
l'urèthre* (qui s'observe chez l'homme, presque toujours accompagnée d'hyperesthésie locale et d'autres symptômes d'irritation de la
moelle); les vives *douleurs au col de la vessie* (avec envies fréquentes
d'uriner), et *dans le rectum* (avec ténesme, constipation, sensation
de chaleur brûlante), douleurs que Duchenne a rencontrées chez un
médecin atteint d'ataxie commençante. Elles revenaient à des intervalles de deux ou trois mois et duraient jusqu'à 24 heures; elles disparaissaient par les purgatifs, ou à l'apparition de la diarrhée. Plus
tard seulement il y eut des douleurs lancinantes avec hyperesthésie
cutanée, une amblyopie et une mydriase unilatérales sans diplopie;
l'éjaculation, pendant le coït, se faisait précipitamment; pourtant on
ne remarquait encore aucun trouble notable de la marche.

Les névroses de l'urèthre, du col de la vessie et du rectum, qui surviennent quelquefois dans le stade d'irritation de l'ataxie, doivent
être considérées comme des symptômes d'irritation de la moelle
lombaire, et notamment du centre génito-spinal et ano-spinal; ici
l'hypothèse d'un trouble fonctionnel du grand sympathique abdominal est tout à fait superflue. Nous renvoyons, pour plus de détails,
aux considérations exposées pages 380-84.

Quelques auteurs ont parlé aussi d'*anesthésies du grand sympathique*. Bien que, d'après les recherches récentes de Hasse, certains
poisons (comme l'opium, le curare) augmentent à un haut degré
l'excitabilité réflexe de l'intestin, il n'en est pas moins vrai, d'une
façon générale, que toutes les parties du grand sympathique ne présentent, à l'état normal, qu'un degré très-faible de sensibilité; ni
l'anatomie ni la physiologie ne nous permettent de formuler une
opinion arrêtée sur les anesthésies en question. La suppression des
mouvements (ceux de l'intestin, par exemple) peut avoir sa source
aussi bien dans une abolition de l'excitabilité directe des ganglions
périphériques, que dans des troubles de conductibilité dans les appareils réflexes.

Sur l'*atrophie de la portion abdominale du grand sympathique*,
nous n'avons encore que des connaissances très-pauvres. Dans un
cas de diabète sucré, rapporté par Munk (Congrès des naturalistes
allemands, Inspruck, 1869), Klebs trouva une *atrophie du ganglion
solaire*, avec intégrité des filets nerveux destinés à l'artère hépa-

tique. On a fait sur les chiens des expériences sur le rôle du ganglion solaire dans le développement du diabète ; l'extirpation partielle du ganglion déterminait une glycosurie, tantôt durant jusqu'à la mort (soit 1-2 semaines), tantôt passagère. Dans ce dernier cas, après la disparition du diabète, il revenait aussitôt d'une manière passagère sous l'influence d'une alimentation exclusivement animale ; avec une alimentation végétale, il revenait pour quelques jours, et disparaissait ensuite complétement. Dans ces cas, Klebs a découvert à l'autopsie une dégénération manifeste des éléments nerveux. Ni la section des nerfs hépatiques, ni celle des pneumogastriques n'ont suffi, à elles seules, à donner naissance au diabète. Dernièrement, Lubimoff a trouvé dans le diabète sucré (*Virch. Arch.*, 61 Bd.) une *sclérose des cellules du ganglion cœliaque.*

7. MALADIE D'ADDISON.

Le tableau symptomatique tout particulier par lequel se révèlent les dégénérations des capsules surrénales a été tracé pour la première fois par Thomas Addison (*On the constitutional and local effects of disease of the suprarenal capsules*, London, 1855). Les signes cliniques de la maladie en question sont : dépôt d'un pigment foncé, de couleur bronzée, dans le réseau de Malpighi, plus rarement dans les organes internes ; symptômes d'irritation du côté du tube digestif (vomissements, douleurs abdominales ou lombaires, etc.) ; affaiblissement musculaire intense ; anémie se terminant presque toujours par la mort.

La *lésion anatomique* la plus fréquente est une inflammation chronique des capsules surrénales, avec état caséeux (tuberculisation) de l'exsudat. Dans le cancer et les échinocoques des capsules surrénales (Huber), il est très-exceptionnel de voir, pendant la vie, une coloration bronzée de la peau. Arerbeck a publié une monographie complète, comprenant tous les cas connus jusqu'en 1867 (*Die Addisonsche Krankheit*, Erlangen, 1869).

Les recherches expérimentales n'ont guère contribué jusqu'ici à nous éclairer sur la pathologie des capsules surrénales. D'après Brown-Séquard, les animaux succombent plus rapidement après l'extirpation de ces organes qu'après l'ablation des reins ou les blessures du péritoine ; pourtant, quelques-uns des grands ou des petits animaux ainsi opérés peuvent survivre. Quant à l'accumulation du pigment dans le sang après l'extirpation des capsules surrénales, Brown-Séquard a vu l'injection de ce sang déterminer rapidement la mort chez un animal auquel on avait enlevé une seule capsule ; tandis que les animaux privés de ces deux organes pouvaient être soustraits à la mort pendant plusieurs heures, en leur injectant le sang d'un animal sain. L'accumulation du pigment dans le sang détermine l'élimination du pigment et un engorgement des capillaires, avec troubles circulatoires se terminant par la mort. Pourtant les recherches de Philippeaux, Harley, Berruti et Perusino ont montré qu'après l'extirpation des deux capsules surrénales, les grands et les petits animaux peuvent survivre pendant des mois, sans présenter d'anomalies pigmentaires ni sur la peau ni dans les organes internes. D'après Schiff, l'extirpation des capsules surrénales ou des nerfs qui s'y rendent ne donne lieu à aucun changement de couleur, ni chez les animaux pigmentés, ni chez les albinos.

L'expérimentation ne donnant ainsi que des résultats négatifs, il est d'autres faits qui prennent une importance d'autant plus grande, c'est *la richesse particulière du parenchyme des capsules surrénales en éléments nerveux, et les connexions de ces éléments avec le système nerveux du grand sympathique.* D'après les dernières recherches d'Ecker, Kölliker et J. Arnold, le ganglion semi-lunaire fournit aux capsules surrénales de nombreux filets nerveux, pourvus de ganglions, et constituant dans l'intimité de ces organes une sorte de réseau. Virchow a trouvé aussi dans leur parenchyme de grandes cellules nerveuses, munies de prolongements. Holm a décrit une seconde forme de cellules, beaucoup plus petites et sans prolongements. Cette abondance des nerfs afférents, comparée aux petites dimensions de l'organe, et le nombre considérable des cellules ganglionnaires, qui doivent être considérées comme des origines nerveuses, prouvent que les capsules surrénales ont des rapports intimes avec les plexus sympathiques abdominaux ; d'autre part, l'absence de toute fonction sécrétoire et la structure même des capsules ne permettent pas d'y voir des organes glandulaires.

Tandis que les expériences entreprises sur les plexus sympathiques abdominaux par Pincus, Samuel, Budge et Adrian n'ont donné lieu à aucune des altérations qui caractérisent la maladie d'Addison, les recherches anatomiques y ont fait voir, dans un grand nombre de cas, des *dégénérations positives du système grand sympathique.* Outre les altérations des capsules surrénales (rétraction des cellules et des noyaux, avec détritus graisseux), on a trouvé les lésions suivantes : rougeur vive et gonflement du ganglion cœliaque et des nerfs sympathiques (Monro, Recklinghausen), dégénérescence graisseuse du plexus solaire et des ganglions semi-lunaires (Queckett, Meinhardt, Bartsch, Southey); atrophie du grand sympathique abdominal et du plexus solaire (J. Schmidt, Van Andel); hypertrophie du plexus solaire, des ganglions semi-lunaires et des filets nerveux efférents (Virchow, Greenhow, Wolff, Burresi); dégénérescence adénoïde des ganglions semi-lunaires et de leurs filets nerveux (Sanderson); ramollissement purulent d'une partie du plexus solaire, partant des capsules surrénales (A. Fränkel). Il existe en somme 19 faits positifs (recüeillis dans 29 autopsies), auxquels s'opposent 10 observations dans lesquelles on n'a constaté *aucune altération du grand sympathique*. Mais dans ces cas on n'avait pas examiné le grand sympathique *dans toutes ses parties*, ce qu'il conviendra de faire soigneusement à l'avenir. Nous renvoyons, pour plus de détails, aux travaux d'Eulenburg et Guttmann (*Pathologie des Sympathicus*, Berlin, 1873).

Les *symptômes cliniques* de la maladie d'Addison révèlent une affection grave du système nerveux tout entier. A part la pigmentation caractéristique de la peau du tronc et des muqueuses accessibles (à l'exception de la conjonctive et des ongles), on trouve, au point de vue d'une affection nerveuse, les signes suivants : céphalalgie fréquente, vertiges, attaques syncopales, douleurs névralgiques dans les extrémités, les épaules, au sacrum, à l'épigastre ; ensuite, dyspepsie et vomissements, diarrhée, dépression psychique, hallucinations et grande faiblesse musculaire. Les convulsions qu'on observe quelquefois doivent avoir pour cause l'anémie cérébrale ; l'anémie des centres nerveux aboutit à la cachexie, à l'épuisement et à la somnolence, qui se terminent par la mort.

Pour Risel, la maladie d'Addison consiste dans une paralysie des plexus sympathiques abdominaux, par propagation des processus inflammatoires développés dans les capsules surrénales, d'où résulterait une anémie générale par stase sanguine dans les viscères abdominaux ; pour Rossbach, le complexus symptomatique relèverait d'un trouble fonctionnel de tout le système nerveux, impossible à démontrer anatomiquement et commandé d'une façon assez directe, mais non indispensable, par les capsules surrénales. Quant à combattre pour soutenir l'une ou l'autre de ces deux hypothèses, ce serait aujourd'hui peine perdue, car on peut dire que toutes deux sont aussi acceptables qu'insuffisantes.

Le *diagnostic* de la maladie d'Addison repose principalement sur la coloration de la peau, qui peut varier d'un brun clair imperceptible jusqu'à une teinte bronzée, et sur l'extrême sensation de faiblesse des malades, qui s'accompagne très-souvent d'une dépression morale profonde. Quand la coloration de la peau est peu marquée ou que le pigment n'a pas le temps de se déposer, en raison de la marche rapide de la maladie (observation de Gull, avec dégénération des deux capsules surrénales et du ganglion semi-lunaire droit), l'adynamie et la diarrhée peuvent faire croire à une fièvre typhoïde ou à une tuberculose miliaire aiguë. Mais, en pareil cas, l'absence d'élévation de température, de tuméfaction de la rate et de météorisme feront exclure la fièvre typhoïde ; le peu d'importance de la fièvre et le nombre peu élevé des mouvements respiratoires éloigneront l'idée de la tuberculose miliaire. Quand il sera possible d'examiner longtemps le malade, on devra surtout porter son attention sur la coloration de la peau et sur les troubles nerveux que nous avons signalés.

La *marche* de la maladie est presque toujours chronique ; elle dure des mois ou même des années. Dans deux cas rapportés par Virchow (avec inflammation hémorrhagique récente des capsules surrénales), la marche avait été aiguë ; mais on trouve pour toute indication que les malades ont succombé au milieu de symptômes typhoïdes. Le *pronostic* est généralement défavorable. Les améliorations passagères, les temps d'arrêt dans la solution des symptômes, sont plus à espérer que de véritables guérisons. Dans la plupart, sinon dans la totalité des cas, la maladie se termine par la mort, celle-ci étant souvent précipitée par l'invasion d'une tuberculose pulmonaire aiguë ou chronique. Le *traitement* doit être reconstituant et calmant.

8. PSEUDO-HYPERTROPHIE MUSCULAIRE.

Cette affection, déjà décrite en 1838 par Coste et Gioja, et mieux étudiée par Duchenne, a été appelée de nos jours *lipomatosis musculorum luxurians* (Heller), *atrophia musculorum lipomatosa* (Seidel), paralysie myosclérosique (Duchenne), hypertrophie musculaire ; nous connaissons beaucoup mieux son histoire clinique que ses lésions anatomiques.

Si l'on jette un coup d'œil sur les cas de cette maladie, qui sont devenus très-nombreux de nos jours (Friedreich, dans son livre sur l'atrophie progressive, a réuni les exemples connus d'hypertrophie musculaire vraie et fausse), on voit qu'au point de vue *étiologique*, le sexe masculin, l'enfance et les prédispositions morbides héréditaires jouent un rôle très-important. La proportion pour les femmes est de 17 pour 100 seulement ; les cas sont le plus nombreux de 5 à 10 ans, beaucoup plus rares vers l'époque de la puberté, et exceptionnels chez les adultes.

L'*hérédité* est une cause prédisposante des plus efficaces. De même que, pour l'atrophie musculaire progressive, il existe dans le sexe masculin une diathèse congénitale, qui paraît être une diminution de la résistance du système nerveux moteur et trophique contre les efforts et la fatigue, de même il doit exister, pour la pseudo-hypertrophie musculaire, une disposition congénitale aux troubles nutritifs et aux hyperplasies du tissu musculaire. Dans un grand nombre de cas, on a vu plusieurs frères et sœurs, ou plusieurs membres de la même famille victimes de la maladie. Quelquefois les conditions hygiéniques mauvaises, les fatigues, le refroidissement et les maladies fébriles ont paru en favoriser le développement.

Le *tableau clinique de la pseudo-hypertrophie musculaire* est des plus caractéristiques. Il s'agit presque toujours d'enfants chétifs, qui se développent lentement et commencent à marcher très-tard et avec beaucoup de peine. Dans les premiers temps, les mouvements sont seulement ralentis, la marche de plus en plus lente et fatigante, la lassitude rapide, même dans la simple station ; les jambes sont très-écartées l'une de l'autre ; la démarche est chancelante, incertaine ; souvent la légion sacro-lombaire est ensellée, par paralysie des extenseurs de la colonne vertébrale (Duchenne). A une période plus avancée (au bout de quelques mois ou d'un an), survient une augmentation de volume considérable des mollets, souvent avec un pied bot équin et une flexion des orteils en griffe. Peu à peu les autres muscles se prennent à leur tour, et l'hypertrophie s'étend de préférence aux fesses, aux extenseurs de la colonne vertébrale, aux muscles de l'épaule et du thorax. Comme cette hypertrophie se combine souvent à une atrophie du tronc et des membres supérieurs, on croirait voir le corps d'un enfant chétif posé sur les jambes d'un adulte vigoureux.

Plus tard on aperçoit souvent des *contractions fibrillaires* dans les muscles hypertrophiés (Wagner, Eulenburg, etc.); la peau des parties malades est sillonnée de veines volumineuses, et *blanche comme le marbre*; la *température* y est quelquefois *notablement abaissée*, la *sensibilité* ne présente aucune modification particulière. L'*exploration électrique* donne des résultats différents, suivant le degré d'intensité des dégénérations musculaires et des troubles fonctionnels. Les muscles le mieux conservés réagissent comme à l'état normal aux courants faradique et galvanique, de même pour les troncs nerveux des mêmes parties ; pour les muscles et les nerfs modérément atteints, la contractilité faradique est visiblement affaiblie; d'après Eulenburg (*Virch. Arch.*, LIII Bd.), les secousses sont plus fortes à la fermeture de l'anode qu'à la fermeture de la cathode, et quelquefois les secousses d'ouverture peuvent manquer complétement. Barth a vu aussi (*Arch. f. Heilk.*, XII Bd., 1871) la contractilité farado-musculaire abolie, et les courants galvaniques forts déterminer encore des contractions lentes et faibles. Dans les muscles où la paralysie et la dégénérescence atteignent leur maximum, toute excitabilité électrique a disparu. La *sensibilité* électro-musculaire a été trouvée tantôt augmentée, tantôt affaiblie.

Après des périodes stationnaires plus ou moins longues, les derniers vestiges des mouvements volontaires s'éteignent de plus en plus, et l'enfant, complétement impotent, ne peut plus quitter son lit. Dans le décubitus, les membres inférieurs hypertrophiés présentent de légères contractures à la hanche et au genou, la cuisse est en rotation externe, et le raccourcissement des muscles de la jambe fait apparaître un pied bot équin et varus-équin. Les muscles, d'abord augmentés de volume, sont pris ensuite d'atrophie, et certains groupes musculaires, surtout aux membres supérieurs, présentent déjà une atrophie très-prononcée quand les jambes sont encore complétement difformes. On observe quelquefois d'autres *complications :* diminution de l'intelligence, lenteur de la parole, convulsions. Les malades succombent souvent à des affections des organes respiratoires.

On a étudié les *altérations anatomiques des muscles*, tantôt sur le vivant, par l'excision ou le harponnement, tantôt seulement après la mort ; on a trouvé dans les muscles pâles, décolorés et augmentés de volume, *une atrophie des fibrilles*, jusqu'à leur disparition complète, et un *développement abondant du tissu graisseux interstitiel*. Dans beaucoup de cas on a reconnu une *hyperplasie du tissu conjonctif interfibrillaire*, avec atrophie simple des fibres musculaires, ce qui serait pour Billroth, Charcot, Knoll, etc., la maladie primitive ; l'accumulation de la graisse entre les proliférations conjonctives, développées aux dépens du périmysium interne, n'arriverait que secondairement, avec atrophie progressive, et enfin disparition complète du tissu musculaire. L'atrophie céreuse, tubulaire, avec formation de fissures dans les faisceaux primitifs, n'a été observée jusqu'ici que par Martini ; par contre, l'*infiltration granuleuse de quelques fibres musculaires* (exsudation parenchymateuse), et la *prolifération* des *noyaux musculaires*, ont été constatées plusieurs fois par Charcot, Cohnheim et Friedreich.

Cohnheim a trouvé le premier, dans les muscles augmentés de volume, des *fibres musculaires hypertrophiées* (deux ou trois fois plus grosses que les fibres primitives normales), entre les éléments atrophiés, et le fait a été confirmé par Eulenburg, Barth, Müller et Knoll.

De nos jours, Auerbach (*Virch. Arch.*, LIII, Bd.), Berger (*D. Arch. f. klin. Med.*, 1872) et Hitzig (*B. klin. Wschr*, 1872), ont observé des cas d'*hypertrophie vraie* des fibres musculaires, sans aucune prolifération conjonctive interstitielle, et les deux premiers de ces auteurs ont vu là le stade initial de la pseudo-hypertrophie musculaire, qui se compléterait plus tard par l'atrophie des fibres hypertrophiées et l'hyperplasie du tissu interstitiel. Dans un cas d'hypertrophie musculaire vraie du membre supérieur gauche, décrit par Friedreich (*l. c.*), il s'agissait d'un état congénital qui n'a pas à nous occuper ici.

L'*examen du système nerveux*, pratiqué dans un petit nombre de cas de pseudo-hypertrophie musculaire, n'a guère donné que des résultats négatifs. Chez les deux malades de Meryon, ainsi que dans les cas examinés par Cohnheim et Charcot, on n'a trouvé d'altérations pathologiques ni dans le système du grand sympathique, ni dans les cordons de la moelle, ni dans les colonnes grises antérieures, étudiées avec un soin particulier ; de même pour les racines et les troncs nerveux périphériques : par contre, dans un cas de Barth (*Arch. f. Heilk.*, XII, Bd., 1871), il y avait une sclérose des cordons antéro-latéraux, avec dilatation vasculaire considérable et atrophie partielle des cellules dans les cornes antérieures ; dans le cas de W. Müller (*Beitr. zur path. Anat. und. Physiol. des menschlichen Rückenmarkes*, Leipzig, 1871), la moelle présentait une dégénération très-étendue, surtout dans les cordons latéraux, une atrophie des cellules des cornes antérieures, et une oblitération conjonctive du canal central. Seulement, d'après les remarques de Charcot, le cas de Barth ne serait autre chose qu'une sclérose symétrique des cordons latéraux (sclérose latérale amyotrophique, voy. p. 409), accompagnée d'une dégénération des cornes antérieures ; et dans le cas de Müller, la dégénération grise des cordons médullaires, avec atrophie des cellules des cornes antérieures, la méningite chronique, l'épendymite, l'infiltration cellulaire des vaisseaux du cerveau et de la moelle doivent être rapportées à la paralysie générale dont le malade était atteint. L. Schlesinger a vu de même un malade (*Wien. med. Presse*, nos 49 et 51, 1873), atteint d'hypertrophie du membre inférieur gauche (datant déjà de neuf ans), avec réactions électriques normales et affaiblissement fonctionnel très-peu prononcé ; chez celui-là aussi existaient des signes de folie paralytique.

Ignorant jusqu'ici la véritable *nature de la pseudo-hypertrophie musculaire*, nous en sommes réduits aux hypothèses. La dégénérescence lipomateuse des muscles accompagne bien quelquefois certaines affections centrales, atrophie musculaire progressive, sclérose latérale amyotrophique (Charcot), paralysie générale des aliénés, mais dans des cas très-nets, examinés de nos jours par les histologistes les plus compétents, la dégénérescence musculaire était indépendante de toute altération appréciable de la moelle, des racines nerveuses ou du grand sympathique; il faut en conclure que l'hypertrophie musculaire compliquant certaines affections spinales n'y joue qu'un rôle secondaire, accessoire. Outre l'absence de lésions dans les centres nerveux, il est encore d'autres raisons importantes pour assigner une origine périphérique à la maladie en question; dans les lésions traumatiques des nerfs, comme dans les expériences déjà citées de Mantegazza, Vulpian, et dans celles plus récentes de Bizzogero et Golgi, on a pu constater, outre l'atrophie des fibres musculaires, une augmentation du tissu conjonctif interstitiel et une accumulation abondante de cellules adipeuses entre les faisceaux musculaires, jusqu'à transformation complète des muscles en tissu adipeux. Quant aux rapports entre la suppression des *fonctions trophiques* des nerfs et les processus régressifs de l'hypertrophie musculaire, il est plus facile d'en parler que de les démontrer. Le *diagnostic* de la pseudo-hypertrophie musculaire repose sur un certain nombre de signes importants : disproportion frappante entre le volume des membres et les fonctions motrices, modifications particulières dans l'attitude du corps et dans les mouvements, apparition de ces signes pendant l'enfance ou à la puberté, antécédents héréditaires, examen des muscles par l'excision ou le harponnement. Pour le diagnostic différentiel avec la sclérose latérale amyotrophique et la paralysie infantile spinale, nous renvoyons aux détails donnés p. 409 et 431.

Le *pronostic* de la dégénérescence lipomateuse des muscles n'est pas absolument défavorable à la première période ; la guérison peut être obtenue en ayant recours de bonne heure à l'électricité, à l'hydrothérapie et au massage. A une époque plus avancée, ces moyens peuvent procurer un temps d'arrêt, une amélioration passagère des paralysies, mais sans prévenir l'issue fatale de la maladie. Les antécédents héréditaires, l'intensité des manifestations initiales aggravent beaucoup le pronostic.

Au point de vue *thérapeutique*, les toniques et les fondants n'ont pas fait preuve d'une action positive sur la marche de la dégénérescence lipomateuse des muscles. La galvanisation du grand sympathique, recommandée par Benedikt, n'a donné aucun résultat entre les mains d'Erb, Roquette, Guttmann et Berger. Duchenne a obtenu des guérisons par la faradisation locale continuée pendant des mois, en y joignant l'hydrothérapie et le massage. Dans un cas, j'ai vu la motilité s'améliorer très-notablement, en appliquant pendant plusieurs semaines le courant galvanique sur les nerfs des membres inférieurs hypertrophiés, outre l'usage quotidien de frictions humides et de bains frais. L'action de ces différents moyens est encore favorisée par une gymnastique rationnelle et le séjour dans l'air fortifiant des montagnes.

9. AFFECTIONS TROPHIQUES DE LA PEAU.

Danielssen et Boeck (*Recueil d'observations sur les maladies de la peau*, 1856) ont appelé les premiers l'attention sur les éruptions cutanées survenant sur le trajet des nerfs atteints de névralgie. Chez un malade qui avait depuis 2 mois une névralgie intercostale gauche compliquée de *zona*, et qui mourut de pneumonie, on trouva à l'autopsie une rougeur vive et un gonflement sur un grand nombre des filets cutanés du 6e nerf intercostal gauche, avec infiltration du névrilemme. Plus tard, Bärensprung, se basant sur un grand nombre d'observations (*Annal. d. Charité zu Berlin*, 1861-63), a cherché à établir que, *dans le zona, l'irritation des fibres trophiques* est à leur point d'origine *dans le ganglion intervertébral*, et dans le ganglion de Gasser pour le zona de la face. L'autopsie montrait une injection et un gonflement de plusieurs nerfs intercostaux et des ganglions intervertébraux correspondants ; au microscope, on découvrait dans les enveloppes et dans l'intimité de ces organes une substance granuleuse, d'une couleur brunâtre (globules sanguins désagrégés), une prolifération nucléaire dans le tissu conjonctif, et sur quelques points des tubes nerveux varsiqueux, à gros grains.

Dans la *méningo-névrite-spinale* de la région cervicale inférieure, Brown-Séquard a observé (*Quart. Jour. of med.*, may, 1865) des éruptions cutanées sur les bras; Charcot et Cotard (*Gaz. méd.*, 1866) ont trouvé dans un cancer des vertèbres cervicales, avec zona sur le trajet des plexus nerveux comprimés, une rougeur intense et un gonflement des ganglions et des troncs nerveux en dedans des trous de conjugaison, à droite; Bahrdt (*Zur Aetiol. des Herpes zoster, Diss.*, Leipzig, 1866) et E. Wagner (*Arch. d. Heilk.*, 1870) ont vu, dans la carie vertébrale, *la pachyméningite caséo-tuberculeuse se propager aux nerfs rachidiens et aux ganglions* (avec dégénérescence des cellules nerveuses). Dans un cas de Weidner (*B. klin. Wschr.*, 1870), la racine postérieure du nerf thoracique présentait des néoplasies conjonctives, avec des grumeaux de matière calcaire (produits inflammatoires organisés); dans un second cas du même auteur, il y avait un zona douloureux sur le trajet de la première branche du trijumeau, avec récidives de névralgie et ophthalmie de l'œil droit, et cinq ans après on trouva à l'autopsie : *hyperémie et rétraction cicatricielle à l'origine de la cinquième paire droite, dans la moelle allongée, atrophie de la grosse racine*, avec épanchement d'un liquide rougeâtre entre ses faisceaux ; *les cellules nerveuses du ganglion de Gasser enveloppées d'un tissu conjonctif très-riche en noyaux*, avec une substance finement granulée et riche en pigment dans l'intérieur des cellules (traces d'une inflammation ancienne). Dans les couches profondes du derme, Haight a trouvé le tissu conjonctif (*Wien. akad. Sitz. Ber.*, 57 Bd., 1868) ramolli, infiltré de cellules, très-abondant surtout autour des nerfs du tissu conjonctif sous-cutané, les fibres nerveuses tuméfiées. Mentionnons enfin les faits importants rapportés par O. Wyss (*Arch. d. Heilk.*, XII Bd. 1871); dans un cas d'herpès sur le territoire de la première branche du trijumeau, avec inflammation de la conjonctive et de la cornée, cet auteur a trouvé une *inflammation purulente d'une partie du ganglion de Gasser et du nerf, jusque dans les petits filets nerveux* de la face, avec de nombreux globules purulents entre les cellules nerveuses, et des extravasations dans l'intérieur et autour du ganglion.

L'interprétation de ces faits, pour expliquer les troubles trophiques, présente encore de grandes difficultés. Eulenburg et Landois (*l. c.*) admettent une *paralysie vaso-motrice*, avec élévation de la pression dans les capillaires, et développement de vésicules à contenu séreux; l'hypothèse est loin d'être satisfaisante, car des paralysies très-prononcées des nerfs vasculaires, par section du grand sympathique, ne s'accompagnent pas des mêmes transsudations sur le tégument externe. Les médecins militaires américains (Mitchell et autres), ainsi que Charcot, voyant que les troubles trophiques de la peau se montrent surtout après les lésions nerveuses incomplètes, les rattachent à une irritation inflammatoire du nerf. Le dernier de ces auteurs s'appuie sur un cas de Paget, de fracture de l'extrémité inférieure du radius, avec compression du médian pendant la formation du cal, et lésions inflammatoires sur les doigts correspondants; les ulcérations ne guérirent qu'après la suppression de la compression du nerf. Pour Friedreich (*l. c.*), il s'agirait là *d'une névrite, se propageant depuis le point irrité, par l'intermédiaire des rameaux nerveux, jusque dans les filets cutanés.*

S'il est vrai que les faits anatomiques, aussi bien que les signes cliniques (fièvre, hyperesthésie, puis anesthésie cutanée), parlent en faveur de l'origine inflammatoire des troubles trophiques en question, il est beaucoup d'autres considérations qui empêchent de les rattacher toujours à une névrite ou à une inflammation des ganglions. On voit des névrites parfaitement démontrées, évoluer sans troubles trophiques, par contre des éruptions herpétiques se montrent sans aucun signe d'irritation des nerfs, surtout chez les sujets jeunes ; pour les cas de ce genre, outre que très-souvent l'inflammation peut se propager jusqu'à la peau, il faudrait admettre encore une *irritation des nerfs trophiques*, qui servirait aussi à expliquer d'autres altérations de texture, comme les modifications des poils, les hyperplasies et les anomalies pigmentaires. Des recherches anatomiques et expérimentales approfondies sont encore nécessaires pour élucider ces questions.

L'*herpès zona* de la face ne se montre en général que d'un seul côté ; pourtant le zona double a été vu par Hebra, Mœrs (sur le parcours de toutes les branches du trijumeau) et Thomas. Le zona peut se montrer aussi sur d'autres parties du corps, et Esmarch (*Schmidt's Jahrb.*, 95 Bd.) a vu un zona étendu à toute la face postérieure de la jambe gauche, depuis la fesse jusqu'au pied ; l'examen anatomique fit découvrir une névrite du sciatique. Le zona s'accompagne de fièvre, et Trousseau et M'Crea (*Brit. med. Journ.*, n° 647, 1873) y ont constaté une hyperesthésie, plus tard une anémie et une anesthésie de la peau. Outre le zona, on observe encore d'autres altérations trophiques de la peau, *érythème, inflammations érysipélateuses* de la face (dans la prosopalgie, Anstie) *urticaire*, et *bulles de pemphigus*. Nous avons déjà fait connaître l'*hypertrophie de la peau* et l'*aspect brillant* particulier (glossy skin, peau lisse) qu'elle prend à la suite des lésions nerveuses traumatiques. Quant aux *eschares aiguës* (decubitus acutus) des maladies cérébrales et spinales, il en a été question dans différents chapitres.

Au point de vue *étiologique*, nous ajouterons que les troubles trophiques cutanés s'observent surtout après les lésions nerveuses traumatiques, et de préférence quand elles sont incomplètes, tandis qu'ils manquent à la suite des lésions complètes. Des éruptions herpétiques se montrent aussi dans les névralgies, les maladies fébriles, la fièvre intermittente, et dans les névrites vraies. Les exanthèmes sont plus rares dans les maladies de la moelle. Pourtant le zona existe dans la méningite cérébro-spinale, dans le cancer, les contusions et les fractures de la colonne vertébrale, dans la myélite aigüe et chronique. L'atonie peut s'accompagner d'éruptions papuleuses, lichénoïdes, pustuleuses, d'urticaire et de zona, compliqués le plus souvent de douleurs lancinantes, exacerbantes, sur le trajet de certains nerfs. J'ai vu aussi, comme je l'ai dit, des vésicules d'herpès sur le trajet du nerf radial, dans l'atrophie musculaire progressive.

10. Affections trophiques des os et des articulations.

Schiff est le premier qui ait démontré expérimentalement l'influence des nerfs sur les altérations trophiques des os. La section des nerfs des membres chez les mammifères, et la destruction de la moelle lombaire, provoquent une dilatation des vaisseaux sanguins, non-seulement dans les parties molles et les muscles, mais aussi dans le périoste et les os. Sur un animal adulte, le membre reste paralysé, et *le diamètre des os diminue considérablement*; les bords et les apophyses sont arrondis, les cavités médullaires agrandies, le périoste épaissi, la proportion de matière calcaire diminuée. Les jeunes animaux se développent mal, et présentent une *hypertrophie des os*, dès les premières semaines après la section des nerfs. Même chez des animaux adultes, la section du nerf dentaire inférieur a provoqué, au bout de quelques semaines, une hypertrophie de la moitié correspondante de la mâchoire; Schiff explique ce fait en faisant remarquer que la mâchoire conserve ses mouvements, ce qui la préserve de l'atrophie, tandis que la dilatation vasculaire persiste comme cause de l'hypertrophie.

Dans le domaine des faits pathologiques, les exemples sont très-nombreux de lésions osseuses et articulaires se développant sous l'influence du système nerveux. Dans la paralysie infantile spinale, il y a une atrophie des os, un rétrécissement des vaisseaux, un abaissement de température et une coloration livide du pied, dont nous avons parlé en temps utile. Virchow (*Gesam. Abh.* 1858) a décrit un cas de paralysie progressive et d'atrophie des os, après une fièvre typhoïde; l'autopsie démontra *une myéloméningite chronique et un hydrorachis de la région cervicale*. Il faut ranger sans doute parmi les atrophies de cause nerveuse, parmi les troubles trophiques d'origine centrale, l'observation de Chambers (*Med. chir. Transact.* vol. XXXVII, 1854), d'atrophie musculaire très-prononcée, avec complication d'ostéomalarie; et le fait de Le Gendre et Friedreich, où l'atrophie musculaire progressive présentait la complication très-rare d'atrophie osseuse concentrique, celle-ci s'étendant aussi aux os iliaques, aux côtes, et aux cartilages épiphysaires. Nous avons signalé, dans un précédent chapitre, l'atrophie osseuse et les autres troubles de nutrition si caractéristiques, qui se montrent dans l'atrophie unilatérale de la face. Les périostites, les hypertrophies des os et des articulations, observées après les lésions nerveuses traumatiques, soit expérimentales, soit accidentelles, ont été mentionnées pages 672-80. Dans la section chirurgicale des gros troncs nerveux chez l'homme, on a noté aussi des altérations profondes des os. Dans un cas emprunté à Romberg (excision d'un fragment du nerf sciatique pour un névrome, par Dieffenbach), il y eut d'abord une paralysie motrice et sensitive de la jambe droite; plus tard on vit survenir des ulcérations au talon et sur le bord externe du pied, des fragments d'os nécrosés furent éliminés, la peau s'écailla, les ongles s'exfolièrent, tandis que la température du pied paralysé présentait une élévation notable.

Charcot, Fournier et d'autres ont observé des *arthropathies*, un gonflement des articulations métacarpo-phalangiennes et des tendons extenseurs des doigts dans l'apoplexie cérébrale; nous avons exposé ces faits, avec les autres résultats des autopsies, p. 80. Dans le même ordre de faits rentrent aussi les formes d'*arthropathie spinale*, récemment mises en évidence par Charcot (*loc. cit.*). D'après Ball, on aurait vu jusqu'ici onze faits analogues dans l'ataxie locomotrice progressive. Dans ces cas, sans aucune cause extérieure, et en même temps que les douleurs fulgurantes et les premiers troubles de la motilité, on voit survenir un gonflement occupant presque toujours une des grandes articulations. Dans un cas de Ball, il y avait une hydarthrose du genou; la ponction exploratrice amena un liquide séreux, contenant des globules sanguins; les révulsifs et la galvanisation (loco dolenti et sur l'épine dorsale) furent sans effet. Chez un malade qui présentait un gonflement de l'épaule, avec hydarthrose et craquements pendant les mouvements, et qui succomba à une diarrhée cholériforme, on trouva à l'*autopsie :* rugosités et érosions *de la tête de l'humérus*, sans traces de cartilage; résorption d'une partie de la substance osseuse; formation d'ostéophytes; *la surface de la cavité* glénoïde était également dépolie et privée de cartilage; l'articulation était remplie d'un liquide jaunâtre, mais sans aucun signe d'inflammation; il y avait seulement un épaississement de la capsule synoviale, avec dépôt de quelques lamelles osseuses; rien à la clavicule ni à l'acromion. Dans la moelle, dégénération grise des cordons postérieurs, atrophie des racines postérieures.

Nous avons discuté, p. 588, le diagnostic différentiel de ces affections articulaires, et nous avons dit aussi que Charcot et ses élèves en ont trouvé la cause anatomique dans une *atrophie des cellules des colonnes grises antérieures*; dans un seul cas, où cette lésion manquait, il y avait une tuméfaction très-prononcée et des altérations des ganglions spinaux. Comme les membres atteints de ces arthropathies présentent souvent aussi de l'atrophie musculaire, et comme l'atrophie musculaire progressive se complique quelquefois des mêmes arthropathies (Remak, Patruban et l'auteur), on doit conclure de ce rapprochement, que les centres trophiques des articulations sont très-voisins de ceux des muscles, dans les cellules des cornes antérieures. Ajoutons enfin que Brown-Séquard, après incision unilatérale de la moelle lombaire, a vu survenir une arthrite du genou du côté correspondant.

L'épaississement des extrémités articulaires, dans certaines formes d'arthrite, a été rattaché par Remak à une affection des ganglions sympathiques. En pareil cas, la galvanisation du grand sympathique au cou ferait diminuer le gonflement articulaire et les douleurs, tandis que le traitement local est inactif. L'épaississement des têtes des métacarpiens, dans l'atrophie musculaire progressive, a été signalé pour la première fois par Remak, et j'en ai rencontré deux exemples; dans un autre cas, j'ai observé une déformation tout à fait semblable de la main, chez un peintre atteint de paralysie saturnine. L'arthrite hystérique (Brodie), avec hyperesthésie, tuméfaction et œdème, a été déjà considérée par Cohen (*Névroses vaso-motrices*, *Arch. génér.*, 1865), comme une hyperémie vaso-motrice des articulations.

Les inflammations des nerfs, suites d'affections centrales ou périphériques, s'accompagnent quelquefois de gonflement, de rougeur et de sensibilité des jointures. Gubler et Nicaise ont vu, dans la paralysie saturnine, des *tuméfactions des tendons extenseurs*, circonscrites, grosses comme des noisettes, et douloureuses pendant les mouvements. L'influence des lésions nerveuses sur ces troubles de nutrition est rendue probable par l'apparition des mêmes accidents dans les paralysies apoplectiques et traumatiques; là aussi on voit assez souvent se prendre les articulations de la main et des doigts.

Tel est l'état actuel de nos connaissances sur les névroses vaso-motrices. Ce sont les premières pierres, encore mal jointes, de l'édifice, en attendant le jour où de nouvelles découvertes l'auront achevé et consolidé.

FIN

TABLE DES MATIÈRES

Préface.   v
Caractères généraux des affections cérébrales.   1

CLASSE I

MALADIES DES MÉNINGES ET DU PARENCHYME DE L'ENCÉPHALE

I. — MALADIES DES MÉNINGES CRANIENNES

CHAPITRE PREMIER

A. **Maladies de la dure-mère**.   8
    a. Pachyméningite externe.   8
    b. Pachyméningite interne.   10
    c. Inflammation et thrombose des sinus de la dure-mère   13
    d. Néoplasmes de la dure-mère.   16

B. **Maladies de l'arachnoïde**.   17

C. **Maladies de la pie-mère**.   18

  1. Méningite simple.   19
      Anatomie pathologique et recherches expérimentales.   19
      Étiologie   20
      Symptomatologie   21
      Diagnostic et Pronostic..   23
      Traitement.   26

  2. Méningite de la base.   27
    a. Méningite simple de la base.   28
    b. Formes tuberculeuses de la méningite de la base.   29
      Étiologie.   30
      Symptomatologie   31
      Diagnostic et Pronostic..   34
      Traitement.   36

TABLE DES MATIÈRES.

826

3. MÉNINGITE CÉRÉBRO-SPINALE ÉPIDÉMIQUE 37
    Anatomie pathologique 38
    Étiologie 41
    Symptomatologie 42
    Diagnostic et Pronostic 44
    Traitement 45

II. — MALADIES DU PARENCHYME CÉRÉBRAL

CHAPITRE II

Hyperémie cérébrale 48
    Anatomie pathologique 50
    Étiologie 51
    Symptômes 53
    Diagnostic et Pronostic 55
    Traitement 57

CHAPITRE III

Apoplexie cérébrale 59
    Anatomie et physiologie pathologique 59
    Étiologie 66
    Symptomatologie 71
    Symptômes particuliers dépendant du siége de l'hémorrhagie 80
    Diagnostic et Pronostic 86
    Traitement 90

CHAPITRE IV

Exsudations séreuses de l'encéphale 93
    1. ŒDÈME CÉRÉBRAL 93
    2. AFFECTIONS HYDROCÉPHALIQUES 94
        a. Hydrocéphale aiguë 95
        b. Hydrocéphale chronique 96
        c. Hydrocéphale congénitale 98

CHAPITRE V

Anémie cérébrale 103
    Anatomie pathologique et recherches expérimentales 103
    Étiologie 104
    Symptomatologie 106
    Diagnostic et Pronostic 109
    Traitement 110

CHAPITRE VI

Inflammation cérébrale, encéphalite 111
    Anatomie pathologique 115
    Étiologie 117
    Symptomatologie 118
    Diagnostic et Pronostic 123
    Traitement 125

CHAPITRE VII

Embolie et thrombose cérébrales.................................... 126
    Anatomie pathologique et recherches expérimentales......... 126
    Étiologie.. 128
    Symptomatologie................................... 131
    Diagnostic et Pronostic............................... 137
    Traitement....................................... 138

CHAPITRE VIII

Atrophie cérébrale... 139
    Anatomie pathologique............................... 139
    Étiologie.. 141
    Symptomatologie................................... 143
    Diagnostic et Pronostic............................... 145
    Traitement....................................... 147

CHAPITRE IX

Hypertrophie cérébrale.. 148
    Anatomie pathologique............................... 149
    Étiologie.. 150
    Symptomatologie................................... 150
    Diagnostic et Pronostic............................... 152
    Traitement....................................... 154

CHAPITRE X

Sclérose du cerveau et de la moelle................................. 154
    Anatomie pathologique............................... 155
    Étiologie.. 156
    Symptomatologie................................... 157
    Diagnostic et Pronostic............................... 162
    Traitement....................................... 165

CHAPITRE XI

Tumeurs cérébrales... 164
    Caractères anatomiques............................... 164
    Symptomatologie générale............................. 168
    Diagnostic différentiel................................ 177
    Diagnostic du siége des tumeurs........................ 179
        I. Tumeurs de la convexité du cerveau.............. 180
        II. — des lobes antérieurs du cerveau............ 182
        III. — des lobes moyens..................... 186
        IV. — des lobes postérieurs................. 187
        V. — des ganglions moteurs du cerveau (corps strié et
            noyau lenticulaire)......................... 188
        VI. — de la couche optique et des tubercules quadriju-
            meaux.................................. 190
        VII. — de la fosse cérébrale moyenne, et de la région du
            ganglion de Gasser....................... 194
        VIII. — de la région pituitaire.................. 197

IX. Tumeurs des pédoncules cérébraux. 200
X. — du pont de Varole. 205
XI. — des pédoncules cérébelleux 212
XII. — du cervelet. 217

CHAPITRE XII

Parasites du cerveau. 221

    a. Cysticerque du cerveau (cysticercus cellulosæ). 221

    b. Échinocoque du cerveau. 226

CHAPITRE XIII

Affections diathésiques du cerveau (tuberculose, carcinose et syphilis cérébrales). 229

    a. TUBERCULOSE DU CERVEAU. 229

    b. CARCINOSE DU CERVEAU. 233

    c. SYPHILIS DU CERVEAU. 235

        Anatomie pathologique. 236
        Étiologie. 238
        Symptomatologie. 240
        Diagnostic et Pronostic. 244
        Traitement. 247

CLASSE II

MALADIES DE LA MOELLE ALLONGÉE

CHAPITRE XIV

Maladies de la moelle allongée. 248
    a. ANÉMIE ET HYPERÉMIE. 249
    b. APOPLEXIE DE LA MOELLE ALLONGÉE. 252

CHAPITRE XV

Inflammations et tumeurs de la moelle allongée. 257

    a. INFLAMMATIONS, ET LEURS TERMINAISONS. 257
    b. PARALYSIE LABIO-GLOSSO-PHARYNGÉE. (Paralysie des noyaux bulbaires, *Ner-*
        venkernelähmung de l'auteur.). 258
        Anatomie pathologique. 259
        Étiologie. 261
        Symptomatologie. 261
        Diagnostic et Pronostic. 265
        Traitement. 268
    c. TUMEURS DE LA MOELLE ALLONGÉE. 268

CLASSE III

MALADIES DES MÉNINGES ET DU PARENCHYME DE LA MOELLE

Caractères généraux des affections spinales. 271

I. — MALADIES DES MÉNINGES SPINALES

CHAPITRE XVI

Hyperémies et apoplexies des méninges spinales 280
    a. Hyperémie des méninges et de la moelle. 280
    b. Apoplexie des méninges spinales. 284

CHAPITRE XVII

Inflammations des méninges spinales 288
  A. MALADIES DE LA DURE-MÈRE SPINALE. 289
    a. Péri- et pachyméningite spinale externe. 289
    b. Pachyméningite spinale interne. 291
  B. MALADIES DE L'ARACHNOÏDE ET DE LA PIE-MÈRE SPINALES. — MÉNINGITE SPINALE. . . . 293
    Anatomie pathologique. 295
    Étiologie. 294
    Symptomatologie. 294
    Diagnostic et Pronostic. 297
    Traitement. 298

II. — MALADIES DU PARENCHYME DE LA MOELLE

CHAPITRE XVIII

a. **Anémie et hyperémie.** 299
b. **Apoplexie médullaire (Hématomyélie).** 301

CHAPITRE XIX

Myélite et ses principales formes 305
  A. MYÉLITE PARENCHYMATEUSE AIGUË. 305
  B. MYÉLITE PARENCHYMATEUSE CHRONIQUE. 311
  MYÉLITE CHRONIQUE PRIMITIVE. 311
    Anatomie pathologique. 311
    Étiologie 313
    Symptomatologie. 314
    Diagnostic et Pronostic. 319
    Traitement. 320
  SYMPTÔMES DE LA MYÉLITE SECONDAIRE (PAR COMPRESSION) ET DE SES DIFFÉRENTES FORMES. 322

CHAPITRE XX

I. **Myélite par compression, suite d'affections vertébrales** 330
  A. CARIE DES VERTÈBRES (SPONDYLARTH. OCACE). 330
  B. FRACTURES DES VERTÈBRES. 342
  C. LUXATIONS DES VERTÈBRES. 346
  D. SPONDYLITE DÉFORMANTE ET AUTRES DÉFORMATIONS DES VERTÈBRES. . . 347

850 TABLE DES MATIÈRES.

E. Atrophie des vertèbres par compression. (Suite d'anévrysmes et de kystes hydatiques.). 350

    a. Compression et atrophie des vertèbres (suites d'anévrysmes de l'aorte). 351

    b. Compression et atrophie des vertèbres (suites de kystes hydatiques) . . 352

F. Cancer de la colonne vertébrale 355

II. **Myélite par compression, suite de néoplasies péri-méningées, intra-méningées et intra-médullaires** 357

    a. Processus morbides péri-méningés.. 357

    b. Néoplasies intra-méningées. 358

    c. Tumeurs intra-médullaires. 360

CHAPITRE XXI

Myélite syphilitique. 364

    Anatomie pathologique. 364

    Étiologie.. 365

    Symptomatologie. 366

    Diagnostic et Pronostic. 368

    Traitement.. 569

Maladies spéciales à certaines régions de la moelle. 370

CHAPITRE XXII

Maladies des cordons postérieurs de la moelle. (Tabes dorsualis, ataxie locomotrice, sclérose postérieure). 370

    Anatomie pathologique. 372

    Étiologie.. 573

    Symptomatologie. 378

Théorie de l'ataxie. 391

    Diagnostic. 396

    Pronostic. 398

    Traitement 401

CHAPITRE XXIII

Maladies des parties latérales de la moelle. 406

A. Sclérose primitive des cordons latéraux. 406

B. Maladies d'une des moitiés latérales de la moelle épinière (avec hémiplégie et hémianesthésie croisées) 413

Maladies de la partie antérieure de la moelle (scléroses antérieures). 426

CHAPITRE XXIV

A. Paralysie infantile spinale. 427

    Anatomie pathologique 427

    Étiologie.. 429

    Symptomatologie. 431

    Diagnostic et Pronostic. 434

    Traitement.. 437

B. Paralysie spinale aiguë des adultes. 458

CHAPITRE XXV

Atrophie musculaire progressive 440
   Anatomie pathologique et recherches expérimentales. 441
     Étiologie. 444
     Symptomatologie. 445
   Nature de l'atrophie musculaire progressive. 449
     Diagnostic et Pronostic. 452
     Traitement. 455

CHAPITRE XXVI

Névroses de la moelle épinière (irritation spinale, neurasthénie). 456
   a. Forme hyperesthésique de l'irritation spinale. 457
   b. Forme dépressive de l'irritation spinale (neurasthénie). 462

CLASSE IV

HYSTÉRIE ET TROUBLES NERVEUX QUI EN DÉPENDENT

CHAPITRE XXVII

Hystérie 467
     Symptomatologie. 468
     Anatomie pathologique de l'hystérie. 492
     Étiologie de l'hystérie. 493
     Nature de l'hystérie. 498
     Diagnostic de l'hystérie. 502
     Pronostic de l'hystérie. 504
     Traitement de l'hystérie. 506

CLASSE V

NÉVROSES CÉRÉBRALES ET SPINALES AVEC CRAMPES

CHAPITRE XXVIII

Catalepsie 513
     Symptomatologie. 514
     Étiologie. 518
     Nature de la catalepsie. 520
     Diagnostic et Pronostic. 521
     Traitement. 523

CHAPITRE XXIX

Épilepsie 524
     Anatomie pathologique et recherches expérimentales. 524
     Symptomatologie. 529
     Étiologie. 533
     Nature de l'épilepsie. 536
     Diagnostic. 539
     Pronostic. 541
     Traitement. 543

852   TABLE DES MATIÈRES.

CHAPITRE XXX

Éclampsie (épilepsie aiguë). 548
    A. Éclampsie des femmes enceintes et des accouchées. 548
    B. Éclampsie des enfants. 556
    C. Éclampsie toxique. 559

CHAPITRE XXXI

Tétanos. 561
        Anatomie pathologique. 562
        Symptomatologie. 563
        Étiologie. 567
        Nature du tétanos. 570
        Diagnostic et Pronostic. 573
        Traitement. 575

CHAPITRE XXXII

Hydrophobie. 578
        Anatomie et histologie pathologiques. 581
        Nature de l'hydrophobie. 583
        Diagnostic et Pronostic. 584
        Traitement. 585

CLASSE VI

NÉVROSES AVEC TREMBLEMENT ET TROUBLES DE COORDINATION

CHAPITRE XXXIII

Tremblement et paralysie agitante. 587
    a. TREMBLEMENT. 587
    b. PARALYSIE AGITANTE. 591

CHAPITRE XXXIV

Chorée et ses différentes formes. 595
    A. GRANDE CHORÉE. 596
        Symptomatologie. 596
        Étiologie. 598
        Diagnostic et Pronostic. 599
        Traitement. 600
    B. PETITE CHORÉE. 601
        Anatomie pathologique et recherches expérimentales. 601
        Symptomatologie. 604
        Étiologie. 607
        Nature de la chorée. 609
        Diagnostic et Pronostic. 610
        Traitement. 611

CHAPITRE XXXV

Crampe des écrivains (crampe de la main avec incoordination). 614
    Symptomatologie. 614
    Étiologie. 646
    Diagnostic et Pronostic. 648
    Traitement. 649

CHAPITRE XXXVI

Bégayement. 620
    Symptomatologie. 620
    Étiologie. 623
    Diagnostic et Pronostic. 625
    Traitement. 626

CLASSE VII

NÉVROSES TOXIQUES — TROUBLES NERVEUX DES MALADIES FÉBRILES
PARALYSIES ANÉMIQUES ET FÉBRILES

CHAPITRE XXXVII

Névroses toxiques. 628
    AFFECTIONS NERVEUSES SATURNINES. 628

CHAPITRE XXXVIII

Troubles nerveux des maladies fébriles. 638
    Troubles nerveux consécutifs aux maladies infectieuses. 639

CHAPITRE XXXIX

Paralysies anémiques et réflexes. 647
  A. Paralysies anémiques et ischémiques. 647
  B. Paralysies réflexes 649

CLASSE VIII

NÉVROSES DE L'APPAREIL SEXUEL

CHAPITRE XL

Névroses de l'appareil sexuel. 654
  A. Pertes séminales. 654
  B. Impuissance. 657
  C. Aspermatisme. 660

CLASSE IX

MALADIES DU SYSTÈME NERVEUX PÉRIPHÉRIQUE

Caractères généraux des paralysies périphériques 662

CHAPITRE XLI

Lésions nerveuses rhumatismales 664

CHAPITRE XLII

Lésions nerveuses traumatiques. 671

CHAPITRE XLIII

Maladies des nerfs crâniens et rachidiens. (Maladies des nerfs périphériques en
général.) 683
    a. Atrophie des nerfs. 684
    b. Néoplasmes des nerfs et névromes. 685
    c. Inflammation des nerfs (névrite) 687
    d. Névralgies 690

I. — MALADIES DES NERFS CRANIENS

CHAPITRE XLIV

A. Troubles des nerfs de sensibilité spéciale. 699
    a. Maladies du nerf olfactif. 699
    b. Maladies du nerf optique. 701
    c. Névroses du nerf acoustique. 702
    d. Névroses des nerfs gustatifs. 706

CHAPITRE XLV

B. Maladies des nerfs crâniens moteurs (nerfs oculaires, facial et hypoglosse). . 708
    a. Maladies des muscles oculaires. 708
    b. Maladies du nerf facial. 712
1. Crampes des muscles de la face. 712
2. Paralysie des muscles de la face. 715
    c. Maladies du nerf hypoglosse 726

CHAPITRE XLVI

C. Maladies des nerfs crâniens mixtes (trijumeau, pneumogastrique et accessoire). 727
    a. Maladies du nerf trijumeau. 727
1. Névralgie du trijumeau. 727
2. Crampes du trijumeau. 736
3. Paralysies du trijumeau. 737
    b. Maladies du nerf pneumogastrique. 741
    c. Maladies de l'accessoire de Willis. 750

II. — MALADIES DES NERFS RACHIDIENS

CHAPITRE XLVII

A. Troubles nerveux dans les branches des plexus cervical et brachial. . . . 753
   1. NÉVRALGIE CERVICO-OCCIPITALE. 753
   2. TROUBLES NERVEUX DÉPENDANT DU PHRÉNIQUE. 755
   3. NÉVRALGIE CERVICO-BRACHIALE. 758
   4. CRAMPES ET PARALYSIES DES MUSCLES DES BRAS ET DU TRONC. 761

CHAPITRE XLVIII

B. Troubles nerveux dans les branches fournies par la moelle dorsale et le
    plexus lombaire. 766
   1. NÉVRALGIE DORSO-INTERCOSTALE. 766
   2. NÉVRALGIE LOMBO-ABDOMINALE. 769

CHAPITRE XLIX

C. Troubles nerveux dans les branches du plexus sacro-coccygien. 772
    a. Névralgie sciatique 772
    b. Crampe et paralysies des extrémités inférieures. 782
    c. Coccygodynie. 785
  NÉVRALGIES DES ARTICULATIONS (névroses articulaires) 786

CLASSE X

NÉVROSES VASO-MOTRICES ET TROPHIQUES

CHAPITRE L

Troubles vaso-moteurs et trophiques. 790
   1. MIGRAINE (hémicrânie). 792
   2. ATROPHIE UNILATÉRALE DE LA FACE (hémiatrophie faciale). 794
   3. MALADIE DE BASEDOW. 796
   4. TROUBLES NERVEUX TRAUMATIQUES ET RHUMATISMAUX SOUS LA DÉPENDANCE DU GRAND
     SYMPATHIQUE. 802
   5. ANGINE DE POITRINE VASO-MOTRICE. 806
   6. NÉVROSES DU GRAND SYMPATHIQUE ABDOMINAL. 807
   7. MALADIES D'ADDISON. 811
   8. PSEUDO-HYPERTROPHIE MUSCULAIRE. 814
   9. AFFECTIONS TROPHIQUES DE LA PEAU. 819
  10. AFFECTIONS TROPHIQUES DES OS ET DES ARTICULATIONS. 822

19095. — Typographie Lahure, rue de Fleurus, 9, à Paris.

G. MASSON, LIBRAIRE DE L'ACADÉMIE DE MÉDECINE

Archives de Physiologie normale et pathologique, fondées en 1868, rédigées par MM. Brown-Séquard, Charcot et Vulpian, paraissant tous les deux mois par fascicules grand in-8, avec planches noires et coloriées. Chaque année forme un beau volume d'environ 800 pages. Une 2ᵉ série a commencé avec l'année 1874.

    Prix de l'abonnement annuel : Paris. . . . . 20 fr.
    Départements (servi par la poste). . . . . 22 fr.

Dictionnaire encyclopédique des sciences médicales, publié sous la direction du Dʳ Dechambre, par demi-volumes en quatre séries simultanées, la première commençant par la lettre **A**, la seconde par la lettre **L**, la troisième par la lettre **O**, et la quatrième par la lettre **F**.

    1ʳᵉ série, 40 demi-volumes en vente. — 2ᵉ série, 23 demi-volumes en vente. — 3ᵉ série, 11 demi-volumes. — 4ᵉ série, 2 demi-volumes.
    Chaque demi-volume, 400 pages, grand in-8, avec figures. . . . . 6 fr.

Traité élémentaire de pathologie externe, par MM. E. Follin et Simon Duplay. 6 volumes grand in-8, avec figures dans le texte.

    Prix des tomes I à IV, avec 677 figures dans le texte. . . . . 52 fr.
    Tome V, fascicules 1, 2 et 3. 12 fr.

Précis d'histologie humaine et d'histogénie, deuxième édition, entièrement refondue par G. Poucher, maître de conférences à l'École normale supérieure, et F. Tourneux, préparateur au laboratoire d'histologie zoologique de l'école des hautes études. 1 volume grand in-8 de 800 pages avec 250 figures dans le texte.

Les grands processus morbides. Leçons de pathologie générale, par le Dʳ J. J. Picot, professeur suppléant à l'École de médecine de Tours, avec une introduction par le professeur Robin, 2 volumes grand in-8, avec nombreuses figures dans le texte . . . 30 fr.

Leçons cliniques sur les principes et la pratique de la médecine, par le professeur John-Hugues Bennett; traduites d'après la 5ᵉ édition anglaise, par le Dʳ Lebrun, et précédées d'une introduction par le Dʳ Brown-Séquard. 2 volumes grand in-8, avec plus de 500 figures dans le texte . . . . 25 fr.

Traité de la diphthérie, par le Dʳ A. Sanné, ancien interne des hôpitaux de Paris, membre de la Société anatomique, des Sociétés de médecine de Nancy, de Genève, etc. 1 fort volume in-8, avec 4 planches . . . . 10 fr.

Traité des maladies des reins et des altérations pathologiques de l'urine, par le Dʳ Lecorché, médecin des hôpitaux, etc. 1 volume in-8 de 849 pages . . . . . . 12 fr.

Traité du Diabète, par le Dʳ Lecorché, professeur agrégé à la Faculté de médecine, médecin des hôpitaux. 1 fort volume in-8. . . . . 10 fr.

Clinique des nouveau-nés. L'Athrepsie, par M. Parrot, professeur à la Faculté de médecine de Paris, médecin de l'hospice des Enfants-Assistés. Leçons recueillies par M. le Dʳ Troisier, ancien interne des hôpitaux. 1 volume grand in-8, avec 13 planches, dont 4 en couleur. . . . . 18 fr.

Leçons sur les maladies des enfants, par Charles West, membre du Collége royal des médecins de Londres; traduites d'après la 10ᵉ édition anglaise, et annotées par M. Archambault, médecin de l'hôpital des Enfants-Malades. 1 volume in-8 de 1012 pages . . . . 12 fr.

Traité d'hygiène publique et privée, par M. le Dʳ Proust, professeur agrégé à la Faculté de médecine de Paris, médecin des hôpitaux. 1 fort volume grand in-8 avec nombreux tableaux et 3 cartes coloriées. . . . . 16 fr.

Typographie Lahure, rue de Fleurus, 9, à Paris.

9 782013 632966